Atlas de Anatomia

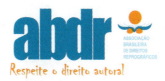

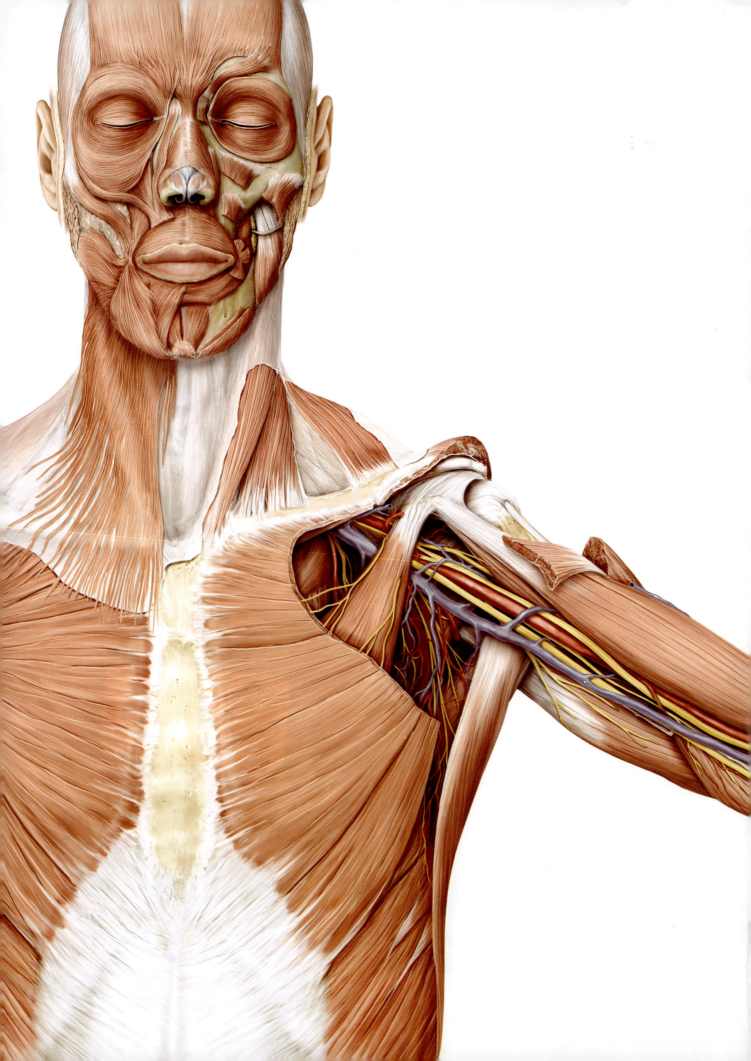

Atlas de Anatomia
Terceira edição

Autores
Anne M. Gilroy, MA
Associate Professor
Department of Radiology
University of Massachusetts Medical School
Worcester, Massachusetts

Brian R. MacPherson, PhD
Professor and Vice-Chair
Department of Anatomy and Neurobiology
University of Kentucky College of Medicine
Lexington, Kentucky

Com base no trabalho de
Michael Schuenke, MD, PhD
Institute of Anatomy
Christian Albrecht University Kiel
Kiel, Germany

Erik Schulte, MD
Department of Functional and Clinical Anatomy
University Medicine
Johannes Gutenberg University
Mainz, Germany

Udo Schumacher, MD, FRCPath, CBiol, FSB, DSc
Institute of Anatomy and Experimental Morphology
Center for Experimental Medicine
University Cancer Center
University Medical Center Hamburg-Eppendorf
Hamburg, Germany

Ilustrado por
Markus Voll
Karl Wesker

1.935 ilustrações

Revisão Técnica
Marco Aurélio R. Fonseca Passos MD, Ms, PhD
Chefe do Departamento de Anatomia da Universidade do Estado do Rio de Janeiro – UERJ. Médico pela UERJ. Mestre em Anatomia pela UFRJ. Doutor em Ciências pela UERJ.

Tradução
Maria de Fátima Azevedo
Médica

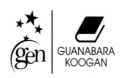

- Os autores deste livro e a EDITORA GUANABARA KOOGAN LTDA. empenharam seus melhores esforços para assegurar que as informações e os procedimentos apresentados no texto estejam em acordo com os padrões aceitos à época da publicação, *e todos os dados foram atualizados pelos autores até a data da entrega dos originais à editora.* Entretanto, tendo em conta a evolução das ciências da saúde, as mudanças regulamentares governamentais e o constante fluxo de novas informações sobre terapêutica medicamentosa e reações adversas a fármacos, recomendamos enfaticamente que os leitores consultem sempre outras fontes fidedignas, de modo a se certificarem de que as informações contidas neste livro estão corretas e de que não houve alterações nas dosagens recomendadas ou na legislação regulamentadora.

- Os autores e a editora se empenharam para citar adequadamente e dar o devido crédito a todos os detentores de direitos autorais de qualquer material utilizado neste livro, dispondo-se a possíveis acertos posteriores caso, inadvertida e involuntariamente, a identificação de algum deles tenha sido omitida.

- Baseado no trabalho de Michael Schuenke, MD, PhD, Erik Schulte, MD, e Udo Schumacher, MD

- Esta obra é uma tradução do original da 3ª edição na língua inglesa de:
  Copyright © of the original English Language edition 2016 by Thieme Medical Publishers, Inc., New York, USA. Original title: "Atlas of Anatomy", by Anne M. Gilroy | Brian R. MacPherson, illustrations, by Markus Voll and Karl H. Wesker. All rights reserved.

- Direitos exclusivos para a língua portuguesa
  Copyright © 2017 by
  EDITORA GUANABARA KOOGAN LTDA.
  Uma editora integrante do GEN | Grupo Editorial Nacional
  Travessa do Ouvidor, 11
  Rio de Janeiro – RJ – CEP 20040-040
  Tels.: (21) 3543-0770/(11) 5080-0770 | Fax: (21) 3543-0896
  www.grupogen.com.br | editorial.saude@grupogen.com.br

- Reservados todos os direitos. É proibida a duplicação ou reprodução deste volume, no todo ou em parte, em quaisquer formas ou por quaisquer meios (eletrônico, mecânico, gravação, fotocópia, distribuição pela Internet ou outros), sem permissão, por escrito, da EDITORA GUANABARA KOOGAN LTDA.

- O material suplementar referente a esta obra pertence ao Grupo GEN.

- The ancillary material related to this book belongs to Grupo GEN.

- Ilustrações: Markus Voll e Karl Wesker

  Capa: Editorial Saúde

  Editoração eletrônica: 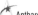 Anthares

- **Ficha catalográfica**

A891
3. ed.

Atlas de anatomia / Anne M. Gilroy... [et al.] ; tradução Maria de Fátima Azevedo; revisão técnica Marco Aurélio R. Fonseca Passos. – 3. ed. – Rio de Janeiro: Guanabara Koogan, 2017.
il.

Tradução de: Atlas of Anatomy
ISBN 978-85-277-3085-3

1. Anatomia humana – Atlas. I. Gilroy, Anne M.

16-38015	CDD: 611.00222
	CDU: 611(084)

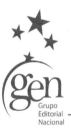

O GEN | Grupo Editorial Nacional – maior plataforma editorial brasileira no segmento científico, técnico e profissional – publica conteúdos nas áreas de ciências da saúde, exatas, humanas, jurídicas e sociais aplicadas, além de prover serviços direcionados à educação continuada e à preparação para concursos.

As editoras que integram o GEN, das mais respeitadas no mercado editorial, construíram catálogos inigualáveis, com obras decisivas para a formação acadêmica e o aperfeiçoamento de várias gerações de profissionais e estudantes, tendo se tornado sinônimo de qualidade e seriedade.

A missão do GEN e dos núcleos de conteúdo que o compõem é prover a melhor informação científica e distribuí-la de maneira flexível e conveniente, a preços justos, gerando benefícios e servindo a autores, docentes, livreiros, funcionários, colaboradores e acionistas.

Nosso comportamento ético incondicional e nossa responsabilidade social e ambiental são reforçados pela natureza educacional de nossa atividade e dão sustentabilidade ao crescimento contínuo e à rentabilidade do grupo.

Dedicatória

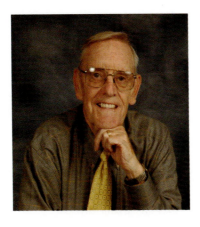

Dedicamos esta terceira edição do Atlas de Anatomia à memória de Lawrence ("Larry") McIvor Ross, 1938-2015. Larry foi um anatomista extraordinário e um colega e mentor querido. Ele começou sua carreira acadêmica em 1968 no Department of Anatomy em UTMB – Galveston. Após seis anos, aceitou uma nomeação para o Department of Anatomy na Michigan State University (MSU) e lá permaneceu até se aposentar em 2000. Larry realmente desejava mudar a vida de seus alunos e continuou a dar aulas como professor visitante na St. George's University (Grenada, West Indies) durante nove anos e como professor adjunto no Department of Neurobiology na University of Texas Medical School (Houston) até 2014. Colegas anatomistas admiravam sua dedicação como membro da American Association of Clinical Anatomists, na qual ele ocupou todos os cargos no Executive Council. Em 2015, foi homenageado pelos serviços prestados à associação com o R. Benton Adkins Jr. Distinguished Service Award.

Como acadêmico, Larry foi um anatomista verdadeiramente multidisciplinar, ensinando histologia, neuroanatomia, anatomia macroscópica e embriologia a milhares de estudantes de medicina, assim como a alunos de outras áreas da saúde. Como autor, é lembrado principalmente por seu trabalho com a Thieme Publishers. De 2005 a 2007, foi coeditor da tradução para o inglês dos três volumes da obra *Prometheus: Atlas of Anatomy*. Após o sucesso de crítica da edição em três volumes em países de língua inglesa, sua participação foi crucial para a editora Thieme criar o conceito do *Atlas of Anatomy* em volume único. Essa obra, agora em sua terceira edição, foi aclamada e comercializada em todo o mundo, com tradução para mais de 14 idiomas. Na posição de coautores, somos muito gratos por sua orientação. Ele foi imprescindível na transposição do projeto dessa obra para a realidade da publicação médica. Todos nós desejamos expressar nossa gratidão por suas ações e sempre vamos lembrar dele como um excelente mentor, amigo e colega.

Anne e Brian

Agradecimentos

Agradecemos aos autores da aclamada série original de três volumes, *Thieme Atlas of Anatomy*, Michael Schuenke, Erik Schulte e Udo Schumacher, e aos ilustradores, Karl Wesker e Marcus Voll, por seu trabalho ao longo de todos esses anos.

Expressamos nossa gratidão aos muitos preceptores e estudantes que nos disseram o que fizemos corretamente e chamaram a nossa atenção para equívocos, ambiguidades, novas informações ou nos sugeriram como poderíamos apresentar de modo mais efetivo um determinado assunto. Esse retorno, somado à nossa experiência pedagógica, conduziu nosso trabalho nesta edição.

Mais uma vez, agradecemos aos membros da primeira edição por suas contribuições:

- Bruce M. Carlson, MD, PhD
  University of Michigan
  Ann Arbor, Michigan

- Derek Bryant (Class of 2011)
  University of Toronto Medical School
  Burlington, Ontario

- Peter Cole, MD
  Glamorum Healing Centre
  Orangeville, Ontario

- Michael Droller, MD
  The Mount Sinai Medical Center
  New York, New York

- Anthony Firth, PhD
  Imperial College London
  London

- Mark H. Hankin, PhD
  University of Virginia, School of Medicine
  Charlottesville, Virginia

- Katharine Hudson (Class of 2010)
  McGill Medical School
  Montreal, Quebec

- Christopher Lee (Class of 2010)
  Harvard Medical School
  Cambridge, Massachusetts

- Francis Liuzzi, PhD
  Lake Erie College of Osteopathic Medicine
  Bradenton, Florida

- Graham Louw, PhD
  University of Cape Town Medical School
  University of Cape Town

- Estomih Mtui, MD
  Weill Cornell Medical College
  New York, New York

- Srinivas Murthy, MD
  Harvard Medical School
  Boston, Massachusetts

- Jeff Rihn, MD
  The Rothman Institute
  Philadelphia, Pennsylvania

- Lawrence Rizzolo, PhD
  Yale University
  New Haven, Connecticut

- Mikel Snow, PhD
  University of Southern California
  Los Angeles, California

- Kelly Wright (Class of 2010)
  Wayne State University School of Medicine
  Detroit, Michigan

Apresentação

Na minha opinião, este é o melhor atlas de anatomia humana em um volume já criado. Essa excelência se deve a dois fatores: as imagens e a maneira como estão organizadas.

Os ilustradores Markus Voll e Karl Wesker criaram um novo padrão de excelência na arte anatômica. O uso de transparências e a delicada representação de luz e sombras propiciam ao leitor uma percepção tridimensional acurada de cada estrutura.

Os autores organizaram as imagens de modo a criar um fluxo de informações que permita ao aluno elaborar uma imagem mental bem definida do corpo humano. O projeto gráfico desta obra revela a experiência de um professor experiente e dedicado. Eu adoraria de ter tido um livro desse porte quando era aluno e fico feliz por meus alunos poderem usufruir desta obra.

Robert D. Acland, 1941-2016
Louisville, Kentucky
Dezembro de 2015

Prefácio à 3ª Edição

É com orgulho que apresentamos a terceira edição da nossa obra. Como nas outras edições, tentamos atender às demandas, aos comentários e às críticas de nossos leitores. Embora essa edição tenha sido preparada sem a contribuição de nosso amigo e coautor, Lawrence Boss, que faleceu em 2015, tentamos manter a mesma qualidade e atenção aos detalhes que ele ofereceu às edições anteriores.

Nesta terceira edição demos ênfase a três metas. A primeira é transmitir o conceito de que a anatomia é uma ciência dinâmica – algo que nossos leitores compreendem plenamente. A anatomia é uma ciência em constante evolução. Obviamente, os conceitos e a terminologia também mudam e temos a responsabilidade de transmitir aos nossos leitores as informações mais acuradas e atualizadas.

A segunda meta consiste em fornecer imagens seccionais e radiográficas adicionais para ajudar os estudantes a aplicar seus conhecimentos de estruturas e correlações anatômicas às circunstâncias clínicas. Embora a radiologia como disciplina clínica seja uma especialidade que exige competência em diagnóstico e tratamento (e, portanto, não seja abordada nessa obra), a representação topográfica das imagens radiográficas é um "companheiro" natural da anatomia. Com isso em mente, criamos um capítulo novo de anatomia seccional e radiológica em cada unidade do livro.

Por fim, expandimos as áreas que merecem maior atenção. Uma nova unidade, denominada *Encéfalo e Sistema Nervoso*, substitui a antiga unidade sobre neuroanatomia. O leitor encontrará nessa seção um foco maior na anatomia macroscópica do encéfalo e do sistema nervoso periférico.

Também acrescentamos conteúdo à seção sobre o sistema nervoso autônomo – um tópico que precisava ser expandido. Na unidade *Pelve e Períneo*, algumas imagens foram retiradas e outras foram revisadas para mais bem ilustrar a teoria anatômica atual. Além disso, uma nova abordagem dos ilustradores mostra bem a complexa anatomia pélvica.

Como sempre, agradecemos aos revisores, colegas e estudantes que teceram comentários sobre as edições prévias e sugeriram correções apropriadas.

Reconhecemos que nossos esforços, embora importantes, são apenas uma parte do processo que culmina com o produto final. O apoio de toda a equipe da editora Thieme foi crucial para a criação dessa terceira edição. Somos especialmente gratos a Julie O'Meara, editora de desenvolvimento; Tony Paese, assistente editorial; Anne M. Sydor, PhD, diretor editorial, produtos educacionais; Barbara Chernow, PhD, Production Manager, e Carol Pierson, diagramadora, pela excelência em suas respectivas áreas de conhecimento e confiança inabalável na nossa capacidade de produzir um manuscrito de qualidade.

Anne M. Gilroy
Worcester, Massachusetts

Brian R. MacPherson
Lexington, Kentucky

Dezembro de 2015

Prefácio à 1ª Edição

Estamos fascinados com a riqueza de detalhes, a precisão e a beleza das ilustrações criadas para este *Atlas de Anatomia*. Acreditamos que o conteúdo deste atlas constitua um dos mais significativos recursos proporcionados ao ensino de anatomia nos últimos 50 anos. Nosso intuito foi empregar essas esplêndidas ilustrações como base para a criação do *Atlas de Anatomia*, em único volume, para o aluno curioso e ávido por conhecimentos.

Tendo em vista a grande quantidade de imagens disponíveis, nosso primeiro desafio consistiu na seleção daquelas que seriam mais instrutivas e ilustradoras das abordagens atuais de dissecação. Todavia, durante o processo, percebemos que a criação de um atlas de anatomia em um único volume é muito mais que uma mera escolha de imagens: cada imagem precisaria conter um número significativo de detalhes e, ao mesmo tempo, ser atraente e ter uma apresentação agradável. Assim, centenas delas foram refeitas ou modificadas, de modo a atender as exigências desse novo atlas. Além disso, diagramas esquemáticos e quadros com resumos simplificados foram incluídos sempre que necessário. Também foram inseridas diversas imagens radiográficas e correlações clínicas importantes. As ilustrações de anatomia de superfície são acompanhadas por perguntas que visam direcionar a atenção do aluno para os detalhes anatômicos mais relevantes para a realização do exame físico. Todos esses elementos foram dispostos em um formato de apresentação que facilita as abordagens de dissecação habituais. Os componentes de cada região do corpo são examinados de maneira sistemática e, em seguida, são apresentadas imagens topográficas que mostram as correlações desses órgãos. Uma abordagem clínica das estruturas anatômicas foi realizada sempre que necessário. Adotou-se um formato singular de apresentação, ou seja, duas folhas consecutivas do livro mostram os detalhes da região que está sendo apresentada.

Esperamos que esses esforços, resultado de quase 100 anos de experiência em ensinar anatomia para estudantes dedicados, tenham originado uma obra abrangente, de fácil consulta e referência.

Não podemos deixar de demonstrar nosso reconhecimento aos colegas da Thieme Publishers que, tão profissionalmente, agilizaram esse esforço. Não há palavras para expressar, de modo conveniente, nossa gratidão a Dra. Cathrin E. Schulz, Diretora Editorial de Produtos Educacionais, que graciosamente nos manteve conscientes dos prazos e sempre esteve acessível para a resolução dos problemas inerentes a uma empreitada desse porte. Mais importante ainda, ela nos encorajou, ajudou e reconheceu nossos esforços ao longo do caminho.

Nós também desejamos expressar nossa gratidão e consideração a Bridget Queenan, Editora de Desenvolvimento, que editou e revisou o manuscrito com excepcional talento para visualização e fluxo de informações. Nós somos muitos gratos por ela ter conseguido captar muitos detalhes durante todo o processo e, ao mesmo tempo, atender as solicitações de mudanças na parte gráfica e nas legendas.

Nosso agradecimento a Elsie Starbecker, Editora de Produção sênior que viabilizou, com extremo cuidado e rapidez, este atlas com mais de 2.200 ilustrações. Por fim, queremos expressar nosso apreço a Rebecca McTavish, Editora de Desenvolvimento, que se juntou à equipe na fase de correção. Seu trabalho árduo tornou o *Atlas de Anatomia* realidade.

Anne M. Gilroy
Worcester, Massachusetts

Brian R. MacPherson
Lexington, Kentucky

Lawrence M. Ross
Houston, Texas

Março de 2008

Material Suplementar

Este livro conta com o seguinte material suplementar:

- *Pezzi | Anatomia Clínica Baseada em Problemas*, 2ª edição, livro eletrônico (e-book), composto por casos clínicos reais que descrevem problemas clínicos e cirúrgicos comumente vivenciados no cotidiano dos profissionais da saúde.

O acesso ao material suplementar é gratuito. Basta que o leitor se cadastre e faça seu *login* em nosso *site* (www.grupogen.com.br), clicando no *menu* superior do lado direito e, após, clique em GEN-IO. Em seguida, clique no *menu* retrátil (≡) e insira o PIN de acesso localizado na primeira capa interna deste livro.

É rápido e fácil! Caso haja alguma mudança no sistema ou dificuldade de acesso, entre em contato conosco (sac@grupogen.com.br).

Atenção! Não aceitaremos devolução caso a etiqueta esteja raspada.

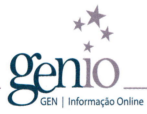

GEN-IO (GEN | Informação Online) é o ambiente virtual de aprendizagem do GEN | Grupo Editorial Nacional, maior conglomerado brasileiro de editoras do ramo científico-técnico-profissional, composto por Guanabara Koogan, Santos, Roca, AC Farmacêutica, Forense, Método, Atlas, LTC, E.P.U. e Forense Universitária. Os materiais suplementares ficam disponíveis para acesso durante a vigência das edições atuais dos livros a que eles correspondem.

Sumário

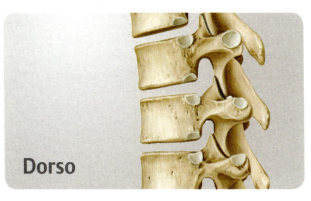

Dorso

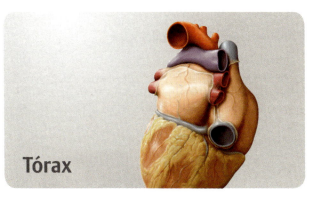

Tórax

1 Anatomia de Superfície
Anatomia de Superfície 2

2 Ossos, Ligamentos e Articulações
Coluna Vertebral: Considerações Gerais 4
Coluna Vertebral: Elementos 6
Vértebras Cervicais 8
Vértebras Torácicas e Lombares 10
Sacro e Cóccix 12
Discos Intervertebrais 14
Articulações da Coluna Vertebral: Considerações Gerais 16
Articulações da Coluna Vertebral: Região Craniovertebral ... 18
Ligamentos Vertebrais: Considerações Gerais e Região Cervical da Coluna Vertebral 20
Ligamentos Vertebrais: Região Toracolombar da Coluna Vertebral 22

3 Músculos
Músculos do Dorso: Considerações Gerais 24
Músculos da Região Cervical da Coluna Vertebral 26
Músculos Próprios do Dorso 28
Dados sobre os Músculos (I) 30
Dados sobre os Músculos (II) 32
Dados sobre os Músculos (III) 34

4 Vascularização e Inervação
Artérias e Veias do Dorso 36
Nervos do Dorso 38
Medula Espinal 40
Segmentos da Medula Espinal e Nervos Espinais 42
Artérias e Veias da Medula Espinal 44
Topografia Vasculonervosa do Dorso 46

5 Anatomia Seccional e Radiológica
Anatomia Radiológica do Dorso (I) 48
Anatomia Radiológica do Dorso (II) 50

6 Anatomia de Superfície
Anatomia de Superfície 54

7 Parede do Tórax
Esqueleto Torácico 56
Esterno e Costelas 58
Articulações da Caixa Torácica 60
Dados sobre os Músculos da Parede do Tórax 62
Diafragma 64
Vascularização e Inervação do Diafragma 66
Artérias e Veias da Parede do Tórax 68
Nervos da Parede do Tórax 70
Topografia Vasculonervosa da Parede do Tórax 72
Mama Feminina 74
Vasos Linfáticos da Mama Feminina 76

8 Cavidade Torácica
Divisões da Cavidade Torácica 78
Artérias da Cavidade Torácica 80
Veias da Cavidade Torácica 82
Vasos Linfáticos da Cavidade Torácica 84
Nervos da Cavidade Torácica 86

9 Mediastino
Mediastino: Considerações Gerais 88
Mediastino: Estruturas 90
Coração: Funções e Relações 92
Pericárdio 94
Coração: Faces e Câmaras 96
Coração: Valvas 98
Artérias e Veias do Coração 100
Condução e Inervação do Coração 102
Circulações Pré e Pós-natal 104
Esôfago 106
Vascularização e Inervação do Esôfago 108
Vasos Linfáticos do Mediastino 110

10 Cavidades Pulmonares
Cavidades Pulmonares 112
Pleura: Partes, Recessos e Inervação 114
Pulmões 116

Segmentos Broncopulmonares 118
Traqueia e Árvore Bronquial. 120
Mecânica Respiratória. 122
Artérias e Veias Pulmonares. 124
Vascularização e Inervação da Árvore Bronquial. 126
Vasos Linfáticos da Cavidade Pleural. 128

11 Anatomia Seccional e Radiológica

Anatomia Seccional do Tórax 130
Anatomia Radiológica do Tórax (I) 132
Anatomia Radiológica do Tórax (II). 134
Anatomia Radiológica do Tórax (III) 136

Abdome

12 Anatomia de Superfície

Anatomia de Superfície 140

13 Parede do Abdome

Arcabouço Ósseo da Parede do Abdome. 142
Músculos da Parede Anterolateral do Abdome 144
Músculos da Parede Posterior do Abdome e Diafragma . . . 146
Dados sobre os Músculos da Parede do Abdome 148
Região Inguinal e Canal Inguinal 150
Funículo Espermático, Escroto e Testículo. 152
Hérnias da Parede Anterior do Abdome e Inguinal. 154

14 Cavidade Abdominal e Espaços

Divisões da Cavidade Abdominopélvica. 156
Cavidade Peritoneal 158
Bolsa Omental 160
Mesentérios e Parede Posterior. 162

15 Órgãos Internos

Estômago 164
Duodeno. 166
Jejuno e Íleo 168
Ceco, Apêndice Vermiforme e Colo 170
Fígado: Considerações Gerais 172
Fígado: Segmentos e Lobos 174
Vesícula Biliar e Ductos Bilíferos 176
Pâncreas e Baço 178
Rins e Glândulas Suprarrenais (I) 180
Rins e Glândulas Suprarrenais (II) 182

16 Vascularização e Inervação

Artérias do Abdome 184

Parte Abdominal da Aorta e Artérias Renais 186
Tronco Celíaco 188
Artérias Mesentéricas Superior e Inferior. 190
Veias do Abdome. 192
Veia Cava Inferior e Veias Renais 194
Veia Porta do Fígado 196
Veias Mesentéricas Superior e Inferior 198
Drenagem Linfática dos Órgãos do Abdome e da Pelve. . . . 200
Linfonodos da Parede Posterior do Abdome 202
Linfonodos dos Órgãos Supramesocólicos 204
Linfonodos dos Órgãos Inframesocólicos 206
Nervos da Parede do Abdome. 208
Inervação Autônoma: Considerações Gerais. 210
Plexos Autônomos Viscerais 212
Inervação dos Órgãos Abdominais 214
Inervação dos Intestinos. 216

17 Anatomia Seccional e Radiológica

Anatomia Seccional do Abdome. 218
Anatomia Radiológica do Abdome (I) 220
Anatomia Radiológica do Abdome (II) 222

Pelve e Períneo

18 Anatomia de Superfície

Anatomia de Superfície 226

19 Ossos, Ligamentos e Músculos

Cíngulo do Membro Inferior 228
Pelves Masculina e Feminina 230
Mensurações das Pelves Masculina e Feminina 232
Ligamentos da Pelve 234
Músculos do Assoalho da Pelve e do Períneo. 236
Dados sobre os Músculos do Assoalho
   da Pelve e do Períneo 238

20 Espaços

Conteúdo da Pelve 240
Relações Peritoneais 242
Pelve e Períneo. 244

21 Órgãos Internos

Reto e Canal Anal. 246
Ureteres 248
Bexiga Urinária e Uretra 250
Considerações Gerais sobre os Órgãos Genitais 252
Útero e Ovários 254

Ligamentos e Fáscias da Pelve 256
Vagina 258
Órgãos Genitais Femininos Externos 260
Pênis, Testículo e Epidídimo 262
Glândulas Acessórias do Sistema Genital Masculino 264

22 Vascularização e Inervação

Artérias e Veias da Pelve 266
Artérias e Veias do Reto e dos Órgãos Genitais 268
Linfonodos do Abdome e da Pelve 270
Linfonodos dos Órgãos Genitais 272
Plexos Autônomos do Abdome e da Pelve 274
Inervação Autônoma: Sistemas Urinário, Genital e Reto 276
Vascularização e Inervação dos Órgãos Genitais
    e do Períneo Feminino 278
Vascularização e Inervação dos Órgãos Genitais
    e do Períneo Masculino 280

23 Anatomia Seccional e Radiológica

Anatomia Seccional da Pelve e do Períneo 282
Anatomia Radiológica da Pelve Feminina 284
Anatomia Radiológica da Pelve Masculina 286

Membro Superior

24 Anatomia de Superfície

Anatomia de Superfície 290

25 Ombro e Braço

Ossos do Membro Superior 292
Clavícula e Escápula 294
Úmero 296
Articulações do Ombro 298
Articulações da Parte Livre do Membro Superior:
    Articulação do Ombro 300
Espaço e Bolsa Subacromiais 302
Músculos Anteriores do Ombro e do Braço (I) 304
Músculos Anteriores do Ombro e do Braço (II) 306
Músculos Posteriores do Ombro e do Braço (I) 308
Músculos Posteriores do Ombro e do Braço (II) 310
Dados sobre os Músculos (I) 312
Dados sobre os Músculos (II) 314
Dados sobre os Músculos (III) 316
Dados sobre os Músculos (IV) 318

26 Cotovelo e Antebraço

Rádio e Ulna 320
Articulação do Cotovelo 322
Ligamentos da Articulação do Cotovelo 324

Articulações Radiulnares 326
Músculos do Antebraço: Compartimento Anterior 328
Músculos do Antebraço: Compartimento Posterior 330
Dados sobre os Músculos (I) 332
Dados sobre os Músculos (II) 334
Dados sobre os Músculos (III) 336

27 Punho e Mão

Ossos do Punho e da Mão 338
Ossos Carpais 340
Articulações do Punho e da Mão 342
Ligamentos do Punho e da Mão 344
Ligamentos do Punho 346
Ligamentos dos Dedos da Mão 348
Músculos da Mão: Camadas Superficial e Média 350
Músculos da Mão: Camadas Média e Profunda 352
Dorso da Mão 354
Dados sobre os Músculos (I) 356
Dados sobre os Músculos (II) 358

28 Vascularização e Inervação

Artérias do Membro Superior 360
Veias e Vasos Linfáticos do Membro Superior 362
Nervos do Plexo Braquial 364
Ramos Supraclaviculares e Fascículo Posterior 366
Fascículo Posterior: Nervos Axilar e Radial 368
Fascículos Medial e Lateral 370
Nervos Mediano e Ulnar 372
Veias Superficiais e Nervos do Membro Superior 374
Região Posterior do Ombro e Axila 376
Região Anterior do Ombro 378
Topografia da Axila 380
Topografia das Regiões Braquial e Cubital 382
Topografia do Antebraço 384
Topografia da Região Carpal 386
Topografia da Região da Palma 388
Topografia do Dorso da Mão 390

29 Anatomia Seccional e Radiológica

Anatomia Seccional do Membro Superior 392
Anatomia Radiológica do Membro Superior (I) 394
Anatomia Radiológica do Membro Superior (II) 396
Anatomia Radiológica do Membro Superior (III) 398

Membro Inferior

30 Anatomia de Superfície

Anatomia de Superfície 402

31 Quadril e Coxa

Ossos do Membro Inferior 404

Fêmur 406
Articulação do Quadril: Considerações Gerais 408
Articulação do Quadril: Ligamentos e Cápsula Articular 410
Músculos Anteriores do Quadril, da Coxa e da
    Região Glútea (I) 412
Músculos Anteriores do Quadril, da Coxa e da
    Região Glútea (II) 414
Músculos Posteriores do Quadril, da Coxa e da
    Região Glútea (I) 416
Músculos Posteriores do Quadril, da Coxa e da
    Região Glútea (II) 418
Dados sobre os Músculos (I) 420
Dados sobre os Músculos (II) 422
Dados sobre os Músculos (III) 424

32 Joelho e Perna

Tíbia e Fíbula 426
Articulação do Joelho: Considerações Gerais 428
Articulação do Joelho: Cápsula Articular,
    Ligamentos e Bolsas 430
Articulação do Joelho: Ligamentos e Meniscos 432
Ligamentos Cruzados 434
Cavidade da Articulação do Joelho 436
Músculos da Perna: Compartimentos Anterior e Lateral 438
Músculos da Perna: Compartimento Posterior 440
Dados sobre os Músculos (I) 442
Dados sobre os Músculos (II) 444

33 Tornozelo e Pé

Ossos do Pé 446
Articulações do Pé (I) 448
Articulações do Pé (II) 450
Articulações do Pé (III) 452
Ligamentos do Tornozelo e do Pé 454
Arcos do Pé (Plantares) 456
Músculos Plantares 458
Músculos e Bainhas Tendíneas do Pé 460
Dados sobre os Músculos (I) 462
Dados sobre os Músculos (II) 464

34 Vascularização e Inervação

Artérias do Membro Inferior 466
Veias e Vasos Linfáticos do Membro Inferior 468
Plexo Lombossacral 470
Nervos do Plexo Lombar 472
Nervos do Plexo Lombar: Nervos Obturatório e Femoral . . . 474
Nervos do Plexo Sacral 476
Nervos do Plexo Sacral: Nervo Isquiático 478
Vasos e Nervos Superficiais do Membro Inferior 480
Topografia da Região Inguinal 482
Topografia da Região Glútea 484
Topografia dos Compartimentos Anterior,
    Medial e Posterior da Coxa 486
Topografia do Compartimento Posterior da
    Perna e do Pé 488
Topografia dos Compartimentos Lateral e
    Anterior da Perna e Dorso do Pé 490
Topografia da Planta do Pé 492

35 Anatomia Seccional e Radiológica

Anatomia Seccional do Membro Inferior 494
Anatomia Radiológica do Membro Inferior (I) 496
Anatomia Radiológica do Membro Inferior (II) 498
Anatomia Radiológica do Membro Inferior (III) 500

Cabeça e Pescoço

36 Anatomia de Superfície

Anatomia de Superfície 504

37 Ossos da Cabeça

Regiões Anterior e Lateral do Crânio 506
Região Posterior do Crânio e Calvária 508
Base do Crânio 510
Vias de Entrada e Saída das Estruturas Neurovasculares
    na Cavidade do Crânio 512
Etmoide e Esfenoide 514

38 Músculos do Neurocrânio e do Viscerocrânio

Músculos da Face e da Mastigação 516
Inserções dos Músculos no Crânio 518
Dados sobre os Músculos (I) 520
Dados sobre os Músculos (II) 522

39 Nervos Cranianos

Nervos Cranianos: Considerações Gerais 524
NC I e II: Nervos Olfatório e Óptico 526
NC III, IV e VI: Nervos Oculomotor, Troclear e Abducente . . . 528
NC V: Nervo Trigêmeo 530
NC VII: Nervo Facial 532
NC VIII: Nervo Vestibulococlear 534
NC IX: Nervo Glossofaríngeo 536
NC X: Nervo Vago 538
NC XI e XII: Nervos Acessório e Hipoglosso 540
Inervação Autônoma 542

40 Vascularização e Inervação das Estruturas da Cabeça

Inervação da Face 544
Artérias da Cabeça e do Pescoço 546
Artéria Carótida Externa: Ramos Anteriores,
    Medial e Posteriores 548
Artéria Carótida Externa: Ramos Terminais 550
Veias da Cabeça e do Pescoço 552

Meninges 554
Seios da Dura-máter 556
Topografia Superficial da Face 558
Topografia da Região Parotideomassetérica
  e da Fossa Temporal 560
Topografia da Fossa Infratemporal 562
Topografia da Fossa Pterigopalatina 564

41 Órbita e Bulbo do Olho

Ossos da Órbita 566
Músculos da Órbita 568
Vascularização e Inervação da Órbita 570
Topografia da Órbita 572
Órbita e Pálpebra 574
Bulbo do Olho 576
Córnea, Íris e Lente 578

42 Cavidade Nasal e Nariz

Ossos da Cavidade Nasal 580
Seios Paranasais 582
Vascularização e Inervação da Cavidade Nasal ... 584

43 Temporal e Orelha

Temporal 586
Orelha Externa e Meato Acústico Externo 588
Orelha Média: Cavidade Timpânica 590
Orelha Média: Cadeia de Ossículos e Membrana Timpânica . 592
Artérias da Orelha Média 594
Orelha Interna 596

44 Cavidade Oral e Faringe

Ossos da Cavidade Oral 598
Articulação Temporomandibular 600
Dentes 602
Dados sobre os Músculos da Cavidade Oral ... 604
Inervação da Cavidade Oral 606
Língua 608
Topografia da Cavidade Oral e das Glândulas Salivares 610
Tonsilas e Faringe 612
Músculos da Faringe 614
Vascularização e Inervação da Faringe 616

45 Pescoço

Dados sobre os Músculos (I) 618
Dados sobre os Músculos (II) 620
Dados sobre os Músculos (III) 622
Artérias e Veias do Pescoço 624
Vasos Linfáticos do Pescoço 626
Inervação do Pescoço 628
Laringe: Cartilagens e Estrutura 630
Laringe: Músculos e Níveis 632
Vascularização e Inervação da Laringe e das Glândulas
  Tireoide e Paratireoides 634
Topografia do Pescoço: Regiões e Fáscia 636

Topografia da Região Cervical Anterior 638
Topografia das Regiões Cervicais Anterior e Lateral 640
Topografia da Região Cervical Lateral 642
Topografia da Região Cervical Posterior 644

46 Anatomia Seccional e Radiológica

Anatomia Seccional da Cabeça e do Pescoço (I) 646
Anatomia Seccional da Cabeça e do Pescoço (II) 648
Anatomia Seccional da Cabeça e do Pescoço (III) 650
Anatomia Seccional da Cabeça e do Pescoço (IV) 652
Anatomia Seccional da Cabeça e do Pescoço (V) 654
Anatomia Radiológica da Cabeça e do Pescoço (I) 656
Anatomia Radiológica da Cabeça e do Pescoço (II) 658
Anatomia Radiológica da Cabeça e do Pescoço (III) 660

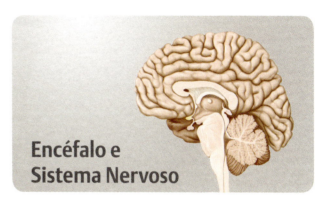

Encéfalo e Sistema Nervoso

47 Encéfalo

Sistema Nervoso: Considerações Gerais 664
Encéfalo, Organização Macroscópica 666
Diencéfalo 668
Tronco Encefálico e Cerebelo 670
Ventrículos e Espaços do LCS 672

48 Vasos Sanguíneos do Encéfalo

Seios da Dura-máter e Veias do Encéfalo 674
Artérias do Encéfalo 676

49 Sistemas Funcionais

Anatomia e Organização da Medula Espinal 678
Vias Sensitivas e Motoras 680

50 Divisão Autônoma do Sistema Nervoso

Divisão Autônoma do Sistema Nervoso (I):
  Considerações Gerais 682
Divisão Autônoma do Sistema Nervoso (II) 684

51 Anatomia Seccional e Radiológica

Anatomia Seccional do Sistema Nervoso 686
Anatomia Radiológica do Sistema Nervoso 688

Índice Alfabético 691

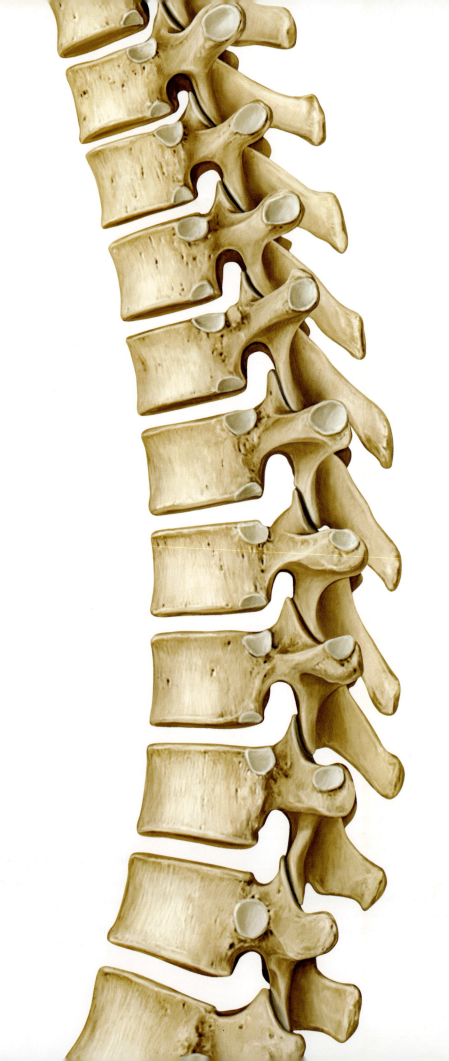

Dorso

1 Anatomia de Superfície

Anatomia de Superfície 2

2 Ossos, Ligamentos e Articulações

Coluna Vertebral: Considerações Gerais 4
Coluna Vertebral: Elementos 6
Vértebras Cervicais 8
Vértebras Torácicas e Lombares 10
Sacro e Cóccix 12
Discos Intervertebrais................................. 14
Articulações da Coluna Vertebral: Considerações Gerais 16
Articulações da Coluna Vertebral: Região Craniovertebral ... 18
Ligamentos Vertebrais: Considerações Gerais e Região
    Cervical da Coluna Vertebral 20
Ligamentos Vertebrais: Região Toracolombar
    da Coluna Vertebral................................ 22

3 Músculos

Músculos do Dorso: Considerações Gerais 24
Músculos da Região Cervical da Coluna Vertebral 26
Músculos Próprios do Dorso 28
Dados sobre os Músculos (I)............................ 30
Dados sobre os Músculos (II) 32
Dados sobre os Músculos (III) 34

4 Vascularização e Inervação

Artérias e Veias do Dorso 36
Nervos do Dorso 38
Medula Espinal...................................... 40
Segmentos da Medula Espinal e Nervos Espinais 42
Artérias e Veias da Medula Espinal 44
Topografia Vasculonervosa do Dorso.................... 46

5 Anatomia Seccional e Radiológica

Anatomia Radiológica do Dorso (I)...................... 48
Anatomia Radiológica do Dorso (II) 50

Anatomia de Superfície

Figura 1.1 **Estruturas palpáveis do dorso**
Vista posterior.

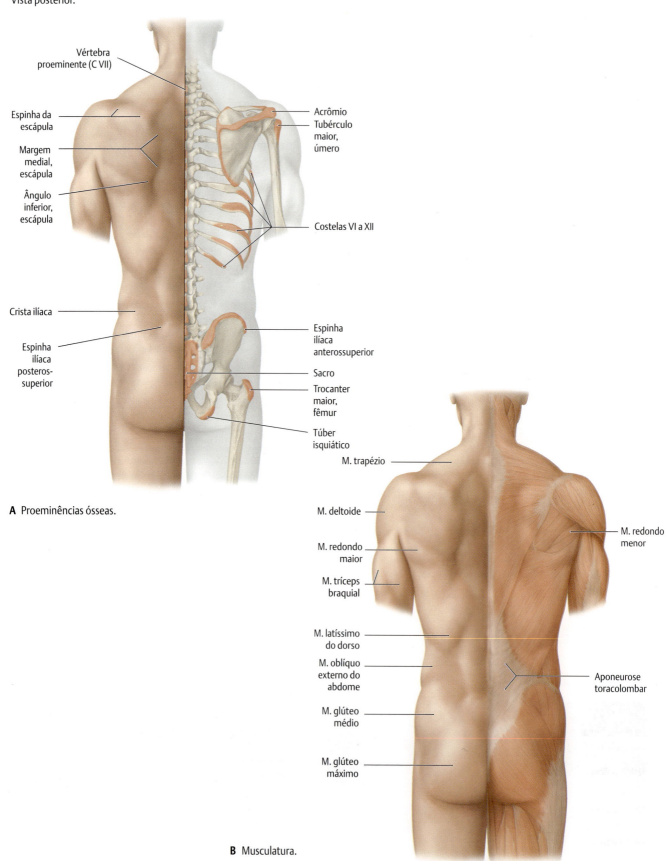

A Proeminências ósseas.

B Musculatura.

Figura 1.2 Regiões do dorso e das nádegas
Vista posterior.

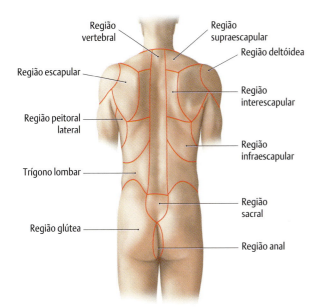

Figura 1.3 Processos espinhosos e pontos de referência do dorso
Vista posterior.

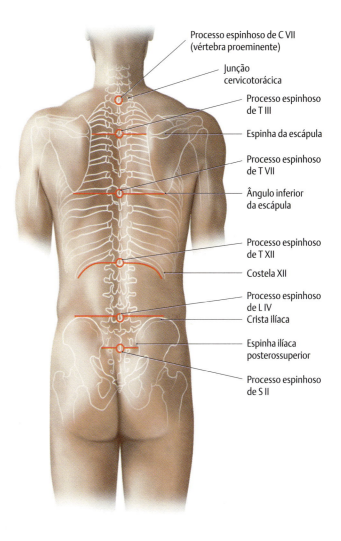

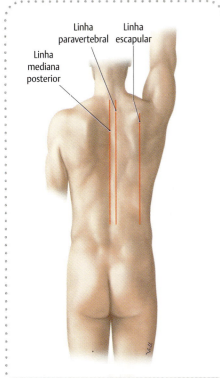

Tabela 1.1	Linhas longitudinais de referência do dorso
Linha mediana posterior	Linha mediana posterior do tronco ao nível dos processos espinhosos
Linha paravertebral	Linha ao nível dos processos transversos
Linha escapular	Linha que passa pelo ângulo inferior da escápula

Tabela 1.2	Processos espinhosos que fornecem pontos de referência posteriores importantes
Processo espinhoso vertebral	Pontos de referência posterior
C VII	Vértebra proeminente (o processo espinhoso de C VII é visível e facilmente palpável)
T III	A espinha da escápula
T VII	O ângulo inferior da escápula
T XII	Logo abaixo da costela XII
L IV	O ponto mais alto da crista ilíaca
S II	A espinha ilíaca posterossuperior (reconhecida pelas pequenas depressões na pele diretamente sobre a crista ilíaca)

Coluna Vertebral: Considerações Gerais

 A coluna vertebral é dividida em quatro regiões: cervical, torácica, lombar e sacral. As regiões cervical e lombar apresentam lordose (concavidade para trás); as regiões torácica e sacral exibem cifose (convexidade para trás).*

Figura 2.1 **Coluna vertebral**
Vista lateral esquerda.

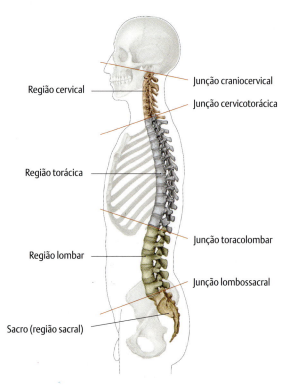

A Regiões da coluna vertebral.

> **Boxe 2.1 | Correlação Clínica**
>
> **Desenvolvimento da coluna vertebral**
> As curvaturas características da coluna vertebral do adulto surgem no desenvolvimento pós-natal, estando parcialmente presentes no recém-nascido. O recém-nascido tem uma curvatura vertebral "cifótica" (**A**); a lordose lombar surge mais tarde e torna-se estável apenas na puberdade (**C**).

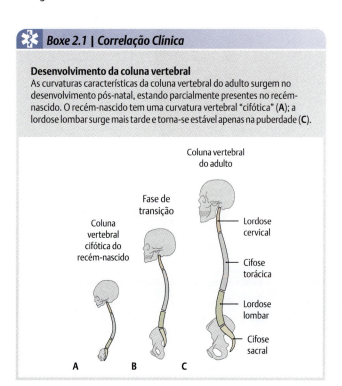

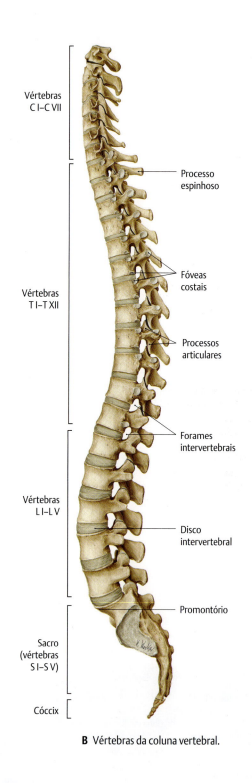

B Vértebras da coluna vertebral.

*N.R.T.: Devemos lembrar que o cóccix também faz parte da coluna vertebral. A cifose corresponde à curvatura primária e a lordose corresponde à curvatura secundária.

Figura 2.2 **Posição anatômica normal da coluna vertebral**
Vista lateral esquerda.

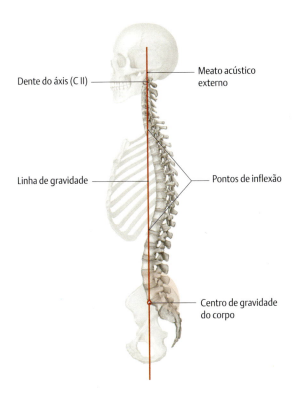

A Linha de gravidade. A linha de gravidade cruza alguns pontos anatômicos de referência, inclusive os pontos de curvatura nas junções cervicotorácica e toracolombar. Continua através do centro de gravidade (anterior ao promontório) antes de cruzar as articulações do quadril, do joelho e do tornozelo.*

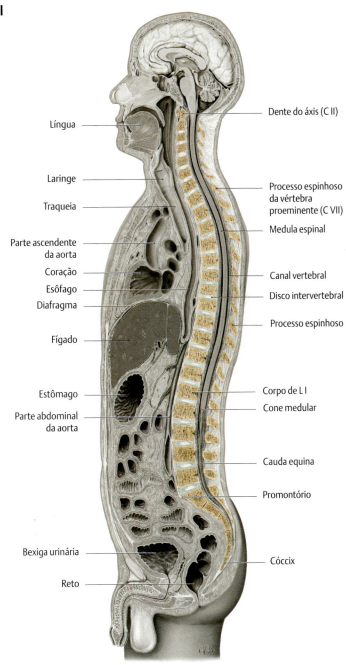

B Corte mediano de um homem adulto.

---

*N.R.T.: Normalmente a linha de gravidade não cruza a articulação do quadril, mas passa ligeiramente atrás.

Coluna Vertebral: Elementos

Figura 2.3 **Ossos da coluna vertebral**
Os processos transversos das vértebras lombares são originalmente rudimentos de costelas e, por isso, são denominados processos costiformes.

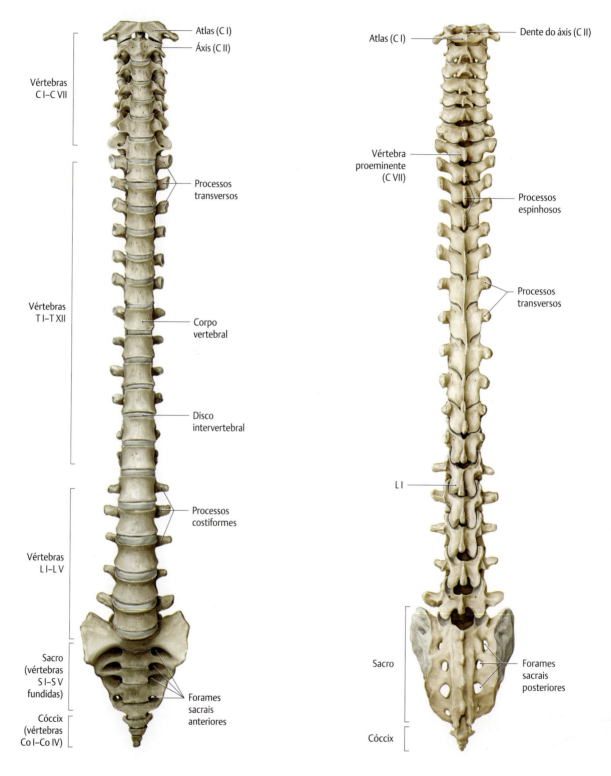

A Vista anterior.

B Vista posterior.

Figura 2.4 **Elementos estruturais de uma vértebra**
Vista posterossuperior esquerda. Com exceção do atlas (C I) e do áxis (C II), todas as vértebras são formadas pelos mesmos elementos estruturais.

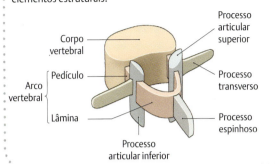

Figura 2.5 **Vértebras típicas**
Vista superior.

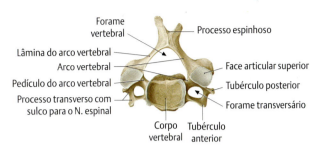

A Vértebra cervical (C IV).

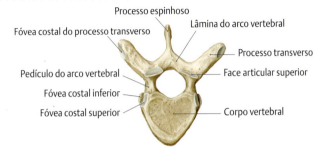

B Vértebra torácica (T VI).

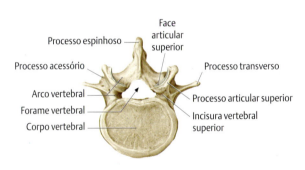

C Vértebra lombar (L IV).

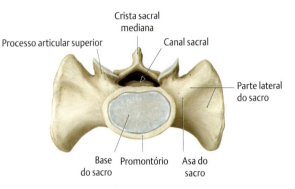

D Sacro.

Tabela 2.1	Elementos estruturais das vértebras					
Vértebras	**Corpo**	**Forame vertebral**	**Processos transversos**	**Processos articulares**	**Processo espinhoso**
Vértebras cervicais C III*–C VII	Pequeno (reniforme)	Grande (triangular)	Pequenos (podem estar ausentes em C VII); os tubérculos anterior e posterior limitam o forame transversário	Superoposteriormente e ínfero-anteriormente; faces articulares oblíquas, quase horizontais	Curto (C III–C V); bífido (C III–C VI); longo (C VII)
Vértebras torácicas T I–T XII	Médio (formato de coração); apresenta fóveas costais	Pequeno (circular)	Robustos; o comprimento diminui de T I–T XII; fóveas costais (T I–T X)	Posteriormente (um pouco lateralmente) e anteriormente (um pouco medialmente); faces articulares no plano frontal	Longo, inclinado postero-inferiormente; a extremidade estende-se até o nível do corpo vertebral logo abaixo
Vértebras lombares L I–L V	Grande (reniforme)	Médio (triangular)	Chamados de processos costiformes, longos e delgados; processo acessório na superfície posterior	Posteromedialmente (ou medialmente) e antero-lateralmente (ou lateralmente); faces articulares próximas do plano sagital; processo mamilar na superfície posterior de cada processo articular superior	Curto e largo
Vértebras sacrais (sacro) S I–S V (fundidas)	Diminui da base para o ápice	Canal sacral	Fundidos à costela rudimentar (costelas, ver **pp. 56–59**)	Superoposteriormente (S I), superfície superior da face auricular da parte lateral	Crista sacral mediana

*C I (atlas) e C II (áxis) são consideradas vértebras atípicas (ver **pp. 8–9**).

Vértebras Cervicais

 As sete vértebras da região cervical apresentam diferenças mais evidentes, com relação à morfologia vertebral comum. São especializadas na sustentação do peso da cabeça e permitem o movimento do pescoço em todas as direções. C I e C II são conhecidas como atlas e áxis, respectivamente. C VII é chamada de vértebra proeminente por causa de seu processo espinhoso longo e palpável.

Figura 2.6 **Região cervical da coluna vertebral**
Vista lateral esquerda.

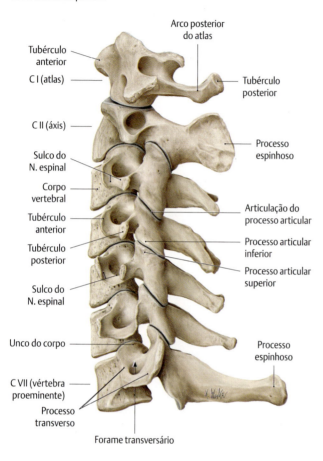

A Vértebras da região cervical, vista lateral esquerda.

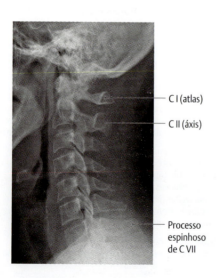

B Radiografia da região cervical, vista lateral esquerda.

Figura 2.7 **Atlas (C I)**

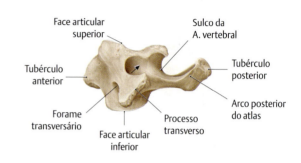

A Vista lateral esquerda.

Figura 2.8 **Áxis (C II)**

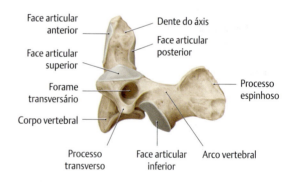

A Vista lateral esquerda.

Figura 2.9 **Vértebra cervical típica (C IV)**

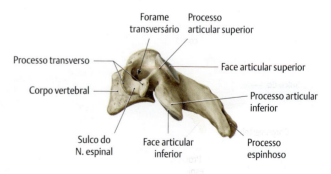

A Vista lateral esquerda.

Boxe 2.2 | Correlação Clínica

Lesões da região cervical da coluna vertebral

A região cervical é propensa a lesões por hiperextensão, como no traumatismo em "chicote", que ocorre quando a cabeça é projetada para trás, além do limite fisiológico. As lesões mais comuns da região cervical são as fraturas do dente do áxis, a espondilolistese (deslizamento anterior de um corpo vertebral) traumática e a fratura do atlas. O prognóstico depende muito do nível das lesões (ver **p. 42**).

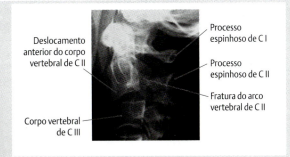

Este paciente foi projetado contra o painel do carro porque não usava o cinto de segurança. A consequente hiperextensão causou espondilolistese traumática de C II (áxis) com fratura do arco vertebral de C II, além de ruptura dos ligamentos entre C II e C III. Essa lesão costuma ser chamada de "fratura do enforcado".

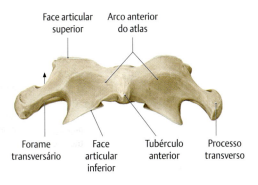

B Vista anterior.

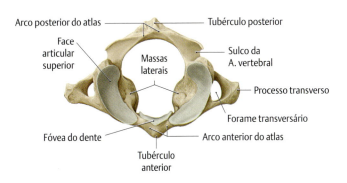

C Vista superior.

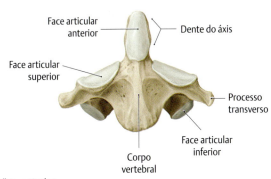

B Vista anterior.

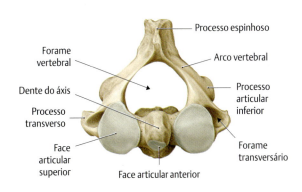

C Vista superior.

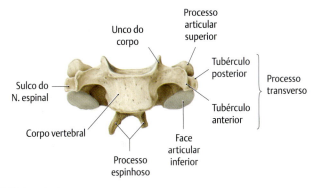

B Vista anterior.

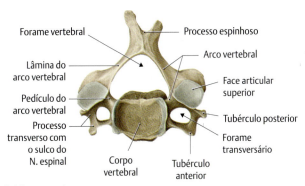

C Vista superior.

Vértebras Torácicas e Lombares

Figura 2.10 Região torácica da coluna vertebral
Vista lateral esquerda.

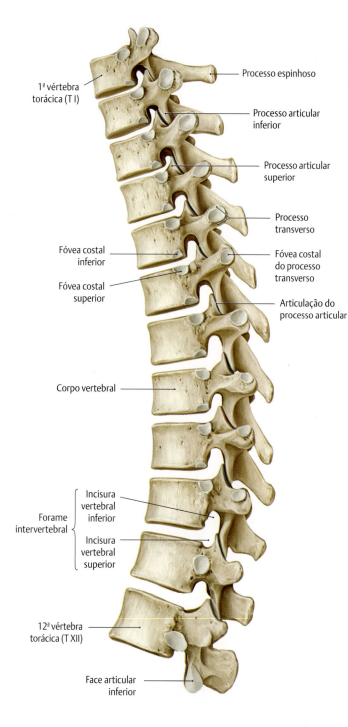

Figura 2.11 Vértebra torácica típica (T VI)

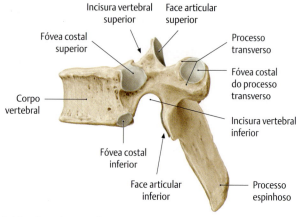

A Vista lateral esquerda.

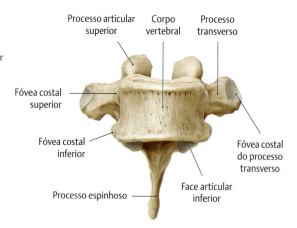

B Vista anterior.

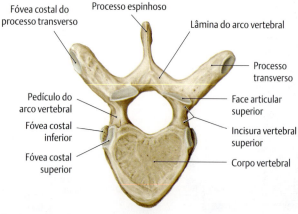

C Vista superior.

Figura 2.12 Região lombar da coluna vertebral
Vista lateral esquerda.

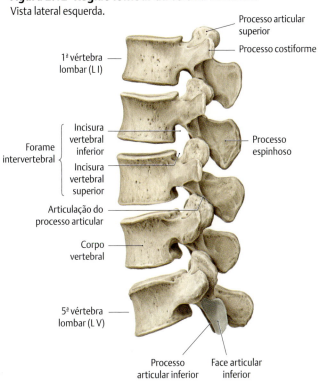

Boxe 2.3 | Correlação Clínica

Osteoporose

A coluna vertebral é a estrutura mais acometida por doenças degenerativas ósseas, como a artrose e a osteoporose. Na osteoporose, a reabsorção óssea é maior do que a formação óssea, o que resulta na perda de massa óssea. O quadro inclui fraturas por compressão e dor lombar.

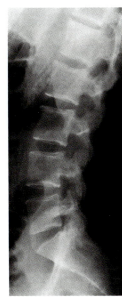
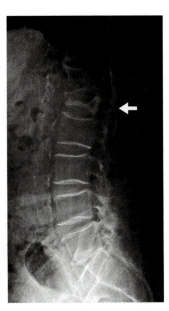

A Radiografia de região lombar normal, incidência lateral esquerda.

B Radiografia de região lombar com osteoporose e fratura por compressão de L I (*seta*). A densidade dos corpos vertebrais está reduzida e a estrutura trabecular interna é grosseira.

Figura 2.13 Vértebra lombar típica (L IV)

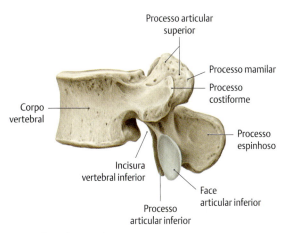

A Vista lateral esquerda.

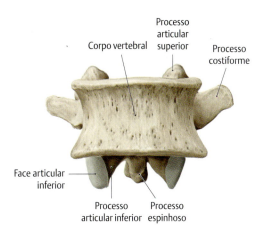

B Vista anterior.

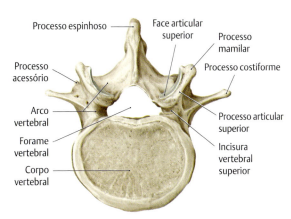

C Vista superior.

Sacro e Cóccix

 O sacro é formado por cinco vértebras sacrais fundidas, na fase pós-natal. A base do sacro articula-se com a quinta vértebra lombar, e o ápice articula-se com o cóccix, um conjunto de três ou quatro vértebras rudimentares. Ver **Fig. 19.1, p. 228**.

Figura 2.14 Sacro e cóccix

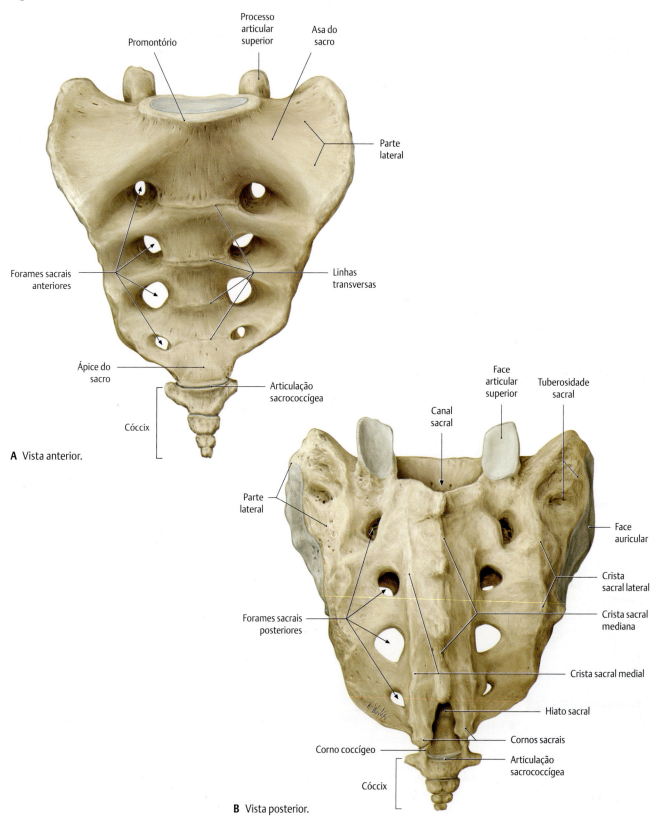

A Vista anterior.

B Vista posterior.

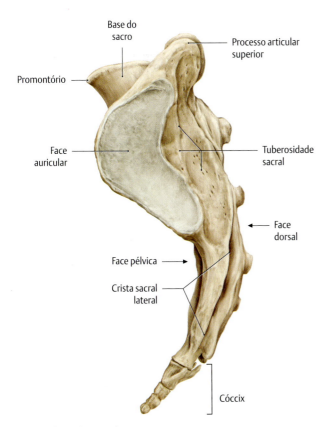

C Vista lateral esquerda.

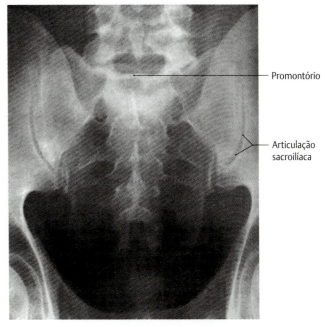

D Radiografia do sacro, incidência anteroposterior.

Figura 2.15 Sacro
Vista superior.

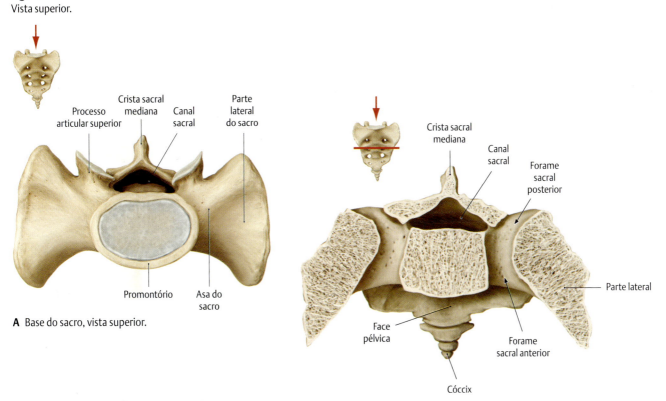

A Base do sacro, vista superior.

B Corte transversal da segunda vértebra sacral mostrando os forames sacrais anterior e posterior, vista superior.

Discos Intervertebrais

Figura 2.16 **Disco intervertebral na coluna vertebral**
Corte mediano de T XI–T XII, vista lateral esquerda. Os discos intervertebrais ocupam os espaços entre as vértebras (articulações intervertebrais, ver **p. 16**).

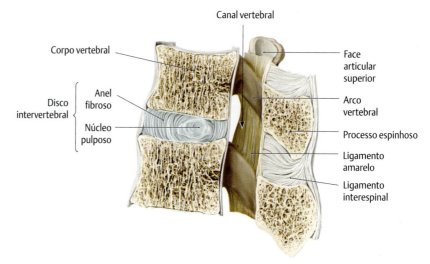

Figura 2.17 **Estrutura do disco intervertebral**
Vista anterossuperior com retirada da metade anterior do disco e da metade direita da lâmina epifisial. O disco intervertebral consiste em um anel fibroso externo e um centro gelatinoso (núcleo pulposo).

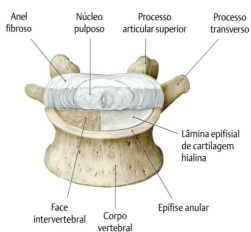

Figura 2.18 **Relação entre o disco intervertebral e o canal vertebral**
Quarta vértebra lombar, vista superior.

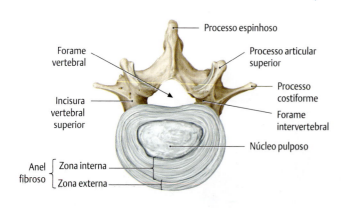

Figura 2.19 **Zona externa do anel fibroso**
Vista anterior de L III–L IV com o disco intervertebral.

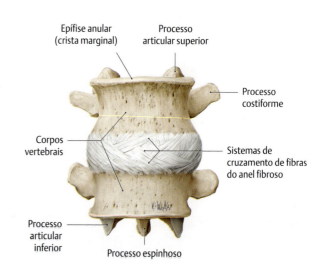

Boxe 2.4 | Correlação Clínica

Hérnia de disco na região lombar da coluna vertebral

Como a resistência do anel fibroso à tensão diminui com a idade, pode haver herniação do tecido do núcleo pulposo, em pontos fracos, quando submetido a pressão. Em caso de ruptura completa do anel fibroso, o material herniado pode comprimir o conteúdo do forame intervertebral (raízes nervosas e vasos sanguíneos – ver herniação posterolateral abaixo). Esses pacientes costumam sentir dor lombar intensa. A dor pode ser projetada para o dermátomo correspondente (ver **p. 42**). O acometimento da parte motora do nervo espinal causa enfraquecimento dos músculos supridos por ele. É importante para o diagnóstico avaliar os músculos supridos pelo nervo de um determinado segmento vertebral e a sensibilidade no dermátomo correspondente. Exemplo: A raiz do primeiro nervo sacral supre os músculos gastrocnêmio e sóleo; assim, pode haver comprometimento da capacidade de permanecer ou caminhar nas pontas dos pés (ver **p. 440**).

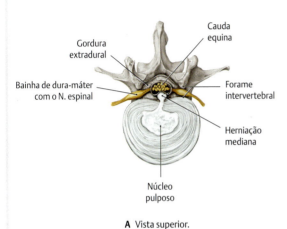

A Vista superior.

B RM (ressonância magnética), ponderada em T2, corte mediano.

Herniação posterior (A, B) A RM mostra herniação posterior substancial de um disco no nível de L III–L IV (hérnia transligamentar). Há um entalhe profundo no "saco" dural nesse nível. *LCS (líquido cerebrospinal).

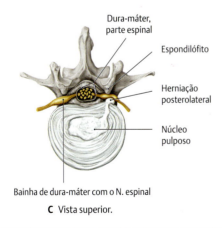

C Vista superior.

D Vista posterior, arcos vertebrais removidos.

Hérnia posterolateral (C, D) Uma hérnia posterolateral pode comprimir o nervo espinal em sua passagem através do forame intervertebral. Uma hérnia mais medial pode poupar o nervo naquele nível, mas comprimir nervos em níveis inferiores.

Articulações da Coluna Vertebral: Considerações Gerais

Tabela 2.2	Articulações da coluna vertebral	
Articulações craniovertebrais		
①	Articulações atlantoccipitais	Occipício–C I
②	Articulações atlantoaxiais	C I–C II
Articulações dos corpos vertebrais		
③	Articulações "uncovertebrais"	C III–C VII
④	Articulações intervertebrais	C II–S I
Articulações do arco vertebral		
⑤	Articulações dos processos articulares	C II–S I

Figura 2.20 **Articulações dos processos articulares**
A orientação das superfícies das articulações dos processos articulares varia de acordo com a região da coluna vertebral, influenciando o grau e a direção do movimento.

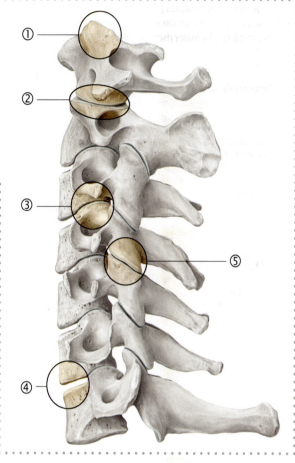

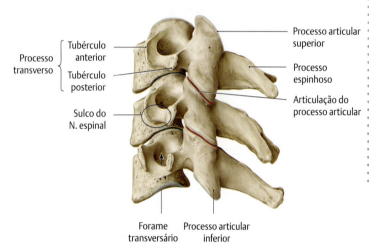

A Região cervical, vista lateral esquerda. As articulações dos processos articulares formam um ângulo de 45 graus com o plano horizontal.

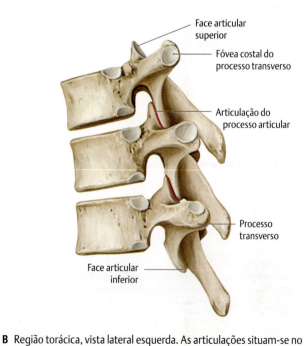

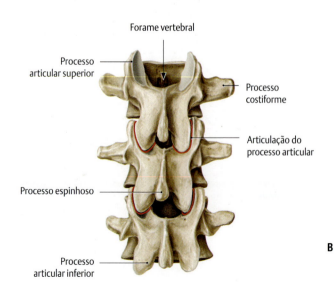

B Região torácica, vista lateral esquerda. As articulações situam-se no plano frontal.

C Região lombar, vista posterior. As articulações situam-se no plano sagital.

Figura 2.21 **Articulações "uncovertebrais"**
Vista anterior. As articulações "uncovertebrais" formam-se durante a infância, de C III–C VII, entre o unco do corpo de uma vértebra e o corpo da vértebra acima. As articulações podem resultar de fissuras na cartilagem dos discos que assumem um caráter articular. Se as fissuras se tornarem rupturas completas, há maior risco de hérnia do núcleo pulposo (ver **p. 15**).

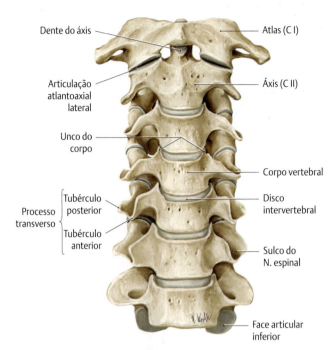

A Articulações "uncovertebrais" na região cervical de um homem de 18 anos, vista anterior.

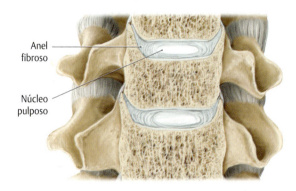

B Articulação "uncovertebral" (ampliada), vista anterior de um corte frontal.

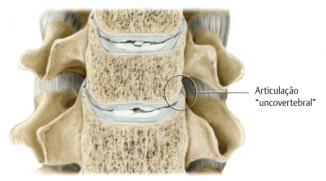

C Articulações "uncovertebrais", disco intervertebral seccionado, vista anterior de corte frontal.

Boxe 2.5 | Correlação Clínica

Proximidade do nervo espinal e da artéria vertebral ao unco do corpo da vértebra

O nervo espinal e a artéria vertebral atravessam os forames intervertebral e transversário, respectivamente. Crescimentos ósseos (osteófitos) no unco do corpo resultantes de artrose uncovertebral (degeneração) podem comprimir o nervo e a artéria, causando dor crônica na região cervical.

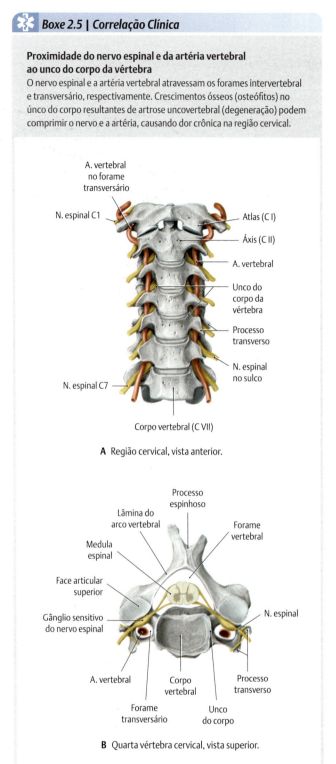

A Região cervical, vista anterior.

B Quarta vértebra cervical, vista superior.

Articulações da Coluna Vertebral: Região Craniovertebral

Figura 2.22 **Articulações craniovertebrais**

Figura 2.23 **Ligamentos das articulações atlantoccipitais e atlantoaxiais**

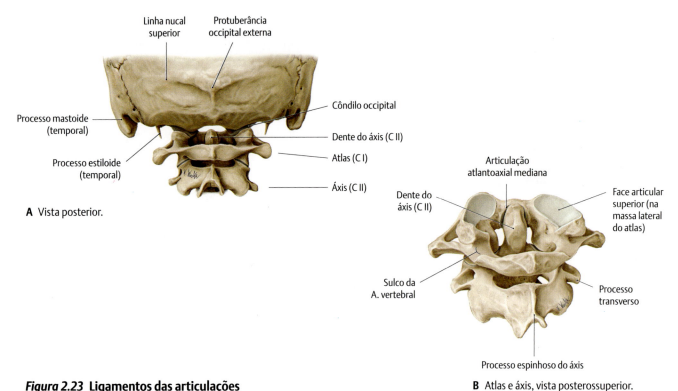

A Vista posterior.

B Atlas e áxis, vista posterossuperior.

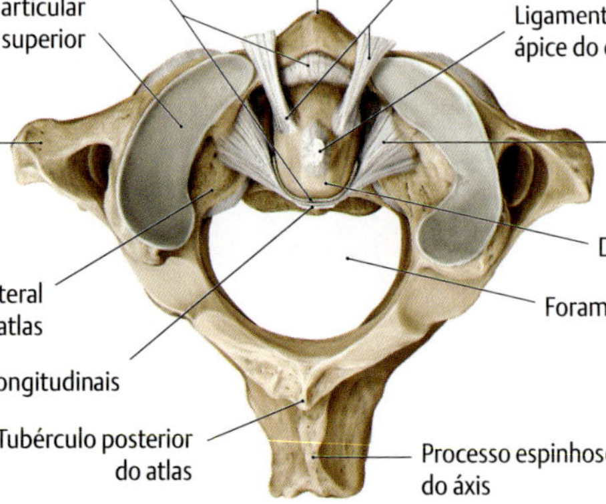

A Ligamentos da articulação atlantoaxial mediana, vista superior. A fóvea do dente em C I está encoberta pela cápsula articular.

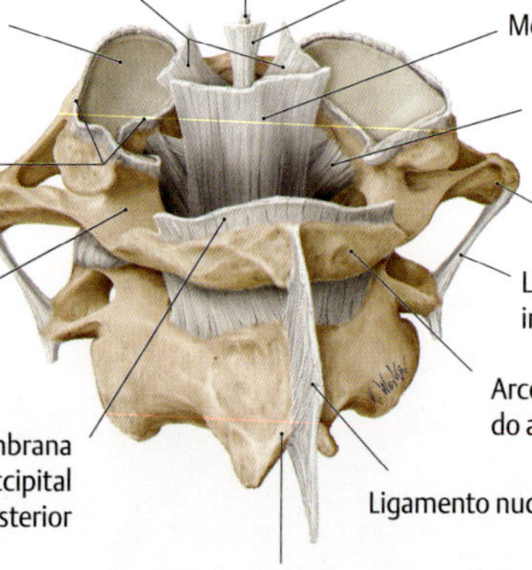

B Ligamentos das articulações atlantoccipitais e atlantoaxiais, vista posterossuperior. O dente do áxis está encoberto pela membrana tectória.

As articulações atlantoccipitais são as duas articulações entre os côndilos convexos, do osso occipital, e as faces articulares superiores, ligeiramente côncavas, do atlas (C I). As articulações atlantoaxiais compreendem as duas articulações laterais e uma articulação mediana entre o atlas (C I) e o áxis (C II).

Figura 2.24 Dissecação dos ligamentos da articulação atlantoccipital

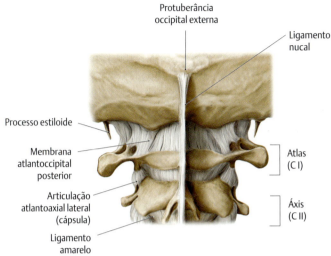

A Ligamento nucal e membrana atlantoccipital posterior.

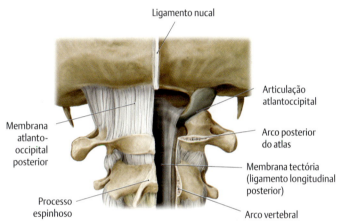

B Ligamento longitudinal posterior. *Removida*: Medula espinal. Canal vertebral aberto.

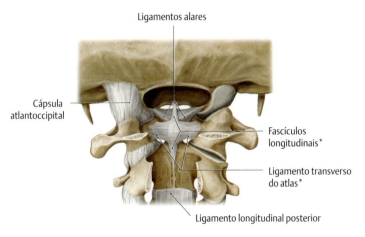

C Ligamento cruciforme do atlas (*). *Removidos*: Membrana tectória, membrana atlantoccipital posterior e arcos vertebrais.

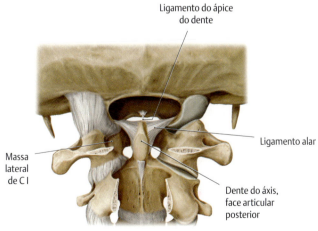

D Ligamentos alares e do ápice do dente. *Removido*: Ligamento transverso do atlas.

19

Ligamentos Vertebrais: Considerações Gerais e Região Cervical da Coluna Vertebral

Os ligamentos da coluna vertebral unem as vértebras, permitindo que a coluna suporte grandes cargas mecânicas e tensões de cisalhamento, além de limitar a amplitude de movimento.

Os ligamentos são subdivididos em ligamentos do corpo vertebral e ligamentos do arco vertebral.

Figura 2.25 Ligamentos vertebrais
Vistos obliquamente em vista posterior esquerda.

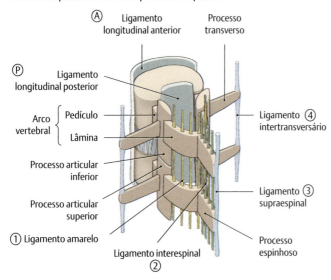

Tabela 2.3 Ligamentos vertebrais

Ligamento	Localização
Ligamentos do corpo vertebral	
Ⓐ Ligamento longitudinal anterior	Ao longo da superfície anterior do corpo vertebral
Ⓟ Ligamento longitudinal posterior	Ao longo da superfície posterior do corpo vertebral
Ligamentos do arco vertebral	
① Ligamento amarelo	Entre as lâminas dos arcos
② Ligamentos interespinais	Entre os processos espinhosos
③ Ligamentos supraespinais	Ao longo da crista posterior dos processos espinhosos
④ Ligamentos intertransversários	Entre os processos transversos
Ligamento nucal*	Entre a protuberância occipital externa e o processo espinhoso de C VII

*Corresponde a um ligamento supraespinal que se expande superiormente.

Figura 2.26 Ligamento longitudinal anterior
Vista anterior com a base do crânio removida.

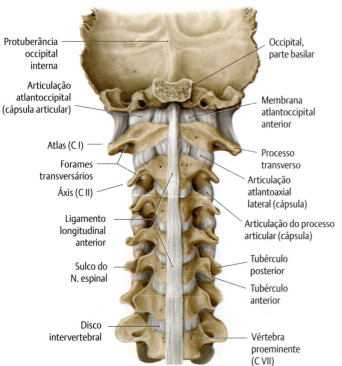

Figura 2.27 Ligamento longitudinal posterior
Vista posterior do canal vertebral aberto via laminectomia e remoção da medula espinal. A membrana tectória é uma expansão alargada superior do ligamento longitudinal posterior.

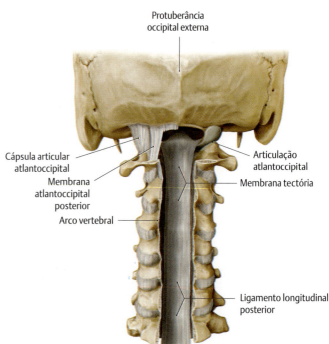

Figura 2.28 Ligamentos da região cervical

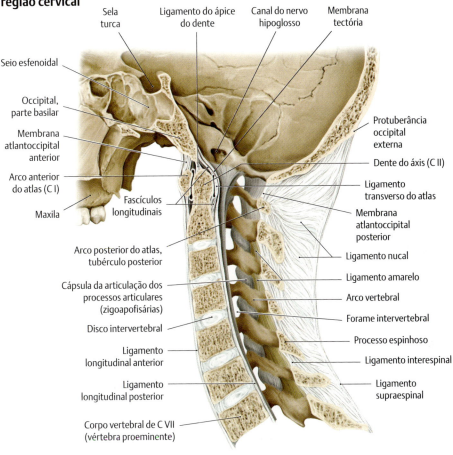

A Corte mediano, vista lateral esquerda. O ligamento nucal é a parte expandida, de orientação sagital, do ligamento supraespinal, que se estende desde a vértebra proeminente (C VII) até a protuberância occipital externa.

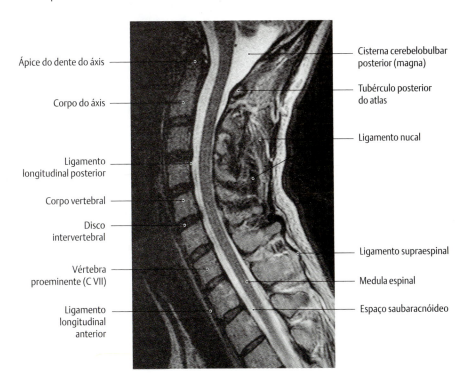

B RM, corte mediano, ponderada em T2, incidência lateral esquerda.

Ligamentos Vertebrais: Região Toracolombar da Coluna Vertebral

Figura 2.29 **Ligamentos da coluna vertebral: Junção toracolombar**
Vista lateral esquerda de T XI–L III, com secção de T XI–T XII no plano sagital mediano.

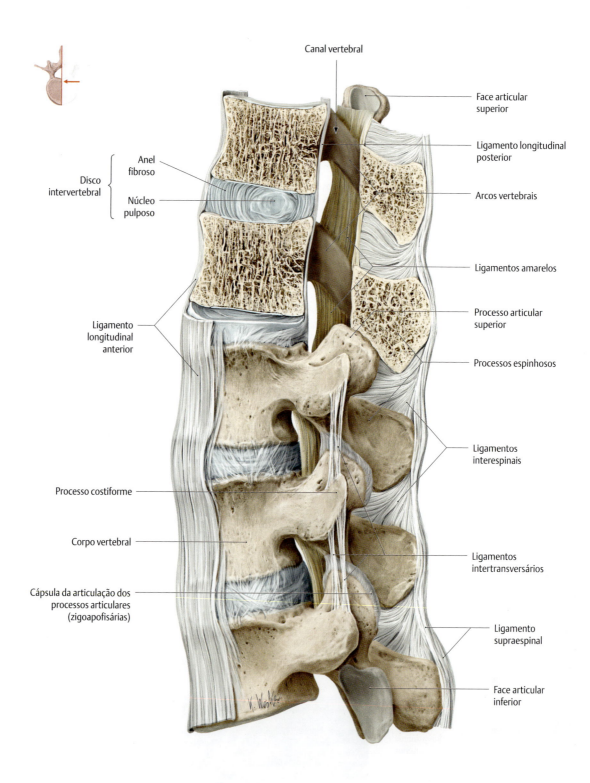

Figura 2.30 **Ligamento longitudinal anterior**
Vista anterior de L III–L V.

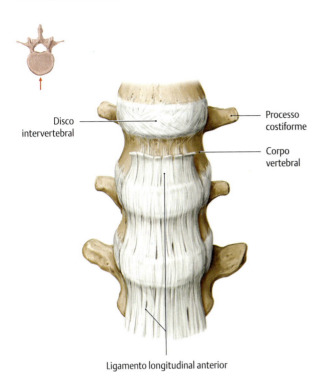

Figura 2.31 **Ligamentos amarelos e ligamento intertransversário**
Vista anterior do canal vertebral aberto, no nível de L II–L V.
Removidos: Corpos vertebrais de L II–L IV.

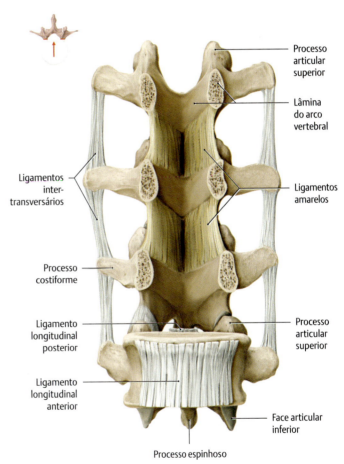

Figura 2.32 **Ligamento longitudinal posterior**
Vista posterior do canal vertebral aberto no nível de L II–L V. *Removidos*: Arcos vertebrais de L II–L IV no nível do pedículo do arco vertebral.

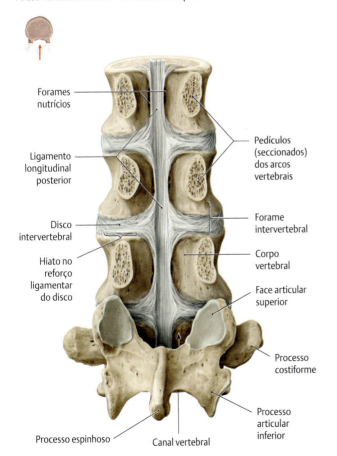

Músculos do Dorso: Considerações Gerais

 Os músculos do dorso são divididos em dois grupos, extrínsecos e intrínsecos, separados pela lâmina posterior (superficial) da aponeurose toracolombar. Os músculos extrínsecos superficiais são considerados músculos do membro superior que migraram para o dorso; esses músculos são analisados nas **pp. 312-317**.

Figura 3.1 **Músculos superficiais (extrínsecos) do dorso**
Vista posterior. Removidos: Músculos trapézio e latíssimo do dorso (à direita). *Exposta:* Aponeurose toracolombar. *Nota:* A lâmina posterior da aponeurose toracolombar é reforçada pela origem aponeurótica do músculo latíssimo do dorso.

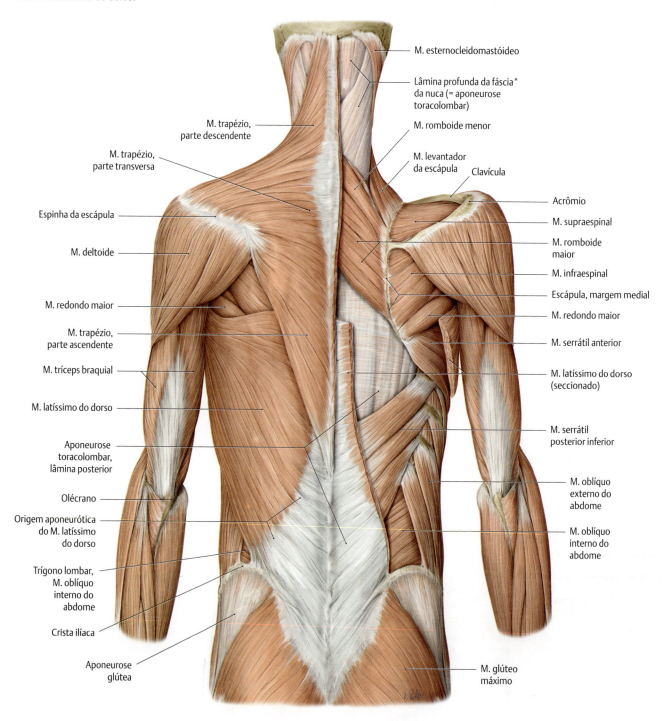

* Ver N.R.T. na **p. 25**.

Figura 3.2 Aponeurose toracolombar

Corte transversal, vista superior. Os músculos próprios do dorso (intrínsecos) estão situados no canal osteofibroso, formado pela aponeurose toracolombar, pelos arcos vertebrais e pelos processos espinhosos e transversos das vértebras associadas. A aponeurose toracolombar é formada por duas lâminas, uma posterior e outra média, que se unem na margem lateral dos músculos próprios do dorso. No pescoço, a lâmina posterior funde-se à fáscia da nuca (lâmina profunda), tornando-se contínua com a fáscia cervical profunda (lâmina pré-vertebral).

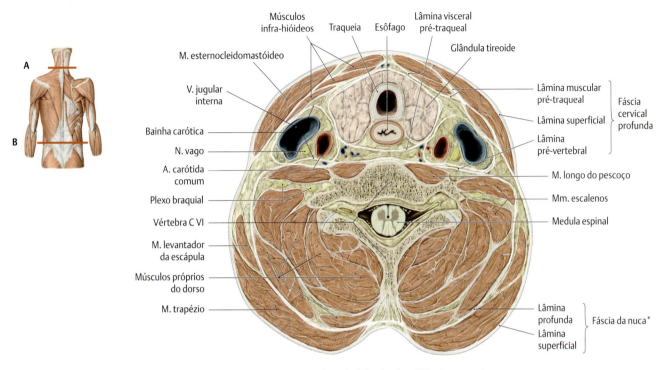

A Corte transversal no nível da vértebra C VI, vista superior.

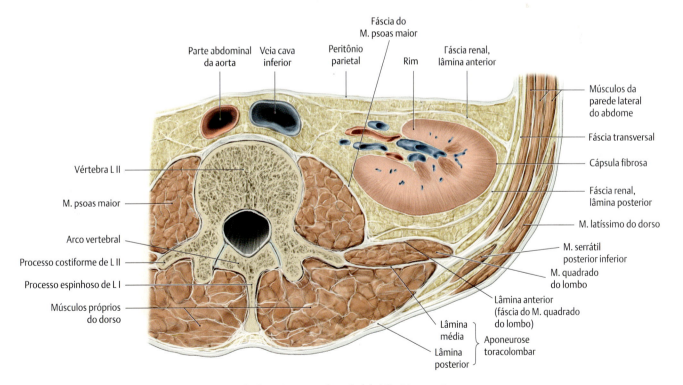

B Corte transversal no nível de L II, vista superior.
Removidas: Cauda equina e parede anterior do tronco.

* N.R.T.: A Terminologia Anatômica (2001) não menciona essas lâminas na fáscia da nuca.

Músculos da Região Cervical da Coluna Vertebral

Figura 3.3 **Músculos na região cervical posterior**
Vista posterior. *Removidos:* Músculos trapézio, esternocleidomastóideo, esplênio e semiespinal (à direita). *Expostos:* Músculos da região cervical posterior (à direita).

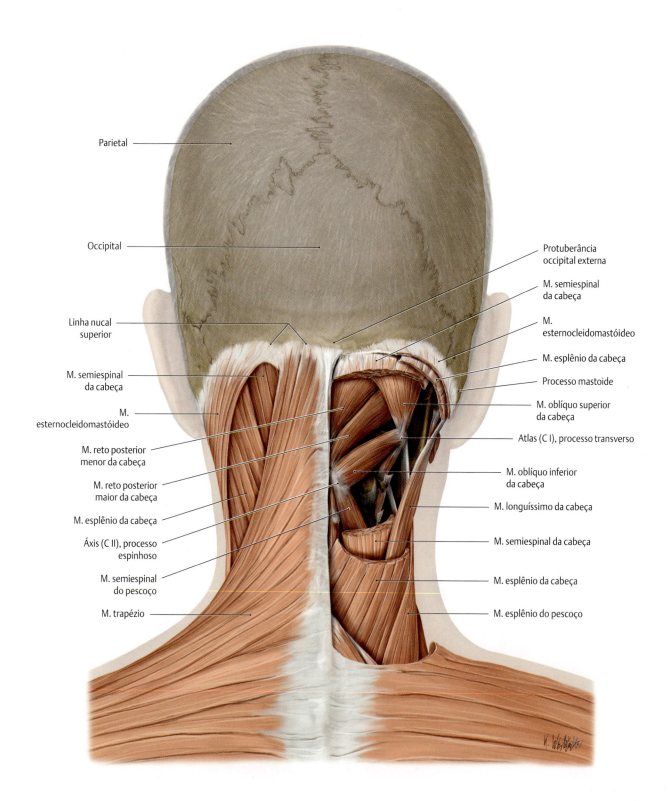

Figura 3.4 **Músculos da região cervical posterior**
Vista posterior. Ver **Fig. 3.6**.
Três dos músculos da região cervical posterior (Mm. oblíquo inferior da cabeça, oblíquo superior da cabeça e reto posterior maior da cabeça) formam os limites do trígono (região) suboccipital.

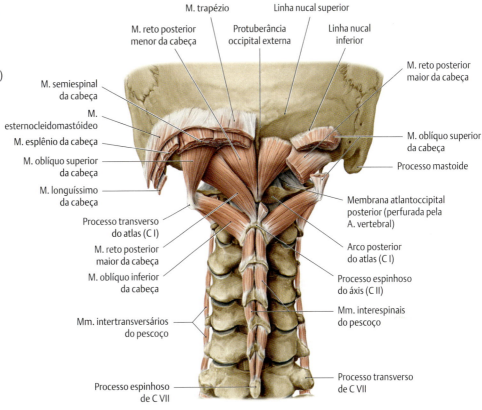

A Trajeto dos músculos da região cervical posterior.

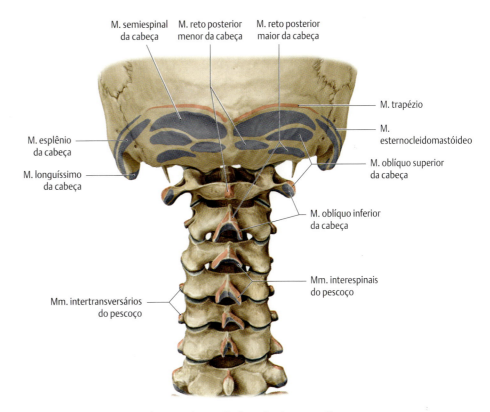

B Região suboccipital. Inserção dos músculos: ponto fixo em vermelho; ponto móvel em azul.

*N.R.T.: Não há menção específica a região (trígono) suboccipital na T.A., mas equivale a região cervical posterior.

Músculos Próprios do Dorso

 Os músculos extrínsecos do dorso (trapézio, latíssimo do dorso, levantador da escápula e romboides) são apresentados nas **pp. 316-317**. O M. serrátil posterior, considerado um músculo extrínseco médio do dorso, foi incluído nesta unidade com os músculos próprios superficiais.

Figura 3.5 **Músculos próprios do dorso**
Vista posterior. Dissecação sequencial da aponeurose toracolombar, dos músculos próprios (superficiais, médios e profundos) do dorso.

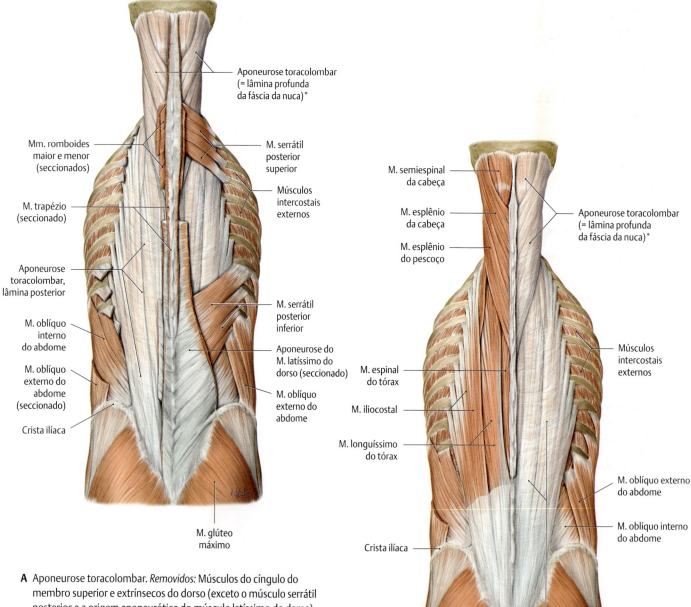

A Aponeurose toracolombar. *Removidos:* Músculos do cíngulo do membro superior e extrínsecos do dorso (exceto o músculo serrátil posterior e a origem aponeurótica do músculo latíssimo do dorso). *Exposta:* Lâmina posterior da aponeurose toracolombar.

B Músculos próprios superficiais e médios do dorso. *Removida:* Aponeurose toracolombar, lâmina posterior (à esquerda). *Expostos:* Músculos eretor da espinha e esplênio.

---
* Ver N.R.T. na **p. 25**.

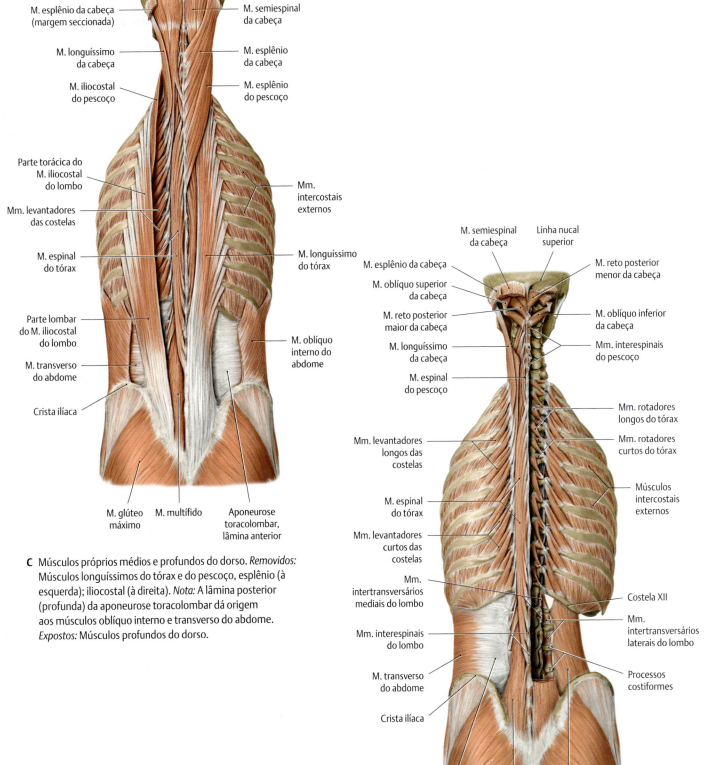

C Músculos próprios médios e profundos do dorso. *Removidos:* Músculos longuíssimos do tórax e do pescoço, esplênio (à esquerda); iliocostal (à direita). *Nota:* A lâmina posterior (profunda) da aponeurose toracolombar dá origem aos músculos oblíquo interno e transverso do abdome. *Expostos:* Músculos profundos do dorso.

D Músculos próprios profundos do dorso. *Removidos:* Músculos próprios (superficiais e médios) do dorso (todos); camada profunda da fáscia e músculo multífido (à direita). *Expostos:* Músculos intertransversários e quadrado do lombo (à direita).

Dados sobre os Músculos (I)

Figura 3.6 Músculos curtos da região cervical posterior e das articulações atlantoccipitais e atlantoaxiais

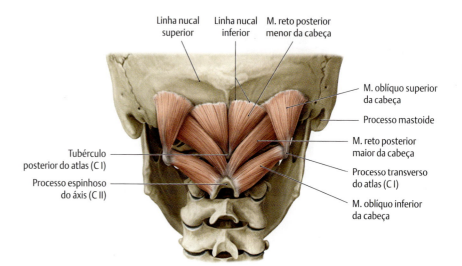

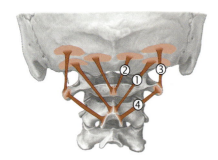

A Vista posterior, representação esquemática.

B Músculos suboccipitais, vista posterior.

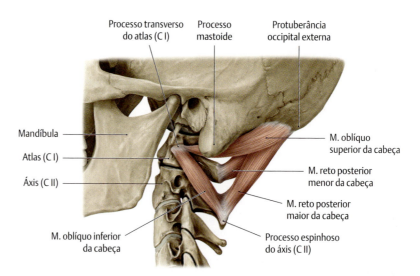

C Músculos suboccipitais, vista lateral esquerda.

Tabela 3.1	Músculos curtos da região cervical posterior e das articulações atlantoccipitais e atlantoaxiais					
Músculo		Inserção (ponto fixo)	Inserção (ponto móvel)	Inervação	Ação
Reto posterior da cabeça	① Reto posterior maior da cabeça	C II (processo espinhoso)	Occipital (linha nucal inferior, terço intermédio)	C1 (ramo posterior = N. suboccipital)	*Bilateral:* Estende a cabeça *Unilateral:* Roda a cabeça para o mesmo lado
	② Reto posterior menor da cabeça	C I (tubérculo posterior)	Occipital (linha nucal inferior, terço medial)		
Oblíquo da cabeça	③ Oblíquo superior da cabeça	C I (processo transverso)	Occipital (linha nucal inferior, terço intermédio; acima do M. reto posterior maior da cabeça)		*Bilateral:* Estende a cabeça *Unilateral:* Inclina a cabeça para o mesmo lado; roda para o lado oposto
	④ Oblíquo inferior da cabeça	C II (processo espinhoso)	C I (processo transverso)		*Bilateral:* Estende a cabeça *Unilateral:* Roda a cabeça para o mesmo lado

Figura 3.7 **Músculos pré-vertebrais**

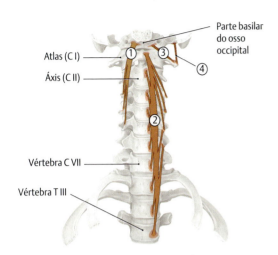

A Vista anterior, representação esquemática.

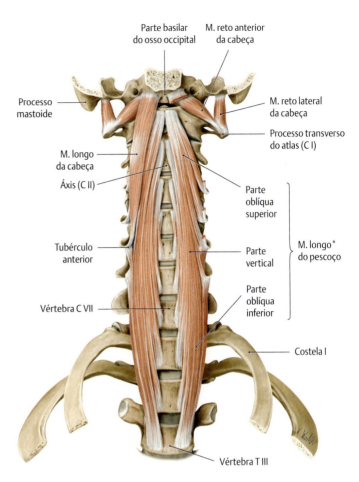

B Músculos pré-vertebrais, vista anterior.
Removidos: Músculo longo da cabeça (à esquerda); órgãos cervicais.

Tabela 3.2		Músculos pré-vertebrais			
Músculo		**Inserção (ponto fixo)**	**Inserção (ponto móvel)**	**Inervação**	**Ação**
① Longo da cabeça		C III–C VI (processos transversos, tubérculos anteriores)	Occipital (parte basilar)	Ramos diretos do plexo cervical (C1–C3)	*Bilateral:* Flete a cabeça *Unilateral:* Inclina e roda ligeiramente a cabeça para o mesmo lado
② Longo do pescoço	Parte vertical (medial)*	C V–T III (superfícies anteriores dos corpos vertebrais)	C II–C IV (superfícies anteriores dos corpos vertebrais)	Ramos diretos do plexo cervical (C2–C6)	*Bilateral:* Flete a região cervical da coluna vertebral *Unilateral:* Inclina e roda a região cervical para o mesmo lado
	Parte oblíqua superior*	C III–C V (processos transversos, tubérculos anteriores)	C I (processo transverso, tubérculo anterior)		
	Parte oblíqua inferior*	T I–T III (superfícies anteriores dos corpos vertebrais)	C V–C VI (processos transversos, tubérculos anteriores)		
③ Reto anterior da cabeça		C I (massa lateral)	Occipital (parte basilar)	C1 (ramo anterior)	*Bilateral:* Flexão da cabeça na articulação atlantoccipital *Unilateral:* Flexão lateral da cabeça na articulação atlantoccipital
④ Reto lateral da cabeça		C I (processo transverso)	Occipital (parte basilar, lateralmente aos côndilos occipitais)		

* N.R.T.: Essas partes do músculo longo do pescoço não constam da Terminologia Anatômica (2001).

Dados sobre os Músculos (II)

 Os músculos próprios do dorso são divididos em camadas superficial, média e profunda. Os músculos serráteis posteriores são músculos extrínsecos do dorso, inervados pelos ramos anteriores dos nervos intercostais e não pelos ramos posteriores, que inervam os músculos próprios do dorso. São incluídos aqui porque são encontrados durante a dissecação da musculatura do dorso.

Tabela 3.3 — Músculos próprios do dorso (superficiais)

Músculo		Inserção (ponto fixo)	Inserção (ponto móvel)	Inervação	Ação
Serrátil posterior	① Serrátil posterior superior	Ligamento nucal; C VII–T III (processos espinhosos)	Costelas II a IV (margens superiores)	Nn. espinais T2–T5 (ramos anteriores)	Eleva as costelas
	② Serrátil posterior inferior	T XI–L II (processos espinhosos)	Costelas VIII a XII (margens inferiores, próximo dos ângulos)	Nn. espinais T9–T12 (ramos anteriores)	Abaixa as costelas
Esplênio	③ Esplênio da cabeça	Ligamento nucal; C VII–T III ou T IV (processos espinhosos)	1/3 lateral da linha nucal (osso occipital); processo mastoide do osso temporal	Nn. espinais C1–C6 (ramos posteriores, ramos laterais)	*Bilateral:* Estende a região cervical da coluna vertebral e a cabeça *Unilateral:* Flete e roda a cabeça para o mesmo lado
	④ Esplênio do pescoço	T III–T VI ou T VII (processos espinhosos)	C I–C III/IV (processos transversos)		

Figura 3.8 Músculos próprios superficiais do dorso, representação esquemática
Lado direito, vista posterior.

Figura 3.9 Músculos próprios médios do dorso, representação esquemática
Lado direito, vista posterior. Esses músculos são conhecidos pelo nome de músculo eretor da espinha.

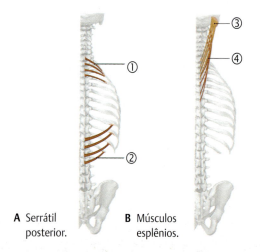

A Serrátil posterior. **B** Músculos esplênios.

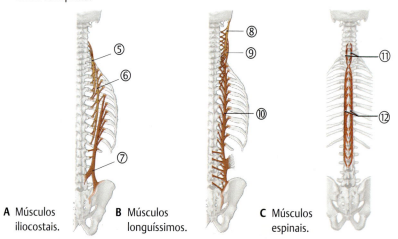

A Músculos iliocostais. **B** Músculos longuíssimos. **C** Músculos espinais.

Tabela 3.4 — Músculos próprios do dorso (eretor da espinha)

Músculo		Inserção (ponto fixo)	Inserção (ponto móvel)	Inervação	Ação
Iliocostal	⑤ Iliocostal do pescoço	Costelas III a VII	C IV–C VI (processos transversos)	Nn. espinais C8–L1 (ramos posteriores, ramos laterais)	*Bilateral:* Estende a coluna vertebral *Unilateral:* Inclina a coluna para o mesmo lado
	⑥ Parte torácica do M. iliocostal do lombo	Costelas VII a XII	Costelas I a VI		
	⑦ Parte lombar do M. iliocostal do lombo	Sacro; crista ilíaca; aponeurose toracolombar (lâmina posterior)	Costelas VI a XII; aponeurose toracolombar (lâmina posterior); vértebras lombares superiores (processos costiformes)		
Longuíssimo	⑧ Longuíssimo da cabeça	T I–T III (processos transversos); C IV–C VII (processos transversos e articulares)	Temporal (processo mastoide)	Nn. espinais C1–L5 (ramos posteriores, ramos laterais)	*Bilateral:* Estende a cabeça *Unilateral:* Flete e roda a cabeça para o mesmo lado
	⑨ Longuíssimo do pescoço	T I–T VI (processos transversos)	C II–C V (processos transversos)		*Bilateral:* Estende a coluna vertebral *Unilateral:* Inclina a coluna para o mesmo lado
	⑩ Longuíssimo do tórax	Sacro; crista ilíaca; vértebras lombares (processos espinhosos); vértebras torácicas inferiores (processos transversos)	Costelas II a XII; vértebras torácicas (processos transversos) e lombares (processos costiformes)		
Espinal	⑪ Espinal do pescoço	C V–T II (processos espinhosos)	C II–C V (processos espinhosos)	Nn. espinais (ramos posteriores)	*Bilateral:* Estende as regiões cervical e torácica da coluna vertebral *Unilateral:* Inclina as regiões cervical e torácica para o mesmo lado
	⑫ Espinal do tórax	T X–L III (processos espinhosos, superfícies laterais)	T II–T VIII (processos espinhosos, superfícies laterais)		

Figura 3.10 **Músculos próprios do dorso (camadas superficial e média)**
Vista posterior.

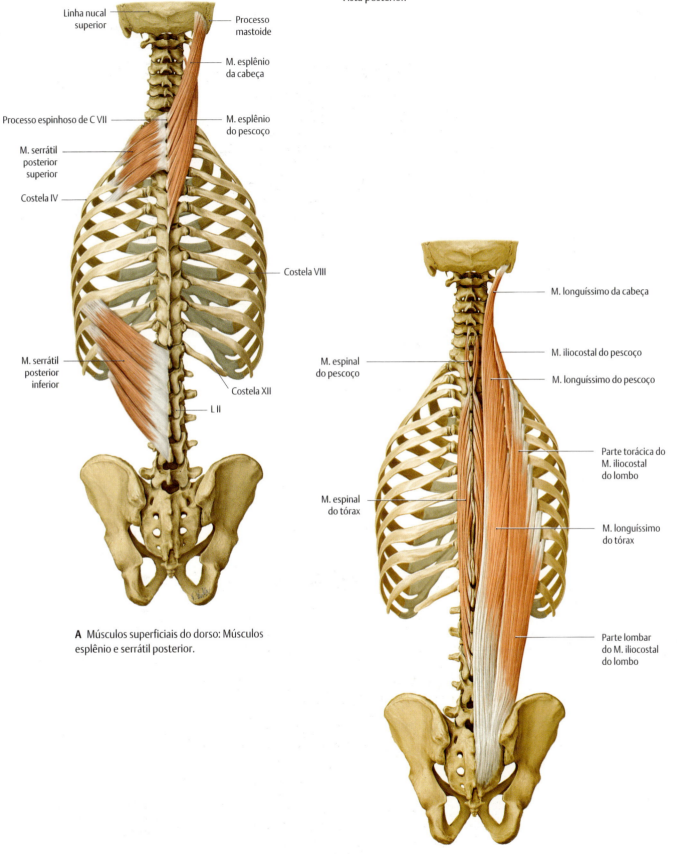

A Músculos superficiais do dorso: Músculos esplênio e serrátil posterior.

B Músculos próprios do dorso (eretor da espinha): Músculos iliocostal, longuíssimo e espinal.

Dados sobre os Músculos (III)

 Os músculos próprios profundos do dorso são divididos em dois grupos: transversoespinais e segmentares profundos.

Os músculos transversoespinais passam entre os processos transversos e espinhosos.

Tabela 3.5 Músculos transversoespinais

Músculo		Inserção (ponto fixo)	Inserção (ponto móvel)	Inervação	Ação
Rotadores	① Rotadores curtos	T I–T XII (entre os processos transversos e espinhosos de vértebras adjacentes)		Nn. espinais (ramos posteriores)	*Bilateral:* Estende a região torácica da coluna vertebral *Unilateral:* Roda a coluna para o lado oposto
	② Rotadores longos	T I–T XII (entre os processos transversos e espinhosos, saltando uma vértebra)			
Multífidos ③		Sacro, ílio, processos mamilares de L I a L V, processos transversos e articulares de T I a T IV, C IV a C VII	Superomedialmente aos processos espinhosos, saltando 2 a 4 vértebras		*Bilateral:* Estende a coluna vertebral *Unilateral:* Inclina a coluna para o mesmo lado, roda a coluna para o lado oposto
Semiespinais	④ Semiespinal da cabeça	C IV–T VII (processos transversos e articulares)	Occipital (entre as linhas nucais superior e inferior)		*Bilateral:* Estende as regiões torácica e cervical e a cabeça (estabiliza as articulações craniovertebrais) *Unilateral:* Inclina a cabeça e as regiões cervical e torácica para o mesmo lado, roda para o lado oposto
	⑤ Semiespinal do pescoço	T I–T VI (processos transversos)	C II–C V (processos espinhosos)		
	⑥ Semiespinal do tórax	T VI–T XII (processos transversos)	C VI–T IV (processos espinhosos)		

Figura 3.11 **Músculos transversoespinais**
Vista posterior, representação esquemática.

Figura 3.12 **Músculos segmentares profundos**
Vista posterior, representação esquemática.

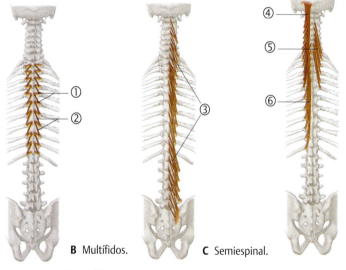
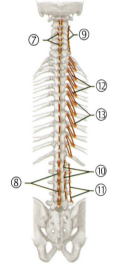

A Músculos rotatores. **B** Multífidos. **C** Semiespinal.

Tabela 3.6 Músculos segmentares profundos do dorso

Músculo		Inserção (ponto fixo)	Inserção (ponto móvel)	Inervação	Ação
Interespinais*	⑦ Interespinais do pescoço	C I–C VII (entre os processos espinhosos de vértebras adjacentes)		Nn. espinais (ramos posteriores)	Estende as regiões cervical e lombar da coluna vertebral
	⑧ Interespinais do lombo	L I–L V (entre os processos espinhosos de vértebras adjacentes)			
Intertransversários*	Intertransversários anteriores do pescoço	C II–C VII (entre os tubérculos anteriores de vértebras adjacentes)		Nn. espinais (ramos anteriores)	*Bilateral:* Estabiliza e estende as regiões cervical e lombar *Unilateral:* Inclina as regiões cervical e lombar para o mesmo lado
	⑨ Intertransversários posteriores do pescoço	C II–C VII (entre os tubérculos posteriores de vértebras adjacentes)		Nn. espinais (ramos posteriores)	
	⑩ Intertransversários mediais do lombo	L I–L V (entre os processos mamilares de vértebras adjacentes)			
	⑪ Intertransversários laterais do lombo	L I–L V (entre os processos costiformes de vértebras adjacentes)		Nn. espinais (ramos anteriores)	
Levantadores das costelas	⑫ Levantadores curtos das costelas	C VII–T XI (processos transversos)	Ângulo costal da costela imediatamente abaixo	Nn. espinais (ramos posteriores)	*Bilateral:* Estende a região torácica da coluna vertebral *Unilateral:* Inclina a região torácica para o mesmo lado, roda para o lado oposto
	⑬ Levantadores longos das costelas		Ângulo costal da costela em dois níveis abaixo		

*Tanto os músculos interespinais quanto os músculos intertransversários acompanham toda a coluna vertebral; só foram incluídos seus componentes clinicamente relevantes.

Figura 3.13 **Músculos próprios do dorso (camada profunda)**
Vista posterior.

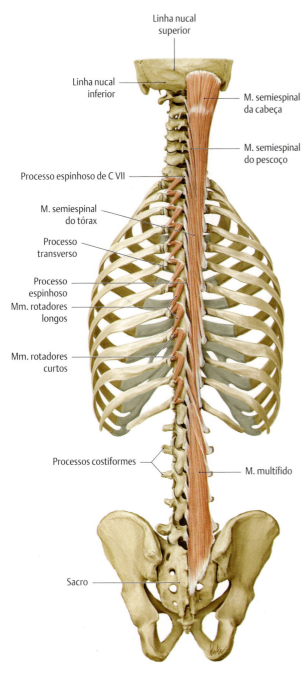

A Músculos transversoespinais: Músculos rotadores, multífido e semiespinal.

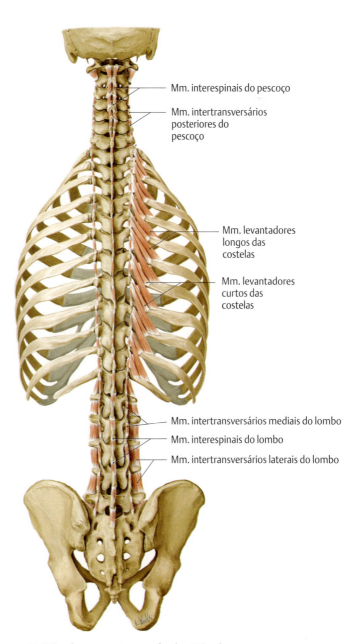

B Músculos segmentares profundos: Músculos interespinais, intertransversários e levantadores das costelas.

3 Músculos

35

Artérias e Veias do Dorso

***Figura 4.1* Artérias do dorso**
As estruturas do dorso são irrigadas por ramos das artérias intercostais posteriores, que se originam da parte torácica da aorta ou da artéria subclávia.

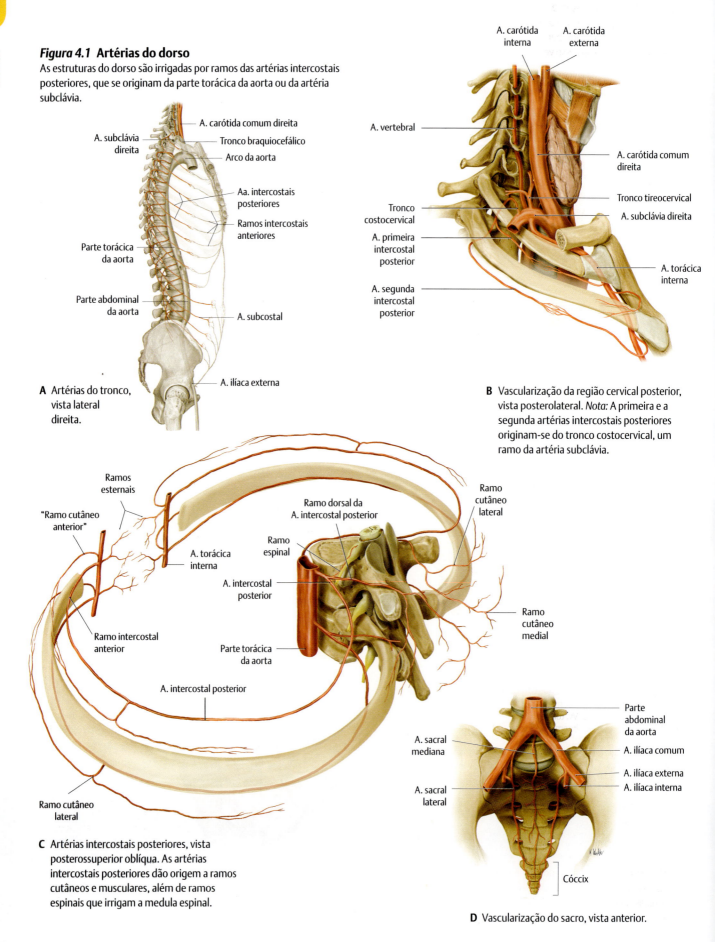

A Artérias do tronco, vista lateral direita.

B Vascularização da região cervical posterior, vista posterolateral. *Nota:* A primeira e a segunda artérias intercostais posteriores originam-se do tronco costocervical, um ramo da artéria subclávia.

C Artérias intercostais posteriores, vista posterossuperior oblíqua. As artérias intercostais posteriores dão origem a ramos cutâneos e musculares, além de ramos espinais que irrigam a medula espinal.

D Vascularização do sacro, vista anterior.

Figura 4.2 Veias do dorso

As veias do dorso drenam para a veia ázigo pelas veias intercostais posteriores, hemiázigo e lombar ascendente. O interior da coluna vertebral é drenado pelo plexo venoso vertebral que acompanha toda a sua extensão.

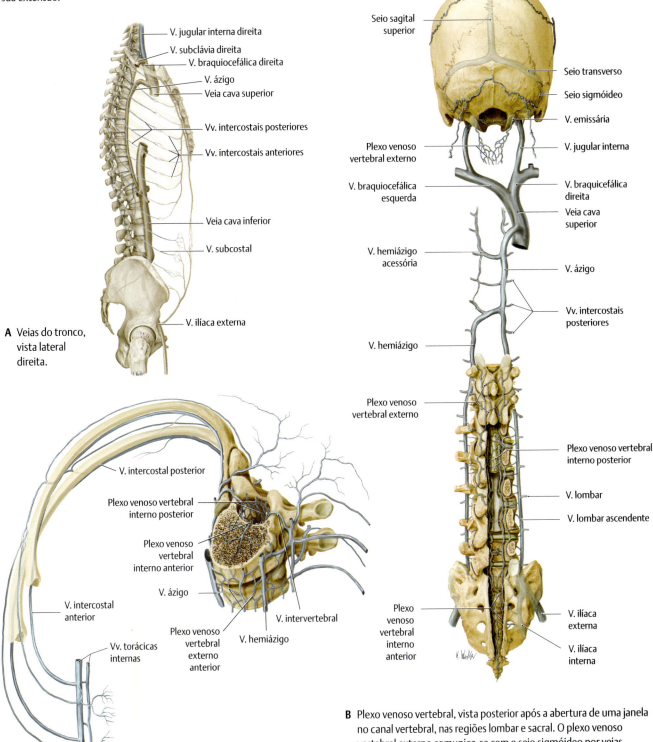

A Veias do tronco, vista lateral direita.

B Plexo venoso vertebral, vista posterior após a abertura de uma janela no canal vertebral, nas regiões lombar e sacral. O plexo venoso vertebral externo comunica-se com o seio sigmóideo por veias emissárias no crânio. O plexo venoso vertebral *externo* é dividido em uma parte anterior e outra posterior, que seguem ao longo da superfície externa da coluna vertebral. O plexo venoso vertebral *interno* (anterior e posterior) segue no canal vertebral e drena a medula espinal.

C Veias intercostais e plexo venoso vertebral anterior, vista anterossuperior. As veias intercostais seguem um trajeto semelhante ao dos nervos e das artérias intercostais (ver **pp. 36, 38**). *Nota:* Pode-se ver a comunicação entre o plexo venoso vertebral externo anterior e a veia ázigo.

Nervos do Dorso

 O dorso é suprido por ramos dos nervos espinais. Os ramos *posteriores* dos nervos espinais suprem a maioria dos músculos próprios do dorso. Os músculos extrínsecos são supridos pelos ramos *anteriores* dos nervos espinais.

Figura 4.3 **Nervos do dorso**
Corte transversal da coluna vertebral e da medula espinal com musculatura circundante, vista superior.

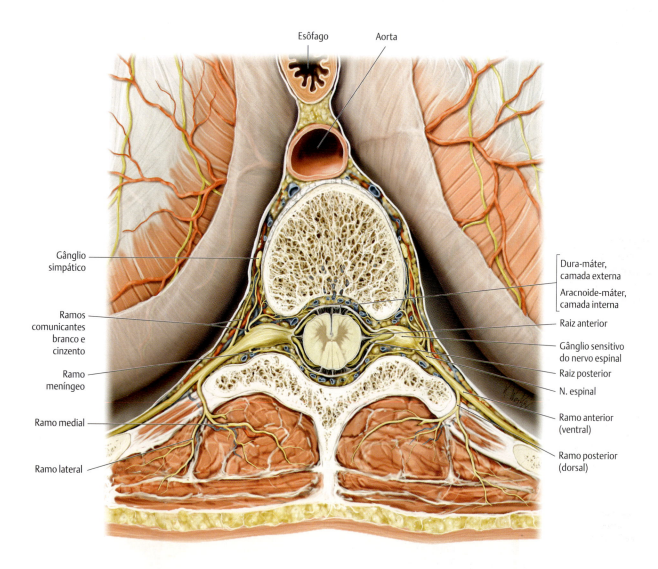

Figura 4.4 Nervos da região cervical posterior

Lado direito, vista posterior. Como ocorre no dorso, a região cervical posterior também recebe a maior parte de sua inervação motora e sensitiva dos ramos *posteriores* dos nervos espinais. Os ramos posteriores de C1–C3 têm nomes específicos: nervo suboccipital (C1), nervo occipital maior (C2) e nervo occipital terceiro (C3). Os nervos occipital menor e auricular magno originam-se de ramos *anteriores* dos nervos C1–C4 e suprem a pele da região anterolateral da cabeça e do pescoço. Os ramos anteriores de C1–C4 também dão origem à *alça cervical*, que inerva os músculos infra-hióideos (ver **p. 620**).

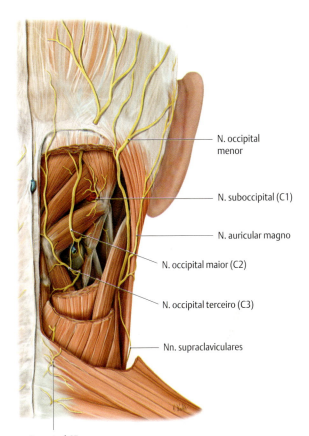

Figura 4.5 Inervação cutânea do dorso

As cores assinalam as áreas cutâneas inervadas por (**A**) nervos periféricos específicos ou (**B**) pares específicos de nervos espinais segmentares. Os padrões de perda de sensibilidade cutânea podem ser úteis no diagnóstico de lesões de nervos.

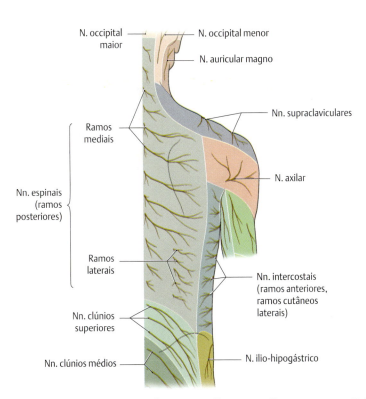

A Padrão de inervação cutânea de nervos periféricos específicos.

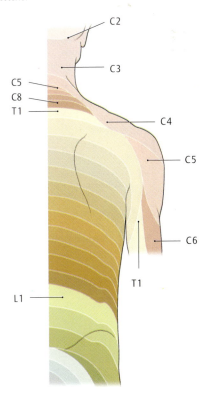

B Dermátomos. Áreas bilaterais da pele, semelhantes a faixas, cuja inervação provém de um par de nervos espinais (oriundos de um segmento da medula espinal). *Nota*: O nervo espinal C1 é puramente motor, consequentemente, não existe dermátomo C1.

Medula Espinal

 A dura-máter da cavidade do crânio é composta por duas lâminas, a periosteal e a meníngea. Apenas a lâmina meníngea se estende para o canal vertebral com a medula espinal. A lâmina periosteal da dura-máter termina no forame magno e é substituída no canal vertebral pelo periósteo das vértebras. Por causa dessa diferença estrutural nas duas regiões, o saco dural não está aderido ao osso do canal vertebral como ocorre na cavidade do crânio.

Figura 4.6 **Medula espinal *in situ***
Vista posterior com abertura do canal vertebral.

Figura 4.7 **Medula espinal e suas meninges**
Vista anterior. A dura-máter está aberta e a aracnoide-máter está seccionada. Os detalhes anatômicos da medula espinal podem ser encontrados nas **pp. 678 e 679**.

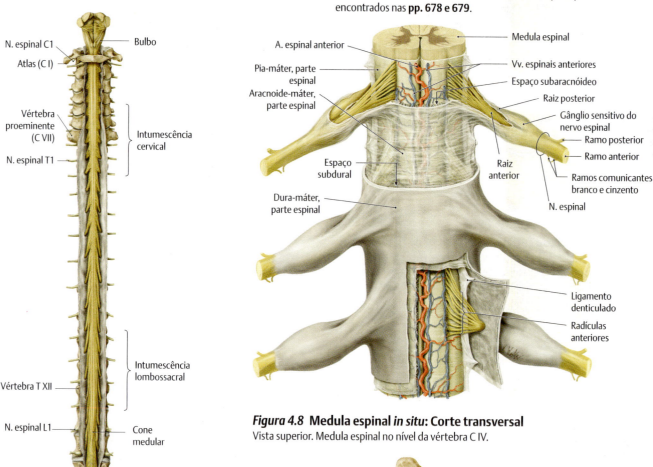

Figura 4.8 **Medula espinal *in situ*: Corte transversal**
Vista superior. Medula espinal no nível da vértebra C IV.

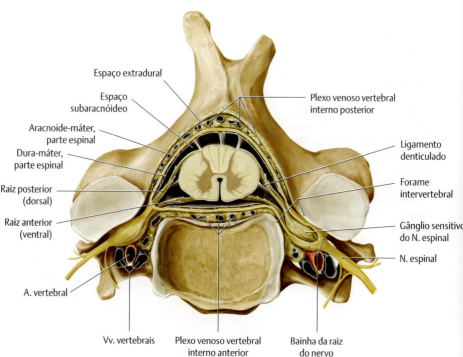

Figura 4.9 Cauda equina no canal vertebral
Vista posterior. A lâmina e a superfície posterior do sacro estão parcialmente removidas.

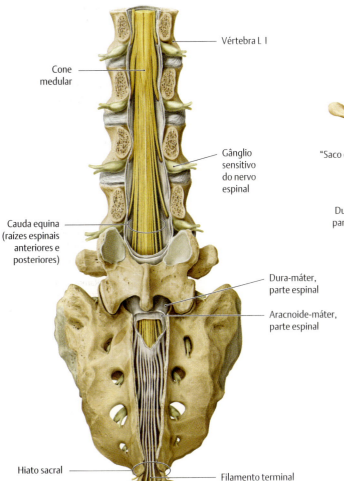

Figura 4.10 Cauda equina *in situ*: Corte transversal
Vista superior. Cauda equina no nível da vértebra L II.

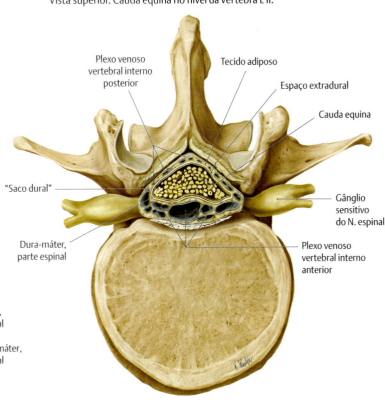

Figura 4.11 Medula espinal, cisterna lombar e coluna vertebral em estágios diferentes

Vista anterior. O crescimento longitudinal da medula espinal não acompanha o crescimento da coluna vertebral. Ao nascimento, a extremidade distal da medula espinal, o cone medular, está ao nível do corpo de L III, mas no adulto médio estende-se até o nível de L I/L II. O "saco dural" contendo a cisterna lombar, sempre se estende até a parte superior do sacro.

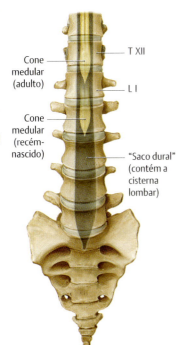

Boxe 4.1 | Correlação Clínica

Punção lombar
Uma agulha introduzida no "saco dural" (que contém a cisterna lombar), em geral, passa entre as raízes dos nervos espinais sem lesar a medula espinal ou os nervos espinais. Portanto, as amostras de líquido cerebrospinal (LCS) são coletadas entre as vértebras L III e L IV (2), após o paciente inclinar-se para a frente para afastar os processos espinhosos das vértebras lombares.

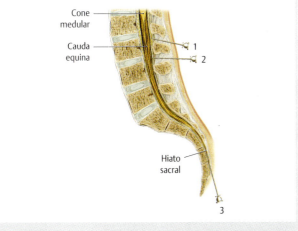

Anestesia
A anestesia lombar pode ser administrada de modo semelhante (2). A anestesia peridural é realizada inserindo-se um cateter no espaço extradural sem penetrar no "saco dural" (1). Também pode ser feita introduzindo-se uma agulha através do hiato sacral (3).

Segmentos da Medula Espinal e Nervos Espinais

Figura 4.12 Segmentos da medula espinal

A medula espinal consiste em 31 segmentos, cada um deles inervando uma área específica da pele (dermátomo) da cabeça, do tronco ou dos membros. As radículas posteriores aferentes (sensitivas) e as radículas anteriores eferentes (motoras) formam as raízes posteriores e anteriores do nervo espinal desses segmentos. As duas raízes se juntam e formam um nervo espinal misto (motor e sensitivo) que atravessa o forame intervertebral e imediatamente se divide em um ramo anterior e um ramo posterior.

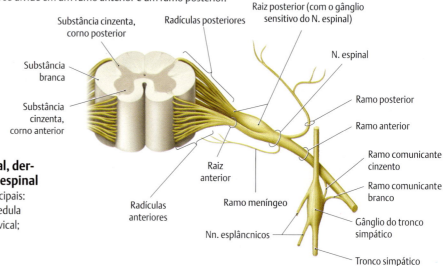

Figura 4.13 Segmentos da medula espinal, dermátomos e efeitos das lesões da medula espinal

A medula espinal é dividida em quatro regiões principais: cervical, torácica, lombar e sacral. As regiões da medula espinal são representadas por cores: vermelho, cervical; marrom, torácica; verde, lombar; azul, sacral.

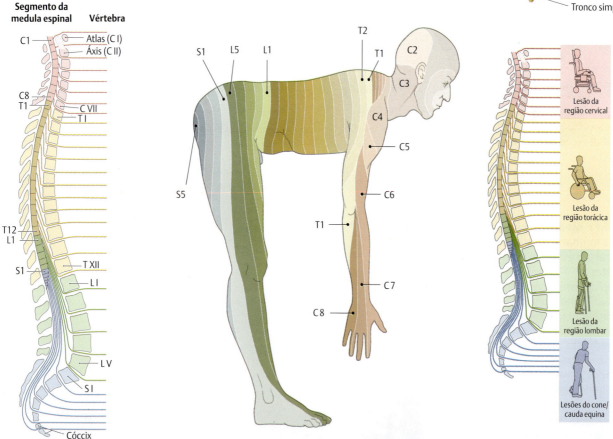

A Segmentos da medula espinal. Inicialmente os nervos espinais avançam por sobre as vértebras segundo as quais são numerados. Como existe um nervo espinal C8 mas não existe C VIII, C8 passa por sobre a vértebra T I e o nervo espinal T1 e os nervos subsequentes passam abaixo do nível vertebral segundo o qual são numerados.

B Dermátomos. Áreas bilaterais da pele, semelhantes a faixas, cuja inervação provém de um par de nervos espinais (oriundos de um segmento da medula espinal). *Nota*: O nervo espinal C1 é puramente motor, consequentemente, não existe dermátomo C1.

C Efeitos das lesões em cada região da medula espinal.

Figura 4.14 **Ramos de um nervo espinal**

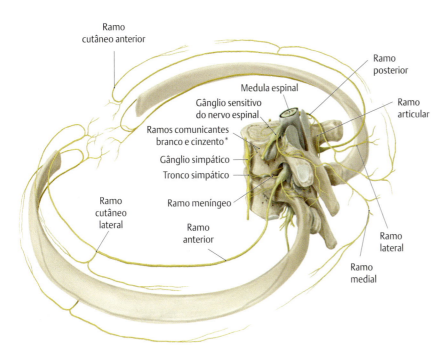

A Vista superolateral de um nervo espinal torácico. Os ramos *posteriores* dos nervos espinais dão origem a ramos cutâneos e musculares, além de ramos para as articulações dos processos articulares. Os *ramos anteriores* dos nervos espinais formam o plexo cervical (C1–C4), o plexo braquial (C5–T1), o plexo lombar (T12–L4) e o plexo sacral (L4–S3). Os ramos anteriores dos nervos espinais T1–T11 dão origem aos nervos intercostais (T12 dá origem ao nervo subcostal).

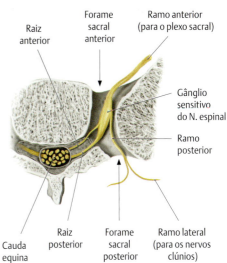

B Ramos do nervo espinal nos forames sacrais. Vista superior de um corte transversal da metade direita do sacro.

Tabela 4.1	Ramos de um nervo espinal		
Ramos			**Território**
Ramo meníngeo			Meninges espinais; ligamentos da coluna vertebral
Ramo posterior	Ramos mediais	Ramo articular	Articulações dos processos articulares
		Ramo muscular	Músculos próprios do dorso
		Ramo cutâneo	Pele da superfície posterior da cabeça, pescoço, dorso e nádegas
	Ramos laterais	Ramo cutâneo	
		Ramo muscular	Músculos próprios do dorso
Ramo anterior	Ramos cutâneos laterais		Pele da parede lateral do tórax
	Ramos cutâneos anteriores		Pele da parede anterior do tórax
*Os ramos comunicantes brancos e cinzentos contêm fibras pré- e pós-ganglionares, conectando o tronco simpático e o nervo espinal.			

43

Artérias e Veias da Medula Espinal

 Como a própria medula espinal, as artérias e veias consistem em múltiplos sistemas horizontais (vasos sanguíneos dos segmentos medulares) que são integrados em um sistema vertical.

Figura 4.15 Artérias da medula espinal

A artéria espinal anterior e o par de artérias espinais posteriores originam-se, em geral, das artérias vertebrais. Ao descerem no canal vertebral, as artérias espinais recebem conexões das artérias medulares segmentares anteriores e posteriores. Dependendo do nível medular, esses ramos podem-se originar das artérias vertebrais, cervicais ascendentes e profundas, intercostais posteriores, lombares e sacrais laterais.

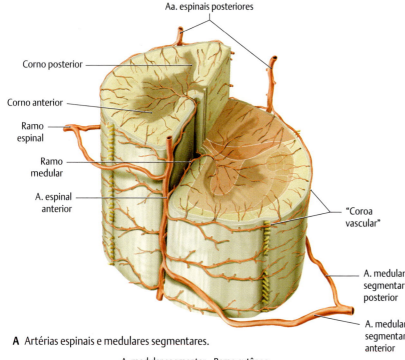

A Artérias espinais e medulares segmentares.

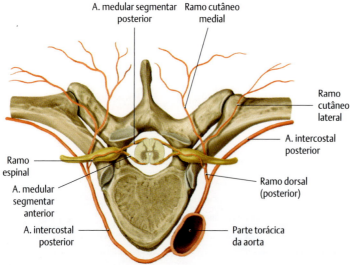

B Origem das artérias medulares segmentares. No tórax, as artérias medulares segmentares originam-se do ramo espinal das artérias intercostais posteriores (ver **p. 36**).

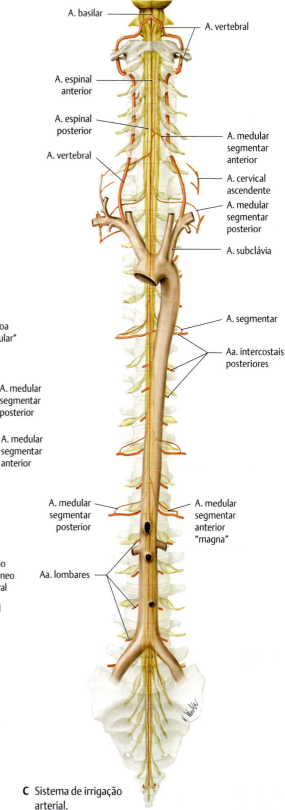

C Sistema de irrigação arterial.

Figura 4.16 Veias da medula espinal

O interior da medula espinal drena, via plexos venosos, para uma veia espinal anterior e uma veia espinal posterior. As veias radiculares e espinais unem as veias da medula espinal ao plexo venoso vertebral interno. As veias intervertebrais e basivertebrais unem os plexos venosos interno e externo, que drenam para o sistema ázigo.

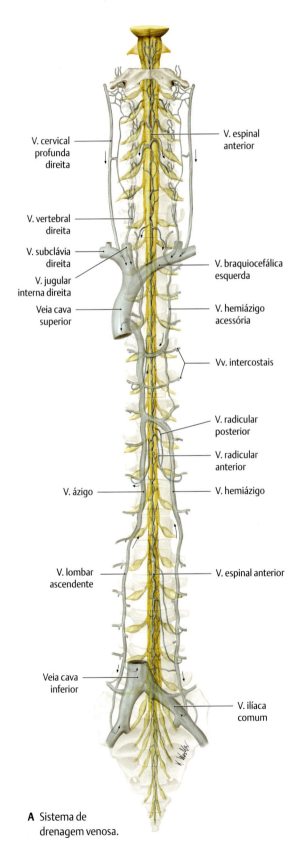

A Sistema de drenagem venosa.

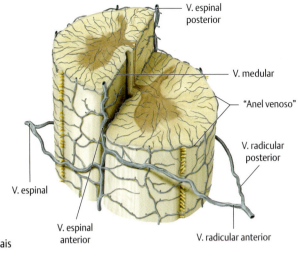

B Veias espinais e radiculares.

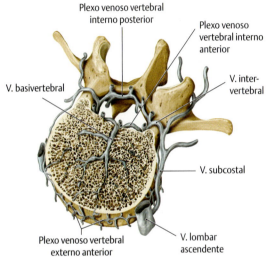

C Plexos venosos vertebrais.

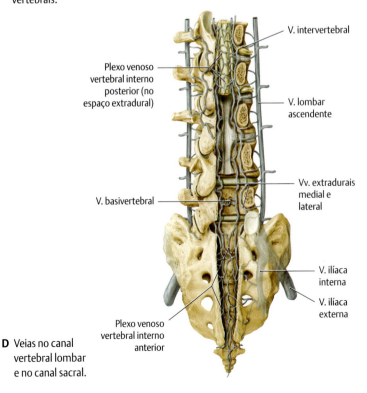

D Veias no canal vertebral lombar e no canal sacral.

Topografia Vasculonervosa do Dorso

Figura 4.17 Vascularização e inervação da região cervical posterior
Vista posterior. *Removidos:* Músculos trapézio, esternocleidomastóideo, e semiespinal da cabeça. *Exposta:* Região suboccipital.

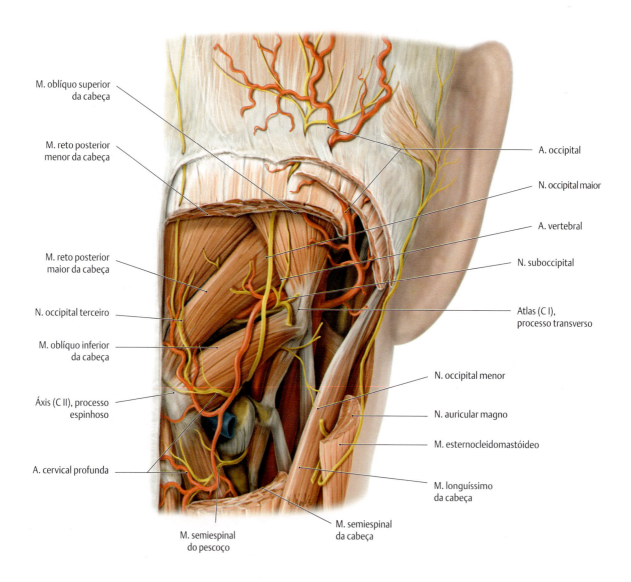

Figura 4.18 Vascularização e inervação do dorso

Vista posterior. *Removidos:* Fáscia muscular (exceto a lâmina posterior [superficial] da aponeurose toracolombar); músculo latíssimo do dorso (à direita). *Rebatido:* M. trapézio (à direita): *Exposta:* Artéria cervical transversa, na região escapular profunda. Ver na **p. 72** o trajeto dos vasos intercostais

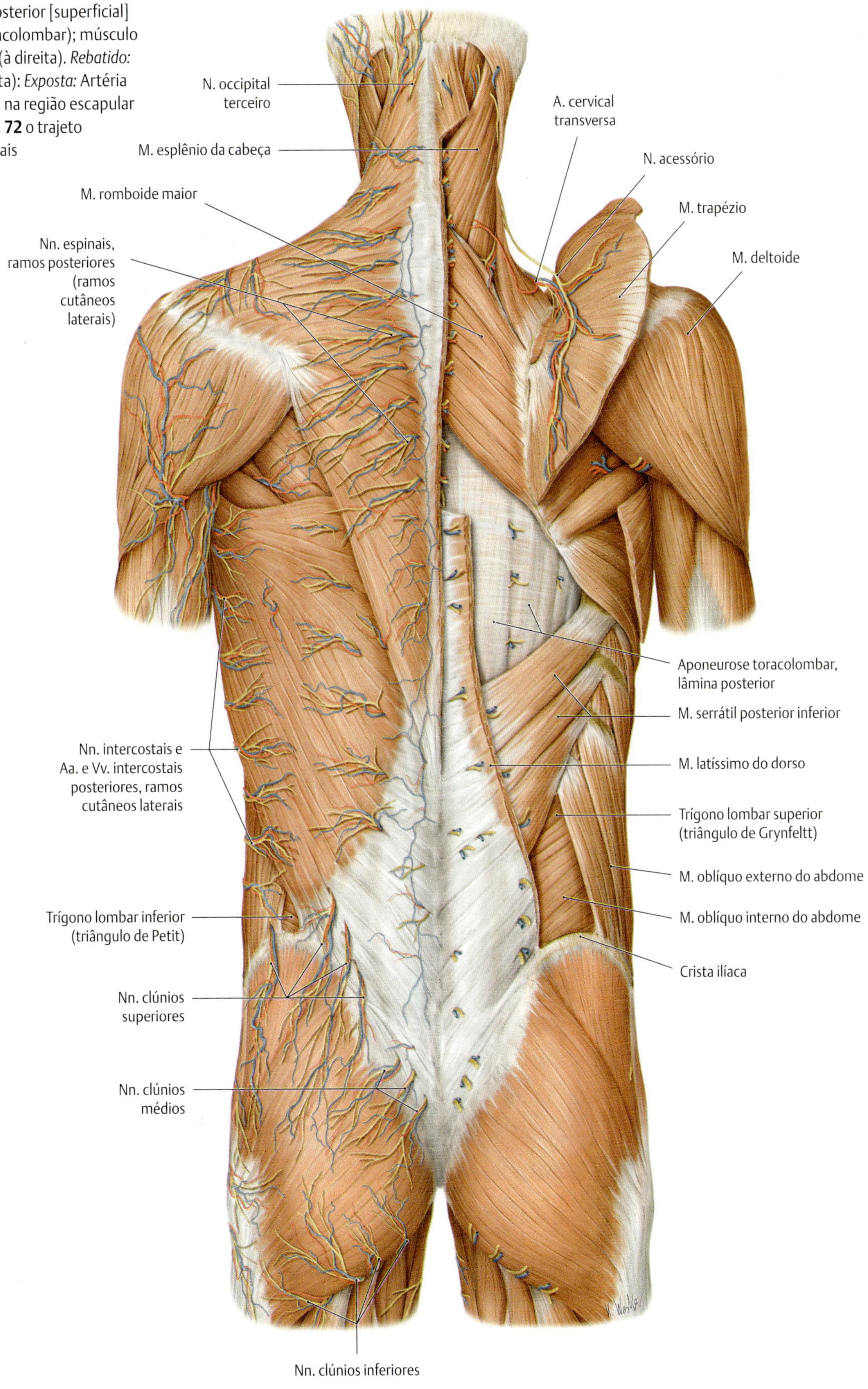

Anatomia Radiológica do Dorso (I)

Figura 5.1 **RM da coluna vertebral**
Corte sagital.

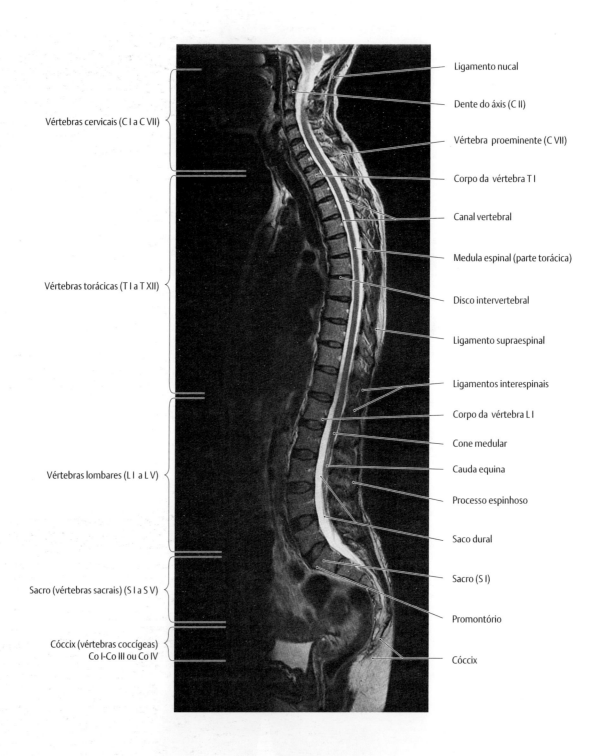

Figura 5.2 **Radiografia da região cervical da coluna vertebral**
Incidência oblíqua.

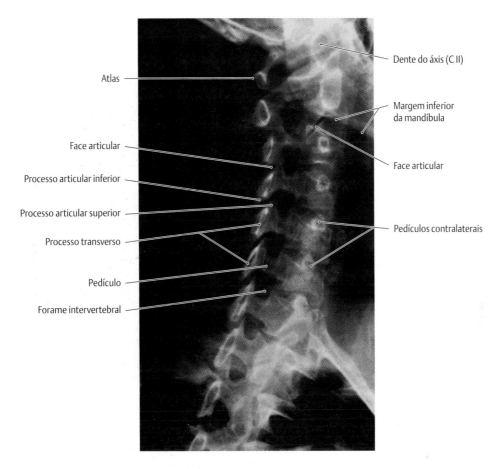

Figura 5.3 **Radiografia da coluna torácica**
Incidência anteroposterior (AP). Parte inferior da região torácica.

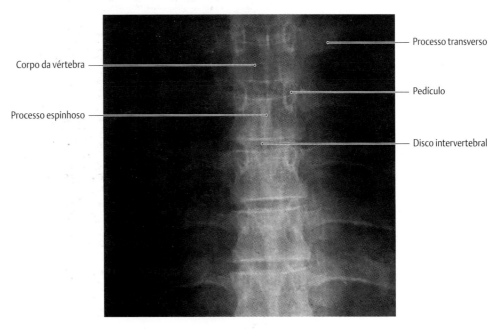

Anatomia Radiológica do Dorso (II)

Figura 5.4 **Radiografia da região lombar da coluna vertebral**
Incidência lateral.

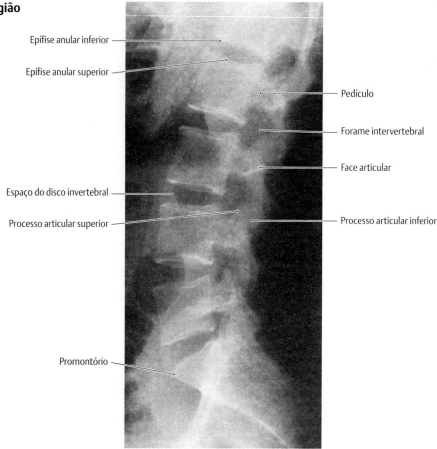

Figura 5.5 **RM paramediana da região lombar da coluna vertebral**
Corte paramediano.

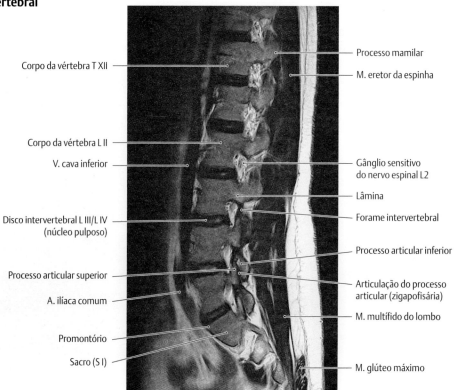

Figura 5.6 **RM do sacro I**
Incidência oblíqua.

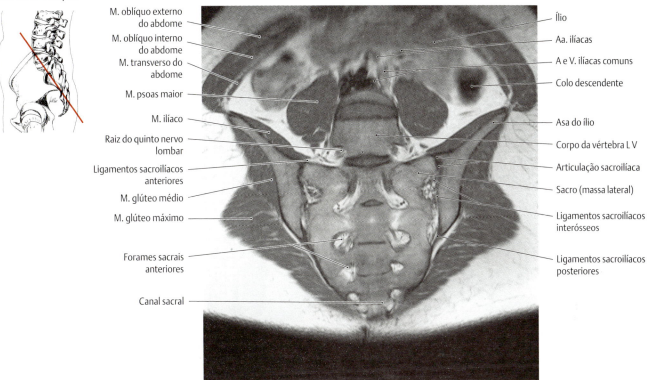

Figura 5.7 **RM do sacro II**
Incidência oblíqua.

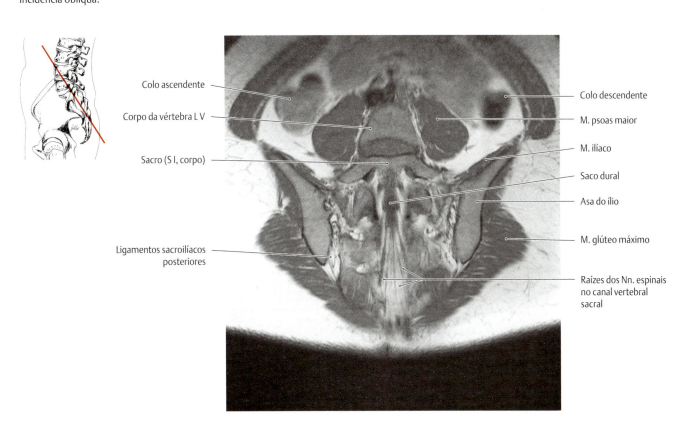

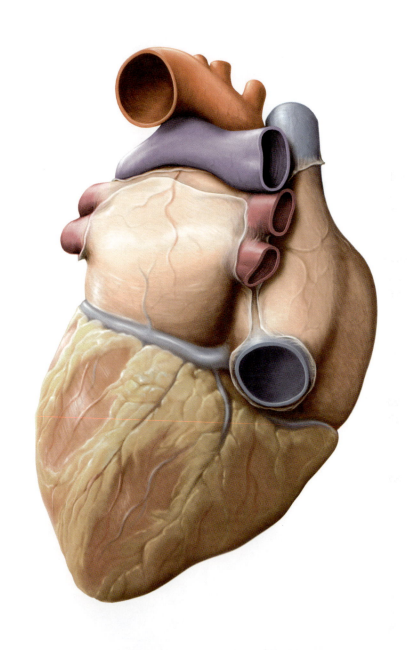

Tórax

6 Anatomia de Superfície

Anatomia de Superfície 54

7 Parede do Tórax

Esqueleto Torácico 56
Esterno e Costelas 58
Articulações da Caixa Torácica 60
Dados sobre os Músculos da Parede do Tórax 62
Diafragma 64
Vascularização e Inervação do Diafragma 66
Artérias e Veias da Parede do Tórax 68
Nervos da Parede do Tórax 70
Topografia Vasculonervosa da Parede do Tórax 72
Mama Feminina 74
Vasos Linfáticos da Mama Feminina 76

8 Cavidade Torácica

Divisões da Cavidade Torácica 78
Artérias da Cavidade Torácica 80
Veias da Cavidade Torácica 82
Vasos Linfáticos da Cavidade Torácica 84
Nervos da Cavidade Torácica 86

9 Mediastino

Mediastino: Considerações Gerais 88
Mediastino: Estruturas 90

Coração: Funções e Relações 92
Pericárdio 94
Coração: Faces e Câmaras 96
Coração: Valvas 98
Artérias e Veias do Coração 100
Condução e Inervação do Coração 102
Circulações Pré e Pós-natal 104
Esôfago 106
Vascularização e Inervação do Esôfago 108
Vasos Linfáticos do Mediastino 110

10 Cavidades Pulmonares

Cavidades Pulmonares 112
Pleura: Partes, Recessos e Inervação 114
Pulmões 116
Segmentos Broncopulmonares 118
Traqueia e Árvore Bronquial 120
Mecânica Respiratória 122
Artérias e Veias Pulmonares 124
Vascularização e Inervação da Árvore Bronquial 126
Vasos Linfáticos da Cavidade Pleural 128

11 Anatomia Seccional e Radiológica

Anatomia Seccional do Tórax 130
Anatomia Radiológica do Tórax (I) 132
Anatomia Radiológica do Tórax (II) 134
Anatomia Radiológica do Tórax (III) 136

Anatomia de Superfície

Figura 6.1 **Regiões torácicas**
Vista anterior.

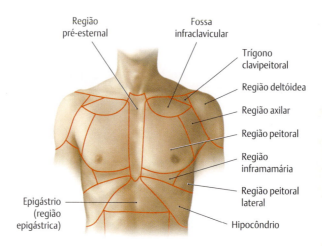

Figura 6.2 **Estruturas palpáveis do tórax**
Vista anterior.

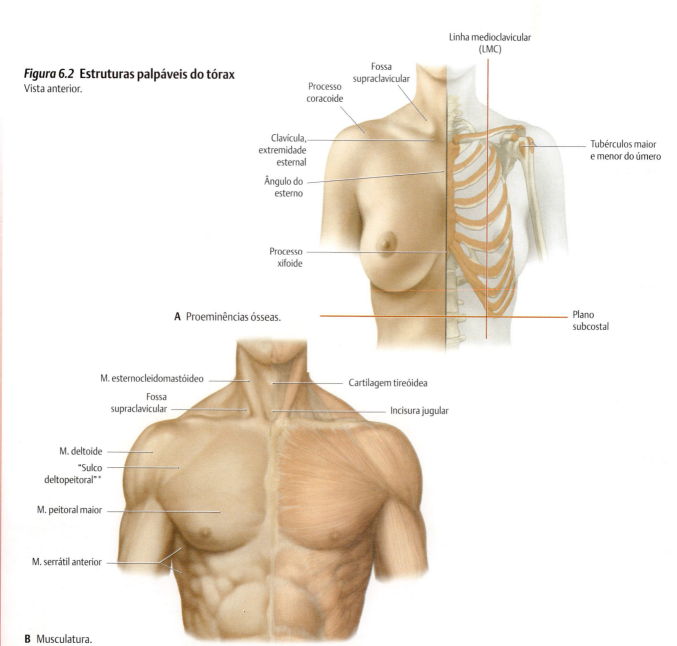

A Proeminências ósseas.

B Musculatura.

*N.R.T.: Não é mencionado na Terminologia Anatômica.

Figura 6.3 **Linhas verticais de orientação do tórax**

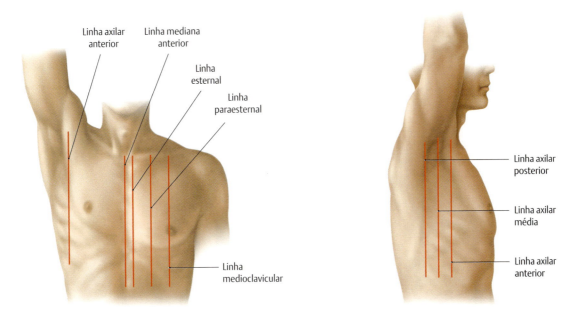

A Vista anterior.

B Vista lateral direita.

Figura 6.4 **Cavidades pleurais e pulmões projetados no esqueleto torácico**

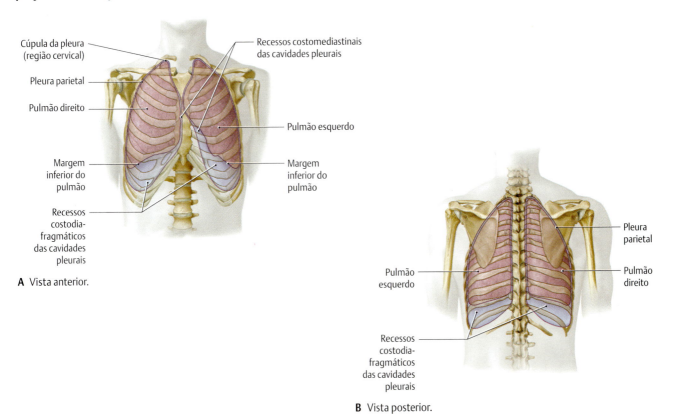

A Vista anterior.

B Vista posterior.

Esqueleto Torácico

 O esqueleto torácico é formado por 12 vértebras torácicas (**p. 10**), 12 pares de costelas com as cartilagens costais e o esterno. Além de participar dos movimentos respiratórios, ajuda a proteger os órgãos vitais. Em geral, o tórax feminino é mais estreito e mais curto do que o masculino.

Figura 7.1 **Esqueleto torácico**

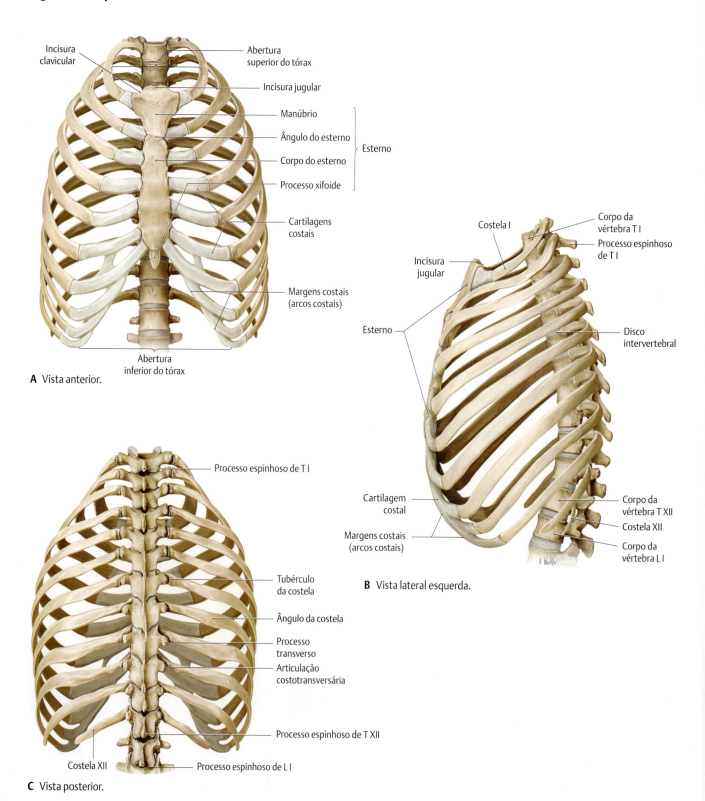

A Vista anterior.

B Vista lateral esquerda.

C Vista posterior.

Figura 7.2 **Estrutura de um segmento torácico**
Vista superior do 6º par de costelas.

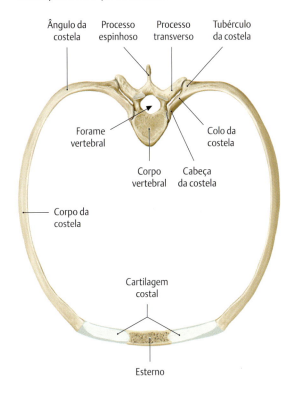

Tabela 7.1	Elementos de um segmento torácico		
Vértebra			
Costela	Parte óssea	Cabeça	
		Colo	
		Tubérculo da costela	
		Corpo (inclusive o ângulo da costela)	
	Parte cartilagínea (cartilagem costal)		
Esterno (articula-se, apenas, com as cartilagens das costelas verdadeiras; ver **Fig. 7.3**)			

Figura 7.3 **Tipos de costelas**
Vista lateral esquerda.

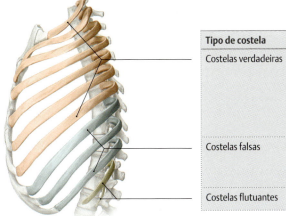

Tipo de costela	Costelas	Articulação anterior
Costelas verdadeiras	I–VII	Esterno (incisuras costais)
Costelas falsas	VIII–X	Costela acima
Costelas flutuantes	XI, XII	Nenhuma

7 Parede do Tórax

57

Esterno e Costelas

Figura 7.4 **Esterno**
O esterno é um osso semelhante a uma espada, formado pelo manúbrio, pelo corpo e pelo processo xifoide. A junção entre o manúbrio e o corpo (o ângulo do esterno) costuma ser saliente e indica a articulação da segunda costela. O ângulo do esterno é um ponto de referência importante para indicar estruturas internas.

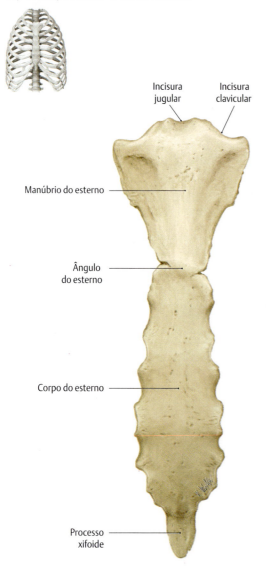

A Vista anterior.

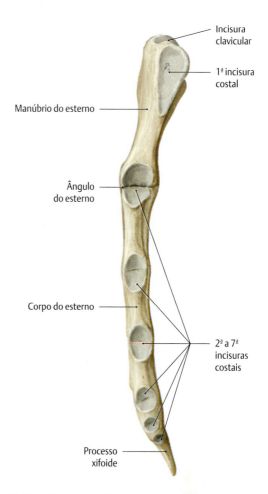

B Vista lateral esquerda. As incisuras costais são os locais de articulação com a cartilagem das costelas verdadeiras (ver **Fig. 7.3**).

Figura 7.5 **Costelas**
Costelas direitas, vista superior. Ver articulações do ombro nas **pp. 298–299**.

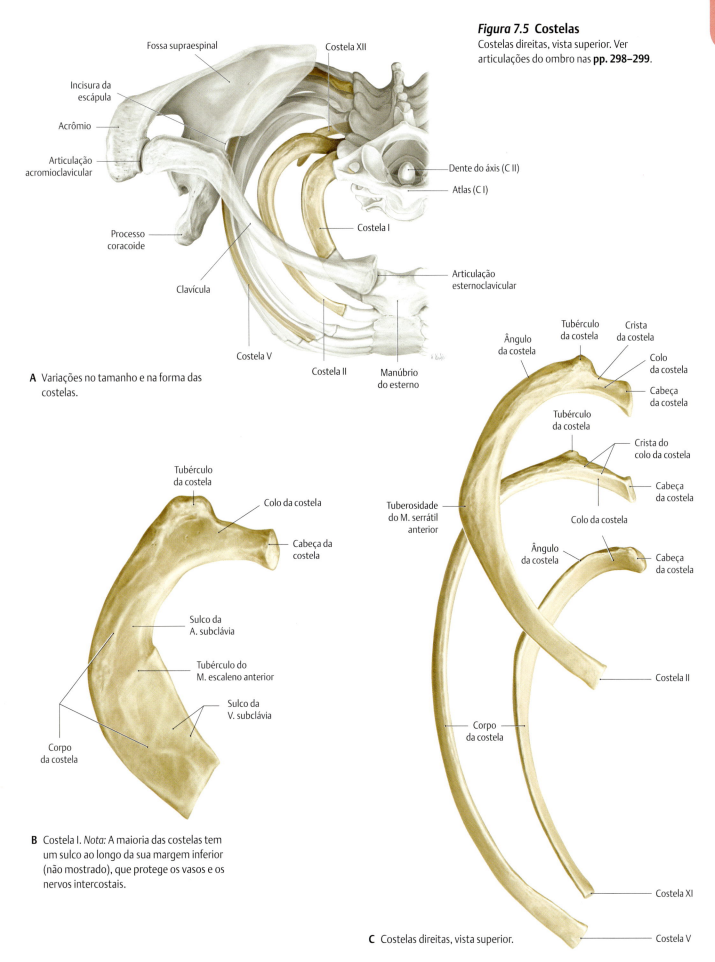

A Variações no tamanho e na forma das costelas.

B Costela I. *Nota:* A maioria das costelas tem um sulco ao longo da sua margem inferior (não mostrado), que protege os vasos e os nervos intercostais.

C Costelas direitas, vista superior.

Articulações da Caixa Torácica

 O diafragma é o principal músculo da respiração (ver **p. 64**). Os músculos da parede do tórax (ver **p. 62**) contribuem para a inspiração profunda (forçada).

Figura 7.6 **Movimentos da caixa torácica**
Inspiração máxima (vermelho); expiração máxima (azul). Na inspiração profunda, há um aumento dos diâmetros torácicos transversal e anteroposterior (AP), e, também, do ângulo infraesternal. A descida do diafragma aumenta ainda mais o volume da cavidade torácica.

Inspiração

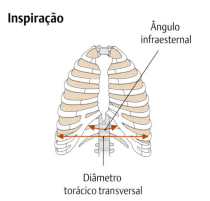

Expiração

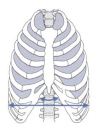

A Vista anterior.

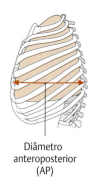

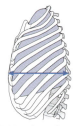

B Vista lateral esquerda.

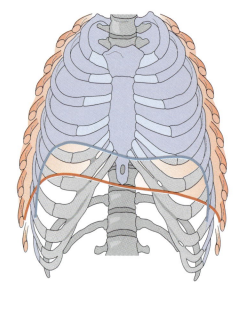

C Posição do diafragma durante a respiração.

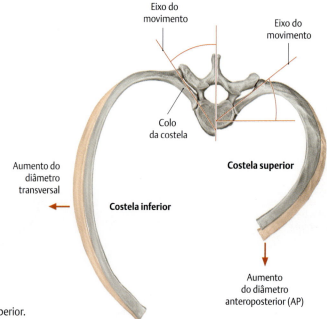

D Eixos do movimento costal, vista superior.

60

Figura 7.7 **Articulações esternocostais**
Vista anterior após secção frontal da metade direita do esterno. Em geral, articulações sinoviais são encontradas apenas entre as costelas II a V; as costelas I, VI e VII articulam-se com o esterno por meio de sincondroses.

Figura 7.8 **Articulações costovertebrais**
Duas articulações sinoviais formam a articulação costovertebral de cada costela. O tubérculo de cada costela articula-se com a fóvea costal do processo transverso da vértebra associada (**A**). A cabeça da maioria das costelas articula-se com a vértebra de mesmo número e com a vértebra imediatamente acima. Tipicamente as costelas I, XI e XII articulam-se apenas com as vértebras correspondentes.

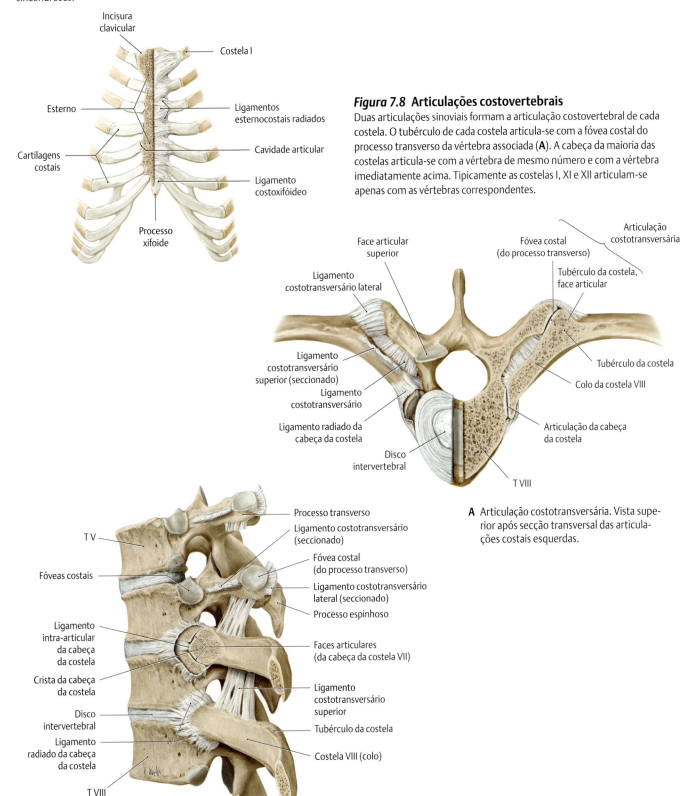

A Articulação costotransversária. Vista superior após secção transversal das articulações costais esquerdas.

B Articulações costovertebrais. Vista lateral esquerda com abertura da cavidade articular relacionada à costela VII.

Dados sobre os Músculos da Parede do Tórax

 Os músculos da parede do tórax são os principais responsáveis pela respiração torácica, embora outros músculos auxiliem na inspiração *profunda*: os músculos peitoral maior e serrátil anterior são estudados com o ombro (ver **pp. 314 e 315**), e o músculo serrátil posterior é incorporado ao estudo do dorso (ver **p. 32**).

Figura 7.9 Músculos da parede do tórax

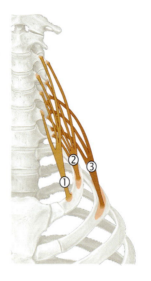

A Músculos escalenos, vista anterior.

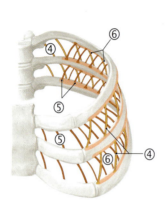

B Músculos intercostais, vista anterior.

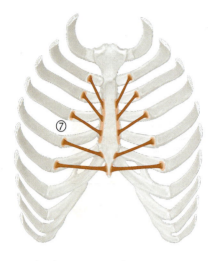

C Músculos transversos do tórax, vista posterior.

Tabela 7.2 Músculos da parede do tórax

Músculo(s)		Inserção (ponto fixo)	Inserção (ponto móvel)	Inervação	Ação
Escalenos	① M. escaleno anterior	C III–C VI (processos transversos, tubérculos anteriores)	Costela I (tubérculo do M. escaleno anterior)	Ramos anteriores dos Nn. espinais C4 a C6	*Com as costelas móveis:* Eleva as costelas superiores (inspiração) *Com as costelas fixas:* Inclina a região cervical da coluna vertebral para o mesmo lado (unilateral); flete o pescoço (bilateral)
	② M. escaleno médio	C III–C VII (processos transversos, tubérculos posteriores)	Costela I (posterior ao sulco da A. subclávia)	Ramos anteriores dos Nn. espinais C3 a C8	
	③ M. escaleno posterior	C V–C VII (processos transversos, tubérculos posteriores)	Costela II (face externa)	Ramos anteriores dos Nn. espinais C6 a C8	
Intercostais	④ Mm. intercostais externos	Margem inferior da costela à margem superior da costela imediatamente abaixo (segue obliquamente para a frente e para baixo, do tubérculo da costela até a articulação costocondral)		1º ao 11º Nn. intercostais	Eleva as costelas (inspiração); mantém os espaços intercostais; estabiliza a parede do tórax
	⑤ Mm. intercostais internos	Margem inferior da costela à margem superior da costela imediatamente abaixo (segue obliquamente para a frente e para cima, do ângulo da costela até o esterno)			Abaixa as costelas (expiração); mantém os espaços intercostais; estabiliza a parede do tórax
	⑥ Mm. intercostais íntimos				
Subcostais		Margem inferior das costelas inferiores até a face interna das duas a três costelas abaixo		Nn. intercostais adjacentes	Abaixa as costelas (expiração)
⑦ Transverso do tórax		Corpo do esterno e processo xifoide (face interna)	Costelas II a VI (cartilagem costal, face interna)	2º ao 6º Nn. intercostais	Pequena ação no abaixamento das costelas (expiração)

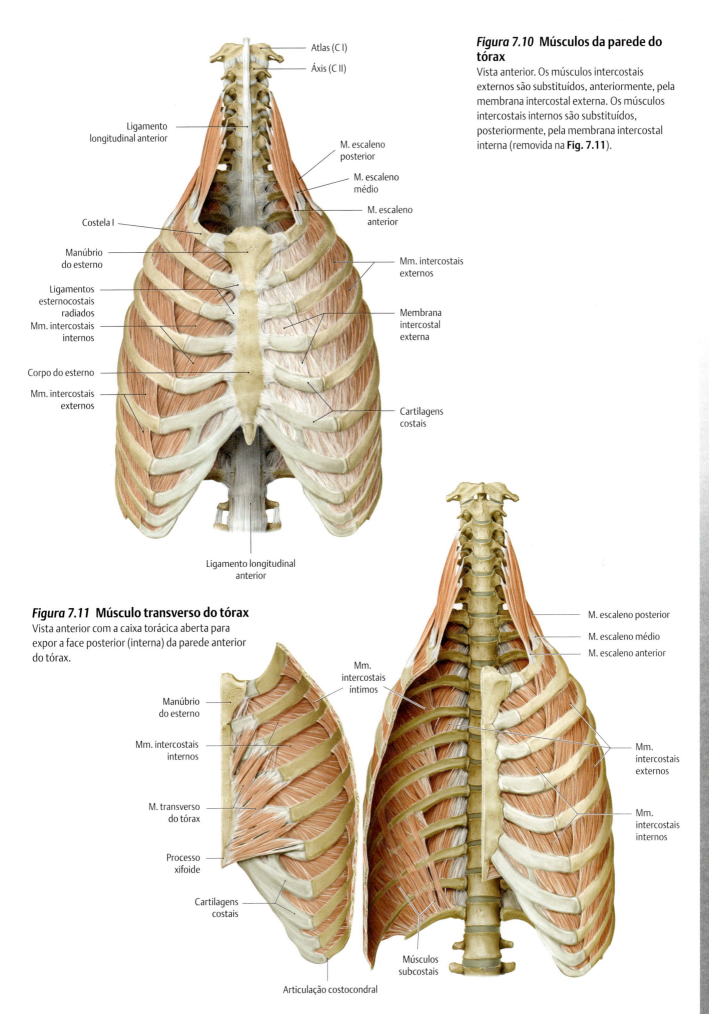

Figura 7.10 **Músculos da parede do tórax**
Vista anterior. Os músculos intercostais externos são substituídos, anteriormente, pela membrana intercostal externa. Os músculos intercostais internos são substituídos, posteriormente, pela membrana intercostal interna (removida na **Fig. 7.11**).

Figura 7.11 **Músculo transverso do tórax**
Vista anterior com a caixa torácica aberta para expor a face posterior (interna) da parede anterior do tórax.

Diafragma

Figura 7.12 Diafragma
O diafragma, que separa o tórax do abdome, tem duas cúpulas assimétricas e três aberturas (para dar passagem à aorta, à veia cava inferior e ao esôfago; ver **Fig. 7.13C**).

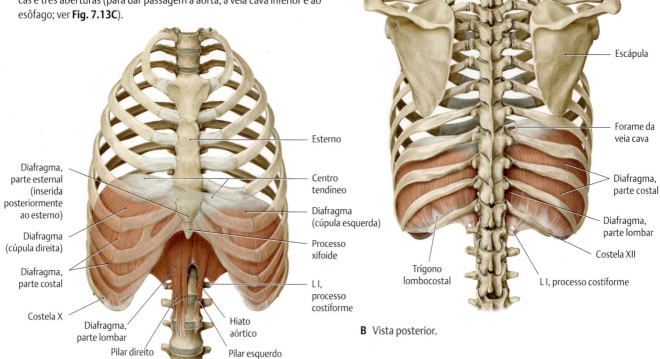

A Vista anterior.

B Vista posterior.

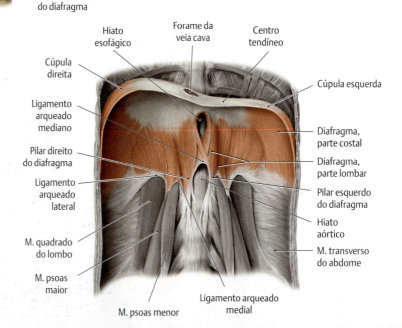

C Corte frontal com o diafragma em posição média.

Tabela 7.3	Diafragma				
Músculo		Inserção (ponto fixo)	Inserção (ponto móvel)	Inervação	Ação
Diafragma	Parte costal	Costelas VII a XII (superfície interna; margem inferior do arco costal)	Centro tendíneo	N. frênico (C3–C5, plexo cervical)	Principal músculo da respiração (diafragmática e torácica); ajuda a comprimir as vísceras abdominais (prensa abdominal)
	Parte lombar	Parte medial: corpos vertebrais L I–L III, discos intervertebrais e ligamento longitudinal anterior como pilares direito e esquerdo			
		Partes laterais: ligamentos arqueados lateral e medial			
	Parte esternal	Processo xifoide (superfície interna)			

Figura 7.13 **Diafragma** *in situ*

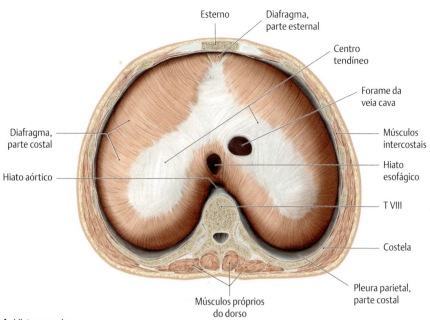

A Vista superior.

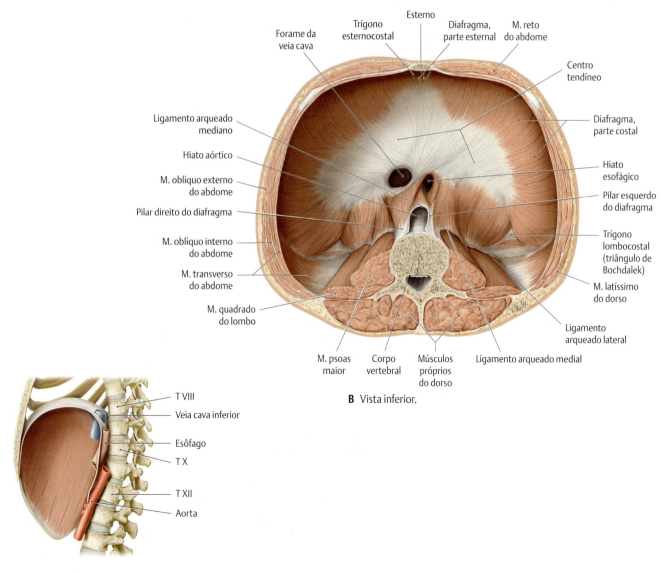

B Vista inferior.

C Aberturas do diafragma, vista lateral esquerda.

7 Parede do Tórax

65

Vascularização e Inervação do Diafragma

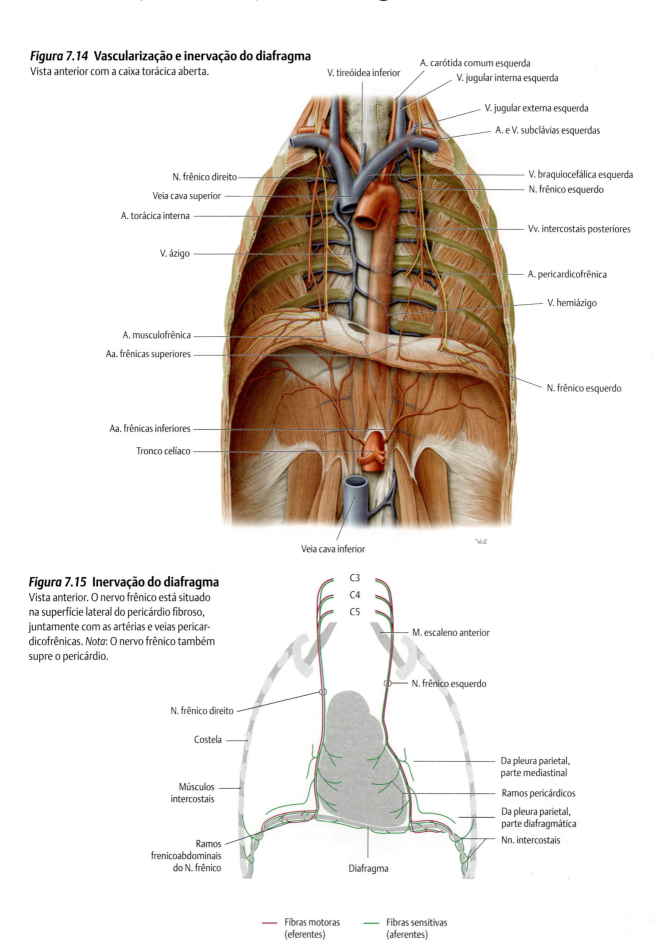

Figura 7.14 **Vascularização e inervação do diafragma**
Vista anterior com a caixa torácica aberta.

Figura 7.15 **Inervação do diafragma**
Vista anterior. O nervo frênico está situado na superfície lateral do pericárdio fibroso, juntamente com as artérias e veias pericardicofrênicas. *Nota*: O nervo frênico também supre o pericárdio.

Tabela 7.4	Vasos sanguíneos do diafragma		
Artéria	**Origem**	**Veia**	**Drenagem**
Aa. frênicas inferiores (principal suprimento sanguíneo)	Parte abdominal da aorta; ocasionalmente do tronco celíaco	Vv. frênicas inferiores	V. cava inferior
Aa. frênicas superiores	Parte torácica da aorta	Vv. frênicas superiores	Lado direito: V. ázigo; Lado esquerdo: V. hemiázigo
Aa. pericardicofrênicas	Aa. torácicas internas	Vv. pericardicofrênicas	Vv. torácicas internas ou Vv. braquiocefálicas
Aa. musculofrênicas		Vv. musculofrênicas	Vv. torácicas internas

Figura 7.16 Artérias e nervos do diafragma

Nota: As margens do diafragma recebem inervação sensitiva dos nervos intercostais mais inferiores.

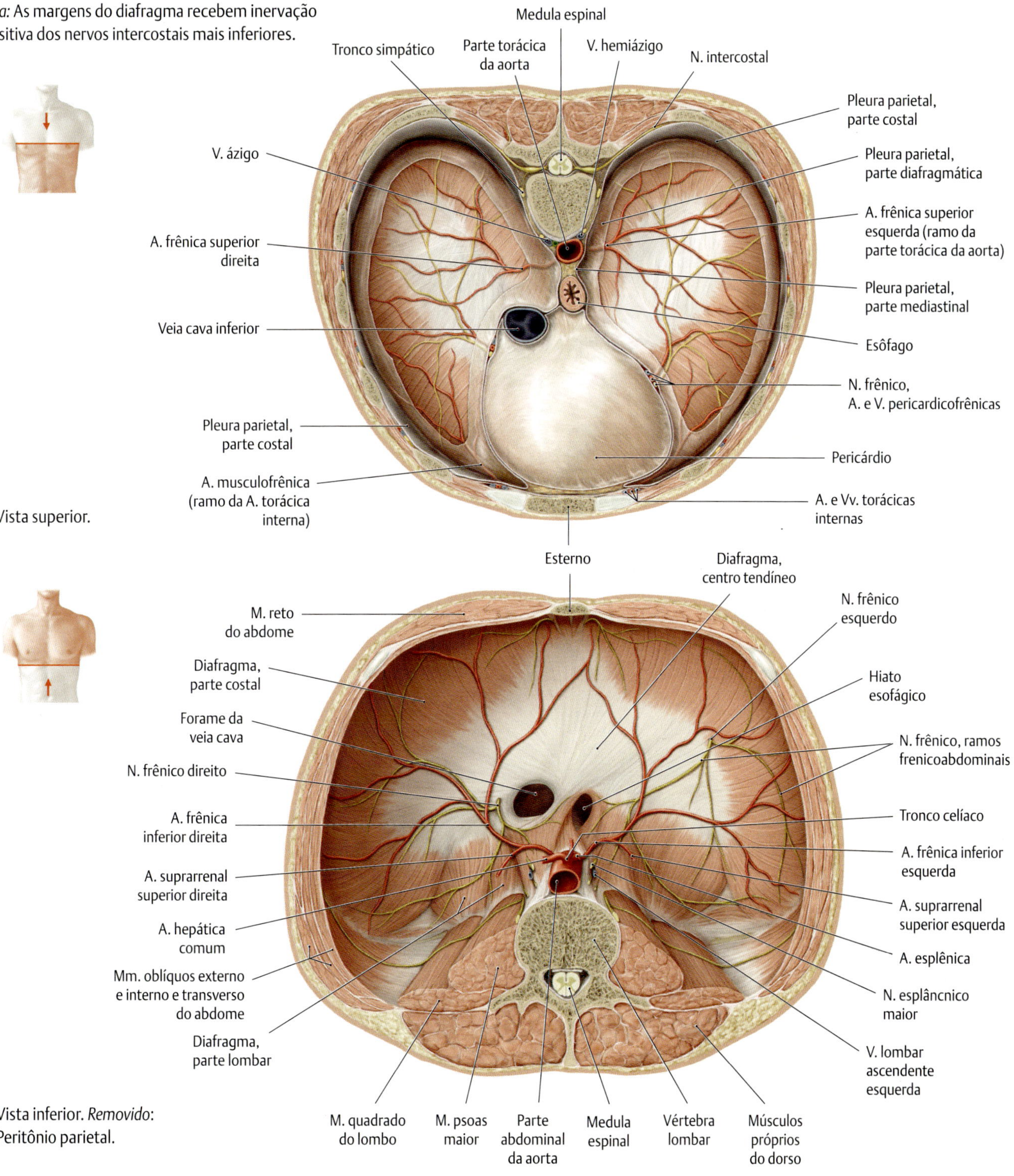

A Vista superior.

B Vista inferior. *Removido*: Peritônio parietal.

Artérias e Veias da Parede do Tórax

 As artérias intercostais posteriores anastomosam-se com os ramos (artérias) intercostais anteriores para irrigar as estruturas da parede do tórax. As artérias intercostais posteriores são ramos da parte torácica da aorta, com exceção da 1ª e 2ª, que se originam da artéria intercostal suprema (um ramo do tronco costocervical).

Figura 7.17 **Artérias da parede do tórax**
Vista anterior.

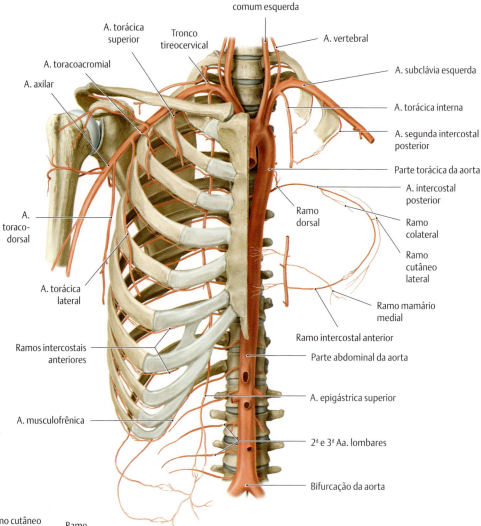

Tabela 7.5	Artérias da parede do tórax
Origem	**Ramo**
A. axilar	A. torácica lateral
	A. toracoacromial
A. subclávia	Aa. intercostais posteriores (1ª e 2ª; ver **Fig. 4.1, p. 36**)
	A. torácica superior
Parte torácica da aorta	Aa. intercostais posteriores (3ª a 12ª)
A. torácica interna	Ramos intercostais anteriores
	A. musculofrênica
	A. epigástrica superior

Figura 7.18 **Ramos das artérias intercostais posteriores**
Vista superior.

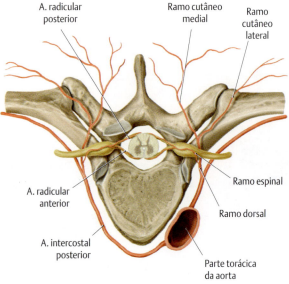

Tabela 7.6	Ramos das artérias intercostais		
Artéria	**Ramos**		**Irriga**
Aa. intercostais posteriores	Ramo dorsal	Ramo espinal	Medula espinal
		Ramo cutâneo medial	Parede posterior do tórax
		Ramo cutâneo lateral**	
	Ramo colateral		Parede lateral do tórax
Ramos intercostais anteriores	Ramo cutâneo lateral*		Parede anterior do tórax

*O ramo mamário lateral, do ramo cutâneo lateral, irriga a mama, juntamente com o ramo mamário medial, da artéria torácica interna.

**N.R.T.: O ramo mamário lateral é uma ramificação do ramo cutâneo lateral da artéria intercostal posterior.

As veias intercostais drenam, basicamente, para o sistema ázigo, mas, também, para a veia torácica interna. Por fim, esse sangue retorna ao coração pela veia cava superior. As veias intercostais seguem um trajeto semelhante ao das artérias correspondentes. No entanto, as veias da coluna vertebral formam um plexo venoso vertebral externo que percorre toda a extensão da coluna vertebral (ver **p. 36**).

Figura 7.19 **Veias da parede do tórax**

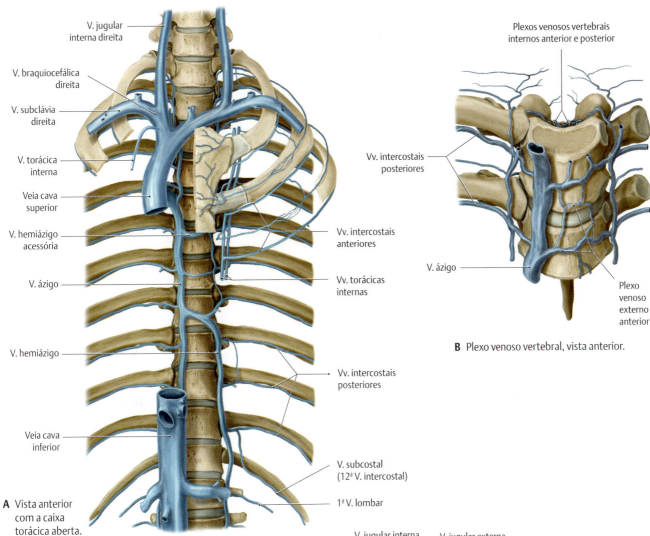

A Vista anterior com a caixa torácica aberta.

B Plexo venoso vertebral, vista anterior.

Figura 7.20 **Veias superficiais**
Vista anterior. As veias toracoepigástricas constituem uma possível via de drenagem venosa colateral superficial no caso de obstrução da veia cava superior ou inferior.

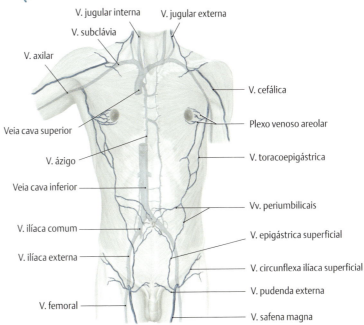

69

Nervos da Parede do Tórax

Figura 7.21 **Nervos intercostais**
Vista anterior. A costela I foi retirada para mostrar o 1º e o 2º nervos intercostais.

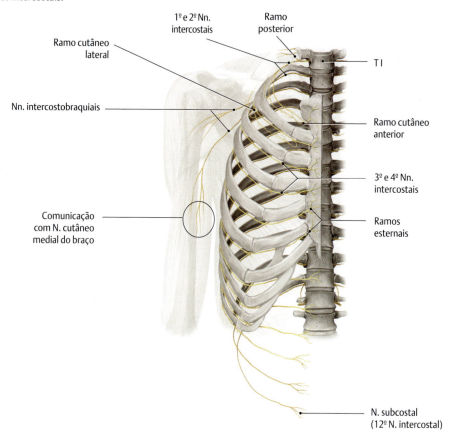

Figura 7.22 **Inervação cutânea da parede do tórax**

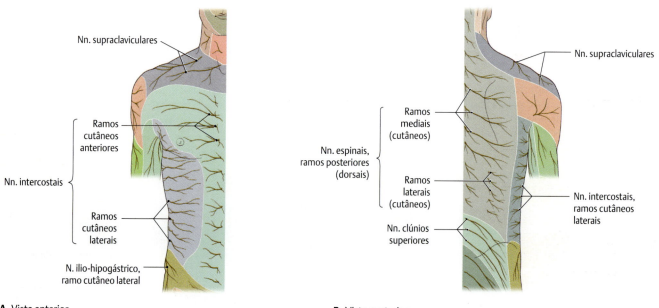

A Vista anterior.
B Vista posterior.

Figura 7.23 Ramos dos nervos espinais

Vista superior. O nervo espinal é formado pela união das raízes anterior e posterior. A raiz posterior contém fibras sensitivas e a raiz anterior contém fibras motoras. O nervo espinal e todas as suas ramificações subsequentes são nervos mistos, ou seja, contêm fibras motoras e sensitivas. O nervo espinal atravessa a coluna vertebral pelo forame intervertebral correspondente. Seu ramo posterior inerva a pele e os músculos próprios do dorso; seu ramo anterior forma os plexos cervical, braquial, lombar e sacral e os nervos intercostais. Ver mais detalhes na **p. 38**.

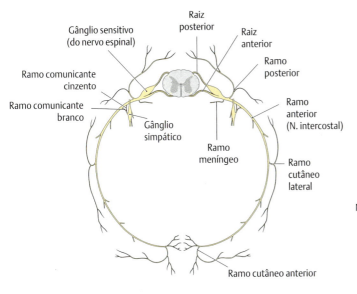

Figura 7.24 Trajeto dos nervos intercostais
Corte frontal, vista anterior.

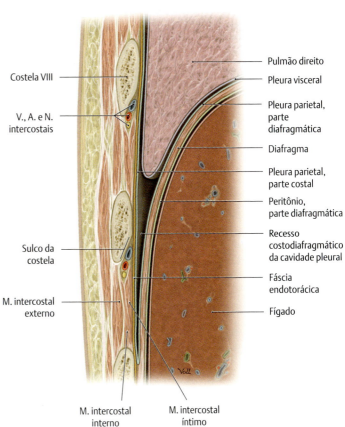

Figura 7.25 Dermátomos da parede do tórax
Pontos de referência: T4 geralmente inclui a papila mamária; T6 inerva a pele sobre o processo xifoide.

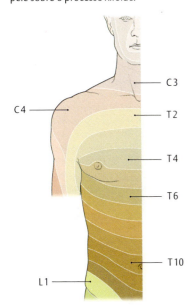

A Vista anterior.

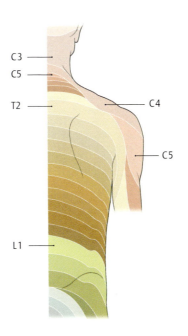

B Vista posterior.

Topografia Vasculonervosa da Parede do Tórax

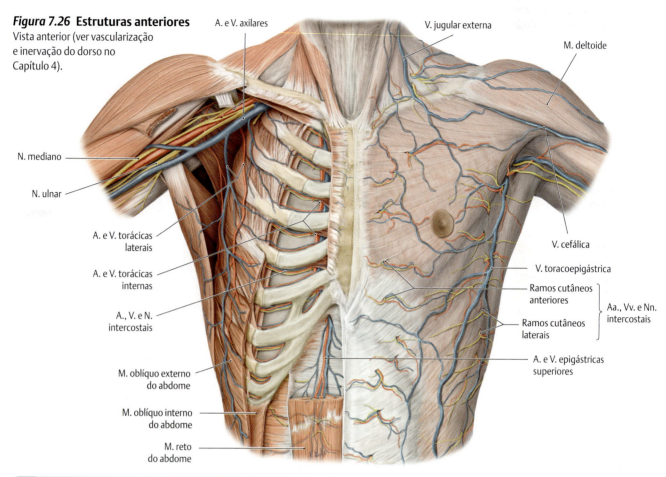

Figura 7.26 Estruturas anteriores
Vista anterior (ver vascularização e inervação do dorso no Capítulo 4).

Boxe 7.1 | Correlação Clínica

Introdução de um dreno torácico
O acúmulo anormal de líquido na cavidade pleural (p. ex., derrame pleural causado por carcinoma broncogênico) pode exigir a colocação de um dreno torácico. Em geral, o local ideal de punção em um paciente sentado é no nível do 7º ou 8º espaço intercostal na linha axilar posterior. O dreno sempre deve ser introduzido junto à margem superior de uma costela para evitar a lesão da veia, da artéria e do nervo intercostais. Ver detalhes sobre o colapso pulmonar na **p. 123**.

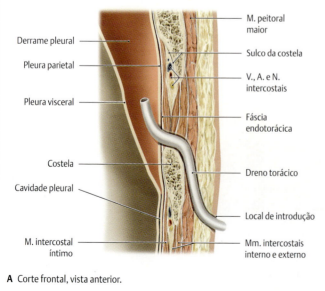

A Corte frontal, vista anterior.

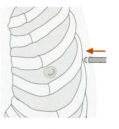

B O tubo de drenagem é introduzido perpendicular à parede do tórax.

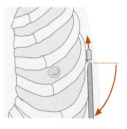

C Nas costelas, o tubo é angulado e introduzido paralelamente à parede do tórax, no plano subcutâneo.

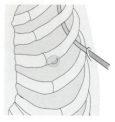

D Junto à margem superior da costela, o tubo é introduzido através dos músculos intercostais e guiado até a cavidade pleural.

Figura 7.27 **Estruturas intercostais em corte transversal**
Corte transversal, vista anterossuperior. A relação do feixe vasculo-nervoso intercostal no sulco da costela, de superior para inferior, veia, artéria e nervo (ver boxe Correlação clínica, **p. 72**).

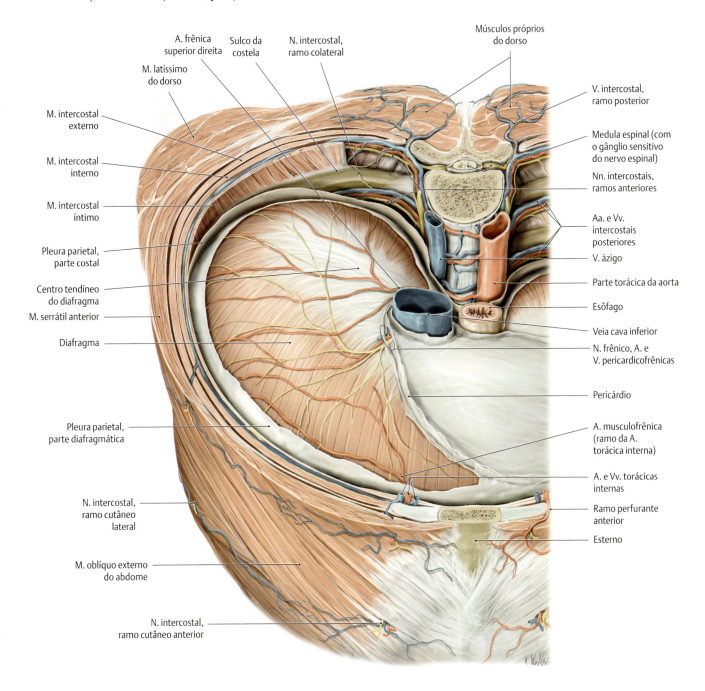

Mama Feminina

 A mama feminina, uma glândula sudorífera modificada, situada na tela subcutânea, é formada por tecido glandular, estroma fibroso e gordura. A mama estende-se da costela II a costela VI e está frouxamente fixada às fáscias peitoral, da axila e do abdome por tecido conjuntivo. Também é sustentada por ligamentos suspensores. É frequente a projeção do tecido mamário até a axila, o chamado processo axilar.

Figura 7.28 **Mama feminina**
Mama direita, vista anterior.

Figura 7.29 **Cristas mamárias**
Glândulas mamárias rudimentares formam-se ao longo das "cristas" mamárias embrionárias em ambos os gêneros. Por vezes, persistem nos seres humanos e formam papilas acessórias (*politelia*), embora, normalmente, apenas o par torácico permaneça.

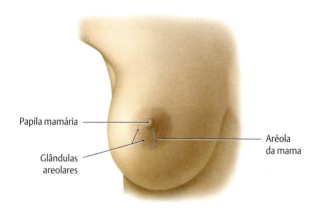

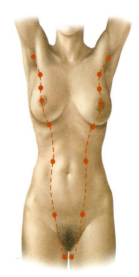

Figura 7.30 **Vascularização da mama**

Figura 7.31 **Inervação sensitiva da mama**

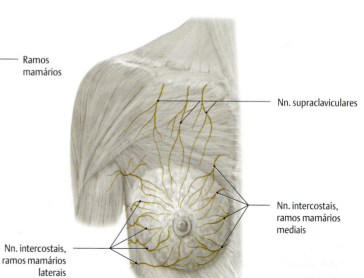

A glândula mamária é formada por 10 a 20 lobos individuais e cada um tem o seu próprio ducto lactífero. Os ductos lactíferos abrem-se na papila mamária, uma estrutura elevada no centro da aréola da mama, que é pigmentada. Antes da abertura do ducto há uma parte dilatada denominada seio lactífero. Os tubérculos areolares correspondem às aberturas das glândulas areolares (sebáceas). As glândulas e os ductos lactíferos são envolvidos por tecido fibroadiposo denso com abundante irrigação sanguínea.

Figura 7.32 **Estrutura da mama**

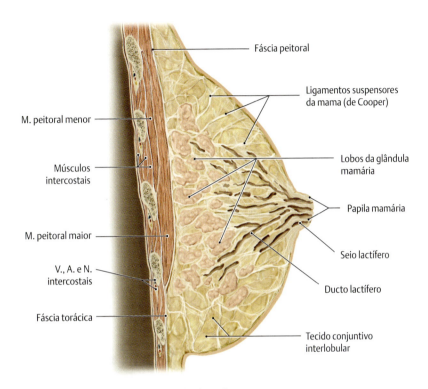

A Corte sagital ao longo da linha medioclavicular.

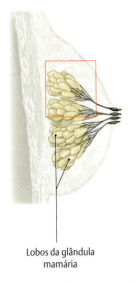

B Sistema de ductos e partes de um lobo, corte sagital. Na mama não lactante (mostrada aqui), os lóbulos contêm grupos de ácinos rudimentares.

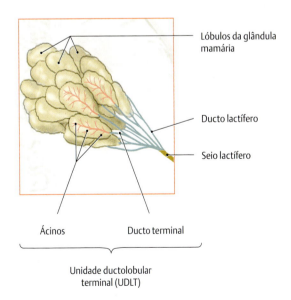

C Unidade ductolobular terminal (UDLT). Os ácinos agrupados, que formam o lóbulo, drenam para um dúctulo terminal; essas estruturas são chamadas, no conjunto, de UDLT.

Vasos Linfáticos da Mama Feminina

 Os vasos linfáticos da mama (não mostrados) são divididos em três sistemas: superficial, subcutâneo e profundo. Estes drenam, principalmente, para os linfonodos axilares, que são classificados de acordo com a sua relação com o músculo peitoral menor (**Tabela 7.7**). A parte medial da mama é drenada pelos linfonodos paraesternais, que estão associados aos vasos torácicos internos.

Figura 7.33 **Linfonodos axilares**

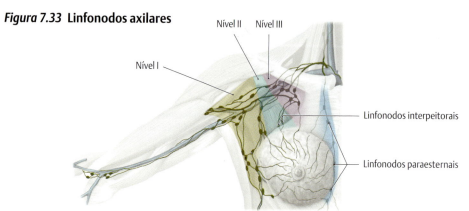

A Drenagem linfática da mama. Ver na **Tabela 7.7** a explicação dos níveis I, II e III.

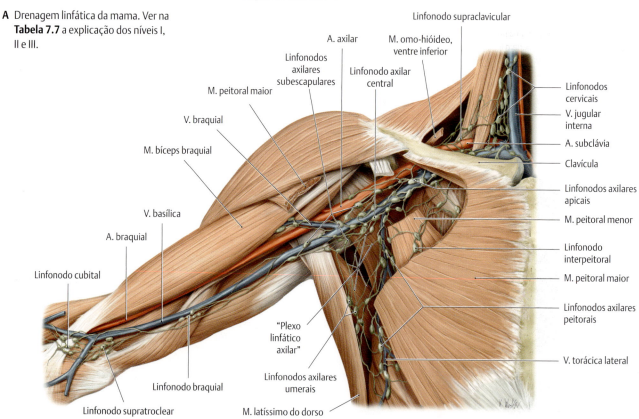

B Vista anterior.

Tabela 7.7	Níveis dos linfonodos axilares		
Nível		Posição	Linfonodos
I	Grupo axilar inferior	Lateral ao M. peitoral menor	Axilares peitorais
			Axilares subescapulares
			Axilares umerais
II	Grupo axilar médio	Posterior ao M. peitoral menor	Axilares centrais
			Axilares interpeitorais
III	Grupo infraclavicular superior	Medial ao M. peitoral menor	Axilares apicais

Boxe 7.2 | Correlação Clínica

Câncer de mama

As células-tronco, no tecido conjuntivo intralobular, são responsáveis por um grande crescimento celular, necessário à proliferação do sistema de ductos e à diferenciação dos ácinos. Isso torna a unidade ductolobular terminal (UDLT) o local mais comum de origem de tumores mamários malignos.

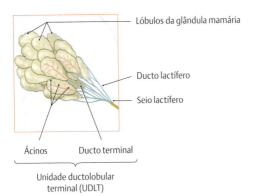

A Unidade ductolobular terminal.

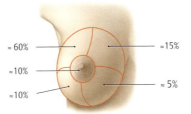

B Origem de tumores malignos por quadrante.

Os tumores originados na mama propagam-se pelos vasos linfáticos. O sistema profundo de drenagem linfática (nível III) é muito importante, embora os linfonodos paraesternais permitam a disseminação de células tumorais através da linha mediana. A taxa de sobrevida no câncer de mama mostra maior correlação com o número de linfonodos axilares acometidos. O comprometimento metastático é avaliado por mapeamento cintilográfico com coloides, radiomarcados (enxofre microcoloidal marcado com tecnécio [Tc] 99m). O linfonodo sentinela da cadeia mais próximo é o primeiro a receber a drenagem linfática do tumor e, portanto, o primeiro a ser visualizado na cintilografia. Uma vez identificado, pode ser removido (*linfadenectomia sentinela*) e submetido a exame histológico para a pesquisa de células tumorais. A acurácia desse método na previsão do nível de acometimento dos linfonodos axilares é de 98%.

Acometimento metastático	Taxa de sobrevida em 5 anos
Nível I	65%
Nível II	31%
Nível III	~0%

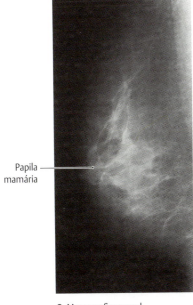

C Mamografia normal.

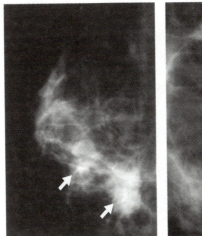
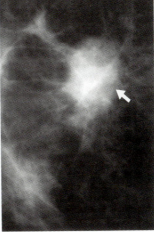

D Mamografia de carcinoma ductal invasivo (áreas brancas irregulares, *setas*). A lesão volumosa modificou a arquitetura do tecido mamário adjacente.

Divisões da Cavidade Torácica

A cavidade torácica é dividida em três grandes espaços: o mediastino (**p. 90**) e as duas cavidades pleurais (**p. 112**).

Figura 8.1 **Cavidade torácica**
Corte frontal, vista anterior.

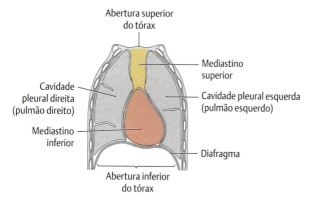

A Divisões da cavidade torácica.

Tabela 8.1			Principais estruturas da cavidade torácica
Mediastino	Mediastino superior		Timo, grandes vasos, traqueia, esôfago e ducto torácico
	Mediastino inferior	Anterior	Timo (especialmente em crianças)
		Médio	Coração, pericárdio e grandes vasos da base
		Posterior	Parte torácica da aorta, ducto torácico, esôfago e sistema venoso ázigo
Cavidades pulmonares	Cavidade pulmonar direita		Envolve o pulmão direito
	Cavidade pulmonar esquerda		Envolve o pulmão esquerdo

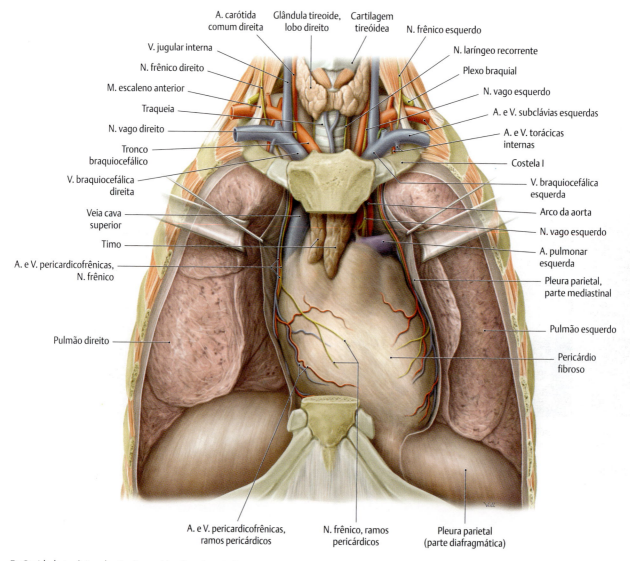

B Cavidade torácica aberta. *Removidos:* Parede anterior do tórax; tecido conjuntivo do mediastino anterior.

Figura 8.2 **Divisões do mediastino**

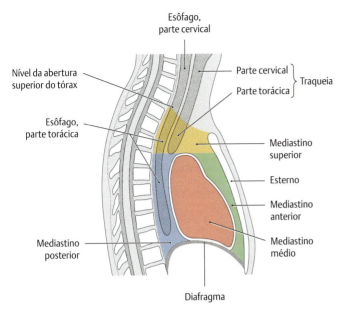
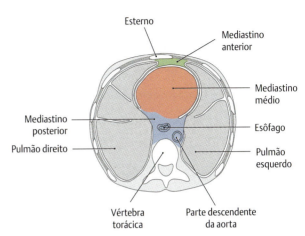

A Corte mediano, vista lateral.

B Corte transversal, vista inferior.

Figura 8.3 **Cortes transversais do tórax**
Tomografia computadorizada (TC) do tórax, vista inferior.

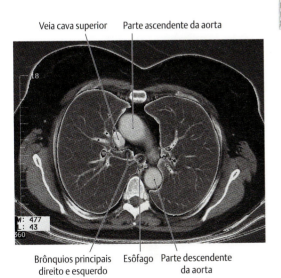
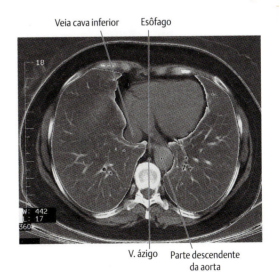

A Mediastino superior.

B Mediastino inferior.

Artérias da Cavidade Torácica

 O arco da aorta dá origem a três ramos principais: o tronco braquiocefálico, a artéria carótida comum esquerda e a artéria subclávia esquerda. Após o arco, a aorta desce, originando a parte torácica, no nível do ângulo do esterno, e a parte abdominal, após atravessar o hiato aórtico, no diafragma.

Figura 8.4 **Parte torácica da aorta**

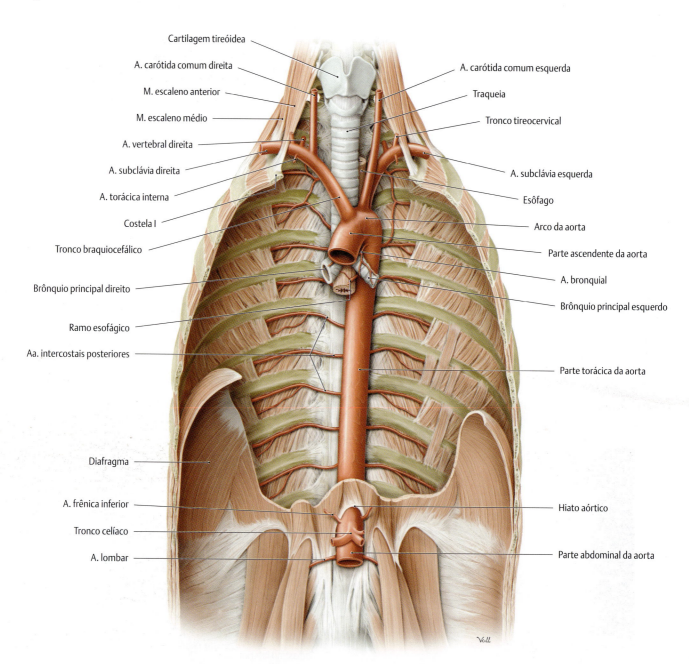

A Parte torácica da aorta *in situ*, vista anterior. *Removidos:* Coração, pulmões, partes do diafragma.

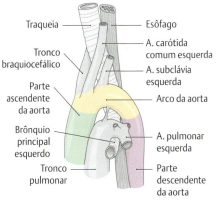

B Partes da aorta, vista lateral esquerda. *Nota:* O arco da aorta começa e termina no nível do ângulo do esterno (ver **p. 58**).

Tabela 8.2 — Ramos da parte torácica da aorta

Os órgãos torácicos são irrigados por ramos diretos da parte torácica da aorta e também por ramos indiretos, originados das artérias subclávias.

Ramos			Região irrigada
Tronco braquiocefálico	A. subclávia direita		Ver A. subclávia esquerda
	A. carótida comum direita		
A. carótida comum esquerda			Cabeça e pescoço
A. subclávia esquerda	A. vertebral		
	A. torácica interna	Ramos intercostais anteriores	Parede anterior do tórax
		Ramos tímicos	Timo
		Ramos mediastinais	Mediastino posterior
		A. pericardicofrênica	Pericárdio, diafragma
	Tronco tireocervical	A. tireóidea inferior	Esôfago, traqueia, glândula tireoide
	Tronco costocervical	A. intercostal suprema	Parede do tórax
Parte descendente da aorta	Ramos viscerais		Brônquios, traqueia, esôfago
	Ramos parietais	Aa. intercostais posteriores	Parede posterior do tórax
		Aa. frênicas superiores	Diafragma
Parte ascendente da aorta	Aa. coronárias direita e esquerda		Coração

Boxe 8.1 | Correlação Clínica

Dissecação aórtica

Uma ruptura na superfície interna (túnica íntima) da aorta permite que o sangue separe as túnicas que formam a sua parede, criando uma "falsa luz", o que pode provocar ruptura aórtica fatal. Os sintomas são dispneia e intensa dor súbita. As dissecações agudas são mais frequentes na parte ascendente da aorta e geralmente há necessidade de intervenção cirúrgica. O tratamento das dissecações aórticas mais distais pode ser conservador, desde que não haja complicações (p. ex., obstrução à irrigação sanguínea dos órgãos, caso em que se pode introduzir uma endoprótese [*stent*] para restabelecer a perfusão). As dissecações aórticas na base de uma artéria coronária podem causar infarto do miocárdio.

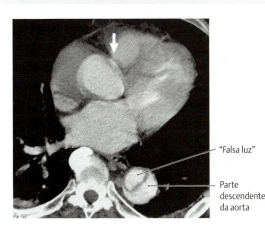

A Dissecação aórtica. Partes da túnica íntima ainda estão unidas ao tecido conjuntivo na parede da aorta (*seta*).

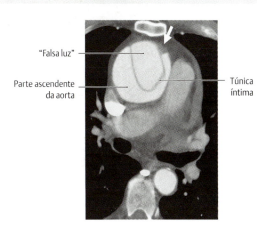

B O fluxo nas artérias coronárias está preservado (*seta*).

Veias da Cavidade Torácica

A veia cava superior é formada pela união das duas veias braquiocefálicas, no nível de T II–T III. Recebe o sangue drenado pelo sistema ázigo (a veia cava inferior não possui tributárias no tórax).

Figura 8.5 **Veia cava superior e sistema ázigo**

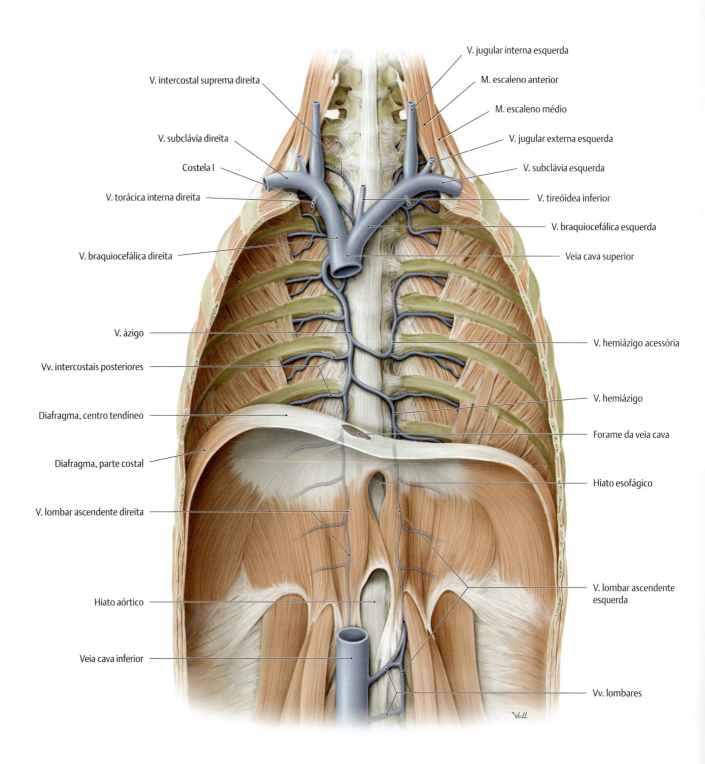

A Veias da cavidade torácica, vista anterior com o tórax aberto.

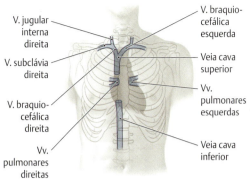

B Projeção das veias cavas no tórax, vista anterior.

Tabela 8.3	Tributárias torácicas da veia cava superior		
Veia principal	**Tributárias**		**Região drenada**
Vv. braquiocefálicas	V. tireóidea inferior		Esôfago, traqueia, glândula tireoide
	Vv. jugulares internas		Cabeça, pescoço, membros superiores
	Vv. jugulares externas		
	Vv. subclávias		
	Vv. intercostais supremas		
	Vv. pericárdicas		
	V. intercostal superior esquerda		
Sistema ázigo (lado esquerdo: V. hemiázigo acessória; lado direito: V. ázigo)	Ramos viscerais		Traqueia, brônquios, esôfago
	Ramos parietais	Vv. intercostais posteriores	Superfície interna da parede do tórax e diafragma
		Vv. frênicas superiores	
		V. intercostal superior direita	
V. torácica interna	Vv. tímicas		Timo
	Tributárias mediastinais		Mediastino posterior
	Vv. intercostais anteriores		Parede anterior do tórax
	V. pericardicofrênica		Pericárdio
	V. musculofrênica		Diafragma

Nota: O sangue das estruturas do mediastino superior também pode ser drenado diretamente para as veias braquiocefálicas pelas veias traqueais, esofágicas e mediastinais.

Figura 8.6 **Sistema ázigo** Vista anterior.

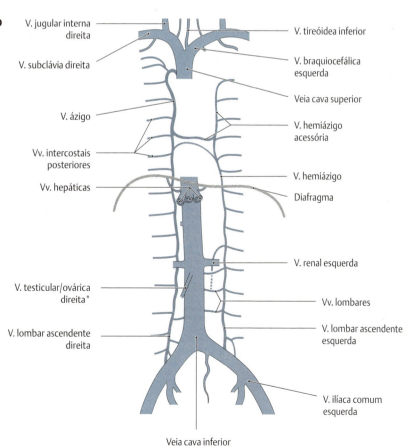

*A veia testicular/ovárica esquerda drena na veia renal esquerda.

Vasos Linfáticos da Cavidade Torácica

 O principal vaso linfático do corpo é o ducto torácico. Inicia-se no abdome, no nível de L I, como a *cisterna do quilo*. O ducto torácico desemboca na junção das veias jugular interna e subclávia esquerdas. O ducto linfático direito drena na junção das veias jugular interna e subclávia direitas.

Figura 8.7 **Troncos linfáticos no tórax**
Vista anterior com o tórax aberto.

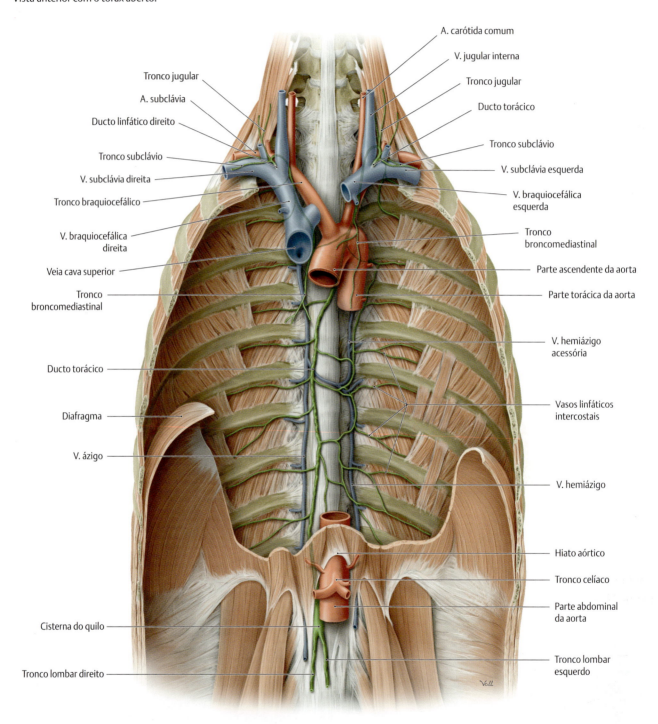

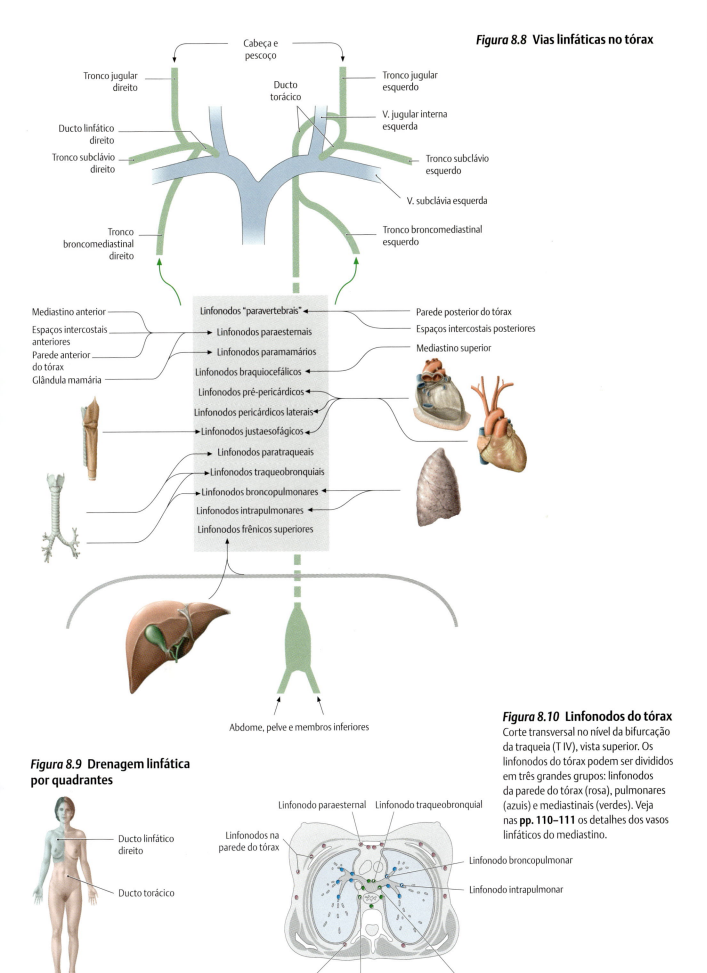

Figura 8.8 Vias linfáticas no tórax

Figura 8.9 Drenagem linfática por quadrantes

Figura 8.10 Linfonodos do tórax
Corte transversal no nível da bifurcação da traqueia (T IV), vista superior. Os linfonodos do tórax podem ser divididos em três grandes grupos: linfonodos da parede do tórax (rosa), pulmonares (azuis) e mediastinais (verdes). Veja nas **pp. 110–111** os detalhes dos vasos linfáticos do mediastino.

Nervos da Cavidade Torácica

 A maior parte da inervação torácica é autônoma, proveniente dos troncos simpáticos paravertebrais e dos nervos vagos parassimpáticos. Há duas exceções: os nervos frênicos suprem o pericárdio e o diafragma (**p. 66**), e os nervos intercostais suprem a parede do tórax (**p. 70**).

Figura 8.11 **Nervos no tórax**
Vista anterior com o tórax aberto.

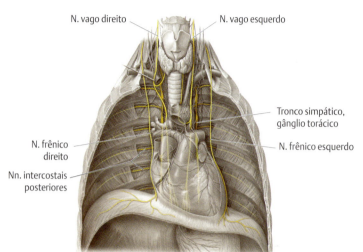

A Inervação torácica.

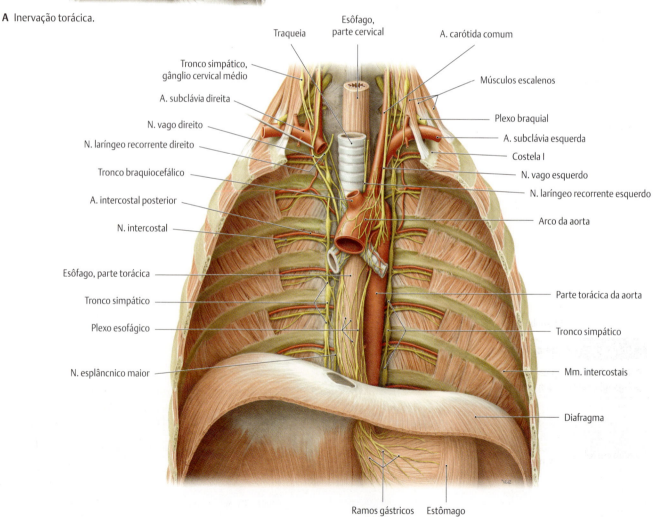

B Nervos do tórax *in situ*. *Nota:* Os nervos laríngeos recorrentes foram ligeiramente afastados para a frente; em condições normais eles ocupam o sulco entre a traqueia e o esôfago, o que os deixa vulneráveis durante as cirurgias da glândula tireoide.

A divisão autônoma do sistema nervoso inerva o músculo liso, o músculo cardíaco e as glândulas. É subdividida nas partes simpática (vermelho) e parassimpática (azul) que, juntas, controlam o fluxo sanguíneo, as secreções e a função dos órgãos.

Figura 8.12 **Partes simpática e parassimpática do sistema nervoso no tórax**

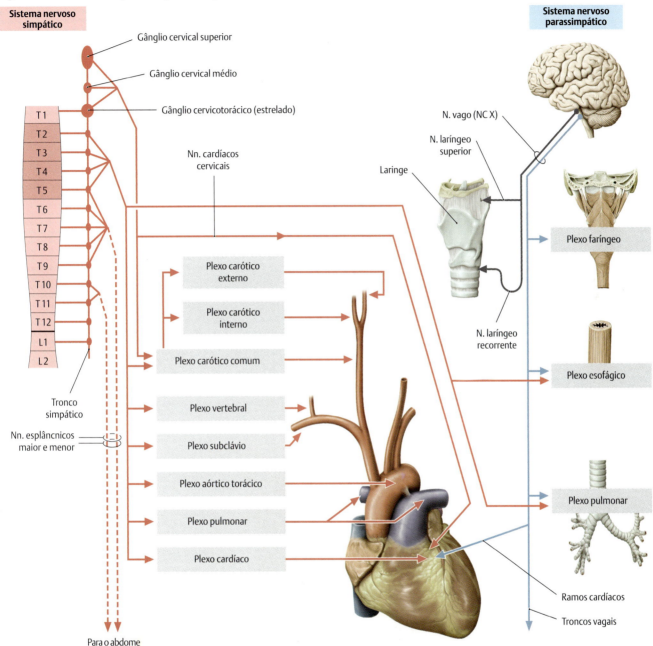

Tabela 8.4	Parte periférica do sistema nervoso simpático			
Origem das fibras pré-ganglionares*	Células ganglionares	Trajeto das fibras pós-ganglionares	Alvo
Medula espinal	Tronco simpático	Seguem os Nn. intercostais	Vasos sanguíneos e glândulas na parede do tórax
		Acompanham as Aa. intratorácicas	Vísceras
		Reúnem-se nos Nn. esplâncnicos maior e menor**	Abdome

*Os axônios dos neurônios pré-ganglionares saem da medula espinal nas raízes anteriores dos nervos espinais e fazem sinapse com neurônios *pós-*ganglionares nos gânglios simpáticos.

Tabela 8.5	Parte periférica do sistema nervoso parassimpático		
Origem das fibras pré-ganglionares	Trajeto das fibras pré-ganglionares*	Alvo
Tronco encefálico	N. vago (NC X) — Ramos cardíacos	Plexo cardíaco
	Ramos esofágicos	Plexo esofágico
	Ramos traqueais	Traqueia
	Ramos bronquiais	Plexo pulmonar (brônquios, vasos pulmonares)

*As células ganglionares da parte parassimpática do sistema nervoso estão dispersas em grupos microscópicos em seus órgãos-alvo. Sendo assim, o nervo vago conduz os axônios (motores) *pré-*ganglionares até esses alvos. NC = nervo craniano.

**N.R.T.: Na realidade, os nervos esplâncnicos são formados por fibras pré-ganglionares (e não pós-ganglionares).

Mediastino: Considerações Gerais

 O mediastino é o espaço na cavidade torácica situado entre as cavidades pleurais que envolvem os pulmões. É dividido em duas partes: superior e inferior. O mediastino inferior é subdividido em anterior, médio e posterior.

Figura 9.1 **Divisões do mediastino**

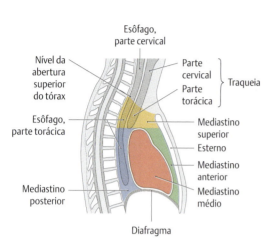

A Representação esquemática.

Tabela 9.1 — Conteúdo do mediastino

	Mediastino superior	Mediastino inferior — Anterior	Mediastino inferior — Médio	Mediastino inferior — Posterior
Órgãos	• Timo • Traqueia • Esôfago	• Timo, face inferior (sobretudo em crianças)	• Coração • Pericárdio	• Esôfago
Artérias	• Arco da aorta • Tronco braquiocefálico • A. carótida comum esquerda • A. subclávia esquerda	• Pequenos vasos	• Parte ascendente da aorta • Tronco pulmonar e ramos • Aa. pericardiofrênicas	• Parte torácica da aorta e seus ramos
Veias e vasos linfáticos	• Veia cava superior • Vv. braquiocefálicas • Ducto torácico e ducto linfático direito	• Pequenos vasos sanguíneos, vasos linfáticos e linfonodos	• Veia cava superior • V. ázigo • Vv. pulmonares • Vv. pericardiofrênicas	• V. ázigo • Vv. hemiázigo e hemiázigo acessórias • Ducto torácico
Nervos	• Nn. vagos • N. laríngeo recorrente esquerdo • Nn. cardíacos • Nn. frênicos	• Nenhum	• Nn. frênicos	• Nn. vagos

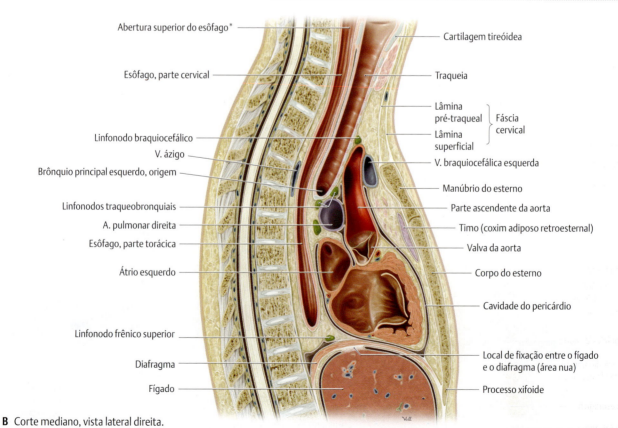

B Corte mediano, vista lateral direita.

*N.R.T.: Na realidade, a estrutura indicada é a parte laríngea da faringe ao considerarmos o nível da cartilagem tireóidea.

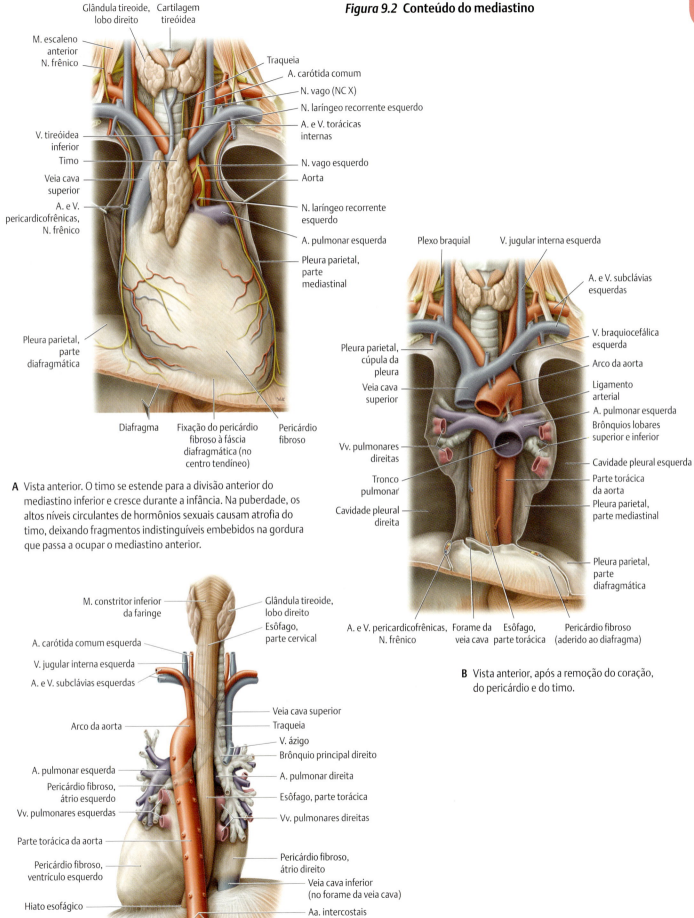

Figura 9.2 Conteúdo do mediastino

A Vista anterior. O timo se estende para a divisão anterior do mediastino inferior e cresce durante a infância. Na puberdade, os altos níveis circulantes de hormônios sexuais causam atrofia do timo, deixando fragmentos indistinguíveis embebidos na gordura que passa a ocupar o mediastino anterior.

B Vista anterior, após a remoção do coração, do pericárdio e do timo.

C Vista posterior.

Mediastino: Estruturas

Figura 9.3 Mediastino

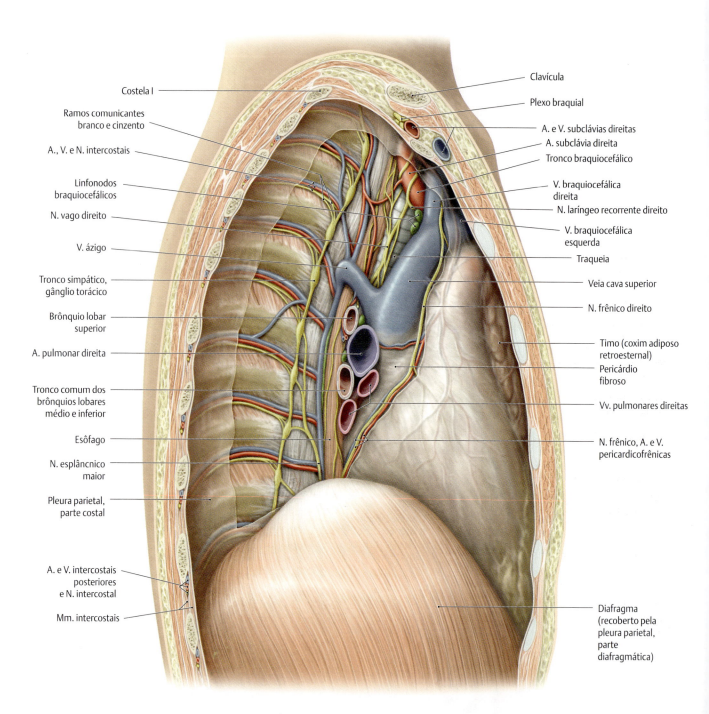

A Vista lateral direita, corte sagital paramediano. Observe a grande quantidade de estruturas que passa entre os mediastinos superior e inferior (médio e posterior).

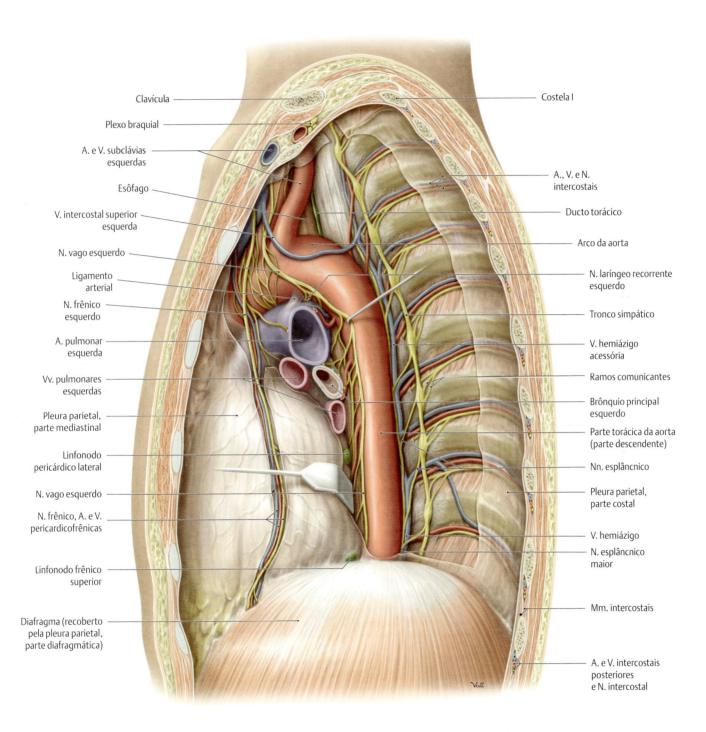

B Vista lateral esquerda, corte sagital paramediano. *Removidos*: Pulmão esquerdo e pleura parietal. *Expostas*: Estruturas do mediastino posterior.

Coração: Funções e Relações

 O coração bombeia sangue desoxigenado para os pulmões e sangue oxigenado para todo o corpo. O coração está localizado posteriormente ao esterno no mediastino médio, envolto pela cavidade do pericárdio e entre as cavidades pleurais direita e esquerda que envolvem os correspondentes pulmões. O coração tem formato cônico e seu ápice aponta para frente e para a esquerda na cavidade torácica.

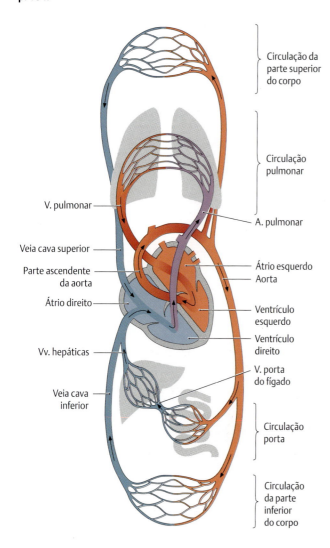

Figura 9.4 **Circulação**
Vermelho: Sangue oxigenado. Azul: Sangue desoxigenado. Ver a circulação pré-natal na **p. 104**.

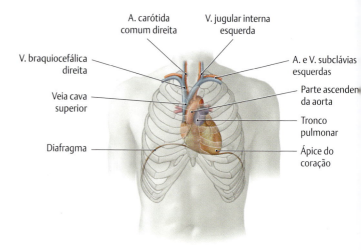

Figura 9.5 **Relações topográficas do coração**

A Projeção do coração e dos grandes vasos no tórax, vista anterior.

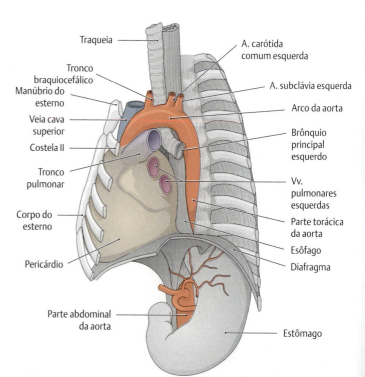

B Vista lateral esquerda. *Removidos:* Parede esquerda do tórax e pulmão esquerdo.

Figura 9.6 **Coração** *in situ*

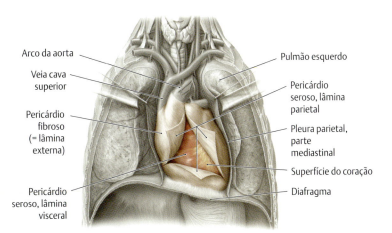

A Vista anterior da cavidade torácica aberta. O timo foi removido e retalhos da parte anterior do pericárdio foram rebatidos para expor o coração.

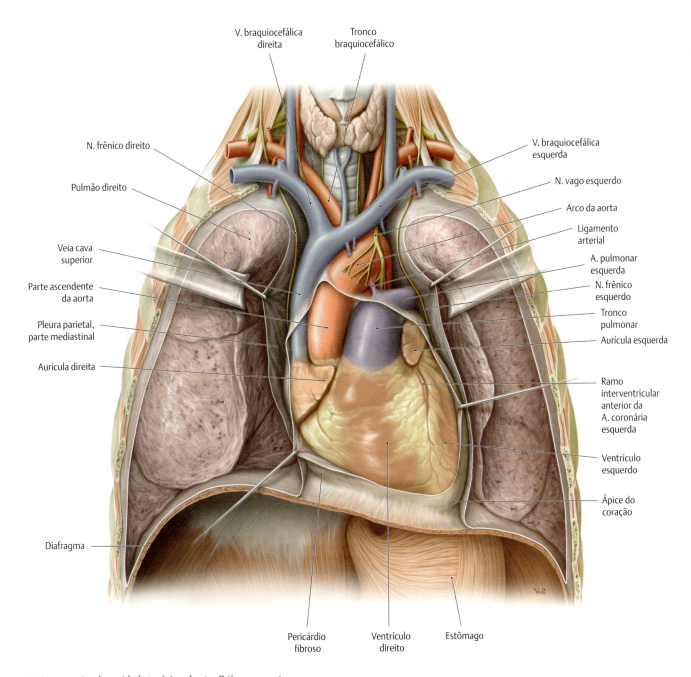

B Vista anterior da cavidade torácica aberta. O timo e a parte anterior do pericárdio foram removidos para expor o coração.

Pericárdio

Figura 9.7 Região posterior da cavidade do pericárdio
Vista anterior da cavidade torácica aberta com retirada da parte anterior do pericárdio. O coração foi parcialmente elevado para revelar a região posterior da cavidade do pericárdio e o seio oblíquo do pericárdio.

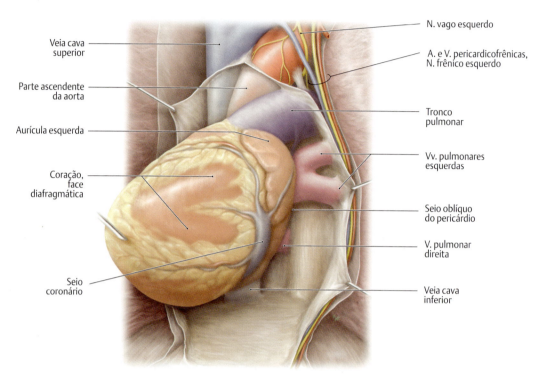

Figura 9.8 Parte posterior do pericárdio
Vista anterior da cavidade torácica aberta com retirada da parte anterior do pericárdio e do coração para expor a parte posterior do pericárdio e o seio oblíquo do pericárdio. A seta com duas pontas ilustra o trajeto do seio transverso do pericárdio, entre as lâminas rebatidas da túnica serosa do pericárdio em torno das grandes artérias e veias do coração.

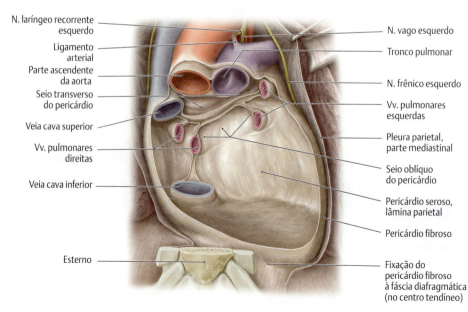

Figura 9.9 **Relações posteriores do coração**
Vista anterior da cavidade torácica aberta. A parte anterior do pericárdio e o coração foram removidos e uma janela foi aberta na parte posterior do pericárdio para revelar as estruturas imediatamente posteriores ao coração. Isso mostra a proximidade do esôfago com o coração, que é aproveitada na ultrassonografia transesofágica para avaliar o átrio esquerdo do coração.

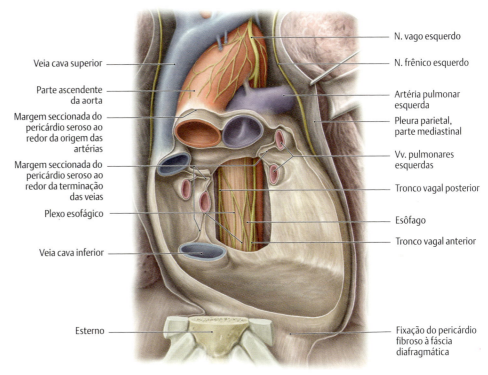

Figura 9.10 **Pericárdio, cavidade do pericárdio e seio transverso do pericárdio**
Corte sagital através do mediastino. O pericárdio fibroso está aderido ao diafragma e se mostra contínuo com a túnica externa dos grandes vasos. A lâmina parietal do pericárdio seroso reveste a superfície interna do pericárdio fibroso e a lâmina visceral adere ao coração. A cavidade do pericárdio, o espaço entre as lâminas parietal e visceral do pericárdio seroso em torno do coração, é preenchida por uma fina camada de líquido seroso que possibilita o movimento sem atrito. Nos pontos onde as lâminas parietal e visceral do pericárdio seroso se encontram e se refletem em torno dos grandes vasos, elas são contínuas uma com a outra. A passagem que fica entre as reflexões do pericárdio seroso junto às artérias e veias é o seio transverso do pericárdio.

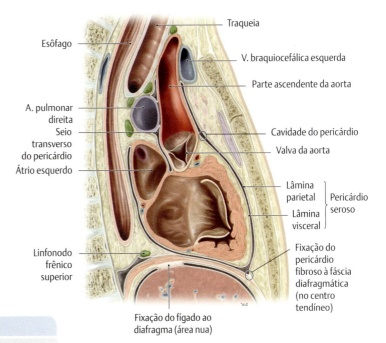

Boxe 9.1 | Correlação Clínica

Tamponamento cardíaco
O acúmulo rápido de líquido ou sangue na cavidade do pericárdio inibe a expansão plena do coração, reduzindo o retorno do sangue para o coração, assim como o débito cardíaco. Essa condição, conhecida como tamponamento (compressão) cardíaco, é potencialmente fatal, a menos que seja corrigida. Em primeiro lugar, é preciso retirar o excesso de líquido ou sangue e, depois, corrigir a causa do acúmulo desse material.

Coração: Faces e Câmaras

Observe a reflexão da lâmina visceral do pericárdio seroso que tem continuidade com a lâmina parietal.

Figura 9.11 **Faces do coração**
O coração tem três faces: esternocostal (anterior), diafragmática (inferior) base do coração (posterior).

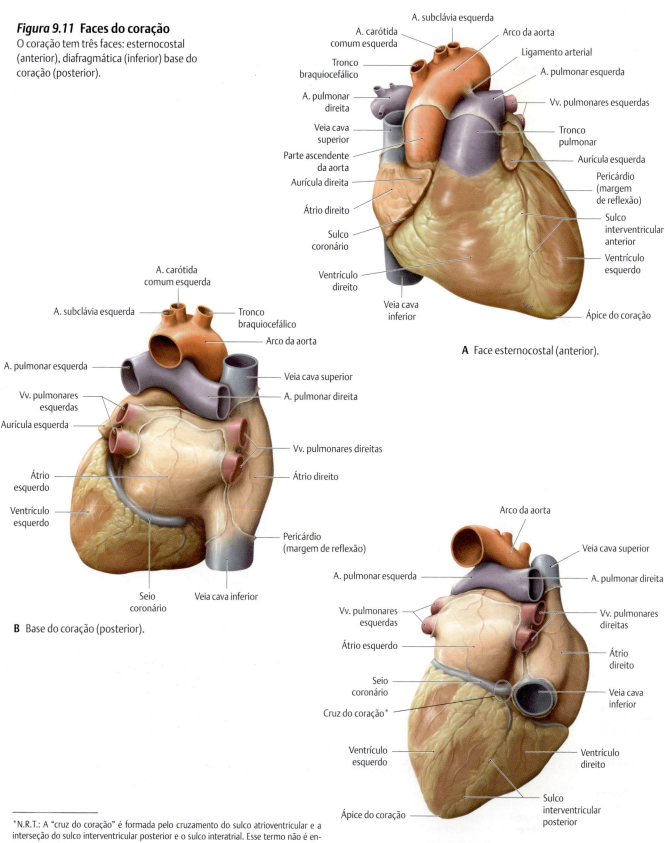

A Face esternocostal (anterior).

B Base do coração (posterior).

C Face diafragmática (inferior).

*N.R.T.: A "cruz do coração" é formada pelo cruzamento do sulco atrioventricular e a interseção do sulco interventricular posterior e o sulco interatrial. Esse termo não é encontrado na T.A.

Figura 9.12 **Câmaras do coração**

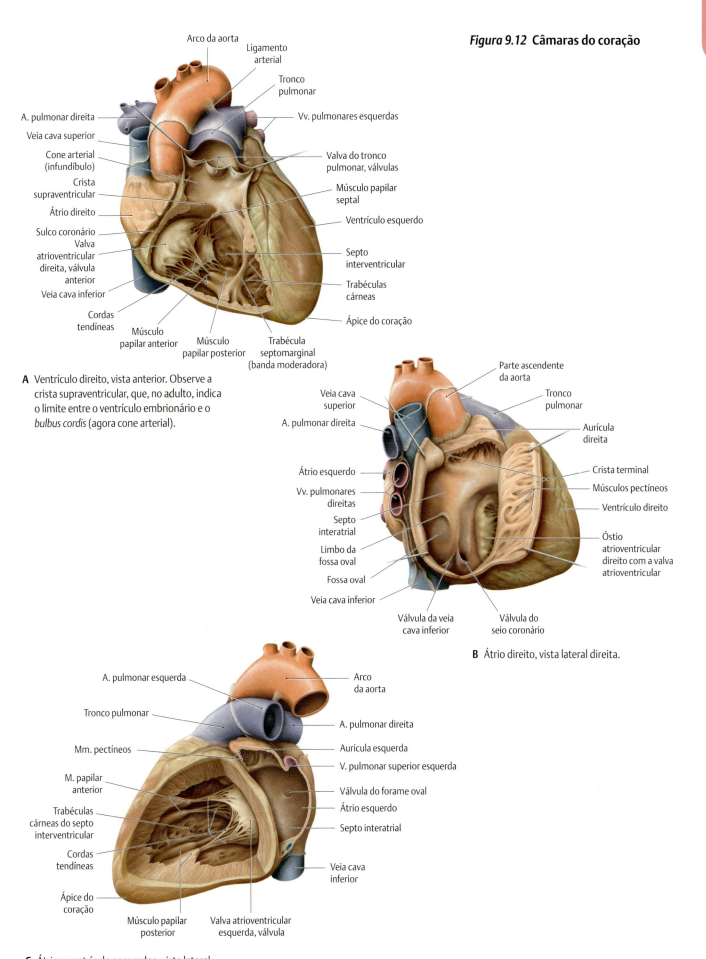

A Ventrículo direito, vista anterior. Observe a crista supraventricular, que, no adulto, indica o limite entre o ventrículo embrionário e o *bulbus cordis* (agora cone arterial).

B Átrio direito, vista lateral direita.

C Átrio e ventrículo esquerdos, vista lateral esquerda. Observe as trabéculas cárneas irregulares características da parede ventricular.

Coração: Valvas

 As valvas cardíacas são divididas em dois grupos: arteriais (semilunares) e atrioventriculares. As duas valvas arteriais (da aorta e do tronco pulmonar), situadas no início das duas grandes artérias do coração, controlam a passagem de sangue dos ventrículos para a aorta e para o tronco pulmonar. As duas valvas atrioventriculares (esquerda e direita) situam-se na interface entre os átrios e ventrículos.

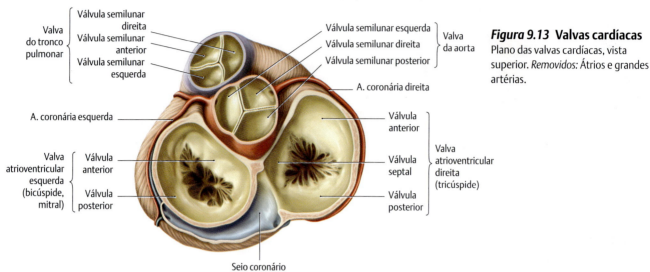

Figura 9.13 Valvas cardíacas
Plano das valvas cardíacas, vista superior. *Removidos:* Átrios e grandes artérias.

A Diástole ventricular (relaxamento dos ventrículos). *Fechadas:* Valvas arteriais (semilunares). *Abertas:* Valvas atrioventriculares.

B Sístole ventricular (contração dos ventrículos). *Fechadas:* Valvas atrioventriculares. *Abertas:* Valvas arteriais (semilunares).

C "Esqueleto" cardíaco, vista superior. O "esqueleto" cardíaco é formado por tecido conjuntivo fibroso denso. Os anéis fibrosos e os trígonos interpostos separam os átrios dos ventrículos. Isso proporciona estabilidade mecânica, isolamento elétrico (ver na **p. 102** o complexo estimulante do coração) e um ponto de fixação para os músculos cardíacos e as válvulas.

Tabela 9.2	Posição e focos de ausculta das valvas cardíacas	
Valva	Projeção anatômica	Foco de ausculta
Valva da aorta	Margem esternal esquerda (no nível da costela III)	2º espaço intercostal direito (na margem esternal)
Valva do tronco pulmonar	Margem esternal esquerda (no nível da 3ª cartilagem costal)	2º espaço intercostal esquerdo (na margem esternal)
Valva atrioventricular esquerda	4ª/5ª cartilagem costal esquerda	5º espaço intercostal esquerdo (na linha medioclavicular) ou no ápice do coração
Valva atrioventricular direita	Esterno (no nível da 5ª cartilagem costal)	5º espaço intercostal esquerdo (na margem esternal)

Figura 9.14 **Valvas arteriais (semilunares)**
As valvas foram seccionadas e abertas longitudinalmente.

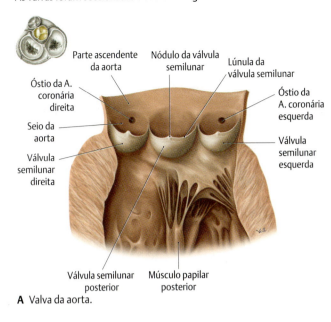

A Valva da aorta.

Figura 9.15 **Valvas atrioventriculares**
Vista anterior durante a sístole ventricular.

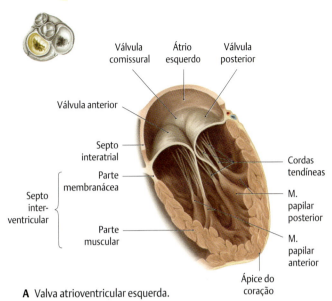

A Valva atrioventricular esquerda.

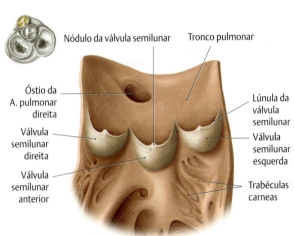

B Valva do tronco pulmonar.

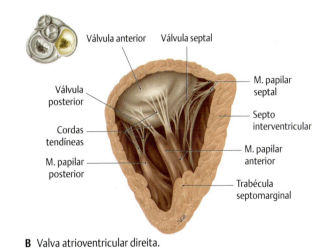

B Valva atrioventricular direita.

Boxe 9.2 | Correlação Clínica

Ausculta das valvas cardíacas

As bulhas cardíacas, produzidas pelo fechamento das valvas arteriais e atrioventriculares, são provocadas pelo fluxo sanguíneo através da valva. Portanto, os sons produzidos são mais bem percebidos no local de "saída" do fluxo, em focos de ausculta definidos (círculos escuros no diagrama). A doença das valvas cardíacas causa turbulência do fluxo sanguíneo através da valva; isso provoca um sopro que pode ser detectado nas regiões coloridas.

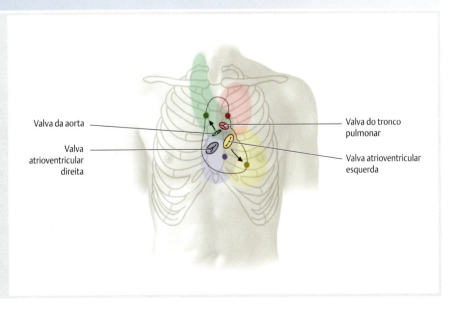

Artérias e Veias do Coração

Figura 9.16 **Artérias coronárias e veias cardíacas**

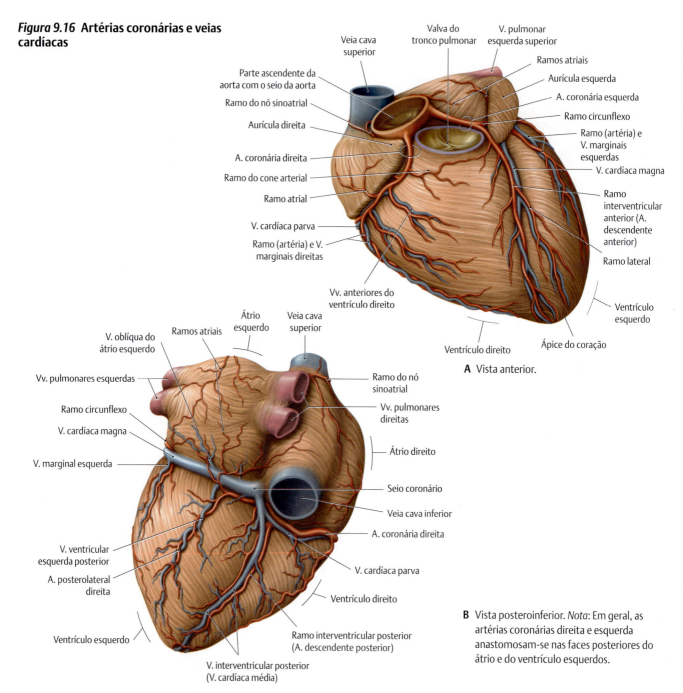

A Vista anterior.

B Vista posteroinferior. *Nota:* Em geral, as artérias coronárias direita e esquerda anastomosam-se nas faces posteriores do átrio e do ventrículo esquerdos.

Tabela 9.3	Ramos das artérias coronárias
Artéria coronária esquerda	**Artéria coronária direita**
Ramo circunflexo • Ramo atrial • Ramo marginal esquerdo • Ramo posterior do ventrículo esquerdo	Ramo do nó SA
	Ramo do cone arterial
	Ramo atrial
	Ramo marginal direito
Ramo interventricular anterior • Ramo do cone arterial • Ramo lateral • Ramos interventriculares septais	Ramo interventricular posterior • Ramos interventriculares septais
	Ramo do nó AV
	Ramo posterolateral direito
AV = atrioventricular; SA = sinoatrial.	

Tabela 9.4	Veias do coração	
Veia	**Tributárias**	**Drenagem para**
Vv. anteriores do ventrículo direito (não mostradas)		Átrio direito
V. cardíaca magna	V. interventricular anterior	Seio coronário
	V. marginal esquerda	
	V. oblíqua do átrio esquerdo	
V. posterior do ventrículo esquerdo		
V. interventricular posterior (V. cardíaca média)		
V. cardíaca parva	Vv. anteriores do ventrículo direito	
	V. marginal direita	

Figura 9.17 "Distribuição" das artérias coronárias

Vistas anterior e posterior do coração, com vistas superiores de cortes transversais dos ventrículos. A "distribuição" das artérias coronárias designa a área do miocárdio irrigada por cada artéria (corte transversal). Contudo, o termo "dominância" descreve a artéria na qual se origina o ramo interventricular posterior (vistas anterior e posterior). Artéria coronária direita e seus ramos (verde); artéria coronária esquerda e seus ramos (vermelho).

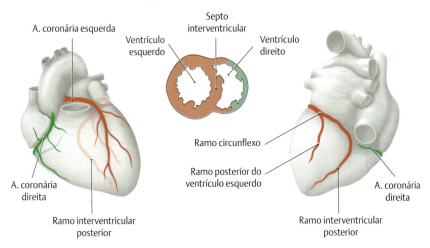

A Dominância da A. coronária esquerda (15 a 17%).

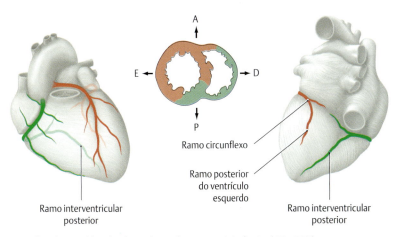

B Distribuição equilibrada, dominância da A. coronária direita (67 a 70%).

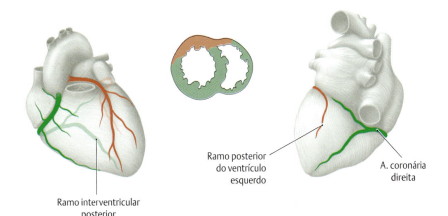

C Dominância da A. coronária direita (~15%).

Boxe 9.3 | Correlação Clínica

Distúrbio do fluxo sanguíneo coronariano

Embora as artérias coronárias sejam conectadas por anastomoses estruturais, do ponto de vista funcional, são artérias terminais. A causa mais frequente de diminuição do fluxo sanguíneo é a *aterosclerose*, estreitamento da luz coronariana causado por depósitos semelhantes a placas nas paredes vasculares. Quando a diminuição da luz (estenose) alcança um ponto crítico, há restrição do fluxo sanguíneo coronariano, o que causa dor torácica (*angina pectoris*). Inicialmente essa dor é induzida por esforço físico, mas, por fim, persiste mesmo em repouso, não raro irradiando-se para locais característicos (p. ex., região medial do membro superior esquerdo, lado esquerdo da cabeça e do pescoço). O infarto do miocárdio ocorre quando a irrigação sanguínea reduzida causa a morte (necrose) do tecido miocárdico. A localização e a extensão do infarto dependem do vaso acometido (ver **A–E**, segundo Heinecker).

A Infarto anterior supra-apical.

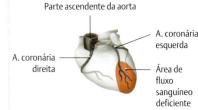

B Infarto anterior apical.

C Infarto lateral anterior.

D Infarto lateral posterior.

E Infarto posterior.

Condução e Inervação do Coração

 A contração do músculo cardíaco é controlada pelo complexo estimulante do coração. Este sistema de células miocárdicas especializadas gera e conduz impulsos excitatórios no coração.

O complexo estimulante contém dois nós, ambos localizados nos átrios: o nó sinoatrial (SA), conhecido como "marca-passo" fisiológico, e o nó atrioventricular (AV).

Figura 9.18 Complexo estimulante do coração

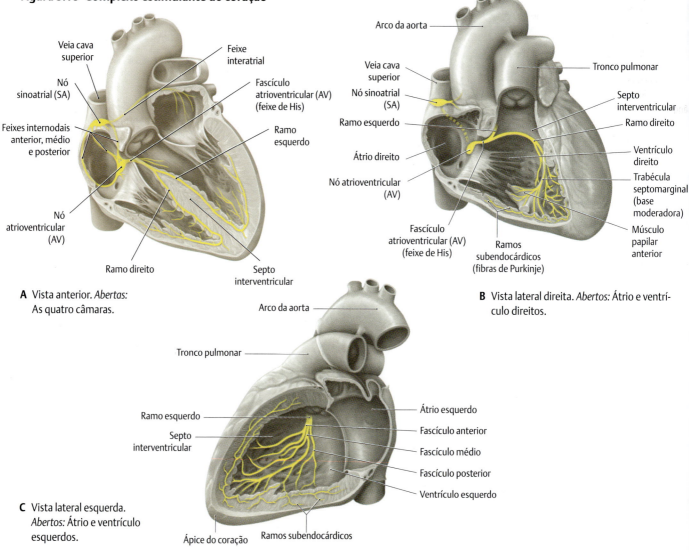

A Vista anterior. *Abertas:* As quatro câmaras.

B Vista lateral direita. *Abertas:* Átrio e ventrículo direitos.

C Vista lateral esquerda. *Abertos:* Átrio e ventrículo esquerdos.

Boxe 9.4 | Correlação Clínica

Eletrocardiograma (ECG)

O impulso cardíaco (um dipolo elétrico) atravessa o coração e pode ser detectado por meio de eletrodos. O uso de três eletrodos que registram, separadamente, a atividade elétrica do coração ao longo de três eixos ou vetores (derivações dos membros de Einthoven) gera um eletrocardiograma (ECG). O ECG é a representação gráfica do ciclo cardíaco ("batimento cardíaco") e o reduz a ondas, segmentos e intervalos. Esses componentes do ECG podem ser usados para avaliar se os impulsos cardíacos são normais ou anormais (p. ex., infarto do miocárdio, aumento da câmara). *Nota:* Embora sejam necessárias apenas três derivações, o ECG padrão inclui, pelo menos, mais duas (derivações de Goldberger e de Wilson).

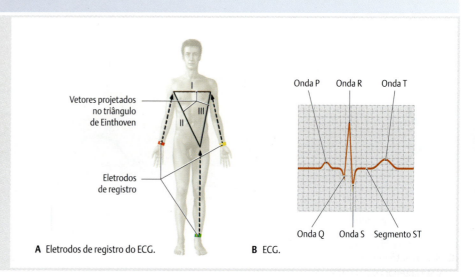

A Eletrodos de registro do ECG. **B** ECG.

Inervação simpática: Neurônios pré-ganglionares dos segmentos T1 a T6 da medula espinal enviam fibras que fazem sinapse em neurônios pós-ganglionares, nos gânglios simpáticos cervicais e torácicos superiores. Os três nervos cardíacos cervicais e os ramos cardíacos torácicos contribuem para a formação do plexo cardíaco. Inervação parassimpática: Neurônios e fibras pré-ganglionares chegam ao coração através de ramos cardíacos, alguns dos quais também se originam na região cervical. Fazem sinapse em neurônios pós-ganglionares próximos do nó SA e ao longo das artérias coronárias.

Figura 9.19 **Inervação autônoma do coração**

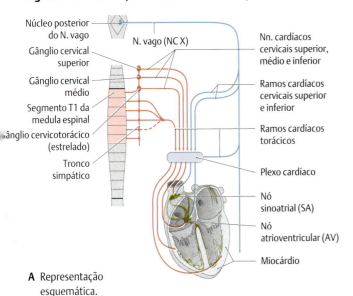

A Representação esquemática.

B Plexos autônomos do coração, vista lateral direita. Observe a continuidade entre os plexos cardíaco, aórtico e pulmonar.

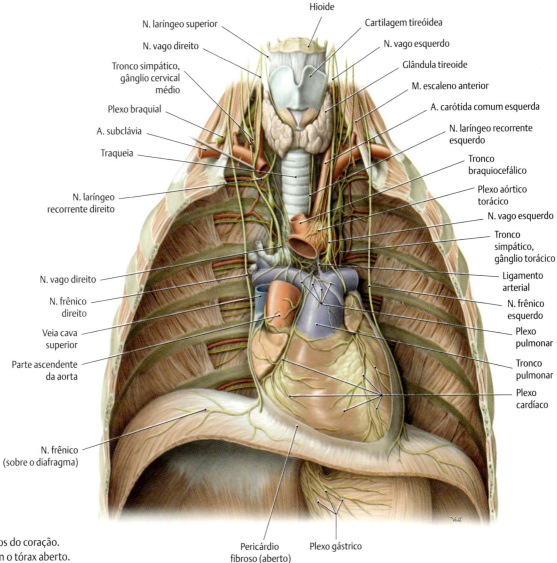

C Nervos autônomos do coração. Vista anterior com o tórax aberto.

Circulações Pré e Pós-natal

Figura 9.20 Circulação pré-natal
Segundo Fritsch e Kühnel.

① O sangue fetal oxigenado e rico em nutrientes da placenta segue para o feto pela *veia* umbilical.

② Cerca de metade desse sangue não passa pelo fígado (via ducto venoso) e entra na veia cava inferior. O restante entra na veia porta para irrigar o fígado com nutrientes e oxigênio.

③ O sangue que passa da veia cava inferior para o átrio direito não segue para o ventrículo direito (pois os pulmões ainda não estão funcionando), mas entra no átrio esquerdo através do forame oval, uma comunicação (*shunt*) direito-esquerdo.

④ O sangue da veia cava superior entra no átrio direito, passa para o ventrículo direito, e segue para o tronco pulmonar. A maior parte desse sangue entra na aorta através do ducto arterial, uma comunicação (*shunt*) direito-esquerdo.

⑤ O sangue parcialmente oxigenado na aorta volta à placenta pelo par de artérias umbilicais que se originam das artérias ilíacas internas.

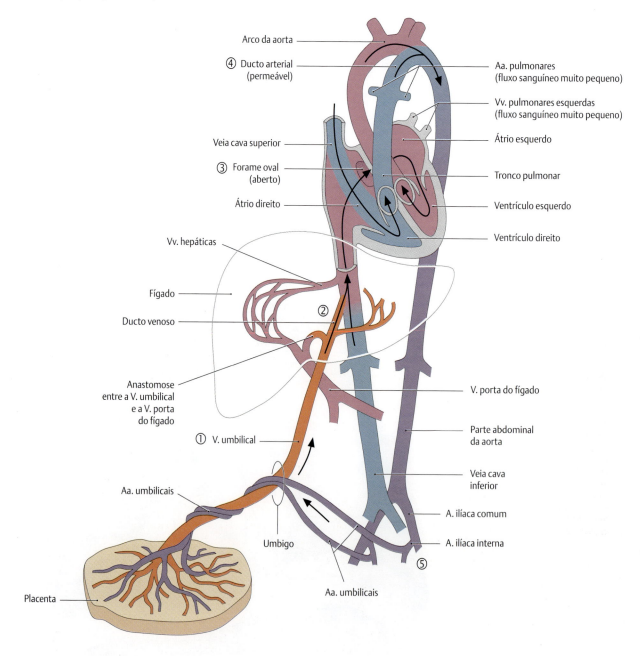

① Quando tem início a respiração pulmonar ao nascimento, a pressão arterial pulmonar cai e leva o sangue do tronco pulmonar para as artérias pulmonares.

② O forame oval e o ducto arterial se fecham, eliminando os *shunts* direito-esquerdo fetais. Agora, as circulações pulmonar e sistêmica no coração estão separadas.

③ Quando o recém-nascido é separado da placenta, há oclusão das artérias umbilicais (com exceção das partes proximais) e também da veia umbilical e do ducto venoso.

④ Agora, o sangue a ser metabolizado passa pelo fígado.

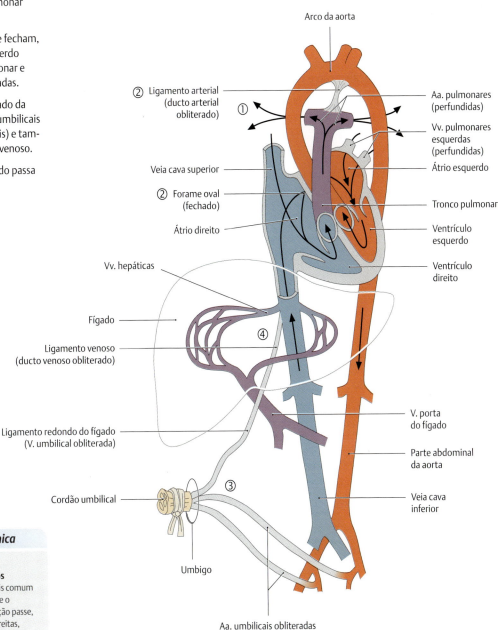

Figura 9.21 **Circulação pós-natal**
Segundo Fritsch e Kühnel.

 Boxe 9.5 | Correlação Clínica

Malformações dos septos cardíacos
As malformações dos septos, o tipo mais comum de cardiopatia congênita, permitem que o sangue das câmaras esquerdas do coração passe, de forma imprópria, para as câmaras direitas, durante a sístole. A comunicação interventricular (CIV, mostrada a seguir) é um defeito na parte membranácea ou muscular do septo interventricular – mais frequentemente a parte membranácea. A permeabilidade do forame oval, a forma mais comum de comunicação *interatrial* (CIA), é causada por falha no fechamento da comunicação fetal. VE, ventrículo esquerdo; VD, ventrículo direito.

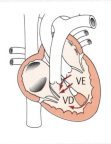

Tabela 9.5	Derivados das estruturas circulatórias fetais
Estrutura fetal	**Remanescente no adulto**
Ducto arterial	Ligamento arterial
Forame oval	Fossa oval
Ducto venoso	Ligamento venoso
V. umbilical	Ligamento redondo do fígado
A. umbilical	Ligamento umbilical medial

Esôfago

 O esôfago é dividido em três partes: cervical (C VI–T I), torácica (T I até o hiato esofágico do diafragma) e abdominal (do diafragma até o óstio cárdico do estômago). Desce ligeiramente à direita da parte torácica da aorta e atravessa o diafragma um pouco à esquerda, logo abaixo do processo xifoide do esterno.

Figura 9.22 **Esôfago: Localização e constrições**

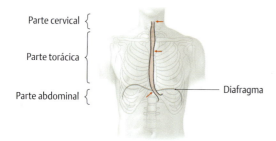

A Projeção do esôfago na parede do tórax. As constrições esofágicas são indicadas por setas.

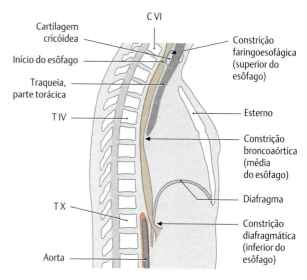

B Constrições esofágicas, vista lateral direita.

Figura 9.23 **Esôfago *in situ***
Vista anterior.

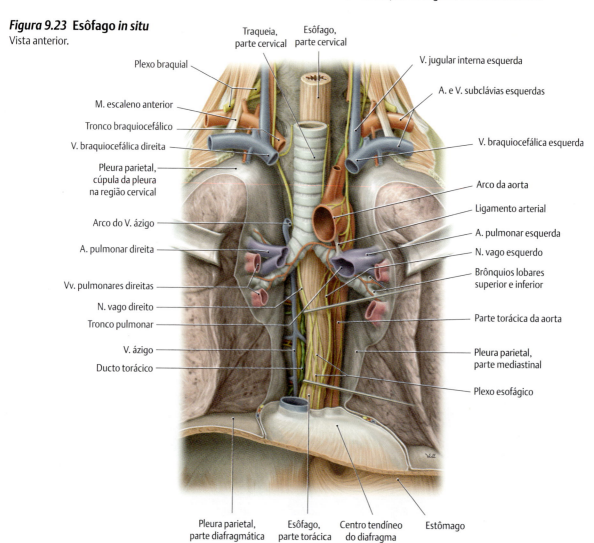

Figura 9.24 **Estrutura do esôfago**

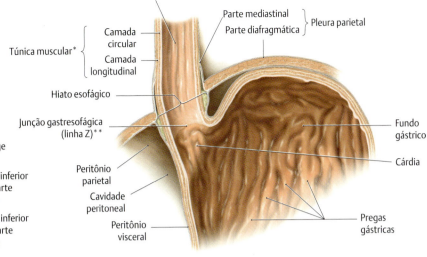

B Junção esofagogástrica, vista anterior. Não há um esfíncter anatômico nessa junção; em vez disso, uma parte do diafragma no hiato esofágico atua como esfíncter. Com frequência é chamada de "linha Z" por causa de seu formato em zigue-zague.

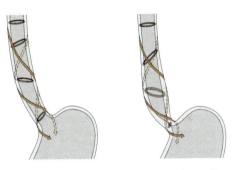

A Parede do esôfago, vista oblíqua posterior esquerda. Faringe (**p. 612**); traqueia (**p. 120**).

C Arquitetura funcional da túnica muscular esofágica.

Boxe 9.6 | Correlação Clínica

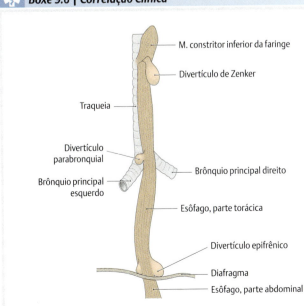

Divertículos esofágicos

Em geral, os divertículos (evaginações anormais) surgem em pontos fracos da parede do esôfago. Existem três tipos principais de divertículos esofágicos:

- Divertículos hipofaríngeos (faringoesofágicos): Evaginações que ocorrem na junção da faringe com o esôfago. Incluem os divertículos de Zenker (70% dos casos).

- Divertículos de tração "verdadeiros": Protrusão de todas as túnicas da parede, que tipicamente não ocorre nos pontos fracos característicos. Geralmente resultam de processo inflamatório (p. ex., linfangite) e, portanto, são comuns nos locais em que o esôfago se aproxima mais dos brônquios e dos linfonodos bronquiais (divertículos torácicos ou parabronquiais).

- Divertículos de pulsão "falsos": Herniações da túnica mucosa e da tela submucosa através de pontos fracos na túnica muscular, causadas por aumento da pressão esofágica (p. ex., durante a deglutição normal). Incluem os divertículos para-hiatais e epifrênicos que surgem acima do hiato esofágico do diafragma (10% dos casos).

---

*N.R.T.: De acordo com a Terminologia Anatômica (2001) devemos utilizar os seguintes nomes: camada helicoidal de passo longo (longitudinal) e camada helicoidal de passo curto (circular).
**N.R.T.: Esse termo não é contemplado na T.A.

Vascularização e Inervação do Esôfago

 Inervação simpática: As fibras pré-ganglionares originam-se dos segmentos T2–T6 da medula espinal. As fibras pós-ganglionares originam-se do tronco simpático e se unem ao plexo esofágico. Inervação parassimpática: As fibras pré-ganglionares originam-se do núcleo posterior do nervo vago e seguem nos nervos vagos para formar o extenso plexo esofágico. *Nota:* Os neurônios pós-ganglionares estão situados na parede do esôfago. As fibras para a parte cervical do esôfago seguem nos nervos laríngeos recorrentes.

Figura 9.25 Inervação autônoma do esôfago

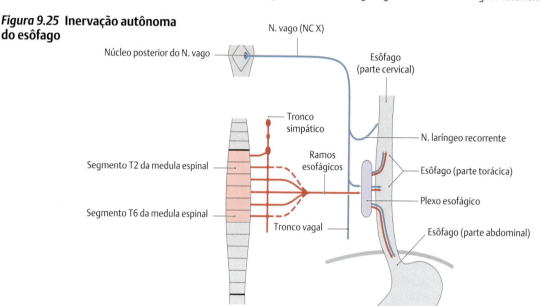

Figura 9.26 Plexo esofágico

Inicialmente, os nervos vagos esquerdo e direito descem nos lados esquerdo e direito do esôfago. Quando começam a contribuir para a formação do plexo esofágico, passam às posições anterior e posterior, respectivamente. As continuações dos nervos vagos no abdome constituem os troncos vagais anterior e posterior.

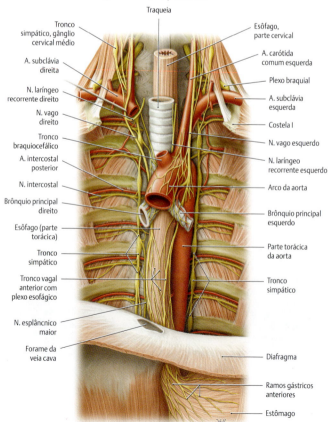

A Plexo esofágico *in situ*. Vista anterior.

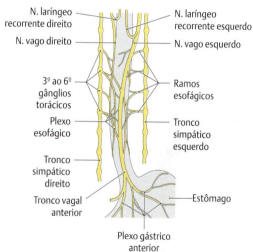

B Vista anterior. Observe a contribuição simpática pós-ganglionar para o plexo esofágico.

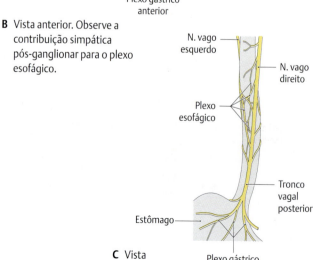

C Vista posterior.

Figura 9.27 **Artérias esofágicas**
Vista anterior.

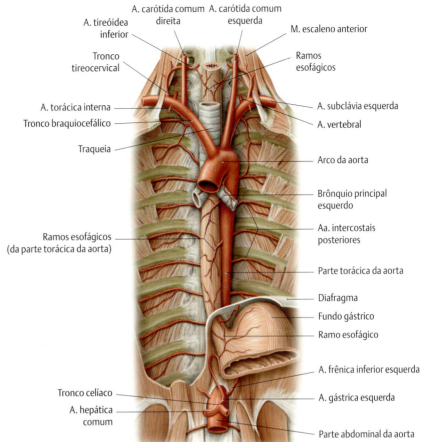

Figura 9.28 **Veias esofágicas**
Vista anterior.

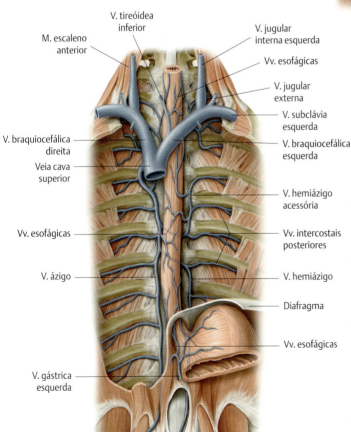

Tabela 9.6	Vasos sanguíneos do esôfago	
Parte	Origem das artérias esofágicas	Drenagem das veias esofágicas
Cervical	A. tireóidea inferior	V. tireóidea inferior
	Raramente ramos diretos do tronco tireocervical ou da A. carótida comum	V. braquiocefálica esquerda
Torácica	Aorta (quatro ou cinco ramos esofágicos)	Superior esquerda: V. hemiázigo acessória ou V. braquiocefálica esquerda
		Inferior esquerda: V. hemiázigo
		Lado direito: V. ázigo
Abdominal	A. gástrica esquerda	V. gástrica esquerda

Vasos Linfáticos do Mediastino

Os linfonodos frênicos superiores drenam a linfa do diafragma, do pericárdio, da parte inferior do esôfago, do pulmão e do fígado para o tronco broncomediastinal. Os linfonodos frênicos inferiores, encontrados no abdome, recolhem a linfa do diafragma e dos lobos inferiores dos pulmões, conduzindo-a para o tronco lombar.
Nota: O pericárdio também drena superiormente para os linfonodos braquiocefálicos.

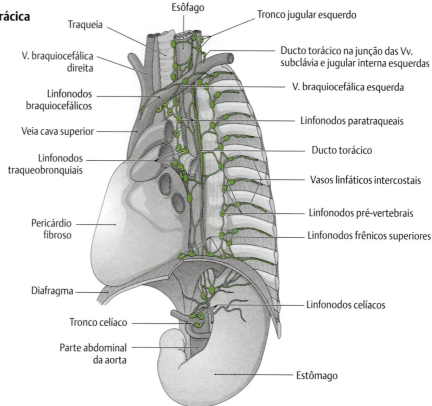

Figura 9.29 **Linfonodos do mediastino e da cavidade torácica**
Vista oblíqua anterior esquerda.

Figura 9.30 **Drenagem linfática do coração**
No coração há um padrão especial de drenagem "cruzada": a linfa do átrio e do ventrículo esquerdos drena para a junção venosa direita, ao passo que a linfa do átrio e do ventrículo direitos drena para a junção venosa esquerda.

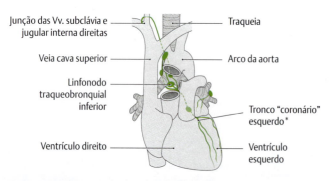

A Drenagem linfática das câmaras esquerdas, vista anterior.

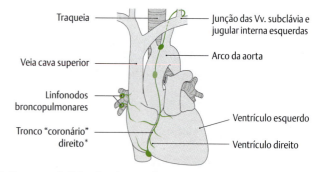

B Drenagem linfática das câmaras direitas, vista anterior.

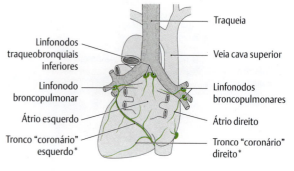

C Vista posterior.

*N.R.T.: Esses termos não constam da Terminologia Anatômica.

Os linfonodos justaesofágicos drenam o esôfago. A drenagem linfática da parte cervical do esôfago ocorre, basicamente, em sentido cranial, para os linfonodos cervicais profundos e depois para o tronco jugular. A parte torácica do esôfago drena para os troncos broncomediastinais em duas vias: a metade superior drena em sentido cranial e a metade inferior drena para baixo através dos linfonodos frênicos superiores. Os linfonodos broncopulmonares e paratraqueais drenam a linfa dos pulmões, dos brônquios e da traqueia para o tronco broncomediastinal (ver **p. 128**).

Figura 9.31 **Linfonodos do mediastino**

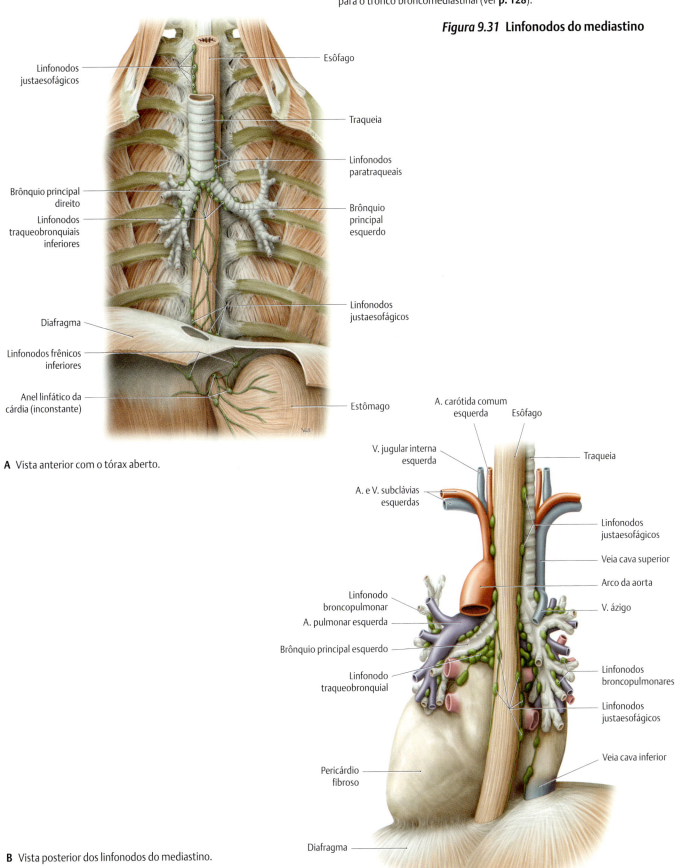

A Vista anterior com o tórax aberto.

B Vista posterior dos linfonodos do mediastino.

Cavidades Pulmonares

 As cavidades pulmonares, pares, contêm os pulmões direito e esquerdo e estão completamente separadas entre si, pelo mediastino e estão sob pressão atmosférica negativa (ver mecanismo respiratório, **pp. 122-123**). A cavidade pleural esquerda é discretamente menor que a direita, sobretudo anteriormente, por causa da posição assimétrica do coração no mediastino, com a massa cardíaca maior à esquerda. Isso modifica alguns dos limites da pleura parietal e do pulmão no lado esquerdo ao nível do coração, como se vê na diferença dos acidentes anatômicos torácicos encontrados na interseção da margem anterior das cavidades pleurais com determinadas linhas de referência à esquerda e à direita.

Figura 10.1 Limites dos pulmões e das cavidades pleurais
A bolinha vermelha (superior) em cada linha de referência é o limite inferior do pulmão e a bolinha azul (inferior) é o limite inferior da cavidade pleural.

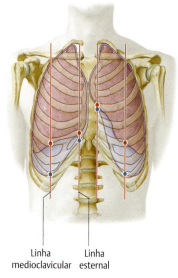

A Vista anterior.

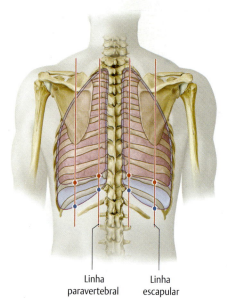

B Vista posterior.

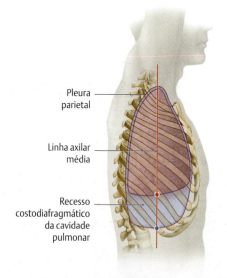

C Vista lateral direita.

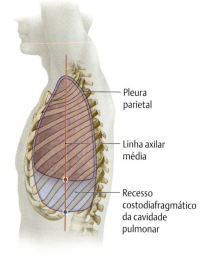

D Vista lateral esquerda.

Tabela 10.1	Limites da cavidade pleural e pontos de referência			
Linha de referência	Pulmão direito	Pleura parietal direita	Pulmão esquerdo	Pleura parietal esquerda
Linha esternal (EST)	Costela VI	Costela VII	Costela IV	Costela IV
Linha medioclavicular (MC)	Costela VI	8ª cartilagem costal	Costela VI	Costela VIII
Linha axilar média (AM)	Costela VIII	Costela X	Costela VIII	Costela X
Llinha escapular (E)	Costela X	Costela XI	Costela X	Costela XI
Linha paravertebral (PV)	Costela X	Vértebra T XII	Costela X	Vértebra T XII

Figura 10.2 Pleura parietal

A cavidade pleural é o espaço limitado entre as duas camadas serosas da pleura. A pleura visceral recobre os pulmões, enquanto a pleura parietal reveste as faces internas das paredes da cavidade torácica. As quatro partes da pleura parietal (costal, diafragmática, mediastinal e cúpula da pleura) são contínuas.

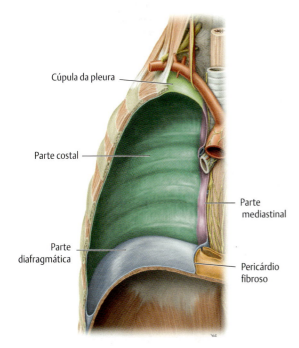

A Partes da pleura parietal. *Aberta:* Cavidade pleural direita, vista anterior.

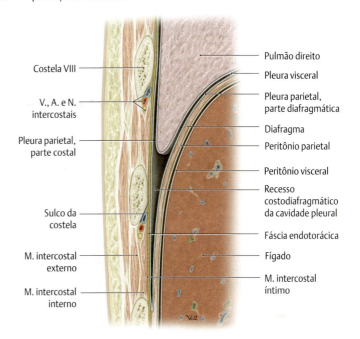

B Recesso costodiafragmático, corte frontal, vista anterior. A reflexão da parte diafragmática da pleura parietal para a superfície interna da parede torácica (formando a parte costal) cria o recesso costodiafragmático da cavidade pleural.

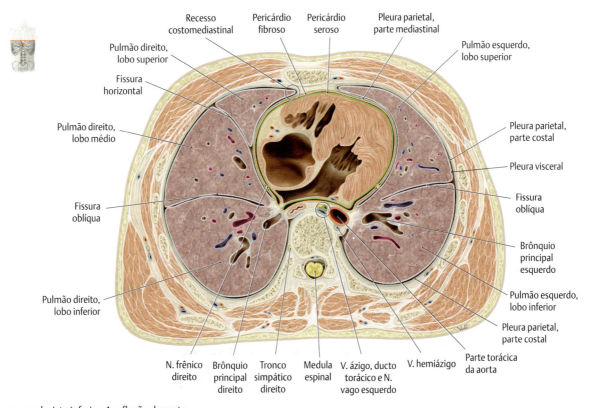

C Corte transversal, vista inferior. A reflexão da parte costal da pleura parietal em relação ao pericárdio fibroso forma o recesso costomediastinal da cavidade pleural.

Pleura: Partes, Recessos e Inervação

Figura 10.3 **Pleura e suas divisões**
A parte anterior da parede torácica e a correspondente parte costal da pleura parietal foram removidas para mostrar os pulmões *in situ*.

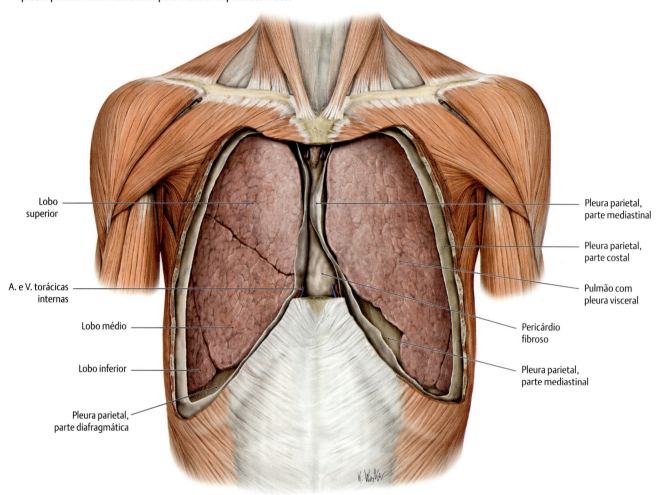

Boxe 10.1 | Correlação Clínica

Biopsia hepática percutânea
A biopsia hepática percutânea é realizada, em geral, 2 a 3 cm acima da margem inferior do fígado na linha axilar média direita. A agulha atravessa a pele, a parede torácica, a parte costal da pleura parietal, o recesso costodiafragmático, a parte diafragmática da pleura parietal, o diafragma e, por fim, penetra no fígado que está na cavidade abdominal. A margem inferior do pulmão direito raramente desce até o recesso costodiafragmático durante a inspiração tranquila e as partes costal e diafragmática da pleura parietal estão em oposição por forças de tensão superficial. Antes de introduzir a agulha de biopsia, o médico solicita ao paciente para expirar e prender a respiração. Isso aumenta a oposição entre as partes costal e diafragmática da pleura, reduzindo ainda mais o recesso costodiafragmático e o risco de pneumotórax (entrada de ar na cavidade pleural) quando a agulha é introduzida. O pneumotórax, se volumoso, pode provocar colapso pulmonar.

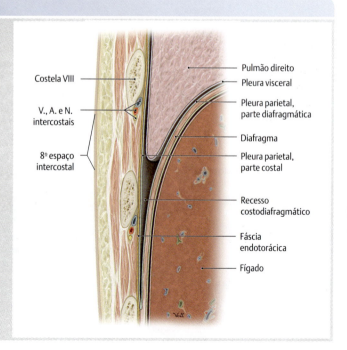

Figura 10.4 Recessos costomediastinal e costodiafragmático
No hemitórax esquerdo, as pontas dos dedos do examinador estão colocadas nos recessos costomediastinal e costodiafragmático. Esses recessos são formados pela reflexão aguda da parte costal da pleura parietal em relação ao pericárdio fibroso (costomediastinal) e ao diafragma (costodiafragmático).

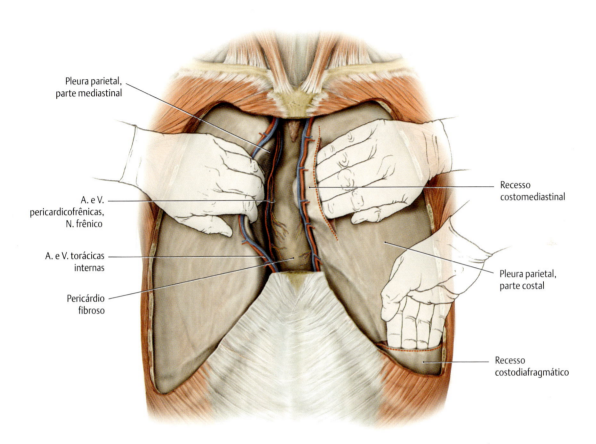

Figura 10.5 Inervação da pleura
As partes costal e cervical e a periferia da parte diafragmática da pleura parietal são supridas por nervos intercostais. A parte mediastinal e a região central da parte diafragmática são supridas pelos nervos frênicos. A pleura visceral, que reveste o pulmão, recebe sua inervação do sistema nervoso autônomo.

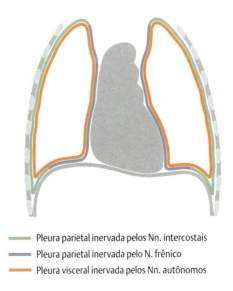

— Pleura parietal inervada pelos Nn. intercostais
— Pleura parietal inervada pelo N. frênico
— Pleura visceral inervada pelos Nn. autônomos

Pulmões

Figura 10.6 **Pulmões** *in situ*
Os pulmões esquerdo e direito ocupam todo o volume da cavidade pleural. Observe que o pulmão esquerdo é um pouco menor do que o direito em razão da posição assimétrica do coração.*

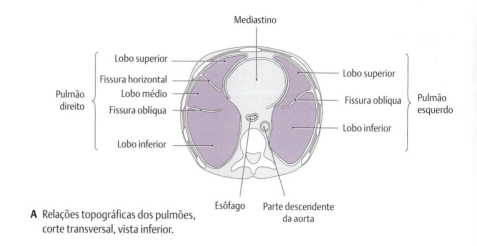

A Relações topográficas dos pulmões, corte transversal, vista inferior.

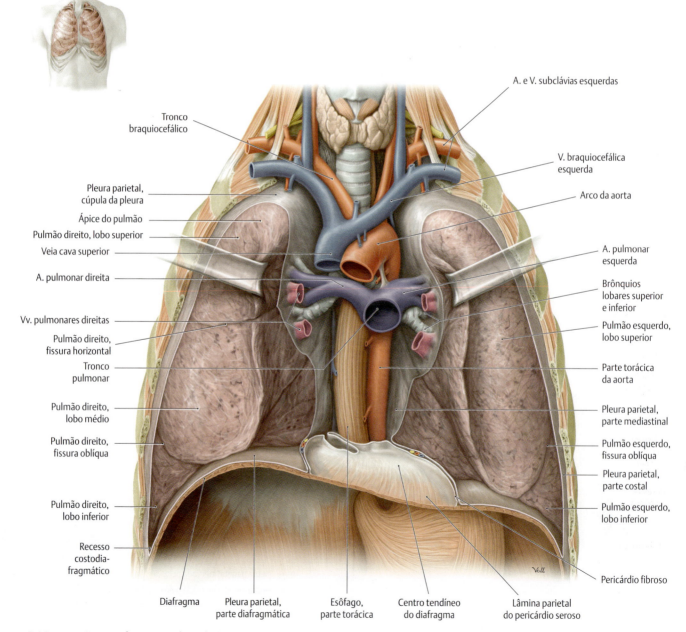

B Vista anterior com afastamento dos pulmões.

*N.R.T.: Na realidade, os pulmões estão situados na cavidade torácica e ficam envolvidos pelas correspondentes cavidades pleurais direita e esquerda, mas não estão no interior dessas cavidades.

As fissuras oblíqua e horizontal dividem o pulmão direito em três lobos: superior, médio e inferior. A fissura oblíqua divide o pulmão esquerdo em dois lobos: superior e inferior. O ápice de cada pulmão estende-se até a base do pescoço. O hilo do pulmão é o local onde os brônquios principais e as estruturas vasculonervosas fazem contato com o pulmão.

Figura 10.7 **Anatomia macroscópica dos pulmões**

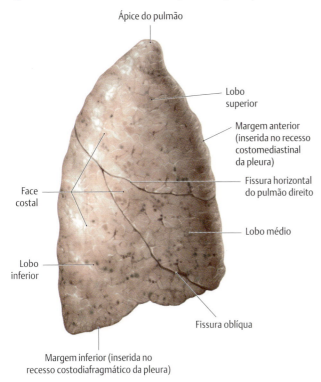

A Pulmão direito, vista lateral.

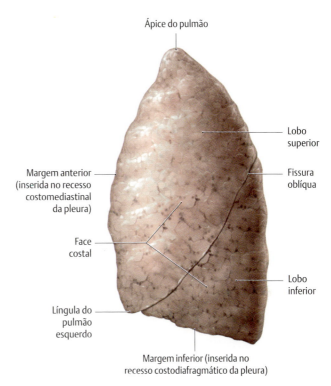

B Pulmão esquerdo, vista lateral.

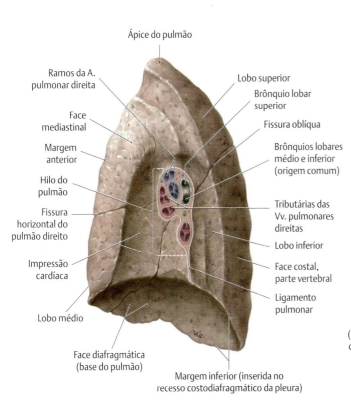

C Pulmão direito, vista medial.

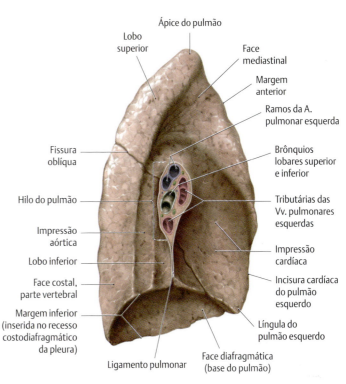

D Pulmão esquerdo, vista medial.

Segmentos Broncopulmonares

 Os lobos pulmonares são subdivididos em segmentos broncopulmonares, a menor parte ressecável de um pulmão, sendo cada um suprido por um brônquio segmentar. *Nota:* Essas subdivisões não são definidas por limites na superfície do órgão, mas pela origem.

Figura 10.8 **Segmentação do pulmão**
Vista anterior. Ver nas **pp. 120–121** os detalhes da traqueia e da árvore bronquial.

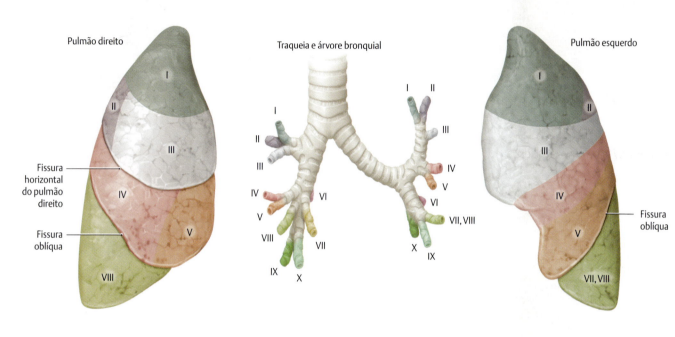

Figura 10.9 **Broncograma posteroanterior**
Vista anterior do pulmão direito.

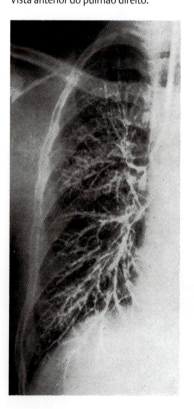

Tabela 10.2	Arquitetura segmentar dos pulmões		
	Cada segmento é suprido por um brônquio segmentar do mesmo nome (p. ex., o brônquio segmentar apical supre o segmento apical). Ver nas **pp. 120–121** os detalhes da traqueia e da árvore bronquial.		
	Pulmão direito	**Pulmão esquerdo**	
	**Lobo superior**		
I	Segmento apical	Segmento apicoposterior	I
II	Segmento posterior		II
III		Segmento anterior	III
	**Lobo médio**	**Língula**	
IV	Segmento lateral	Segmento lingular superior	IV
V	Segmento medial	Segmento lingular inferior	V
	**Lobo inferior**		
VI		Segmento superior	VI
VII		Segmento basilar medial	VII
VIII		Segmento basilar anterior	VIII
IX		Segmento basilar lateral	IX
X		Segmento basilar posterior	X

Figura 10.10 **Pulmão direito: Segmentos broncopulmonares**

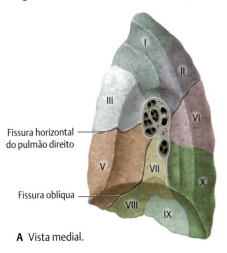
A Vista medial.

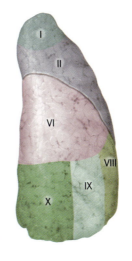
B Vista posterior.

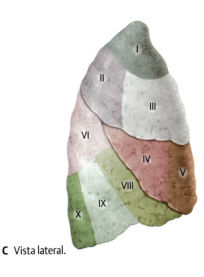
C Vista lateral.

Figura 10.11 **Pulmão esquerdo: Segmentos broncopulmonares**

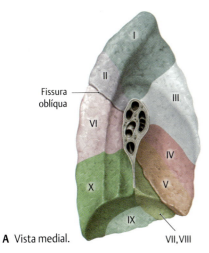
A Vista medial.

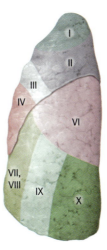
B Vista posterior.

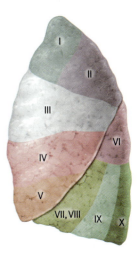
C Vista lateral.

Boxe 10.2 | Correlação Clínica

Ressecções pulmonares

O câncer de pulmão, o enfisema e a tuberculose podem exigir a retirada cirúrgica das partes acometidas do pulmão. Os cirurgiões aproveitam a subdivisão anatômica dos pulmões em lobos e segmentos na remoção do tecido lesado.

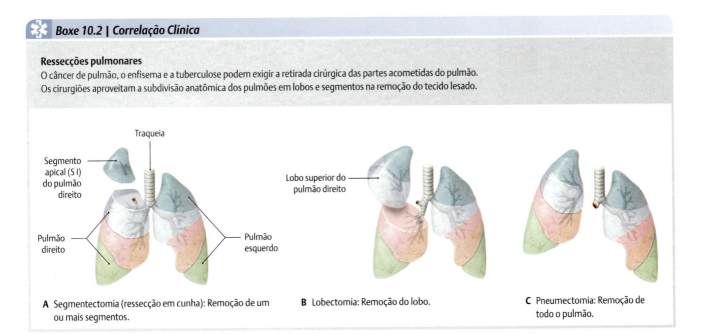

A Segmentectomia (ressecção em cunha): Remoção de um ou mais segmentos.

B Lobectomia: Remoção do lobo.

C Pneumectomia: Remoção de todo o pulmão.

Traqueia e Árvore Bronquial

 No nível do ângulo do esterno, ou em suas proximidades, a cartilagem mais inferior da traqueia projeta-se anteroposteriormente, formando a carina da traqueia. Nesse nível, a traqueia bifurca-se nos brônquios principais direito e esquerdo. Cada brônquio principal dá origem a brônquios lobares para o pulmão correspondente.

Figura 10.12 Traqueia
Ver na **p. 634** as estruturas da glândula tireoide.

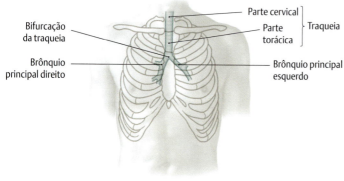

A Projeção da traqueia no tórax.

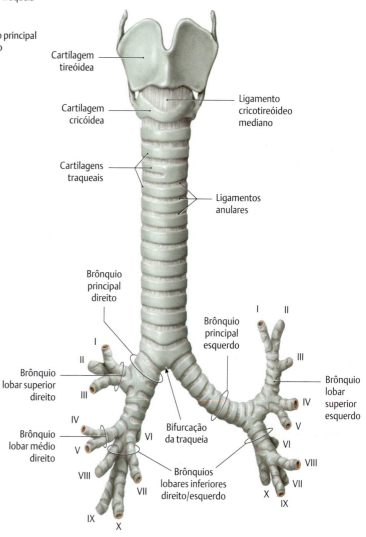

B Vista anterior.

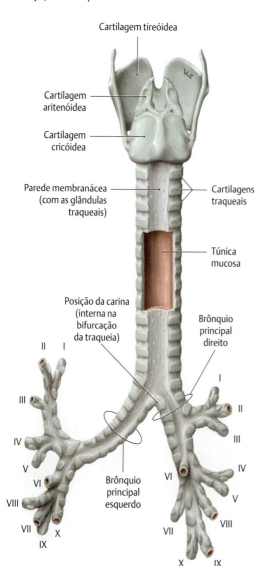

C Vista posterior com a parede membranácea parcialmente aberta.

Boxe 10.3 | Correlação Clínica

Aspiração de corpo estranho

As crianças até dois anos correm um risco alto de aspiração potencialmente fatal de corpos estranhos. Em geral, há maior tendência de alojamento dos corpos estranhos no brônquio principal direito do que no esquerdo: o brônquio esquerdo inclina-se mais na bifurcação da traqueia, ao passo que o brônquio direito segue mais verticalmente.

A parte condutora da árvore bronquial estende-se desde a bifurcação da traqueia até o bronquíolo terminal. A parte respiratória é formada por bronquíolos respiratórios, ductos (dúctulos) alveolares, sacos (sáculos) alveolares e alvéolos pulmonares.

Figura 10.13 **Árvore bronquial**

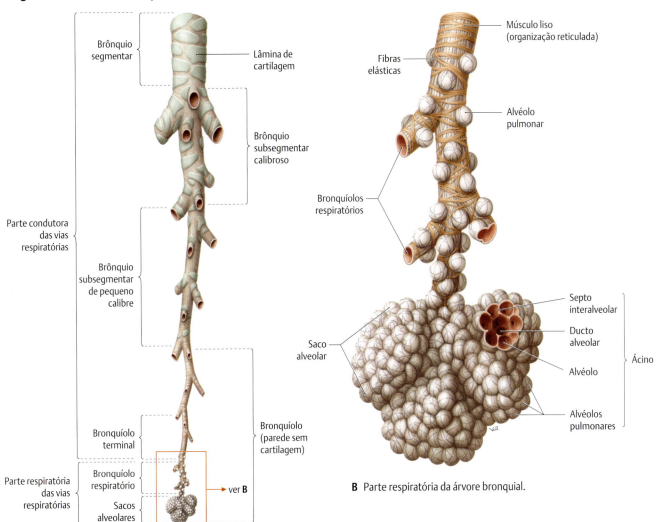

A Divisões da árvore bronquial.

B Parte respiratória da árvore bronquial.

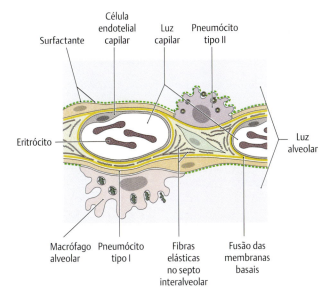

C Revestimento epitelial dos alvéolos pulmonares.

Boxe 10.4 | Correlação Clínica

Comprometimento respiratório

A causa mais comum de comprometimento respiratório, no nível bronquial, é a asma. O comprometimento, no nível alveolar, pode ser causado por aumento da distância de difusão, diminuição da aeração (enfisema) ou infiltração de líquido (p. ex., pneumonia).

Distância de difusão: A difusão dos gases ocorre entre a luz alveolar e a luz dos vasos capilares pulmonares (ver **Fig. 10.13C**). Nesses locais, as membranas basais das células endoteliais capilares estão fundidas às das células epiteliais alveolares do tipo I, reduzindo a distância de difusão para 0,5 μm. Doenças que aumentam a distância de difusão (p. ex., edema ou inflamação) comprometem a respiração.

Condição dos alvéolos: Em doenças como o enfisema, doença pulmonar obstrutiva crônica (DPOC), há destruição ou lesão dos alvéolos. Isso reduz a área de superfície disponível para a difusão dos gases.

Produção de surfactante: O surfactante é uma película formada por proteínas–fosfolipídios que reduz a tensão superficial dos alvéolos, facilitando a expansão pulmonar. Os pulmões imaturos de um prematuro não costumam produzir surfactante suficiente, o que ocasiona problemas respiratórios. O surfactante é produzido e absorvido pelas células epiteliais alveolares (pneumócitos). As células epiteliais alveolares do tipo I absorvem o surfactante; as células do tipo II são encarregadas da produção e da distribuição.

Mecânica Respiratória

 A mecânica da respiração baseia-se no aumento e na diminuição cíclicos do volume torácico, com expansão e retração pulmonares associadas. *Inspiração* (vermelho): A contração das cúpulas do diafragma abaixa o diafragma na posição inspiratória, aumentando o volume das cavidades pleural e torácica ao longo do eixo longitudinal (vertical). A contração dos músculos torácicos (músculos intercostais externos, associados aos escalenos, aos intercartilagíneos e ao serrátil posterior) eleva as costelas, expandindo essas cavidades ao longo dos eixos sagital (anteroposterior) e transversal (**Fig.10.15A,B**). A tensão superficial na cavidade pleural promove adesão das pleuras visceral e parietal; assim, alterações do volume torácico modificam o volume pulmonar.

Isso é mais visível nos recessos pleurais: na capacidade residual funcional (posição de repouso entre a inspiração e a expiração), o pulmão não se projeta em toda a cavidade pleural. A expansão da cavidade pleural gera pressão intrapleural subatmosférica ("negativa"). A diferença de pressão provoca o influxo de ar (inspiração). *Expiração* (azul): Durante a expiração passiva, há retração da caixa torácica e o diafragma volta à posição expiratória. A retração dos pulmões aumenta a pressão pulmonar (intra-alveolar) e expele o ar. Na expiração forçada, os músculos intercostais internos (associados aos músculos transversos do tórax e aos subcostais) podem causar o abaixamento ativo e mais rápido das costelas e, ainda, em maior amplitude do que a retração elástica passiva.

Figura 10.14 **Alterações respiratórias do volume torácico**
Posição inspiratória (vermelho); posição expiratória (azul).

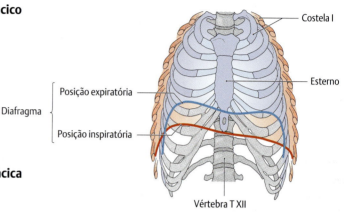

Figura 10.15 **Inspiração: Expansão das cavidades torácica e pleural**

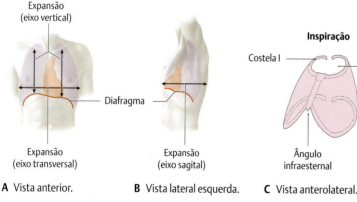

A Vista anterior.   B Vista lateral esquerda.   C Vista anterolateral.

Figura 10.17 **Alterações respiratórias do volume pulmonar**

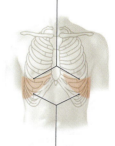

Figura 10.16 **Expiração: Retração das cavidades torácica e pleural**

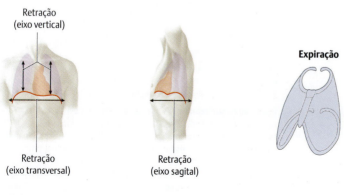

A Vista anterior.   B Vista lateral esquerda.   C Vista anterolateral.

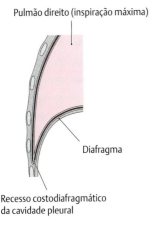

Figura 10.18 **Inspiração: Expansão pulmonar**

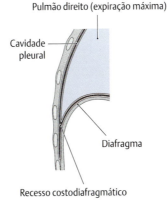

Figura 10.19 **Expiração: Retração pulmonar**

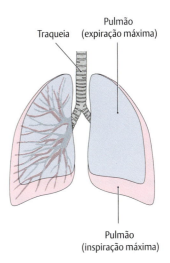

Figura 10.20 **Movimentos do pulmão e da árvore bronquial**
Quando o volume pulmonar se modifica com a cavidade torácica, toda a árvore bronquial é movimentada no interior do pulmão. Esses movimentos são mais acentuados nas partes da árvore bronquial distantes do hilo do pulmão.

Boxe 10.5 | Correlação Clínica

Pneumotórax

A cavidade pleural é totalmente isolada do meio externo. A lesão da pleura parietal, da pleura visceral ou do pulmão permite a entrada de ar na cavidade pleural (pneumotórax). O pulmão colapsa em razão de sua própria elasticidade e há redução da capacidade respiratória do paciente. O pulmão sadio continua a funcionar sob variações normais de pressão, provocando "*flutter* mediastinal": o conteúdo do mediastino desvia-se para o lado normal durante a inspiração e volta à linha mediana durante a expiração. O pneumotórax hipertensivo (sistema de válvula) ocorre quando o tecido que se solta e desloca no local da lesão, em consequência de um traumatismo, cobre, internamente, a abertura da parede do tórax. Esse retalho móvel permite a entrada do ar na cavidade pleural, mas não a sua saída, o que causa aumento da pressão. O conteúdo do mediastino é desviado para o lado normal, o que pode causar angulação dos grandes vasos e impedir o retorno do sangue venoso ao coração. Sem tratamento, o pneumotórax hipertensivo é sempre fatal.

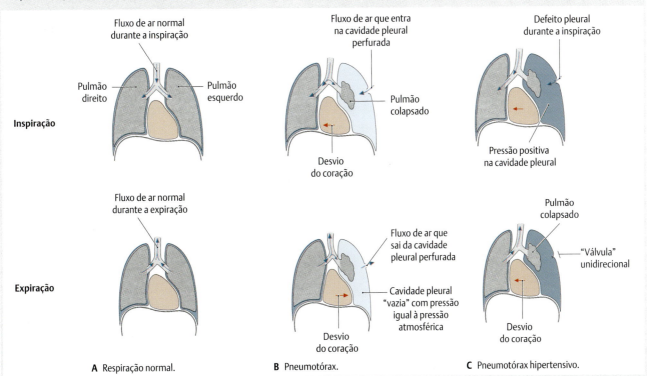

Artérias e Veias Pulmonares

 O tronco pulmonar origina-se do ventrículo direito e divide-se nas artérias pulmonares esquerda e direita, que seguem para o pulmão correspondente. As duas veias pulmonares desembocam, de cada lado, no átrio esquerdo. As artérias pulmonares acompanham a ramificação da árvore bronquial, mas o mesmo não ocorre com as veias pulmonares, que estão localizadas nas margens dos lóbulos pulmonares.

Figura 10.21 Artérias e veias pulmonares
Vista anterior.

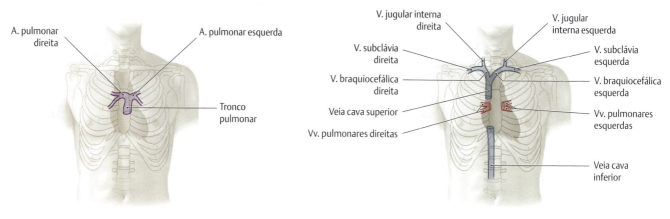

A Projeção das artérias pulmonares na parede do tórax.

B Projeção das veias pulmonares na parede do tórax.

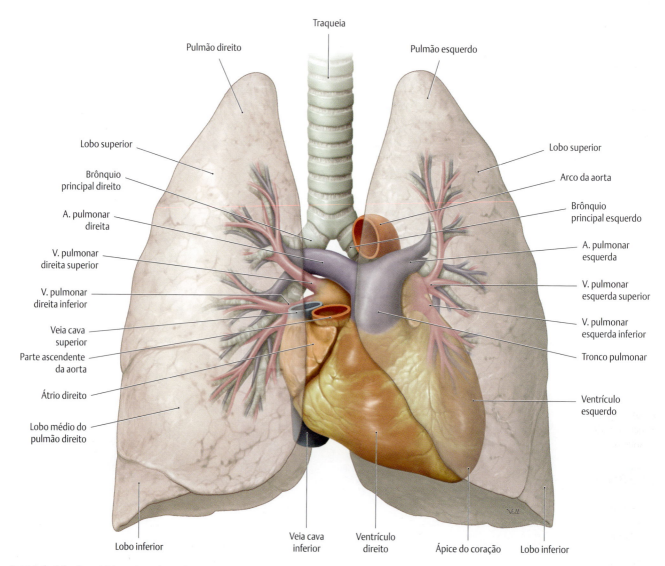

C Distribuição das artérias e das veias pulmonares, vista anterior.

Figura 10.22 **Artérias pulmonares**

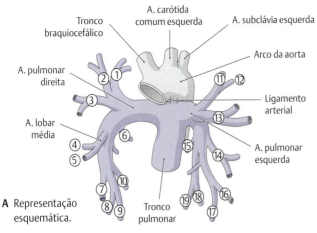

A Representação esquemática.

Tabela 10.3	Artérias pulmonares e seus ramos	
Artéria pulmonar direita		**Artéria pulmonar esquerda**
Artérias lobares superiores		
①	A. segmentar apical	⑪
②	A. segmentar posterior	⑫
③	A. segmentar anterior	⑬
Artéria lobar média		
④	A. segmentar lateral	A. lingular	⑭
⑤	A. segmentar medial		
Artérias lobares inferiores		
⑥	A. segmentar superior	⑮
⑦	A. segmentar basilar anterior	⑯
⑧	A. segmentar basilar lateral	⑰
⑨	A. segmentar basilar posterior	⑱
⑩	A. segmentar basilar medial	⑲

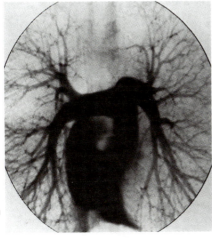

B Arteriografia pulmonar, fase arterial, vista anterior.

Figura 10.23 **Veias pulmonares**

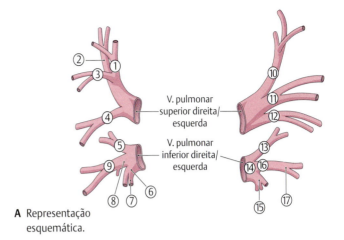

A Representação esquemática.

Tabela 10.4	Veias pulmonares e suas tributárias		
Veia pulmonar direita		**Veia pulmonar esquerda**	
Veias pulmonares superiores			
①	V. apical	V. apicoposterior	⑩
②	V. posterior		
③	V. anterior	V. anterior	⑪
④	V. do lobo médio	V. lingular	⑫
Veias pulmonares inferiores			
⑤	V. superior		⑬
⑥	V. basilar comum		⑭
⑦	V. basilar inferior		⑮
⑧	V. basilar superior		⑯
⑨	V. basilar anterior		⑰

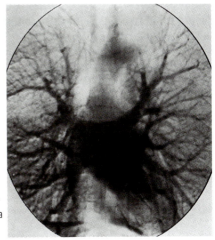

B Arteriografia pulmonar, fase venosa, vista anterior.

Boxe 10.6 | Correlação Clínica

Embolia pulmonar

A embolia pulmonar, que pode ser fatal, ocorre quando coágulos sanguíneos migram pelo sistema venoso e alojam-se em uma das artérias que irrigam os pulmões. Os sintomas incluem dispneia (dificuldade respiratória) e taquicardia (aumento da frequência cardíaca). A maioria dos êmbolos pulmonares origina-se da estase do sangue nas veias do membro inferior e da pelve (tromboembolismo venoso). As causas incluem imobilização do corpo, distúrbios da coagulação sanguínea e traumatismos. *Nota:* Um êmbolo é um pequeno trombo (coágulo sanguíneo) que se soltou (embolizou).

Vascularização e Inervação da Árvore Bronquial

Figura 10.24 Vascularização pulmonar

O sistema pulmonar é responsável pela difusão dos gases. A artéria pulmonar (mostrada em azul) transporta sangue *desoxigenado* e acompanha a árvore bronquial. A veia pulmonar e suas tributárias (vermelha) é a única veia do corpo que transporta sangue *oxigenado*, oriundo dos vasos capilares alveolares, na periferia do lóbulo.*

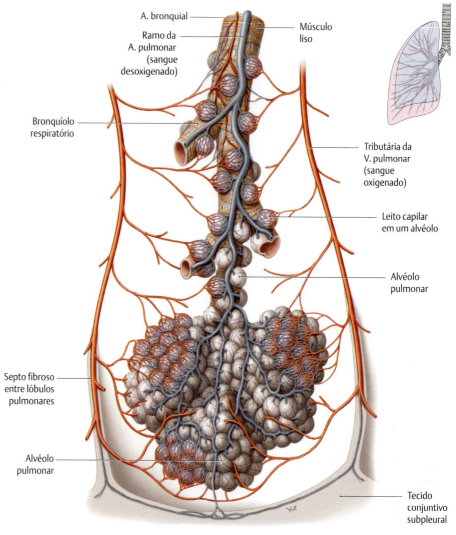

Figura 10.25 Artérias da árvore bronquial

A árvore bronquial recebe nutrientes das artérias bronquiais, encontradas na túnica adventícia das vias respiratórias. Em geral, existem de uma a três artérias bronquiais, que se originam diretamente da aorta. Também podem se originar de uma artéria intercostal posterior.

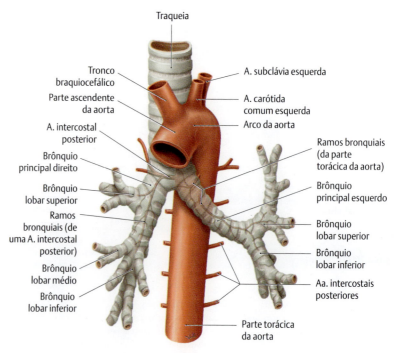

---

*N.R.T.: Não devemos esquecer da veia umbilical que também transporta sangue oxigenado (arterial), na circulação fetal.

Figura 10.26 **Veias da árvore bronquial**

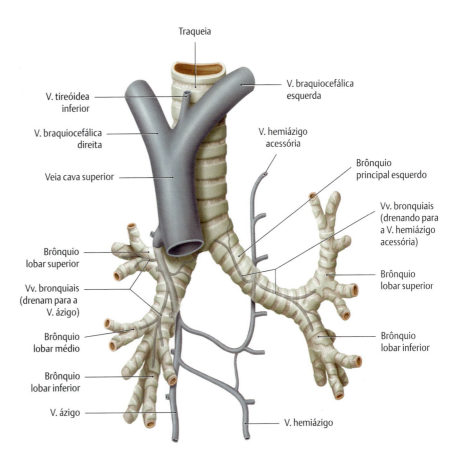

Figura 10.27 **Inervação autônoma da traqueia e árvore bronquial**
Inervação simpática (vermelha); inervação parassimpática (azul).

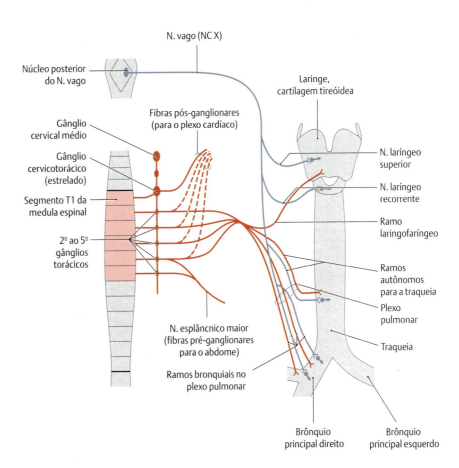

Vasos Linfáticos da Cavidade Pleural

 Os pulmões e os brônquios são drenados por dois sistemas linfáticos. A rede peribronquial acompanha a árvore bronquial, drenando a linfa dos brônquios e da maior parte dos pulmões. A rede subpleural recolhe a linfa da região periférica do pulmão e da pleura visceral.

Figura 10.28 **Drenagem linfática da cavidade pleural**

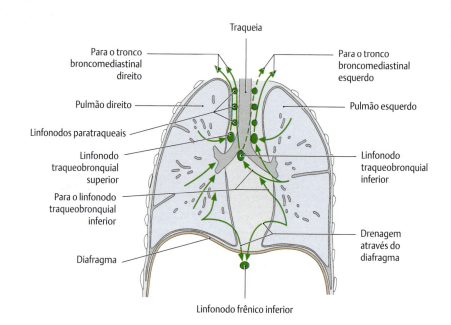

A Rede linfática peribronquial, corte frontal, vista anterior. Linfonodos intrapulmonares, ao longo da árvore bronquial, drenam a linfa dos pulmões para os linfonodos broncopulmonares ("hilares"). Então, a linfa segue através dos linfonodos traqueobronquiais inferiores e superiores, dos linfonodos paratraqueais, do tronco broncomediastinal e, por fim, chega ao ducto linfático direito ou ao ducto torácico. *Nota:* Grande parte da linfa do lobo inferior esquerdo drena para os linfonodos traqueobronquiais superiores direitos.

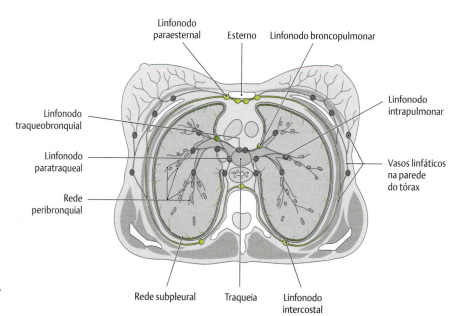

B Rede linfática subpleural, corte transversal, vista superior.

Figura 10.29 **Linfonodos da cavidade pleural**
Vista anterior dos linfonodos pulmonares.

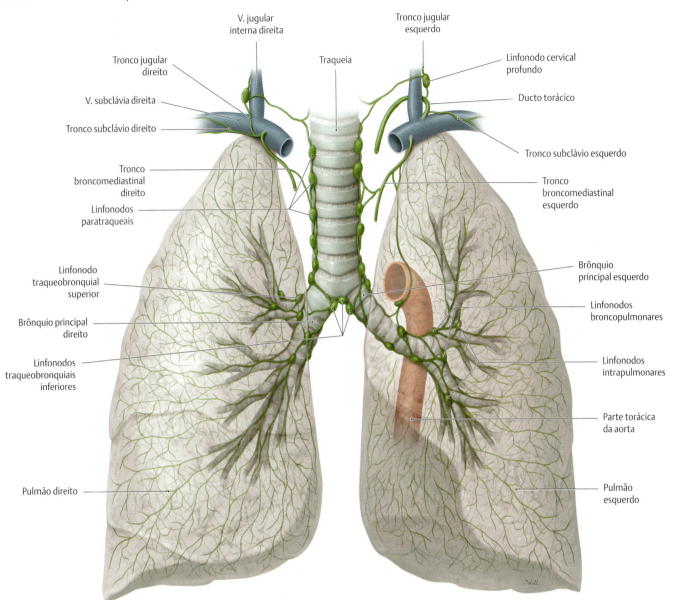

Anatomia Seccional do Tórax

Figura 11.1 Corte transversal através da abertura superior do tórax
Vista inferior.

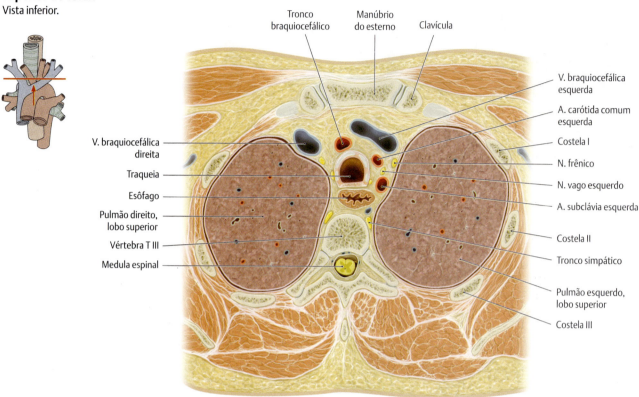

Figura 11.2 Corte transversal através da região média do tórax
Vista inferior.

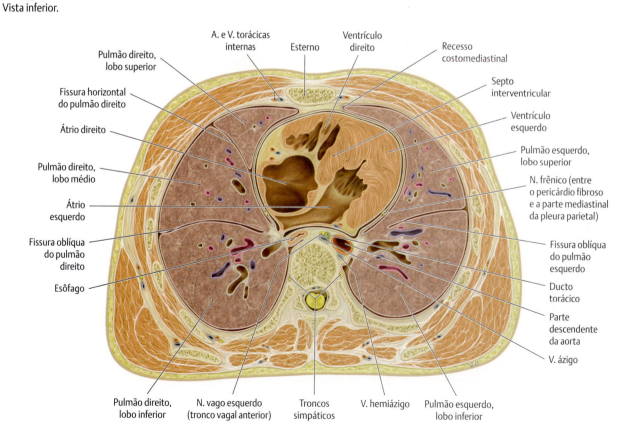

Figura 11.3 **Corte frontal através do coração**
Vista anterior.

Figura 11.4 **Corte transversal através do coração**
Vista inferior.

Figura 11.5 **Recessos pleurais**
Corte transversal, vista superior.

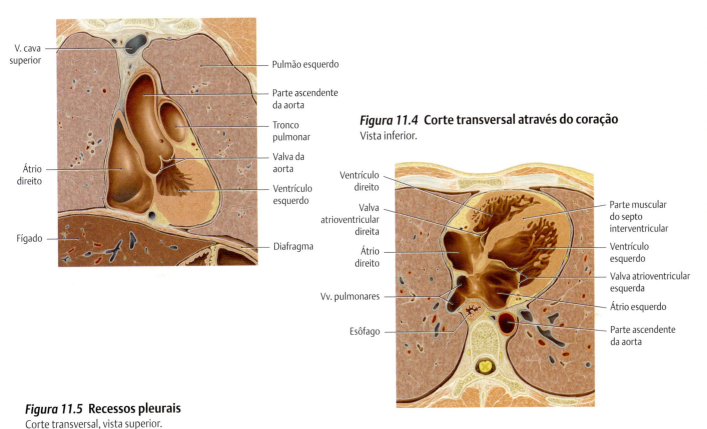

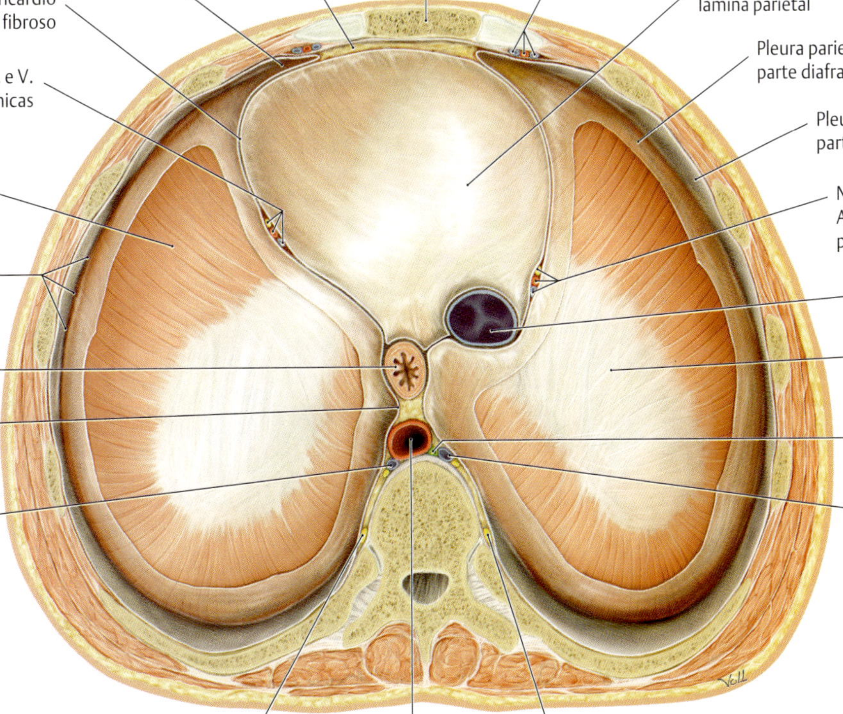

131

Anatomia Radiológica do Tórax (I)

Figura 11.6 **Aspecto radiográfico do coração**

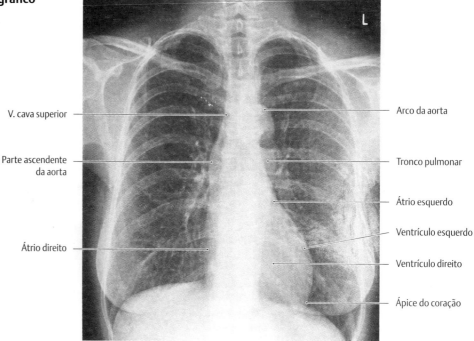

A Incidência anteroposterior (AP) da radiografia de tórax. Vista anterior.

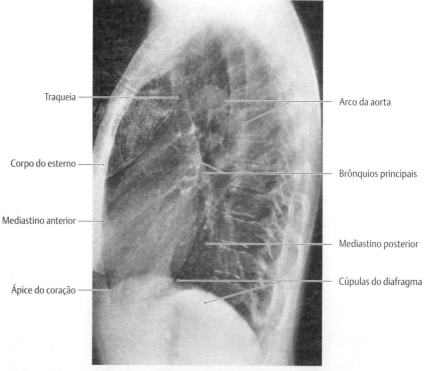

B Incidência lateral da radiografia de tórax. O arco da aorta forma uma alça por sobre o brônquio principal esquerdo. Observe que o mediastino anterior é mais estreito que o mediastino posterior.

Figura 11.7 **Broncografia esquerda**
Vista anteroposterior.

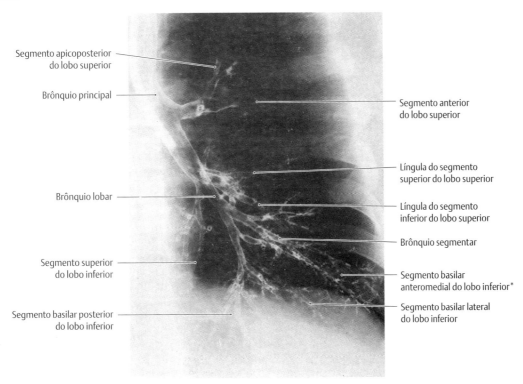

Figura 11.8 **RM do tórax**
Vista frontal.

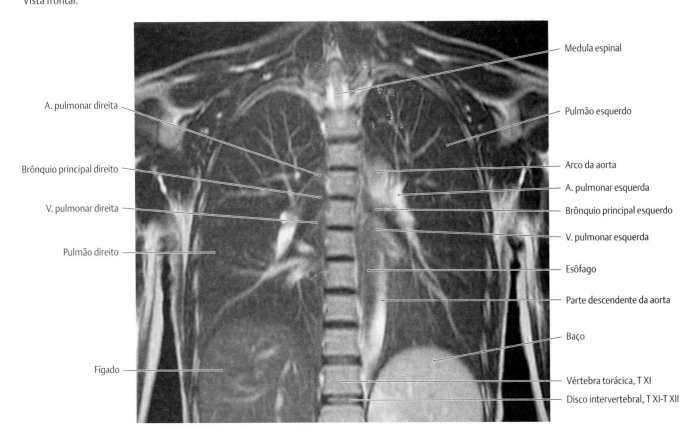

*N.R.T.: Na T.A. são descritos segmentos basilar anterior e basilar medial.

Anatomia Radiológica do Tórax (II)

Figura 11.9 **Angiocoronariografia seletiva da artéria coronária esquerda em uma incidência oblíqua anterior direita**

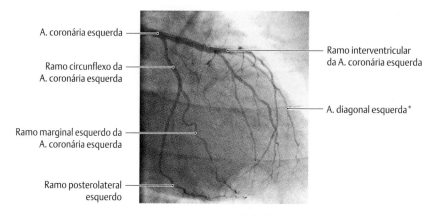

Figura 11.10 **Angiocoronariografia seletiva da artéria coronária direita em uma incidência oblíqua anterior esquerda**

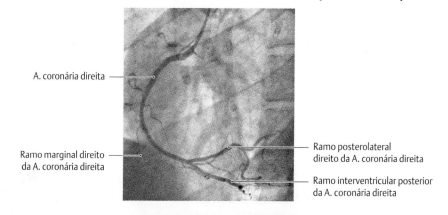

Figura 11.11 **TC do coração**
Angiotomografia computadorizada.

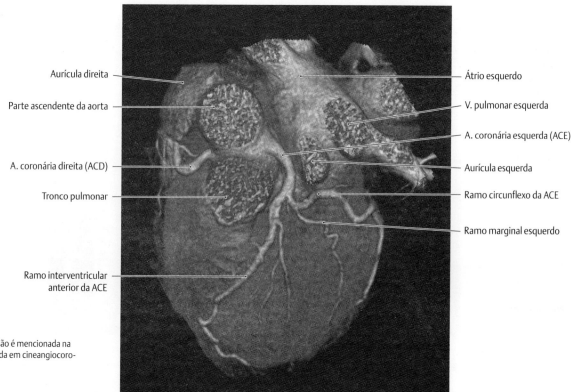

*N.R.T.: Essa artéria não é mencionada na T.A., mas é reconhecida em cineangiocoronariografia.

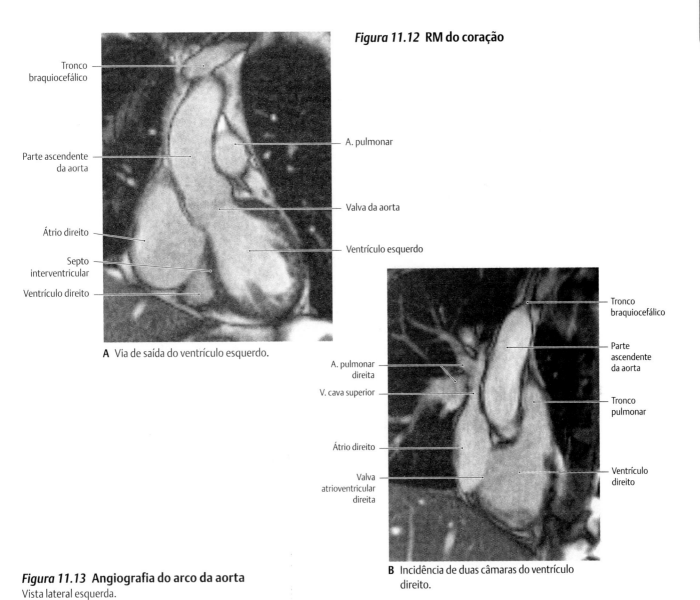

Figura 11.12 RM do coração

A Via de saída do ventrículo esquerdo.

B Incidência de duas câmaras do ventrículo direito.

Figura 11.13 Angiografia do arco da aorta
Vista lateral esquerda.

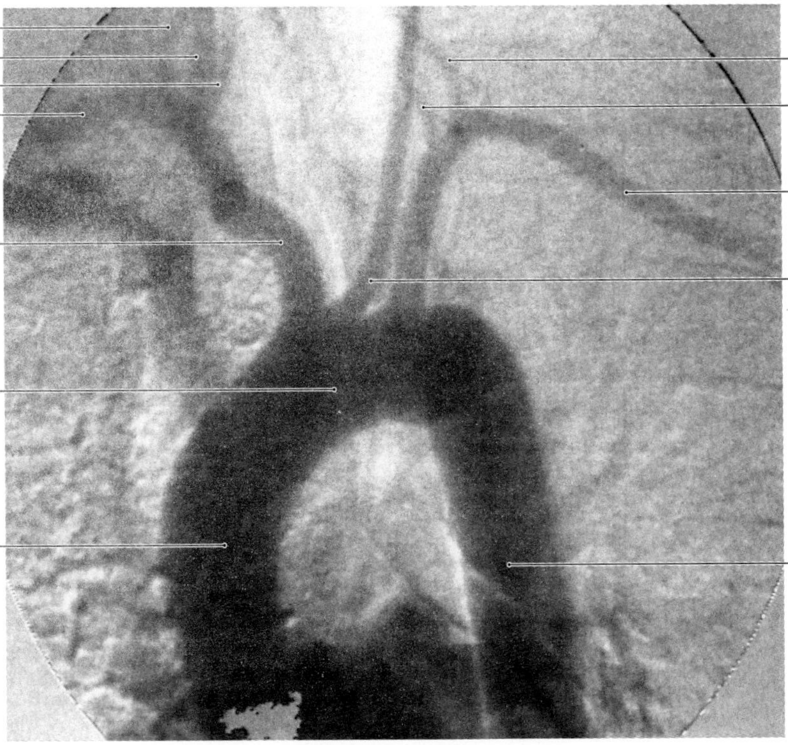

Anatomia Radiológica do Tórax (III)

Figura 11.14 TC do tórax

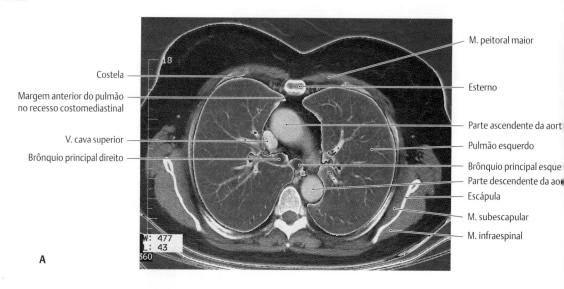

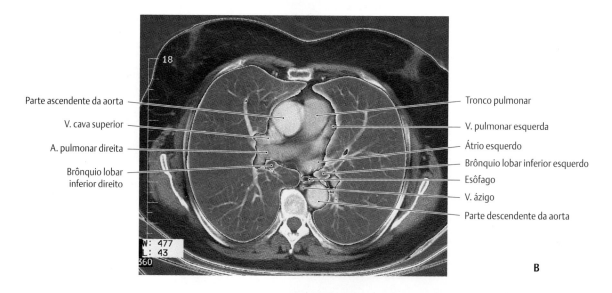

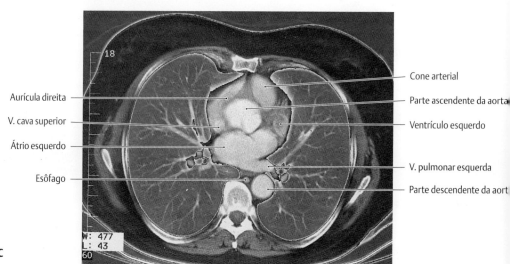

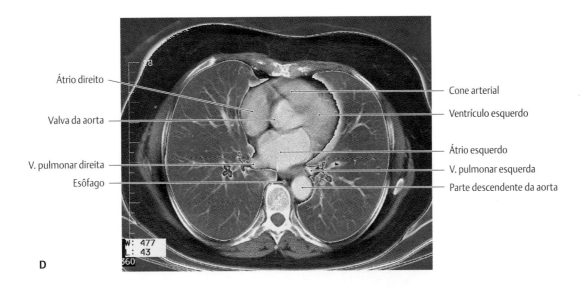

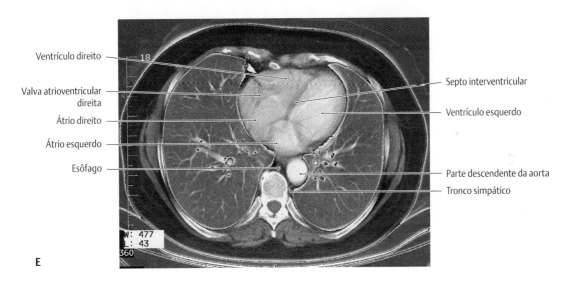

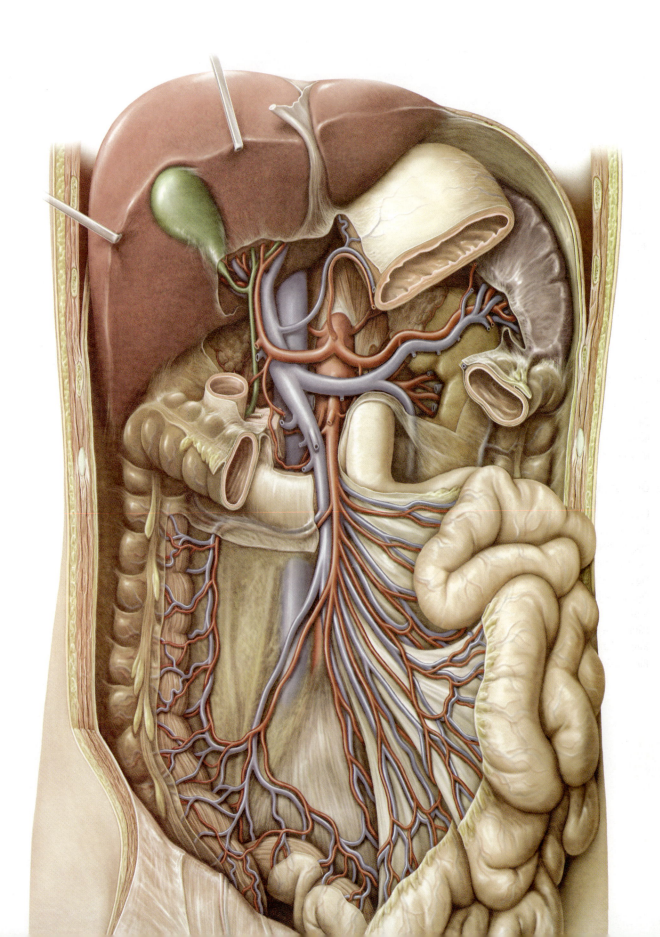

Abdome

12 Anatomia de Superfície

Anatomia de Superfície 140

13 Parede do Abdome

Arcabouço Ósseo da Parede do Abdome 142
Músculos da Parede Anterolateral do Abdome 144
Músculos da Parede Posterior do Abdome e Diafragma 146
Dados sobre os Músculos da Parede do Abdome 148
Região Inguinal e Canal Inguinal 150
Funículo Espermático, Escroto e Testículo 152
Hérnias da Parede Anterior do Abdome e Inguinal 154

14 Cavidade Abdominal e Espaços

Divisões da Cavidade Abdominopélvica 156
Cavidade Peritoneal 158
Bolsa Omental 160
Mesentérios e Parede Posterior 162

15 Órgãos Internos

Estômago 164
Duodeno 166
Jejuno e Íleo 168
Ceco, Apêndice Vermiforme e Colo 170
Fígado: Considerações Gerais 172
Fígado: Segmentos e Lobos 174
Vesícula Biliar e Ductos Bilíferos 176
Pâncreas e Baço 178
Rins e Glândulas Suprarrenais (I) 180
Rins e Glândulas Suprarrenais (II) 182

16 Vascularização e Inervação

Artérias do Abdome 184
Parte Abdominal da Aorta e Artérias Renais 186
Tronco Celíaco 188
Artérias Mesentéricas Superior e Inferior 190
Veias do Abdome 192
Veia Cava Inferior e Veias Renais 194
Veia Porta do Fígado 196
Veias Mesentéricas Superior e Inferior 198
Drenagem Linfática dos Órgãos do Abdome e da Pelve 200
Linfonodos da Parede Posterior do Abdome 202
Linfonodos dos Órgãos Supramesocólicos 204
Linfonodos dos Órgãos Inframesocólicos 206
Nervos da Parede do Abdome 208
Inervação Autônoma: Considerações Gerais 210
Plexos Autônomos Viscerais 212
Inervação dos Órgãos Abdominais 214
Inervação dos Intestinos 216

17 Anatomia Seccional e Radiológica

Anatomia Seccional do Abdome 218
Anatomia Radiológica do Abdome (I) 220
Anatomia Radiológica do Abdome (II) 222

Anatomia de Superfície

Figura 12.1 Estruturas palpáveis na parede do abdome e da pelve
Vista anterior. Ver estruturas do dorso nas **pp. 2–3**.

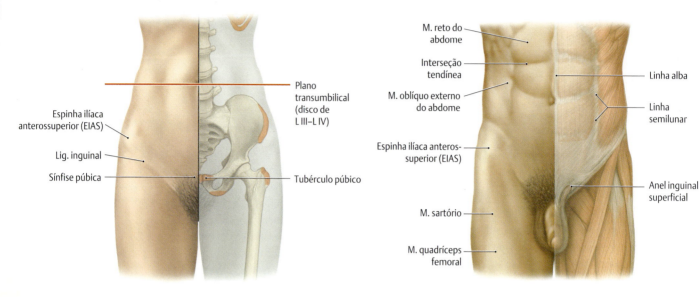

A Proeminências ósseas.

B Musculatura.

Figura 12.2 Quadrantes e "camadas" da cavidade abdominopélvica
Vista anterior. A localização dos órgãos do abdome e da pelve pode ser descrita por camada e por quadrante.

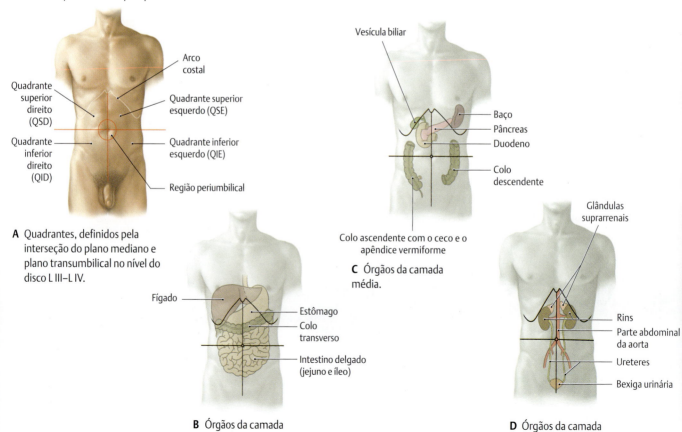

A Quadrantes, definidos pela interseção do plano mediano e plano transumbilical no nível do disco L III–L IV.

B Órgãos da camada anterior.

C Órgãos da camada média.

D Órgãos da camada posterior.

Tabela 12.1	Planos transversos através do abdome
① Plano transpilórico	Plano transverso no ponto médio entre as margens superiores da sínfise púbica e do manúbrio do esterno
② Plano subcostal	Plano no nível mais baixo do arco (margem) costal (a margem inferior da 10ª cartilagem costal)
③ Plano supracristal	Plano que passa através dos pontos mais elevados das cristas ilíacas
④ Plano intertubercular	Plano no nível dos tubérculos ilíacos (o tubérculo ilíaco está situado ~5 cm posterolateralmente à espinha ilíaca anterossuperior)
⑤ Plano interespinal	Plano no nível das espinhas ilíacas anterossuperiores

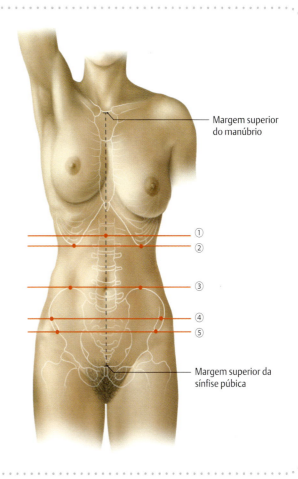

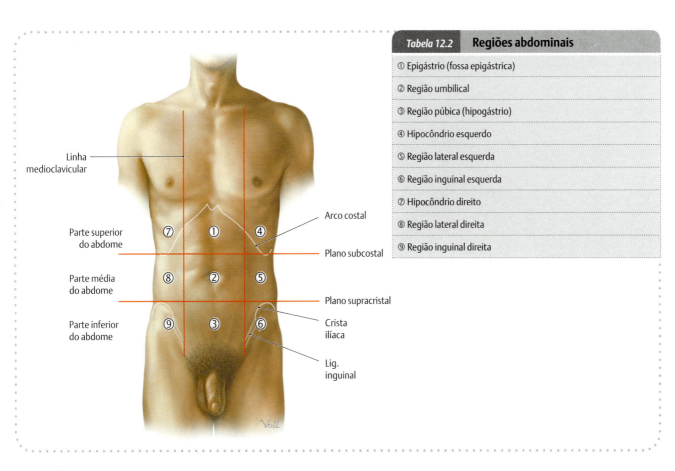

Tabela 12.2	Regiões abdominais
① Epigástrio (fossa epigástrica)	
② Região umbilical	
③ Região púbica (hipogástrio)	
④ Hipocôndrio esquerdo	
⑤ Região lateral esquerda	
⑥ Região inguinal esquerda	
⑦ Hipocôndrio direito	
⑧ Região lateral direita	
⑨ Região inguinal direita	

Arcabouço Ósseo da Parede do Abdome

Figura 13.1 **Arcabouço ósseo do abdome**
Vista anterior. Esses ossos são o local de inserção dos músculos e ligamentos da parede anterolateral do abdome e formam uma caixa óssea que protege determinados órgãos abdominais.

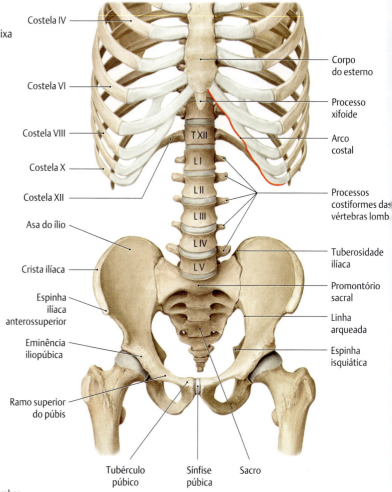

Figura 13.2 **Ligamentos da pelve**

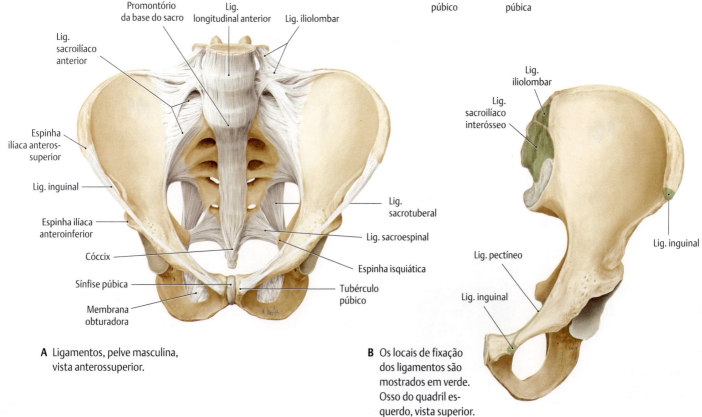

A Ligamentos, pelve masculina, vista anterossuperior.

B Os locais de fixação dos ligamentos são mostrados em verde. Osso do quadril esquerdo, vista superior.

Figura 13.3 **Locais de inserção dos músculos da parede do abdome**
Osso do quadril esquerdo. As "origens" dos músculos são indicadas em vermelho e as "inserções" em azul.*

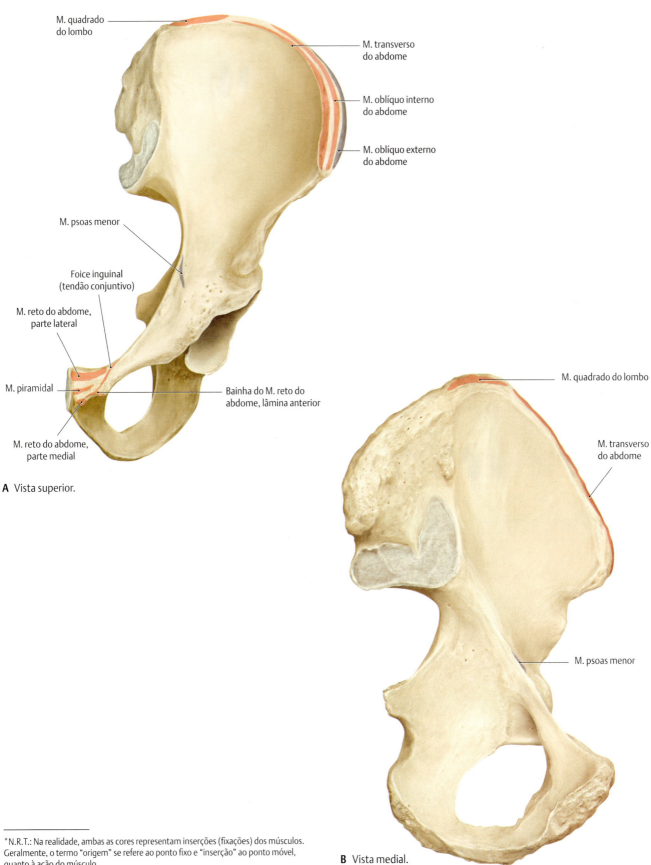

A Vista superior.

B Vista medial.

*N.R.T.: Na realidade, ambas as cores representam inserções (fixações) dos músculos. Geralmente, o termo "origem" se refere ao ponto fixo e "inserção" ao ponto móvel, quanto à ação do músculo.

Músculos da Parede Anterolateral do Abdome

 Os músculos da parede anterolateral do abdome são os oblíquos externo e interno do abdome e o transverso do abdome. Os músculos posteriores ou profundos da parede do abdome (principalmente o M. psoas maior) são considerados, funcionalmente, músculos do quadril (ver **p. 148**).

Figura 13.4 **Músculos da parede do abdome**
Lado direito, vista anterior.

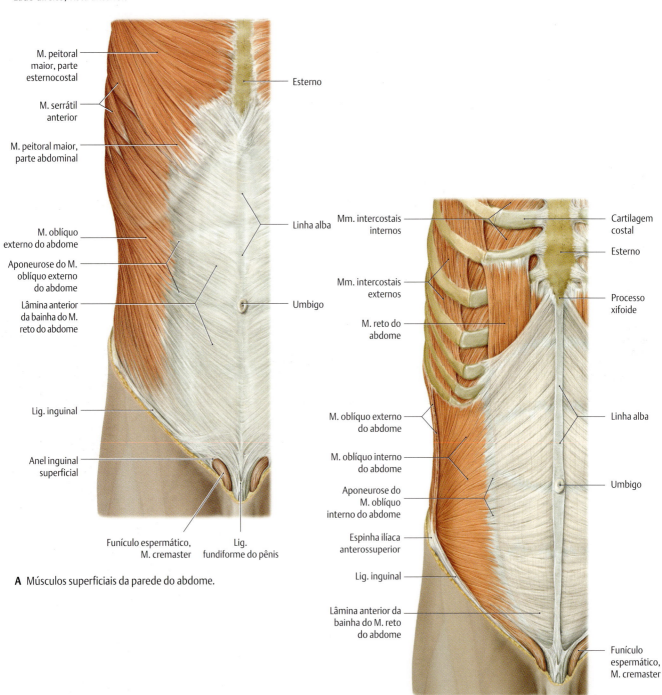

A Músculos superficiais da parede do abdome.

B *Removidos*: Músculos oblíquo externo do abdome, peitoral maior e serrátil anterior.

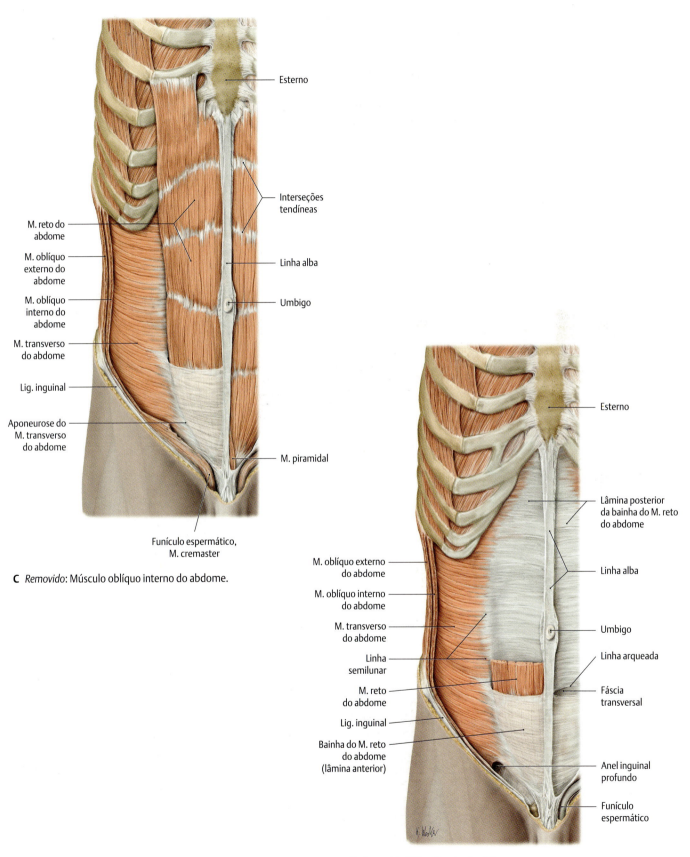

C *Removido*: Músculo oblíquo interno do abdome.

D *Removido*: Músculo reto do abdome.

Músculos da Parede Posterior do Abdome e Diafragma

Figura 13.5 Músculos da parede posterior do abdome

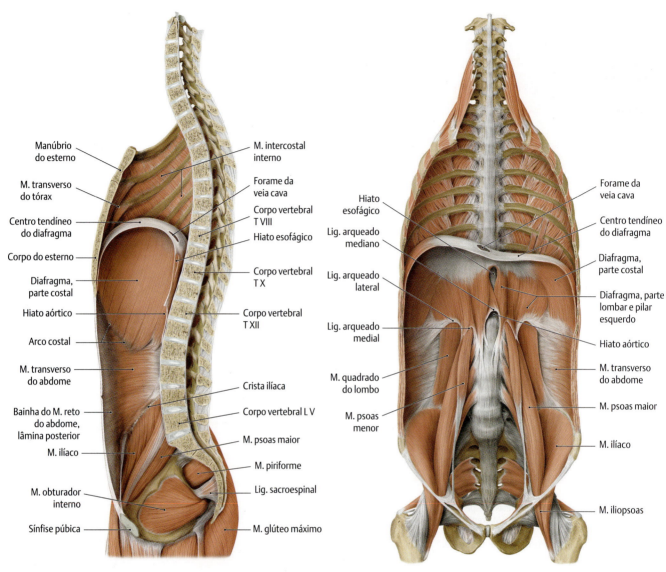

A Corte mediano com o diafragma em posição média.

B Corte frontal com o diafragma em posição média.

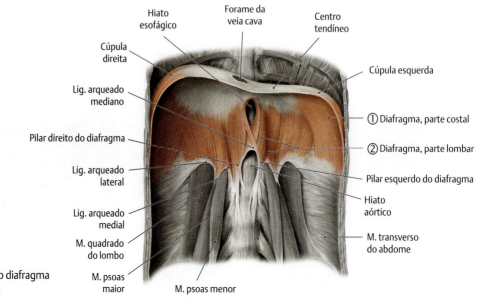

C Corte frontal com o diafragma em posição média.

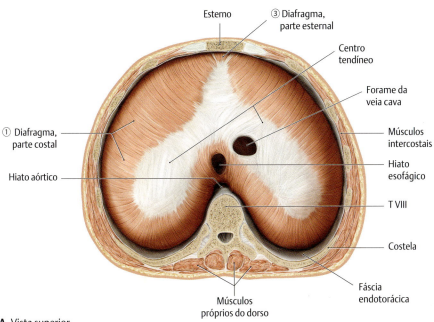

A Vista superior.

Figura 13.6* Diafragma *in situ
O diafragma, que separa o tórax do abdome, tem duas cúpulas assimétricas e três aberturas (para a aorta, a veia cava inferior e o esôfago).

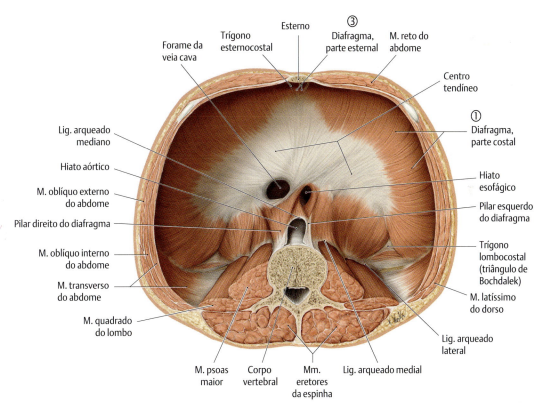

B Vista inferior.

Tabela 13.1	Diafragma				
Músculo		Inserção (ponto fixo)	Inserção (ponto móvel)	Inervação	Ação
Diafragma	① Parte costal	Costelas VII a XII (superfície interna; margem inferior do arco costal)	Centro tendíneo	N. frênico (C3–C5, plexo cervical)	Principal músculo da respiração (diafragmática e torácica); ajuda a comprimir as vísceras abdominais (prensa abdominal)
	② Parte lombar	Parte medial: corpos vertebrais L I–L III, discos intervertebrais e ligamento longitudinal anterior como pilares direito e esquerdo			
		Partes laterais: ligamentos arqueados lateral e medial			
	③ Parte esternal	Processo xifoide (superfície posterior)			

Dados sobre os Músculos da Parede do Abdome

Figura 13.7 Músculos anteriores da parede do abdome
Vista anterior.

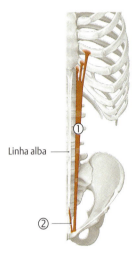

Figura 13.8 Músculos anterolaterais da parede do abdome
Vista anterior.

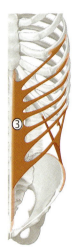
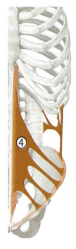
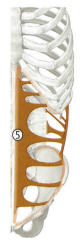

A M. oblíquo externo do abdome.
B M. oblíquo interno do abdome.
C M. transverso do abdome.

Figura 13.9 Músculos posteriores da parede do abdome
Vista anterior. A união dos Mm. psoas maior e ilíaco forma o músculo iliopsoas.

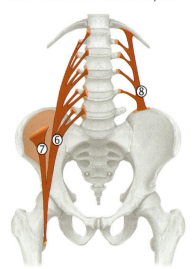

Tabela 13.2 Músculos da parede do abdome

Músculo	Inserção (ponto fixo)	Inserção (ponto móvel)	Inervação	Ação
Músculos da parede anterior do abdome				
① Reto do abdome	*Parte lateral:* Crista púbica ao tubérculo púbico. *Parte medial:* Região anterior da sínfise púbica	Cartilagens das costelas V a VII, processo xifoide do esterno	Nn. intercostais (T5–T11), N. subcostal (T12)	Flete o tronco, comprime o abdome, estabiliza a pelve
② Piramidal	Púbis (anteriormente ao M. reto do abdome)	Linha alba (segue na bainha do M. reto do abdome)	N. subcostal (T12)	Tensiona a linha alba
Músculos da parede anterolateral do abdome				
③ Oblíquo externo do abdome	Costelas V a XII (superfície externa)	Linha alba, tubérculo púbico, crista ilíaca (anterior)	Nn. intercostais (T7–T11), N. subcostal (T12)	*Unilateral:* Inclina o tronco para o mesmo lado, roda o tronco para o lado oposto
④ Oblíquo interno do abdome	Aponeurose toracolombar (lâmina anterior), crista ilíaca (linha intermédia), espinha ilíaca anterossuperior, fáscia iliopsoas	Costelas X a XII (margens inferiores), linha alba (lâminas anterior e posterior)	Nn. intercostais (T7–T11), N. subcostal (T12)	*Bilateral:* Flete o tronco, comprime o abdome, estabiliza a pelve
⑤ Transverso do abdome	7ª a 12ª cartilagens costais (superfícies internas), aponeurose toracolombar (lâmina anterior), crista ilíaca, espinha ilíaca anterossuperior (lábio interno), fáscia iliopsoas	Linha alba, crista púbica	N. ilio-hipogástrico, N. ilioinguinal	*Unilateral:* Roda o tronco para o mesmo lado. *Bilateral:* Comprime o abdome
Músculos da parede posterior do abdome				
Psoas menor* (ver Fig. 31.17)	Vértebras T XII, L I e disco intervertebral (faces laterais)	Linha pectínea, ramo iliopúbico, fáscia ilíaca; as fibras mais inferiores chegam ao ligamento inguinal		Flexor fraco do tronco
⑥ Psoas maior — Parte superficial	Corpos vertebrais de T XII–L IV e discos intervertebrais associados (superfícies laterais)	Fêmur (trocanter menor), inserção como músculo iliopsoas	Nn. espinais L1–L2 (L3)	Articulação do quadril: Flexão e rotação lateral. Parte lombar da coluna vertebral (com o fêmur fixo): *Unilateral:* A contração inclina o tronco lateralmente
⑥ Psoas maior — Parte profunda	L I–L V (processos costiformes)			
⑦ Ilíaco	Fossa ilíaca		N. femoral (L2–L4)	*Bilateral:* A contração eleva o tronco, a partir da posição de decúbito dorsal
⑧ Quadrado do lombo	Crista ilíaca e ligamento iliolombar (não mostrado)	Costela XII, vértebras L I–L IV (processos costiformes)	N. subcostal (T12), Nn. espinais L1–L4	*Unilateral:* Inclina o tronco para o mesmo lado. *Bilateral:* Força expulsiva e expiração, estabiliza a costela XII

*Aproximadamente 50% da população têm este músculo. Para o diafragma, ver pp. 64–65.

Figura 13.10 **Músculos anteriores, anterolaterais e posteriores da parede do abdome**
Vista anterior.

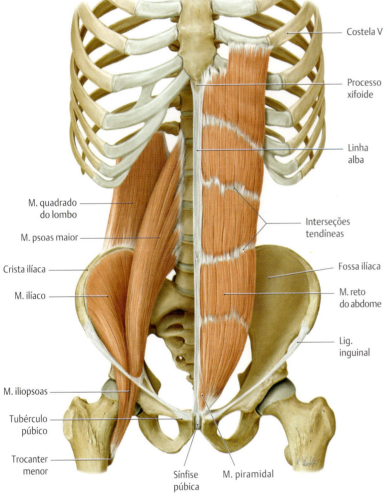

A Músculos anteriores e posteriores.

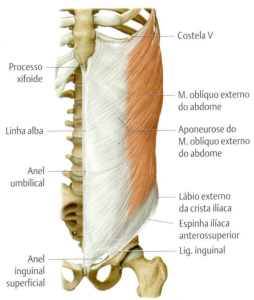

B M. oblíquo externo do abdome.

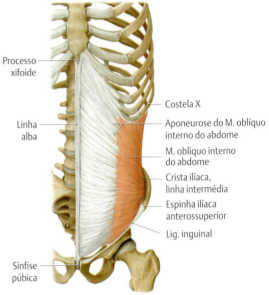

C M. oblíquo interno do abdome.

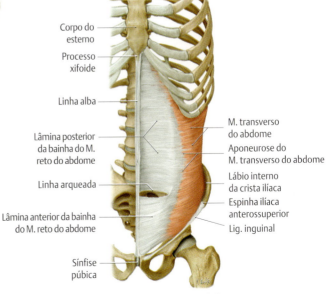

D M. transverso do abdome.

13 Parede do Abdome

149

Região Inguinal e Canal Inguinal

A região inguinal está situada entre a parede anterior do abdome e a superfície anterior da coxa. O canal inguinal é um importante local de entrada e saída de estruturas da cavidade abdominal (p. ex., componentes do funículo espermático).

Figura 13.11 **Região inguinal**
Lado direito, vista anterior.

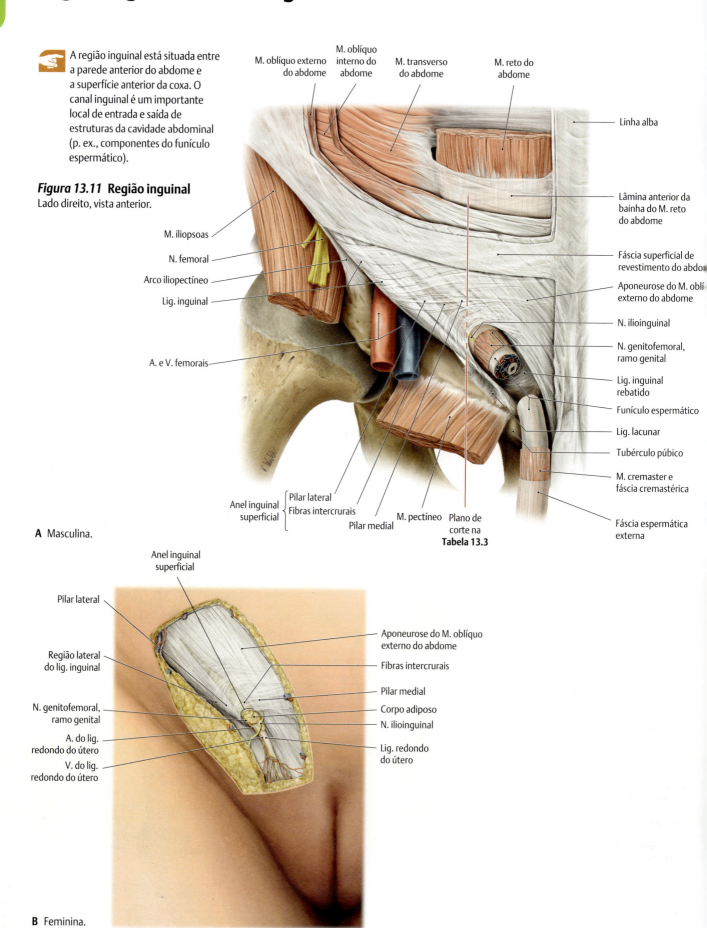

A Masculina.

B Feminina.

Tabela 13.3	Estruturas do canal inguinal	
Estruturas		Formadas por
Parede	Parede anterior	① Aponeurose do M. oblíquo externo do abdome
	Teto	② M. oblíquo interno do abdome
		③ M. transverso do abdome
	Parede posterior	④ Fáscia transversal
		⑤ Peritônio parietal
	Assoalho	⑥ Ligamento inguinal (fibras densamente entrelaçadas da aponeurose inferior do M. oblíquo externo do abdome e da fáscia lata adjacente da coxa)
Aberturas	Anel inguinal superficial	Abertura na aponeurose do M. oblíquo externo do abdome; limitada pelos pilares medial e lateral, fibras intercrurais e ligamento inguinal refletido
	Anel inguinal profundo	Evaginação da fáscia transversal lateralmente à prega umbilical lateral (vasos epigástricos inferiores)

Corte sagital através do plano da **Fig. 13.11A**.

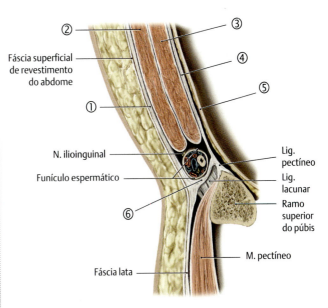

Figura 13.12 Dissecação da região inguinal
Lado direito, vista anterior.

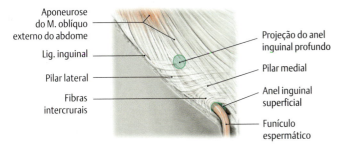

A Camada superficial.

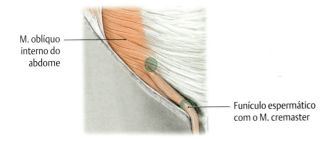

B *Removida*: Aponeurose do M. oblíquo externo do abdome.

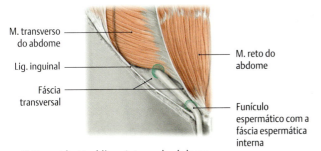

C *Removido*: M. oblíquo interno do abdome.

Figura 13.13 Abertura do canal inguinal
Lado direito, vista anterior.

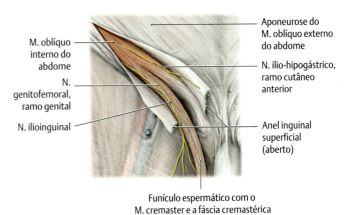

A *Dividida:* Aponeurose do M. oblíquo externo do abdome.

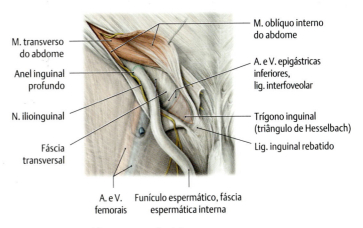

B *Divididos:* Mm. oblíquo interno do abdome e cremaster.

Funículo Espermático, Escroto e Testículo

 O revestimento do escroto, dos testículos e do funículo espermático é, na verdade, uma continuação das lâminas musculares e fasciais da parede anterior do abdome, assim como o revestimento do canal inguinal.

Figura 13.14 **Escroto e funículo espermático**
Vista anterior. *Removida:* Pele do escroto e funículo espermático.

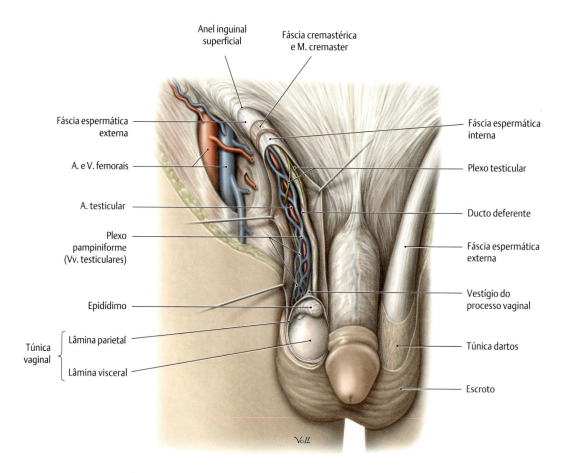

Figura 13.15 **Funículo espermático: Conteúdo**
Corte transversal.

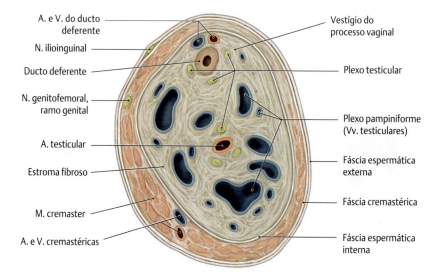

Figura 13.16 **Testículo e epidídimo**
Vista lateral esquerda.

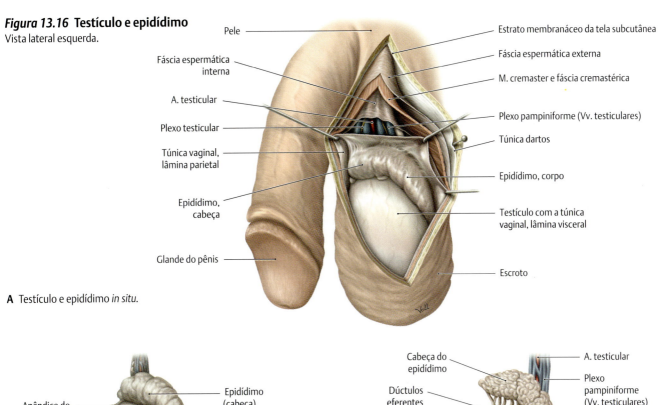

A Testículo e epidídimo *in situ*.

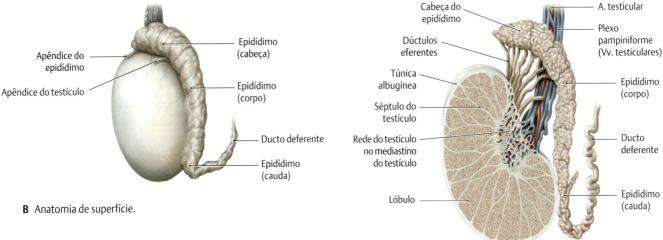

B Anatomia de superfície.

C Corte sagital.

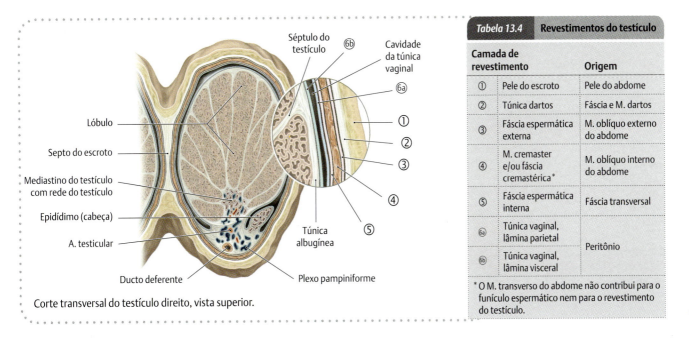

Corte transversal do testículo direito, vista superior.

Tabela 13.4	Revestimentos do testículo
Camada de revestimento	**Origem**
① Pele do escroto	Pele do abdome
② Túnica dartos	Fáscia e M. dartos
③ Fáscia espermática externa	M. oblíquo externo do abdome
④ M. cremaster e/ou fáscia cremastérica*	M. oblíquo interno do abdome
⑤ Fáscia espermática interna	Fáscia transversal
⑥a Túnica vaginal, lâmina parietal	Peritônio
⑥b Túnica vaginal, lâmina visceral	

* O M. transverso do abdome não contribui para o funículo espermático nem para o revestimento do testículo.

Hérnias da Parede Anterior do Abdome e Inguinal

A bainha do músculo reto do abdome é criada pela fusão das aponeuroses dos Mm. transverso do abdome e oblíquos do abdome. A margem inferior da lâmina posterior da bainha do M. reto do abdome é chamada de linha arqueada.

Figura 13.17 **Parede anterior do abdome e bainha do músculo reto do abdome**

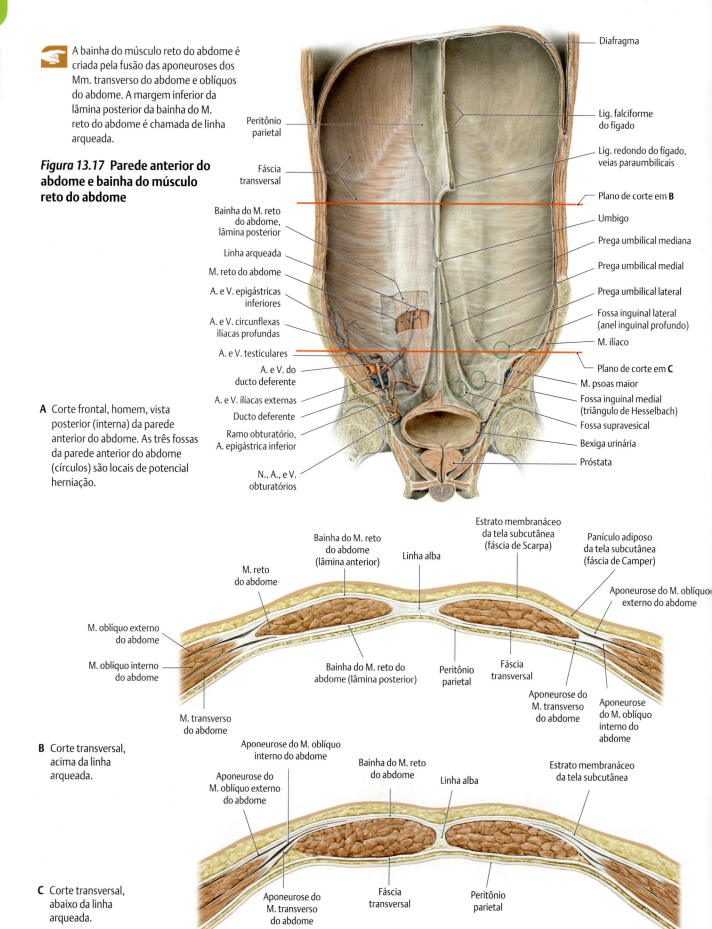

A Corte frontal, homem, vista posterior (interna) da parede anterior do abdome. As três fossas da parede anterior do abdome (círculos) são locais de potencial herniação.

B Corte transversal, acima da linha arqueada.

C Corte transversal, abaixo da linha arqueada.

Figura 13.18 **Parede inferoanterior do abdome: Estrutura e fossas**
Corte frontal, vista posterior (interna) da parte inferior esquerda da parede anterior do abdome.

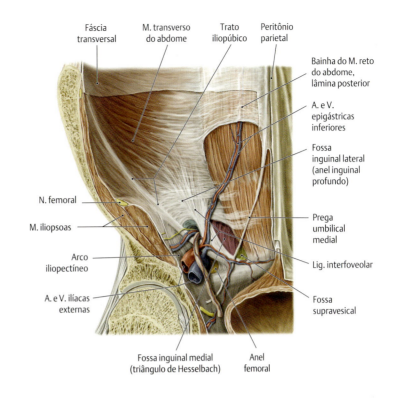

Boxe 13.1 | Correlação Clínica

Hérnias inguinal e femoral
As hérnias inguinais indiretas ocorrem em homens jovens e podem ser congênitas ou adquiridas; as hérnias inguinais diretas geralmente ocorrem em homens mais velhos e são sempre adquiridas. As hérnias femorais são adquiridas e são mais comuns em mulheres.

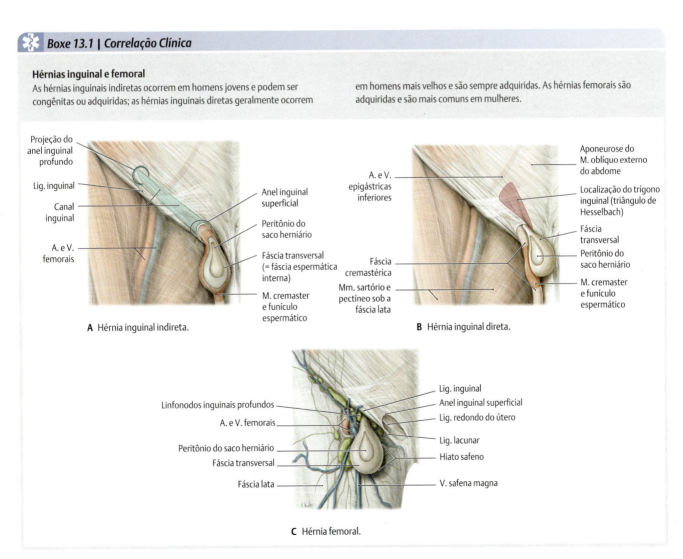

A Hérnia inguinal indireta.

B Hérnia inguinal direta.

C Hérnia femoral.

155

Divisões da Cavidade Abdominopélvica

 Os órgãos da cavidade abdominopélvica são classificados segundo a existência de peritônio circundante (a túnica serosa que reveste a cavidade) e mesentério (camada dupla de peritônio que conecta o órgão à parede do abdome) (ver **Tabela 14.1**).

Figura 14.1 **Cavidade peritoneal**

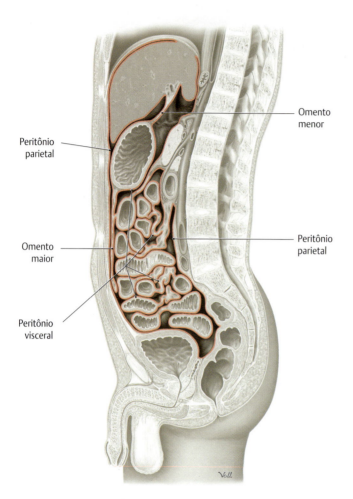

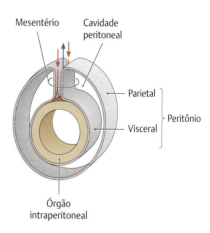

A Corte mediano através da cavidade abdominopélvica de um homem, vista da esquerda. O peritônio é mostrado em vermelho.

B Um órgão intraperitoneal, mostrando o mesentério e o peritônio circundante. As setas indicam a localização dos vasos sanguíneos no mesentério.

Tabela 14.1 — Órgãos da cavidade abdominopélvica classificados por suas relações com o peritônio

Localização	Órgãos		
Órgãos intraperitoneais: Esses órgãos possuem mesentério e são completamente revestidos pelo peritônio.			
Cavidade abdominal	• Estômago • Intestino delgado (jejuno, íleo, um segmento da parte superior do duodeno) • Baço • Fígado		• Vesícula biliar • Ceco com apêndice vermiforme (partes variáveis podem ser retroperitoneais) • Intestino grosso (colos transverso e sigmoide)
Cavidade pélvica	• Útero (fundo e corpo)	• Ovários	• Tubas uterinas
Órgãos extraperitoneais: Esses órgãos não possuem mesentério ou perdem sua conexão durante o desenvolvimento.			
Retroperitoneais	Primariamente	• Rins e ureteres	• Glândulas suprarrenais	• Colo do útero
	Secundariamente	• Duodeno (partes descendente, horizontal e ascendente) • Pâncreas	• Colos ascendente e descendente e ceco • Reto (2/3 superiores)	
Infraperitoneais/subperitoneais		• Bexiga urinária • Parte distal dos ureteres • Próstata	• Glândula seminal • Colo do útero	• Vagina • Reto (1/3 inferior)

Figura 14.2 **Relações peritoneais dos órgãos abdominopélvicos**
Corte mediano da cavidade abdominopélvica masculina, vista pelo lado esquerdo.

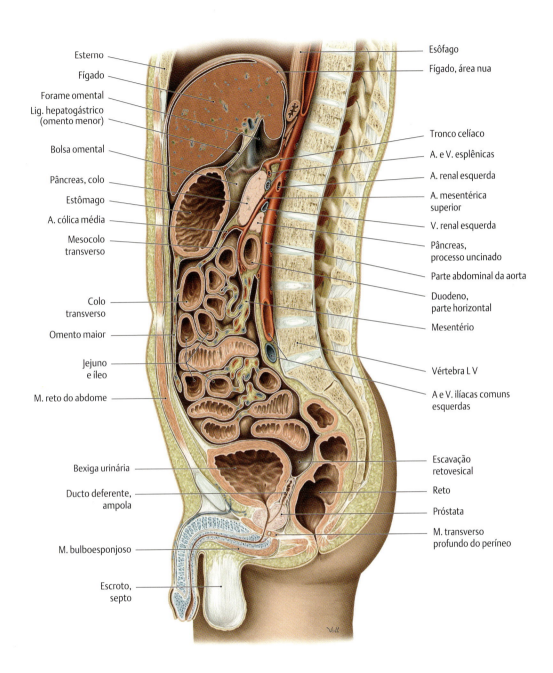

 Boxe 14.1 | Correlação Clínica

Dor abdominal aguda
A dor abdominal aguda ("abdome agudo") pode ser tão intensa que a parede do abdome se torna extremamente sensível ao toque ("defesa") e há parada do movimento intestinal. As causas incluem inflamação de órgãos, como na apendicite, perfuração por úlcera gástrica (ver **p. 165**) ou obstrução de um órgão por cálculo, tumor etc. Em mulheres, problemas ginecológicos ou gestações ectópicas podem causar dor abdominal intensa.

Cavidade Peritoneal

A cavidade peritoneal é dividida numa parte maior, a "cavidade peritoneal propriamente dita" e outra menor, a bolsa omental. O omento maior é uma expansão de peritônio semelhante a um avental suspenso a partir da curvatura maior do estômago e que reveste a superfície anterior do colo transverso. A fixação do mesocolo transverso na superfície anterior da parte descendente do duodeno e no pâncreas divide a cavidade peritoneal em um compartimento supramesocólico (fígado, vesícula biliar e estômago) e um compartimento inframesocólico (intestinos).

Figura 14.3 **Dissecação da cavidade peritoneal**
Vista anterior.

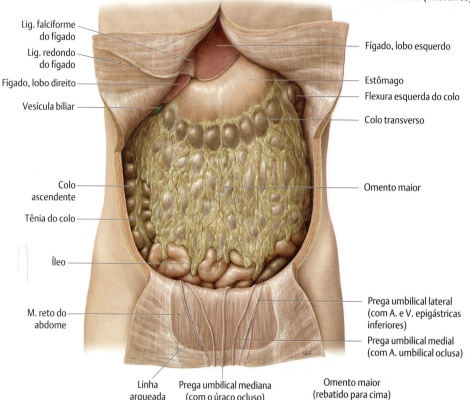

A Cavidade peritoneal. *Afastada:* Parede do abdome.

B Compartimento inframesocólico, a parte da cavidade peritoneal abaixo da fixação do mesocolo transverso. O omento maior e o colo transverso foram rebatidos para melhor visualização.

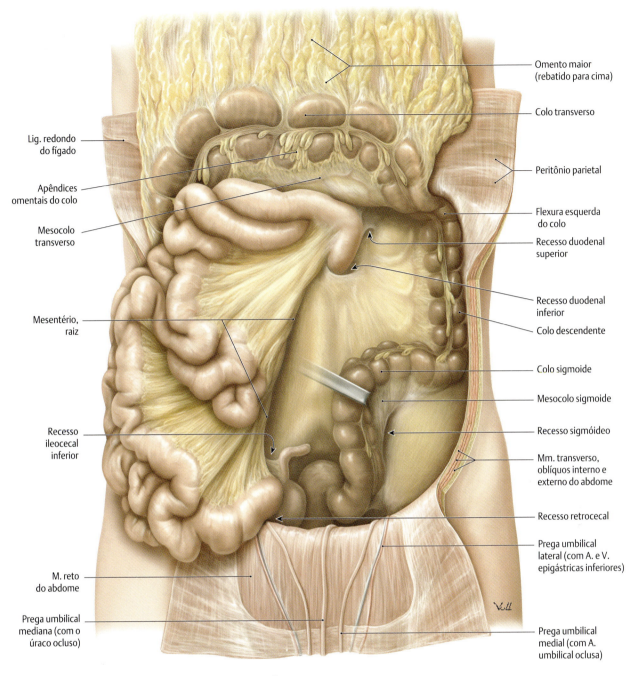

C Mesentérios e recessos mesentéricos no compartimento inframesocólico. *Rebatidos:* Omento maior, colo transverso, intestino delgado e colo sigmoide.

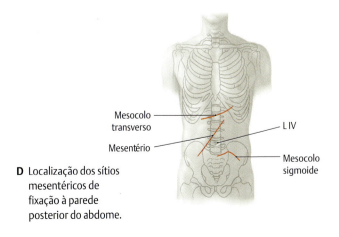

D Localização dos sítios mesentéricos de fixação à parede posterior do abdome.

Bolsa Omental

 A bolsa omental é a parte da cavidade peritoneal atrás do estômago e o omento menor (uma expansão peritoneal de dupla camada que conecta a curvatura menor do estômago e a parte proximal do duodeno ao fígado.) A bolsa omental se comunica com o restante da cavidade peritoneal através do forame omental, localizado posteriormente à margem livre do omento menor.

Figura 14.4 Bolsa omental
Vista anterior. A bolsa omental é a parte da cavidade peritoneal localizada atrás do omento menor e do estômago.

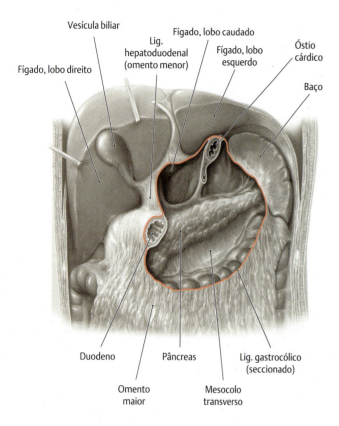

A Limites da bolsa omental.

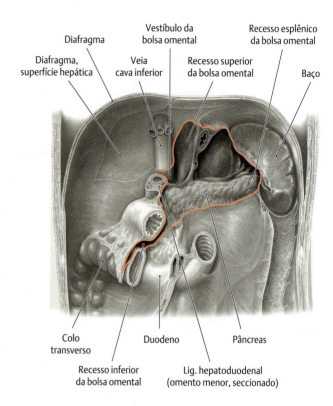

B Parede posterior da bolsa omental.

Figura 14.5 Localização da bolsa omental

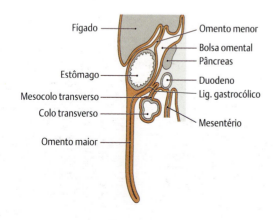

A Corte sagital.

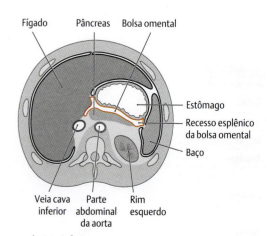

B Corte transversal, vista inferior.

Figura 14.6 Bolsa omental *in situ*
Vista anterior. *Seccionado:* Ligamento gastrocólico. *Afastado:* Fígado. *Rebatido:* Estômago.

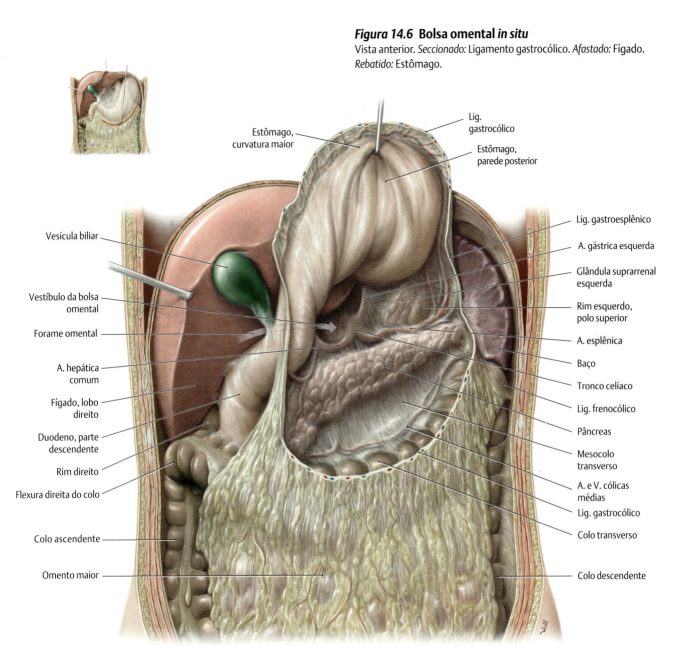

Tabela 14.2	Limites da bolsa omental	
Direção	**Limite**	**Recesso**
Anterior	Omento menor, ligamento gastrocólico	—
Inferior	Mesocolo transverso	Recesso inferior
Superior	Fígado (com o lobo caudado)	Recesso superior
Posterior	Pâncreas, aorta (parte abdominal), tronco celíaco, A. e V. esplênicas, prega gastroesplênica, glândula suprarrenal esquerda, rim esquerdo (polo superior)	—
Direita	Fígado, ampola do duodeno	—
Esquerda	Baço, ligamento gastroesplênico	Recesso esplênico

Tabela 14.3	Limites do forame omental

A comunicação entre a bolsa omental e o restante da cavidade peritoneal é o forame omental (ver seta na **Fig. 14.6**).

Direção	**Limite**
Anterior	Ligamento hepatoduodenal com V. porta do fígado, A. hepática própria e ducto colédoco
Inferior	Duodeno (parte superior)
Posterior	Veia cava inferior, diafragma (pilar direito)
Superior	Fígado (lobo caudado)

Mesentérios e Parede Posterior

Figura 14.7 **Mesentérios e órgãos relacionados à cavidade peritoneal**
Vista anterior. *Removidos:* Estômago, jejuno e íleo. *Rebatido:* Fígado.

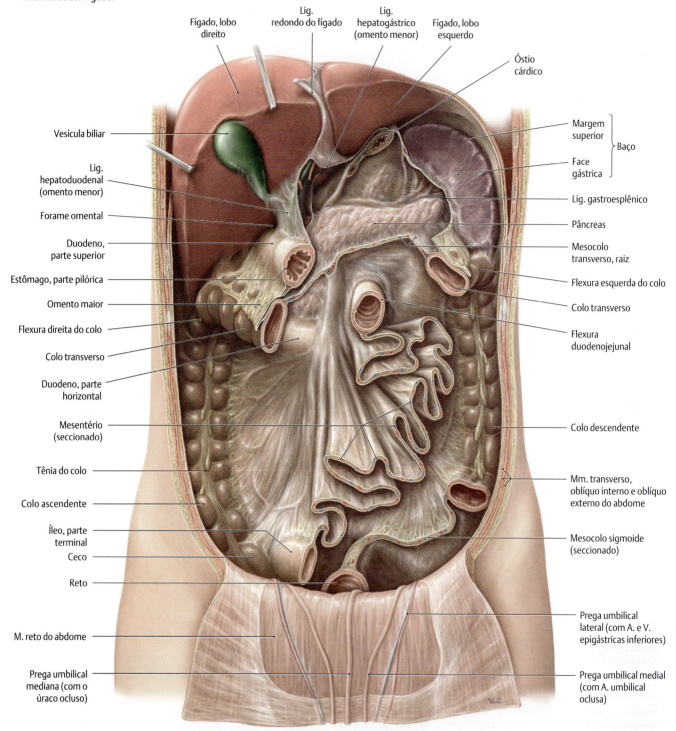

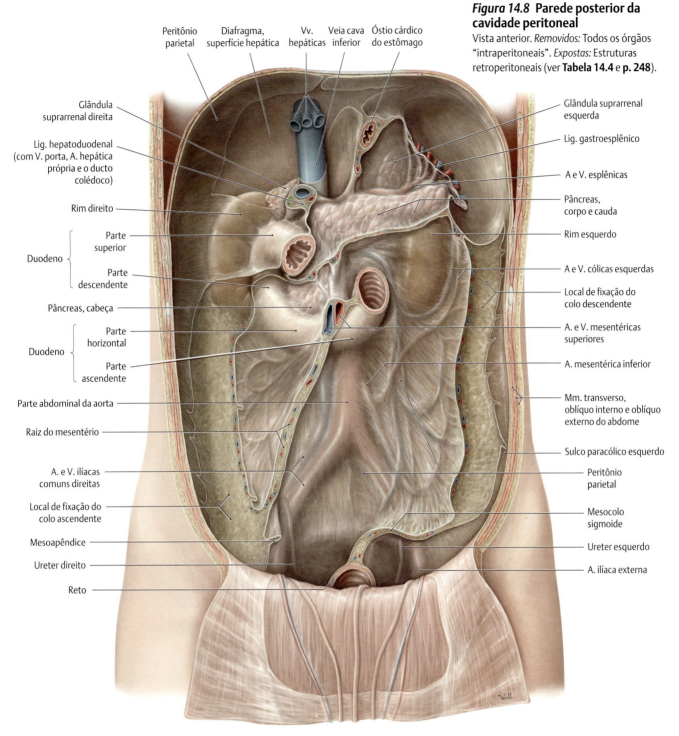

Figura 14.8 Parede posterior da cavidade peritoneal

Vista anterior. *Removidos:* Todos os órgãos "intraperitoneais". *Expostas:* Estruturas retroperitoneais (ver **Tabela 14.4** e **p. 248**).

Tabela 14.4	Estruturas retroperitoneais		
Ver estruturas neurovasculares retroperitoneais nas **pp. 194, 202, 215**.			
Classificação	**Órgãos**	**Vasos**	**Nervos**

Primariamente retroperitoneais (sem mesentério; retroperitoneais quando formados)	• Rins
	• Glândulas suprarrenais
	• Ureteres
		• Aorta (parte abdominal)
		• Veia cava inferior e tributárias
		• Vv. lombares ascendentes
		• V. porta do fígado e tributárias
		• Linfonodos lombares, sacrais e ilíacos
		• Troncos lombares e cisterna do quilo
			• Ramos do plexo lombar
			  ○ N. ilio-hipogástrico
			  ○ N. ilioinguinal
			  ○ N. genitofemoral
			  ○ N. cutâneo femoral lateral
			  ○ N. femoral
			  ○ N. obturatório
			• Tronco simpático
			• Gânglios e plexos autônomos

Secundariamente retroperitoneais (retroperitonização durante o desenvolvimento)	• Pâncreas • Duodeno (partes descendente e horizontal; um segmento da parte ascendente) • Colos ascendente e descendente • Ceco (partes; variável) • Reto (2/3 superiores)		

Abdome

Estômago

Figura 15.1 Estômago: Localização

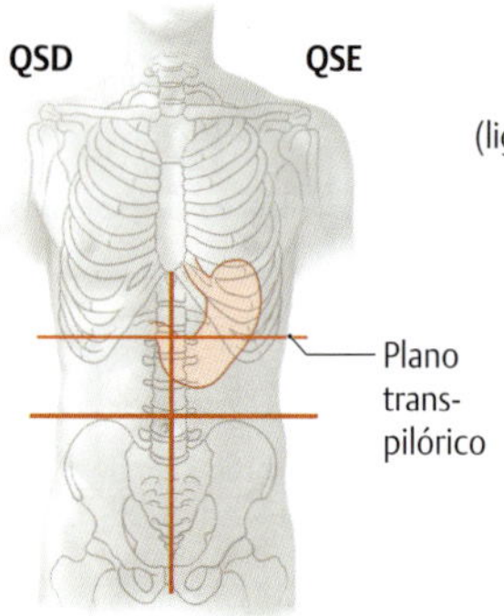

QSD QSE

Plano trans-pilórico

A Vista anterior.

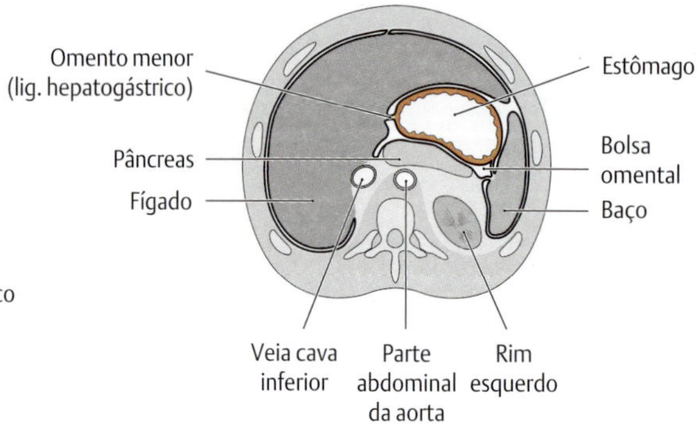

Omento menor (lig. hepatogástrico)

Pâncreas

Fígado

Estômago

Bolsa omental

Baço

Veia cava inferior

Parte abdominal da aorta

Rim esquerdo

B Corte transversal, vista inferior.

Figura 15.2 Superfícies de relação topográfica do estômago

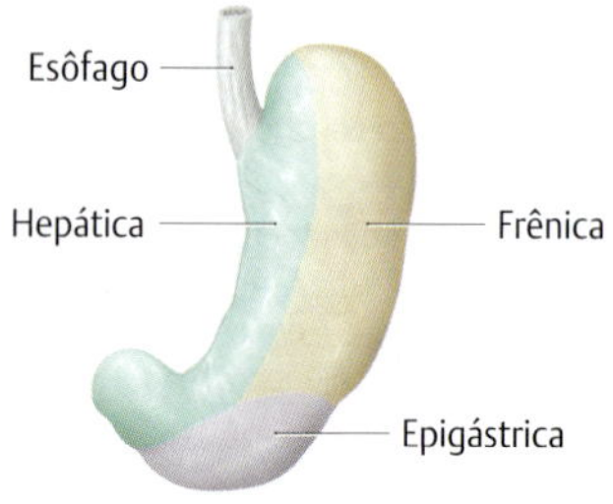

Esôfago

Hepática

Frênica

Epigástrica

A Vista anterior.

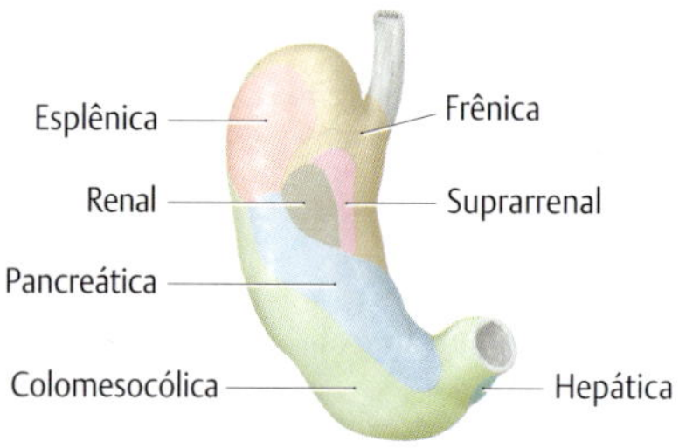

Esplênica

Renal

Pancreática

Colomesocólica

Frênica

Suprarrenal

Hepática

B Vista posterior.

Figura 15.3 Estômago
Vista anterior.

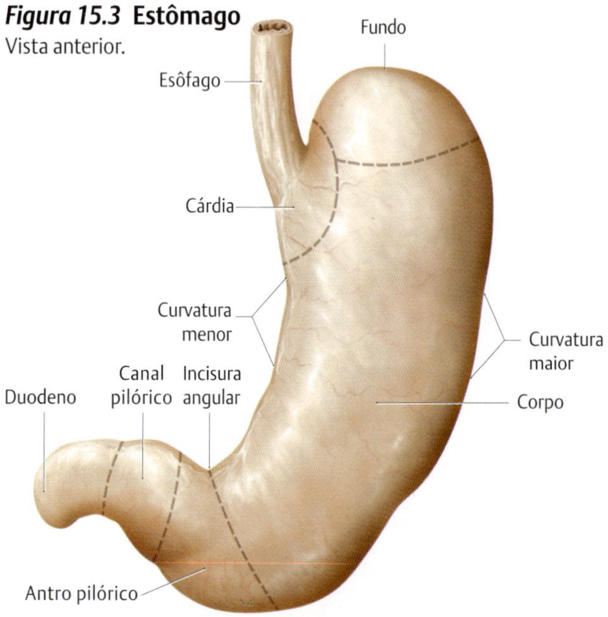

Fundo

Esôfago

Cárdia

Curvatura menor

Canal pilórico

Incisura angular

Duodeno

Curvatura maior

Corpo

Antro pilórico

A Parede anterior.

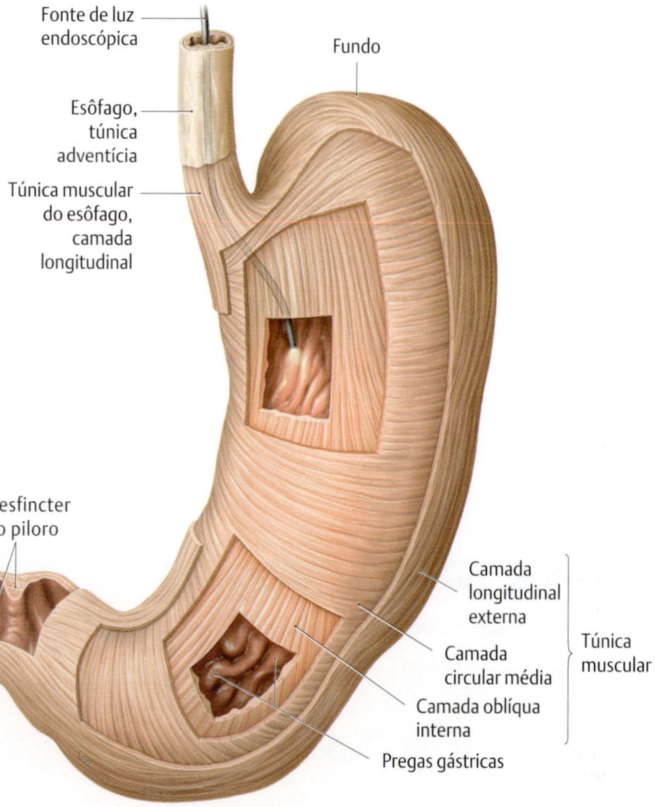

Esôfago

Cárdia

Duodeno

M. esfincter do piloro

Incisura angular

Corpo com pregas gástricas longitudinais

Óstio pilórico

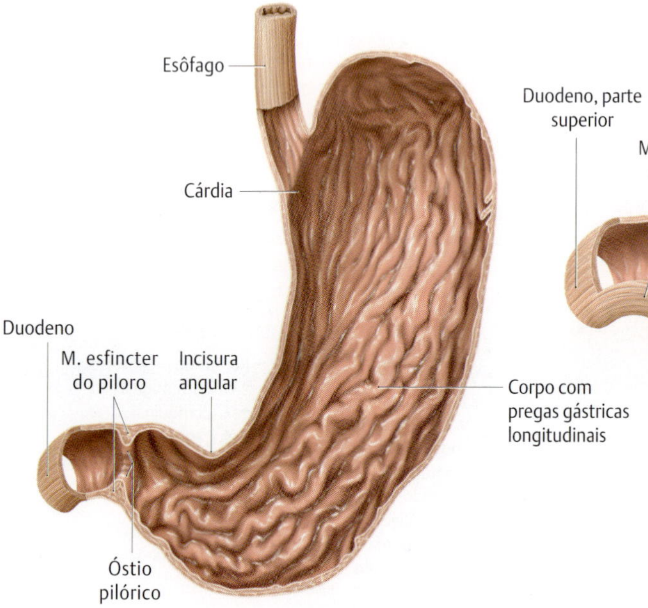

C Interior. *Removida:* Parede anterior.

Fonte de luz endoscópica

Esôfago, túnica adventícia

Túnica muscular do esôfago, camada longitudinal

Fundo

Duodeno, parte superior

M. esfincter do piloro

Camada longitudinal externa

Camada circular média

Camada oblíqua interna

Túnica muscular

Pregas gástricas

B Camadas musculares. *Removidas:* Túnica serosa e tela subserosa. *Aberta em janela:* Túnica muscular.

O estômago está situado principalmente no quadrante superior esquerdo do abdome. É um órgão "intraperitoneal" e suas fixações são os omentos menor e maior.

Figura 15.4 **Estômago *in situ***
Vista anterior da parte superior do abdome (aberta). A seta indica o forame omental.

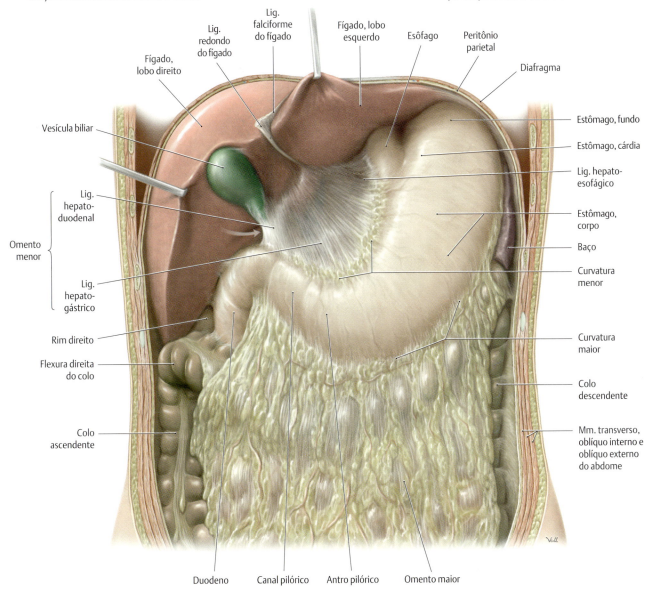

 Boxe 15.1 | Correlação Clínica

Gastrite e úlcera gástrica

A gastrite e a úlcera gástrica, as duas doenças mais comuns do estômago, estão associadas a aumento da produção de ácido e são causadas pelo álcool, por medicamentos como ácido acetilsalicílico e pela bactéria *Helicobacter pylori*. Os sintomas incluem diminuição do apetite, dor e até mesmo hemorragia, que se apresenta na forma de fezes pretas ou de material marrom-escuro no vômito, frequentemente descrita como "borra de café". A gastrite é limitada à superfície interna do estômago, enquanto as úlceras gástricas ocorrem em toda a parede do órgão. A úlcera gástrica mostrada em **C** está recoberta por fibrina e exibe pontos de hematina.

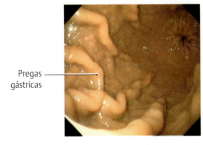
A Corpo gástrico normal.

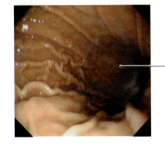
B Antro pilórico normal.

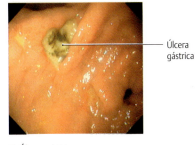
C Úlcera gástrica.

165

Duodeno

 O intestino delgado é formado pelo duodeno, pelo jejuno e pelo íleo (ver **p. 168**). O duodeno é principalmente retroperitoneal e dividido em quatro partes: superior, descendente, horizontal e ascendente.

Figura 15.5 **Duodeno: Localização**
Vista anterior.

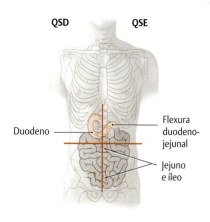

Figura 15.6 **Partes do duodeno**
Vista anterior.

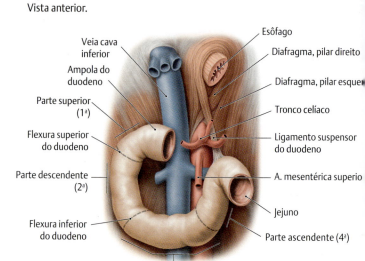

Figura 15.7 **Duodeno**
Vista anterior com a parede anterior aberta.

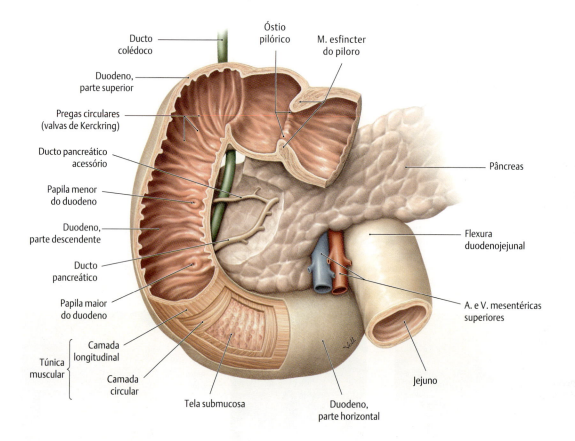

Figura 15.8 Duodeno *in situ*

Vista anterior. *Removidos:* Estômago, fígado, intestino delgado e grande parte do colo transverso. *Reduzidos:* Tecidos adiposo e conjuntivo retroperitoneais.

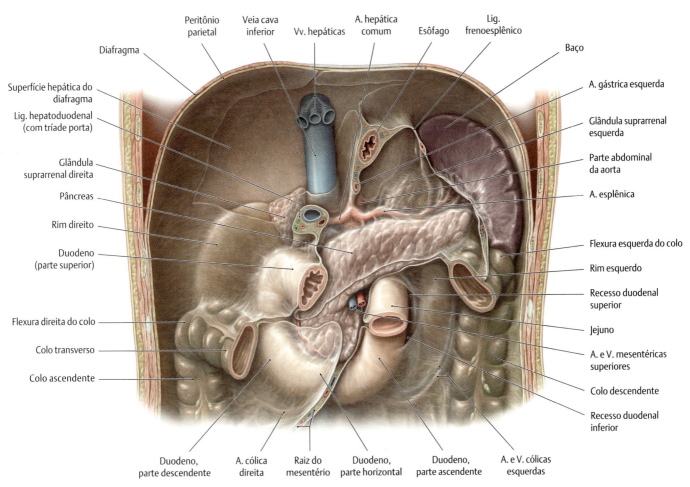

Boxe 15.2 | Correlação Clínica

Endoscopia da papila maior do duodeno

Dois ductos importantes terminam na parte descendente do duodeno: o ducto colédoco e o ducto pancreático (ver **Fig. 15.7**). Esses ductos podem ser examinados radiologicamente por meio de colangiopancreatografia retrógrada endoscópica (CPRE), na qual o contraste é injetado na papila maior do duodeno por via endoscópica. Divertículos duodenais (geralmente evaginações inofensivas) podem dificultar o exame.

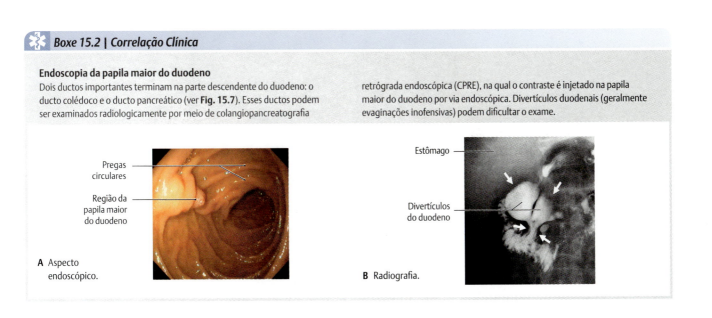

Jejuno e Íleo

Figura 15.9 **Jejuno e íleo: Localização**
Vista anterior. O jejuno e o íleo são estruturas "intraperitoneais" sustentadas pelo mesentério propriamente dito.

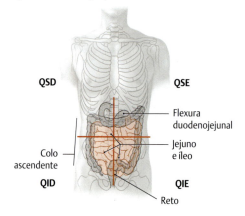

Figura 15.10 **Estrutura da parede do jejuno e íleo**
Vista macroscópica do intestino delgado aberto no sentido longitudinal.

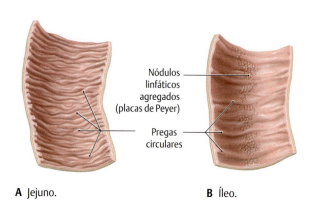

A Jejuno.   B Íleo.

Figura 15.11 **Jejuno e íleo *in situ***
Vista anterior. *Rebatido:* Colo transverso.

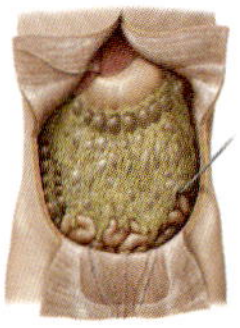

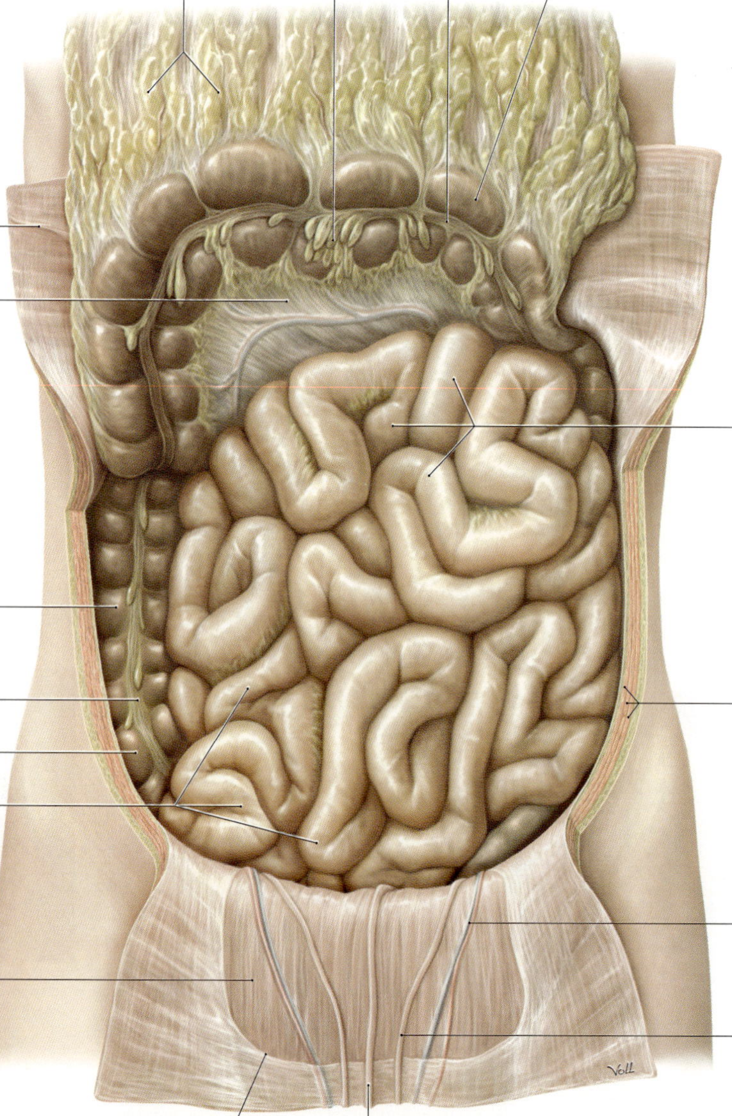

Boxe 15.3 | Correlação Clínica

Doença de Crohn

A doença de Crohn, inflamação crônica do sistema digestório, é mais frequente na parte terminal do íleo (30% dos casos). Em geral, os pacientes são jovens e queixam-se de dor abdominal, náusea, elevação da temperatura corporal e diarreia. Inicialmente, esses sinais e sintomas podem ser confundidos com apendicite. As complicações da inflamação crônica da doença de Crohn, frequentemente, incluem formação de fístulas (neste caso, uma comunicação anormal entre duas regiões gastrointestinais) (**B**).

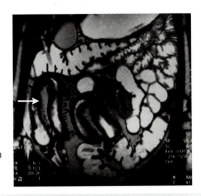

A RM mostrando espessamento da parede da parte terminal do íleo.

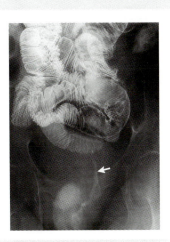

B Radiografia com duplo contraste, mostrando uma fístula ileorretal (seta).

Figura 15.12 **Mesentério do intestino delgado**
Vista anterior. *Removidos:* Estômago, jejuno e íleo. *Rebatido:* Fígado.

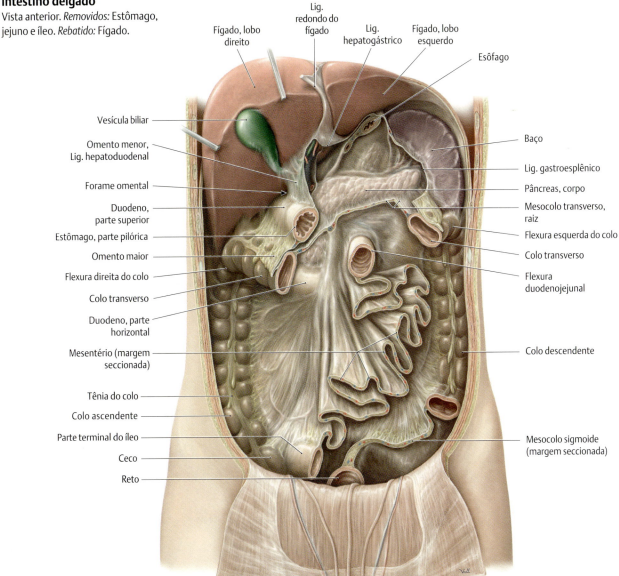

Ceco, Apêndice Vermiforme e Colo

 Os colos ascendente e descendente são normalmente secundariamente retroperitoneais, mas às vezes são suspensos por um mesentério curto da parede posterior do abdome. *Nota*: Na prática clínica, a flexura esquerda do colo é muitas vezes referida como flexura esplênica e a flexura direita do colo, como flexura hepática.

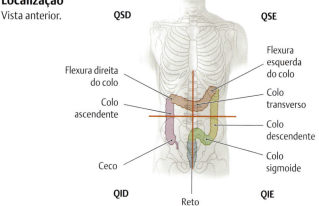

Figura 15.13 **Intestino grosso: Localização**
Vista anterior.

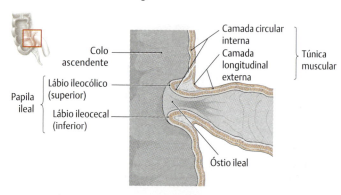

Figura 15.14 **Óstio ileal**
Vista anterior de um corte longitudinal.

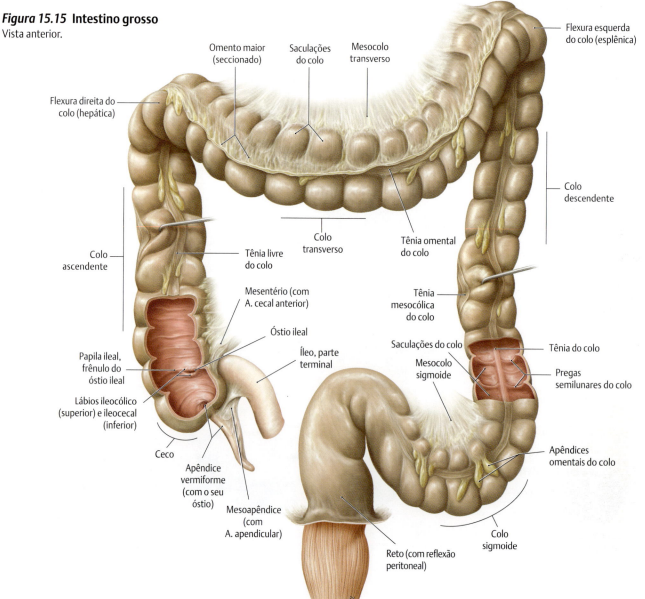

Figura 15.15 **Intestino grosso**
Vista anterior.

Figura 15.16 Intestino grosso *in situ*
Vista anterior. *Rebatidos:* Colo transverso e omento maior. *Removido:* Intestino delgado intraperitoneal.

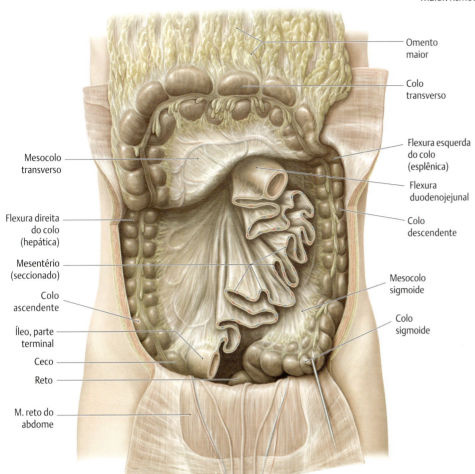

Boxe 15.4 | Correlação Clínica

Colite

A colite ulcerativa é uma inflamação crônica do intestino grosso que, frequentemente, origina-se no reto. Os sinais e sintomas típicos incluem diarreia (por vezes com sangue), dor, emagrecimento e inflamação de outros órgãos. Os pacientes também correm maior risco de carcinomas colorretais.

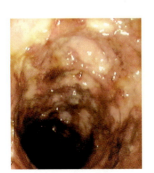
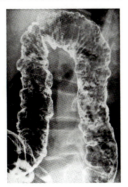

A Colonoscopia na colite ulcerativa.

B Colite em fase inicial. Radiografia com duplo contraste, vista anterior.

Boxe 15.5 | Correlação Clínica

Carcinoma do colo

Os tumores malignos do colo e do reto estão entre os tumores sólidos mais frequentes. Mais de 90% ocorrem em pacientes com mais de 50 anos. Nas fases iniciais, o tumor é assintomático; os sintomas mais tardios incluem perda de apetite, alterações do ritmo intestinal e emagrecimento. A presença de sangue nas fezes é particularmente importante no diagnóstico e exige um exame completo. As hemorroidas não são suficientes como explicação de sangue nas fezes, exceto se todos os outros exames (inclusive a colonoscopia) forem negativos.

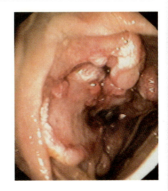

Colonoscopia no carcinoma de colo. O tumor causa obstrução parcial da luz do colo.

Fígado: Considerações Gerais

Figura 15.17 **Fígado: Localização**

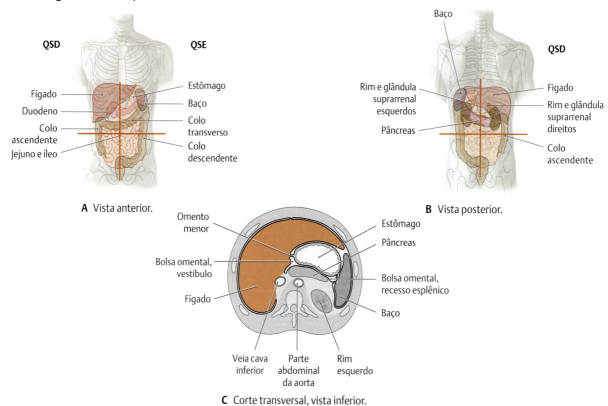

A Vista anterior.

B Vista posterior.

C Corte transversal, vista inferior.

Figura 15.18 **Fígado *in situ***
Vista anterior. O fígado é "intraperitoneal", exceto pela "área nua" (ver **Fig. 15.23**). Seus ligamentos incluem falciforme, coronário e triangulares (ver **Fig. 15.22A**).

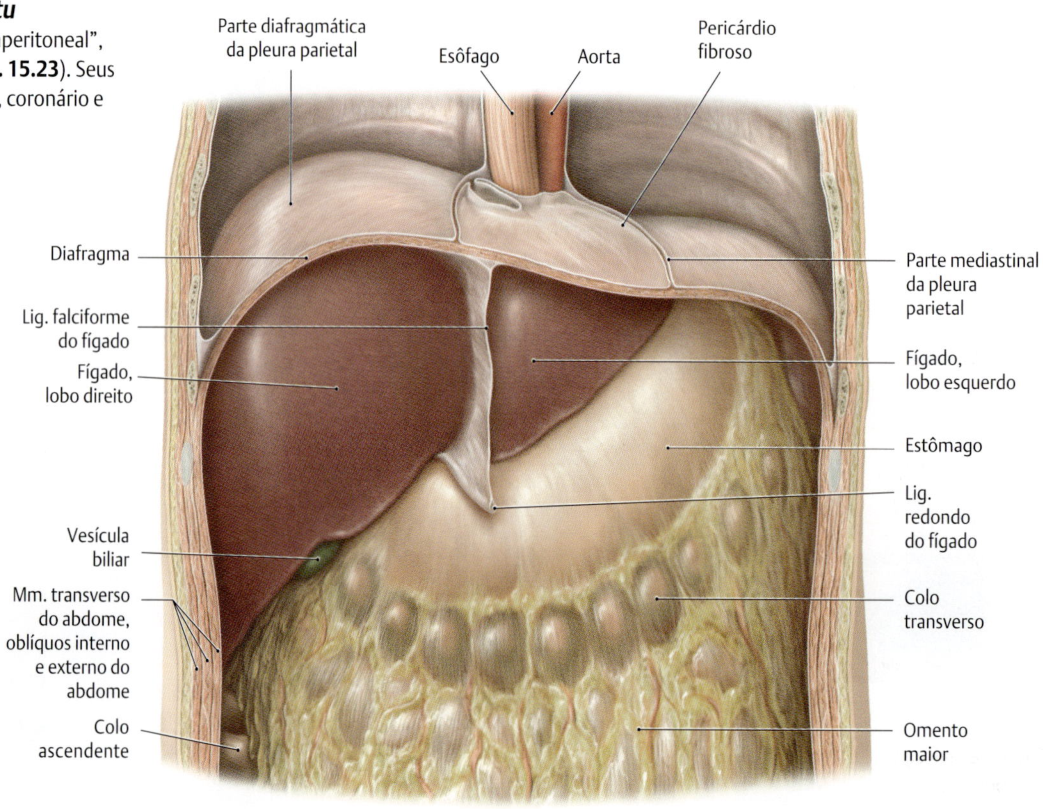

Figura 15.19 **Fígado *in situ*: face visceral**
O fígado foi retraído para mostrar a vesícula biliar (face inferior).

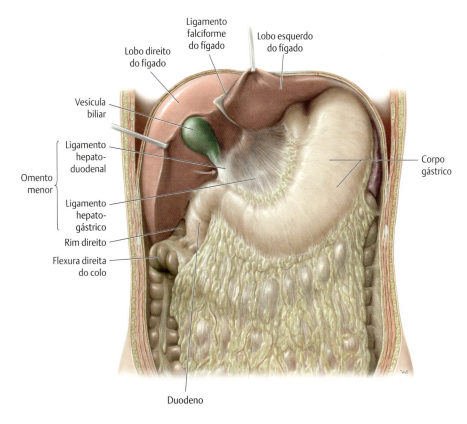

Figura 15.20 **Fígado: Áreas de contato do órgão**
Face visceral, vista inferior.

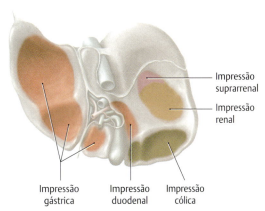

Figura 15.21 **Fixação do fígado ao diafragma**

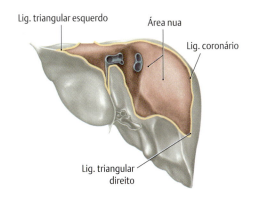

A Face diafragmática do fígado, vista posterior.

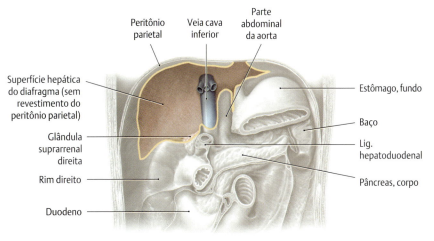

B Superfície hepática do diafragma, vista anterior.

Fígado: Segmentos e Lobos

Figura 15.22 **Superfícies do fígado**

O fígado é dividido em quatro lobos por seus ligamentos: direito, esquerdo, caudado e quadrado. O ligamento falciforme, uma dupla camada de peritônio parietal que se reflete da parede anterior do abdome e se estende para o fígado, recobrindo sua superfície como peritônio visceral, divide o órgão nos lobos hepáticos direito e esquerdo. O ligamento redondo do fígado é encontrado na margem livre do ligamento falciforme e nada mais é que a veia umbilical oclusa, que antes se estendia do umbigo até o fígado.

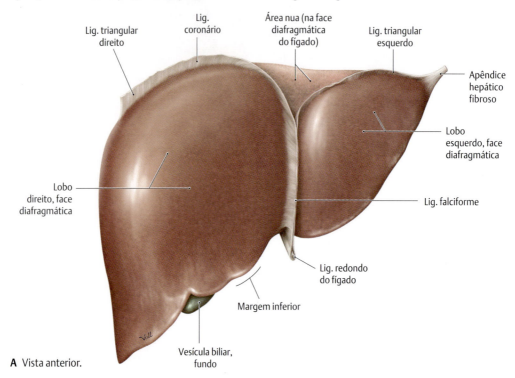

A Vista anterior.

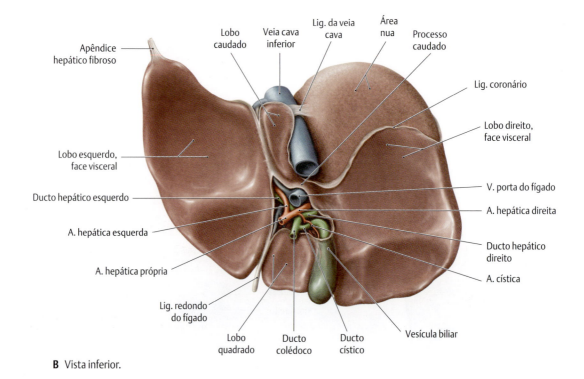

B Vista inferior.

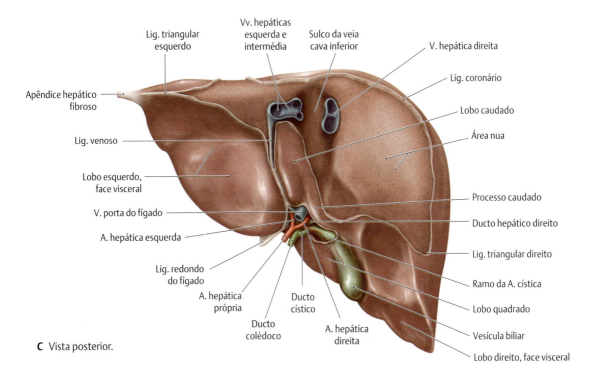

C Vista posterior.

Figura 15.23 Segmentação hepática

Existem divisões funcionais que são formadas por segmentos (ver **Tabela 15.1**). Cada segmento recebe ramificações terciárias da artéria hepática própria, da veia porta do fígado e do ducto hepático comum, que formam a "tríade porta".

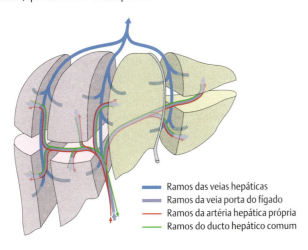

— Ramos das veias hepáticas
— Ramos da veia porta do fígado
— Ramos da artéria hepática própria
— Ramos do ducto hepático comum

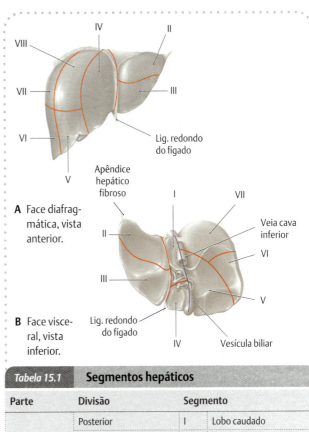

A Face diafragmática, vista anterior.

B Face visceral, vista inferior.

Tabela 15.1	Segmentos hepáticos		
Parte	Divisão	Segmento	
Esquerda	Posterior	I	Lobo caudado
	Divisão lateral esquerda	II	Posterior lateral esquerdo
		III	Anterior lateral esquerdo
	Divisão medial esquerda	IV	Medial esquerdo
Direita	Divisão medial direita	V	Anterior medial direito
		VI	Anterior lateral direito
	Divisão lateral direita	VII	Posterior lateral direito
		VIII	Posterior medial direito

Vesícula Biliar e Ductos Bilíferos

Figura 15.24 Vesícula biliar: Localização

A Vista anterior.

B Vista inferior.

Figura 15.25 Ductos bilíferos hepáticos: Localização

Projeção na superfície do fígado, vista anterior.

Figura 15.26 Sistema de esfincteres bilíferos

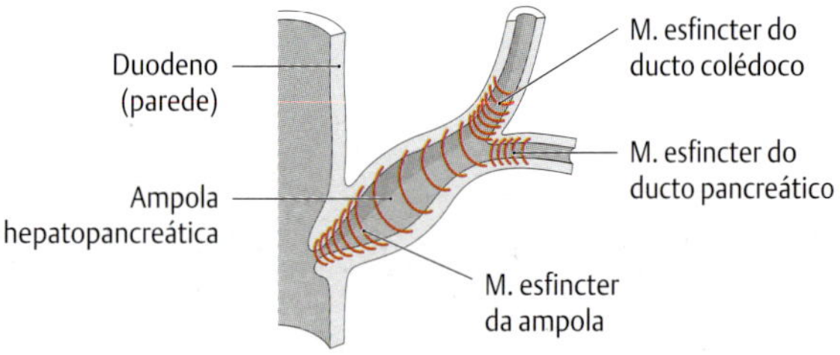

A Músculos esfincteres dos ductos pancreáticos e colédoco.

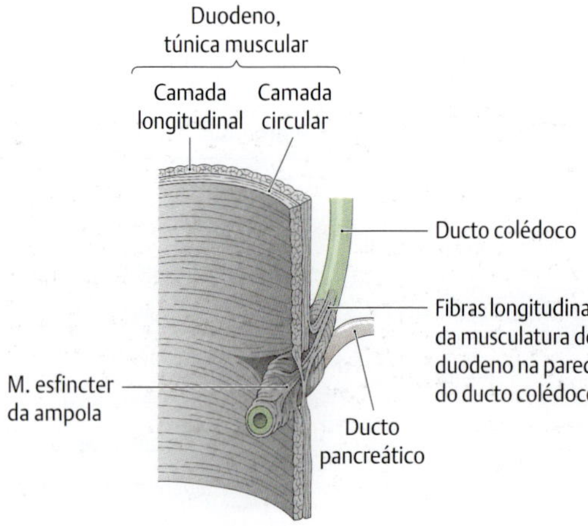

B Sistema de músculos esfincteres na parede duodenal.

Figura 15.27 Ductos bilíferos extra-hepáticos

Vista anterior. *Abertos:* Vesícula biliar e duodeno.

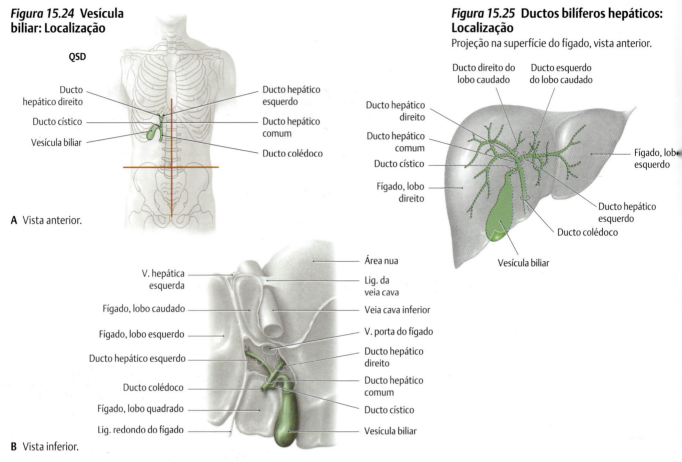

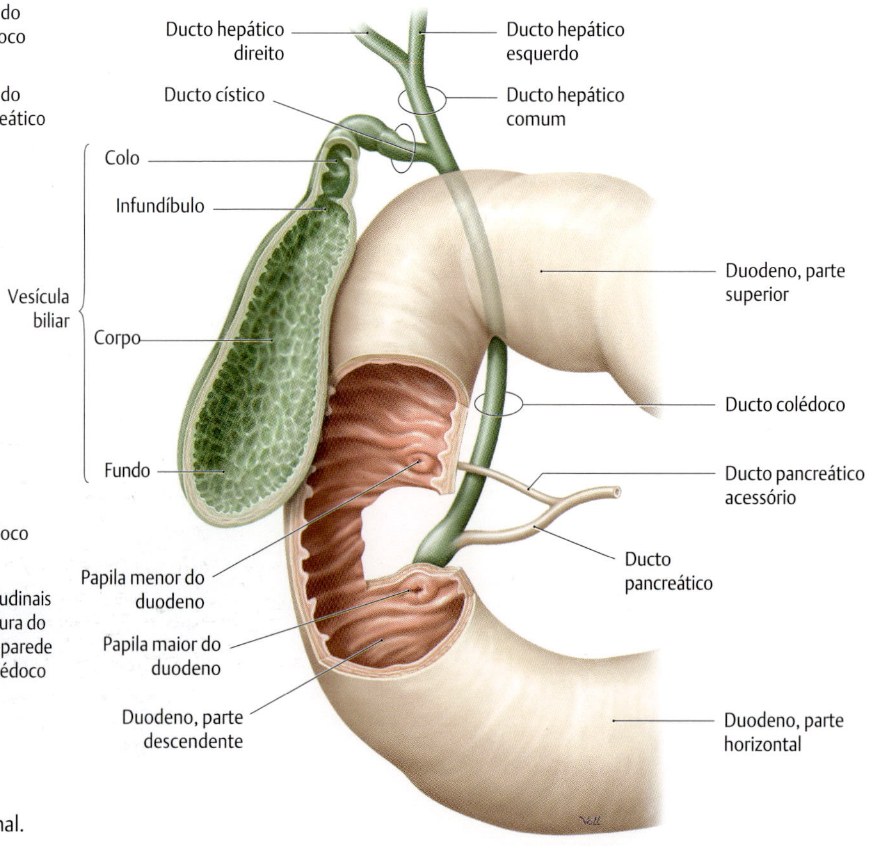

Figura 15.28 **Árvore biliar** *in situ*
Vista anterior. *Removidos:* Estômago, jejuno, íleo, colo transverso e grande parte do fígado. A vesícula biliar é "intraperitoneal", recoberta por peritônio visceral, nas partes em que não está fixada ao fígado.

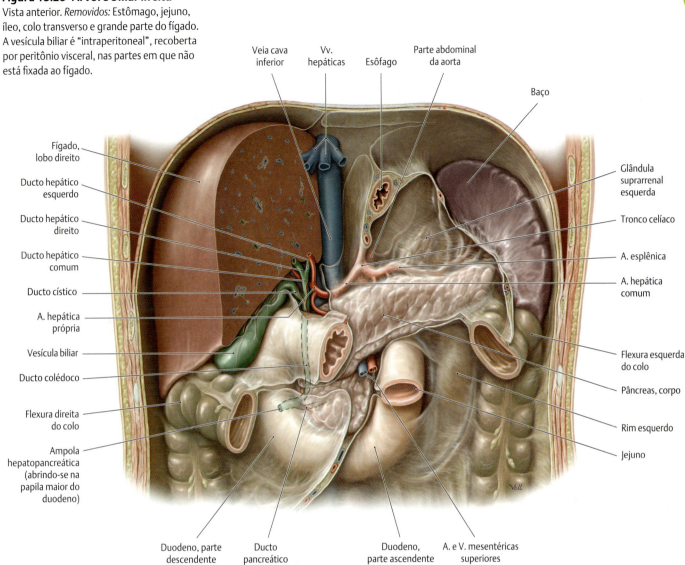

Boxe 15.6 | Correlação Clínica

Obstrução do ducto colédoco

Como a bile é armazenada e concentrada na vesícula biliar, pode haver cristalização de algumas substâncias, como o colesterol, o que resulta na formação de cálculos. A migração de cálculos para o ducto colédoco causa dor intensa (cólica). Os cálculos também podem obstruir o ducto pancreático na região da papila maior do duodeno, causando pancreatite aguda que pode ser potencialmente fatal.

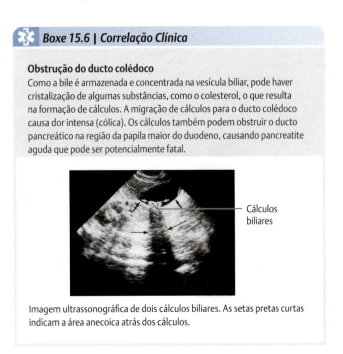

Imagem ultrassonográfica de dois cálculos biliares. As setas pretas curtas indicam a área anecoica atrás dos cálculos.

Pâncreas e Baço

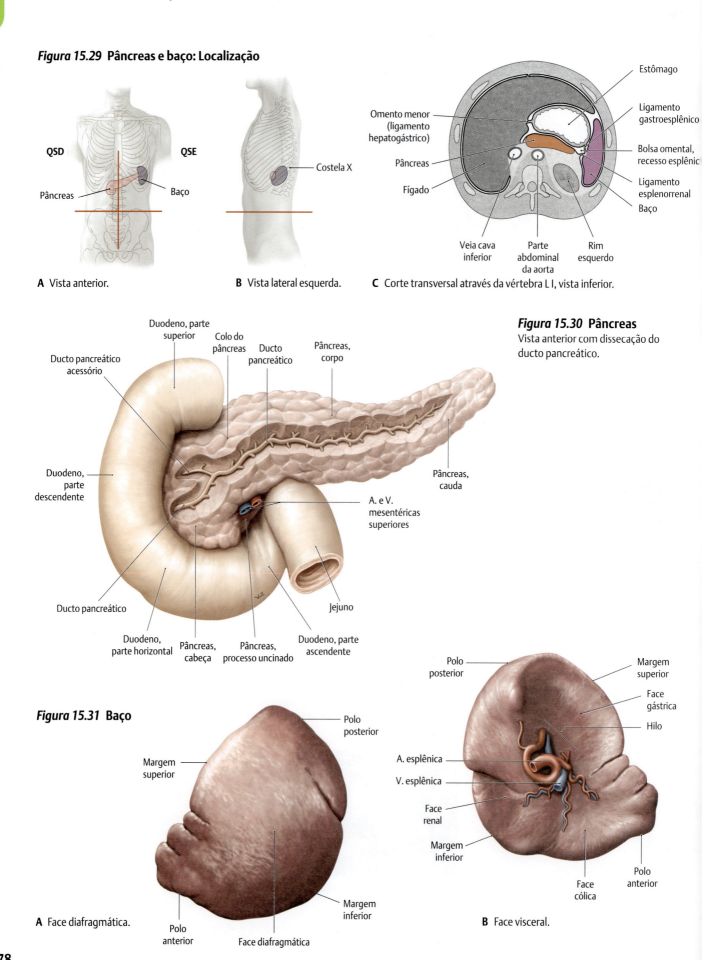

Figura 15.29 Pâncreas e baço: Localização

A Vista anterior. B Vista lateral esquerda. C Corte transversal através da vértebra L I, vista inferior.

Figura 15.30 Pâncreas
Vista anterior com dissecação do ducto pancreático.

Figura 15.31 Baço
A Face diafragmática. B Face visceral.

178

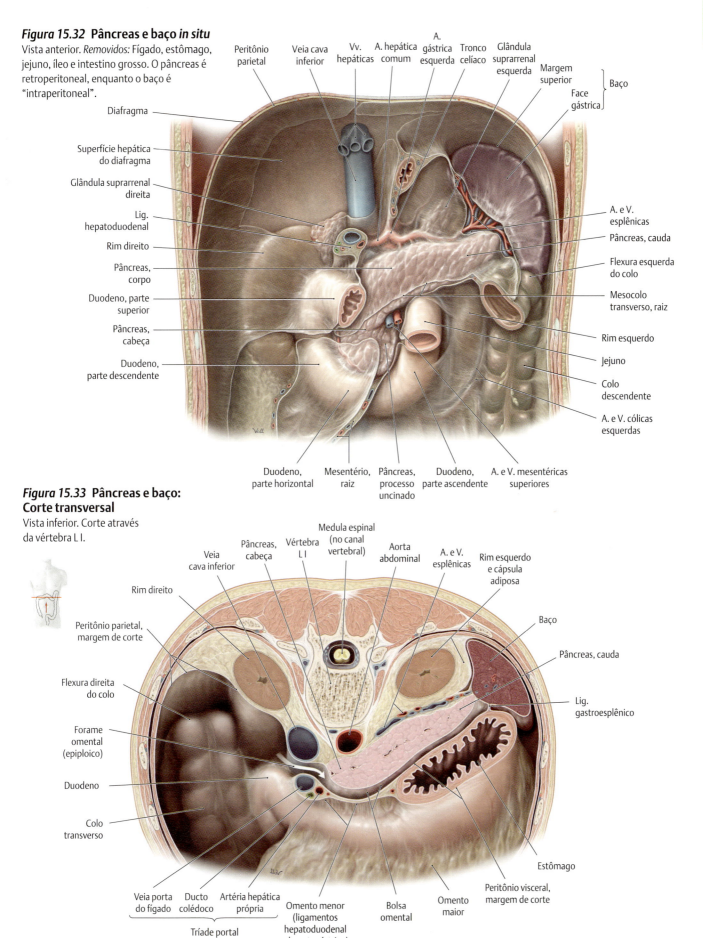

Figura 15.32 **Pâncreas e baço** *in situ*
Vista anterior. *Removidos:* Fígado, estômago, jejuno, íleo e intestino grosso. O pâncreas é retroperitoneal, enquanto o baço é "intraperitoneal".

Figura 15.33 **Pâncreas e baço: Corte transversal**
Vista inferior. Corte através da vértebra L I.

15 Órgãos Internos

179

Rins e Glândulas Suprarrenais (I)

Figura 15.34 **Rins e glândulas suprarrenais: Localização**

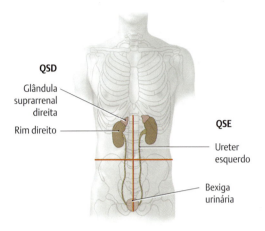

A Vista anterior.

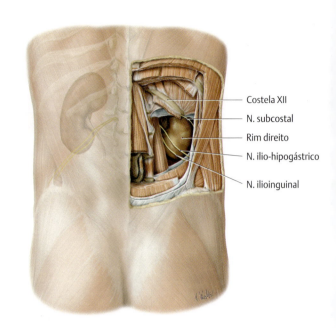

B Vista posterior. Lado direito aberto.

Figura 15.35 **Relação dos rins com outros órgãos**
Vista anterior.

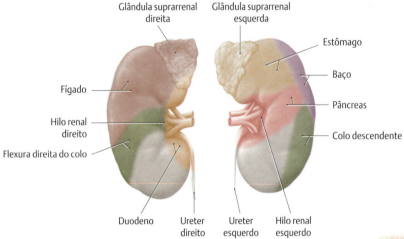

Figura 15.36 **Rim direito no leito renal**
Corte sagital do leito renal direito.

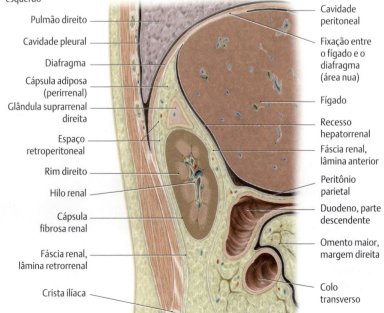

Figura 15.37 **Rins e glândulas suprarrenais no espaço retroperitoneal**
Vista anterior. Os rins e as glândulas suprarrenais são retroperitoneais.

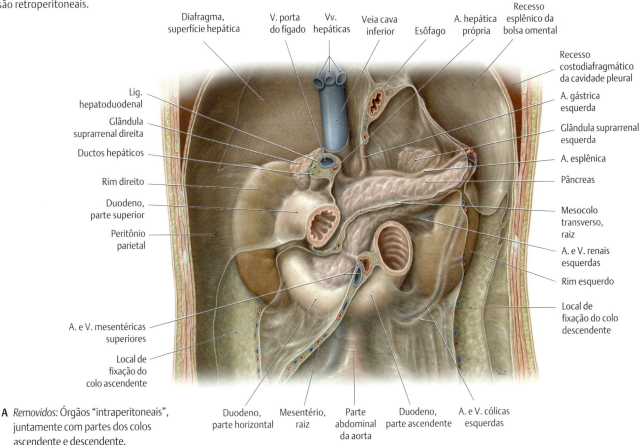

A *Removidos:* Órgãos "intraperitoneais", juntamente com partes dos colos ascendente e descendente.

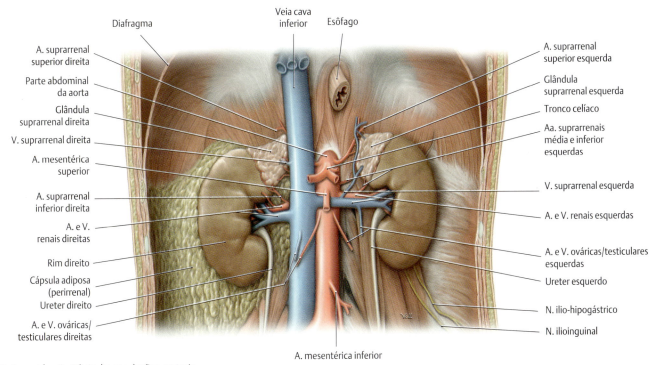

B *Removidos:* Peritônio, baço e órgãos gastrointestinais, juntamente com a cápsula adiposa (lado esquerdo). *Afastado:* Esôfago.

Rins e Glândulas Suprarrenais (II)

Figura 15.38 Rim: Estrutura
Rim direito com a glândula suprarrenal.

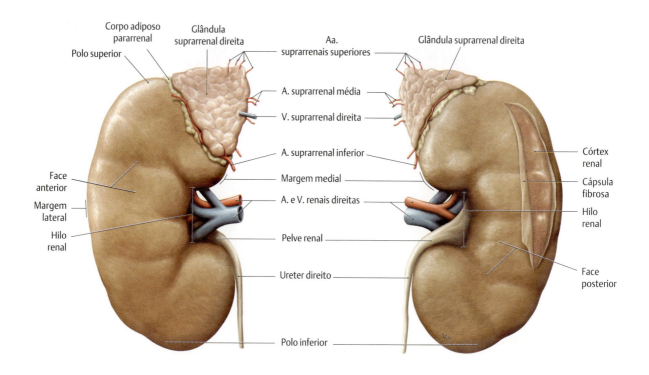

A Vista anterior.

B Vista posterior.

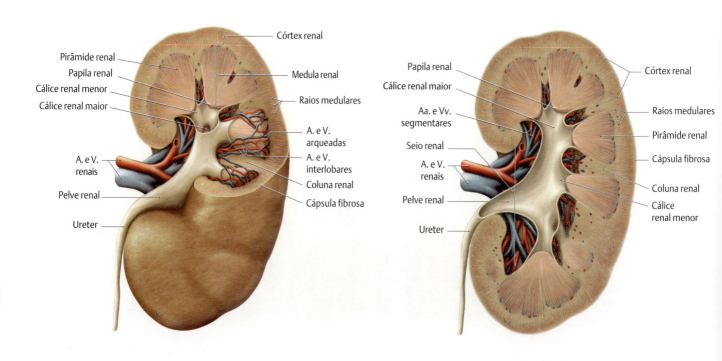

C Vista posterior com remoção parcial da metade superior.

D Vista posterior. Corte frontal.

Figura 15.39 **Rim e glândula suprarrenal direitos**
Vista anterior. *Removida:* Cápsula adiposa do rim.
Afastada: Veia cava inferior.

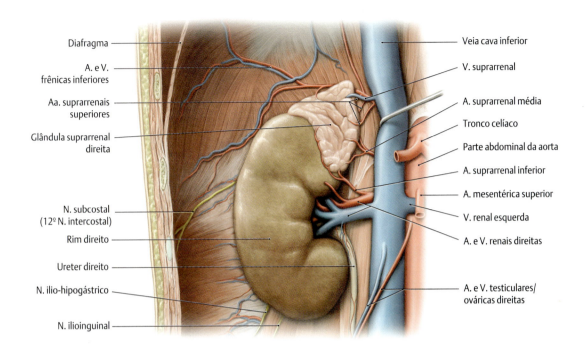

Figura 15.40 **Rim e glândula suprarrenal esquerdos**
Vista anterior. *Removida:* Cápsula adiposa do rim.
Afastado: Pâncreas.

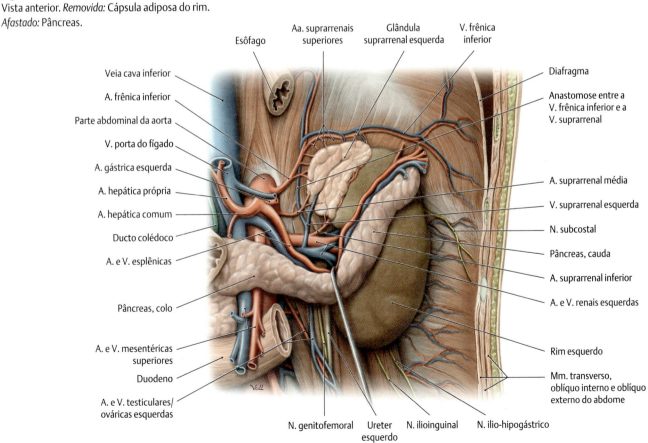

Artérias do Abdome

Figura 16.1 Parte abdominal da aorta e seus principais ramos

Vista anterior. A parte abdominal da aorta entra no abdome no nível de T XII, atravessando o hiato aórtico do diafragma (ver **p. 66**). Antes de se bifurcar, no nível de L IV, em seus ramos terminais, as artérias ilíacas comuns, a parte abdominal da aorta dá origem às artérias renais (ver **p. 183**) e três troncos principais que irrigam os órgãos do sistema digestório:

Tronco celíaco: Irriga as estruturas que se originam do intestino anterior, a parte anterior do tubo digestório. O intestino anterior é formado pelo esôfago (parte abdominal 1,25 cm), o estômago, o duodeno (metade proximal), o fígado, a vesícula biliar e o pâncreas (parte superior).

Artéria mesentérica superior: Irriga as estruturas que se originam do intestino médio: o duodeno (metade distal), o jejuno e o íleo, o ceco e o apêndice vermiforme, o colo ascendente, a flexura direita do colo e a metade proximal do colo transverso.

Artéria mesentérica inferior: Irriga as estruturas que se originam do intestino posterior: o colo transverso (terço distal), a flexura esquerda do colo, os colos descendente e sigmoide, o reto e o canal anal (parte superior).

Figura 16.2 Artérias da parede do abdome

As artérias epigástricas inferior e superior formam uma anastomose potencial entre as artérias subclávia e femoral. Essa comunicação possibilita que o sangue, se necessário, contorne a parte abdominal da aorta.

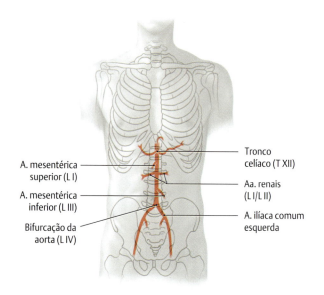

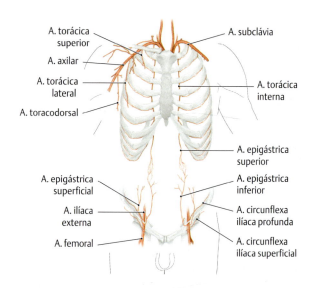

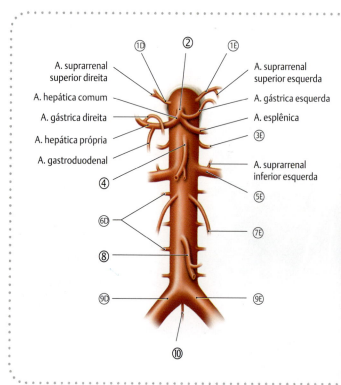

Tabela 16.1 Ramos da parte abdominal da aorta

A parte abdominal da aorta dá origem aos três principais troncos ímpares (negrito) e à artéria sacral mediana ímpar, além de seis pares de ramos.

Ramo da parte abdominal da aorta		Ramos	
①D	①E	Aa. frênicas inferiores (pares)	Aa. suprarrenais superiores
②		**Tronco celíaco**	A. gástrica esquerda
			A. esplênica
			A. hepática comum — A. hepática própria / A. gástrica direita / A. gastroduodenal
③D	③E	Aa. suprarrenais médias (pares)	
④		**A. mesentérica superior**	
⑤D	⑤E	Aa. renais (pares)	Aa. suprarrenais inferiores
⑥D	⑥E	Aa. lombares (1ª a 4ª, pares)	
⑦D	⑦E	Aa. testiculares/ováricas (pares)	
⑧		**A. mesentérica inferior**	
⑨D	⑨E	Aa. ilíacas comuns (pares)	A. ilíaca externa
			A. ilíaca interna
⑩		A. sacral mediana	

184

Figura 16.3 Tronco celíaco

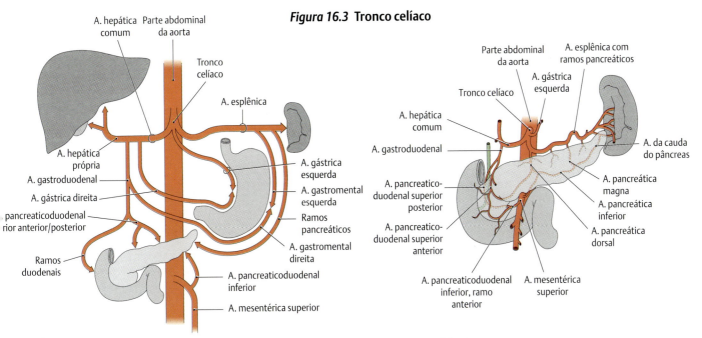

A Distribuição do tronco celíaco.

B Irrigação arterial do pâncreas.

Figura 16.4 Artéria mesentérica superior

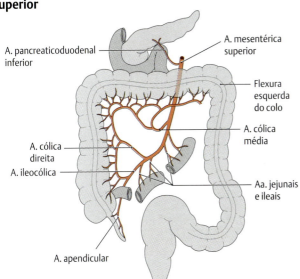

Figura 16.5 Artéria mesentérica inferior

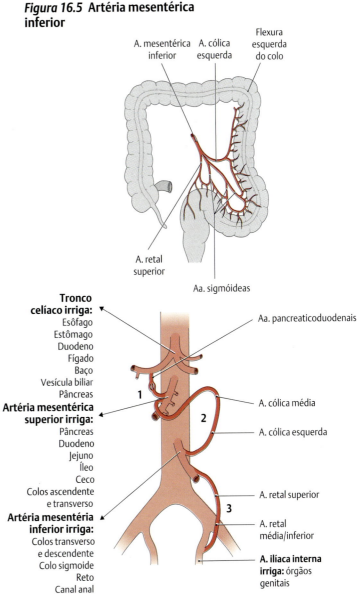

Figura 16.6 Anastomoses arteriais abdominais

Três anastomoses principais propiciam superposição da irrigação arterial para as áreas abdominais garantindo, assim, um fluxo sanguíneo adequado.

1 – Entre o tronco celíaco e a artéria mesentérica superior via artérias pancreaticoduodenais;

2 – Entre as artérias mesentéricas superior e inferior via artérias cólicas média e esquerda, e

3 – Entre as artérias mesentérica inferior e ilíaca interna via artérias retais superior e média ou inferior.

Tronco celíaco irriga:
Esôfago
Estômago
Duodeno
Fígado
Baço
Vesícula biliar
Pâncreas

Artéria mesentérica superior irriga:
Pâncreas
Duodeno
Jejuno
Íleo
Ceco
Colos ascendente e transverso

Artéria mesentérica inferior irriga:
Colos transverso e descendente
Colo sigmoide
Reto
Canal anal

A. ilíaca interna irriga: órgãos genitais

16 Vascularização e Inervação

185

Parte Abdominal da Aorta e Artérias Renais

Figura 16.7 Parte abdominal da aorta
Vista anterior do abdome, gênero feminino. *Removidos:* Todos os órgãos, exceto o rim e a glândula suprarrenal esquerdos. A parte abdominal da aorta é a continuação distal da parte torácica da aorta (ver **p. 80**). Entra no abdome no nível de T XII e bifurca-se nas artérias ilíacas comuns, no nível de L IV.

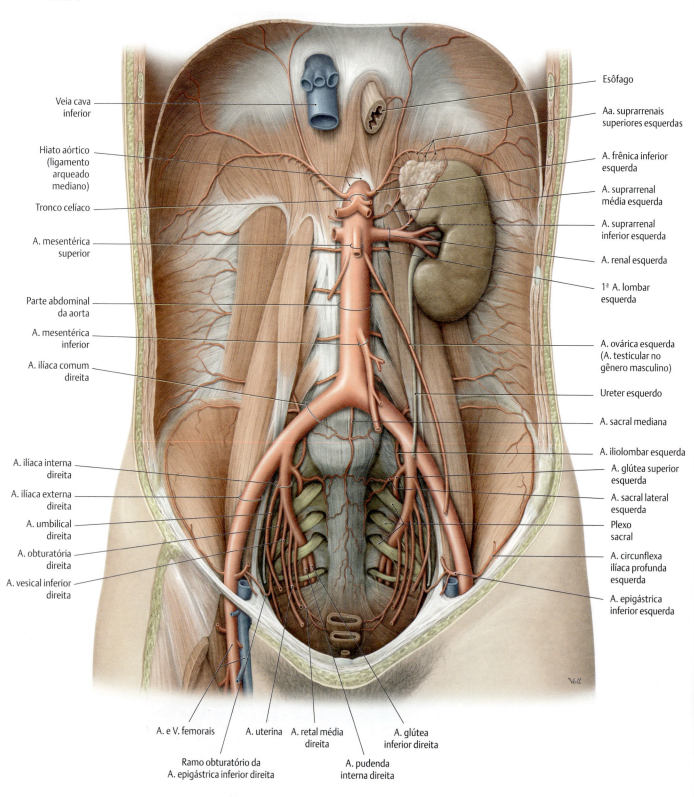

Figura 16.8 **Artérias renais**
Rim esquerdo, vista anterior. As artérias renais originam-se, aproximadamente, no nível de L II. Cada artéria renal divide-se em um ramo anterior e um ramo posterior. O ramo anterior divide-se, ainda, em quatro artérias segmentares (circuladas na figura).

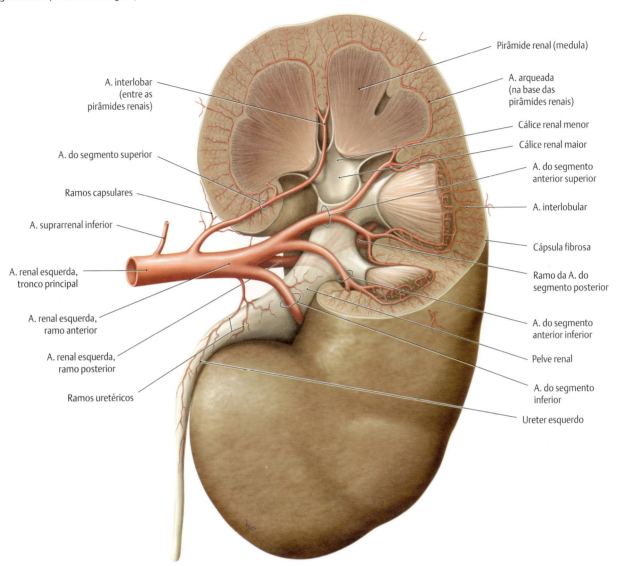

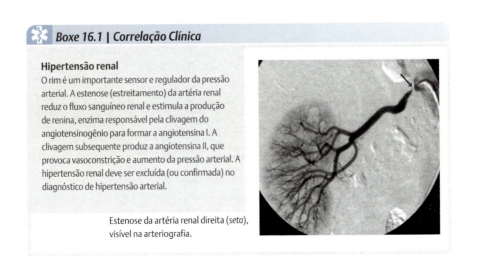

Boxe 16.1 | Correlação Clínica

Hipertensão renal
O rim é um importante sensor e regulador da pressão arterial. A estenose (estreitamento) da artéria renal reduz o fluxo sanguíneo renal e estimula a produção de renina, enzima responsável pela clivagem do angiotensinogênio para formar a angiotensina I. A clivagem subsequente produz a angiotensina II, que provoca vasoconstrição e aumento da pressão arterial. A hipertensão renal deve ser excluída (ou confirmada) no diagnóstico de hipertensão arterial.

Estenose da artéria renal direita (*seta*), visível na arteriografia.

Tronco Celíaco

 A distribuição do tronco celíaco é mostrada na **p. 185**.

Figura 16.9 **Tronco celíaco: Estômago, fígado e vesícula biliar**
Vista anterior. *Aberto:* Omento menor. *Seccionado:* Omento maior. O tronco celíaco origina-se da parte abdominal da aorta, no nível aproximado de T XII/L I.

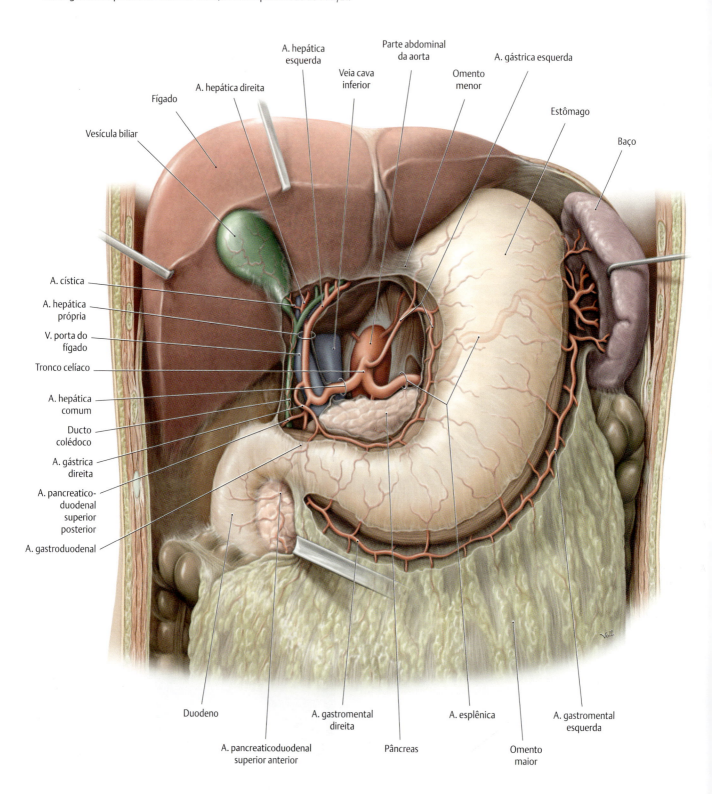

Figura 16.10 **Tronco celíaco: Pâncreas, duodeno e baço**
Vista anterior. *Removidos:* Estômago (corpo) e omento menor.

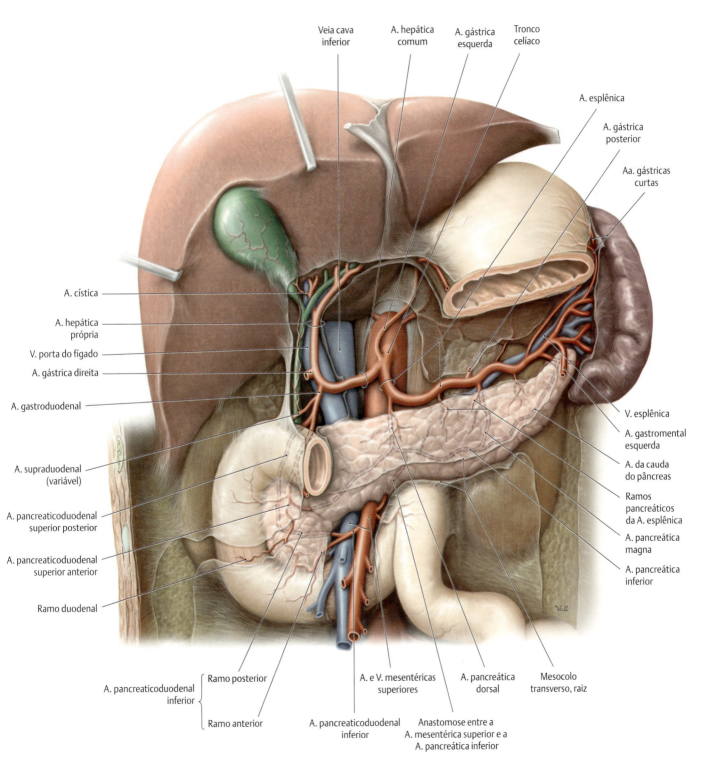

Artérias Mesentéricas Superior e Inferior

Figura 16.11 **Artéria mesentérica superior**
Vista anterior. *Removidos parcialmente:* Estômago, duodeno e peritônio. *Rebatido:* Fígado e vesícula biliar. *Nota:* A artéria cólica média foi seccionada (ver **Fig. 16.12**). As artérias mesentéricas superior e inferior originam-se da aorta, na altura de L I e L III, respectivamente.

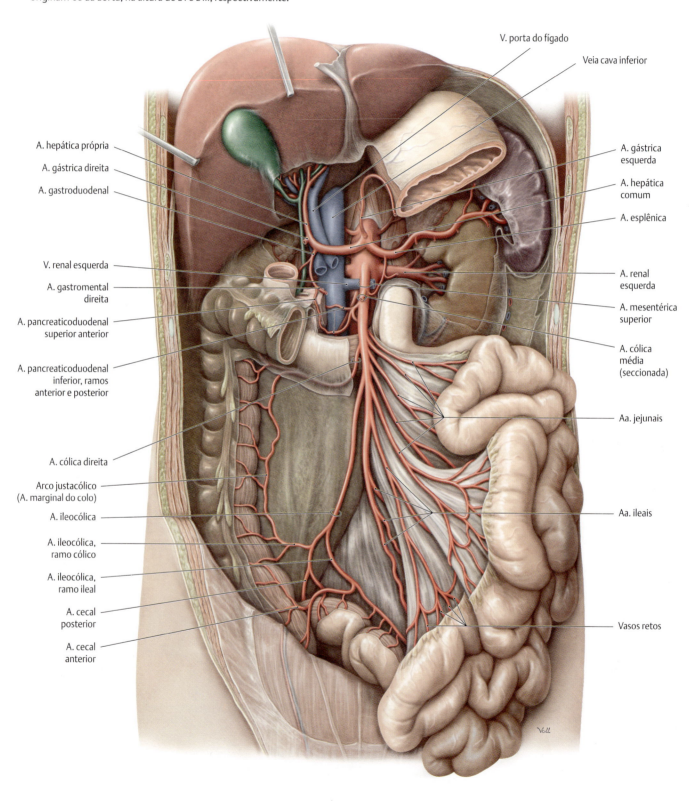

Figura 16.12 **Artéria mesentérica inferior**
Vista anterior. *Removidos:* Jejuno e íleo. *Rebatidos:* Colo transverso.

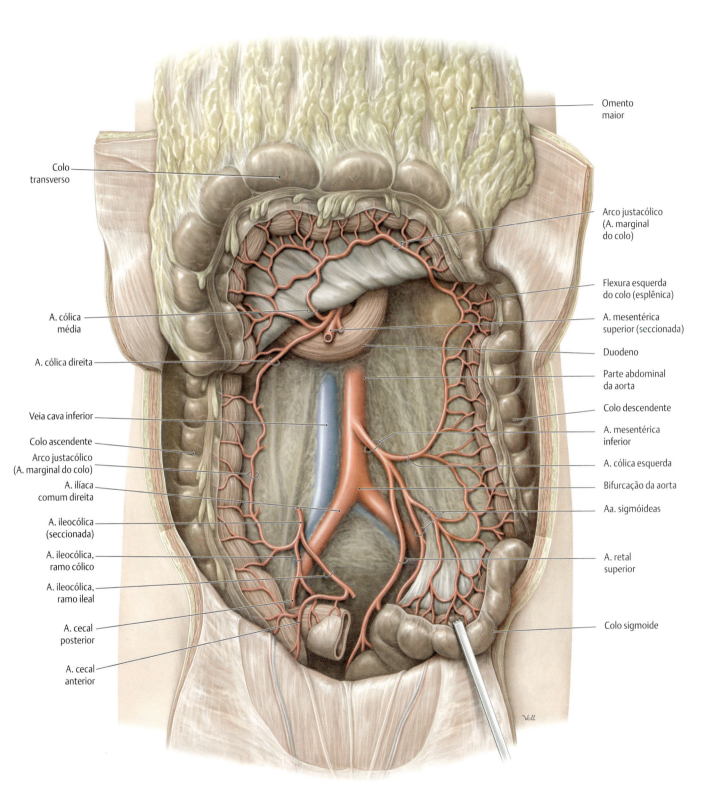

Veias do Abdome

Figura 16.13 **Veia cava inferior: Localização**
Vista anterior.

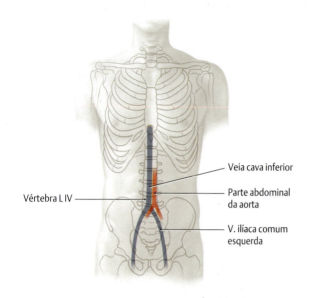

Figura 16.14 **Tributárias das veias renais**
Vista anterior.

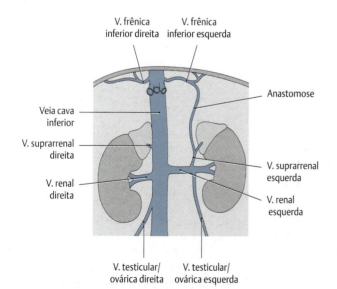

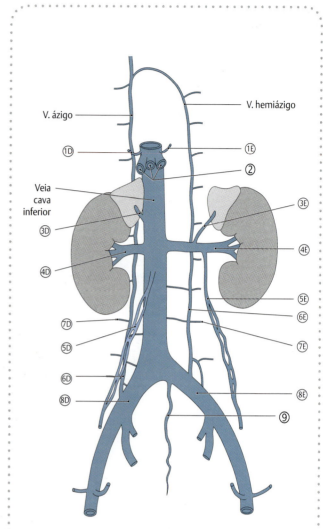

Tabela 16.2		Tributárias da veia cava inferior
①D	①E	Vv. frênicas inferiores (pares)
	②	Vv. hepáticas (3)
③D	③E	Vv. suprarrenais (a veia direita é uma tributária direta)
④D	④E	Vv. renais (pares)
⑤D	⑤E	Vv. testiculares/ováricas (a veia direita é uma tributária direta)
⑥D	⑥E	Vv. lombares ascendentes (pares), sem tributária direta
⑦D	⑦E	Vv. lombares
⑧D	⑧E	Vv. ilíacas comuns (pares)
	⑨	V. sacral mediana

Figura 16.15 Veia porta do fígado

A veia porta do fígado (ver **p. 196**) drena o sangue venoso dos órgãos abdominopélvicos irrigados pelo tronco celíaco e pelas artérias mesentéricas superior e inferior.

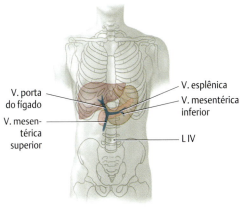

A Localização, vista anterior.

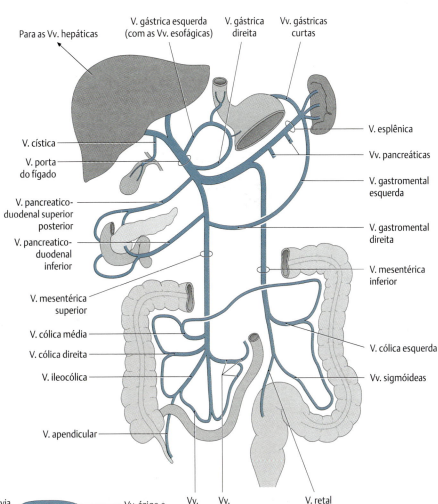

B Distribuição da veia porta do fígado.

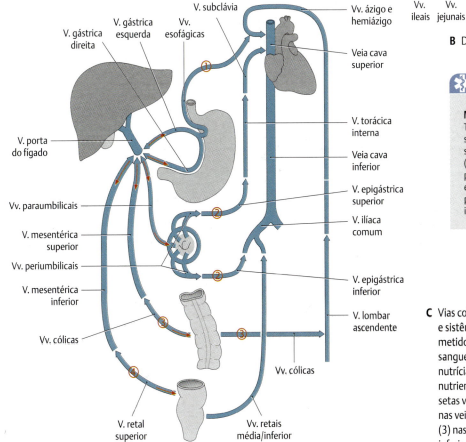

C Vias colaterais entre as circulações venosas portal e sistêmica. Quando o sistema porta é comprometido, a veia porta do fígado consegue desviar sangue para fora do fígado de volta para as veias nutrícias, que devolvem esse sangue rico em nutrientes para o coração pelas veias cavas. As setas vermelhas indicam a reversão do fluxo (1) nas veias esofágicas, (2) nas veias paraumbilicais, (3) nas veias cólicas e (4) nas veias retais média e inferior.

Boxe 16.2 | Correlação Clínica

Metástases de câncer

Tumores na região drenada pela veia retal superior podem ser disseminados, pelo sistema porta, até o leito capilar do fígado (metástase hepática). Os tumores drenados pelas veias retais médias ou inferiores podem enviar metástases para o leito capilar do pulmão (metástase pulmonar) pela veia cava inferior e pelas câmaras direitas do coração.

Veia Cava Inferior e Veias Renais

Figura 16.16 Veia cava inferior
Vista anterior do abdome feminino. *Removidos:* Todos os órgãos exceto o rim e a glândula suprarrenal esquerdos.

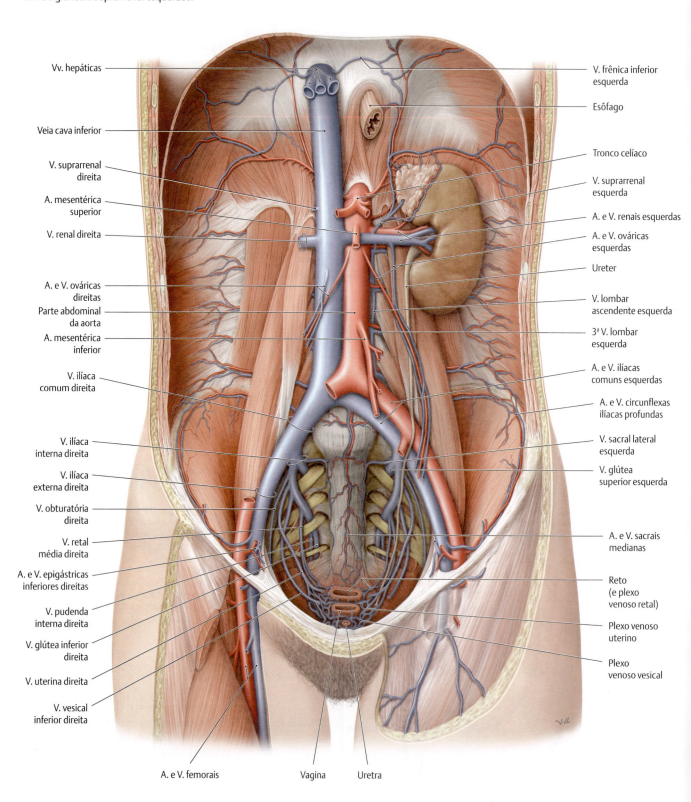

Figura 16.17 **Veias renais**
Vista anterior. Veja as artérias renais isoladas na **p. 187**. *Removidos*: Todos os órgãos exceto os rins e as glândulas suprarrenais.

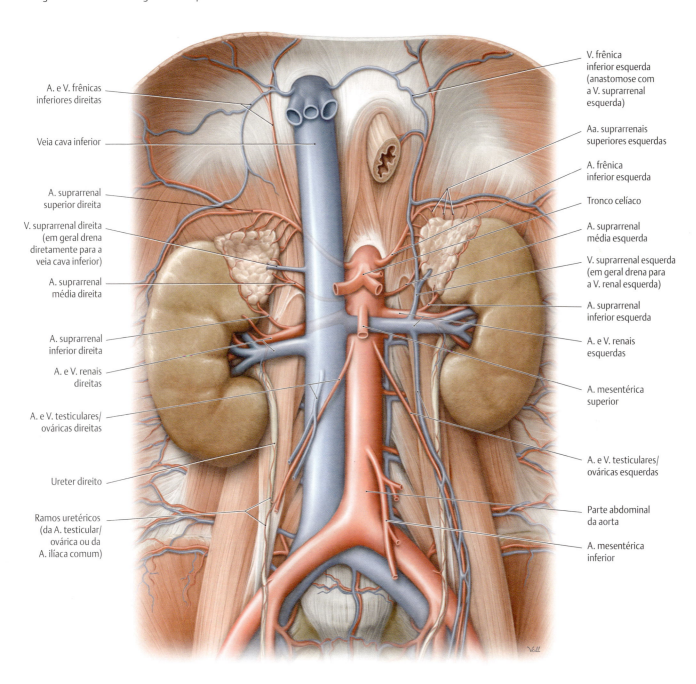

Veia Porta do Fígado

Tipicamente, a veia porta do fígado é formada pela união das veias mesentérica superior e esplênica, posteriormente ao colo do pâncreas. A distribuição da veia porta do fígado é mostrada na **p. 193**.

Figura 16.18 **Veia porta do fígado: Estômago e duodeno**
Vista anterior. *Removidos:* Fígado, omento menor e peritônio.
Aberto: Omento maior.

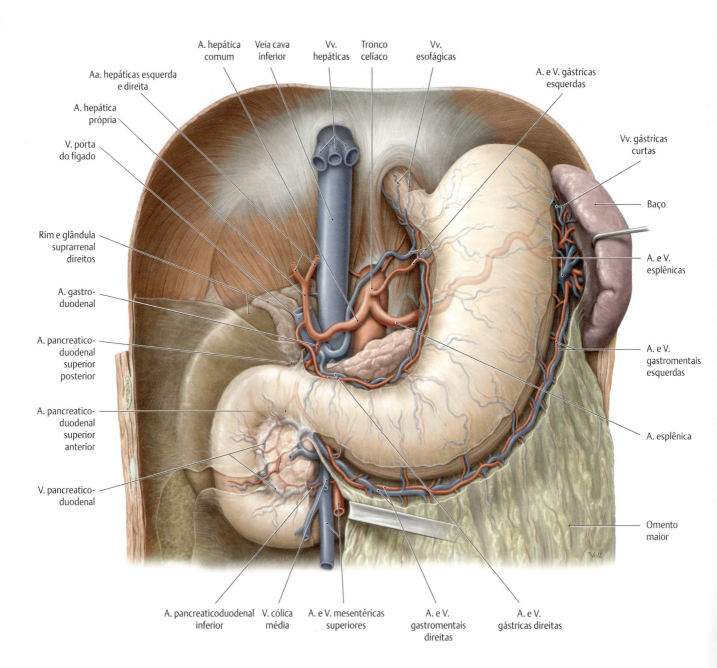

Figura 16.19 **Veia porta do fígado: Pâncreas e baço**
Vista anterior. *Removidos parcialmente:* Fígado, estômago, pâncreas e peritônio.

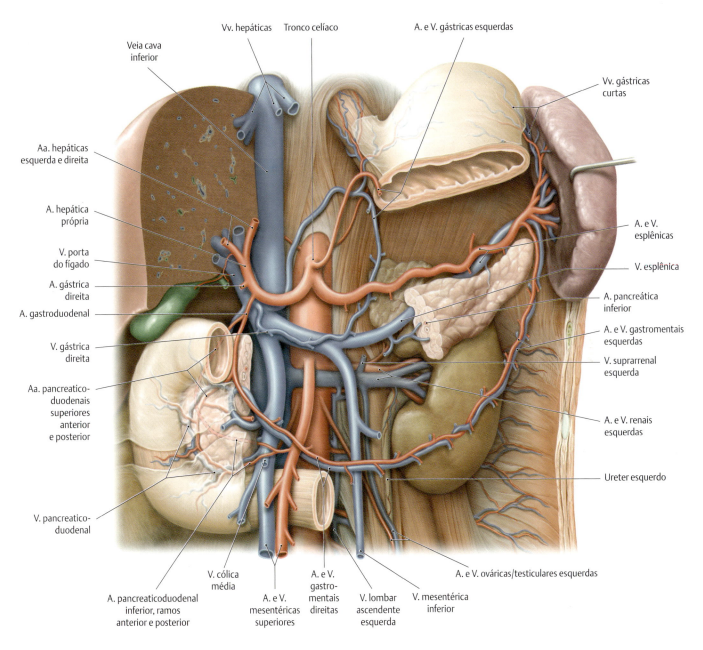

Veias Mesentéricas Superior e Inferior

Figura 16.20 Veia mesentérica superior
Vista anterior. *Removidos parcialmente:* Estômago, duodeno e peritônio. *Removidos:* Pâncreas, omento maior e colo transverso. *Rebatidos:* Fígado e vesícula biliar. *Deslocado:* Intestino delgado.

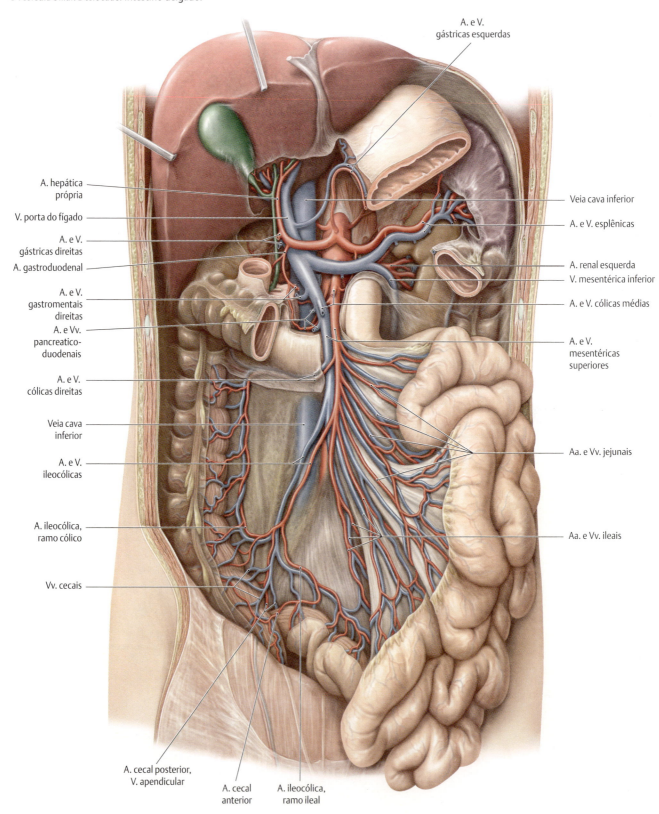

Figura 16.21 **Veia mesentérica inferior**
Vista anterior. *Parcialmente removidos*: Estômago, duodeno e peritônio. *Removidos*: Pâncreas, omento maior, colo transverso, jejuno e íleo. *Rebatidos*: Fígado e vesícula biliar.

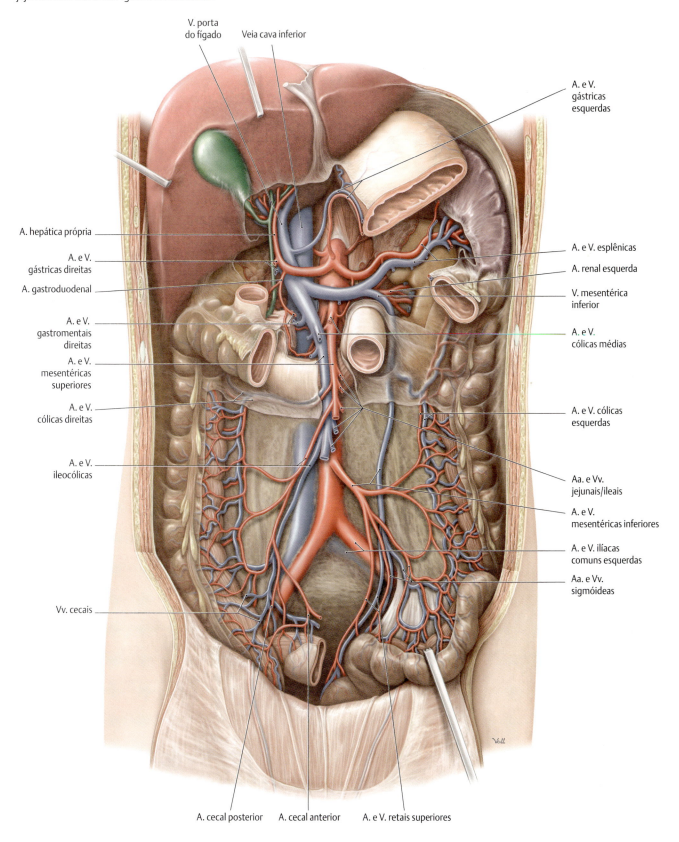

199

Drenagem Linfática dos Órgãos do Abdome e da Pelve

Figura 16.22 **Drenagem linfática dos órgãos internos**
Para a numeração, ver **Tabela 16.3**. A drenagem linfática do abdome, da pelve e do membro inferior passa pelos linfonodos lombares (clinicamente: linfonodos aórticos e cavais). Os linfonodos lombares direitos consistem nos linfonodos cavais e os linfonodos lombares esquerdos consistem nos linfonodos pré-aórticos, retroaórticos e aórticos laterais.

Os vasos linfáticos eferentes dos linfonodos aórticos laterais e do linfonodo retroaórtico formam os troncos lombares e aqueles dos linfonodos pré-aórticos formam os troncos intestinais, respectivamente. Os troncos lombar e intestinal terminam na cisterna do quilo.

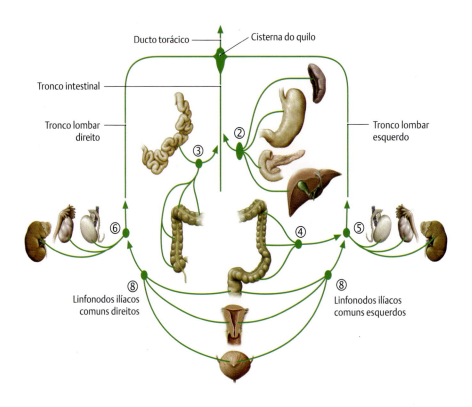

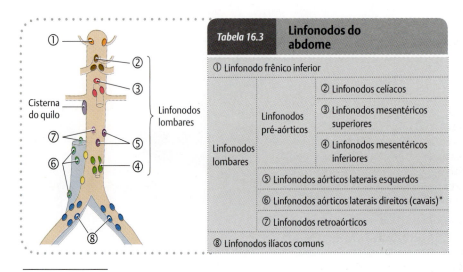

Tabela 16.3	Linfonodos do abdome
① Linfonodo frênico inferior	
Linfonodos lombares / Linfonodos pré-aórticos	② Linfonodos celíacos
	③ Linfonodos mesentéricos superiores
	④ Linfonodos mesentéricos inferiores
	⑤ Linfonodos aórticos laterais esquerdos
	⑥ Linfonodos aórticos laterais direitos (cavais)*
	⑦ Linfonodos retroaórticos
	⑧ Linfonodos ilíacos comuns

*N.R.T.: Pela Terminologia Anatômica (2001) os linfonodos aórticos laterais são distintos dos linfonodos cavais.

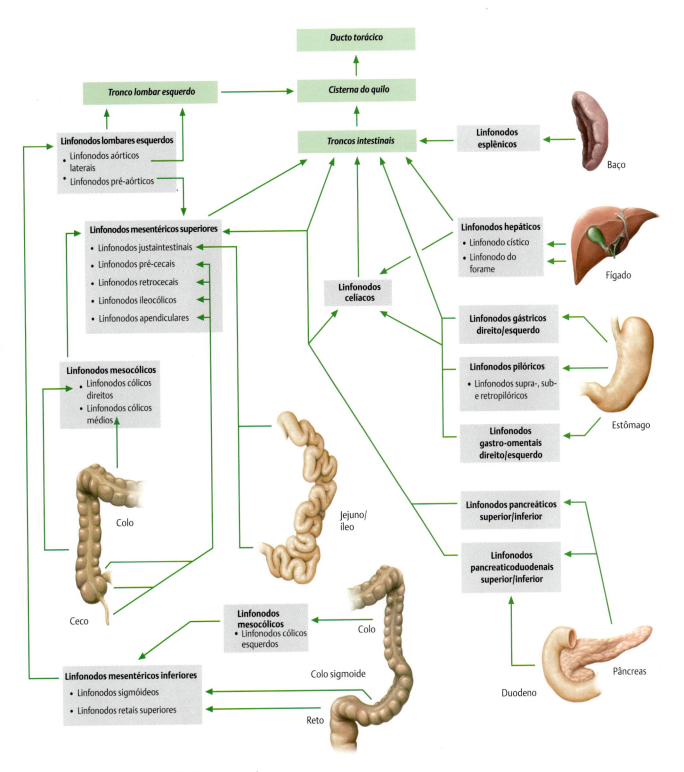

Figura 16.23 Principais vias linfáticas que drenam os órgãos do sistema digestório e o baço

Os linfonodos do baço e da maioria dos órgãos do sistema digestório drenam diretamente dos linfonodos regionais ou através de linfonodos coletores intervenientes para os troncos intestinais, exceto pelos colos descendente e sigmoide e pela parte superior do reto, que são drenados pelo tronco lombar esquerdo.

Os três grandes linfonodos coletores são:
- Os *linfonodos celíacos* coletam linfa proveniente do estômago, do duodeno, do pâncreas, do baço e do fígado. Topograficamente e na dissecação são, com frequência, indistinguíveis dos linfonodos regionais dos órgãos adjacentes da parte superior do abdome.
- Os *linfonodos mesentéricos superiores* coletam linfa oriunda do jejuno, do íleo e dos colos ascendente e transverso.
- Os *linfonodos mesentéricos inferiores* coletam linfa oriunda dos colos descendente e sigmoide e do reto.

Esses linfonodos drenam principalmente pelos troncos intestinais para a cisterna do quilo, mas existe uma via de drenagem acessória pelos linfonodos lombares esquerdos. A linfa proveniente da pelve também drena para os linfonodos mesentéricos inferiores e para os linfonodos aórticos laterais. Uma via de drenagem completa da linfa proveniente da pelve pode ser encontrada na **p. 271**.

Linfonodos da Parede Posterior do Abdome

 Os linfonodos do abdome e da pelve podem ser classificados como parietais ou viscerais. A maioria dos linfonodos parietais está situada na parede posterior do abdome.

Figura 16.24 **Linfonodos parietais do abdome e da pelve**
Vista anterior. *Removidas:* Todas as estruturas viscerais exceto os vasos.

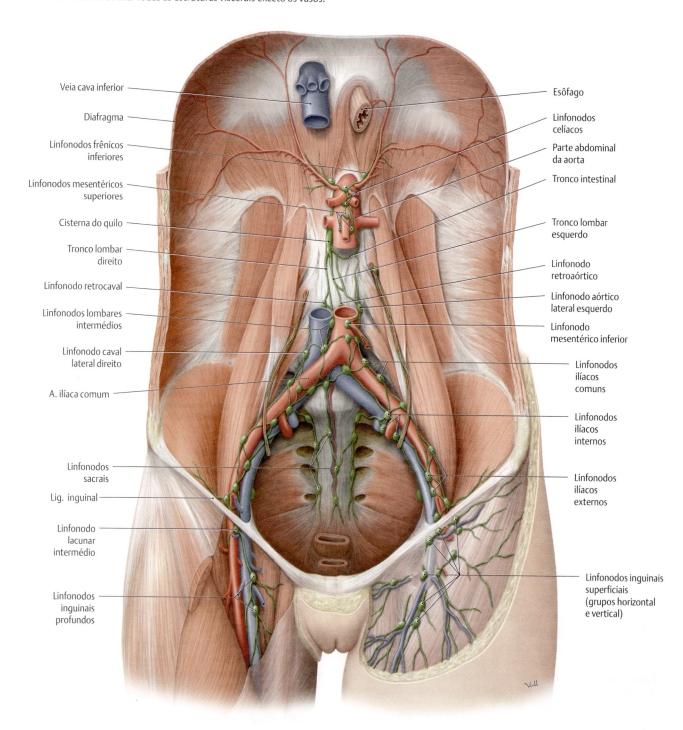

Figura 16.25 **Linfonodos dos rins, ureteres e glândulas suprarrenais**
Vista anterior.

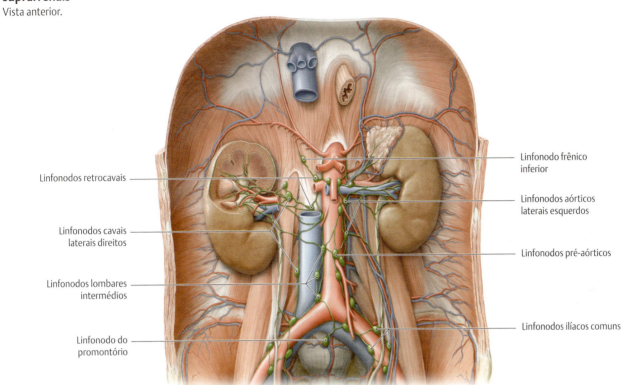

Figura 16.26 **Drenagem linfática dos rins e gônadas (com os órgãos pélvicos)**

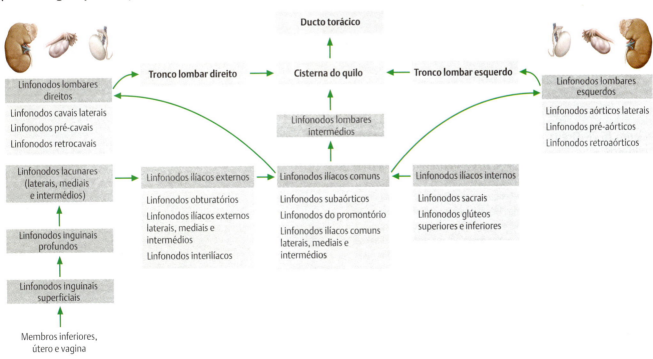

Linfonodos dos Órgãos Supramesocólicos

Figura 16.27 **Linfonodos do estômago e do fígado**
Vista anterior. *Removido:* Omento menor. *Aberto:* Omento maior. As setas mostram o sentido da drenagem linfática.

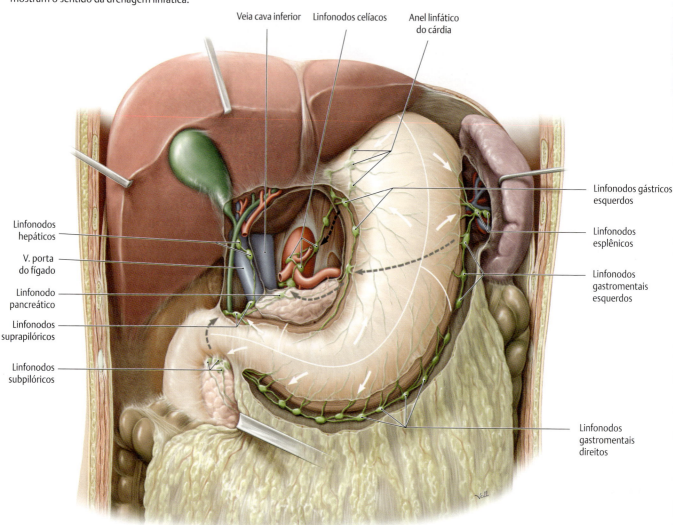

Figura 16.28 **Drenagem linfática do fígado e dos ductos bilíferos**
Vista anterior. Na região do fígado, o principal órgão produtor de linfa, as vias importantes são:
- *Fígado e ductos bilíferos intra-hepáticos*: a maior parte da linfa drena inferiormente pelos linfonodos hepáticos para os linfonodos celíacos e, daí, para o tronco intestinal e para a cisterna do quilo, embora exista uma via mais direta que não passa pelos linfonodos celíacos. Um pequeno volume de linfa drena cranialmente pelos linfonodos frênicos inferiores para o tronco lombar. Também pode drenar através do diafragma para os linfonodos frênicos superiores e para o tronco broncomediastinal.
- *Vesícula biliar*: a linfa drena inicialmente para o linfonodo cístico, depois segue por uma das vias descritas anteriormente.
- *Ducto colédoco*: a linfa drena pelos linfonodos pilóricos (suprapilóricos, subpilóricos e retropilóricos) e pelo linfonodo do forame para os linfonodos celíacos, depois para o tronco intestinal.

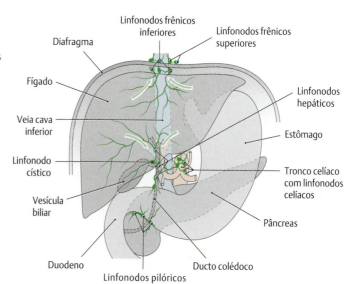

204

Figura 16.29 **Linfonodos do baço, do pâncreas e do duodeno**
Vista anterior. *Removidos:* Estômago e colos.

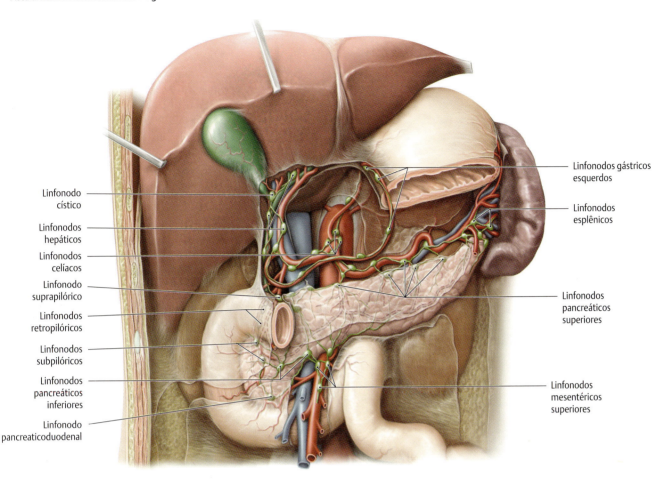

Figura 16.30 **Drenagem linfática do estômago, do fígado, do baço, do pâncreas e do duodeno**

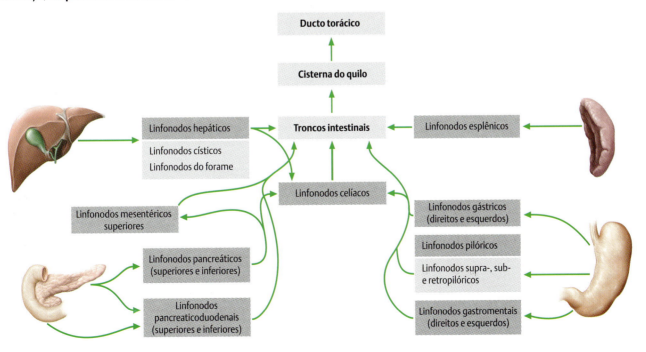

Linfonodos dos Órgãos Inframesocólicos

Figura 16.31 **Linfonodos do jejuno e do íleo**
Vista anterior. *Removidos:* Estômago, fígado, pâncreas e colo transverso (parcial).

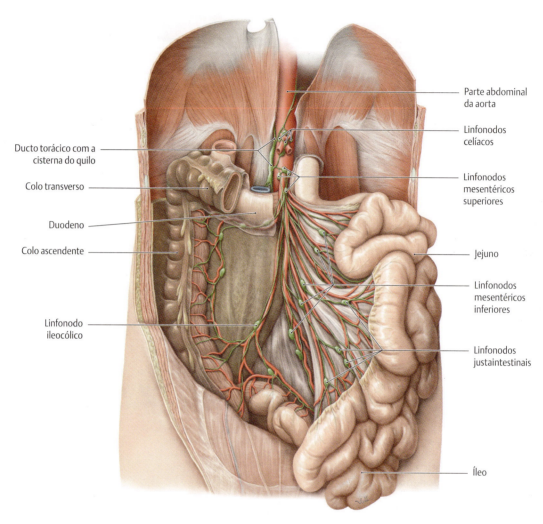

Figura 16.32 **Drenagem linfática dos intestinos**

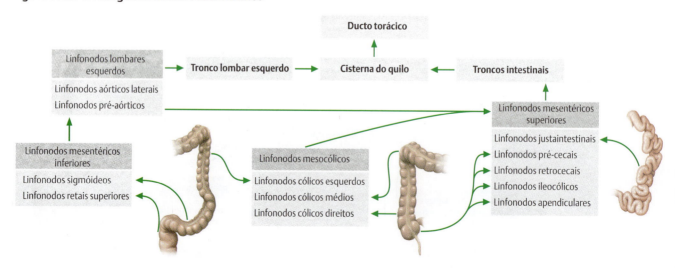

Figura 16.33 **Linfonodos do intestino grosso**
Vista anterior. *Rebatidos:* Colo transverso e omento maior.

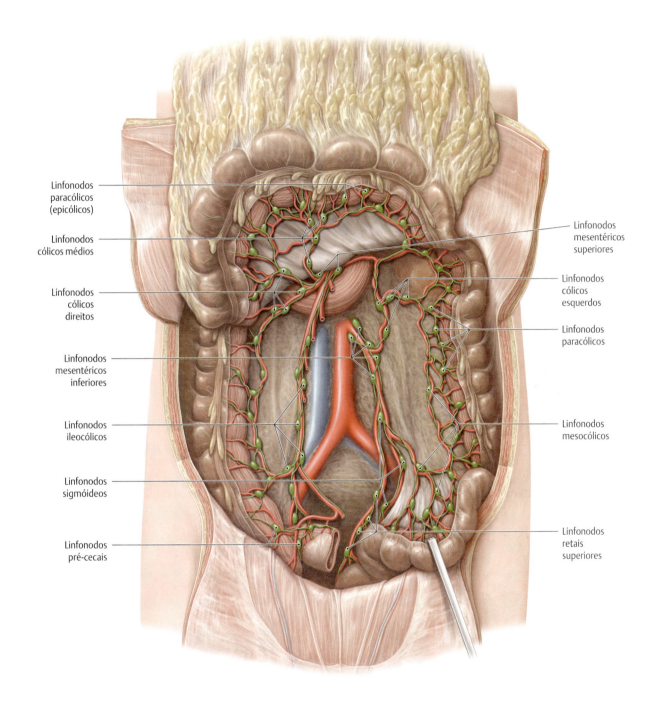

Nervos da Parede do Abdome

Figura 16.34 **Nervos somáticos do abdome e da pelve**
Vista anterior.

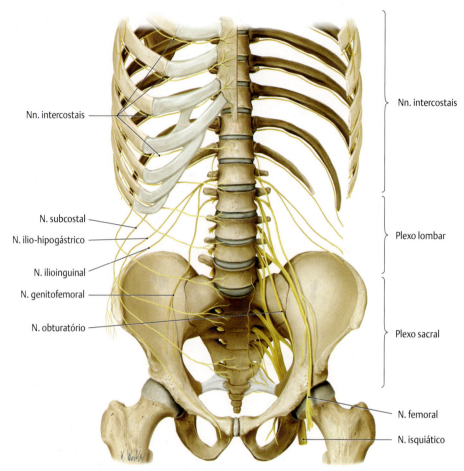

Figura 16.35 **Inervação cutânea da região anterior do tronco**
Vista anterior.

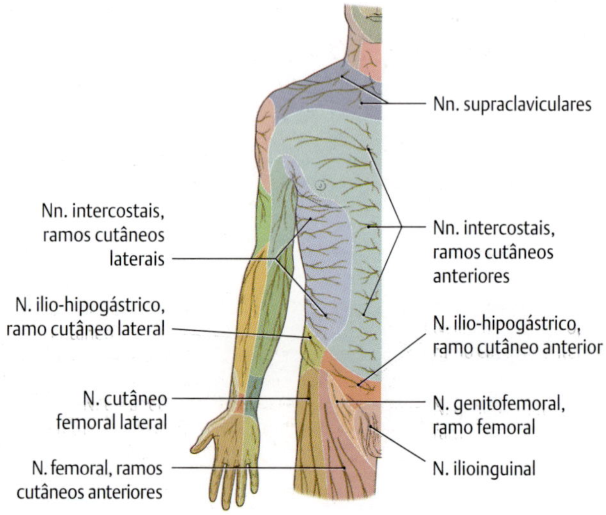

Figura 16.36 **Dermátomos da região anterior do tronco**
Vista anterior.

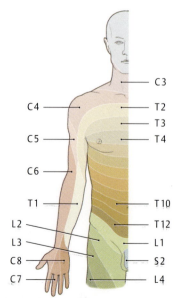

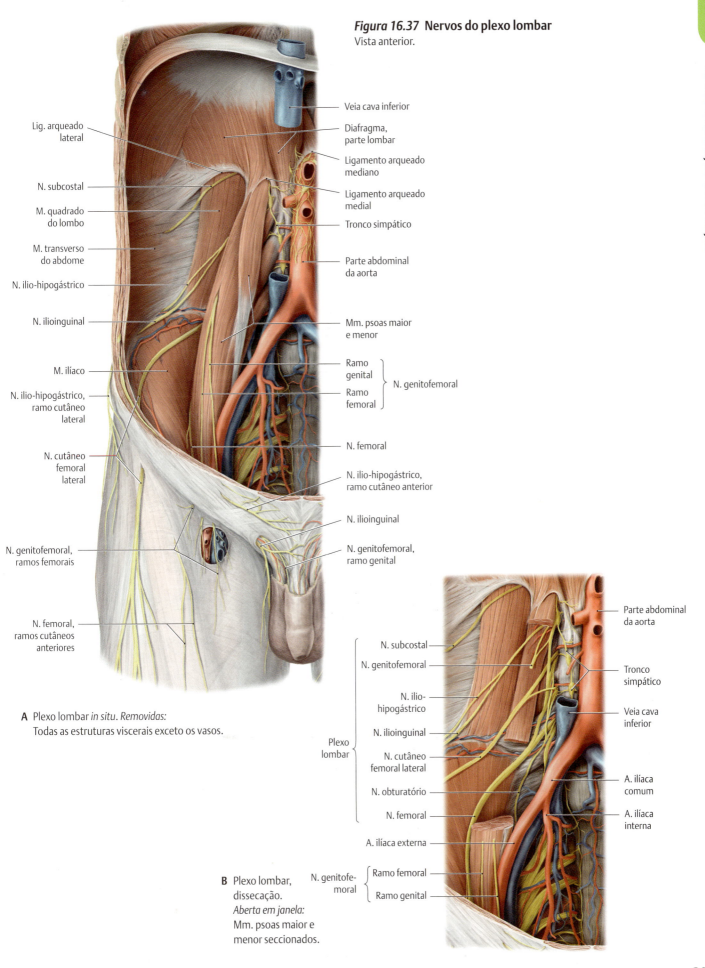

Figura 16.37 **Nervos do plexo lombar**
Vista anterior.

A Plexo lombar *in situ*. *Removidas:* Todas as estruturas viscerais exceto os vasos.

B Plexo lombar, dissecação. *Aberta em janela:* Mm. psoas maior e menor seccionados.

Inervação Autônoma: Considerações Gerais

Figura 16.38 Partes simpática e parassimpática da divisão autônoma do sistema nervoso, no abdome e na pelve

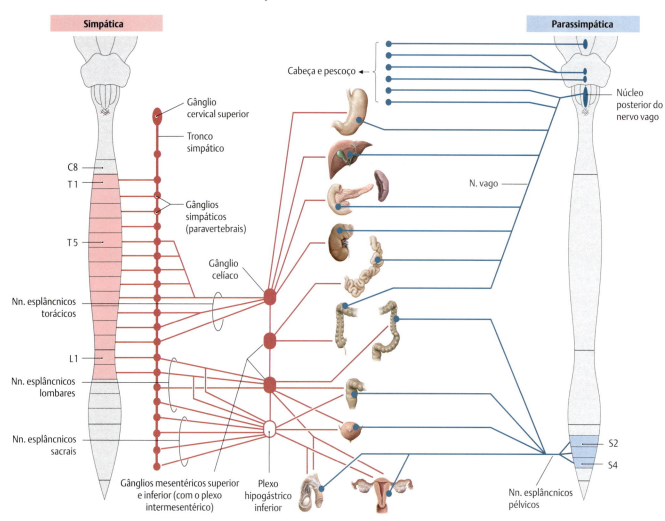

Tabela 16.4	Efeitos da divisão autônoma do sistema nervoso no abdome e na pelve		
Órgão (sistema)		**Efeito simpático**	**Efeito parassimpático**
Sistema digestório	Fibras musculares longitudinais e circulares	Diminui a motilidade	Aumenta a motilidade
	Músculos esfinctéricos	Contração	Relaxamento
	Glândulas	Diminui as secreções	Aumenta as secreções
Cápsula esplênica		Contração	
Fígado		Aumenta glicogenólise e gliconeogênese	Não há efeito
Pâncreas	Pâncreas endócrino	Diminui a secreção de insulina	
	Pâncreas exócrino	Diminui a secreção	Aumenta a secreção
Bexiga urinária	Músculo detrusor da bexiga	Relaxamento	Contração
	Esfincter vesical funcional	Contração	Inibe a contração
Glândula seminal e ducto deferente		Contração (ejaculação)	Não há efeito
Útero		Contração ou relaxamento, dependendo da influência hormonal	
Artérias		Vasoconstrição	Dilatação das artérias do pênis e do clitóris (ereção)
Glândulas suprarrenais (medula)		Liberação de adrenalina	Não há efeito
Sistema urinário	Rim	Vasoconstrição (diminui a formação de urina)	Vasodilatação

Figura 16.39 **Inervação autônoma dos órgãos peritonizados**

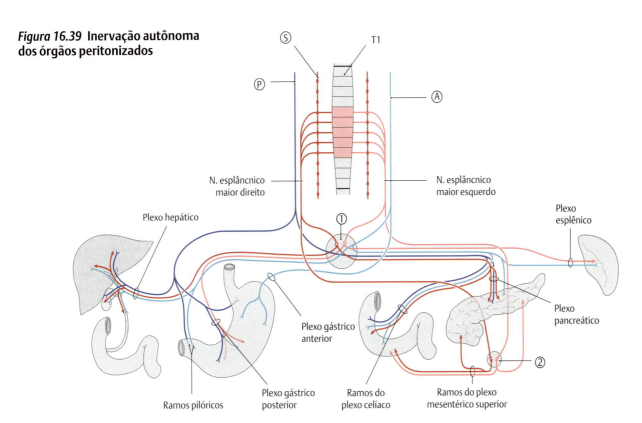

A Inervação dos órgãos originados do intestino anterior. Os nervos vagos esquerdo e direito formam os troncos vagais anterior e posterior, respectivamente, quando descem ao longo do esôfago. Cada tronco dá origem aos ramos celíaco, pilórico e hepático e, ainda, a um plexo gástrico.

Ⓢ	Tronco simpático
Ⓟ	Tronco vagal posterior (do N. vago direito)
Ⓐ	Tronco vagal anterior (do N. vago esquerdo)
①	Gânglios celíacos
②	Gânglio mesentérico superior
③	Gânglio mesentérico inferior
④	N. esplâncnico maior (T5–T9)
⑤	N. esplâncnico menor (T10–T11)
⑥	N. esplâncnico imo (T12)
⑦	Nn. esplâncnicos lombares (L1–L2)
⑧	Nn. esplâncnicos lombares (do 3º ao 5º gânglios lombares)
⑨	Nn. esplâncnicos sacrais (do 1º ao 3º gânglios sacrais)
⑩	Nn. esplâncnicos pélvicos (S2–S4)

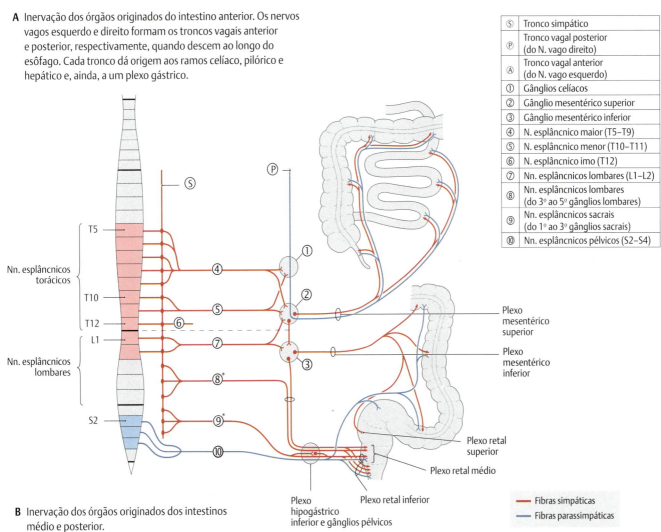

B Inervação dos órgãos originados dos intestinos médio e posterior.

*Sinapse nos gânglios simpáticos lombares.

211

Plexos Autônomos Viscerais

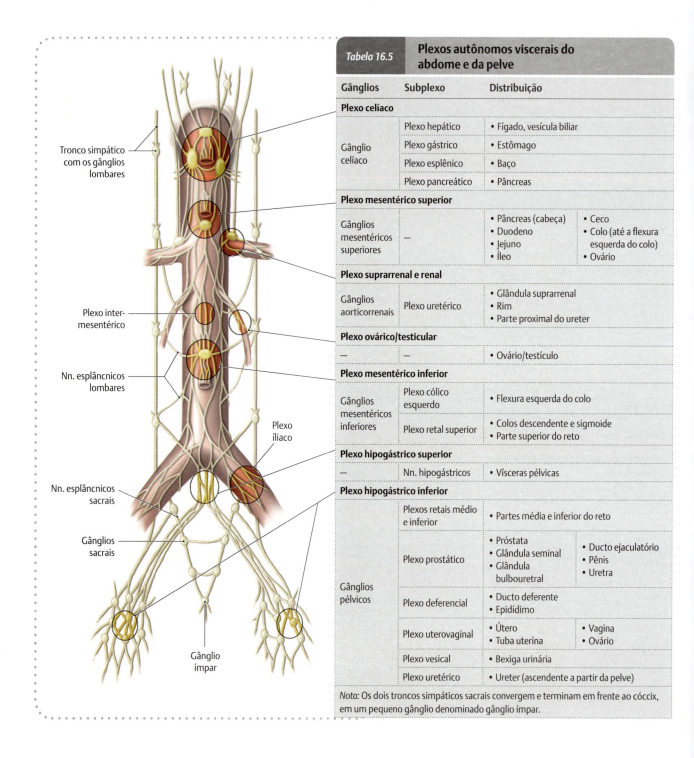

Tabela 16.5	Plexos autônomos viscerais do abdome e da pelve		
Gânglios	**Subplexo**	**Distribuição**	
Plexo celíaco			
Gânglio celíaco	Plexo hepático	• Fígado, vesícula biliar	
	Plexo gástrico	• Estômago	
	Plexo esplênico	• Baço	
	Plexo pancreático	• Pâncreas	
Plexo mesentérico superior			
Gânglios mesentéricos superiores	—	• Pâncreas (cabeça) • Duodeno • Jejuno • Íleo	• Ceco • Colo (até a flexura esquerda do colo) • Ovário
Plexo suprarrenal e renal			
Gânglios aorticorrenais	Plexo uretérico	• Glândula suprarrenal • Rim • Parte proximal do ureter	
Plexo ovárico/testicular			
—	—	• Ovário/testículo	
Plexo mesentérico inferior			
Gânglios mesentéricos inferiores	Plexo cólico esquerdo	• Flexura esquerda do colo	
	Plexo retal superior	• Colos descendente e sigmoide • Parte superior do reto	
Plexo hipogástrico superior			
—	Nn. hipogástricos	• Vísceras pélvicas	
Plexo hipogástrico inferior			
Gânglios pélvicos	Plexos retais médio e inferior	• Partes média e inferior do reto	
	Plexo prostático	• Próstata • Glândula seminal • Glândula bulbouretral	• Ducto ejaculatório • Pênis • Uretra
	Plexo deferencial	• Ducto deferente • Epidídimo	
	Plexo uterovaginal	• Útero • Tuba uterina	• Vagina • Ovário
	Plexo vesical	• Bexiga urinária	
	Plexo uretérico	• Ureter (ascendente a partir da pelve)	

Nota: Os dois troncos simpáticos sacrais convergem e terminam em frente ao cóccix, em um pequeno gânglio denominado gânglio ímpar.

Figura 16.40 **Plexos autônomos viscerais do abdome e da pelve**
Vista anterior do abdome e da pelve, no gênero masculino. *Removidos:* Peritônio e a maior parte do estômago, e todos os outros órgãos abdominais exceto os rins e as glândulas suprarrenais.

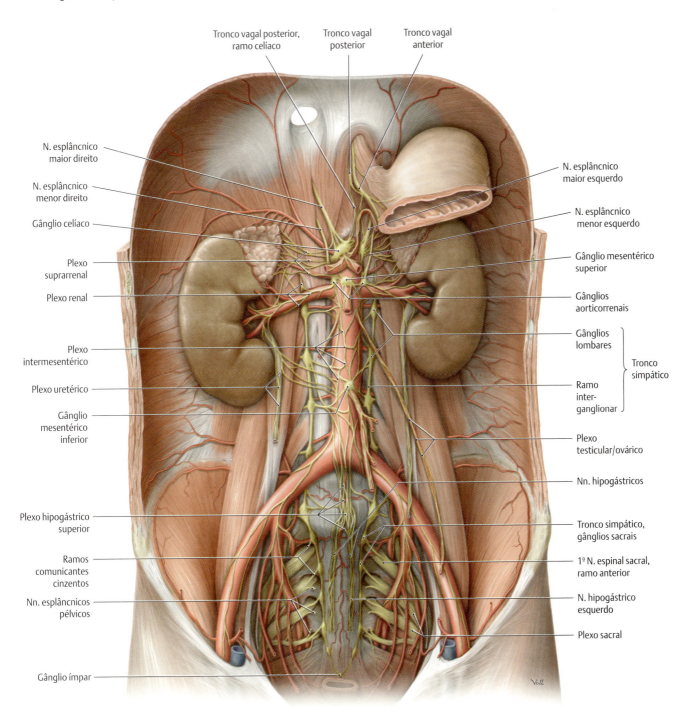

Inervação dos Órgãos Abdominais

Figura 16.41 **Inervação dos órgãos abdominais**
Vista anterior. *Removidos:* Omento menor, colo ascendente e partes do colo transverso. *Aberta:* Bolsa omental. Os troncos vagais anterior e posterior dão origem aos ramos celíacos, hepáticos e pilóricos e a um plexo gástrico. Ver esquema na **p. 210**.

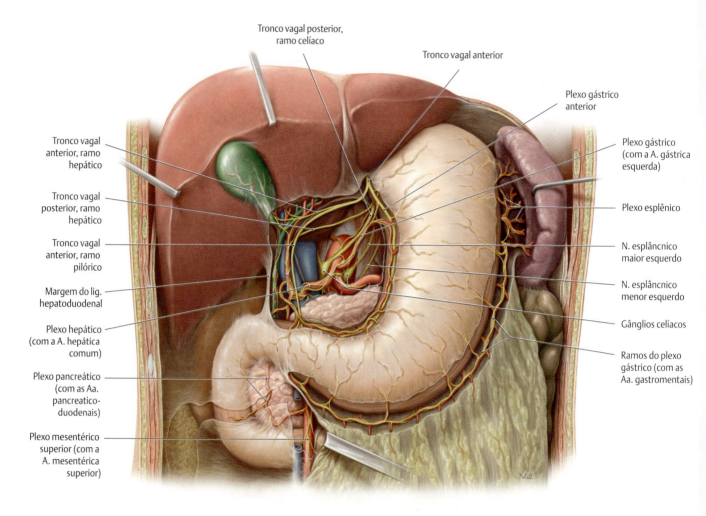

Figura 16.42 **Inervação dos órgãos do sistema urinário**
Vista anterior do abdome e da pelve, no gênero masculino. *Removidos:* Peritônio e a maior parte do estômago, e os órgãos abdominais exceto os rins, as glândulas suprarrenais e a bexiga urinária. Ver esquema na **p. 276**.

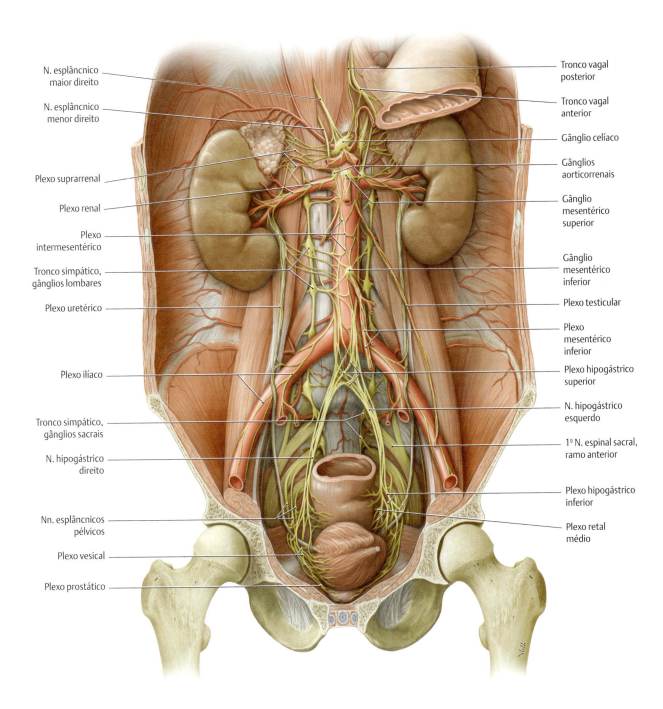

Inervação dos Intestinos

Figura 16.43 Inervação do intestino delgado
Vista anterior. *Removidos parcialmente:* Estômago, pâncreas e colo transverso. Ver esquema na **p. 210**.

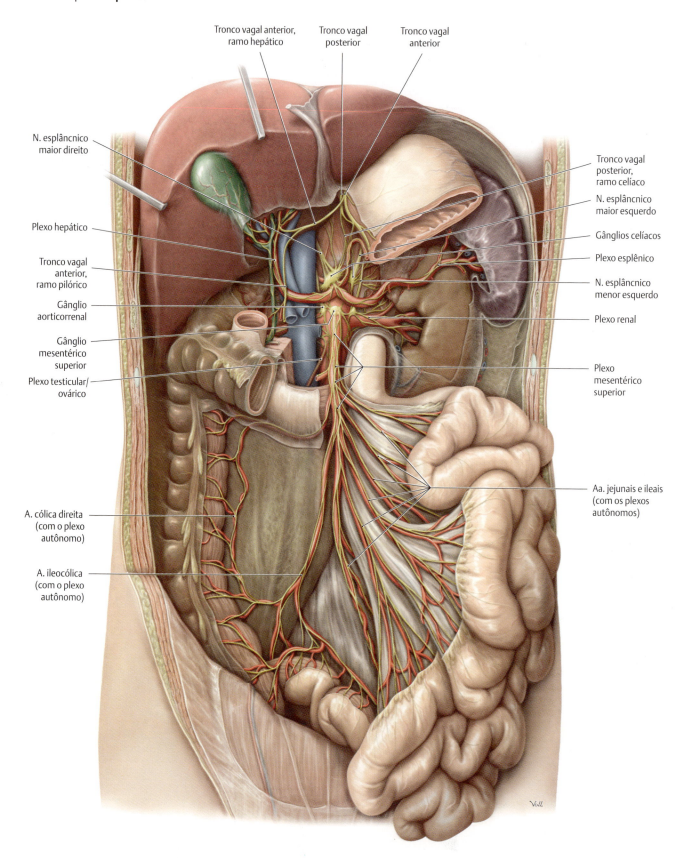

Figura 16.44 **Inervação do intestino grosso**
Vista anterior. *Removidos:* jejuno e íleo.
Rebatidos: Colos transverso e sigmoide. Ver esquema na **p. 210**.

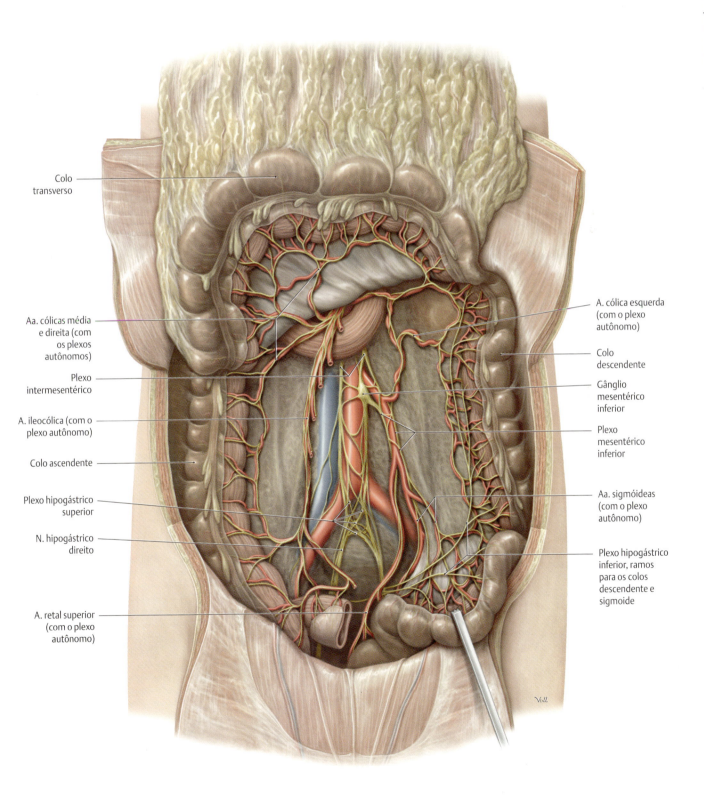

Anatomia Seccional do Abdome

Figura 17.1 Cortes transversais do abdome
Vista inferior.

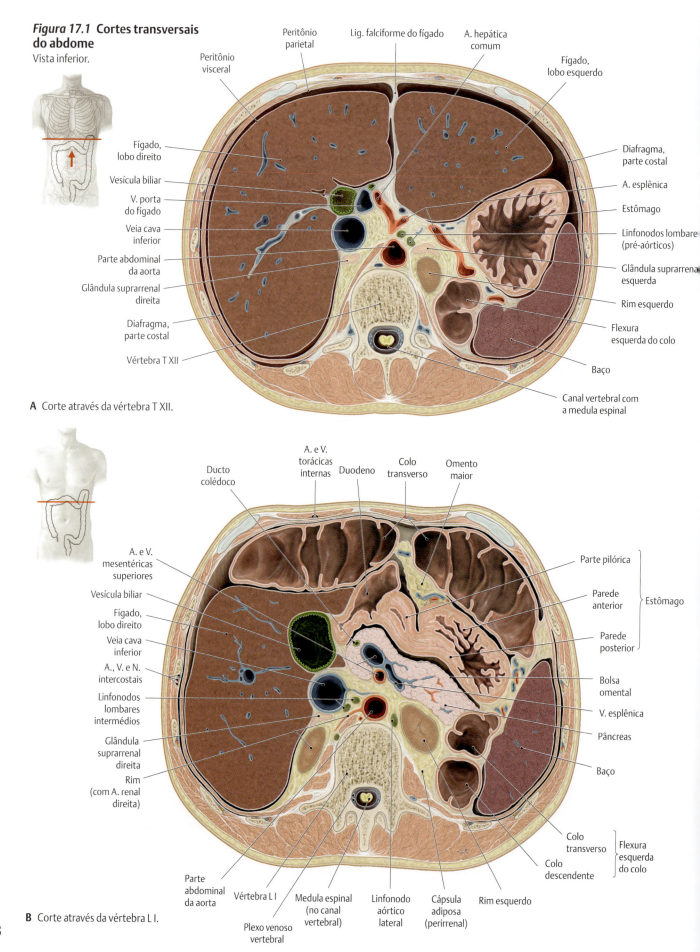

A Corte através da vértebra T XII.

B Corte através da vértebra L I.

218

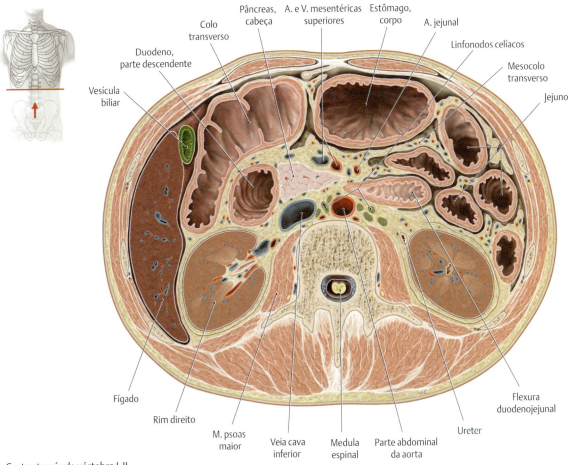

C Corte através da vértebra L II.

Anatomia Radiológica do Abdome (I)

Figura 17.2 TC do abdome
Vista inferior.

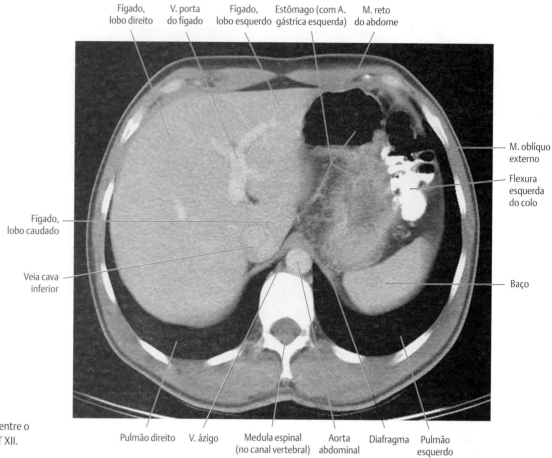

A Corte transversal entre o nível da vértebra T XII.

B Corte transversal entre os níveis das vértebras T XII e L I.

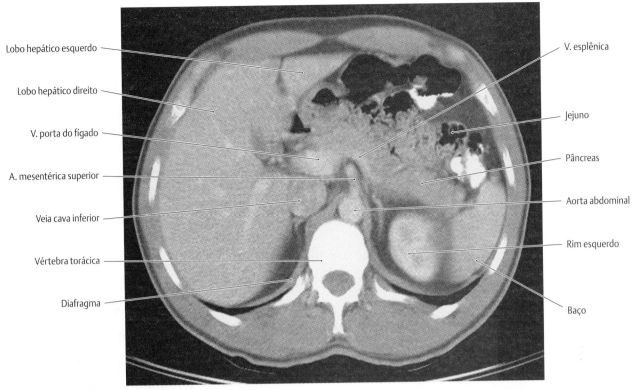

C Vista transversal entre o nível da vértebra L I.

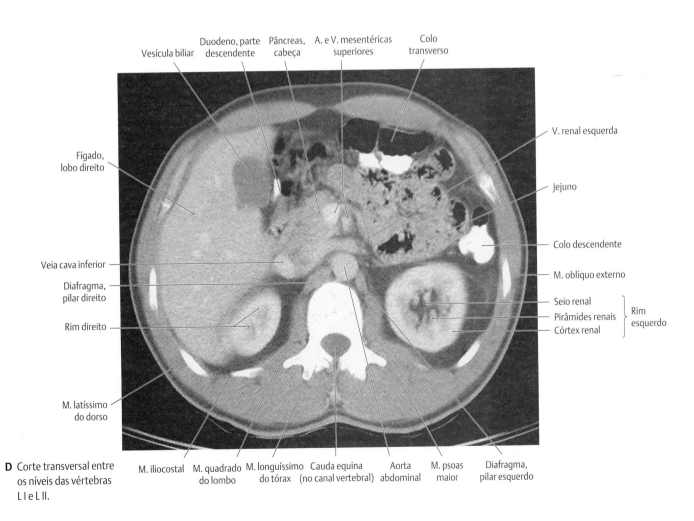

D Corte transversal entre os níveis das vértebras L I e L II.

17 Anatomia Seccional e Radiológica

Anatomia Radiológica do Abdome (II)

Figura 17.3 **TC do abdome**
Vista inferior.

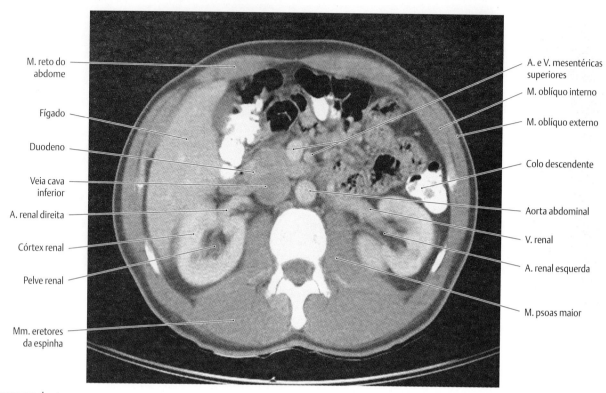

A Corte transversal entre os níveis das vértebras L II e L III.

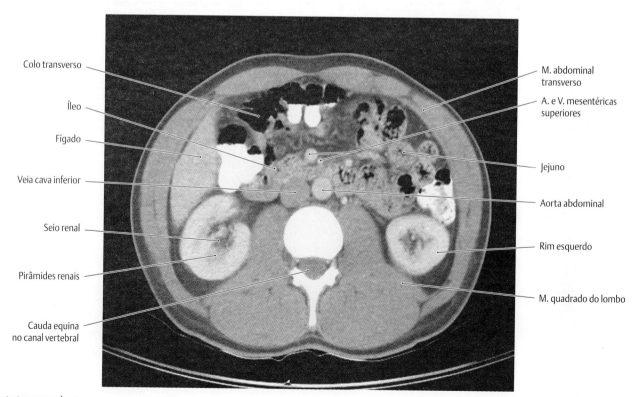

B Corte transversal entre os níveis das vértebras L III e L IV.

Figura 17.4 **Radiografia baritada de intestino delgado com duplo contraste (trânsito do intestino delgado)**
Vista anterior.

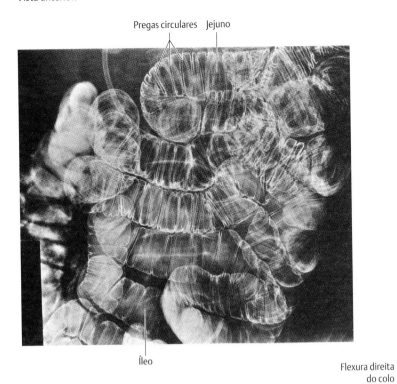

Figura 17.5 **Enema baritado de intestino grosso com duplo contraste**
Vista anterior.

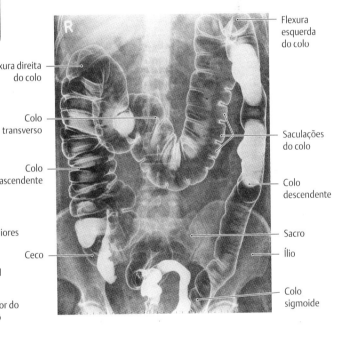

Figura 17.6 **Pielograma intravenoso (urografia excretora)**
Vista anterior.

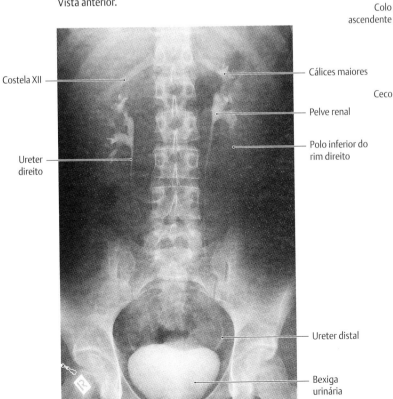

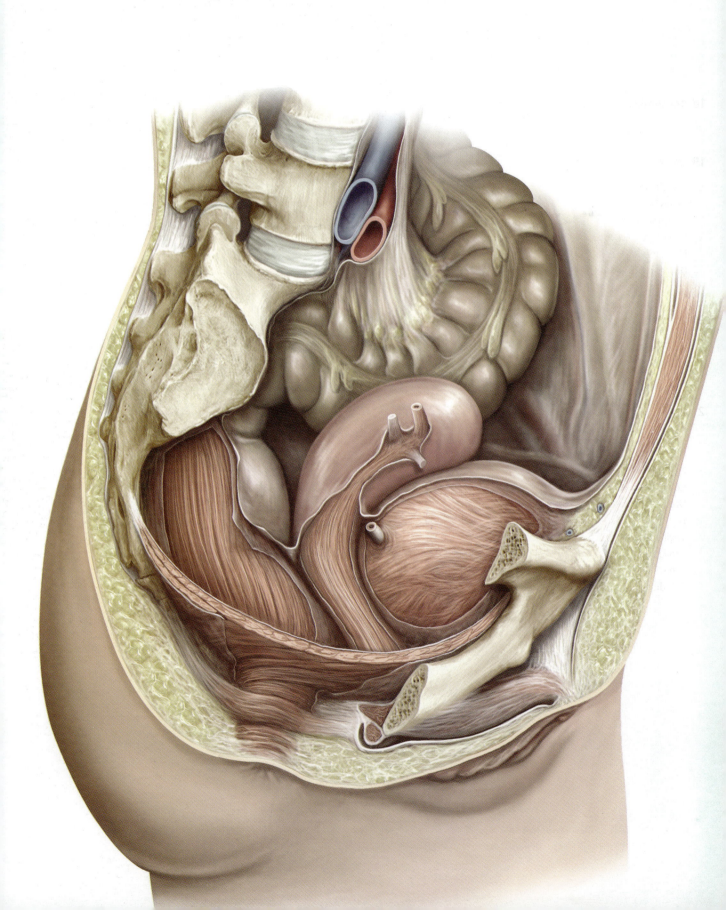

Pelve e Períneo

18 Anatomia de Superfície

Anatomia de Superfície 226

19 Ossos, Ligamentos e Músculos

Cíngulo do Membro Inferior 228
Pelves Masculina e Feminina 230
Mensurações das Pelves Masculina e Feminina 232
Ligamentos da Pelve 234
Músculos do Assoalho da Pelve e do Períneo 236
Dados sobre os Músculos do Assoalho
da Pelve e do Períneo 238

20 Espaços

Conteúdo da Pelve 240
Relações Peritoneais 242
Pelve e Períneo 244

21 Órgãos Internos

Reto e Canal Anal 246
Ureteres 248
Bexiga Urinária e Uretra 250
Considerações Gerais sobre os Órgãos Genitais 252
Útero e Ovários 254
Ligamentos e Fáscias da Pelve 256
Vagina 258
Órgãos Genitais Femininos Externos 260
Pênis, Testículo e Epidídimo 262
Glândulas Acessórias do Sistema Genital Masculino 264

22 Vascularização e Inervação

Artérias e Veias da Pelve 266
Artérias e Veias do Reto e dos Órgãos Genitais 268
Linfonodos do Abdome e da Pelve 270
Linfonodos dos Órgãos Genitais 272
Plexos Autônomos do Abdome e da Pelve 274
Inervação Autônoma: Sistemas Urinário, Genital e Reto 276
Vascularização e Inervação dos Órgãos Genitais e do
Períneo Feminino 278
Vascularização e Inervação dos Órgãos Genitais e do
Períneo Masculino 280

23 Anatomia Seccional e Radiológica

Anatomia Seccional da Pelve e do Períneo 282
Anatomia Radiológica da Pelve Feminina 284
Anatomia Radiológica da Pelve Masculina 286

Anatomia de Superfície

Figura 18.1 **Estruturas palpáveis da pelve**
Vista anterior. As estruturas são comuns aos gêneros masculino e feminino. Ver nas **pp. 2-3** as estruturas do dorso.

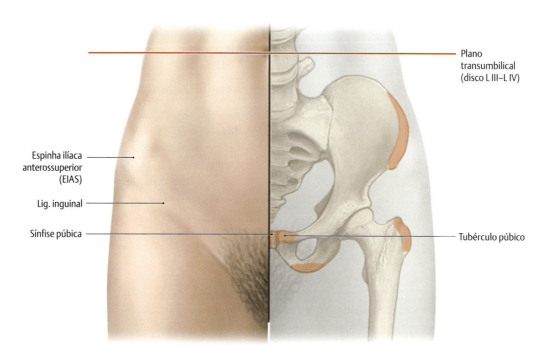

A Proeminências ósseas, pelve feminina.

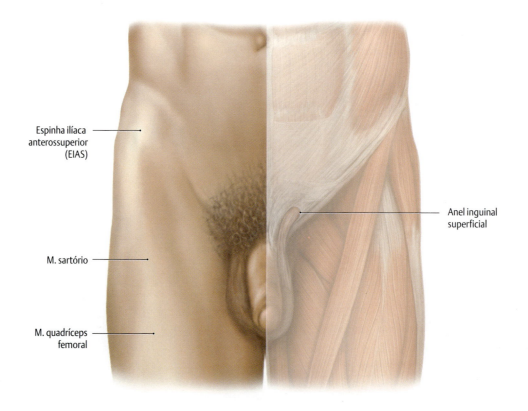

B Musculatura, pelve masculina.

O *períneo* é a região mais inferior do tronco, localizada entre as coxas e as nádegas, estendendo-se do púbis até o cóccix e profundamente até a fáscia inferior do diafragma da pelve, incluindo todas as estruturas dos trígonos anal e urogenital (**Fig. 18.2A**). Os limites bilaterais do períneo são a sínfise púbica, o ramo isquiopúbico, o túber isquiático, o ligamento sacrotuberal e o cóccix.

Figura 18.2 **Regiões do períneo feminino**
Posição de litotomia.

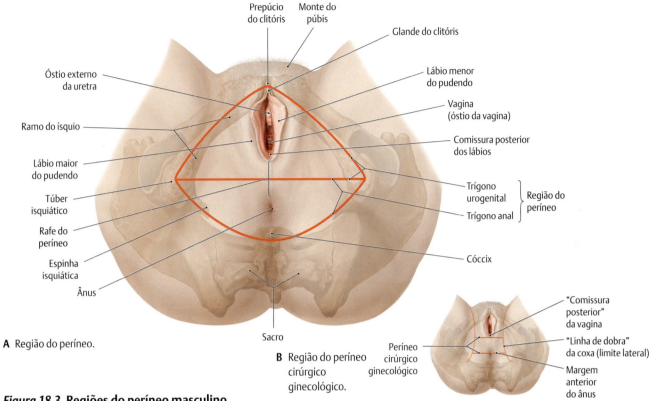

Figura 18.3 **Regiões do períneo masculino**
Posição de litotomia.

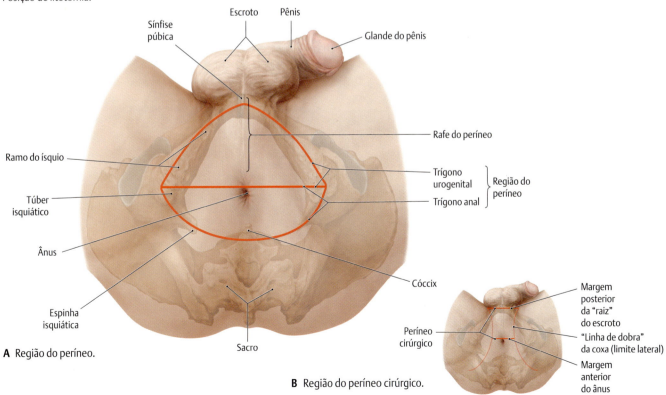

18 Anatomia de Superfície

227

Cíngulo do Membro Inferior

 A pelve é a região do corpo inferior ao abdome e formada pelo cíngulo do membro inferior, que consiste nos dois ossos do quadril e no sacro, e que conecta a coluna vertebral ao fêmur. Os dois ossos do quadril estão interconectados na sínfise púbica cartilagínea e conectados ao sacro pelas articulações sacroilíacas, formando a margem da pelve (em vermelho na **Fig. 19.1**). A estabilidade do cíngulo do membro inferior é essencial à transferência de carga do tronco para os membros inferiores, como ocorre na marcha normal.

Figura 19.1 **Cíngulo do membro inferior**
Vista anterossuperior. O cíngulo do membro inferior é formado pelos dois ossos do quadril e o sacro.

Figura 19.2 **Osso do quadril**
Osso do quadril direito (masculino).

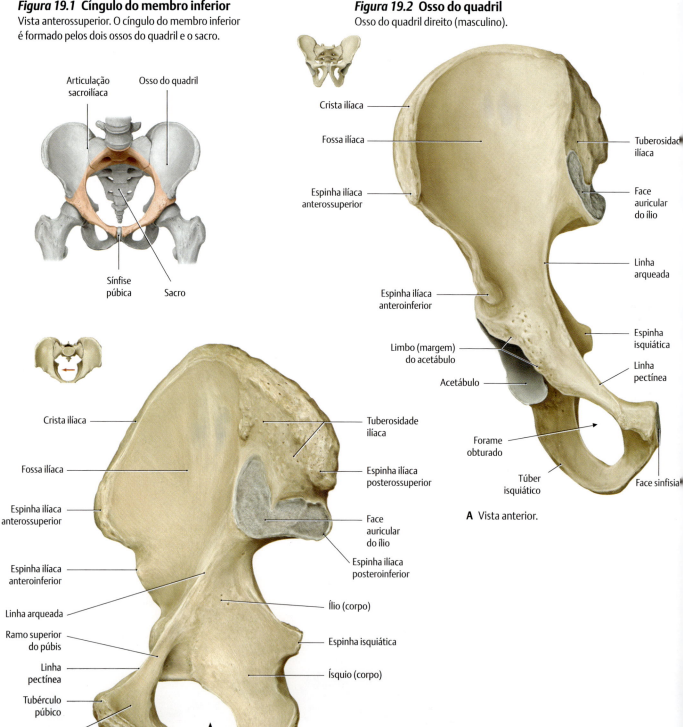

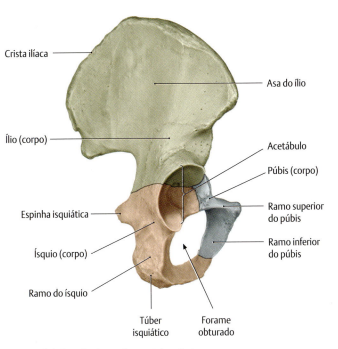

A Local de junção da cartilagem trirradiada.

Figura 19.3 **Cartilagem trirradiada do osso do quadril**
Osso do quadril direito, incidência lateral. O osso do quadril é formado pelo ílio, pelo ísquio e pelo púbis.

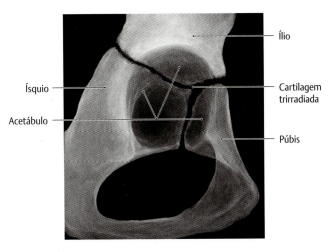

B Radiografia do acetábulo de uma criança.

Figura 19.4 **Osso do quadril: Vista lateral**
Osso do quadril direito (masculino).

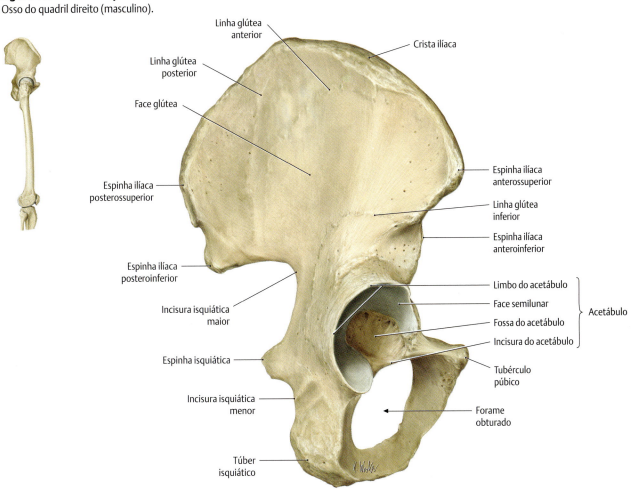

19 Ossos, Ligamentos e Músculos

229

Pelves Masculina e Feminina

Figura 19.5 **Pelve feminina**

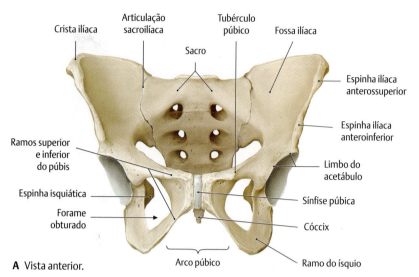

A Vista anterior.

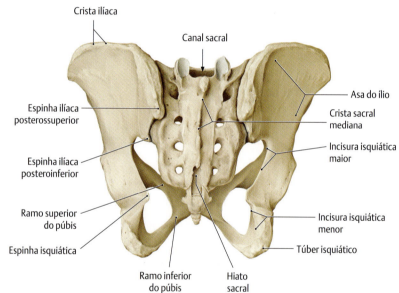

B Vista posterior.

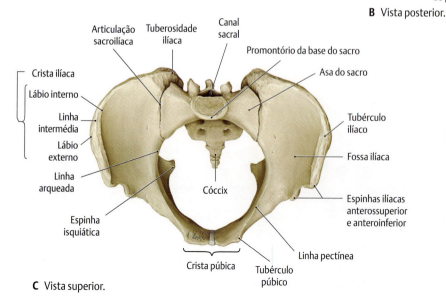

C Vista superior.

Boxe 19.1 | Correlação Clínica

Parto

Uma relação inadequada entre a pelve materna e a cabeça fetal pode causar complicações durante o parto, podendo ser necessário realizar uma cesariana. As causas maternas incluem traumatismo pélvico prévio e malformações congênitas. As causas fetais incluem hidrocefalia (distúrbio da circulação de líquido cerebrospinal, que causa dilatação encefálica e aumento do crânio).

Figura 19.6 **Pelve masculina**

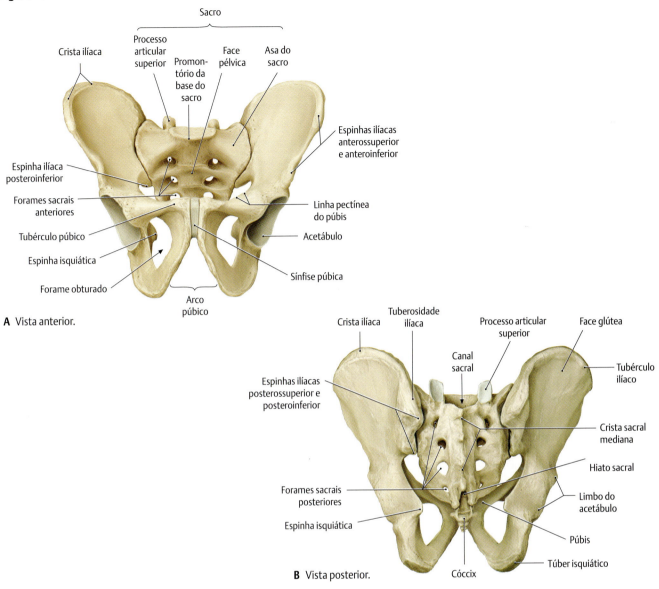

A Vista anterior.

B Vista posterior.

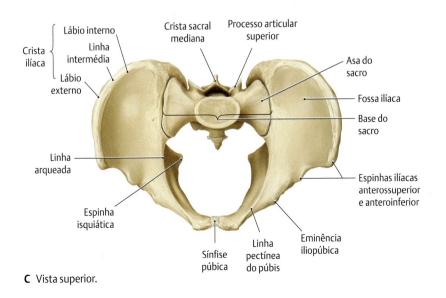

C Vista superior.

Mensurações das Pelves Masculina e Feminina

A *abertura superior da pelve* é o limite entre as cavidades abdominal e pélvica. É definida pelo plano que tangencia a *margem da pelve* que é formada pelo promontório do sacro, as linhas arqueada e pectínea do púbis, e a margem superior da sínfise púbica. A *abertura inferior da pelve* é definida pelo plano que tangencia o arco púbico, os túberes isquiáticos, a margem inferior do ligamento sacrotuberal e a extremidade do cóccix.

Tabela 19.1	Características da pelve de acordo com o gênero	
Estrutura	Feminina ♀	Masculina ♂
Pelve maior	Larga e rasa	Estreita e profunda
Abertura superior da pelve	Transversalmente oval	Formato de coração
Abertura inferior da pelve	Ampla e redonda	Estreita e alongada
Túberes isquiáticos	Evertidos	Invertidos
Cavidade pélvica	Ampla e rasa	Estreita e longa
Sacro	Curto, largo e plano	Longo, estreito e convexo
Ângulo subpúbico	90 a 100 graus	70 graus

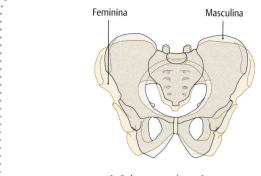

A Pelves masculina e feminina.

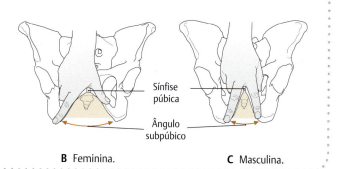

B Feminina.   **C** Masculina.

Figura 19.7 Pelve maior ("falsa") e pelve menor ("verdadeira")

A pelve é a região do corpo inferior ao abdome, formada pelo cíngulo do membro inferior. A *pelve maior* ("falsa") está imediatamente inferior à cavidade abdominal, entre as asas dos ílios direito e esquerdo, e superior à abertura superior da pelve. A *pelve menor* ("verdadeira") corresponde ao espaço de paredes ósseas entre as aberturas superior e inferior da pelve. Ela é limitada inferiormente pelo diafragma da pelve, também conhecido como assoalho da pelve.

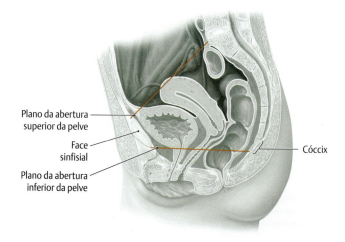

A Mulher. Corte mediano, vista pelo lado esquerdo.

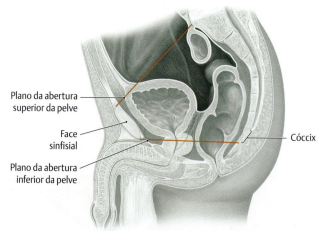

B Homem. Corte mediano, vista pelo lado esquerdo.

Figura 19.8 O menor diâmetro da cavidade pélvica feminina

O diâmetro (conjugado) verdadeiro, a distância entre o promontório do sacro e o ponto mais posterossuperior da sínfise púbica, é o diâmetro AP (anteroposterior) mais curto do "canal do parto". Esse diâmetro é de difícil aferição por causa das vísceras, de modo que o diâmetro (conjugado) diagonal, a distância entre o promontório do sacro e a margem inferior da sínfise púbica, é usado para fazer uma estimativa. A linha terminal é parte da margem que define a abertura superior da pelve.

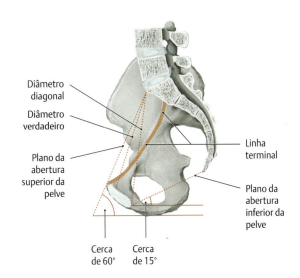

Figura 19.9 Aberturas superior e inferior da pelve

As mensurações indicadas são aplicáveis a homens e mulheres. Os diâmetros transverso e oblíquos da abertura superior da pelve feminina são importantes em obstetrícia, pois representam as medidas do "canal do parto". A distância interespinosa representa o menor diâmetro da abertura inferior.

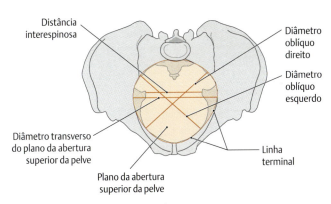

A Pelve feminina, vista superior. Abertura superior da pelve em vermelho.

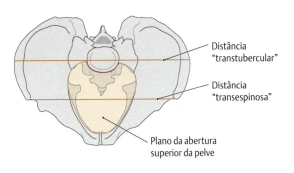

B Pelve masculina, vista superior. Abertura superior da pelve em vermelho.

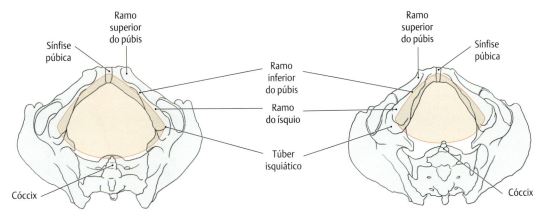

C Pelve feminina, vista inferior. Abertura inferior da pelve em vermelho.

D Pelve masculina, vista inferior. Abertura inferior da pelve em vermelho.

Ligamentos da Pelve

Figura 19.10 Ligamentos da pelve
Pelve masculina.

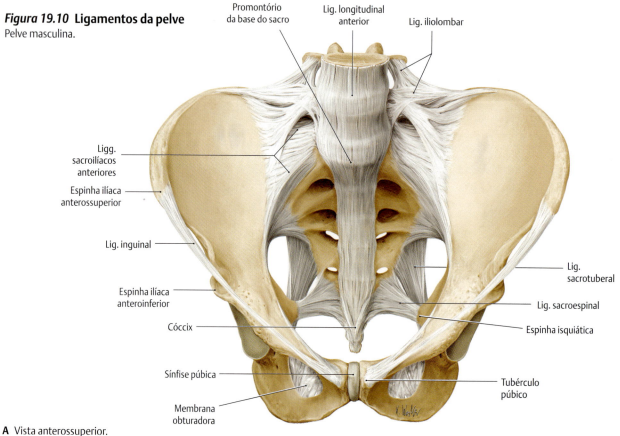

A Vista anterossuperior.

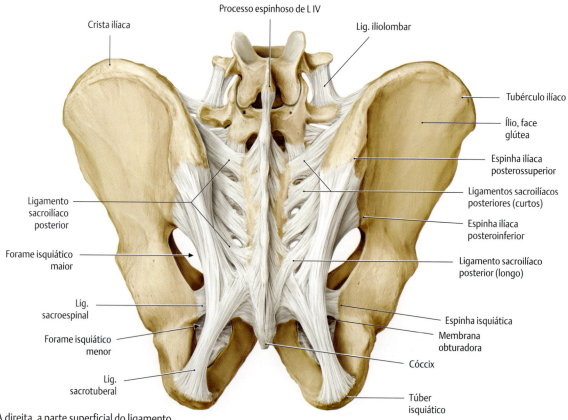

B Vista posterior. À direita, a parte superficial do ligamento sacroilíaco posterior foi retirada para revelar os ligamentos sacroilíacos posteriores curtos e longos que se integram ao ligamento sacroilíaco interósseo mais profundo.

Figura 19.11 **Ligamentos da articulação sacroilíaca**
Pelve masculina.

Figura 19.12 **Locais de fixação dos ligamentos da pelve no osso do quadril**
Osso do quadril esquerdo, vista medial. As fixações dos ligamentos são mostradas em verde.

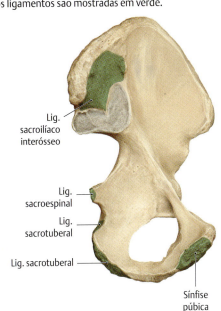

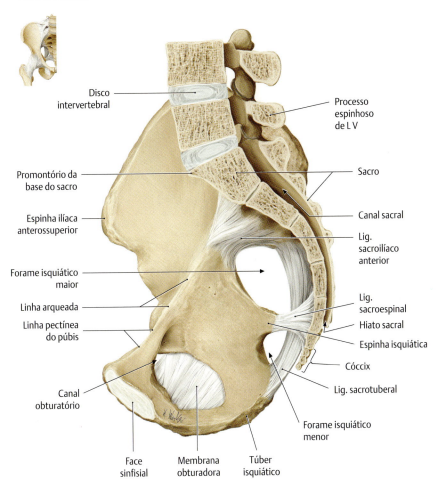

A Metade direita da pelve, vista medial.

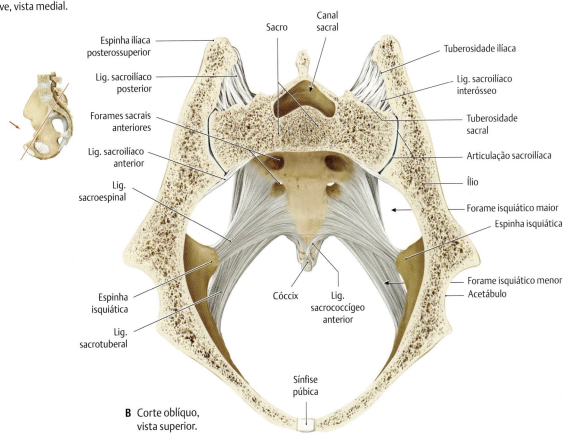

B Corte oblíquo, vista superior.

Músculos do Assoalho da Pelve e do Períneo

Figura 19.13 Músculos do assoalho da pelve

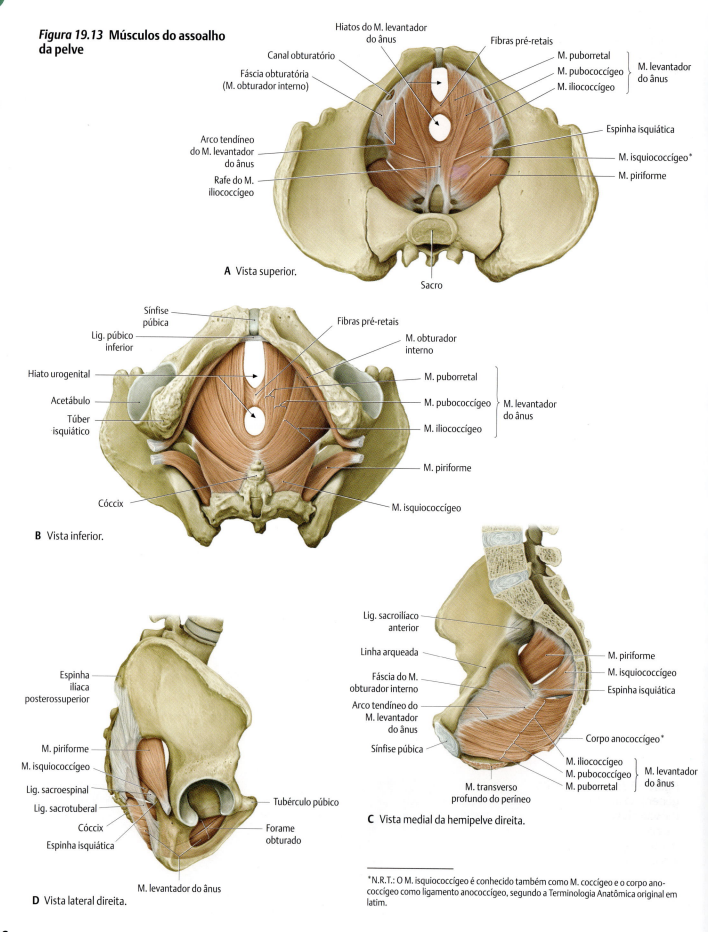

Figura 19.14 Músculos e fáscias do assoalho da pelve e do períneo, *in situ*

Posição de litotomia. Retirada do lado esquerdo: Fáscia superficial do períneo (fáscia de Colles),* fáscia inferior do diafragma da pelve e fáscia obturatória. *Nota:* As setas verdes estão apontando para o recesso anterior da fossa isquioanal.

*N.R.T.: A Terminologia Anatômica (2001) considera os seguintes epônimos:
– camada membranácea da tela subcutânea do períneo = fáscia de Colles
– fáscia superficial do períneo = fáscia de Gallaudet.

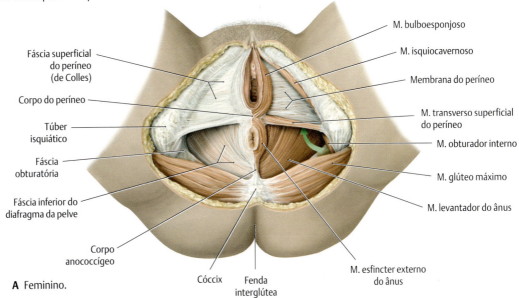

A Feminino.

B Masculino.

Figura 19.15 Diferenças de gênero na morfologia do músculo levantador do ânus

Vista posterior. Observe as lacunas com tecido conjuntivo no M. levantador do ânus da mulher.

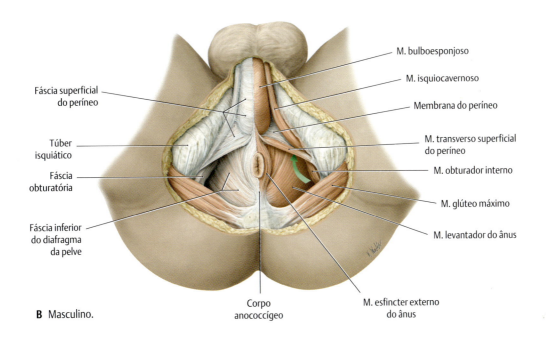

A Masculino.

B Feminino.

Dados sobre os Músculos do Assoalho da Pelve e do Períneo

Figura 19.16 Músculos do assoalho da pelve
Vista superior.

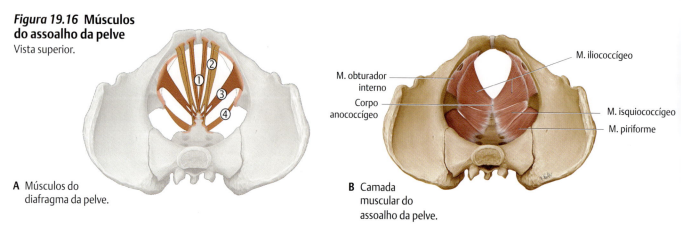

A Músculos do diafragma da pelve.

B Camada muscular do assoalho da pelve.

Tabela 19.2 — Músculos do assoalho da pelve

Músculo		Inserção (ponto fixo)	Inserção (ponto móvel)	Inervação	Ação
Músculos do diafragma da pelve					
Levantador do ânus	① Puborretal	Ramo superior do púbis (os dois lados da sínfise púbica)	Corpo anococcígeo	Nervo para o M. levantador do ânus (S4), N. anal inferior	Diafragma da pelve: Sustenta as vísceras pélvicas
	② Pubococcígeo	Púbis (lateralmente à inserção do M. puborretal)	Corpo anococcígeo, cóccix		
	③ Iliococcígeo	Fáscia obturatória interna do M. levantador do ânus (arco tendíneo)			
④ Isquiococcígeo		Face lateral do cóccix segmento de S V	Espinha isquiática	Ramos diretos do plexo sacral (S4–S5)	Sustenta as vísceras pélvicas, traciona o cóccix
Músculos da parede da pelve					
Piriforme*		Sacro (face pélvica)	Fêmur (ápice do trocanter maior)	Ramos diretos do plexo sacral (S1–S2)	Articulação do quadril: Rotação lateral, estabilização e abdução da coxa fletida
Obturador interno*		Membrana obturadora e limites ósseos (face interna)	Fêmur (trocanter maior, superfície medial)	Ramos diretos do plexo sacral (L5-S1)	Articulação do quadril: Rotação lateral e abdução da coxa fletida

*Os Mm. piriforme e obturador interno são considerados músculos do quadril (ver **p. 420**).
Os órgãos genitais externos feminino e masculino são mostrados nas **pp. 278, 280**.

Figura 19.17 Músculos do períneo
Vista inferior.

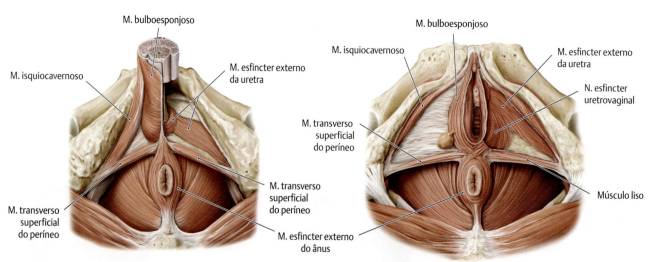

A Músculos superficiais e profundos do períneo no homem.

B Músculos superficiais e profundos do períneo na mulher.

Tabela 19.3 — Músculos do períneo

Músculo	Inserção (ponto fixo)	Inserção (ponto móvel)	Inervação	Ação
① Isquiocavernoso	Ramo do ísquio	Ramo do clitóris ou do pênis		Mantém a ereção por compressão do sangue para o corpo cavernoso do clitóris ou do pênis
② Bulboesponjoso	Segue anteriormente ao corpo do períneo, até o clitóris (mulheres) ou a rafe do pênis (homens)			Mulheres: Comprime a glândula vestibular maior Homens: Auxilia na ereção
③ Transverso superficial do períneo	Ramo do ísquio	Corpo do períneo	N. pudendo (S2–S4)	Mantém o corpo do períneo no plano mediano, mantém os órgãos pélvicos no lugar, e dá sustentação aos canais viscerais através dos músculos do períneo
④ Transverso profundo do períneo*	Ramo inferior do púbis, ramo do ísquio	Corpo do períneo e M. esfíncter externo do ânus		
⑤ Esfíncter externo da uretra	Envolve a uretra (divisão do M. transverso profundo do períneo), nos homens ascende anteriormente ao colo da bexiga; nas mulheres, algumas fibras circundam a vagina como o M. esfíncter uretrovaginal.			Fechamento da uretra
⑥ Esfíncter externo do ânus	Envolve o ânus (segue posteriormente ao corpo do períneo, até o corpo anococcígeo)			Fechamento do ânus

* Tipicamente esse músculo não se desenvolve nas mulheres, sendo substituído por tecido muscular liso. Quando desenvolvido, proporciona suporte dinâmico para os órgãos pélvicos.

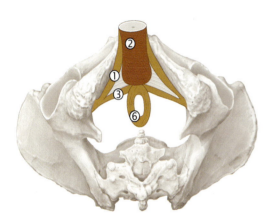

C Músculos do espaço superficial do períneo no homem.

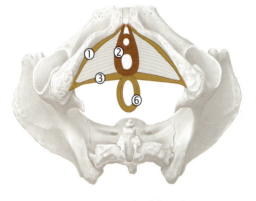

D Músculos do espaço superficial do períneo na mulher.

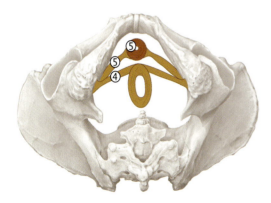

E Músculos do espaço profundo do períneo no homem.

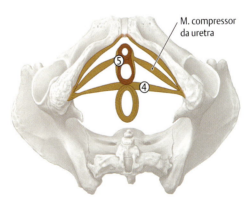

F Músculos do espaço profundo do períneo na mulher.

Conteúdo da Pelve

Figura 20.1 **Pelve masculina**
Corte sagital paramediano, vista lateral direita.

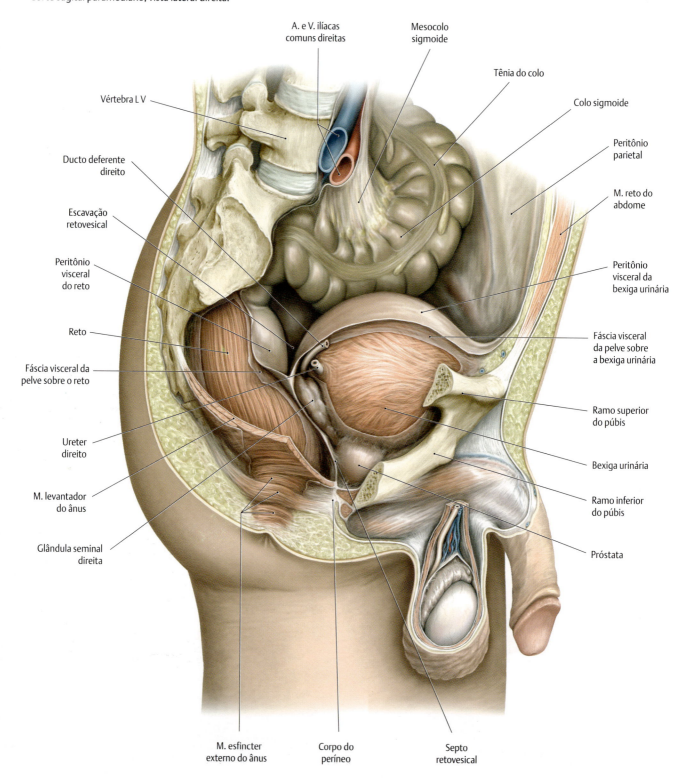

Figura 20.2 **Pelve feminina**
Corte sagital paramediano, vista lateral direita.

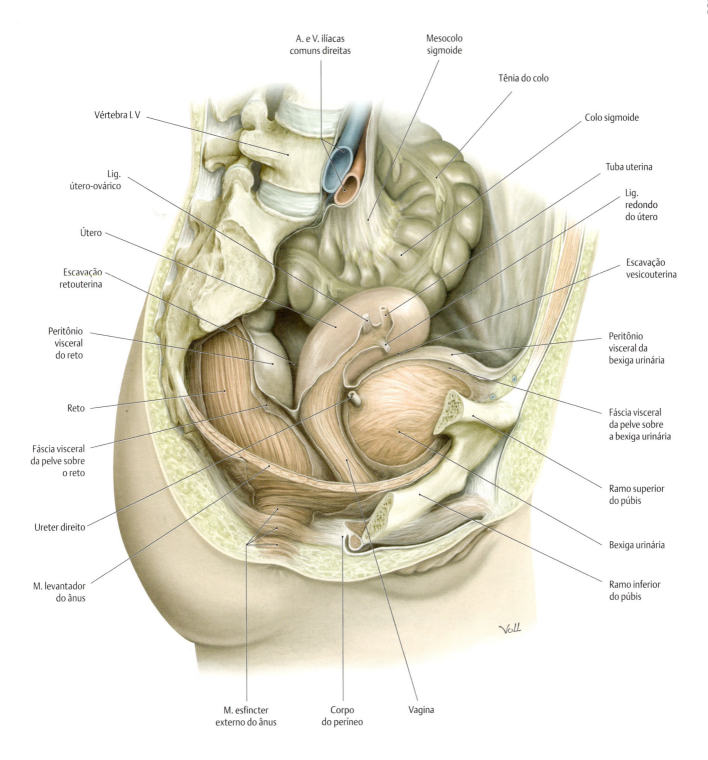

Relações Peritoneais

Figura 20.3 **Relações peritoneais na pelve: Feminina**
Vista superior.

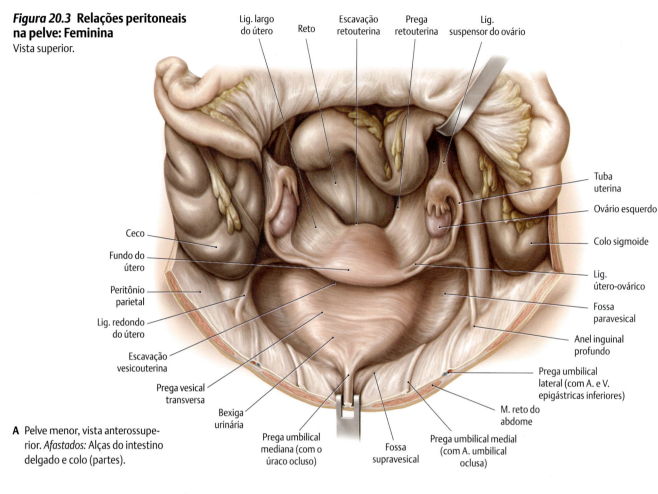

A Pelve menor, vista anterossuperior. *Afastados:* Alças do intestino delgado e colo (partes).

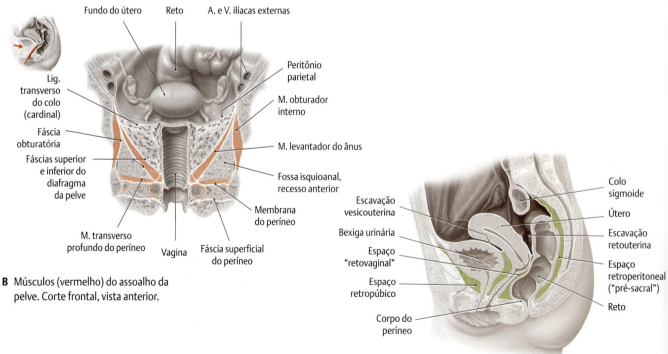

B Músculos (vermelho) do assoalho da pelve. Corte frontal, vista anterior.

C Espaços extraperitoneais (verde) da pelve. Corte mediano, vista lateral esquerda.

Figura 20.4 **Relações peritoneais na pelve: Masculina**
Vista superior.

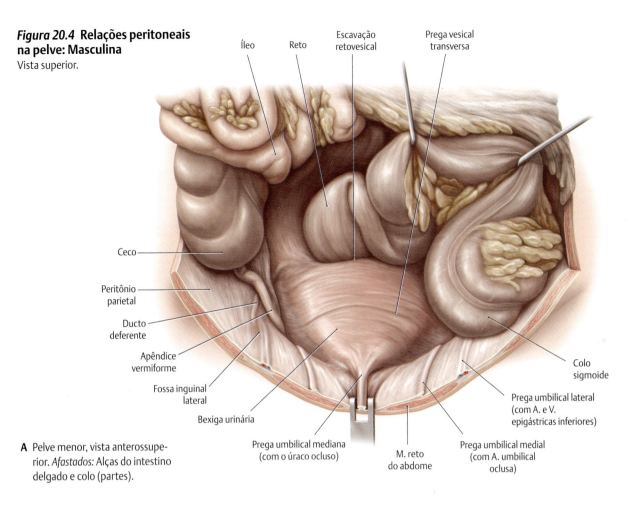

A Pelve menor, vista anterossuperior. *Afastados:* Alças do intestino delgado e colo (partes).

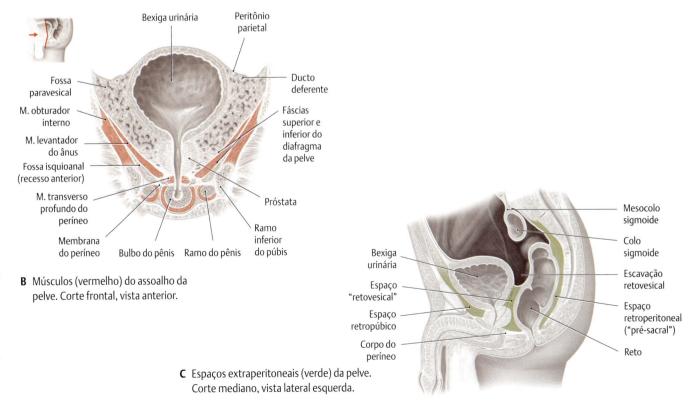

B Músculos (vermelho) do assoalho da pelve. Corte frontal, vista anterior.

C Espaços extraperitoneais (verde) da pelve. Corte mediano, vista lateral esquerda.

Pelve e Períneo

A *pelve* é a região do corpo inferior ao abdome, formada pelo cíngulo do membro inferior. A pelve maior ("falsa") está imediatamente inferior à cavidade abdominal, entre as asas dos ílios direito e esquerdo, e superior à abertura superior da pelve. A pelve menor ("verdadeira") corresponde ao espaço de paredes ósseas entre as aberturas superior e inferior da pelve. Ela se estende inferiormente até o diafragma da pelve, uma camada muscular inserida nos limites da abertura inferior da pelve.

O períneo é a região mais inferior do tronco, entre as coxas e as nádegas, estendendo-se do púbis até o cóccix e superiormente até o diafragma da pelve. O *espaço superficial do períneo* se localiza entre a camada membranácea da tela subcutânea do períneo (fáscia de Colles) e a membrana do períneo. O *espaço profundo do períneo* está localizado entre a membrana do períneo e a fáscia inferior do diafragma da pelve.

Tabela 20.1 — Divisões da pelve e do períneo

Os níveis da pelve são determinados por pontos de referência ósseos (crista ilíaca e abertura superior da pelve). O conteúdo do períneo é separado da pelve "verdadeira" pelo diafragma da pelve e por duas lâminas de fáscia.

Crista ilíaca		
Pelve	Pelve maior	• Íleo (alças)
		• Ceco e apêndice vermiforme
		• Colo sigmoide
		• Aa. e Vv. ilíacas comuns e externas
		• Plexo lombar (ramos)
	Abertura superior da pelve	
	Pelve menor	• Parte distal dos ureteres
		• Bexiga urinária
		• Reto
		♀: Vagina, útero, tubas uterinas e ovários
		♂: Ducto deferente, glândula seminal e próstata
		• A. e V. ilíacas internas e seus ramos
		• Plexo sacral
		• Plexo hipogástrico inferior
Diafragma da pelve (M. levantador do ânus e M. isquiococcígeo)		
Períneo	Espaço profundo do períneo	• Mm. esfíncter externo da uretra e transverso profundo do períneo
		• Uretra (parte membranácea)
		• Vagina
		• Reto
		• Glândula bulbouretral
		• Fossa isquioanal
		• A. e V. pudendas internas, N. pudendo e seus ramos
	Membrana do períneo	
	Espaço superficial do períneo	• Mm. isquiocavernoso, bulboesponjoso e transverso superficial do períneo
		• Uretra (parte esponjosa)
		• Clitóris e pênis
		• A. e V. pudendas internas, N. pudendo e seus ramos perineais
	Fáscia superficial do períneo (fáscia de Colles)	
	Espaço subcutâneo do períneo	• Gordura
Pele		

Figura 20.5 Pelve e trígono urogenital

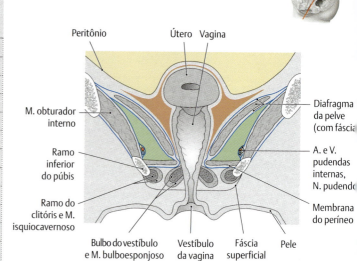

A Feminina. Corte oblíquo.

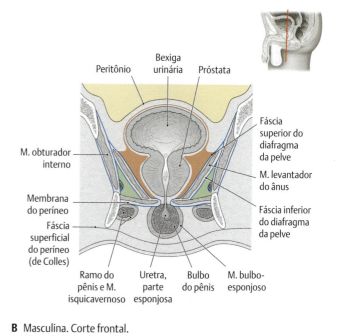

B Masculina. Corte frontal.

- Cavidade peritoneal
- Espaço extraperitoneal
- Fossa isquioanal
- Fáscia visceral da pelve
- Fáscia parietal da pelve

Figura 20.6 Pelve: Corte oblíquo
Vista anterior.

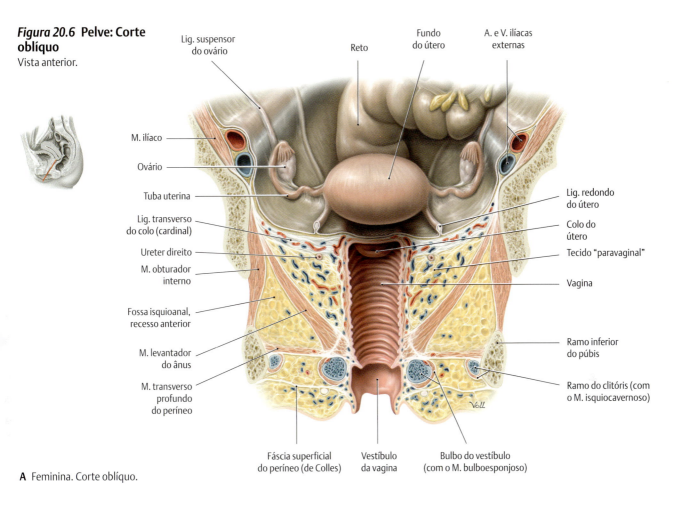

A Feminina. Corte oblíquo.

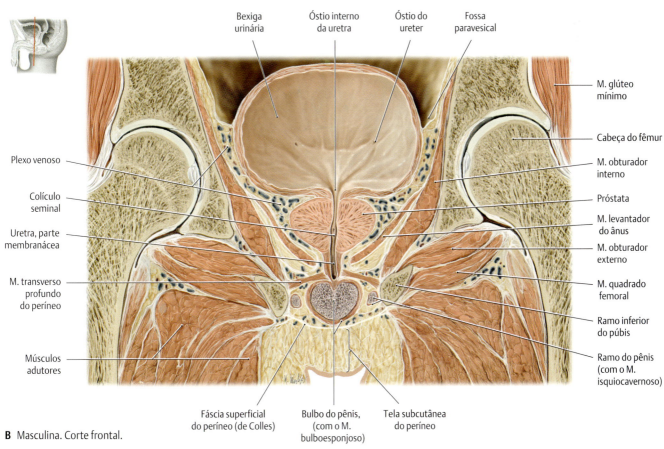

B Masculina. Corte frontal.

Reto e Canal Anal

Figura 21.1 **Reto: Localização**

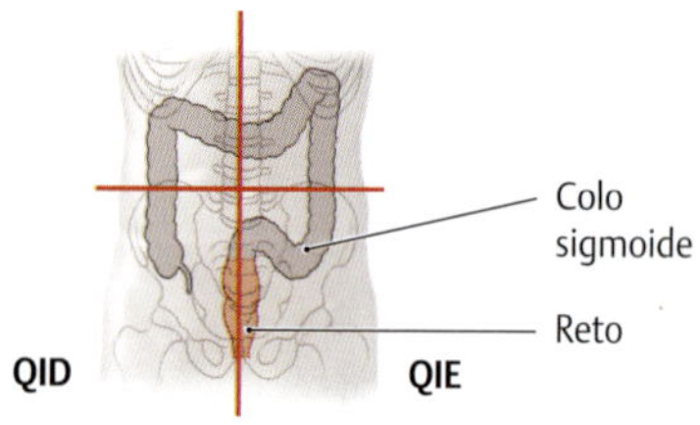

A Vista anterior.

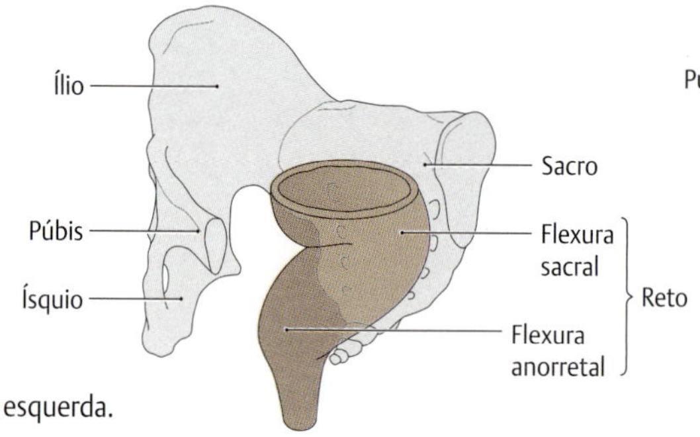

B Vista anterolateral esquerda.

Figura 21.2 **Fechamento do reto**
Vista lateral esquerda. O músculo puborretal é uma alça muscular que traciona a junção anorretal. Atua na manutenção da continência fecal.

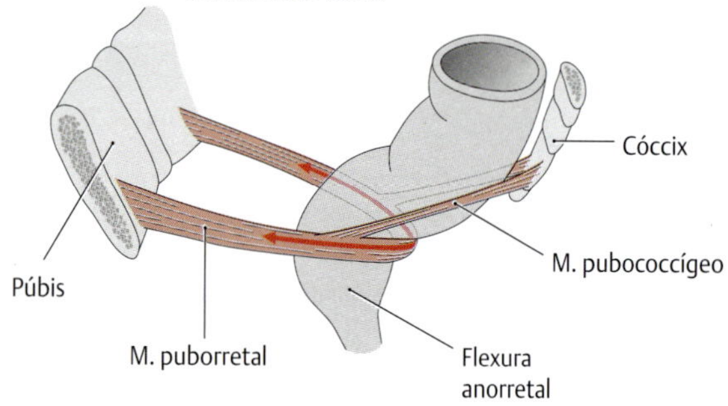

Figura 21.3 **Reto *in situ***
Corte frontal, vista anterior da pelve feminina. O terço superior do reto é revestido por peritônio visceral, em suas faces anterior e lateral. O terço médio é revestido apenas anteriormente, e o terço inferior está situado abaixo do peritônio parietal.

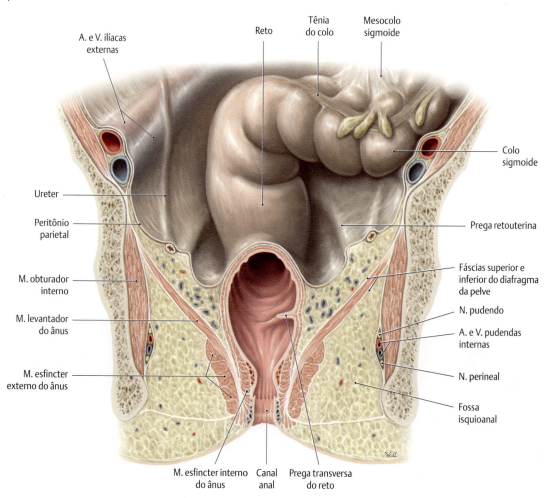

Figura 21.4 **Reto e canal anal**
Corte frontal, vista anterior, após a remoção da parede anterior.

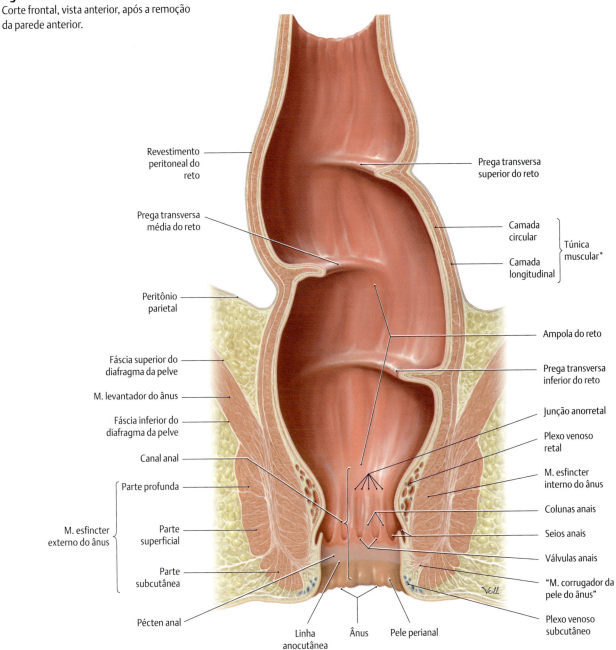

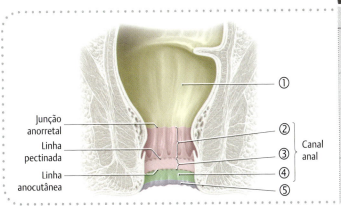

Tabela 21.1	Regiões do reto e do canal anal	
Região		**Epitélio**
① Reto		Semelhante ao do colo com criptas; cilíndrico simples com células caliciformes
Canal anal	② Zona colunar	Escamoso estratificado, não queratinizado
	③ Pécten anal	
	④ Zona cutânea	Escamoso estratificado, queratinizado com glândulas sebáceas
⑤ Pele perianal (pigmentada)		Escamoso estratificado, queratinizado com glândulas sebáceas, pelos e glândulas sudoríferas

*N.R.T.: A Terminologia Anatômica (2001) denomina as camadas longitudinal e circular como helicoidais de passo longo e de passo curto, respectivamente.

Ureteres

 Os ureteres cruzam a artéria ilíaca comum em sua bifurcação nas artérias ilíacas interna e externa.

Figura 21.5 **Ureteres** *in situ*
Vista anterior, abdome masculino. *Removidos*: Órgãos digestórios e peritônio. Os ureteres são retroperitoneais.

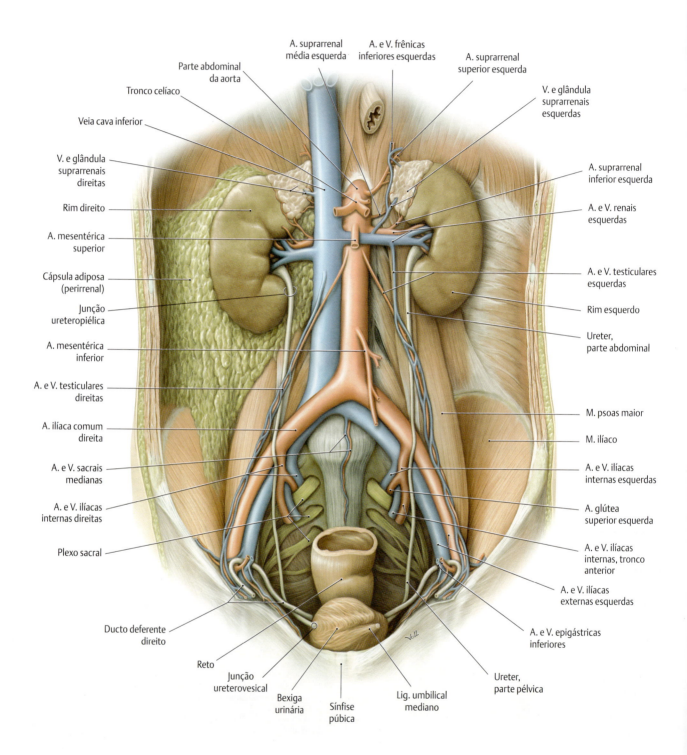

Figura 21.6 **Ureter na pelve masculina**
Vista superior.

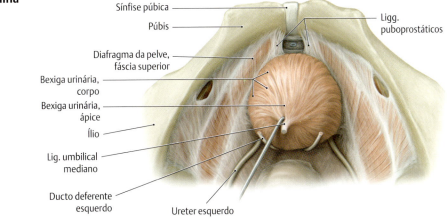

Figura 21.7 **Ureter na pelve feminina**
Vista superior da pelve. *Retirados do lado direito*: Peritônio e ligamento largo do útero. A parte pélvica do ureter passa sob a artéria uterina cerca de 2 cm lateralmente ao colo do útero.

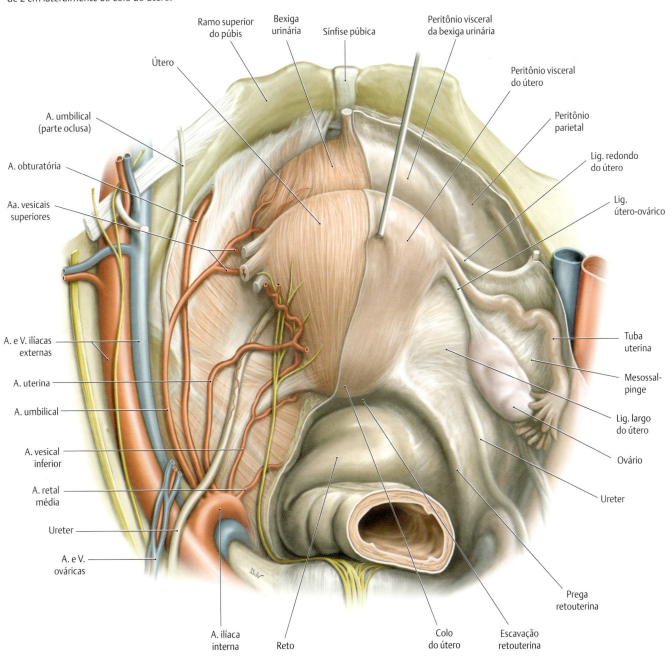

21 Órgãos Internos

249

Bexiga Urinária e Uretra

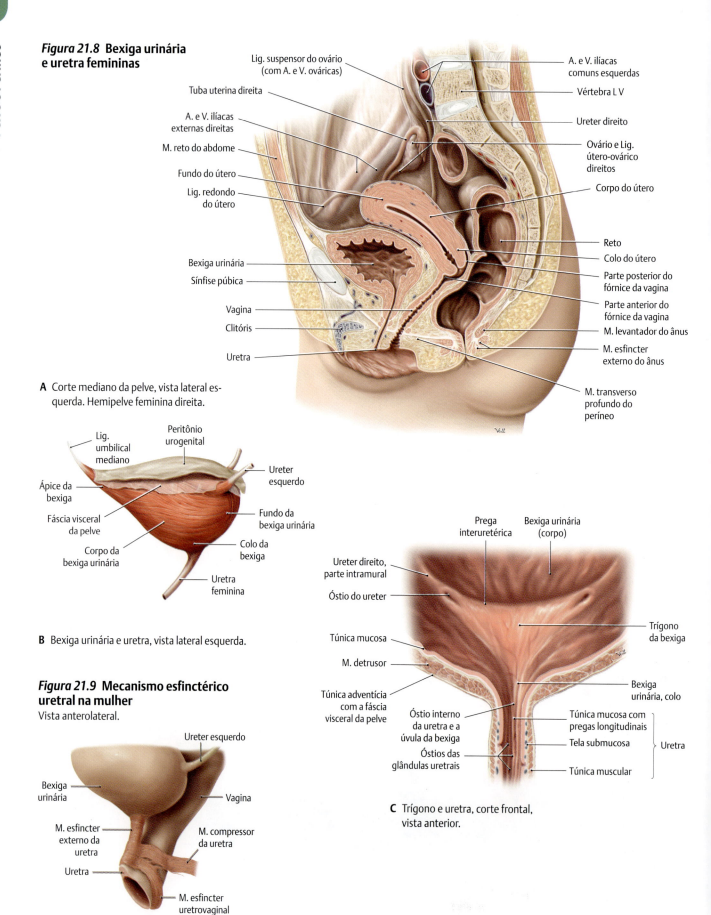

Figura 21.8 Bexiga urinária e uretra femininas

A Corte mediano da pelve, vista lateral esquerda. Hemipelve feminina direita.

B Bexiga urinária e uretra, vista lateral esquerda.

Figura 21.9 Mecanismo esfinctérico uretral na mulher. Vista anterolateral.

C Trígono e uretra, corte frontal, vista anterior.

Figura 21.10 **Bexiga urinária e uretra masculinas**

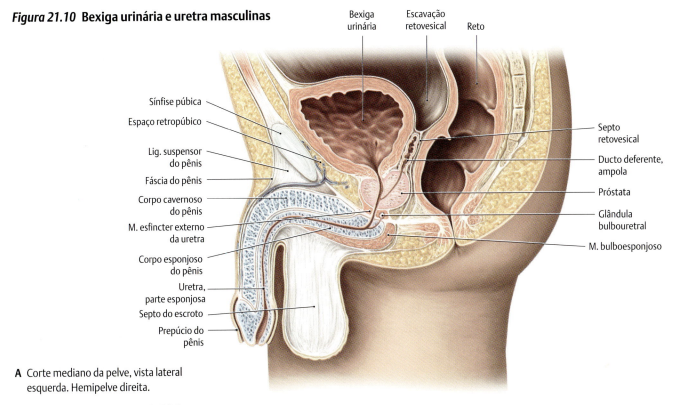

A Corte mediano da pelve, vista lateral esquerda. Hemipelve direita.

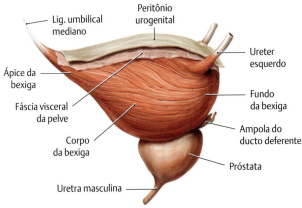

B Bexiga, uretra e próstata, vista lateral esquerda.

Figura 21.11 **Mecanismo esfinctérico uretral no homem**
Vista lateral.

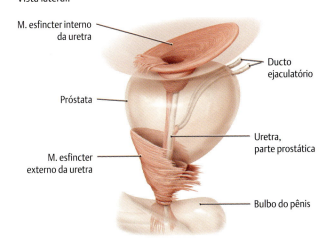

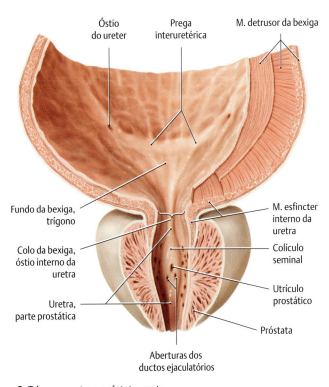

C Trígono, uretra e próstata, corte frontal, vista anterior.

Considerações Gerais sobre os Órgãos Genitais

Os órgãos genitais podem ser classificados segundo a topografia (externa *versus* interna), função (**Tabelas 21.2 e 21.3**).

Tabela 21.2 Órgãos genitais femininos

	Órgão	Função
Órgãos genitais internos	Ovário	Produção de células germinativas e de hormônios
	Tuba uterina	Local de fecundação (fertilização) e órgão de transporte do zigoto
	Útero	Órgão de gestação e de parto
	Vagina (parte superior)	Órgão de cópula e de parto
Órgãos genitais externos — Pudendo feminino	Vagina (vestíbulo)	
	Lábios maior e menor	Órgão de cópula acessório
	Clitóris	
	Glândulas vestibulares maiores e menores	Produção de secreção mucoide
	Monte do púbis	Proteção do púbis

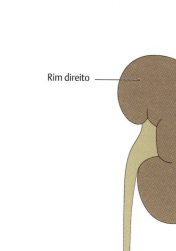

Figura 21.12 Órgãos genitais femininos

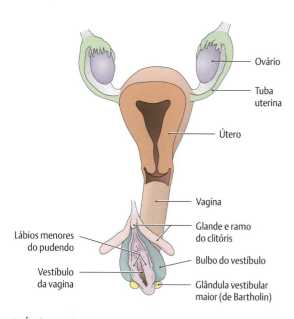

A Órgãos genitais internos e externos.

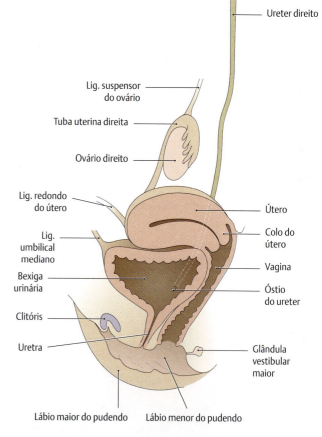

B "Aparelho" urogenital. *Nota:* Os sistemas urinário e genital femininos são separados, do ponto de vista funcional, embora topograficamente estejam próximos.

Tabela 21.3		Órgãos genitais masculinos	
	Órgão		**Função**
Órgãos genitais internos	Testículo		Produção de células germinativas e de hormônios
	Epidídimo		Reservatório de espermatozoides
	Ducto deferente		Órgão de transporte de espermatozoides
	Glândulas sexuais acessórias	Próstata	Produção de secreções (sêmen)
		Glândulas seminais	
		Glândulas bulbouretrais	
Órgãos genitais externos	Pênis		Órgão copulativo e urinário
	Uretra		Órgão urinário e órgão de transporte dos espermatozoides
	Escroto		Proteção do testículo
	Revestimento do testículo		

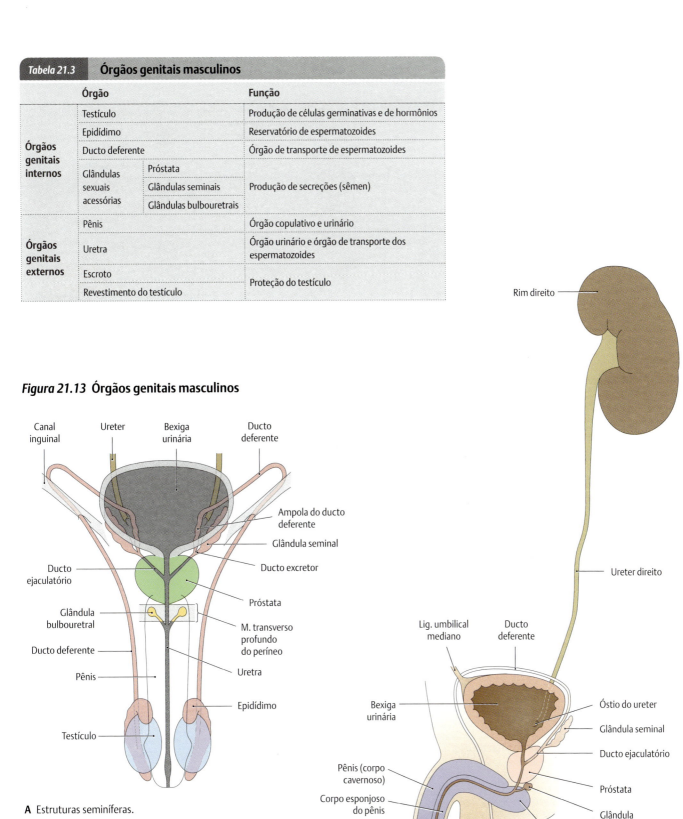

Figura 21.13 Órgãos genitais masculinos

A Estruturas seminíferas.

B "Aparelho" urogenital. *Nota:* A uretra masculina é uma passagem comum aos sistemas urinário e genital.

253

Útero e Ovários

Figura 21.14 Órgãos genitais femininos internos

O útero e os ovários são suspensos pelo mesométrio e pelo mesovário (partes do ligamento largo do útero), respectivamente.

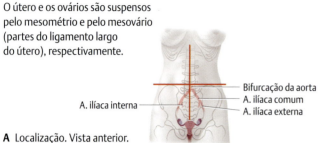

A Localização. Vista anterior.

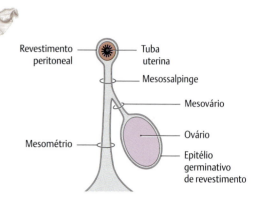

B Partes do ligamento largo, corte sagital. O ligamento largo do útero é composto por uma lâmina dupla de peritônio organizado como uma combinação de mesentérios: o mesossalpinge, o mesovário e o mesométrio.

Figura 21.15 Ovário

Ovário direito. Vista posterior.

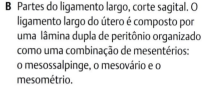

Figura 21.16 Curvatura do útero

Corte mediano, vista lateral esquerda. A posição do útero pode ser descrita em termos de flexão (①) e versão (②).

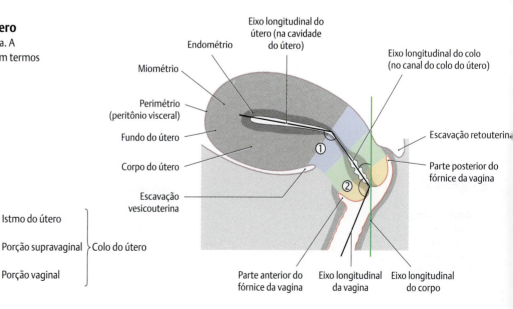

① Flexão: Ângulo entre o corpo e o istmo do útero.

② Versão: Ângulo entre o canal do colo do útero e a vagina.

Figura 21.17 Útero e tuba uterina

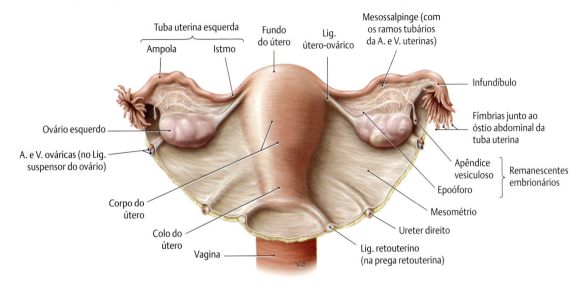

A Vista posterossuperior.

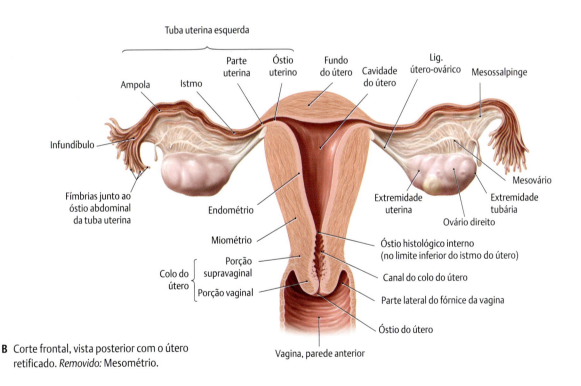

B Corte frontal, vista posterior com o útero retificado. *Removido:* Mesométrio.

Boxe 21.1 | Correlação Clínica

Gravidez ectópica

Após a fertilização na ampola da tuba uterina, o ovo (zigoto) geralmente se implanta na parede da cavidade do útero. No entanto, pode se implantar em outros locais (p. ex., a tuba uterina ou mesmo a cavidade peritoneal). As gestações tubárias, o tipo mais comum de gravidez ectópica, implicam em risco de ruptura tubária e hemorragia para a cavidade peritoneal, com risco de vida. As gestações tubárias ocorrem devido à adesão da túnica mucosa tubária, principalmente por causa de inflamação.

Ligamentos e Fáscias da Pelve

Figura 21.18 Ligamentos da pelve feminina

Vista superior. *Retirados*: Peritônio, vasos, nervos e a parte superior da bexiga urinária de modo a revelar apenas as condensações fasciais (ligamentos). Os ligamentos profundos da pelve sustentam o útero na cavidade pélvica e evitam o prolapso uterino (deslocamento do útero para a vagina).

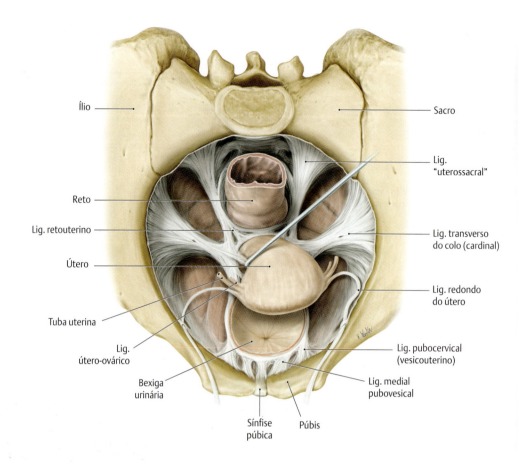

Figura 21.19 Ligamentos profundos da pelve feminina

Vista superior. *Retirados*: Peritônio, vasos, nervos, útero e bexiga urinária. Os ligamentos uterossacrais e o paracolpio ajudam a manter as posições do colo do útero e da vagina na pelve.

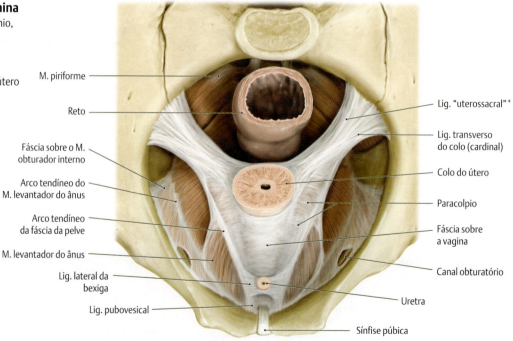

*N.R.T.: Embora não esteja relacionado na T.A., o lig. uterossacral é amplamente citado pelos ginecologistas e cirurgiões gerais.

A fáscia da pelve tem participação importante na sustentação das vísceras pélvicas. De cada lado do assoalho da pelve, onde a fáscia visceral dos órgãos da pelve é contínua com a fáscia parietal das paredes musculares, são formados espessamentos denominados arcos tendíneos da fáscia da pelve. Nas mulheres o "paracolpo" – conexões laterais entre a fáscia visceral da pelve e os arcos tendíneos – suspende e sustenta a vagina. Os ligamentos pubovesicais (e os ligamentos puboprostáticos nos homens) são extensões dos arcos tendíneos da fáscia da pelve que sustentam a bexiga urinária e a próstata. O tecido areolar frouxo ("fáscia endopélvica") (gorduroso) que preenche os espaços entre as vísceras pélvicas se condensa e forma ligamentos [ligamento transverso do colo (cardinal), ligamentos laterais da bexiga urinária e do reto; ver **Fig. 21.20**] que proporcionam a passagem dos ureteres e dos elementos neurovasculares na pelve.

Figura 21.20 **Fáscia e ligamentos da pelve feminina**
Corte transversal através do colo do útero, vista superior.

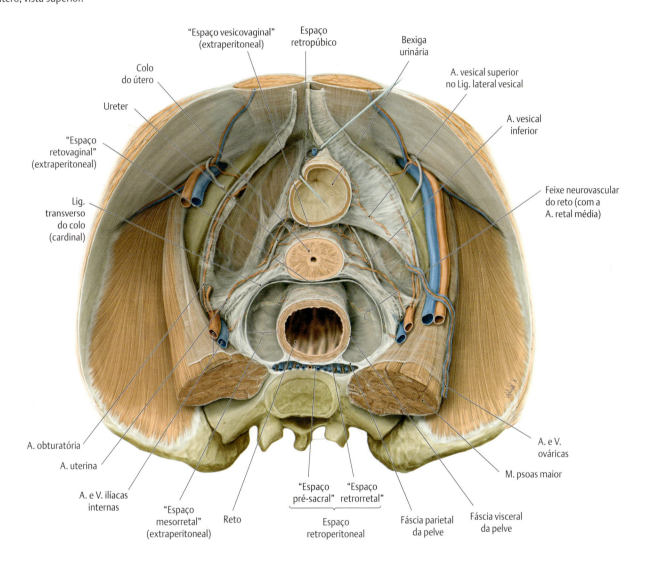

Vagina

***Figura 21.21* Localização da vagina**
Corte mediano, vista lateral esquerda.

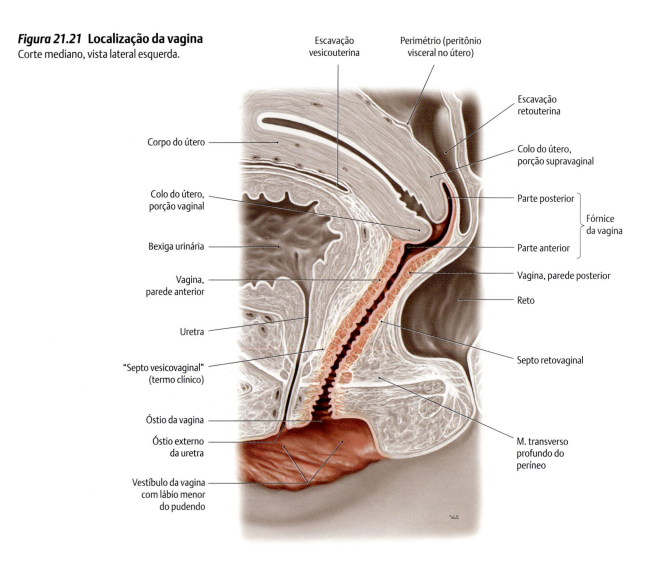

***Figura 21.22* Estrutura da vagina**
Corte frontal, inclinado posteriormente, vista posterior.

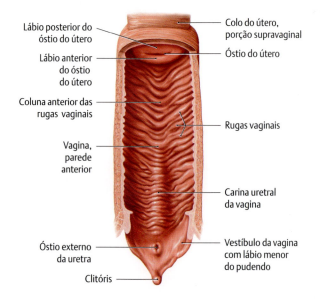

Figura 21.23 **Órgãos genitais femininos: Corte frontal**
Vista anterior. A vagina tem localização pélvica e perineal. Também é retroperitoneal.*

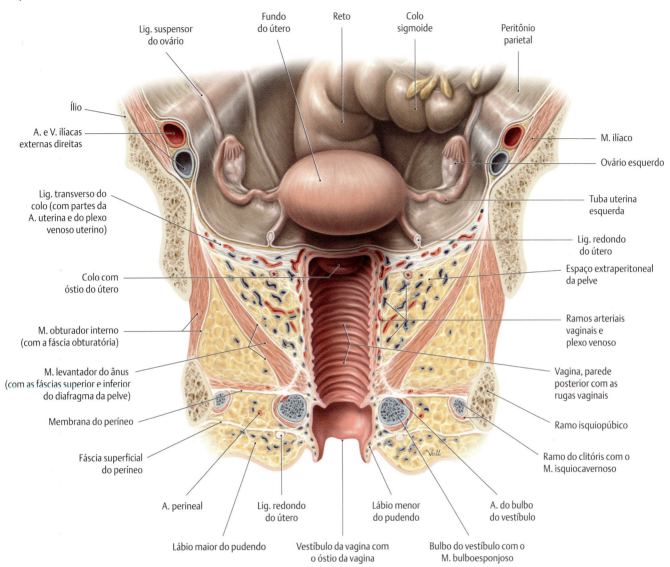

Figura 21.24 **Vagina: Localização no períneo**
Vista inferior.

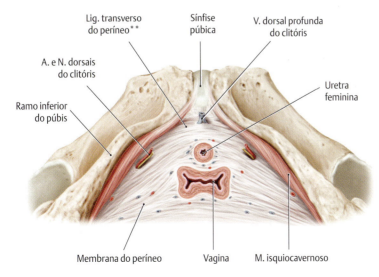

---

*N.R.T.: A maior parte da vagina é extraperitoneal.
**N.R.T.: A Terminologia Anatômica (2001) não considera esse ligamento na mulher.

Órgãos Genitais Femininos Externos

Figura 21.25 **Órgãos genitais femininos externos**
Posição de litotomia com afastamento dos lábios menores do pudendo.

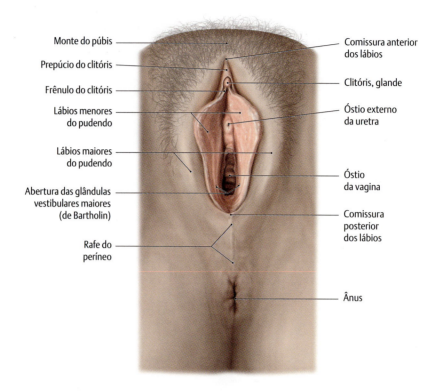

Figura 21.26 **Vestíbulo da vagina e glândulas vestibulares**
Posição de litotomia com afastamento dos lábios menores do pudendo.

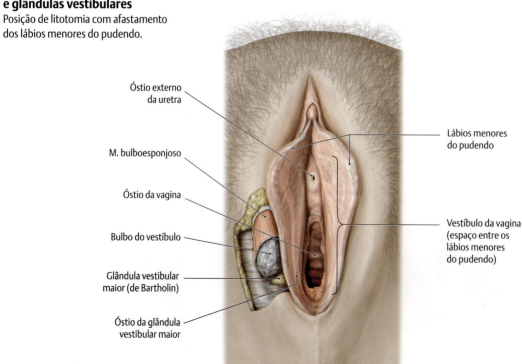

Figura 21.27 Músculos e tecido erétil na mulher

Posição de litotomia. *Removidos:* Lábios do pudendo e pele. *Removidos do lado esquerdo:* Músculos isquiocavernoso (parcial) e bulboesponjoso.

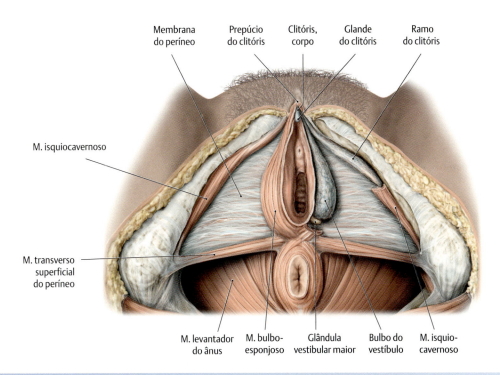

Boxe 21.2 | Correlação Clínica

Episiotomia

A episiotomia é um procedimento obstétrico, realizado com frequência, para alargar o "canal do parto" durante a fase expulsiva do trabalho de parto. Em geral, seu objetivo é acelerar o nascimento da criança sob risco de hipóxia durante a fase expulsiva. Se a pele do períneo empalidecer (indicativa de diminuição do fluxo sanguíneo), existe risco iminente de laceração e, muitas vezes, é realizada a episiotomia. Incisões mais laterais proporcionam mais espaço, porém o reparo é mais difícil.

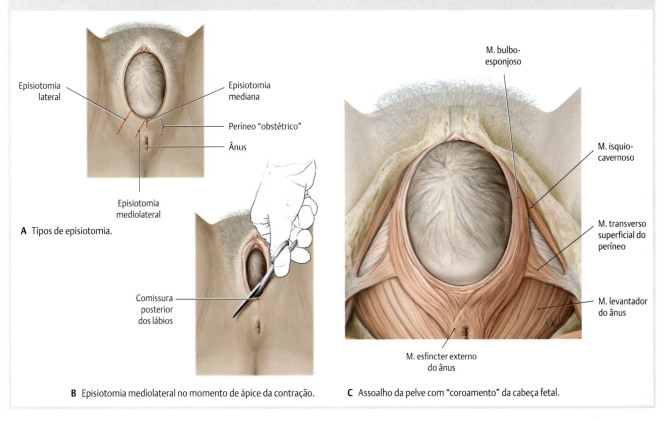

A Tipos de episiotomia.

B Episiotomia mediolateral no momento de ápice da contração.

C Assoalho da pelve com "coroamento" da cabeça fetal.

Pênis, Testículo e Epidídimo

Figura 21.28 **Pênis**

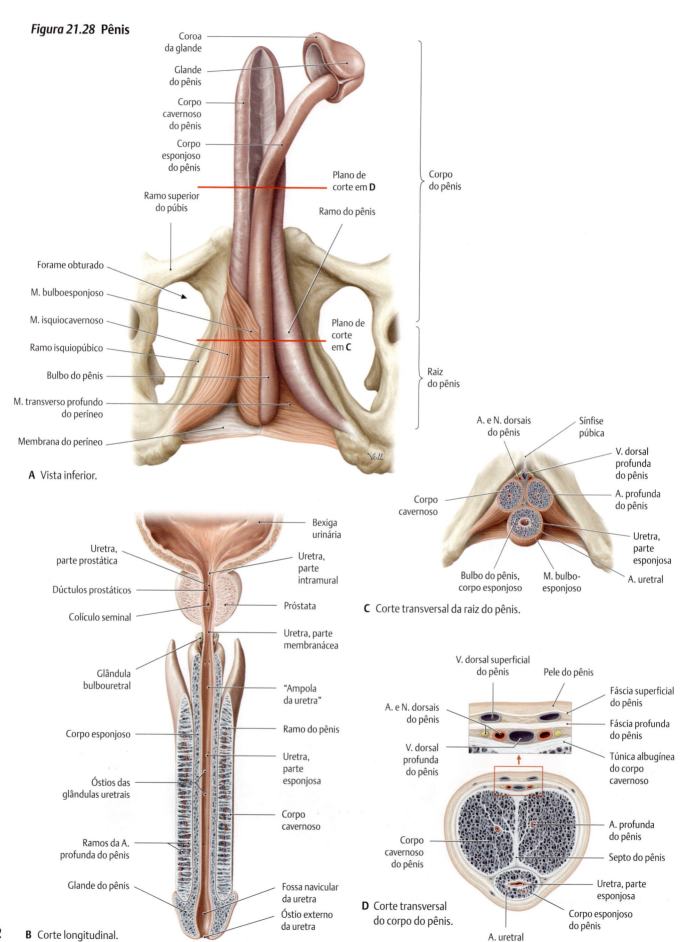

Figura 21.29 **Testículo e epidídimo**
Vista lateral esquerda.

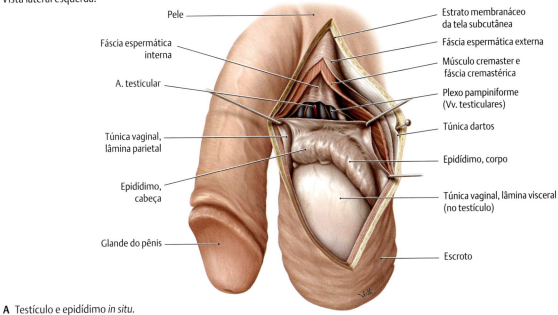

A Testículo e epidídimo *in situ*.

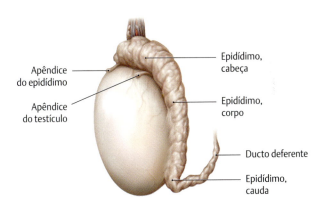

B Anatomia de superfície do testículo e do epidídimo.

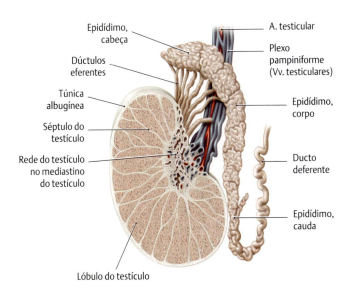

C Corte sagital do testículo e epidídimo.

Figura 21.30 **Vasos sanguíneos do testículo**
Vista lateral esquerda.

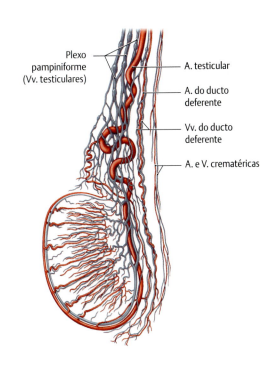

21 Órgãos Internos

263

Glândulas Acessórias do Sistema Genital Masculino

 As glândulas acessórias do sistema genital masculino consistem nas glândulas seminais, na próstata e nas glândulas bulbouretrais.

Essas glândulas fluidificam o sêmen ejaculado, nutrem os espermatozoides e neutralizam o pH da uretra masculina e da vagina.

Figura 21.31 Glândulas acessórias genitais masculinas
Vista posterior. Os ductos da glândula seminal e o ducto deferente se combinam para formar o ducto ejaculatório.

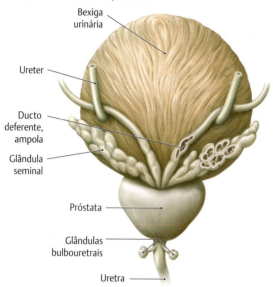

Figura 21.32 Divisões anatômicas da próstata

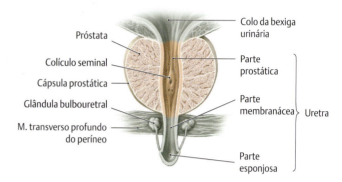

A Corte frontal, vista anterior.

B Corte sagital, vista lateral esquerda.

C Corte transversal, vista superior.

Figura 21.33 Divisão clínica da próstata

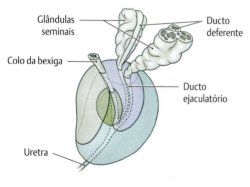

A Glândulas seminais e próstata.

- Zona anterior
- Zona central
- Zona periférica
- Zona de transição
- Zona periuretral

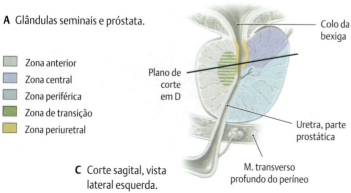

C Corte sagital, vista lateral esquerda.

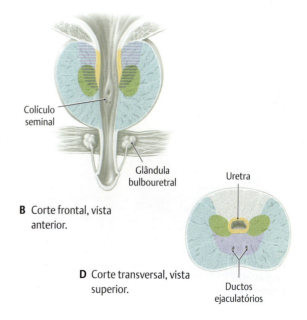

B Corte frontal, vista anterior.

D Corte transversal, vista superior.

Figura 21.34 **Próstata *in situ***
Corte sagital da pelve masculina, vista lateral esquerda.

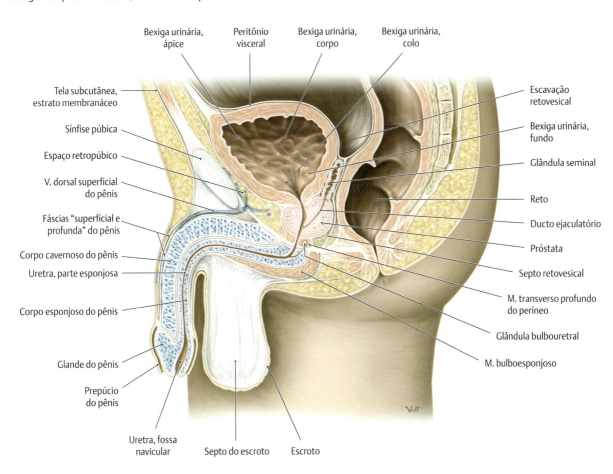

Boxe 21.3 | Correlação Clínica

Carcinoma e hipertrofia da próstata

O carcinoma da próstata é um dos tumores malignos mais comuns em homens idosos, costuma ter localização subcapsular (cápsula prostática), na zona periférica da próstata. Ao contrário da hiperplasia prostática benigna, que se inicia na parte central da glândula, o carcinoma da próstata não obstrui o fluxo urinário em suas fases iniciais. Estando na zona periférica, o tumor é palpável como uma massa firme através da parede anterior do reto, durante o exame retal.

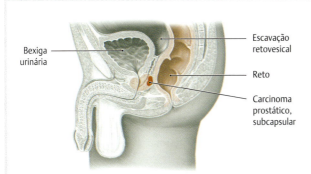

A Sede comum de carcinoma prostático.

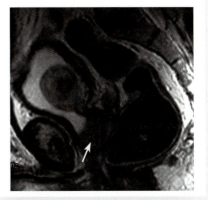

B Carcinoma prostático (*seta*) com infiltração vesical.

Em algumas doenças da próstata, sobretudo o câncer, há aumento dos níveis sanguíneos de uma proteína, o antígeno prostático específico (PSA). Essa proteína pode ser dosada por meio de um simples exame de sangue.

Artérias e Veias da Pelve

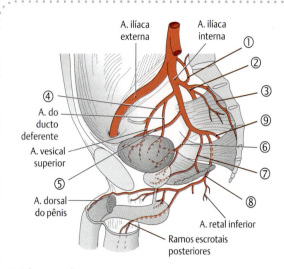

A Pelve masculina.

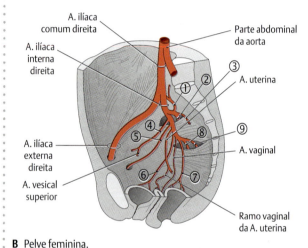

B Pelve feminina.

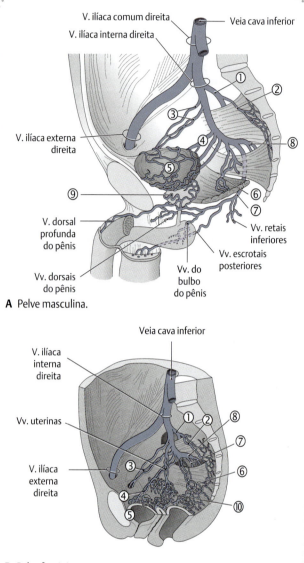

A Pelve masculina.

B Pelve feminina.

Tabela 22.1	Ramos da artéria ilíaca interna

A artéria ilíaca interna dá origem a cinco ramos parietais (parede pélvica) e quatro ramos viscerais (órgãos pélvicos).* Os ramos parietais são mostrados em itálico.

Ramos		
①	*A. iliolombar*	
②	*A. glútea superior*	
③	*A. sacral lateral*	
④	A. umbilical	A. do ducto deferente
		A. vesical superior
⑤	*A. obturatória*	
⑥	A. vesical inferior	
⑦	A. retal média	
⑧	A. pudenda interna	A. retal inferior
		A. dorsal do pênis
		Ramos escrotais posteriores
⑨	*A. glútea inferior*	

*Na pelve feminina, as artérias uterina e vaginal podem se originar diretamente da divisão anterior da artéria ilíaca interna.

Tabela 22.2	Drenagem venosa da pelve

Tributárias	
①	V. glútea superior
②	V. sacral lateral
③	Vv. obturatórias
④	Vv. vesicais
⑤	Plexo venoso vesical
⑥	Vv. retais médias (plexo venoso retal) (ainda as Vv. retais superiores e inferiores, não mostradas)
⑦	V. pudenda interna
⑧	Vv. glúteas inferiores
⑨	Plexo venoso prostático
⑩	Plexo venoso vaginal e plexo venoso uterino

A pelve masculina também contém veias que drenam o pênis e o escroto.

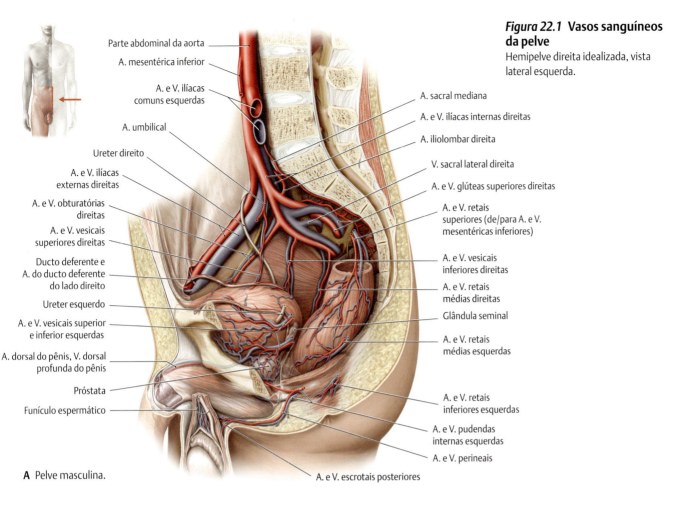

Figura 22.1 Vasos sanguíneos da pelve
Hemipelve direita idealizada, vista lateral esquerda.

A Pelve masculina.

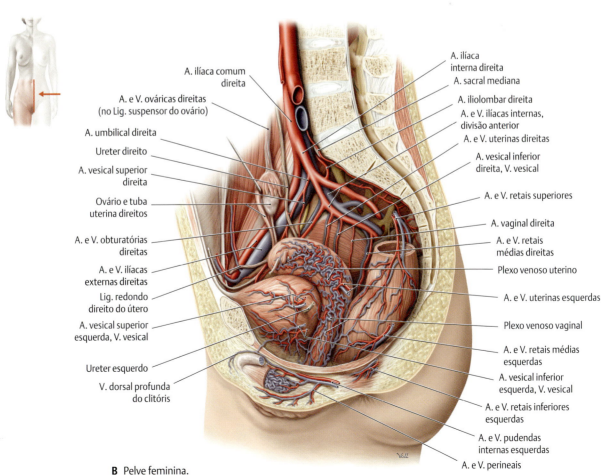

B Pelve feminina.

Artérias e Veias do Reto e dos Órgãos Genitais

Figura 22.2 Vasos sanguíneos do reto
Vista posterior. A principal irrigação do reto provém das artérias retais superiores; as artérias retais médias atuam como anastomoses entre as artérias retais superiores e inferiores.

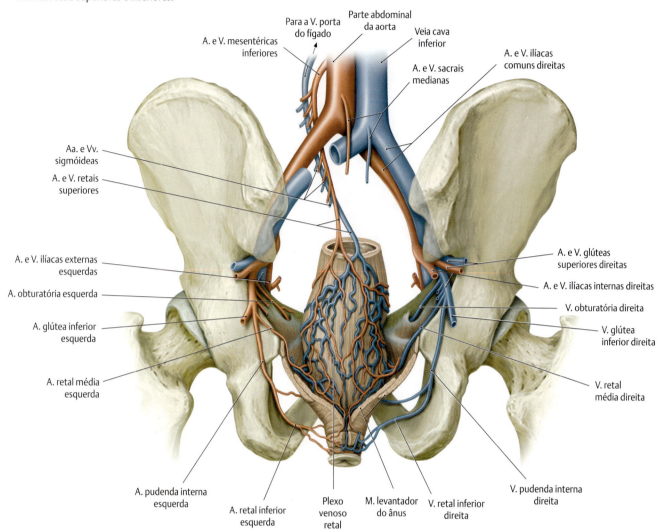

Figura 22.3 Irrigação arterial do corpo cavernoso do reto (plexo hemorroidário)

O plexo venoso retal interno tem a aparência de um corpo cavernoso permanentemente distendido. É suprido por três ramos da artéria retal superior nas posições de 3, 7 e 11 horas, formando três coxins principais e quatro secundários na área das colunas anais. Estas formações cavernosas circulares preenchidas com sangue servem como um mecanismo de continência eficaz que garante fechamento hermético contra a passagem de líquido e gás no canal anal. Enquanto o aparelho esfincérico é mantido contraído, a drenagem venosa é inibida. Quando o esfíncter relaxa durante a defecação, ocorre o escoamento sanguíneo.

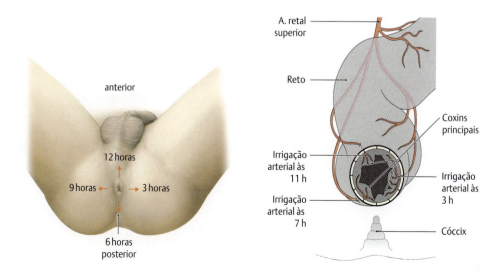

268

Figura 22.4 **Vasos sanguíneos dos órgãos genitais**
Vista anterior.

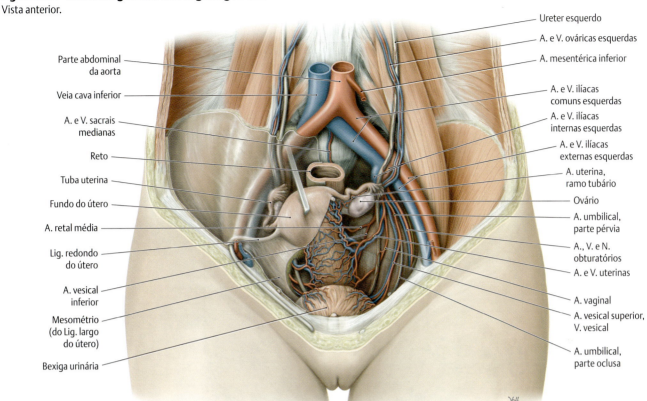

A Pelve feminina. *Removido:* Peritônio (lado esquerdo). *Rebatido:* Útero.

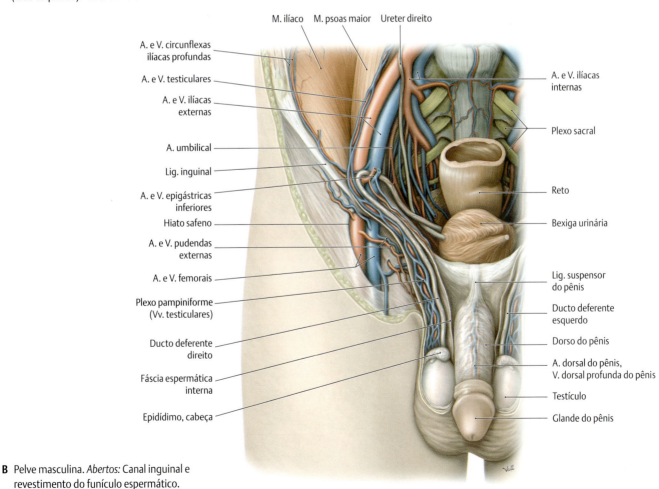

B Pelve masculina. *Abertos:* Canal inguinal e revestimento do funículo espermático.

Linfonodos do Abdome e da Pelve

Figura 22.5 **Drenagem linfática dos órgãos internos**
Para a numeração, ver **Tabela 22.3**. A drenagem linfática do abdome, da pelve e do membro inferior passa pelos linfonodos lombares (clinicamente: linfonodos aórticos). Os linfonodos lombares consistem nos linfonodos aórticos laterais direitos e esquerdos, linfonodos pré-aórticos e linfonodos retroaórticos.* Os vasos linfáticos eferentes dos linfonodos aórticos laterais e dos linfonodos retroaórticos formam o tronco lombar e aqueles dos linfonodos pré-aórticos formam o tronco intestinal. Os troncos lombar e intestinal terminam na cisterna do quilo.

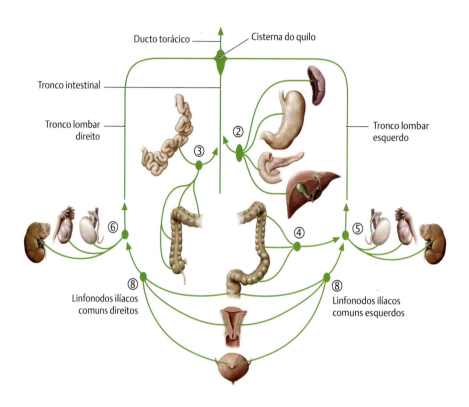

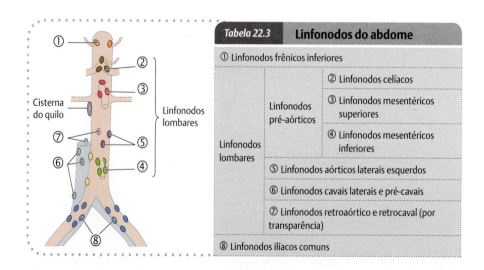

Tabela 22.3	Linfonodos do abdome	
① Linfonodos frênicos inferiores		
Linfonodos lombares	Linfonodos pré-aórticos	② Linfonodos celíacos
		③ Linfonodos mesentéricos superiores
		④ Linfonodos mesentéricos inferiores
	⑤ Linfonodos aórticos laterais esquerdos	
	⑥ Linfonodos cavais laterais e pré-cavais	
	⑦ Linfonodos retroaórtico e retrocaval (por transparência)	
	⑧ Linfonodos ilíacos comuns	

*N.R.T.: Os linfonodos lombares direitos consistem nos linfonodos cavais laterais, linfonodos pré-cavais e linfonodos retrocavais (Terminologia Anatômica, 2001).

Figura 22.6 **Drenagem linfática do reto**
Vista anterior.

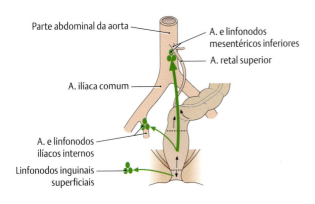

Figura 22.7 **Drenagem linfática da bexiga urinária e da uretra**
Vista anterior.

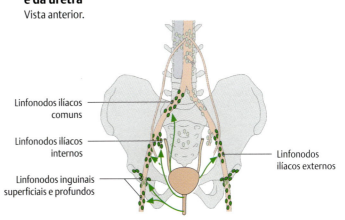

Figura 22.8 **Drenagem linfática dos órgãos genitais masculinos**
Vista anterior.

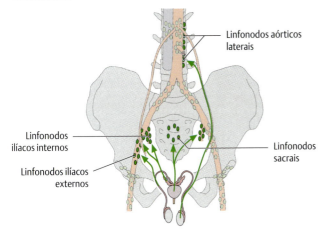

Figura 22.9 **Drenagem linfática dos órgãos genitais femininos**
Vista anterior.

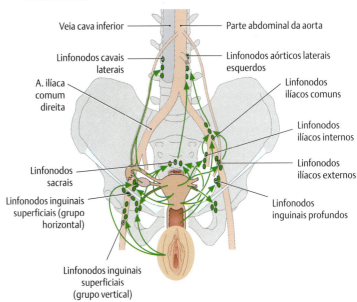

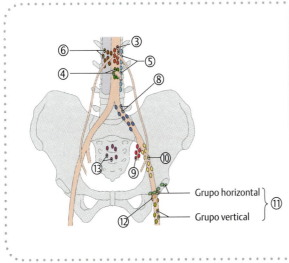

Tabela 22.4	Linfonodos da pelve	
Continuação dos números da **Tabela 22.3**.		
Linfonodos pré-aórticos	③ Linfonodos mesentéricos superiores	
	④ Linfonodos mesentéricos inferiores	
⑤ Linfonodos aórticos laterais esquerdos		
⑥ Linfonodos cavais laterais e pré-cavais		
⑧ Linfonodos ilíacos comuns		
⑨ Linfonodos ilíacos internos		
⑩ Linfonodos ilíacos externos		
⑪ Linfonodos inguinais superficiais	Grupo horizontal	
	Grupo vertical	
⑫ Linfonodos inguinais profundos		
⑬ Linfonodos sacrais		

Linfonodos dos Órgãos Genitais

Figura 22.10 **Linfonodos dos órgãos genitais masculinos**
Vista anterior. *Removidos:* Órgãos digestórios (exceto um segmento do reto) e peritônio.

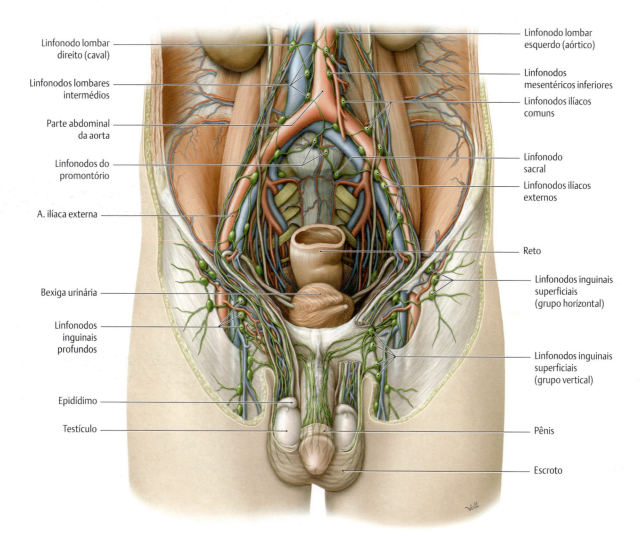

Figura 22.11 **Linfonodos dos órgãos genitais femininos**
Vista anterior. *Removidos:* Órgãos digestórios (exceto um segmento do reto) e peritônio. *Afastado:* Útero.

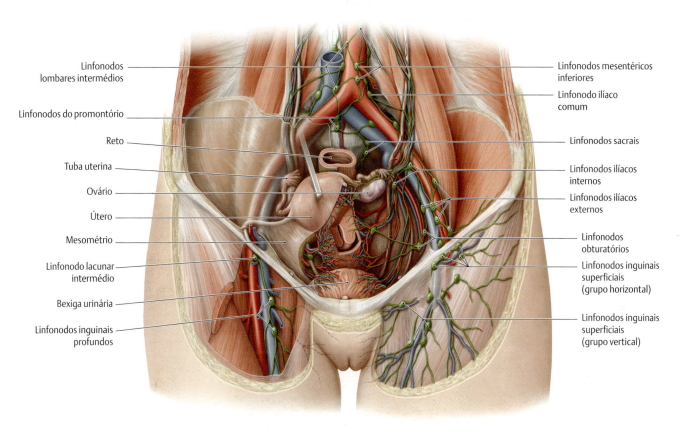

Figura 22.12 **Drenagem linfática dos órgãos pélvicos**

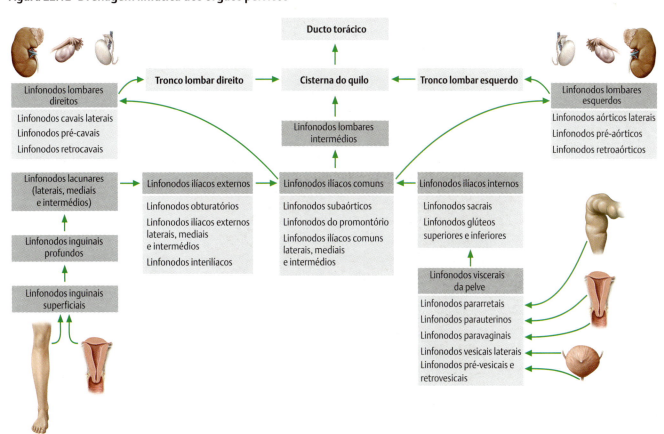

Plexos Autônomos do Abdome e da Pelve

Figura 22.13 **Plexos autônomos do abdome e da pelve**
Vista anterior do abdome no homem. *Removidos:* Peritônio e órgãos abdominopélvicos exceto parte dos rins.

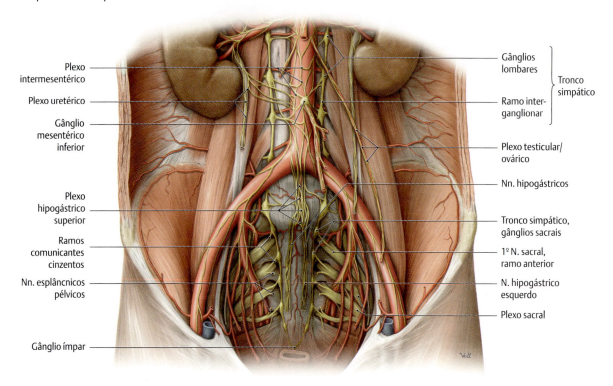

Figura 22.14 **Inervação dos órgãos do sistema urinário**
Vista anterior do abdome e da pelve, no gênero masculino. *Removidos:* Peritônio e órgãos abdominopélvicos exceto parte dos rins, glândulas suprarrenais, parte do reto e a bexiga urinária. Ver **p. 276** para esquema de inervação dos órgãos urinários.

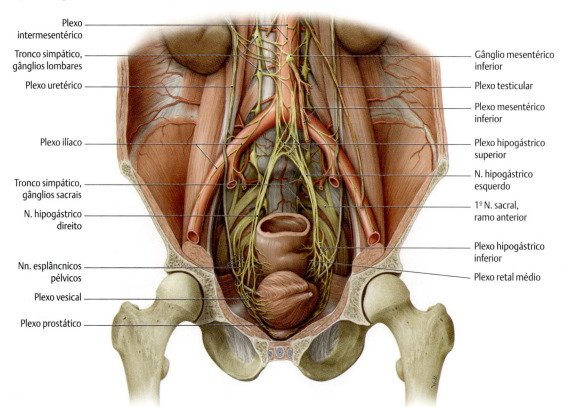

Figura 22.15 **Inervação da pelve feminina**
Hemipelve direita, vista lateral esquerda. *Rebatidos:* Útero e reto. Ver esquema na **p. 277** da inervação dos órgãos genitais.

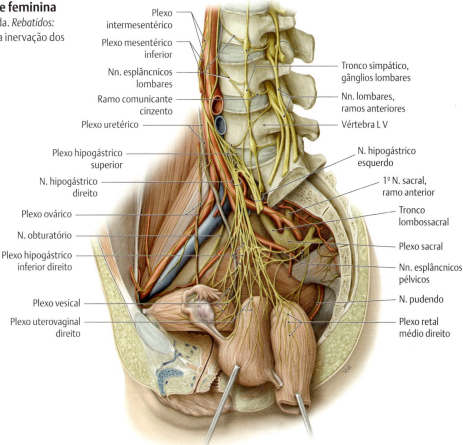

Figura 22.16 **Inervação da pelve masculina**
Hemipelve direita, vista lateral esquerda. Ver esquema na **p. 277** da inervação dos órgão genitais.

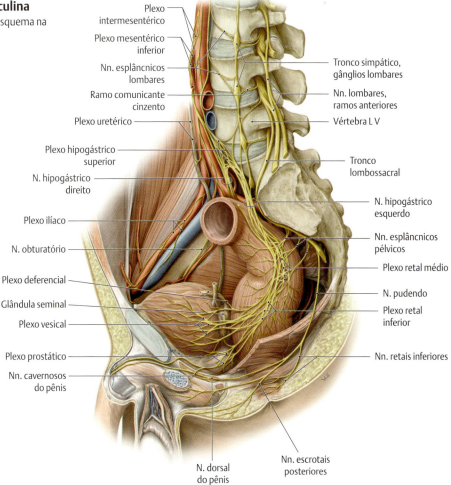

22 Vascularização e Inervação

275

Inervação Autônoma: Sistemas Urinário, Genital e Reto

Figura 22.17 Inervação autônoma dos órgãos urinários

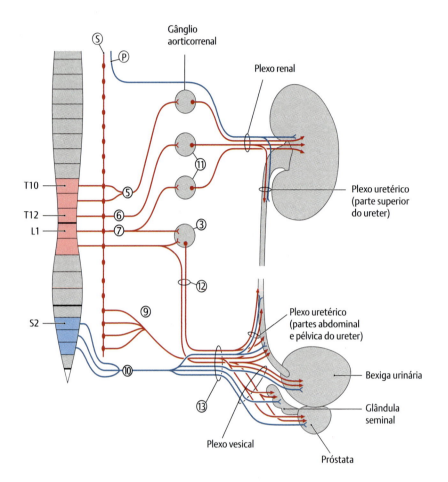

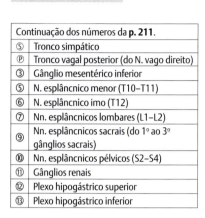

Continuação dos números da **p. 211**.

⑤	Tronco simpático
⑫	Tronco vagal posterior (do N. vago direito)
③	Gânglio mesentérico inferior
⑤	N. esplâncnico menor (T10–T11)
⑥	N. esplâncnico imo (T12)
⑦	Nn. esplâncnicos lombares (L1–L2)
⑨	Nn. esplâncnicos sacrais (do 1º ao 3º gânglios sacrais)
⑩	Nn. esplâncnicos pélvicos (S2–S4)
⑪	Gânglios renais
⑫	Plexo hipogástrico superior
⑬	Plexo hipogástrico inferior

Boxe 22.1 | Correlação Clínica

Dor referida dos órgãos internos

A convergência de fibras aferentes (sensitivas) somáticas e viscerais para um segmento comum da medula espinal confunde a relação entre a localização e a origem da dor, um fenômeno conhecido como dor referida. Os impulsos nervosos de dor de um órgão específico são projetados sempre na mesma área bem definida da pele.

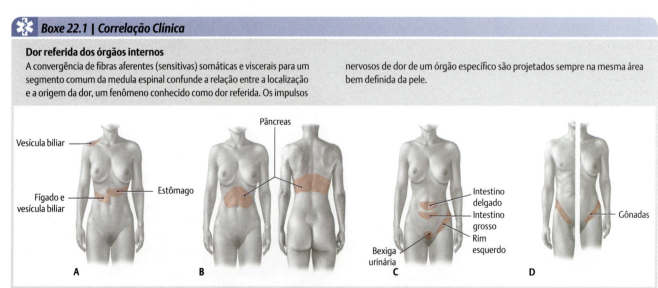

Figura 22.18 **Inervação autônoma dos órgãos genitais**

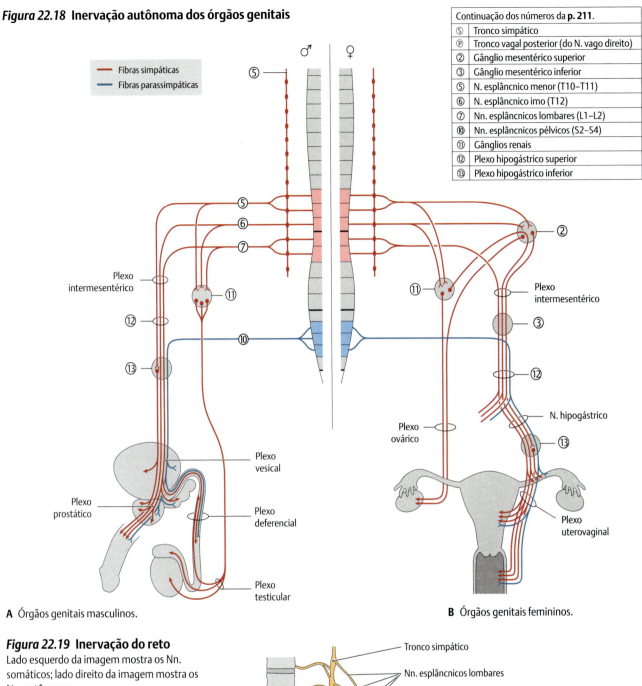

A Órgãos genitais masculinos.

B Órgãos genitais femininos.

Figura 22.19 **Inervação do reto**
Lado esquerdo da imagem mostra os Nn. somáticos; lado direito da imagem mostra os Nn. autônomos.

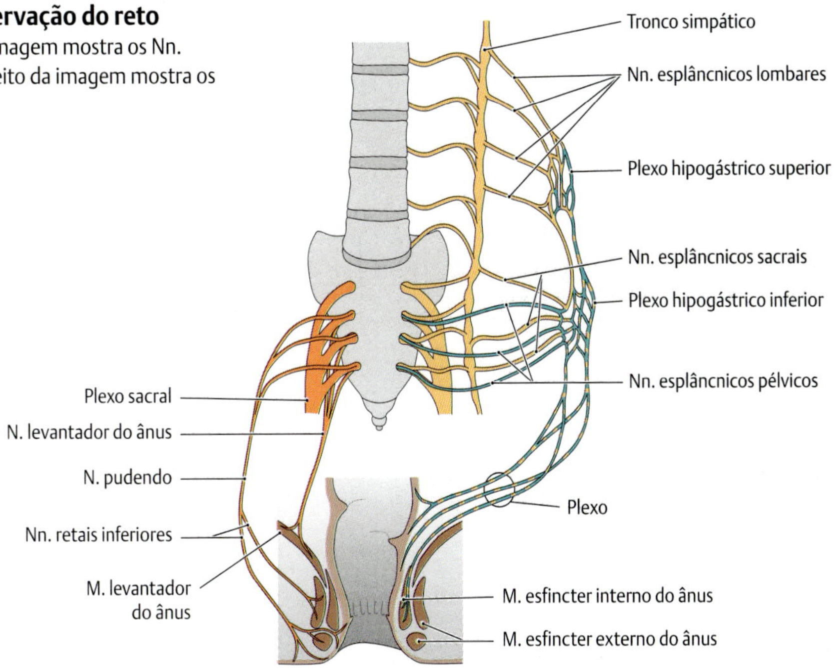

Vascularização e Inervação dos Órgãos Genitais e do Períneo Feminino

Figura 22.20 Nervos do períneo e dos órgãos genitais femininos

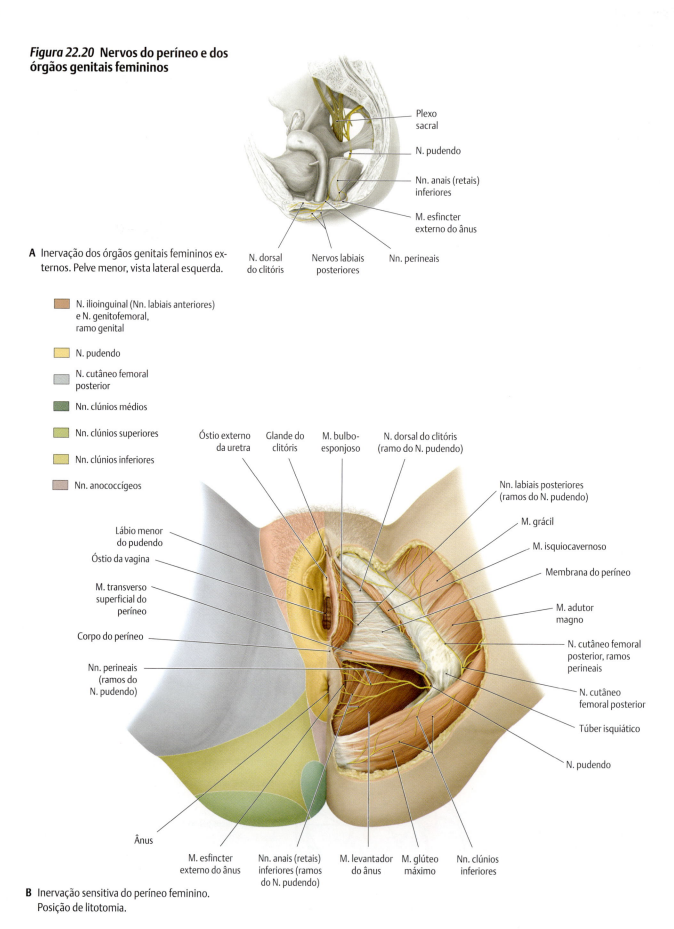

A Inervação dos órgãos genitais femininos externos. Pelve menor, vista lateral esquerda.

B Inervação sensitiva do períneo feminino. Posição de litotomia.

Figura 22.21 **Vasos sanguíneos dos órgãos genitais femininos externos**
Vista inferior.

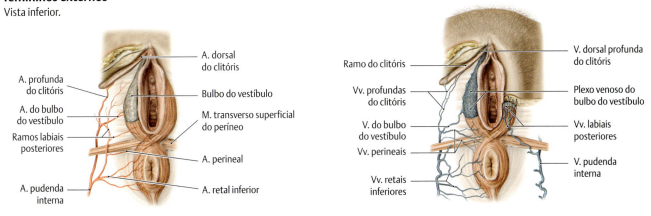

A Irrigação arterial.

B Drenagem venosa.

Figura 22.22 **Vascularização e inervação do períneo feminino**
Posição de litotomia. *Removidos do lado esquerdo*: Mm. bulboesponjoso e isquiocavernoso.

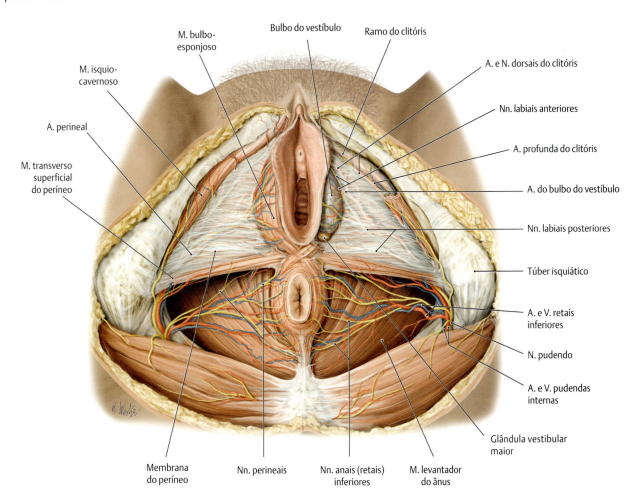

Vascularização e Inervação dos Órgãos Genitais e do Períneo Masculino

Figura 22.23 **Vascularização e inervação dos órgãos genitais masculinos**
Vista lateral esquerda.

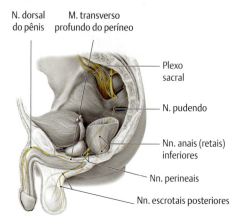

A Inervação.

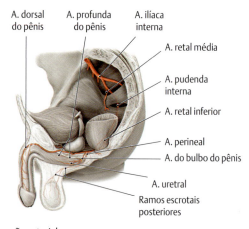

B Irrigação arterial.

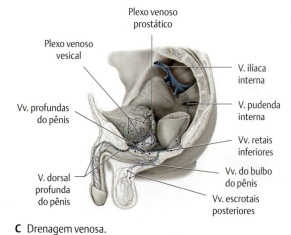

C Drenagem venosa.

Figura 22.24 **Vascularização e inervação do pênis e do escroto**

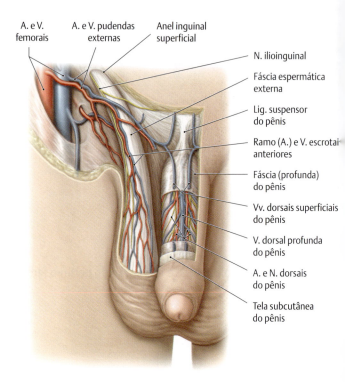

A Vista anterior. *Removidas parcialmente:* Pele e fáscia.

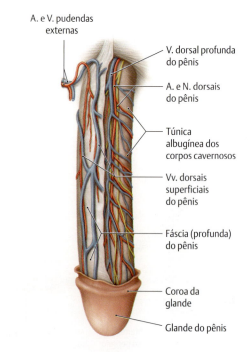

B Vascularização dorsal do pênis.
Removido do lado esquerdo: Fáscia do pênis.

Figura 22.25 **Nervos do períneo e dos órgãos genitais masculinos**
Posição de litotomia.

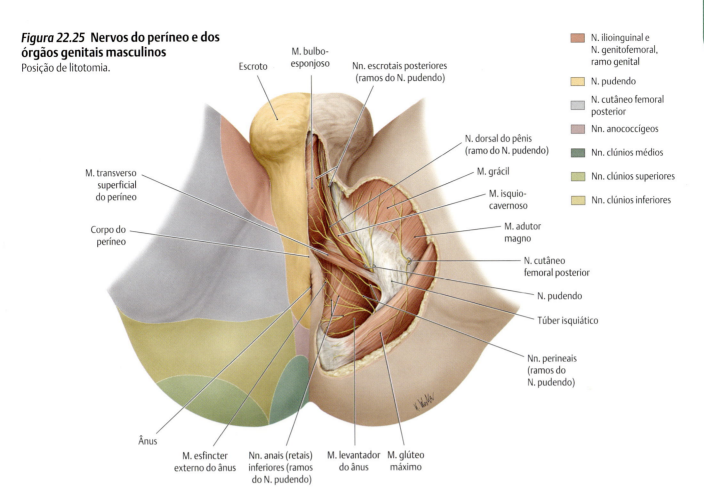

Figura 22.26 **Vascularização e inervação do períneo masculino**
Posição de litotomia. *Removido do lado esquerdo*: Membrana do períneo, M. bulboesponjoso e raiz do pênis.

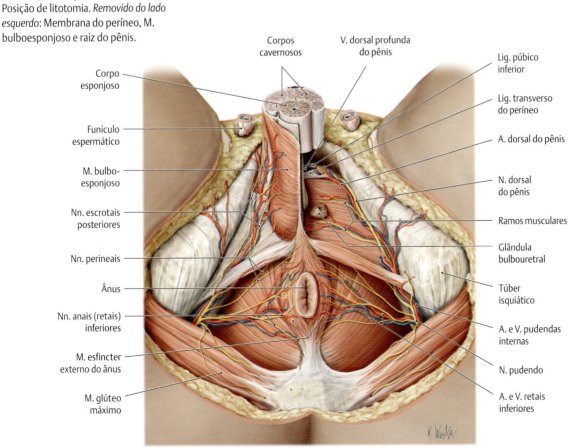

Anatomia Seccional da Pelve e do Períneo

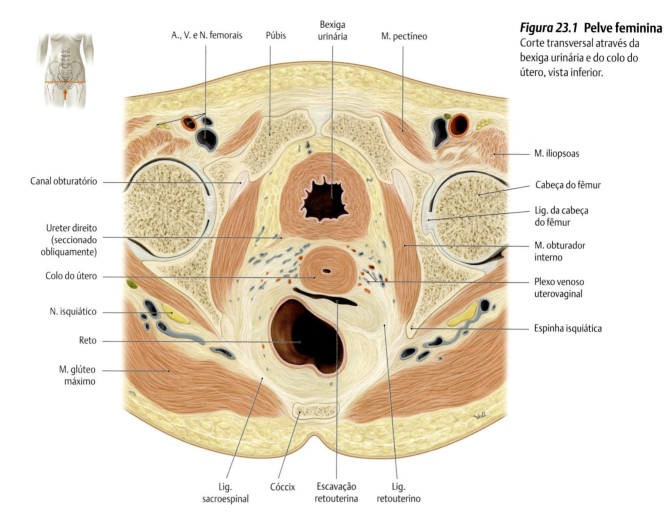

Figura 23.1 Pelve feminina
Corte transversal através da bexiga urinária e do colo do útero, vista inferior.

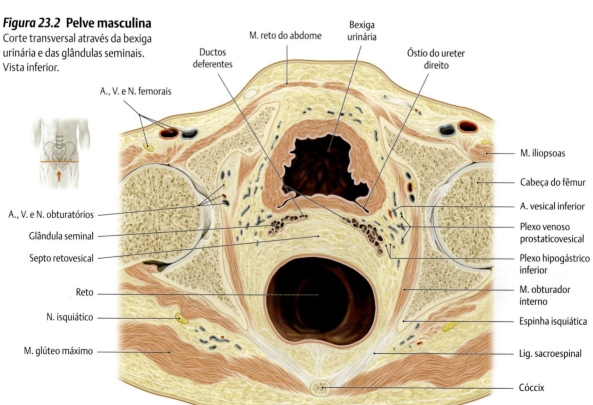

Figura 23.2 Pelve masculina
Corte transversal através da bexiga urinária e das glândulas seminais. Vista inferior.

Figura 23.3 **Pelve masculina**
Corte transversal através da próstata e do reto/canal anal. Vista inferior.

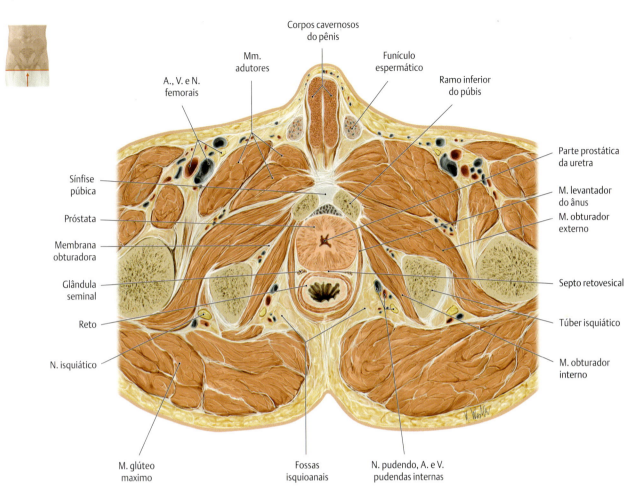

Anatomia Radiológica da Pelve Feminina

Figura 23.4 **RM de pelve feminina**
Corte transverso, vista inferior. (De Hamm B *et al.*: MRT von Abdomen und Becken, 2. Aufl. Thieme, Stuttgart 2006). A imagem mostra estroma de sinal de baixa intensidade do colo do útero (*setas*), que circunda o estreito canal do colo do útero com sinal de alta intensidade.

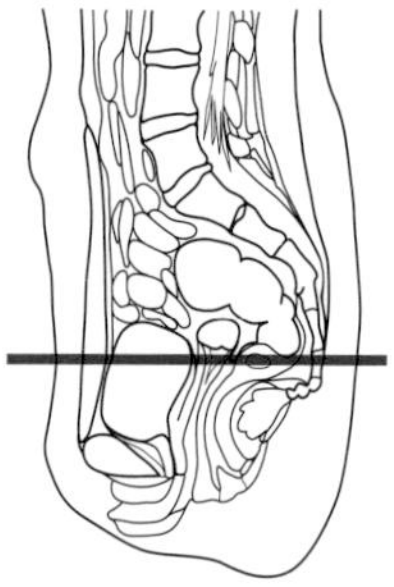

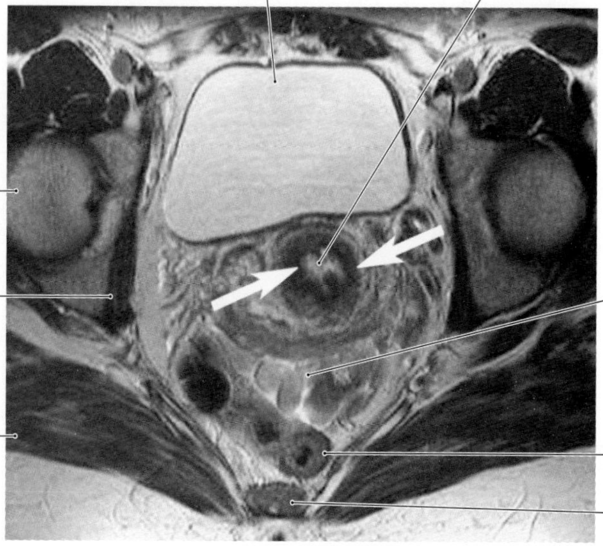

Figura 23.5 **RM de pelve feminina**
Corte transversal, vista inferior.

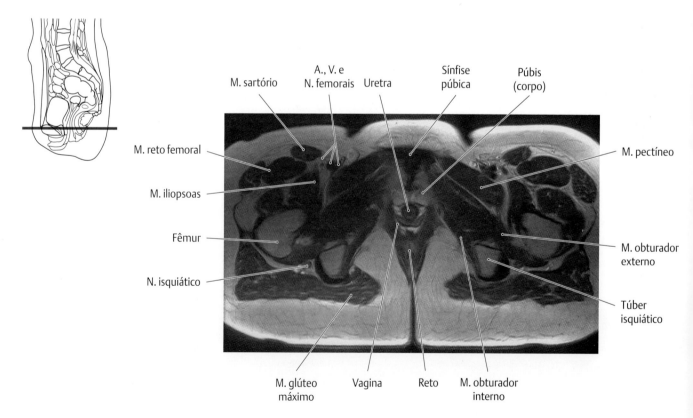

Figura 23.6 **RM de pelve feminina**
Corte sagital, vista lateral esquerda. (De Hamm B *et al.*: MRT von Abdomen und Becken, 2. Aufl. Thieme, Stuttgart 2006). A imagem mostra o útero na primeira metade do ciclo menstrual (fase proliferativa) com endométrio estreito e miométrio com sinal de intensidade relativamente baixa.

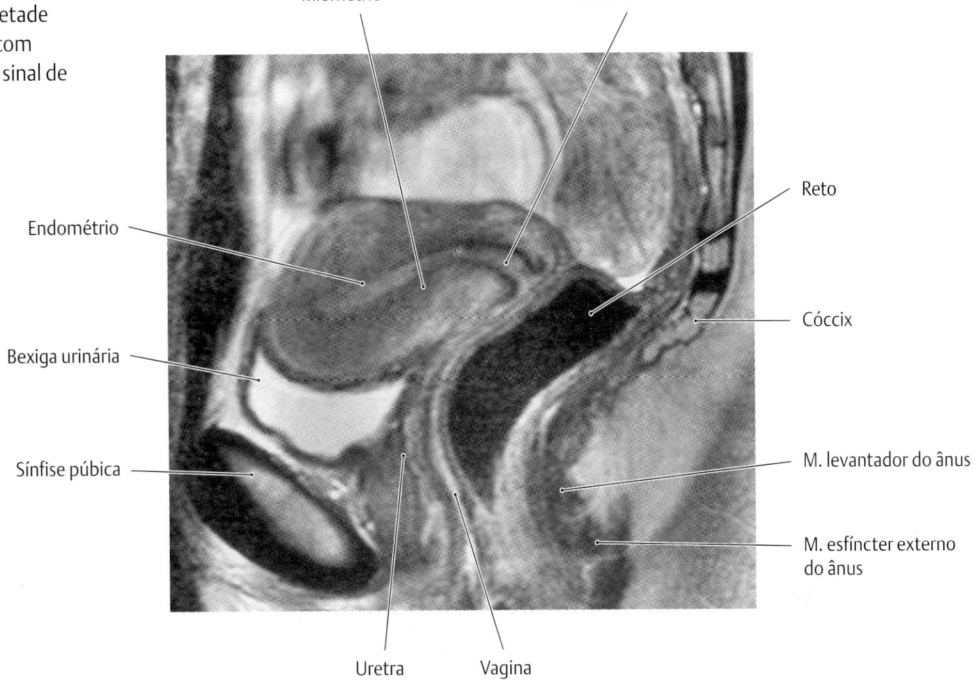

Figura 23.7 **RM de pelve feminina**
Corte coronal, vista anterior.

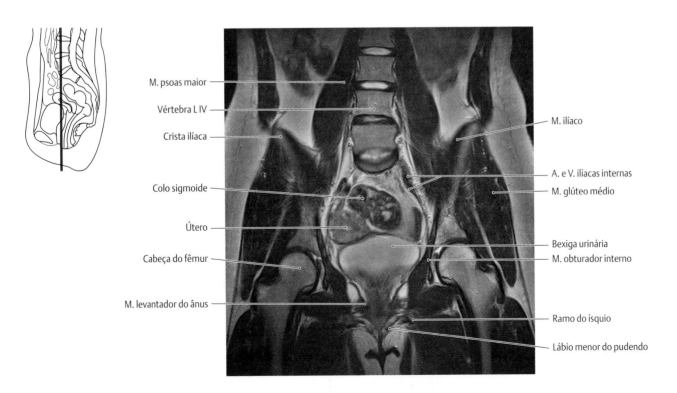

Anatomia Radiológica da Pelve Masculina

Figura 23.8 **RM de pelve masculina**
Corte sagital, vista lateral esquerda.

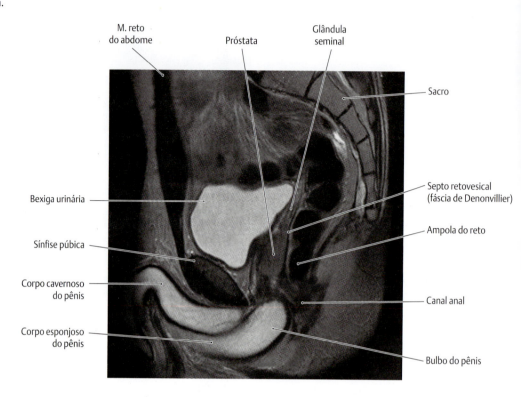

Figura 23.9 **RM de pelve masculina**
Corte coronal, vista anterior.

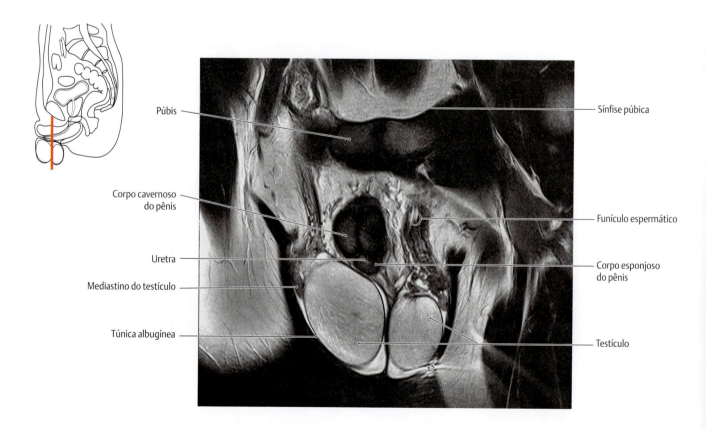

Figura 23.10 **RM da próstata**
Corte coronal, vista anterior.

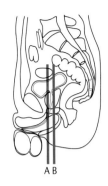
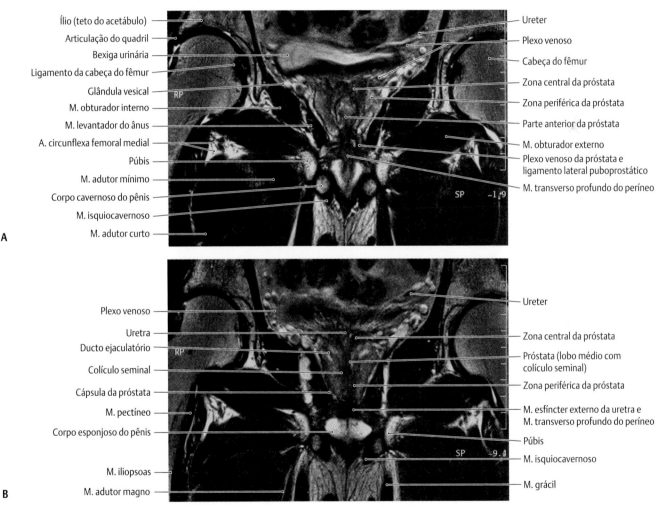

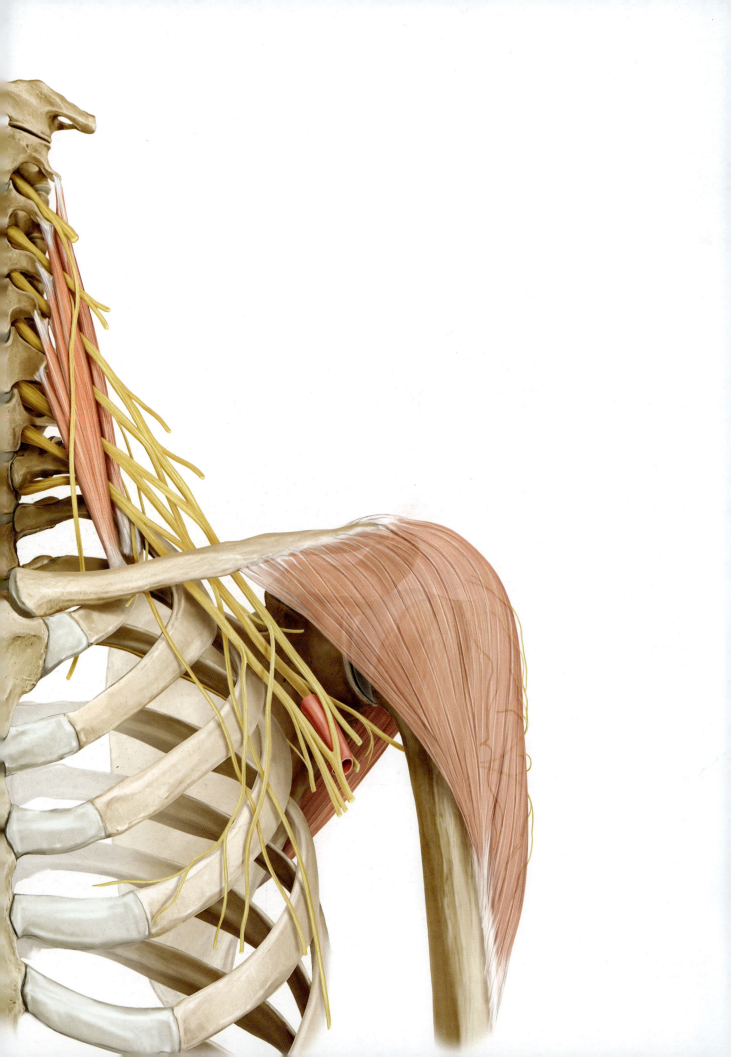

Membro Superior

24 Anatomia de Superfície

Anatomia de Superfície 290

25 Ombro e Braço

Ossos do Membro Superior 292
Clavícula e Escápula 294
Úmero 296
Articulações do Ombro 298
Articulações da Parte Livre do Membro Superior:
    Articulação do Ombro 300
Espaço e Bolsa Subacromiais 302
Músculos Anteriores do Ombro e do Braço (I) 304
Músculos Anteriores do Ombro e do Braço (II) 306
Músculos Posteriores do Ombro e do Braço (I) 308
Músculos Posteriores do Ombro e do Braço (II) 310
Dados sobre os Músculos (I) 312
Dados sobre os Músculos (II) 314
Dados sobre os Músculos (III) 316
Dados sobre os Músculos (IV) 318

26 Cotovelo e Antebraço

Rádio e Ulna 320
Articulação do Cotovelo 322
Ligamentos da Articulação do Cotovelo 324
Articulações Radiulnares 326
Músculos do Antebraço: Compartimento Anterior 328
Músculos do Antebraço: Compartimento Posterior 330
Dados sobre os Músculos (I) 332
Dados sobre os Músculos (II) 334
Dados sobre os Músculos (III) 336

27 Punho e Mão*

Ossos do Punho e da Mão 338
Ossos Carpais 340

Articulações do Punho e da Mão 342
Ligamentos do Punho e da Mão 344
Ligamentos do Punho 346
Ligamentos dos Dedos da Mão 348
Músculos da Mão: Camadas Superficial e Média 350
Músculos da Mão: Camadas Média e Profunda 352
Dorso da Mão 354
Dados sobre os Músculos (I) 356
Dados sobre os Músculos (II) 358

28 Vascularização e Inervação

Artérias do Membro Superior 360
Veias e Vasos Linfáticos do Membro Superior 362
Nervos do Plexo Braquial 364
Ramos Supraclaviculares e Fascículo Posterior 366
Fascículo Posterior: Nervos Axilar e Radial 368
Fascículos Medial e Lateral 370
Nervos Mediano e Ulnar 372
Veias Superficiais e Nervos do Membro Superior 374
Região Posterior do Ombro e Axila 376
Região Anterior do Ombro 378
Topografia da Axila 380
Topografia das Regiões Braquial e Cubital 382
Topografia do Antebraço 384
Topografia da Região Carpal 386
Topografia da Região da Palma 388
Topografia do Dorso da Mão 390

29 Anatomia Seccional e Radiológica

Anatomia Seccional do Membro Superior 392
Anatomia Radiológica do Membro Superior (I) 394
Anatomia Radiológica do Membro Superior (II) 396
Anatomia Radiológica do Membro Superior (III) 398

---

*N.R.T.: Apesar do termo punho não constar na Terminologia Anatômica (2001), vamos
mantê-lo mesmo sem aspas por ser tradicional e de amplo uso na literatura. O punho
corresponde à região da articulação radiocarpal.

Anatomia de Superfície

Figura 24.1 Regiões do membro superior

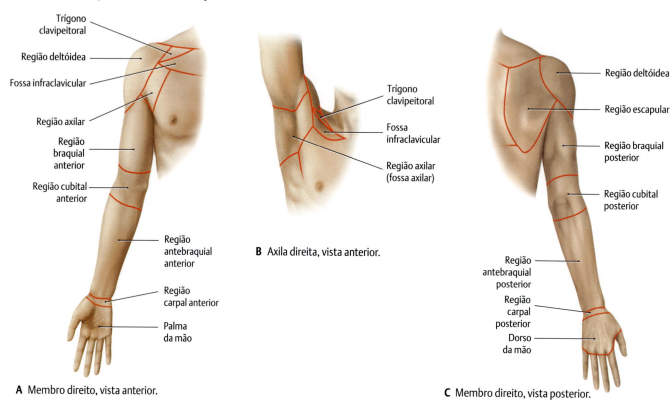

A Membro direito, vista anterior.

B Axila direita, vista anterior.

C Membro direito, vista posterior.

Figura 24.2 Musculatura palpável do membro superior

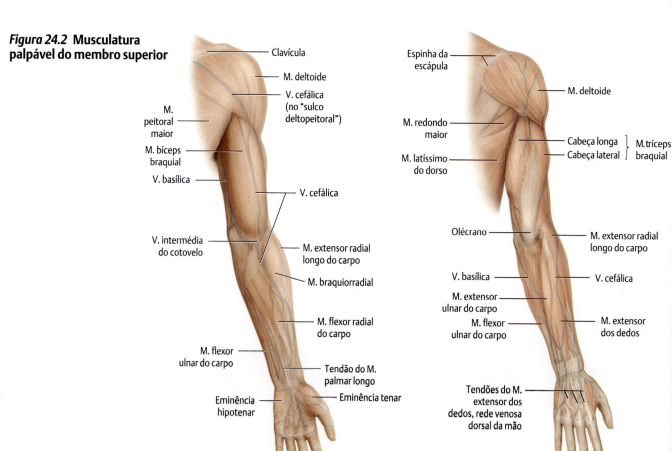

A Membro esquerdo, vista anterior.

B Membro direito, vista posterior.

Figura 24.3 **Proeminências ósseas palpáveis**
Exceto os ossos semilunar e trapezoide, todos os ossos do membro superior são palpáveis através da pele e dos tecidos moles.

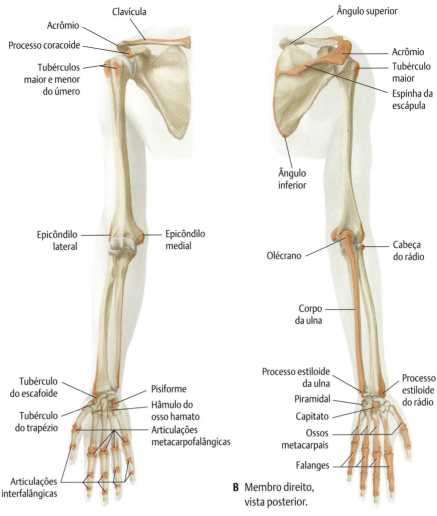

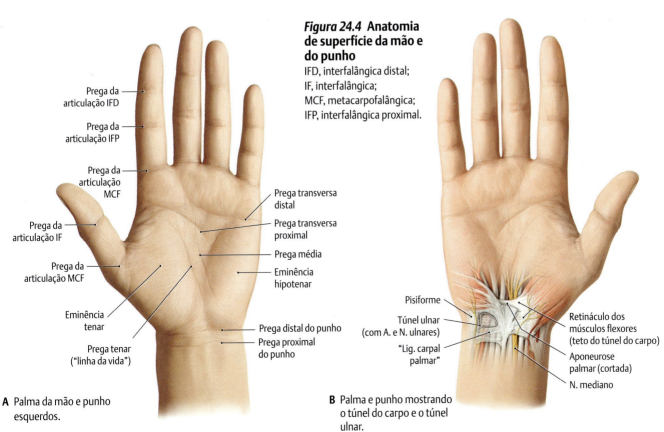

Figura 24.4 **Anatomia de superfície da mão e do punho**
IFD, interfalângica distal; IF, interfalângica; MCF, metacarpofalângica; IFP, interfalângica proximal.

Ossos do Membro Superior

Figura 25.1 Esqueleto do membro superior
Membro superior direito. O membro superior é subdividido em três regiões: braço, antebraço e mão. O cíngulo do membro superior (clavícula e escápula) une o membro superior ao tórax, na articulação esternoclavicular.

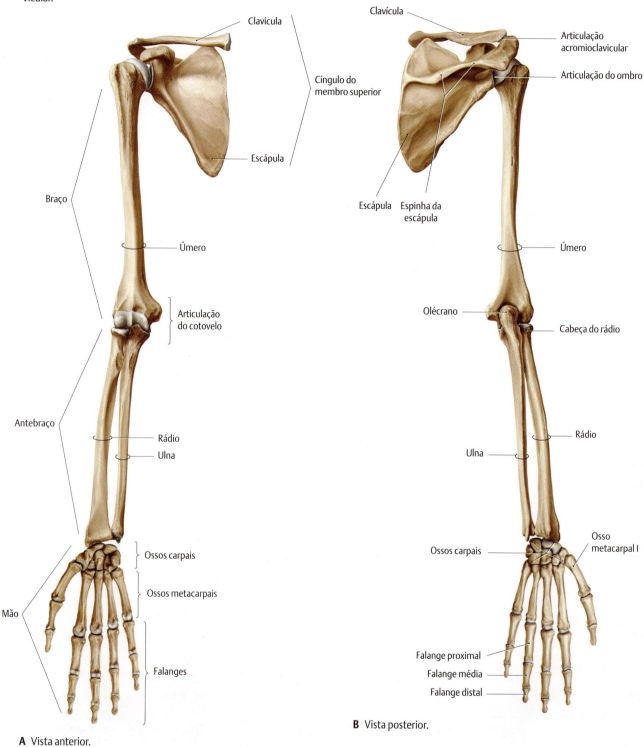

A Vista anterior.
B Vista posterior.

Figura 25.2 Ossos do cíngulo do membro superior direito em sua relação normal com o esqueleto do tórax

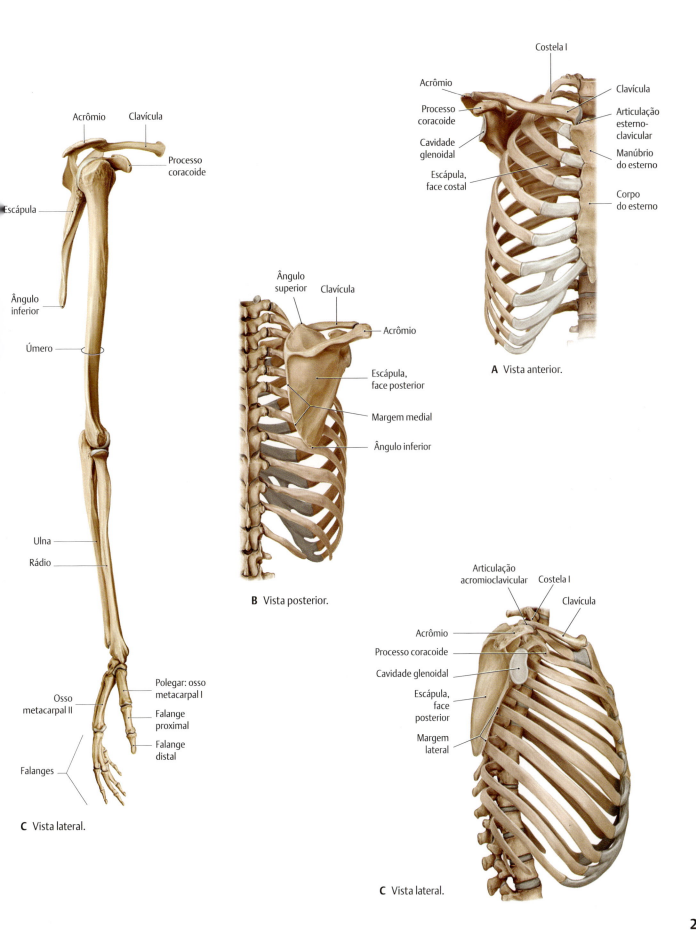

A Vista anterior.
B Vista posterior.
C Vista lateral.
C Vista lateral.

Clavícula e Escápula

 O cíngulo do membro superior (clavícula e escápula) une os ossos do membro superior à caixa torácica. Enquanto o cíngulo do membro inferior (ossos do quadril) está bem fixado ao esqueleto axial (ver **pp. 228-229**), o cíngulo do membro superior é extremamente móvel.

Figura 25.3 Clavícula
Clavícula direita. A clavícula, em forma de "S", é visível e palpável ao longo de todo o seu comprimento (geralmente 12 a 15 cm). Sua extremidade esternal (medial) articula-se com o esterno, na articulação esternoclavicular (ver **p. 299**). Sua extremidade acromial (lateral) articula-se com a escápula, na articulação acromioclavicular (ver **p. 299**).

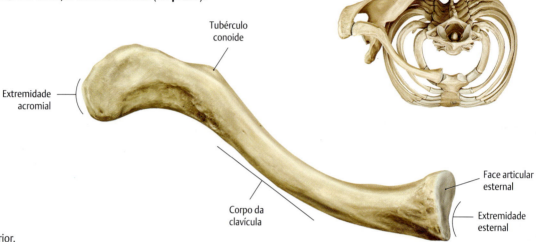

A Vista superior.

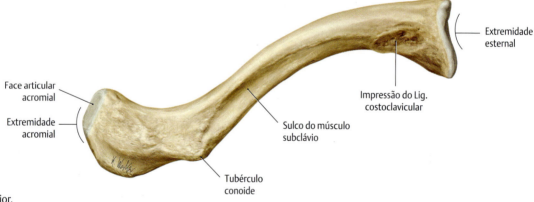

B Vista inferior.

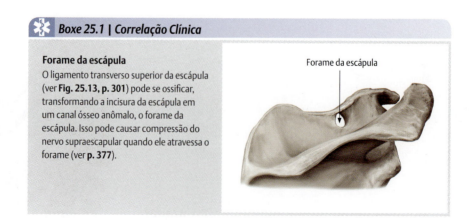

Boxe 25.1 | Correlação Clínica

Forame da escápula
O ligamento transverso superior da escápula (ver **Fig. 25.13, p. 301**) pode se ossificar, transformando a incisura da escápula em um canal ósseo anômalo, o forame da escápula. Isso pode causar compressão do nervo supraescapular quando ele atravessa o forame (ver **p. 377**).

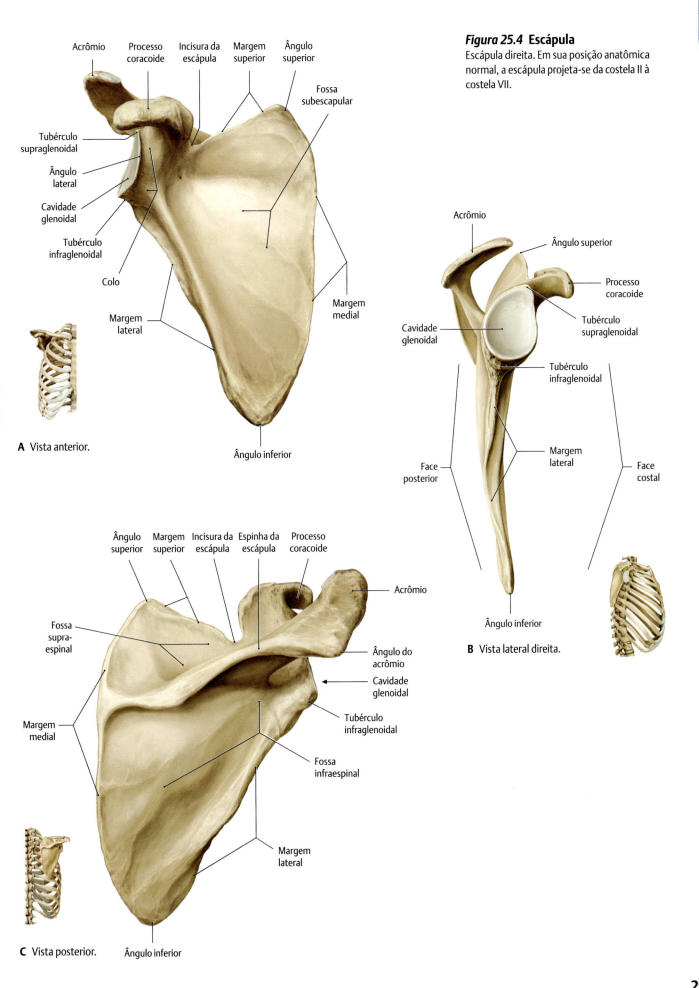

Figura 25.4 **Escápula**
Escápula direita. Em sua posição anatômica normal, a escápula projeta-se da costela II à costela VII.

A Vista anterior.
B Vista lateral direita.
C Vista posterior.

Úmero

Figura 25.5 Úmero
Úmero direito. A cabeça do úmero articula-se com a escápula, na articulação do ombro (ver **p. 300**). O capítulo e a tróclea do úmero articulam-se com o rádio e a ulna, respectivamente, na articulação do cotovelo (ver **p. 322**).

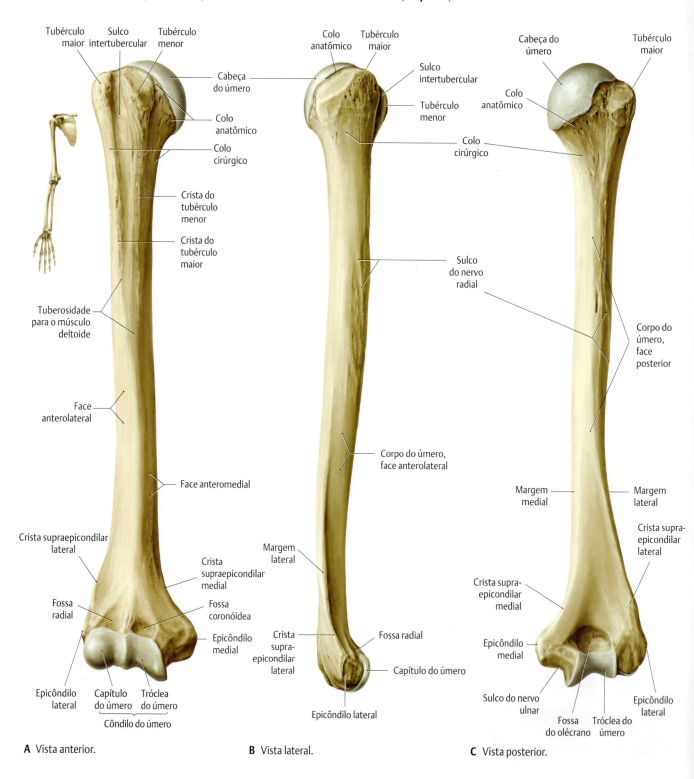

A Vista anterior.   **B** Vista lateral.   **C** Vista posterior.

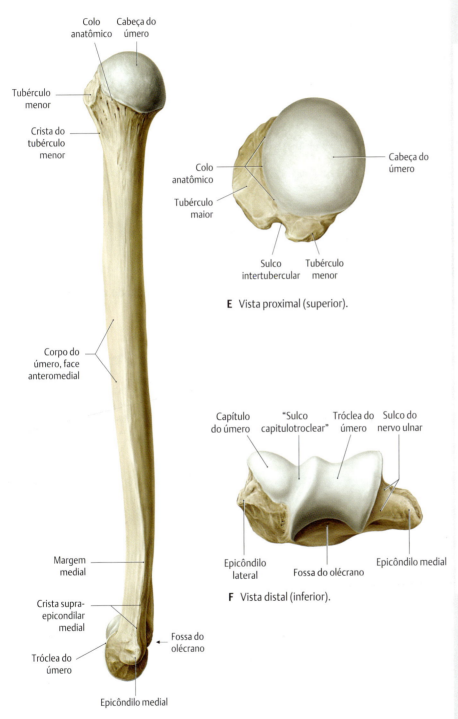

D Vista medial.

E Vista proximal (superior).

F Vista distal (inferior).

Boxe 25.2 | Correlação Clínica

Fraturas do úmero

Vista anterior. As fraturas da parte proximal do úmero são muito comuns e mais frequentes em pacientes idosos que caem sobre o membro superior estendido ou, diretamente, sobre o ombro. Existem três tipos principais.

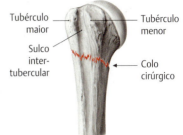

A Fratura extra-articular.

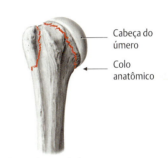

B Fratura intra-articular.

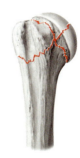

C Fratura cominutiva.

As fraturas extra-articulares e intra-articulares são, frequentemente, acompanhadas por lesões dos vasos sanguíneos que irrigam a cabeça do úmero (artérias circunflexas anterior e posterior do úmero), com risco associado de necrose avascular pós-traumática.

As fraturas do corpo e da parte distal do úmero estão, frequentemente, associadas à lesão do nervo radial.

Articulações do Ombro

Figura 25.6 **Articulações do ombro: Considerações gerais**
Ombro direito, vista anterior.

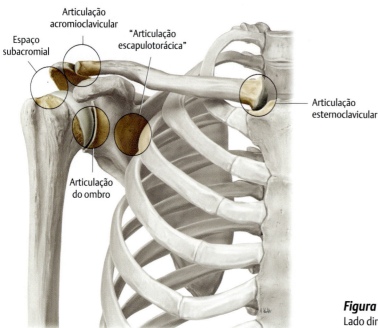

Figura 25.8 **"Articulação escapulotorácica"**
Lado direito, vista superior. Em todos os movimentos do cíngulo do membro superior, a escápula desliza sobre uma superfície curva de tecido conjuntivo frouxo entre os músculos serrátil anterior e subescapular. Essa superfície pode ser considerada funcionalmente uma "articulação escapulotorácica".

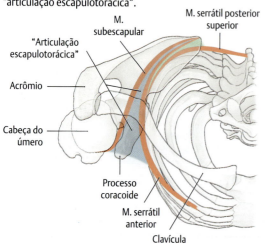

Figura 25.7 **Articulações do cíngulo do membro superior**
Lado direito, vista superior.

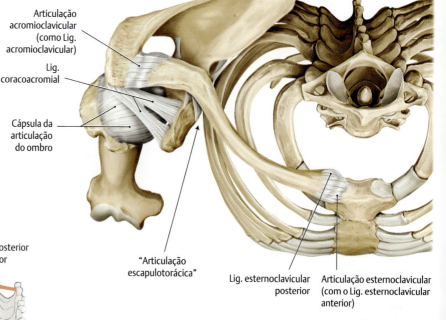

Figura 25.9 Articulação esternoclavicular

Vista anterior de uma secção frontal do esterno (esquerda). *Nota:* Um disco articular fibrocartilagíneo compensa a desigualdade de superfície das duas faces articulares, em forma de sela, da clavícula e do manúbrio do esterno.

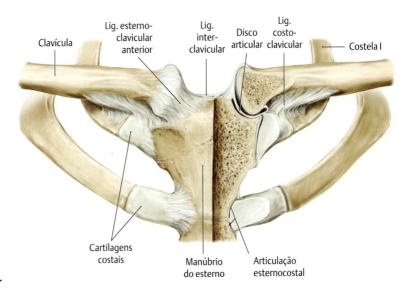

Figura 25.10 Articulação acromioclavicular

Vista anterior. A articulação acromioclavicular é uma articulação sinovial plana. Como as faces articulares são planas, precisam ser mantidas pela ação de fortes ligamentos limitando, contudo, a sua mobilidade.

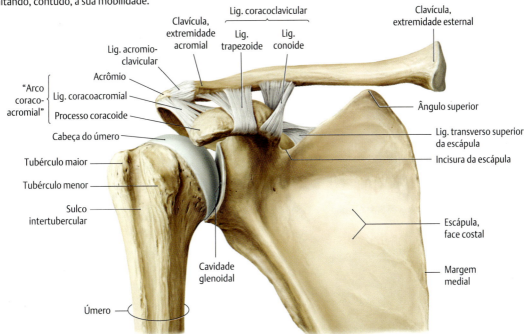

Boxe 25.3 | Correlação Clínica

Lesões da articulação acromioclavicular

A queda sobre o membro superior estendido ou sobre o ombro causa, com frequência, luxação da articulação acromioclavicular e lesão dos ligamentos coracoclaviculares.

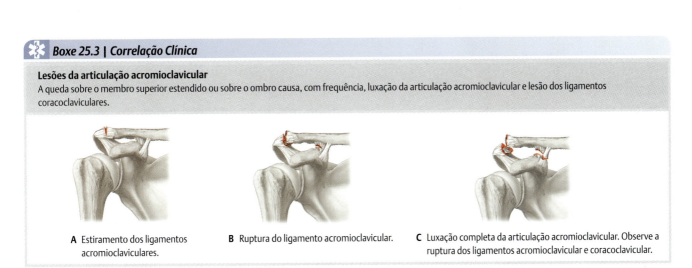

A Estiramento dos ligamentos acromioclaviculares.

B Ruptura do ligamento acromioclavicular.

C Luxação completa da articulação acromioclavicular. Observe a ruptura dos ligamentos acromioclavicular e coracoclavicular.

Articulações da Parte Livre do Membro Superior: Articulação do Ombro

Figura 25.11 **Articulação do ombro: Elementos ósseos**
Ombro direito.

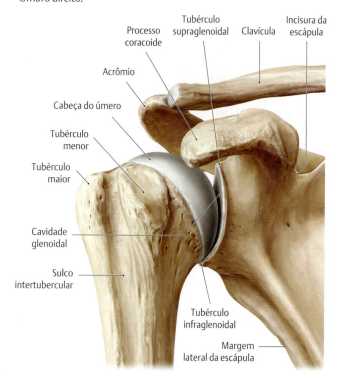

A Vista anterior.

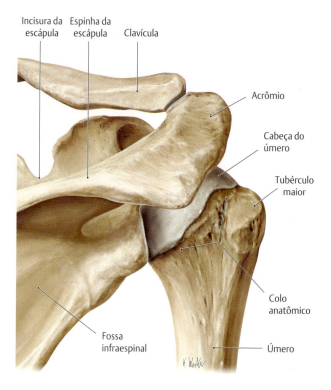

B Vista posterior.

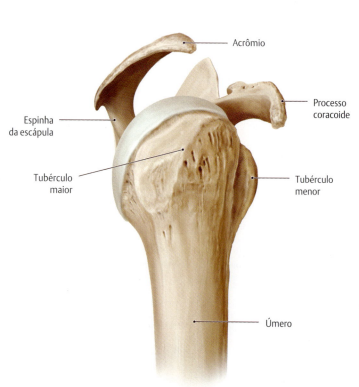

C Vista lateral.

Figura 25.12 **Cavidade da articulação do ombro**

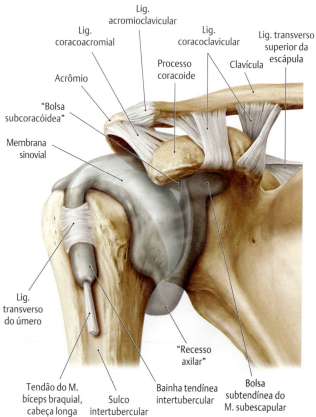

Figura 25.13 **Articulação do ombro: Cápsula e ligamentos**
Ombro direito.

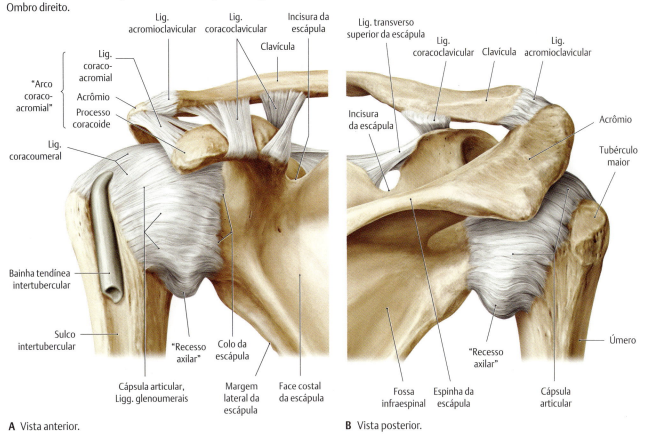

A Vista anterior.

B Vista posterior.

Figura 25.14 **Ligamentos que reforçam a cápsula**
Representação esquemática dos ligamentos que reforçam a cápsula após remoção da cabeça do úmero.

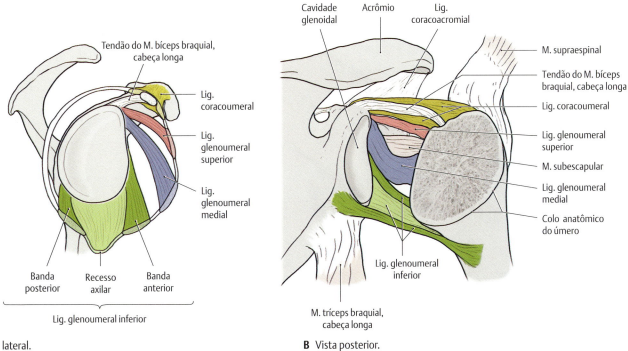

A Vista lateral.

B Vista posterior.

Espaço e Bolsa Subacromiais

Membro Superior

Figura 25.15 Espaço subacromial
Ombro direito.

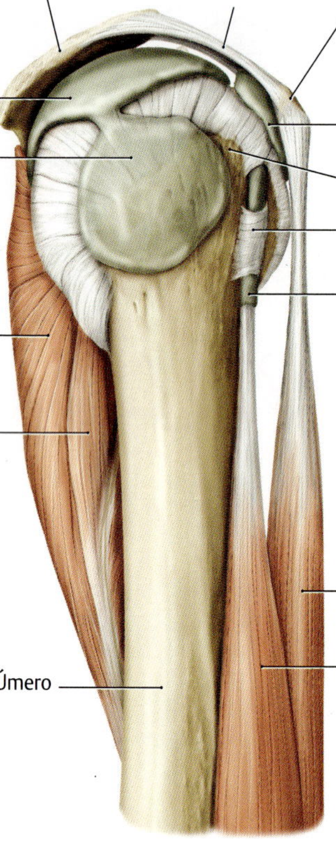

"Arco coracoacromial"

Acrômio — Lig. coracoacromial — Processo coracoide

Bolsa subacromial
Bolsa subdeltóidea
Bolsa subtendínea do M. subescapular
Tubérculo maior
Lig. transverso do úmero
Bainha tendínea intertubercular
M. infraespinal
M. redondo menor
M. bíceps braquial, cabeça curta
M. bíceps braquial, cabeça longa
Úmero

A Vista lateral.

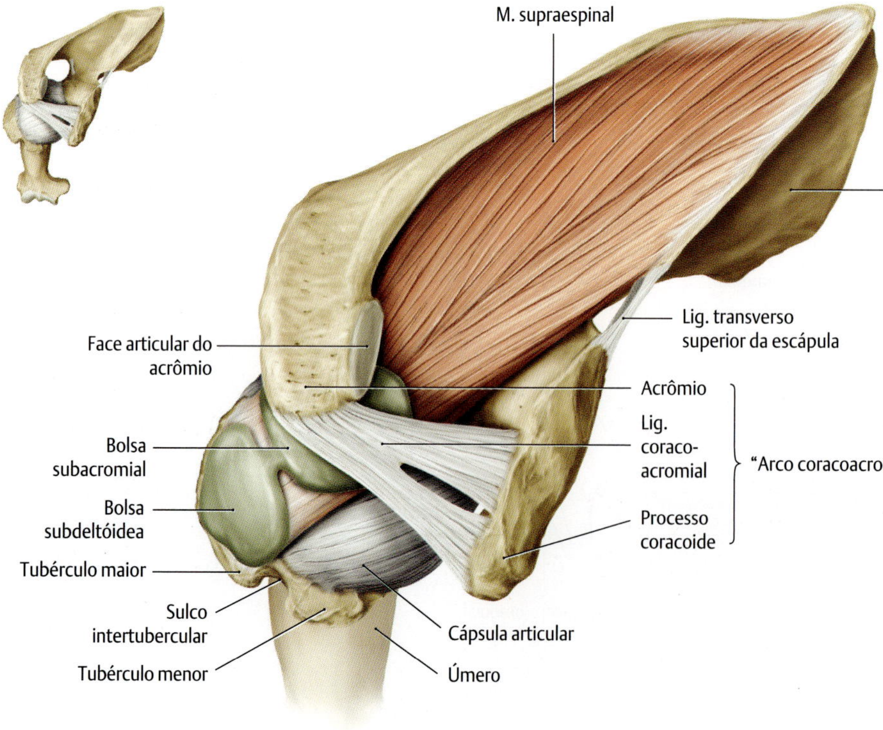

Figura 25.16 Bolsa subacromial e cavidade glenoidal
Ombro direito, vista lateral de um corte sagital, após a remoção do úmero.

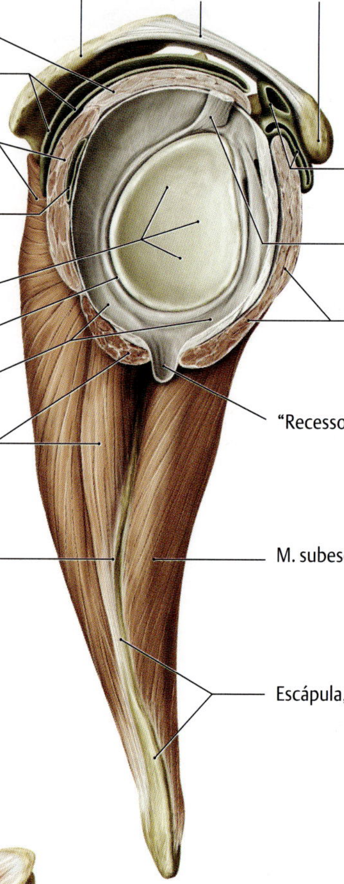

"Arco coracoacromial"

Acrômio — Lig. coracoacromial — Processo coracoide

M. supraespinal
Bolsa subacromial
M. infraespinal
Bolsa subtendínea do M. infraespinal
Cavidade glenoidal
Lábio glenoidal
Cápsula articular
M. redondo menor
M. infraespinal
Bolsa subtendínea do M. subescapular
Tendão do M. bíceps braquial, cabeça longa
M. subescapular
"Recesso axilar"
M. subescapular
Escápula, margem lateral

M. supraespinal
Escápula
Lig. transverso superior da escápula
Acrômio
Lig. coraco-acromial
Processo coracoide
"Arco coracoacromial"
Face articular do acrômio
Bolsa subacromial
Bolsa subdeltóidea
Tubérculo maior
Sulco intertubercular
Tubérculo menor
Cápsula articular
Úmero

B Vista superior. Observe a posição da bolsa subacromial entre o M. supraespinal e o "arco coracoacromial".

Figura 25.17 **Bolsas subacromial e subdeltóidea**
Ombro direito, vista anterior.

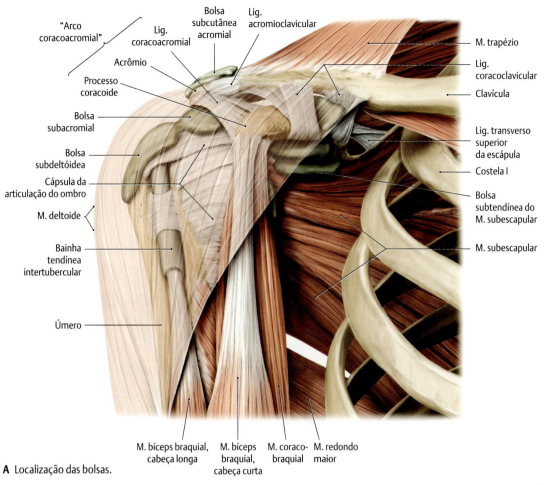

A Localização das bolsas.

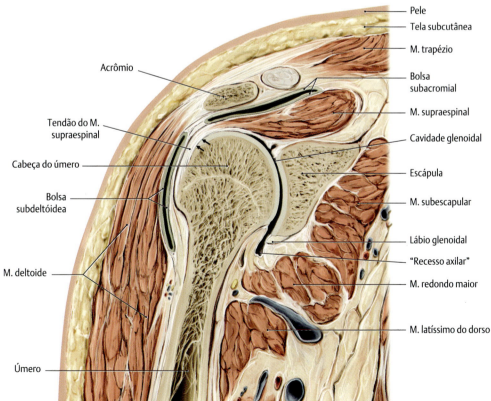

B Corte frontal. As setas estão indicando o tendão do M. supraespinal, que é lesado com frequência na ruptura do "manguito rotador" (ver "manguito rotador" na **p. 312**).

Músculos Anteriores do Ombro e do Braço (I)

Figura 25.18 **Músculos anteriores do ombro e do braço**
Lado direito, vista anterior. As inserções (ponto fixo) dos músculos são mostradas em vermelho e as inserções (ponto móvel), em azul.

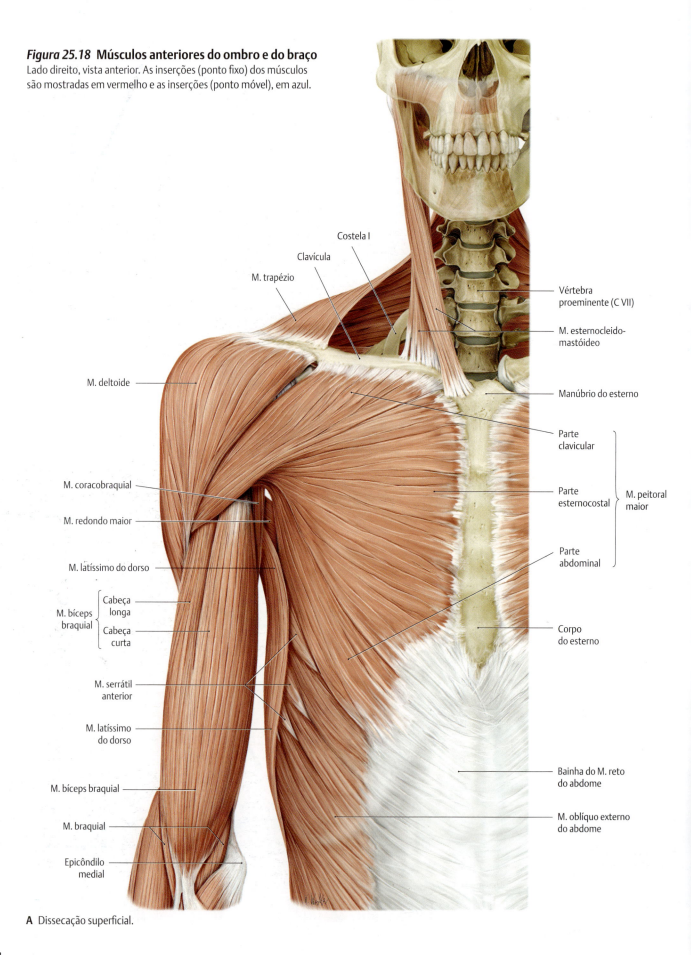

A Dissecação superficial.

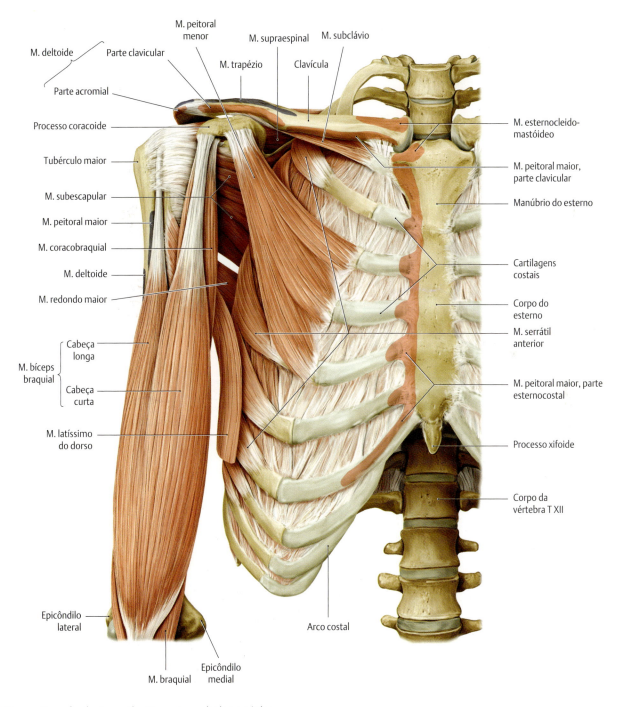

B Dissecação profunda. *Removidos:* Mm. esternocleidomastóideo, trapézio, peitoral maior, deltoide e oblíquo externo do abdome.

Músculos Anteriores do Ombro e do Braço (II)

Figura 25.19 **Músculos anteriores do ombro e do braço: Dissecação**
Braço direito, vista anterior. As inserções (ponto fixo) dos músculos são mostradas em vermelho e as inserções (ponto móvel), em azul.

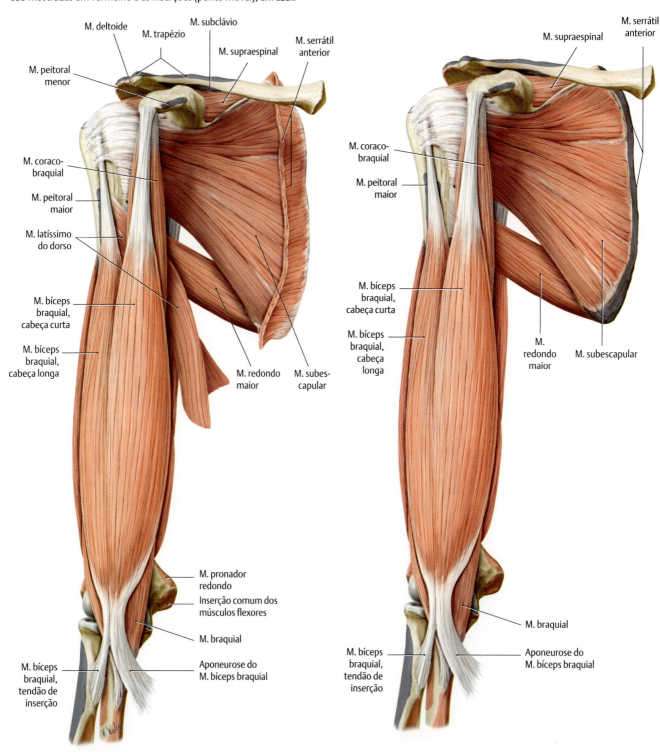

A *Removido:* Esqueleto torácico. *Removidos parcialmente:* Mm. latíssimo do dorso e serrátil anterior.

B *Removidos:* Músculos latíssimo do dorso e serrátil anterior.

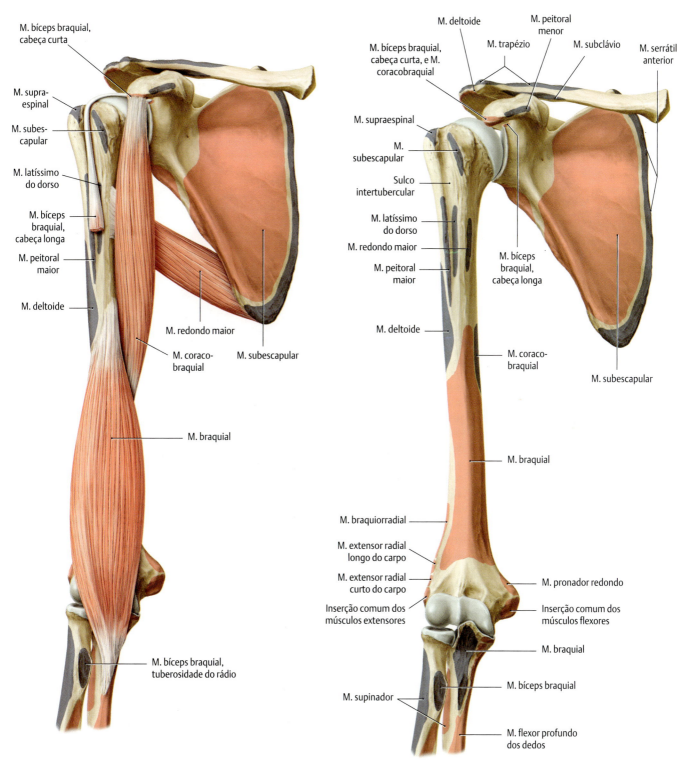

C *Removidos*: Mm. subescapular e supraespinal. *Removido parcialmente*: M. bíceps braquial.

D *Removidos*: Mm. bíceps braquial, coracobraquial e redondo maior.

Músculos Posteriores do Ombro e do Braço (I)

Figura 25.20 Músculos posteriores do ombro e do braço
Lado direito, vista posterior.

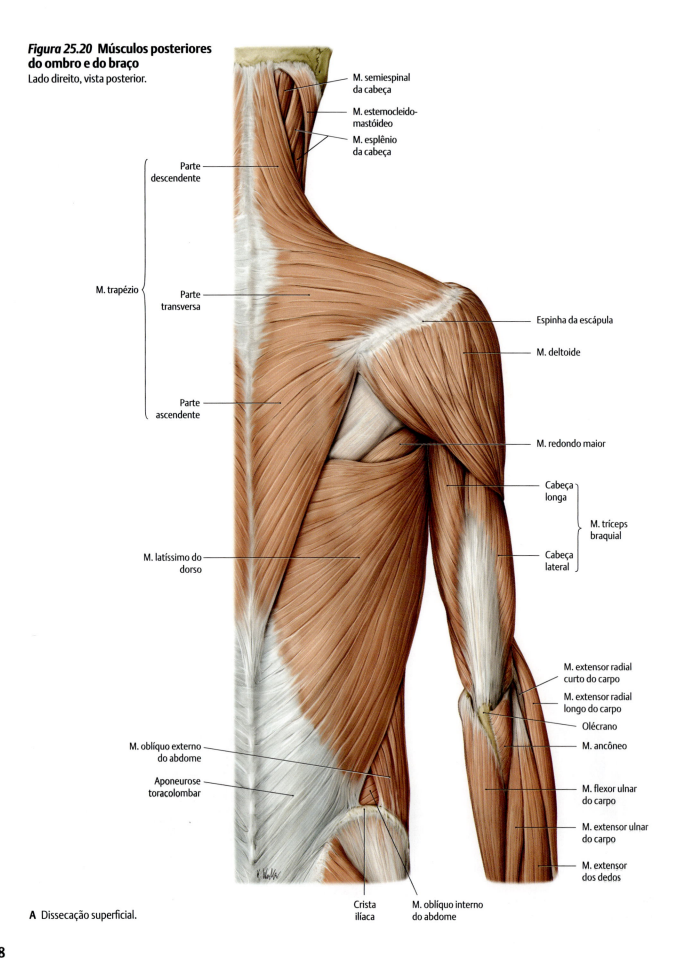

A Dissecação superficial.

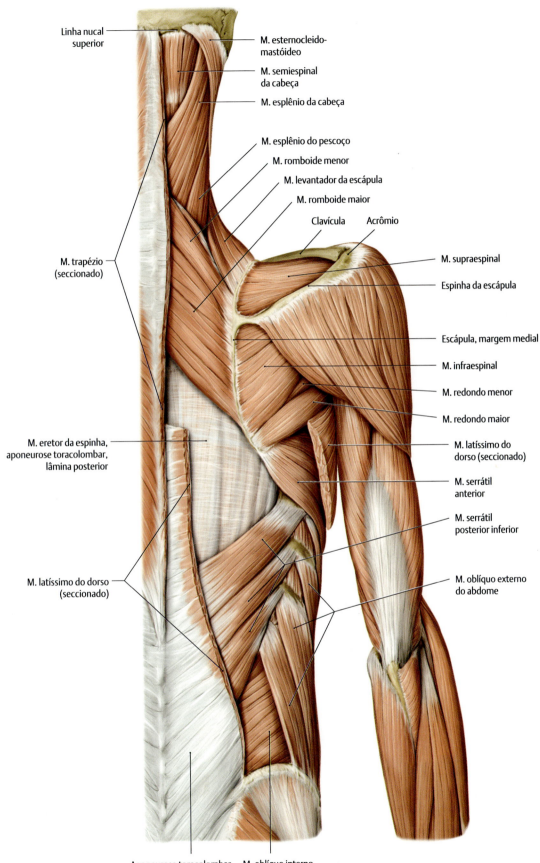

B Dissecação profunda. *Removidos parcialmente:* Mm. trapézio e latíssimo do dorso.

Músculos Posteriores do Ombro e do Braço (II)

Figura 25.21 Músculos posteriores do ombro e do braço: Dissecação

Braço direito, vista posterior. As inserções (ponto fixo) dos músculos são mostradas em vermelho e as inserções (ponto móvel), em azul.

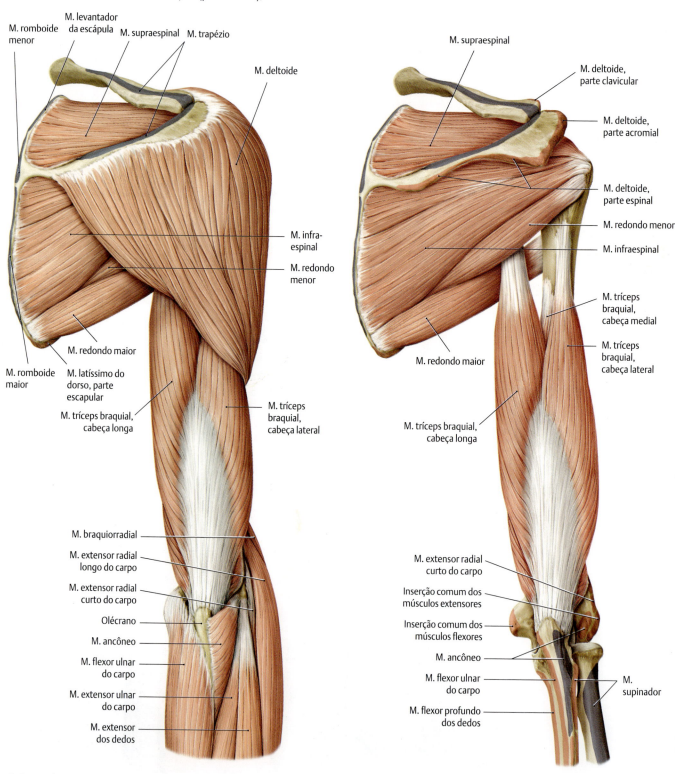

A *Removidos*: Mm. romboides maior e menor, serrátil anterior e levantador da escápula.

B *Removidos*: M. deltoide e os músculos do antebraço.

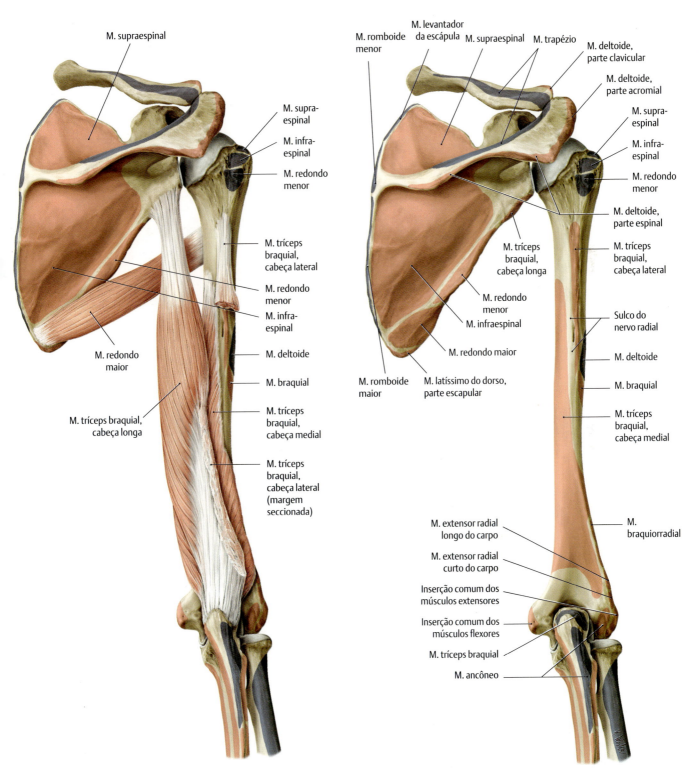

C *Removidos*: Mm. supraespinal, infraespinal e redondo menor.
Removido parcialmente: M. tríceps braquial.

D *Removidos*: Mm. tríceps braquial e redondo maior.

Dados sobre os Músculos (I)

 As ações das três partes do músculo deltoide dependem de sua relação com a posição do úmero e o seu eixo de movimento. Até 60 graus, as partes do músculo atuam como adutores, mas acima de 60 graus atuam como abdutores. Consequentemente, as partes do músculo deltoide podem ter ações antagônicas ou sinérgicas.

Figura 25.22 Músculo deltoide
Ombro direito.

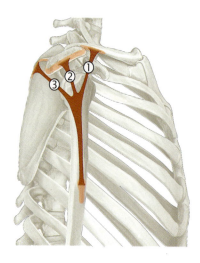

A Partes do M. deltoide, vista lateral direita, representação esquemática.

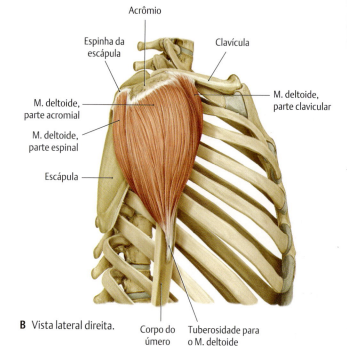

B Vista lateral direita.

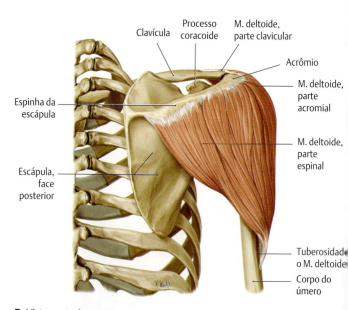

C Vista anterior.

D Vista posterior.

Tabela 25.1	Partes do músculo deltoide

Músculo		Inserção (ponto fixo)	Inserção (ponto móvel)	Inervação	Ação*
Deltoide	① Parte clavicular	Terço lateral da clavícula	Úmero (tuberosidade para o M. deltoide)	N. axilar (C5, C6)	Flexão, rotação medial, adução do braço
	② Parte acromial	Acrômio			Abdução do braço
	③ Parte espinal	Espinha da escápula			Extensão, rotação lateral, adução do braço

*As partes clavicular e espinal auxiliam a parte acromial na abdução do braço entre 60 e 90 graus.

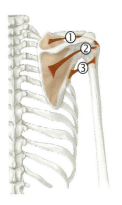
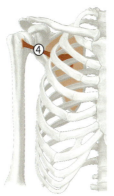

Figura 25.23 "Manguito rotador"
Ombro direito. O "manguito rotador" é formado por quatro músculos: supraespinal, infraespinal, redondo menor e subescapular.

A Vista posterior, representação esquemática.

B Vista anterior, representação esquemática.

C Vista anterior.

D Vista lateral.

E Vista posterior.

Tabela 25.2	Músculos do "manguito rotador"				
Músculo	**Inserção (ponto fixo)**		**Inserção (ponto móvel)**	**Inervação**	**Ação**
① Supraespinal	Escápula	Fossa supraespinal	Tubérculo maior do úmero	N. supraescapular (C4–C6)	Abdução do braço
② Infraespinal		Fossa infraespinal			Rotação lateral do braço
③ Redondo menor		Margem lateral	Úmero	N. axilar (C5, C6)	Rotação lateral, adução fraca do braço
④ Subescapular		Fossa subescapular	Tubérculo menor do úmero	N. subescapular (C5, C6)	Rotação medial do braço

25 Ombro e Braço

313

Dados sobre os Músculos (II)

Figura 25.24 Músculos peitoral maior e coracobraquial
Vista anterior.

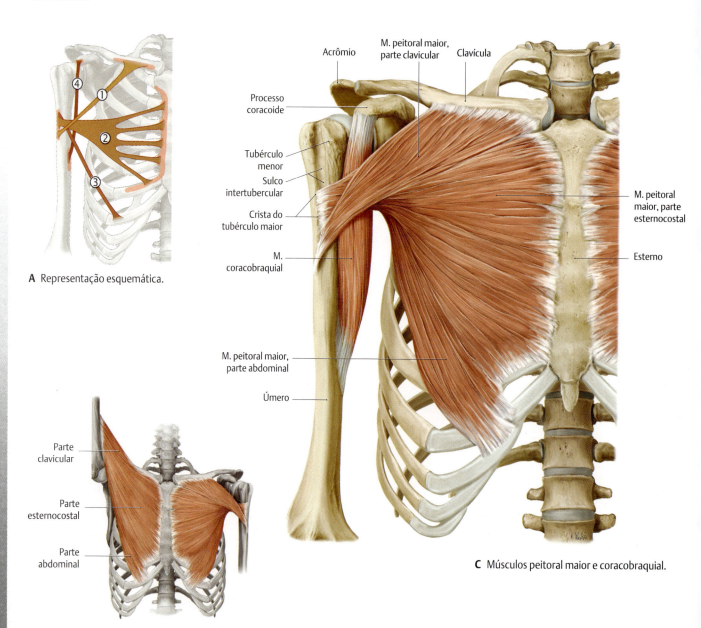

A Representação esquemática.

B M. peitoral maior em posição neutra (esquerda) e elevação (direita).

C Músculos peitoral maior e coracobraquial.

Tabela 25.3	Músculos peitoral maior e coracobraquial					
Músculo			Inserção (ponto fixo)	Inserção (ponto móvel)	Inervação	Ação
Peitoral maior	① Parte clavicular	Clavícula (metade medial)	Úmero (crista do tubérculo maior)	Nn. peitorais medial e lateral (C5–T1)	Todo o músculo: adução, rotação medial do braço. Partes clavicular e esternocostal: flexão do braço; ajudam na respiração quando o ombro é fixado
	② Parte esternocostal	Esterno e 1ª–6ª cartilagens costais			
	③ Parte abdominal	Bainha do M. reto do abdome (lâmina anterior)			
④ Coracobraquial			Escápula (processo coracoide)	Úmero (alinhado com a crista do tubérculo menor)	N. musculocutâneo (C5-C7)	Flexão, adução, rotação medial do braço

Figura 25.25 **Músculos subclávio e peitoral menor**
Lado direito, vista anterior.

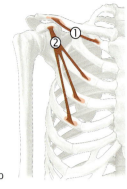

A Representação esquemática.

Figura 25.26 **Músculo serrátil anterior**
Vista lateral direita.

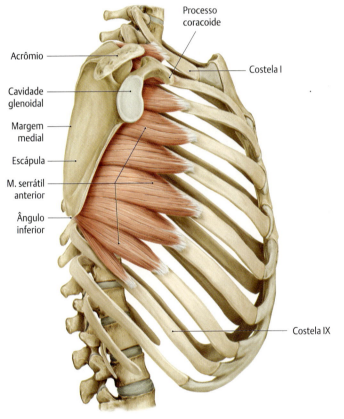

A M. serrátil anterior.

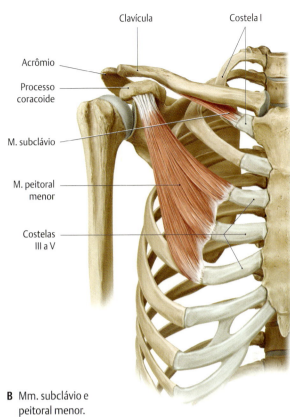

B Mm. subclávio e peitoral menor.

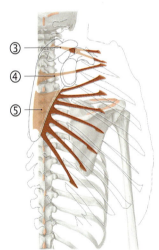

B Representação esquemática.

Tabela 25.4	Músculos subclávio, peitoral menor e serrátil anterior			
Músculo	Inserção (ponto fixo)	Inserção (ponto móvel)	Inervação	Ação
① Subclávio	Costela I	Clavícula (superfície inferior)	N. para o M. subclávio (C5, C6)	Estabiliza a clavícula na articulação esternoclavicular
② Peitoral menor	Costelas III a V	Processo coracoide	N. peitoral medial (C8, T1)	Abaixa a escápula, causando um deslocamento posteromedial do ângulo inferior; roda a cavidade glenoidal inferiormente; ajuda na respiração
Serrátil anterior — ③ Parte superior	Costelas I a IX	Escápula (faces costal e posterior do ângulo superior)	N. torácico longo (C5–C7)	Parte superior: abaixa o braço levantado
Serrátil anterior — ④ Parte média	Costelas I a IX	Escápula (face costal da margem medial)	N. torácico longo (C5–C7)	Todo o músculo: desloca a escápula para a frente e lateralmente; eleva as costelas quando o ombro é fixado
Serrátil anterior — ⑤ Parte inferior	Costelas I a IX	Escápula (face costal da margem medial e faces costal e posterior do ângulo inferior)	N. torácico longo (C5–C7)	Parte inferior: roda o ângulo inferior da escápula para o lado e para frente (possibilita a abdução do braço acima de 90°)

Dados sobre os Músculos (III)

Figura 25.27 Músculo trapézio
Vista posterior.

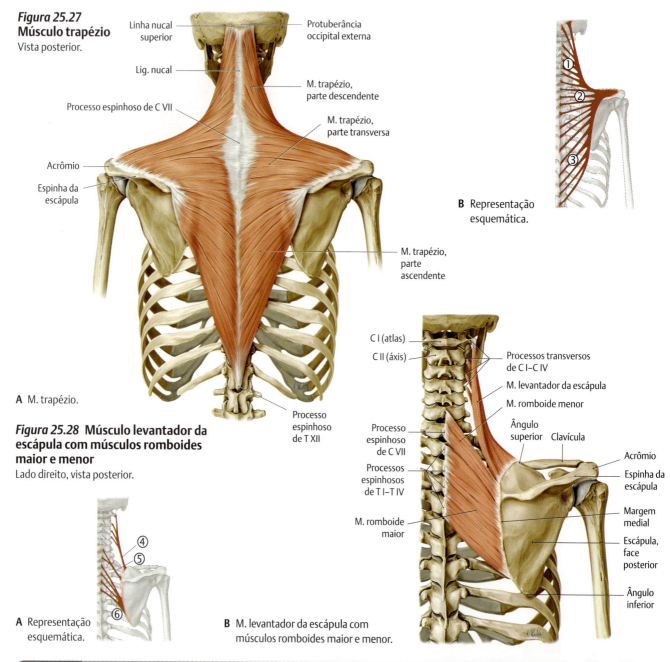

A M. trapézio.

B Representação esquemática.

Figura 25.28 Músculo levantador da escápula com músculos romboides maior e menor
Lado direito, vista posterior.

A Representação esquemática.

B M. levantador da escápula com músculos romboides maior e menor.

Tabela 25.5	Músculos trapézio, levantador da escápula e romboides maior e menor					
Músculo			Inserção (ponto fixo)	Inserção (ponto móvel)	Inervação	Ação
Trapézio	①	Parte descendente	Occipital; processos espinhosos de C I–C VII	Clavícula (terço lateral)	N. acessório (NC XI); plexo cervical (C3–C4)	Desloca a escápula para cima obliquamente; roda a cavidade glenoidal superiormente; inclina a cabeça para o mesmo lado e roda para o lado oposto
	②	Parte transversa	Aponeurose nos processos espinhosos de T I–T IV	Acrômio		Desloca a escápula medialmente
	③	Parte ascendente	Processos espinhosos de T V–T XII	Espinha da escápula		Desloca a escápula para baixo e medialmente
						Todo o músculo: estabiliza a escápula contra o tórax
④ Levantador da escápula			Processo transverso de C I–C IV	Escápula (ângulo superior)	Nervo dorsal da escápula e Nn. espinais cervicais (C3–C4)	Desloca a escápula para cima e medialmente, ao mesmo tempo que move o ângulo inferior medialmente; inclina o pescoço para o mesmo lado
⑤ Romboide menor			Processos espinhosos de C VI, C VII	Margem medial da escápula, acima (menor) e abaixo (maior) da espinha da escápula	Nervo dorsal da escápula (C4–C5)	Estabiliza a escápula; move a escápula para cima e medialmente
⑥ Romboide maior			Processos espinhosos das vértebras T I–T IV			
NC = nervo craniano.					

Figura 25.29 **Músculos latíssimo do dorso e redondo maior**
Vista posterior.

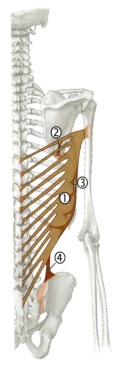

A M. latíssimo do dorso, representação esquemática.

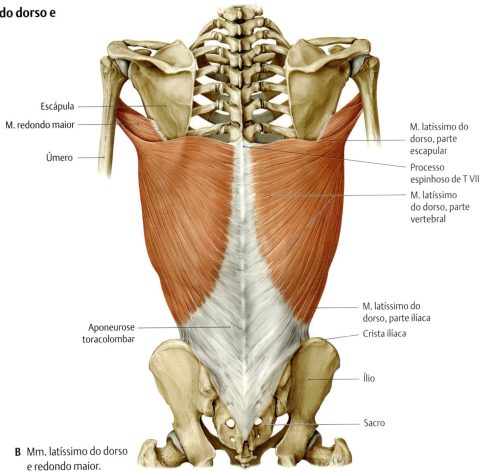

B Mm. latíssimo do dorso e redondo maior.

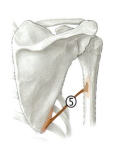

C Músculo redondo maior, representação esquemática.

D Inserção do M. latíssimo do dorso no assoalho do sulco intertubercular e do M. redondo maior na crista do tubérculo menor do úmero.

Tabela 25.6	Músculos latíssimo do dorso e redondo maior			
Músculo		**Inserção (ponto fixo)**	**Inserção (ponto móvel)**	**Inervação**	**Ação**
Latíssimo do dorso	① Parte vertebral	Processos espinhosos das vértebras T VII–T XII; aponeurose toracolombar	Assoalho do sulco intertubercular do úmero	N. toracodorsal (C6–C8)	Rotação medial, adução, extensão do braço; respiração ("músculo da tosse")
	② Parte escapular	Escápula (ângulo inferior)			
	③ Parte costal	Costelas IX a XII			
	④ Parte ilíaca	Crista ilíaca (terço posterior)			
⑤ Redondo maior		Escápula (ângulo inferior)	Crista do tubérculo menor do úmero (ângulo anterior)	N. subescapular inferior (C5–C7)	Rotação medial, adução, extensão do braço

Dados sobre os Músculos (IV)

Os músculos anteriores e posteriores do braço podem ser classificados, respectivamente, como flexores e extensores, em relação ao movimento do antebraço na articulação do cotovelo. Embora, topograficamente, o músculo coracobraquial faça parte do compartimento anterior do braço, é agrupado com os músculos do ombro, do ponto de vista funcional (ver **p. 314**).

Figura 25.30 **Músculos bíceps braquial e braquial**
Braço direito, vista anterior.

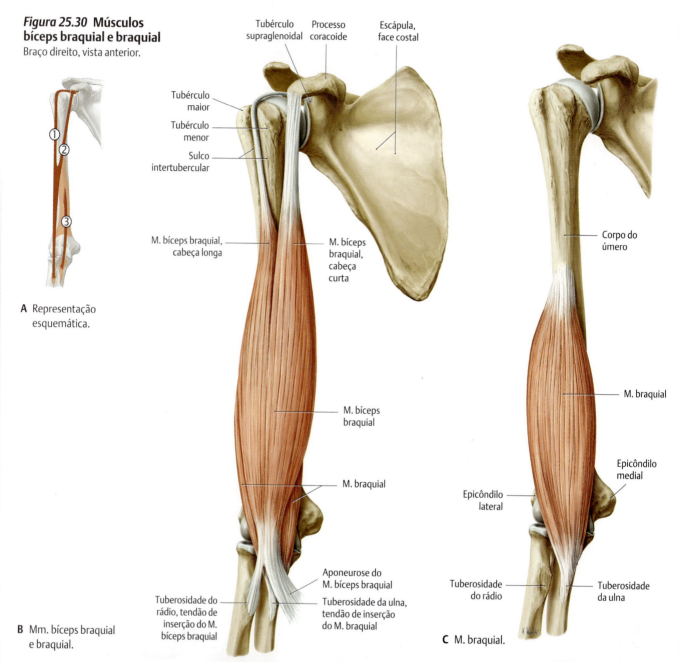

A Representação esquemática.

B Mm. bíceps braquial e braquial.

C M. braquial.

Tabela 25.7	Músculos anteriores: bíceps braquial e braquial			
Músculo		Inserção (ponto fixo)	Inserção (ponto móvel)	Inervação	Ação
Bíceps braquial	① Cabeça longa	Tubérculo supraglenoidal da escápula	Tuberosidade do rádio e aponeurose bicipital	N. musculocutâneo (C5–C6)	Articulação do cotovelo: flexão; supinação* do antebraço Articulação do ombro: flexão do braço; estabilização da cabeça do úmero durante a contração do M. deltoide; abdução e rotação medial do braço
	② Cabeça curta	Processo coracoide da escápula			
③ Braquial		Úmero (metade distal da face anterior)	Tuberosidade da ulna	N. musculocutâneo (C5–C6) e N. radial (C7, menor)	Flexão do antebraço na articulação do cotovelo

*Nota: Quando o cotovelo está fletido, o M. bíceps braquial atua como um poderoso supinador porque o seu braço de força é quase perpendicular ao eixo de pronação/supinação.

Figura 25.31 **Músculos tríceps braquial e ancôneo**
Braço direito, vista posterior.

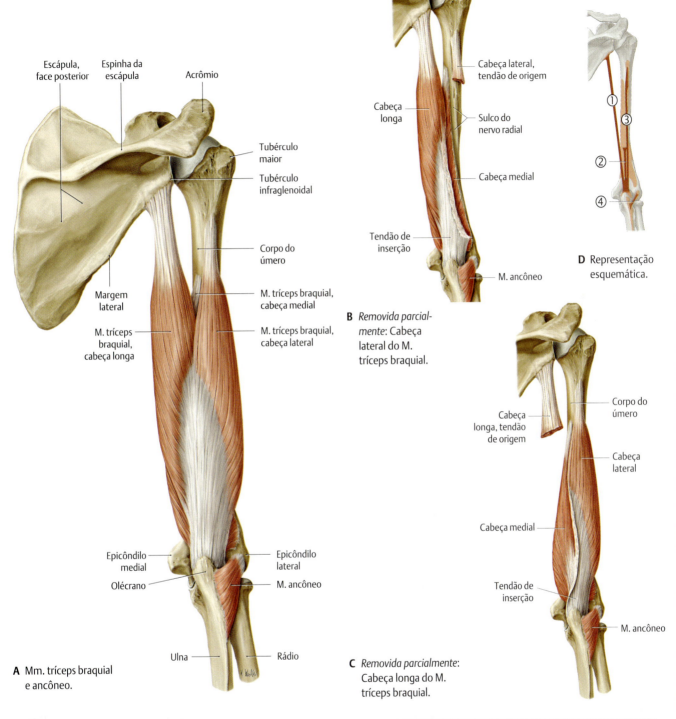

A Mm. tríceps braquial e ancôneo.
B *Removida parcialmente*: Cabeça lateral do M. tríceps braquial.
C *Removida parcialmente*: Cabeça longa do M. tríceps braquial.
D Representação esquemática.

Tabela 25.8	Músculos posteriores: tríceps braquial e ancôneo					
Músculo			**Inserção (ponto fixo)**	**Inserção (ponto móvel)**	**Inervação**	**Ação**
Tríceps braquial	①	Cabeça longa	Escápula (tubérculo infraglenoidal)	Olécrano da ulna	N. radial (C6–C8)	Articulação do cotovelo: extensão do antebraço. Articulação do ombro, cabeça longa: extensão e adução do braço
	②	Cabeça medial	Face posterior do úmero, distal ao sulco do nervo radial; septo intermuscular medial do braço			
	③	Cabeça lateral	Face posterior do úmero, proximal ao sulco do nervo radial; septo intermuscular lateral do braço			
④ Ancôneo			Epicôndilo lateral do úmero (variação: cápsula articular do cotovelo, região posterior)	Olécrano da ulna (superfície radial)		Estende o antebraço na articulação do cotovelo e tensiona sua cápsula articular

319

Rádio e Ulna

Figura 26.1 Rádio e ulna
Antebraço direito.

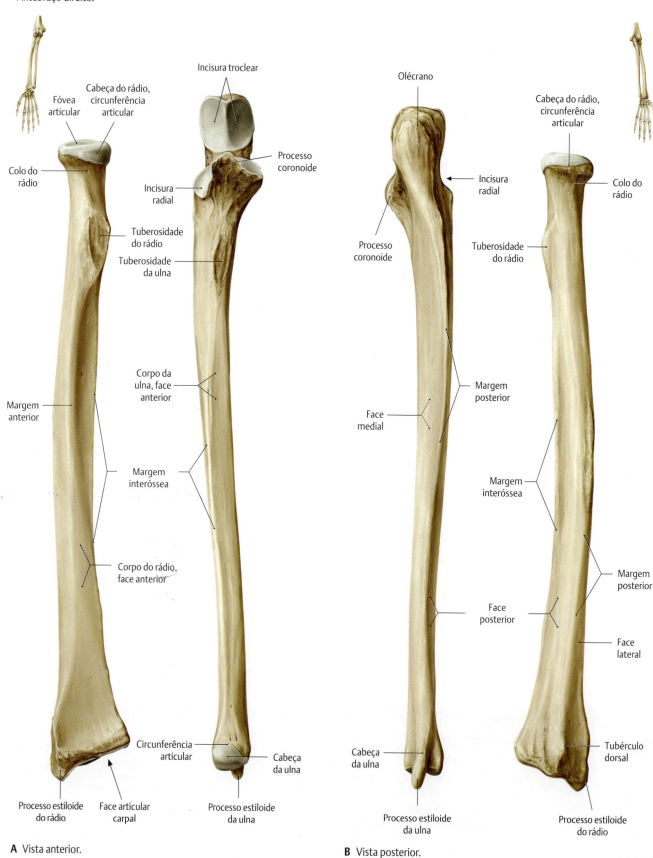

A Vista anterior.   **B** Vista posterior.

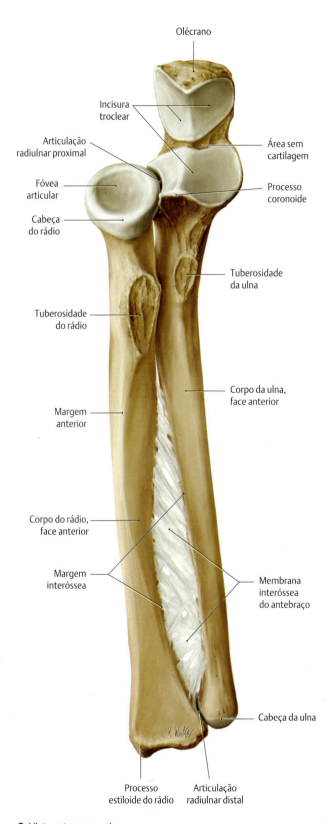

C Vista anterossuperior.

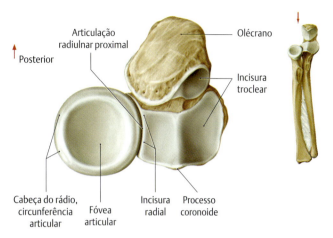

D Vista proximal (superior).

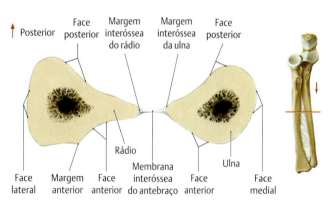

E Corte transversal, vista proximal (superior).

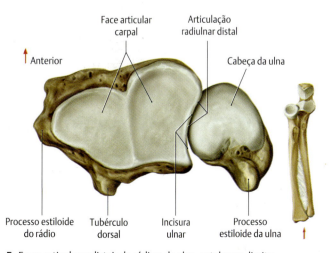

F Faces articulares distais do rádio e da ulna, antebraço direito.

Articulação do Cotovelo

Figura 26.2 Articulação do cotovelo
Membro superior direito. O cotovelo é formado por três articulações entre o úmero, a ulna e o rádio: umeroulnar, umerorradial e radiulnar proximal.

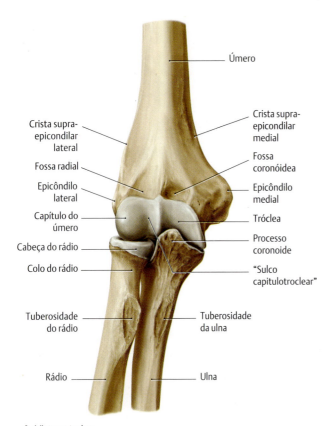

A Vista anterior.

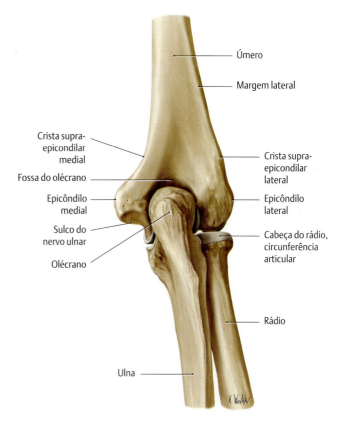

B Vista posterior.

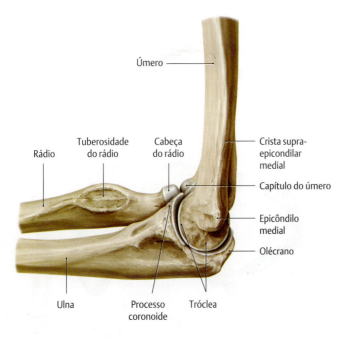

C Vista medial.

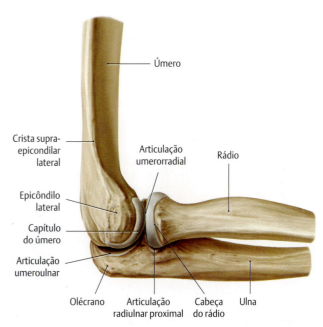

D Vista lateral.

Figura 26.3 **Ossos e partes moles da articulação do cotovelo direito**

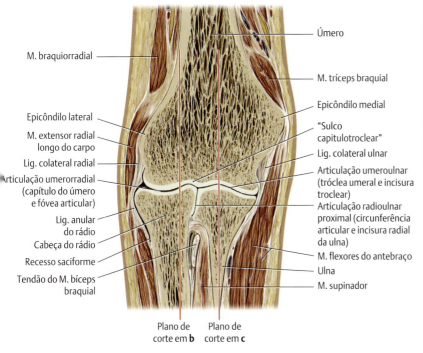

A Corte frontal com vista anterior (observar os planos de corte mostrados em **B** e **C**).

 Boxe 26.1 | Correlação Clínica

Avaliação das lesões do cotovelo

Os coxins adiposos situados entre a membrana fibrosa e a membrana sinovial da cápsula fazem parte da anatomia normal da articulação do cotovelo. O coxim anterior é observado, com mais facilidade, em uma RM sagital, ao passo que o coxim posterior costuma estar oculto na fossa óssea (ver **Figs. 26.3** e **29.11**). No caso de derrame articular, a margem inferior do coxim anterior apresenta-se côncava pois é tracionada para cima pelo líquido intra-articular. Isso faz com que o coxim tenha o formato semelhante ao da vela de um barco, criando assim o "sinal da vela" característico. O alinhamento das proeminências no cotovelo também ajuda na identificação de fraturas e de luxações.

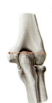 **A** Vista posterior do cotovelo em extensão: Os dois epicôndilos e o olécrano dispõem-se em uma linha reta horizontal.

 B Vista medial do cotovelo em flexão: Os epicôndilos e o olécrano dispõem-se em uma linha reta vertical.

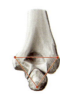 **C** Vista posterior do cotovelo em flexão: Os dois epicôndilos e a extremidade do olécrano formam um triângulo equilátero. As fraturas e as luxações modificam o formato do triângulo.

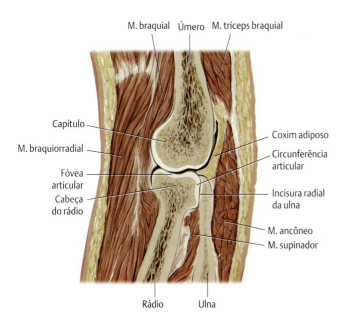

B Corte sagital da articulação umerorradial e da articulação radioulnar proximal, vista medial.

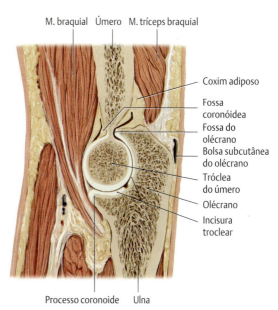

C Corte sagital da articulação umeroulnar, vista medial.

Ligamentos da Articulação do Cotovelo

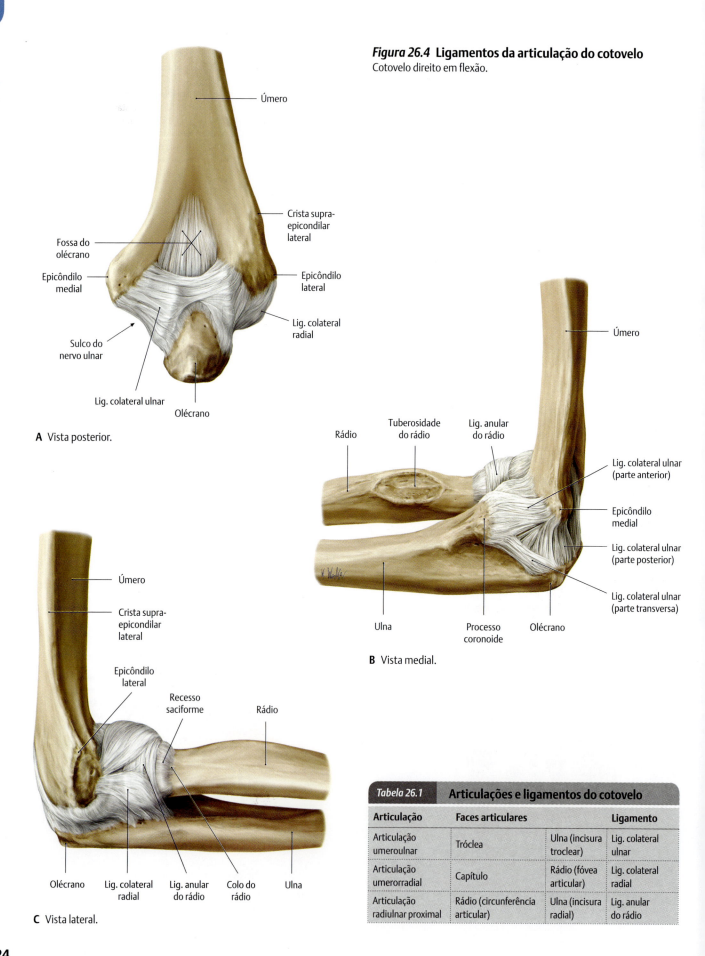

Figura 26.4 **Ligamentos da articulação do cotovelo**
Cotovelo direito em flexão.

Tabela 26.1	Articulações e ligamentos do cotovelo		
Articulação	Faces articulares		Ligamento
Articulação umeroulnar	Tróclea	Ulna (incisura troclear)	Lig. colateral ulnar
Articulação umerorradial	Capítulo	Rádio (fóvea articular)	Lig. colateral radial
Articulação radiulnar proximal	Rádio (circunferência articular)	Ulna (incisura radial)	Lig. anular do rádio

Figura 26.5 **Cápsula articular do cotovelo**
Cotovelo direito em extensão, vista anterior.

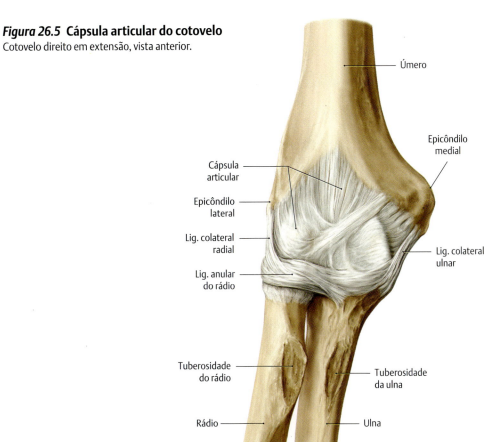

A Cápsula articular intacta.

Boxe 26.2 | Correlação Clínica

Subluxação da cabeça do rádio (pronação dolorosa ou "cotovelo da babá")

Um agravo doloroso e comum em crianças pequenas ocorre quando o braço é puxado abruptamente para cima com o antebraço pronado, "arrancando" assim o ligamento anular do rádio de sua frouxa fixação no colo do rádio. Quando a cabeça imatura do rádio sai de seu encaixe, o ligamento é comprimido entre a cabeça do rádio e o capítulo do úmero. A supinação do antebraço e sua flexão no cotovelo costumam recolocar a cabeça do rádio na posição normal.

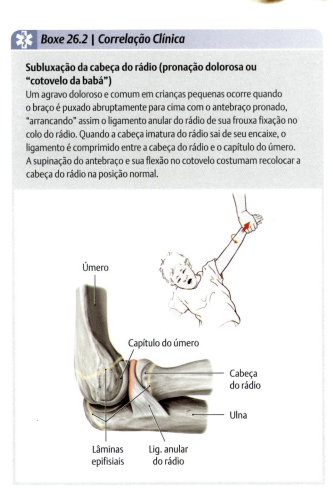

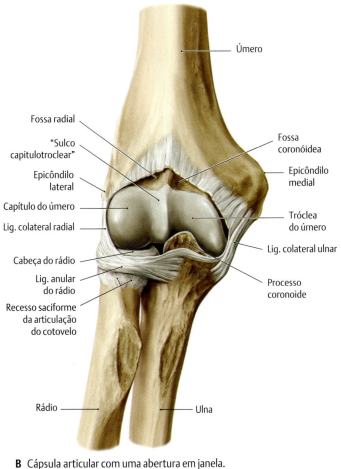

B Cápsula articular com uma abertura em janela.

Articulações Radiulnares

 As articulações radiulnares proximal e distal atuam, em conjunto, para permitir os movimentos de pronação e de supinação do antebraço. As articulações são unidas, funcionalmente, pela membrana interóssea do antebraço. O eixo dos movimentos de pronação e de supinação parte do centro do capítulo do úmero em direção oblíqua, atravessa o centro da fóvea articular do rádio e segue até o processo estiloide da ulna.

Figura 26.6 **Supinação**
Antebraço direito, vista anterior.

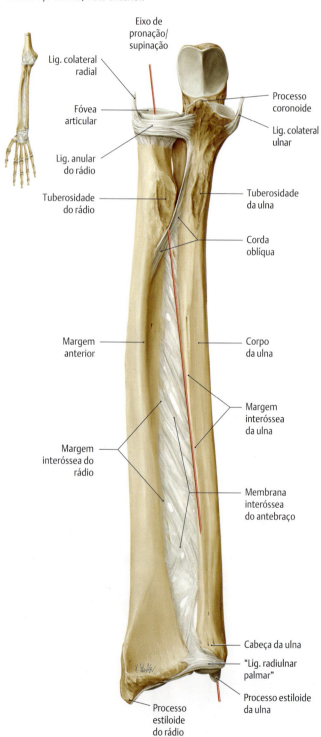

Figura 26.7 **Pronação**
Antebraço direito, vista anterior.

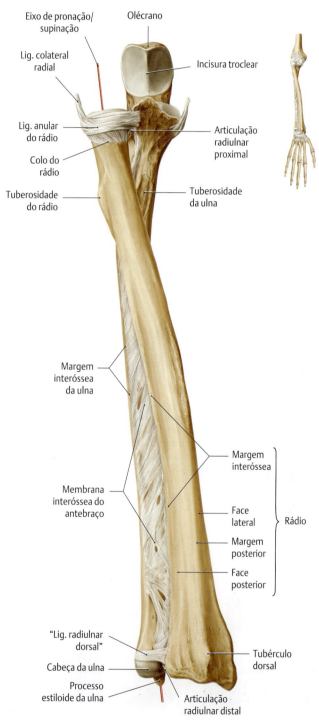

Figura 26.8 **Articulação radiulnar proximal**
Cotovelo direito, vista proximal (superior).

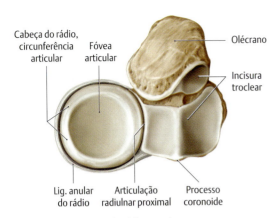

A Faces articulares proximais do rádio e da ulna.

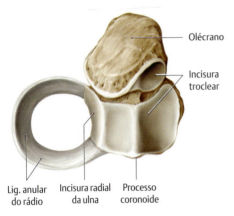

B Rádio removido.

Figura 26.9 **Rotação da articulação radiulnar distal**
Antebraço direito, vista distal (inferior) das faces articulares do rádio e da ulna. Os "ligamentos radiulnares dorsal e palmar" estabilizam a articulação radiulnar distal.

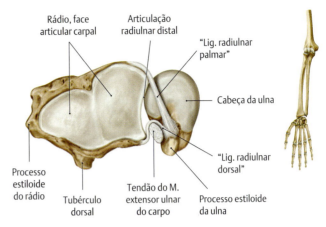

A Supinação.

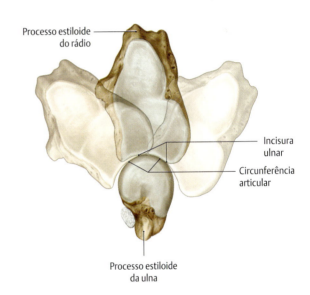

B Posição neutra.

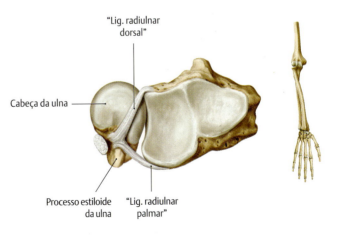

C Pronação.

Boxe 26.3 | Correlação Clínica

Fratura do rádio

A queda sobre o membro superior estendido costuma causar fratura da parte distal do rádio. Na fratura de Colles, há desvio posterior do fragmento distal.

Músculos do Antebraço: Compartimento Anterior

Figura 26.10 Músculos anteriores do antebraço: Dissecação
Antebraço direito, vista anterior. As inserções (ponto fixo) dos músculos são mostradas em vermelho e as inserções (ponto móvel), em azul.

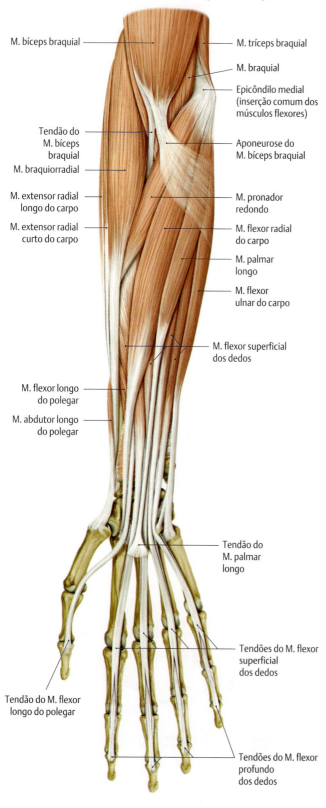

A Músculos flexores superficiais e grupo radial.

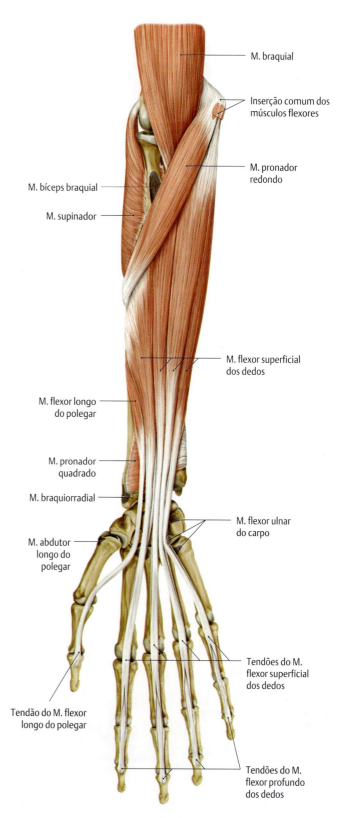

B *Removidos*: Grupo radial (Mm. braquiorradial, extensor radial longo do carpo e extensor radial curto do carpo) e Mm. flexor radial do carpo, flexor ulnar do carpo, abdutor longo do polegar, palmar longo e bíceps braquial.

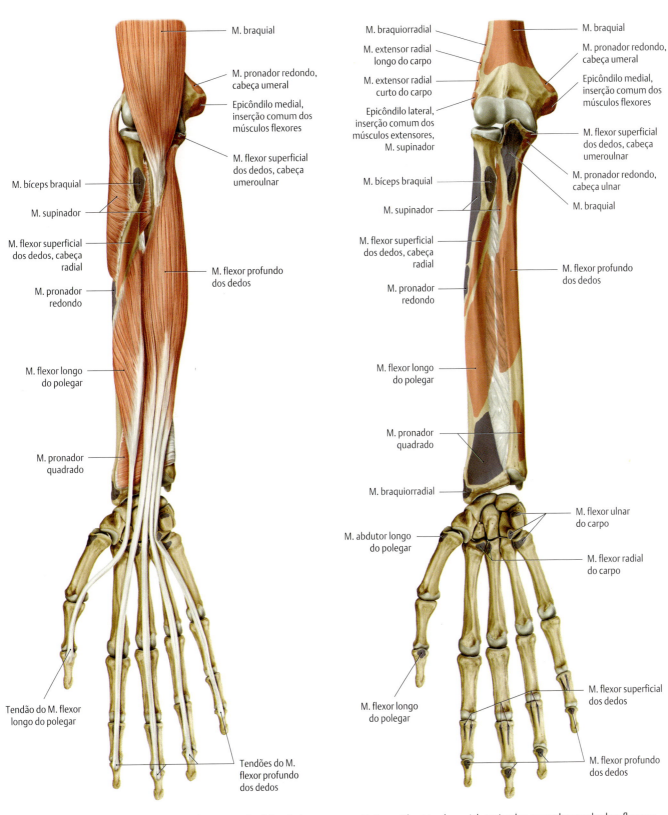

C *Removidos*: Mm. pronador redondo e flexor superficial dos dedos.

D *Removidos*: Mm. braquial, supinador, pronador quadrado e flexores profundos.

Músculos do Antebraço: Compartimento Posterior

Figura 26.11 Músculos posteriores do antebraço: Dissecação
Antebraço direito, vista posterior. As inserções (ponto fixo) dos músculos são mostradas em vermelho e as inserções (ponto móvel), em azul.

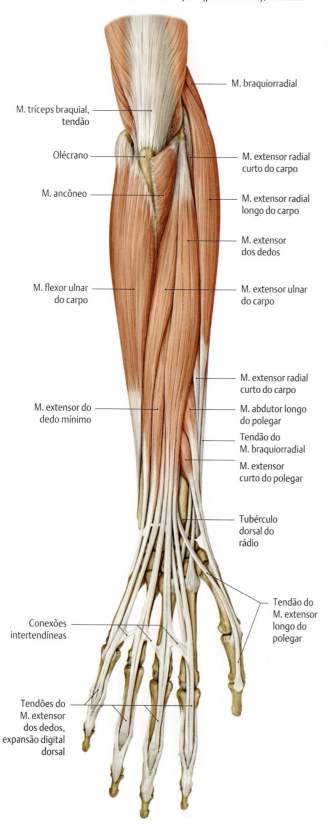

A Músculos extensores superficiais e grupo radial.

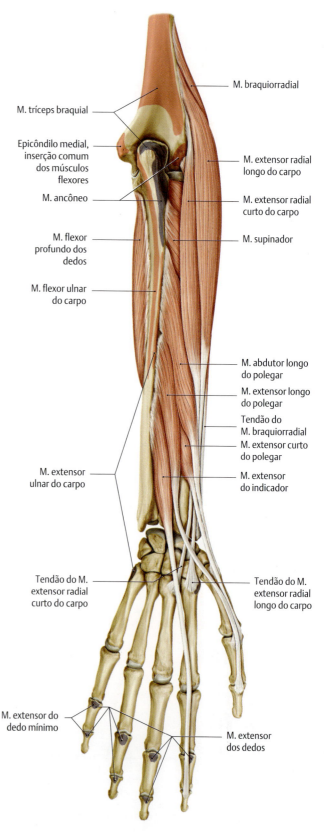

B *Removidos*: Mm. tríceps braquial, ancôneo, flexor ulnar do carpo, extensor ulnar do carpo e extensor dos dedos.

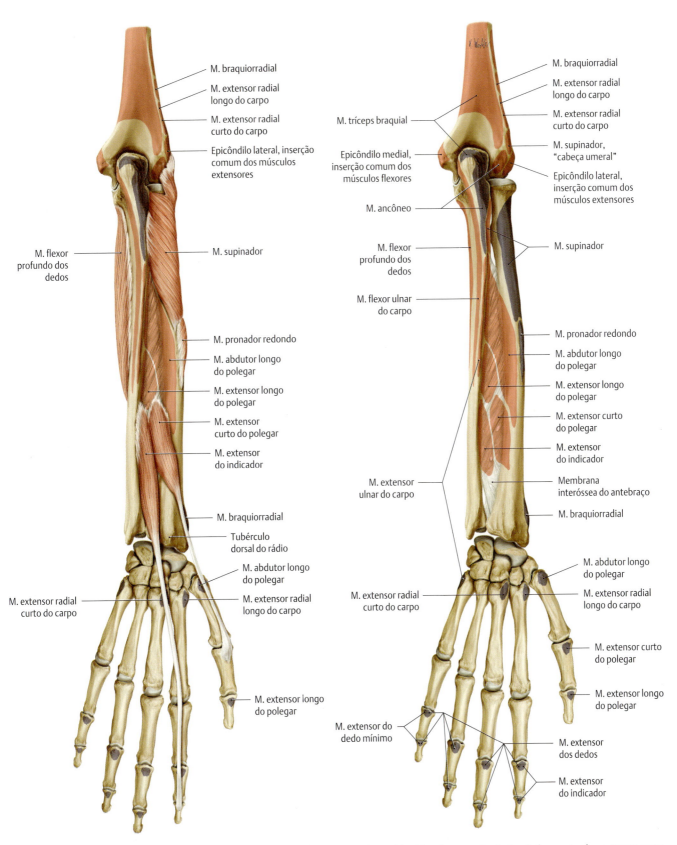

C *Removidos*: Mm. abdutor longo do polegar, extensor longo do polegar e grupo radial.

D *Removidos*: Mm. flexor profundo dos dedos, supinador, extensor curto do polegar e extensor do indicador.

Dados sobre os Músculos (I)

Figura 26.12 Compartimento anterior do antebraço
Antebraço direito, vista anterior.

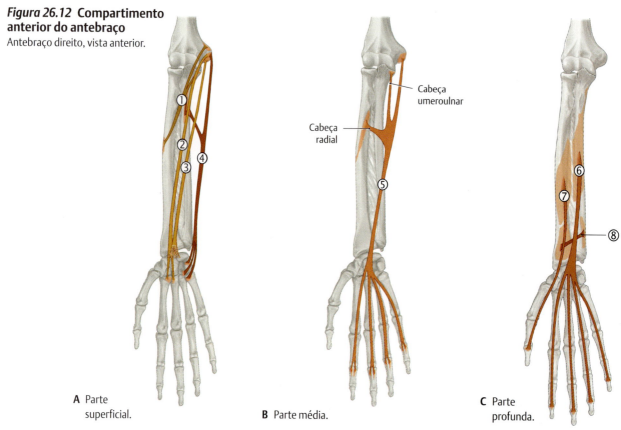

A Parte superficial. B Parte média. C Parte profunda.

Tabela 26.2 Compartimento anterior do antebraço

Músculo	Inserção (ponto fixo)	Inserção (ponto móvel)	Inervação	Ação
Parte superficial				
① Pronador redondo	Cabeça umeral: epicôndilo medial do úmero Cabeça ulnar: processo coronoide	Face lateral do rádio (distal à inserção do músculo supinador)	N. mediano (C6, C7)	Cotovelo: flexor fraco do antebraço Antebraço: pronação
② Flexor radial do carpo	Epicôndilo medial do úmero	Base do osso metacarpal II (variação: base do osso metacarpal III)		Punho: flexão e abdução (desvio radial) da mão
③ Palmar longo		Aponeurose palmar	N. mediano (C7, C8)	Cotovelo: flexão fraca do antebraço Punho: a flexão tensiona a aponeurose palmar
④ Flexor ulnar do carpo	Cabeça umeral: epicôndilo medial Cabeça ulnar: olécrano	Pisiforme; hâmulo do osso hamato; base do osso metacarpal V	N. ulnar (C7–T1)	Punho: flexão e adução (desvio ulnar) da mão
Parte média				
⑤ Flexor superficial dos dedos	Cabeça umeroulnar: epicôndilo medial do úmero e processo coronoide da ulna Cabeça radial: metade superior da margem anterior do rádio	Superfícies laterais das falanges médias do 2º ao 5º dedos	N. mediano (C8, T1)	Cotovelo: flexor fraco do antebraço Punho e articulações MCF e IFP do 2º ao 5º dedos: flexão
Parte profunda				
⑥ Flexor profundo dos dedos	Ulna (dois terços proximais da face anterior) e membrana interóssea do antebraço	Falanges distais do 2º ao 5º dedos (superfície palmar)	N. mediano (C8, T1) N. ulnar (C8, T1)	Punho e articulações MCF, IFP e IFD do 2º ao 5º dedos: flexão
⑦ Flexor longo do polegar	Terço médio do rádio (face anterior) e membrana interóssea adjacente	Falange distal do polegar (superfície palmar)	N. mediano (C8, T1)	Punho: flexão e abdução (desvio radial) da mão Articulação carpometacarpal do polegar: flexão Articulações MCF e IF do polegar: flexão
⑧ Pronador quadrado	Quarto distal da ulna (face anterior)	Quarto distal do rádio (face anterior)		Mão: pronação Articulação radiulnar distal: estabilização

IFD = interfalângica distal; IF = interfalângica; MCF = metacarpofalângica; IFP = interfalângica proximal.

Figura 26.13 **Compartimento anterior do antebraço: Músculos superficiais e intermediários**
Antebraço direito, vista anterior.

Figura 26.14 **Compartimento anterior do antebraço: Músculos profundos**
Antebraço direito, vista anterior.

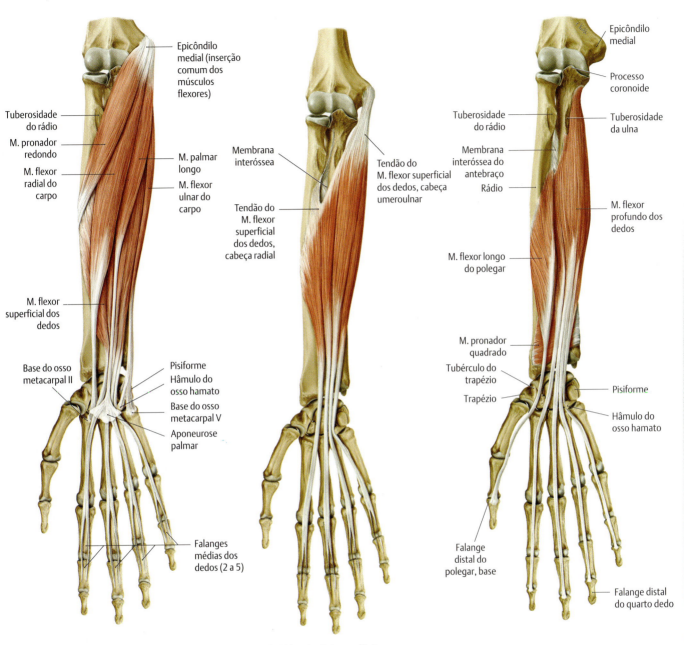

A Músculos superficiais.

B Músculos intermediários.

26 Cotovelo e Antebraço

333

Dados sobre os Músculos (II)

Figura 26.15 **Compartimento posterior do antebraço: Músculos da parte lateral (radial)**
Antebraço direito, vista posterior, representação esquemática.

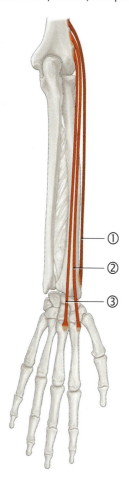

Boxe 26.4 | Correlação Clínica

Epicondilite lateral

A epicondilite lateral ("cotovelo de tenista") envolve os músculos extensores e os tendões do antebraço que se inserem no epicôndilo lateral. O tendão mais frequentemente comprometido é o do músculo extensor radial curto do carpo, que ajuda a estabilizar o punho quando o cotovelo está estendido. Quando o músculo extensor radial curto do carpo é lesionado por esforço repetitivo, formam-se lacerações microscópicas no seu tendão de inserção no epicôndilo lateral. Isso resulta em inflamação e dor. Existem algumas evidências de que a inflamação pode se estender retrogradamente ao longo do tendão até o periósteo do epicôndilo lateral.

Os atletas não são as únicas pessoas a apresentar epicondilite lateral e, na verdade, são a minoria dos pacientes. Isso já levou alguns especialistas a sugerir que a condição seja denominada "síndrome lateral do cotovelo". Os indivíduos que desempenham atividades profissionais que demandam o uso vigoroso e repetitivo dos músculos do antebraço, tais como pintores, encanadores e carpinteiros, são muito propensos a apresentar epicondilite lateral. Os estudos mostram uma incidência elevada também em trabalhadores da indústria automobilística, cozinheiros e açougueiros. Os sinais e sintomas comuns da epicondilite lateral incluem dor à extensão da mão na articulação do punho contra resistência, dor à compressão localizada ou queimação no epicôndilo lateral e diminuição da força de preensão. Os sinais e sintomas são intensificados pela atividade do antebraço.

Tabela 26.3 — Compartimento posterior do antebraço: Músculos da parte lateral (radial)

Músculo	Inserção (ponto fixo)	Inserção (ponto móvel)	Inervação	Ação
① Braquiorradial	Parte distal do úmero (superfície distal), septo intermuscular lateral do braço	Processo estiloide do rádio	N. radial (C5, C6)	Cotovelo: flexão do antebraço. Antebraço: inicia a pronação
② Extensor radial longo do carpo	Crista supraepicondilar lateral na parte distal do úmero, septo intermuscular lateral do braço	Osso metacarpal II (base)	N. radial (C6, C7)	Cotovelo: flexão fraca do antebraço. Punho: extensão e abdução da mão
③ Extensor radial curto do carpo	Epicôndilo lateral do úmero	Osso metacarpal III (base)	N. radial (C7, C8)	

Figura 26.16 Compartimento posterior do antebraço: Músculos da parte lateral (radial)
Antebraço direito.

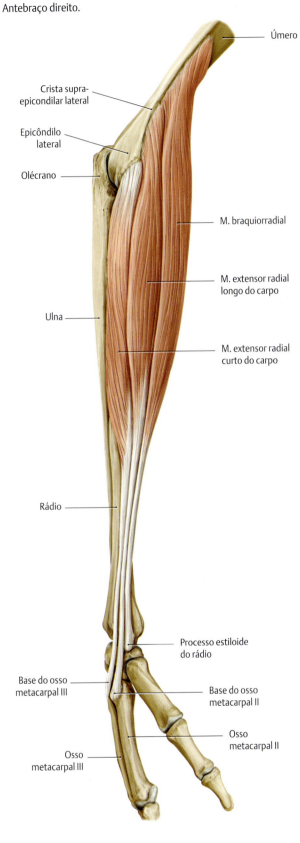

A Vista lateral (radial).

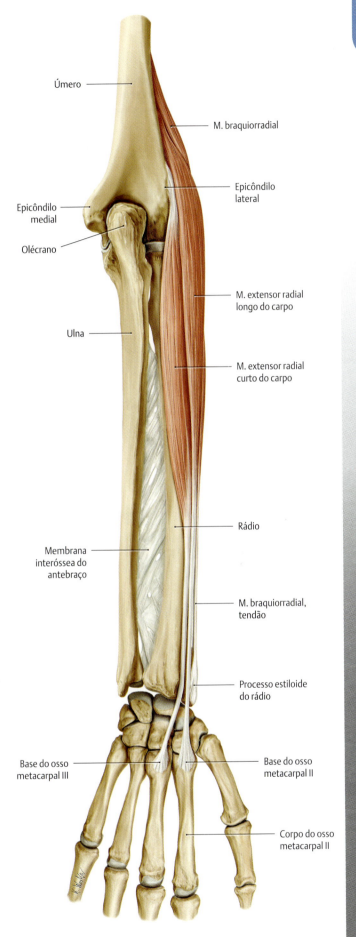

B Vista posterior.

Dados sobre os Músculos (III)

Figura 26.17 Compartimento posterior do antebraço: Músculos superficiais
Antebraço direito, vista posterior, representação esquemática.

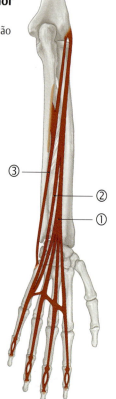

Figura 26.18 Compartimento posterior do antebraço: Músculos profundos
Antebraço direito, vista posterior, representação esquemática.

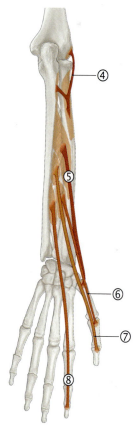

Tabela 26.4 — Compartimento posterior do antebraço

Músculo	Inserção (ponto fixo)	Inserção (ponto móvel)	Inervação	Ação
Grupo superficial				
① Extensor dos dedos	Inserção comum (epicôndilo lateral do úmero)	Expansão digital dorsal do 2º ao 5º dedos	N. radial (C7, C8)	Punho: extensão da mão. Articulações MCF, IFP e IFD do 2º ao 5º dedos: extensão/abdução dos dedos
② Extensor do dedo mínimo		Expansão digital dorsal do 5º dedo		Punho: extensão, abdução (desvio ulnar) da mão. Articulações MCF, IFP e IFD do 5º dedo: extensão e abdução do 5º dedo
③ Extensor ulnar do carpo	Inserção comum (epicôndilo lateral do úmero). Cabeça ulnar (face posterior da ulna)	Base do osso metacarpal V		Punho: extensão, adução (desvio ulnar) da mão
Grupo profundo				
④ Supinador	Olécrano, epicôndilo lateral do úmero, ligamento colateral radial, ligamento anular do rádio	Rádio (entre a tuberosidade do rádio e a inserção do músculo pronador redondo)	N. radial (C6, C7)	Articulações radiulnares: supinação
⑤ Abdutor longo do polegar	Rádio e ulna (faces posteriores) e membrana interóssea do antebraço	Base do osso metacarpal I	N. radial (C7, C8)	Articulação radiocarpal: abdução (desvio radial) da mão. Articulação carpometacarpal do polegar: abdução
⑥ Extensor curto do polegar	Rádio (face posterior) e membrana interóssea do antebraço	Base da falange proximal do polegar		Articulação radiocarpal: abdução (desvio radial) da mão. Articulação carpometacarpal e MCF do polegar: extensão
⑦ Extensor longo do polegar	Ulna (face posterior) e membrana interóssea do antebraço	Base da falange distal do polegar		Punho: extensão e abdução (desvio radial) da mão. Articulação carpometacarpal do polegar: adução. Articulações MCF e IF do polegar: extensão
⑧ Extensor do indicador	Ulna (face posterior) e membrana interóssea do antebraço	Extensão digital posterior do 2º dedo		Punho: extensão da mão. Articulações MCF, IFP e IFD do 2º dedo: extensão

IFD = interfalângica distal; IF = interfalângica; MCF = metacarpofalângica; IFP = interfalângica proximal.

Figura 26.19 **Músculos do compartimento posterior do antebraço: Músculos superficiais e profundos**
Antebraço direito, vista posterior.

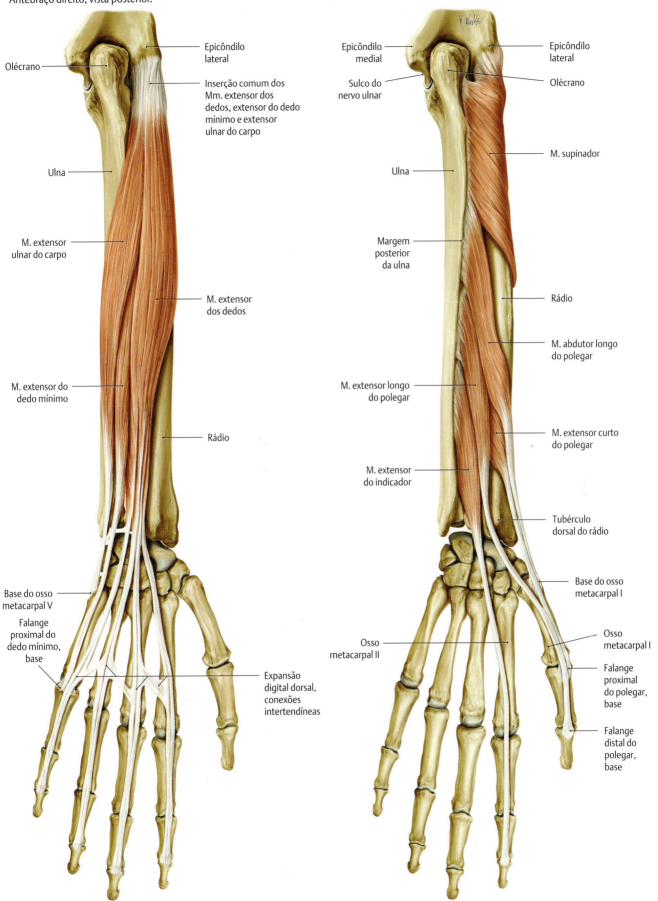

A Músculos extensores superficiais.

B Músculos extensores profundos com músculo supinador.

Ossos do Punho e da Mão

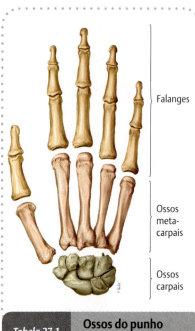

Tabela 27.1	Ossos do punho e da mão	
Falanges	Falanges proximais do 1º ao 5º dedos	
	Falanges médias dos 2º ao 5º dedos*	
	Falanges distais do 1º ao 5º dedos	
Ossos metacarpais	Metacarpais I a V	
Ossos carpais	Trapézio	Escafoide
	Trapezoide	Semilunar
	Capitato	Piramidal
	Hamato	

*Há apenas quatro falanges médias (o polegar apresenta somente uma falange proximal e uma falange distal).

Figura 27.1 Vista posterior (dorsal)
Mão direita.

- Falange distal do 2º dedo
- Falange média do 2º dedo
- Falange proximal do 2º dedo
- Osso metacarpal I
- Trapezoide
- Trapézio
- Escafoide
- Processo estiloide do rádio
- Rádio
- Capitato
- Hamato
- Piramidal
- Semilunar
- Processo estiloide da ulna
- Ulna

Figura 27.2 Vista anterior (palmar)
Mão direita.

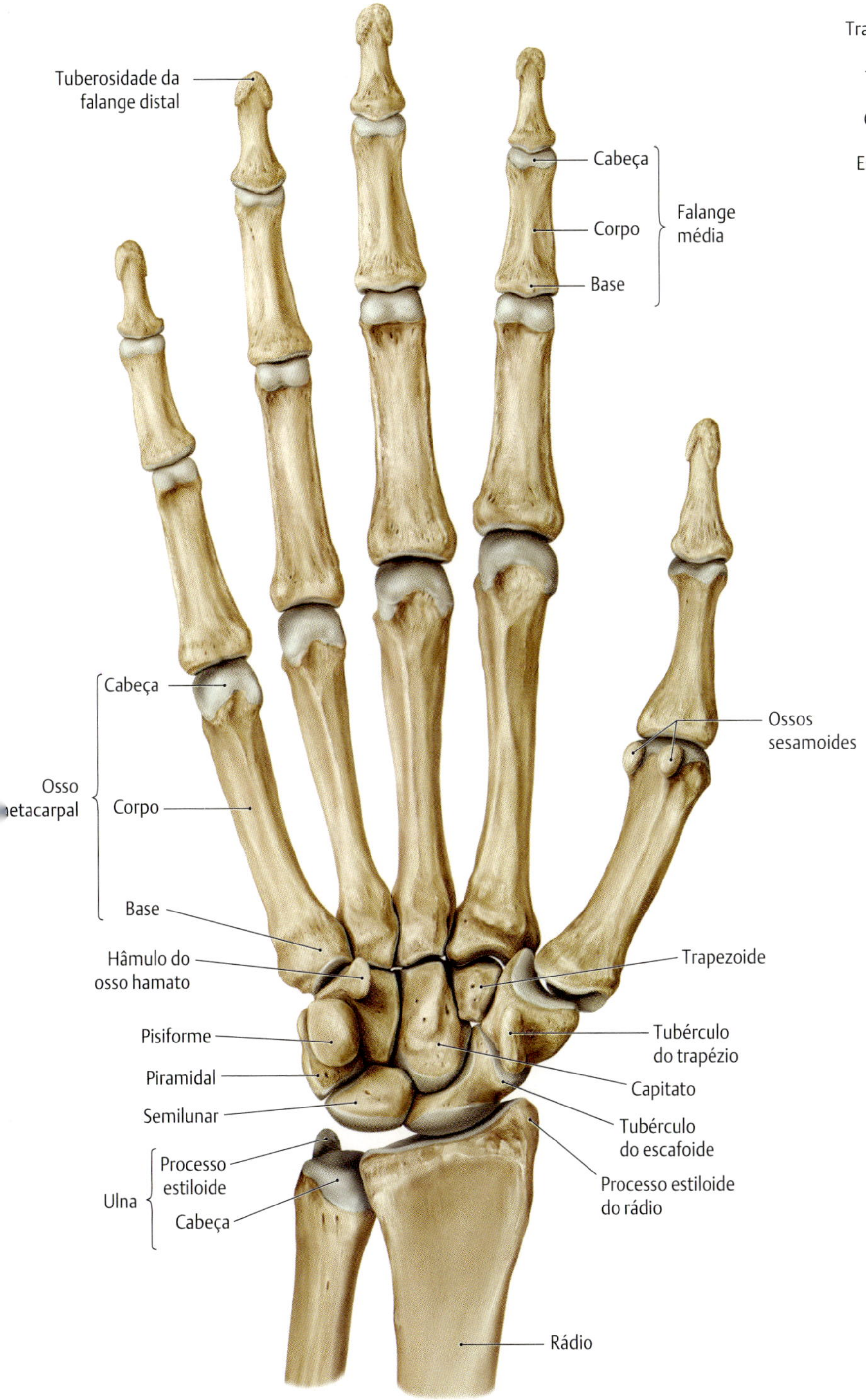

27 Punho e Mão

Figura 27.3 Radiografia do punho
Incidência anteroposterior do lado esquerdo.

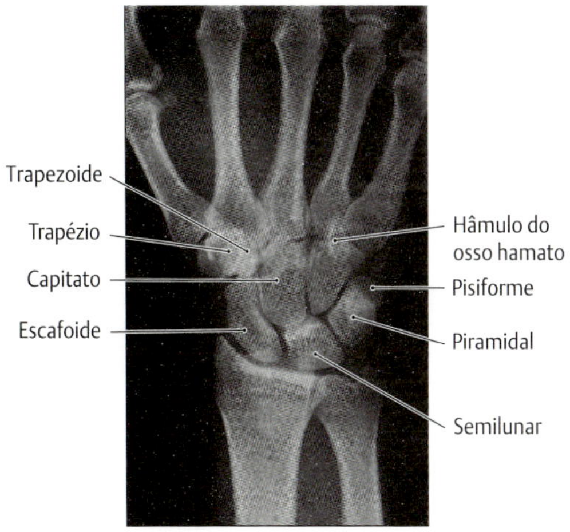

Boxe 27.1 | Correlação Clínica

Fraturas do escafoide

As fraturas do escafoide são as mais comuns dos ossos carpais; geralmente ocorrem na região mais estreita que existe entre suas partes proximal e distal (**A**, escafoide direito, linha vermelha; **B**, seta branca). Como a irrigação sanguínea do escafoide é realizada através da parte distal, as fraturas na região estreita podem comprometer o suprimento da parte proximal, muitas vezes provocando ausência de consolidação e necrose avascular.

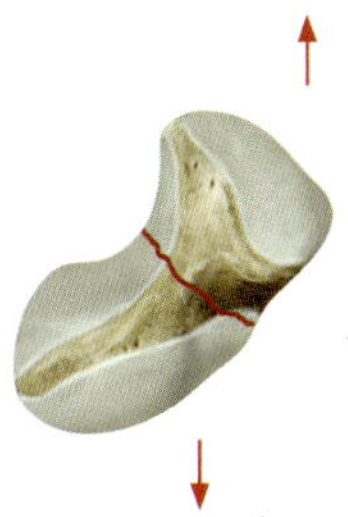

339

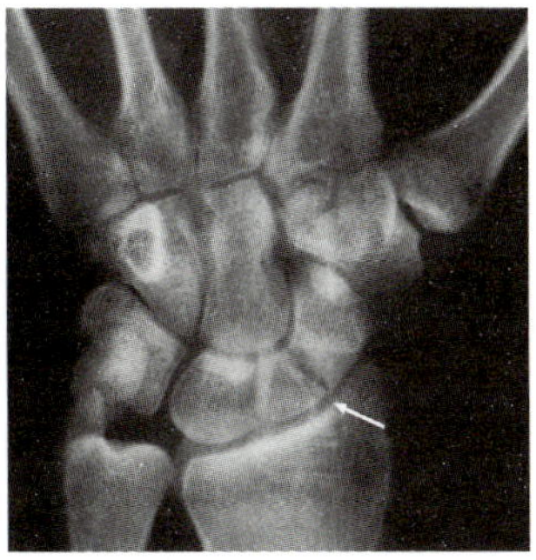

Ossos Carpais

Figura 27.4 **Ossos carpais da mão direita**

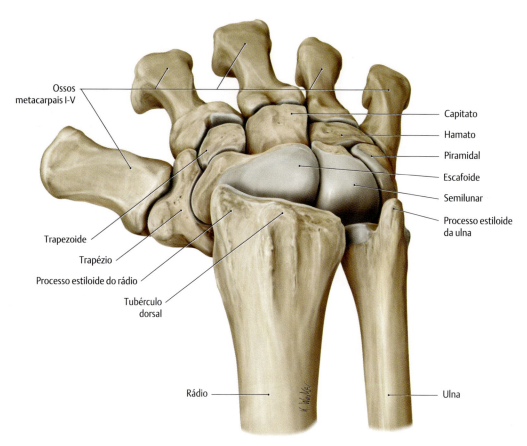

A Ossos carpais da mão direita com a articulação radiocarpal (do punho) em flexão, vista proximal (superior).

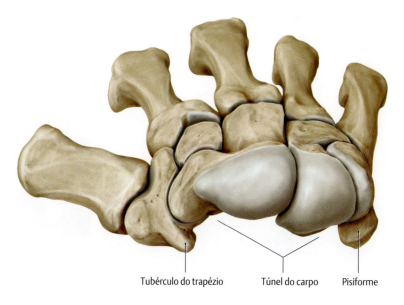

B Ossos carpais e metacarpais da mão direita com o rádio e a ulna removidos, vista proximal (superior).

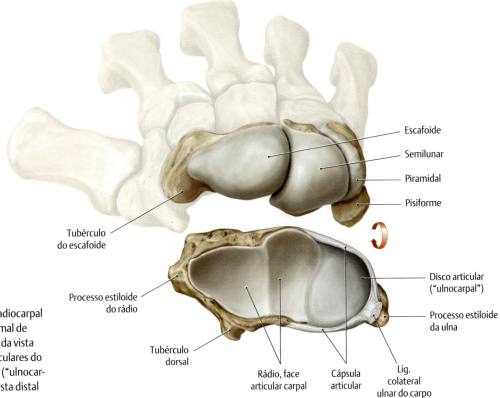

C Faces articulares da articulação radiocarpal (do punho) direita. A fileira proximal de ossos carpais é mostrada a partir da vista proximal (superior). As faces articulares do rádio e da ulna e o disco articular ("ulnocarpal") são mostrados a partir da vista distal (inferior).

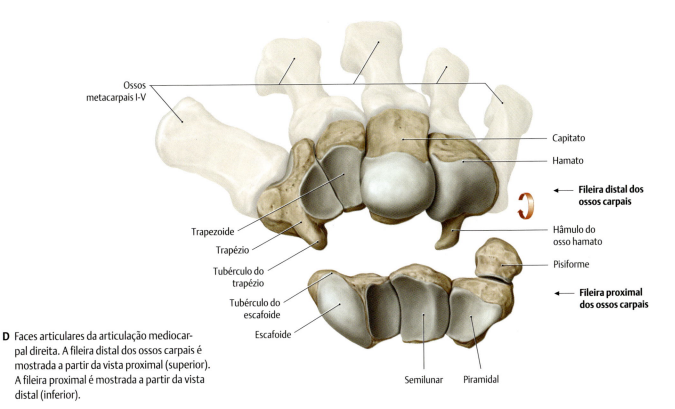

D Faces articulares da articulação mediocarpal direita. A fileira distal dos ossos carpais é mostrada a partir da vista proximal (superior). A fileira proximal é mostrada a partir da vista distal (inferior).

Articulações do Punho e da Mão

Figura 27.5 Articulações do punho e da mão

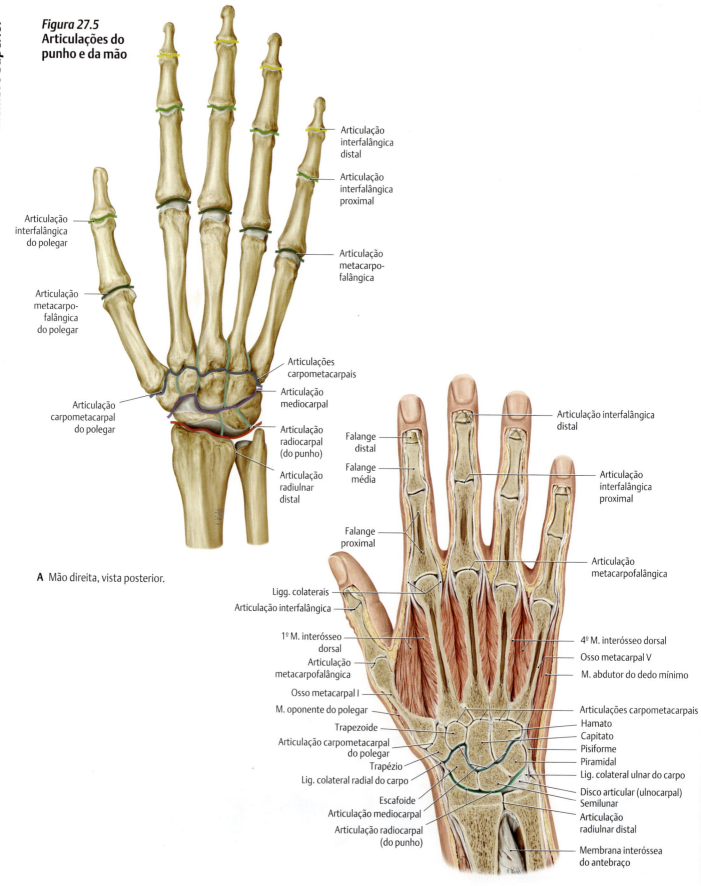

A Mão direita, vista posterior.

B Corte frontal. Mão direita, vista posterior.

Figura 27.6 Articulação carpometacarpal do polegar

Vista radial, mão direita. O primeiro osso metacarpal foi deslocado distalmente para expor a face articular do trapézio. São mostrados aqui dois eixos principais de movimento: (**a**) abdução/adução e (**b**) flexão/extensão.

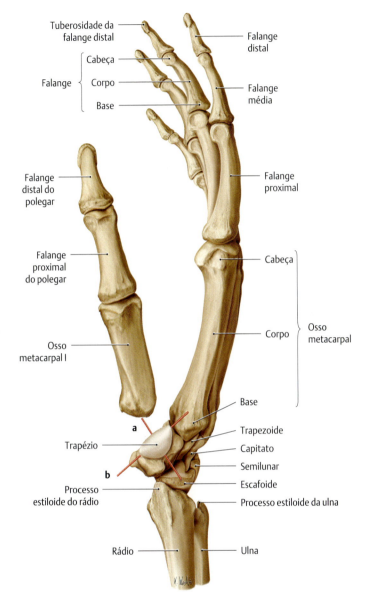

Figura 27.7 Movimentos da articulação carpometacarpal do polegar

Mão direita, vista palmar.

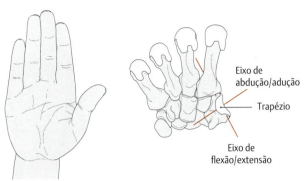

A Posição neutra (0°).

B Eixos de movimento da articulação carpometacarpal do polegar.

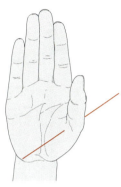

C Adução.

D Abdução.

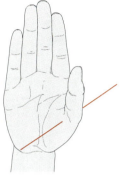

E Flexão.

F Extensão.

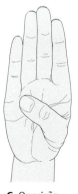

G Oposição.

27 Punho e Mão

Ligamentos do Punho e da Mão

Figura 27.8 **Ligamentos do punho e da mão**
Mão direita.

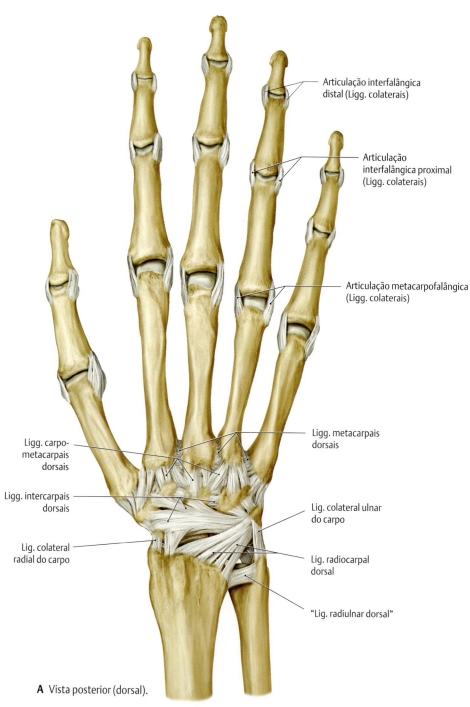

A Vista posterior (dorsal).

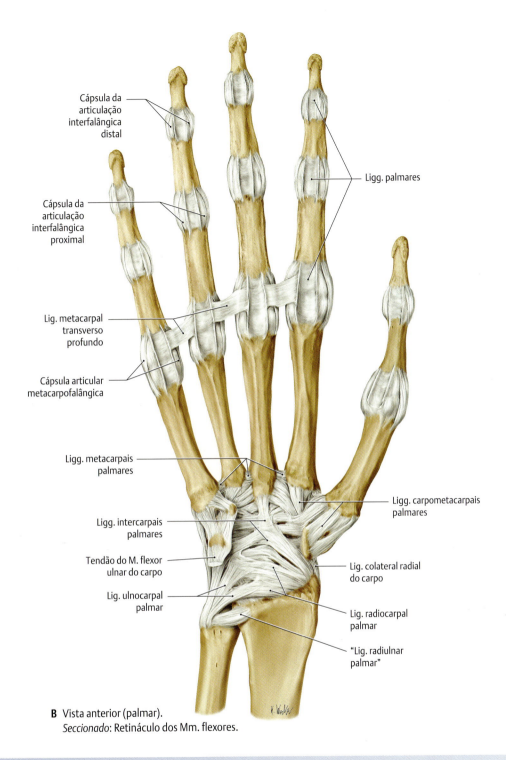

B Vista anterior (palmar).
Seccionado: Retináculo dos Mm. flexores.

🞸 Boxe 27.2 | Correlação Clínica

Posição funcional da mão

A posição anatômica da mão, na qual a palma está retificada, os dedos estão estendidos e o antebraço está supinado (a palma está virada para a frente), difere da posição relaxada normal da mão. Em repouso, o antebraço se encontra em supinação média, tendendo para pronação (a palma está virada para o corpo), o punho está discretamente estendido, os dedos formam um arco de flexão e o polegar se encontra em posição neutra. A imobilização pós-operatória da mão (seja por aparelho gessado ou tala) fixa o punho e os dedos na posição flexionada para evitar encurtamento dos ligamentos e manter a capacidade da mão de adotar a posição de repouso normal.

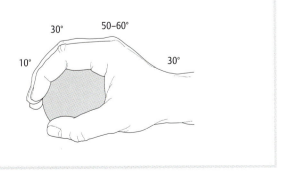

Ligamentos do Punho

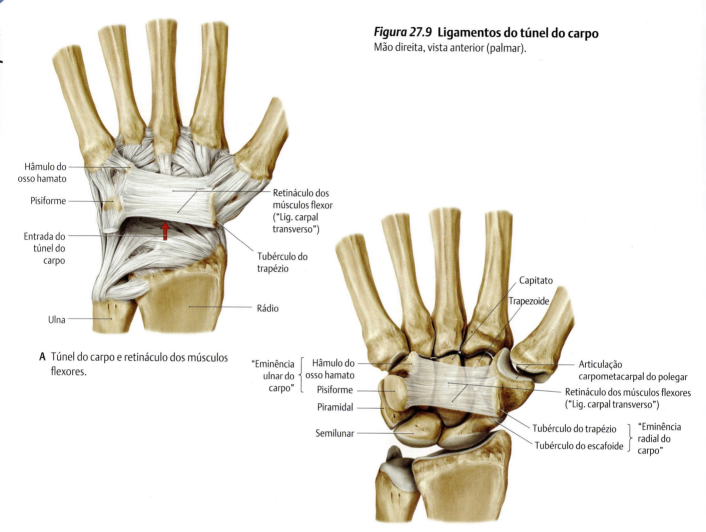

Figura 27.9 Ligamentos do túnel do carpo
Mão direita, vista anterior (palmar).

A Túnel do carpo e retináculo dos músculos flexores.

B Limites ósseos do túnel do carpo.

Figura 27.10 Túnel do carpo
Corte transversal, mão direita. O conteúdo do túnel do carpo é apresentado na **p. 396**. Ver o túnel ulnar e o "ligamento carpal palmar" na **p. 387**.

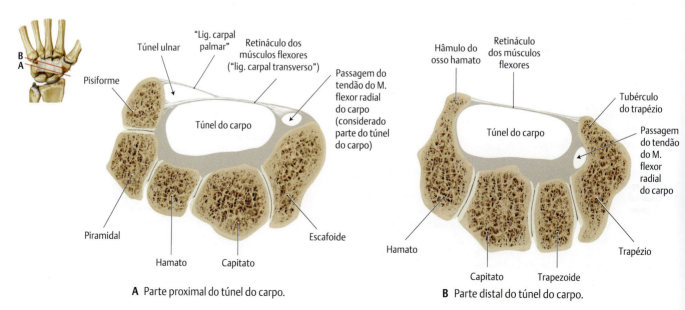

A Parte proximal do túnel do carpo.

B Parte distal do túnel do carpo.

Figura 27.11 **Complexo ulnocarpal**
Mão direita. O complexo ulnocarpal (complexo de fibrocartilagem triangular) é composto por ligamentos e discos que conectam a parte distal da ulna, a articulação radiulnar distal e a fileira proximal dos ossos carpais.

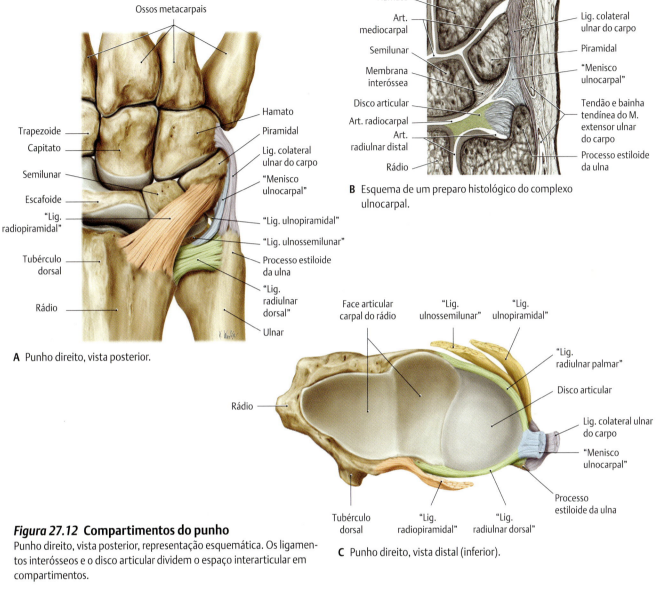

Figura 27.12 **Compartimentos do punho**
Punho direito, vista posterior, representação esquemática. Os ligamentos interósseos e o disco articular dividem o espaço interarticular em compartimentos.

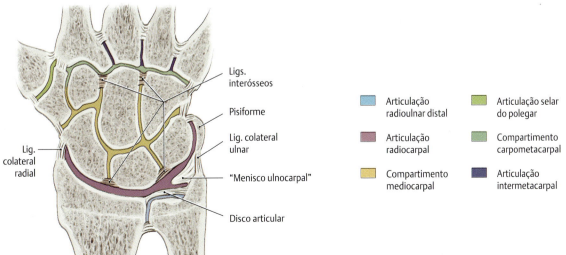

Ligamentos dos Dedos da Mão

Figura 27.13 **Ligamentos dos dedos da mão: Vista lateral**
Dedo médio direito. Cápsulas articulares, ligamentos e bainhas dos tendões dos dedos. A camada fibrosa externa das bainhas tendíneas (bainha fibrosa) é reforçada pelas partes anular e cruciforme, que também unem as bainhas à superfície palmar da falange, impedindo o desvio palmar das bainhas durante a flexão dos dedos.

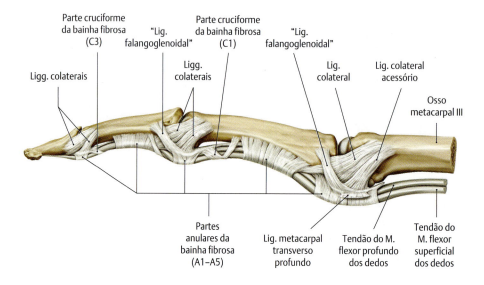

Figura 27.14 **Ligamentos durante extensão e flexão dos dedos das mãos: Vista lateral**

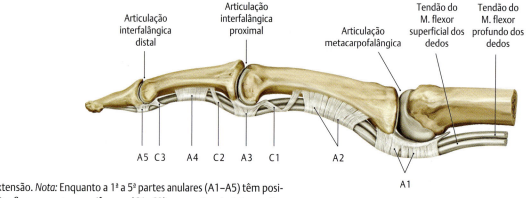

A Extensão. *Nota:* Enquanto a 1ª a 5ª partes anulares (A1–A5) têm posições fixas, as partes cruciformes (C1–C3) apresentam trajetos muito variáveis.

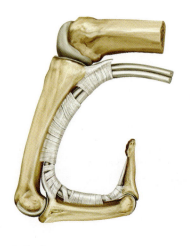

B Flexão.

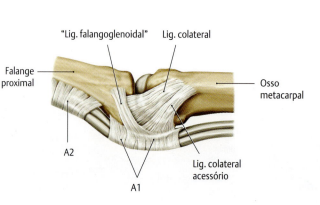

C Extensão da articulação metacarpofalângica. *Nota:* O ligamento colateral está afrouxado.

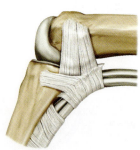

D Flexão da articulação metacarpofalângica. *Nota:* O ligamento colateral está tensionado.

Figura 27.15 **Ligamentos dos dedos da mão: Vista anterior (palmar)**
Dedo médio direito.

Figura 27.16 **Osso metacarpal III: Corte transversal**
Vista proximal (superior).

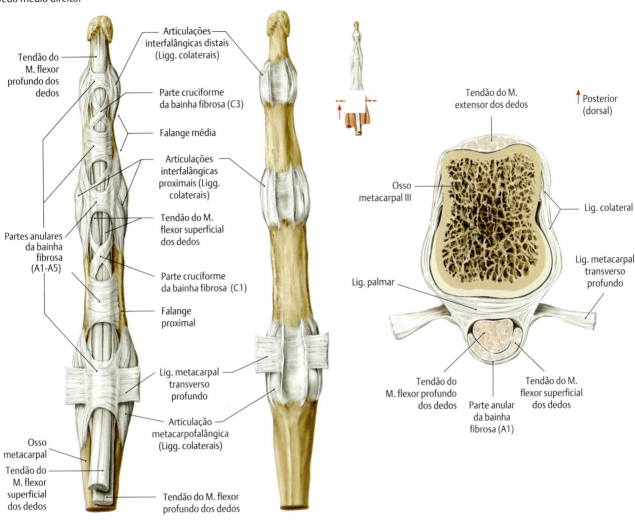

A Ligamentos surperficiais.

B Ligamentos profundos após a remoção da bainha tendínea dos dedos da mão.

Figura 27.17 **Ponta do dedo da mão: Corte longitudinal**
As faces articulares palmares das falanges são alargadas nas partes proximais das articulações pelo ligamento palmar. Essa lâmina fibrocartilagínea, também conhecida como "lâmina volar", forma o assoalho das bainhas tendíneas dos dedos da mão.

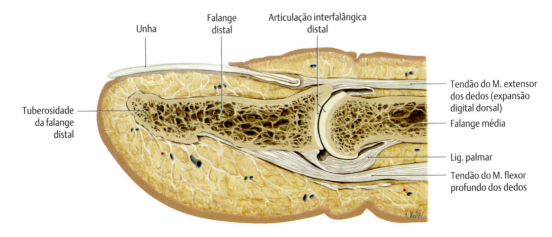

Músculos da Mão: Camadas Superficial e Média

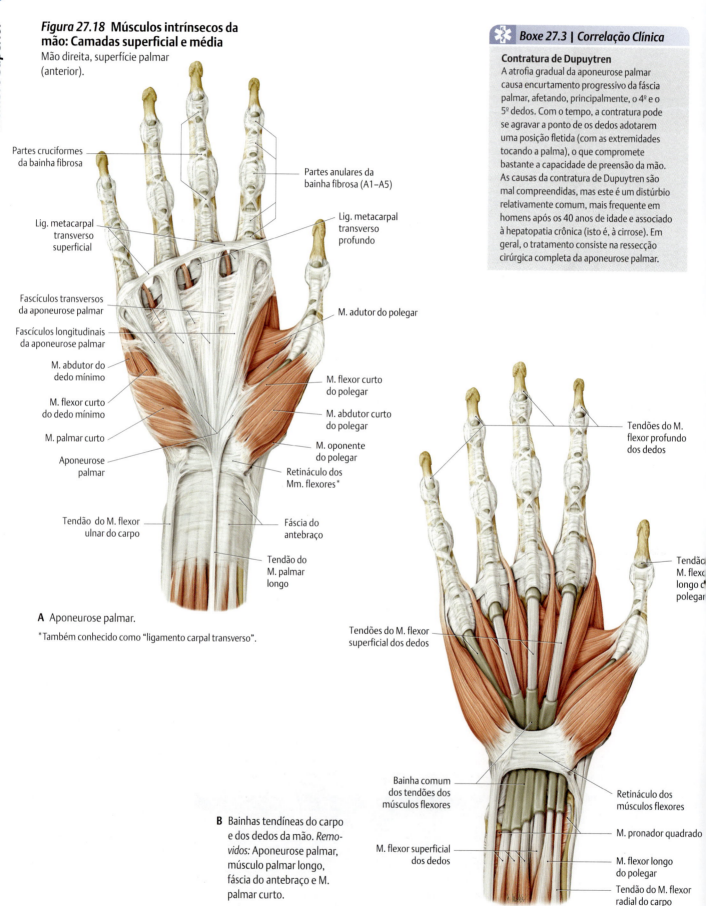

Figura 27.18 Músculos intrínsecos da mão: Camadas superficial e média
Mão direita, superfície palmar (anterior).

A Aponeurose palmar.
*Também conhecido como "ligamento carpal transverso".

B Bainhas tendíneas do carpo e dos dedos da mão. *Removidos:* Aponeurose palmar, músculo palmar longo, fáscia do antebraço e M. palmar curto.

Boxe 27.3 | Correlação Clínica

Contratura de Dupuytren
A atrofia gradual da aponeurose palmar causa encurtamento progressivo da fáscia palmar, afetando, principalmente, o 4º e o 5º dedos. Com o tempo, a contratura pode se agravar a ponto de os dedos adotarem uma posição fletida (com as extremidades tocando a palma), o que compromete bastante a capacidade de preensão da mão. As causas da contratura de Dupuytren são mal compreendidas, mas este é um distúrbio relativamente comum, mais frequente em homens após os 40 anos de idade e associado à hepatopatia crônica (isto é, à cirrose). Em geral, o tratamento consiste na ressecção cirúrgica completa da aponeurose palmar.

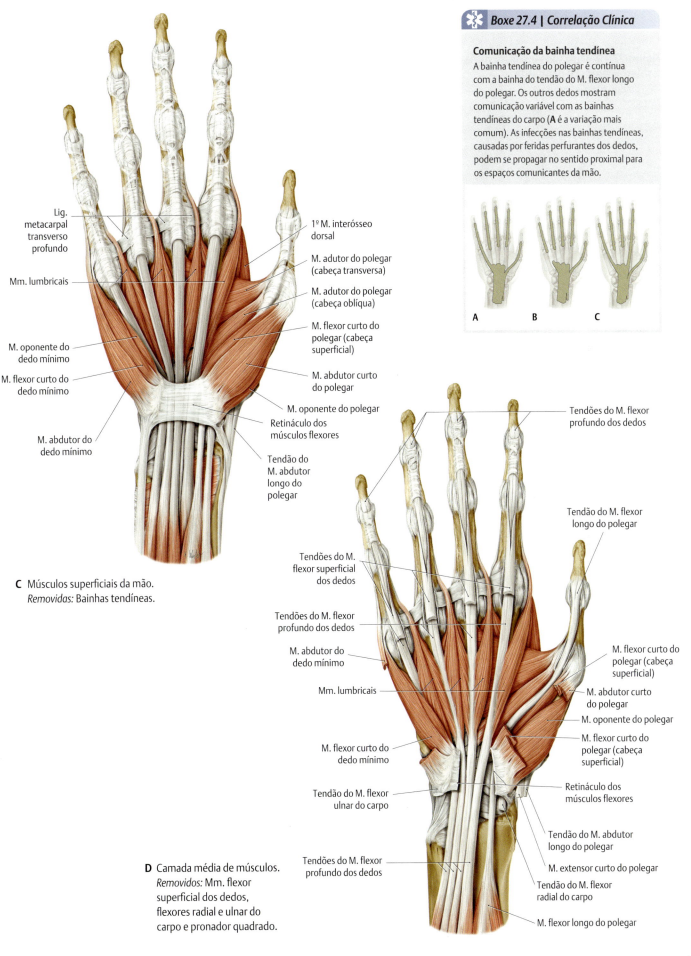

Músculos da Mão: Camadas Média e Profunda

Figura 27.19 **Músculos intrínsecos da mão: Camadas média e profunda**
Mão direita, superfície palmar (anterior).

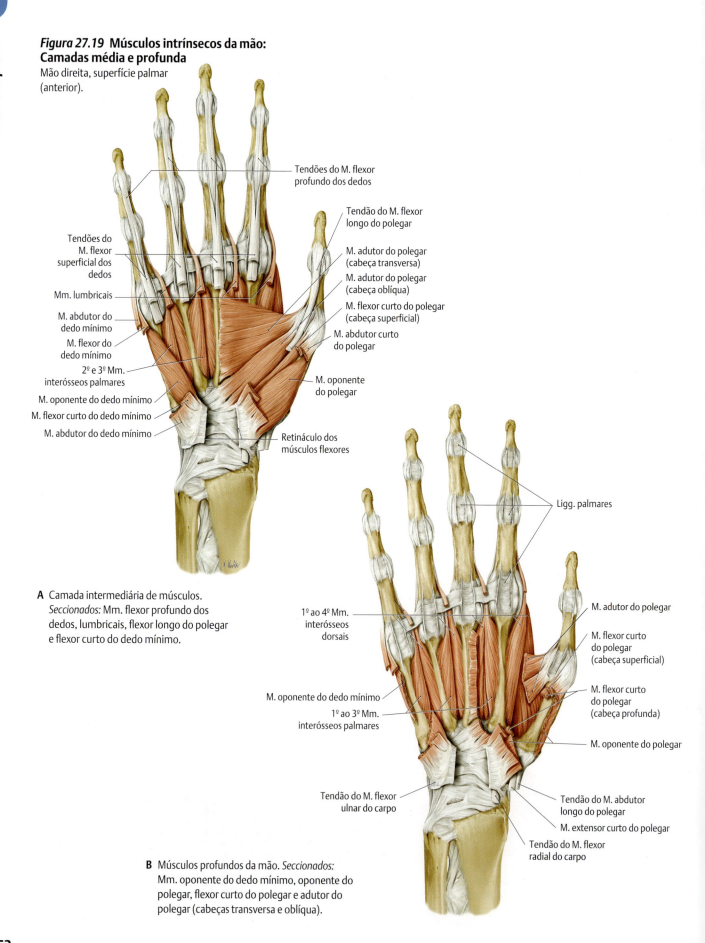

A Camada intermediária de músculos. *Seccionados:* Mm. flexor profundo dos dedos, lumbricais, flexor longo do polegar e flexor curto do dedo mínimo.

B Músculos profundos da mão. *Seccionados:* Mm. oponente do dedo mínimo, oponente do polegar, flexor curto do polegar e adutor do polegar (cabeças transversa e oblíqua).

Figura 27.20 Inserções dos músculos da mão

Mão direita. As inserções (ponto fixo) dos músculos são mostradas em vermelho e as inserções (ponto móvel), em azul.

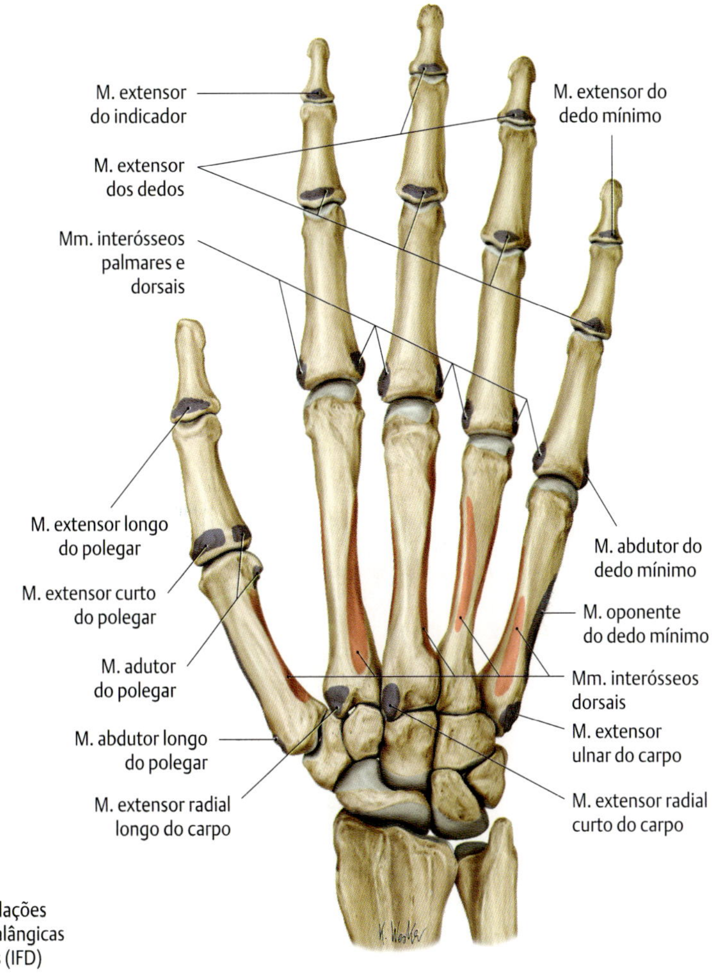

27 Punho e Mão

M. extensor do indicador

M. extensor dos dedos

Mm. interósseos palmares e dorsais

M. extensor do dedo mínimo

M. extensor longo do polegar

M. extensor curto do polegar

M. adutor do polegar

M. abdutor longo do polegar

M. extensor radial longo do carpo

M. abdutor do dedo mínimo

M. oponente do dedo mínimo

Mm. interósseos dorsais

M. extensor ulnar do carpo

M. extensor radial curto do carpo

A Vista dorsal (posterior).

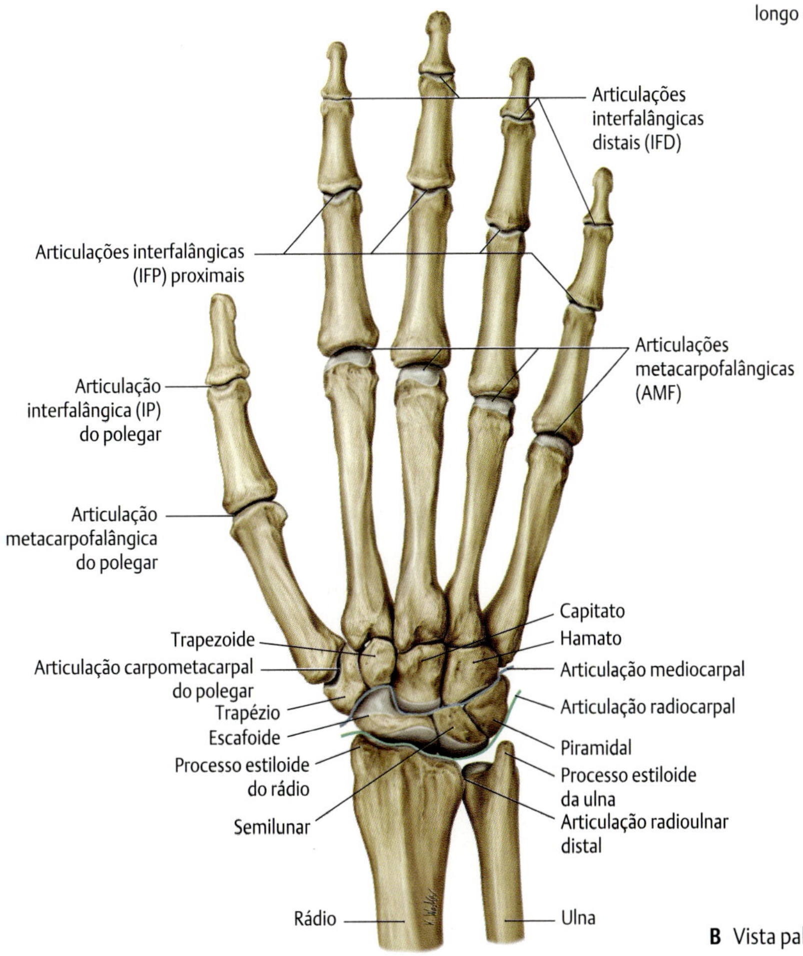

Articulações interfalângicas distais (IFD)

Articulações interfalângicas (IFP) proximais

Articulação interfalângica (IP) do polegar

Articulação metacarpofalângica do polegar

Articulações metacarpofalângicas (AMF)

Trapezoide

Articulação carpometacarpal do polegar

Trapézio

Escafoide

Processo estiloide do rádio

Semilunar

Capitato

Hamato

Articulação mediocarpal

Articulação radiocarpal

Piramidal

Processo estiloide da ulna

Articulação radioulnar distal

Rádio

Ulna

B Vista palmar (anterior).

353

Dorso da Mão

Figura 27.21 Bainhas dos tendões dorsais do carpo e o retináculo dos músculos extensores

Figura 27.22 Músculos e tendões do dorso
Mão direita, vista posterior.

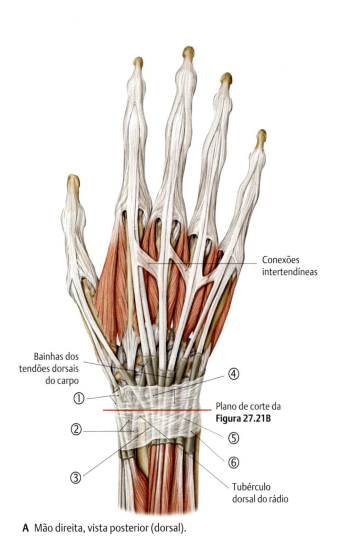

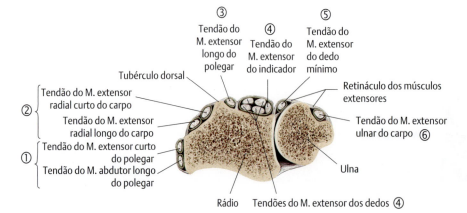

Tabela 27.2	Compartimentos dorsais dos tendões dos músculos extensores
①	M. abdutor longo do polegar
①	M. extensor curto do polegar
②	M. extensor radial longo do carpo
②	M. extensor radial curto do carpo
③	M. extensor longo do polegar
④	M. extensor dos dedos
④	M. extensor do indicador
⑤	M. extensor do dedo mínimo
⑥	M. extensor ulnar do carpo

Figura 27.23 **"Expansão digital dorsal"**
Mão direita, dedo médio. A "expansão digital dorsal" permite que os músculos flexores longos dos dedos e os músculos curtos da mão atuem sobre as três articulações dos dedos.

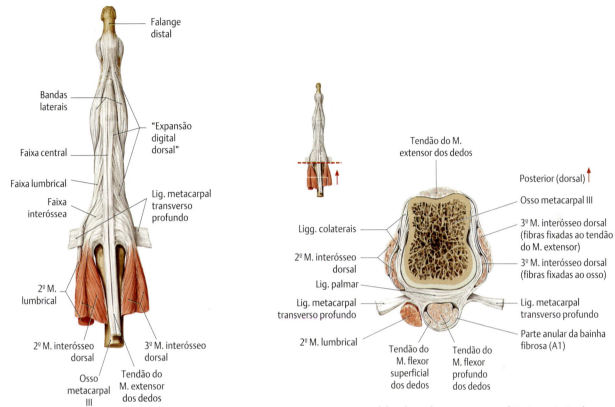

A Vista posterior.

B Corte transversal da cabeça do osso metacarpal III, vista proximal (superior).

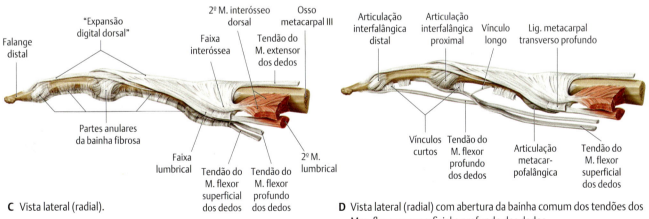

C Vista lateral (radial).

D Vista lateral (radial) com abertura da bainha comum dos tendões dos Mm. flexores superficial e profundo dos dedos.

Dados sobre os Músculos (I)

 Os músculos intrínsecos da mão são divididos em três grupos: tenares, hipotenares e metacarpais (ver **p. 358**).

Os músculos tenares são responsáveis pelo movimento do polegar (I), ao passo que os músculos hipotenares movem o dedo mínimo (V).

Tabela 27.3 — Músculos tenares

Músculo	Inserção (ponto fixo)	Inserção (ponto móvel)	Inervação		Ação
① Adutor do polegar	Cabeça transversa: osso metacarpal III (superfície palmar)	Polegar (base da falange proximal) via sesamoide ulnar	N. ulnar (C8, T1)		Articulação CMC do polegar: adução / Articulação MCF do polegar: flexão
	Cabeça oblíqua: capitato, metacarpais II e III (bases)	Via sesamoide ulnar			
② Abdutor curto do polegar	Escafoide e trapézio, retináculo dos músculos flexores	Polegar (base da falange proximal) via sesamoide radial	N. mediano (C8, T1)	C8, T1	Articulação CMC do polegar: abdução
③ Flexor curto do polegar	Cabeça superficial: retináculo dos músculos flexores	Via sesamoide radial	Cabeça superficial: N. mediano (C8, T1)		Articulação CMC do polegar: flexão
	Cabeça profunda: capitato, trapézio		Cabeça profunda: N. ulnar (C8, T1)		
④ Oponente do polegar	Trapézio	Osso metacarpal I (margem radial)	N. mediano (C8, T1)		Articulação CMC do polegar: oposição.

CMC = carpometacarpal; MCF = metacarpofalângica.

Figura 27.24 **Músculos tenares e hipotenares**
Mão direita, vista palmar (anterior), esquema.

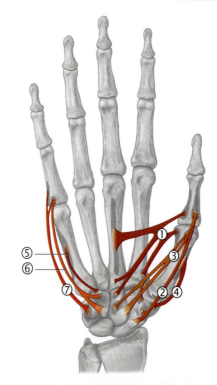

Tabela 27.4 — Músculos hipotenares

Músculo	Inserção (ponto fixo)	Inserção (ponto móvel)	Inervação	Ação
⑤ Oponente do dedo mínimo	Hâmulo do osso hamato e retináculo dos músculos flexores	Osso metacarpal V (margem ulnar)	N. ulnar (C8, T1)	Leva o osso metacarpal na direção palmar (oposição)
⑥ Flexor curto do dedo mínimo		Falange proximal do dedo mínimo (base)		Articulação MCF do dedo mínimo: flexão
⑦ Abdutor do dedo mínimo	Pisiforme	Falange proximal do dedo mínimo (base, superfície medial) e "expansão digital dorsal" do dedo mínimo		Articulação MCF do dedo mínimo: flexão e abdução do dedo mínimo / Articulações IFP e IFD do dedo mínimo: extensão
Palmar curto	Aponeurose palmar (margem ulnar)	Pele da eminência hipotenar		Tensiona a aponeurose palmar (função protetora)

IFD = interfalângica distal; MCF = metacarpofalângica; IFP = interfalângica proximal.

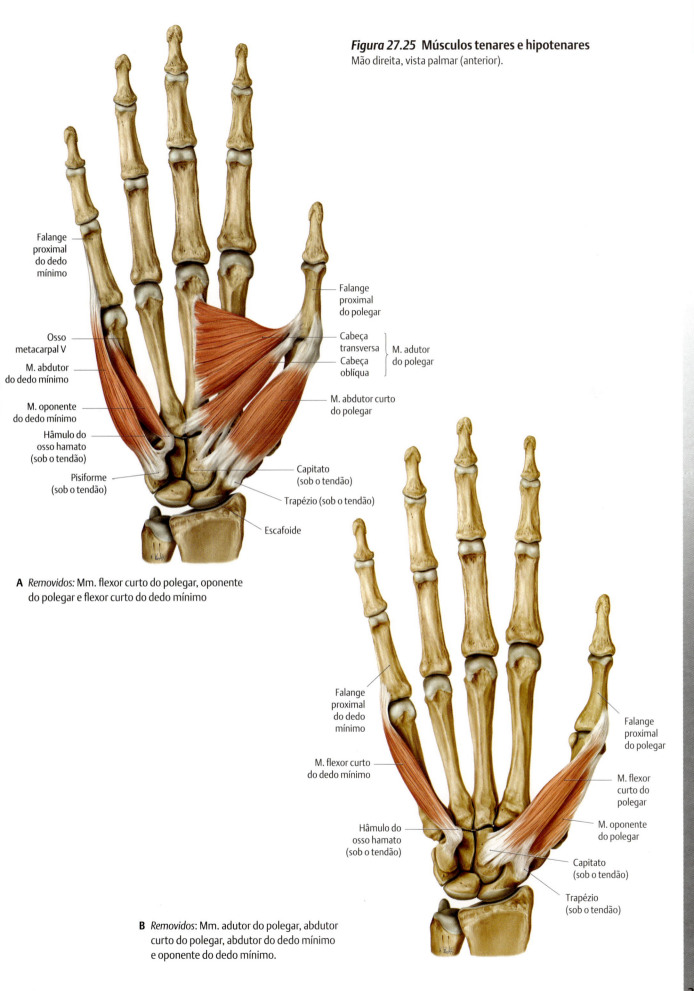

Figura 27.25 **Músculos tenares e hipotenares**
Mão direita, vista palmar (anterior).

A *Removidos:* Mm. flexor curto do polegar, oponente do polegar e flexor curto do dedo mínimo

B *Removidos*: Mm. adutor do polegar, abdutor curto do polegar, abdutor do dedo mínimo e oponente do dedo mínimo.

Dados sobre os Músculos (II)

 Os músculos metacarpais são os lumbricais e os interósseos. Eles são responsáveis pelo movimento dos dedos (com os hipotenares, que atuam no dedo mínimo).

Figura 27.26 Músculos lumbricais
Mão direita, vista palmar, representação esquemática.

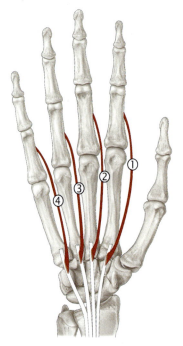
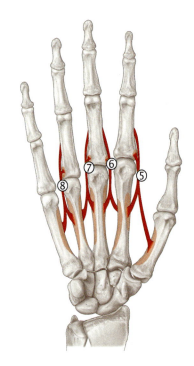
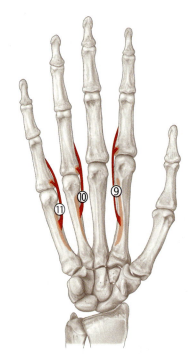

Tabela 27.5 — Músculos metacarpais

Grupo muscular	Músculo	Inserção (ponto fixo)	Inserção (ponto móvel)	Inervação	Ação
Lumbricais	① 1º	Tendões do M. flexor profundo dos dedos (superfícies laterais)	2º dedo (edd)	N. mediano (C8, T1)	2º ao 5º dedos: • Articulações MCF: flexão • Articulações IF proximais e distais: extensão
	② 2º		3º dedo (edd)		
	③ 3º	Tendões do M. flexor profundo dos dedos (bipenado a partir das superfícies medial e lateral)	4º dedo (edd)		
	④ 4º		5º dedo (edd)		
Interósseos dorsais	⑤ 1º	1º e 2º metacarpais (superfícies adjacentes, duas cabeças)	2º dedo (edd) Falange proximal do segundo dedo (superfície lateral)	N. ulnar (C8, T1)	2º ao 4º dedos: • Articulações MCF: flexão • Articulações IF proximais e distais: extensão e desvio do 3º dedo
	⑥ 2º	2º e 3º metacarpais (superfícies adjacentes, duas cabeças)	3º dedo (edd) Falange proximal do terceiro dedo (superfície lateral)		
	⑦ 3º	3º e 4º metacarpais (superfícies adjacentes, duas cabeças)	3º dedo (edd) Falange proximal do terceiro dedo (superfície medial)		
	⑧ 4º	4º e 5º metacarpais (superfícies adjacentes, duas cabeças)	4º dedo (edd) Falange proximal do quarto dedo (superfície medial)		
Interósseos palmares	⑨ 1º	2º metacarpal (superfície medial)	2º dedo (edd) Falange proximal do segundo dedo (base)		2º, 4º e 5º dedos: • Articulações MCF: flexão • Articulações IF proximais e distais: extensão e adução em direção ao 3º dedo
	⑩ 2º	4º metacarpal (superfície lateral)	4º dedo (edd) Falange proximal do quarto dedo (base)		
	⑪ 3º	5º metacarpal (superfície lateral)	5º dedo (edd) Falange proximal do quinto dedo (base)		

edd = expansão digital dorsal; IF = interfalângica; MCF = metacarpofalângica.

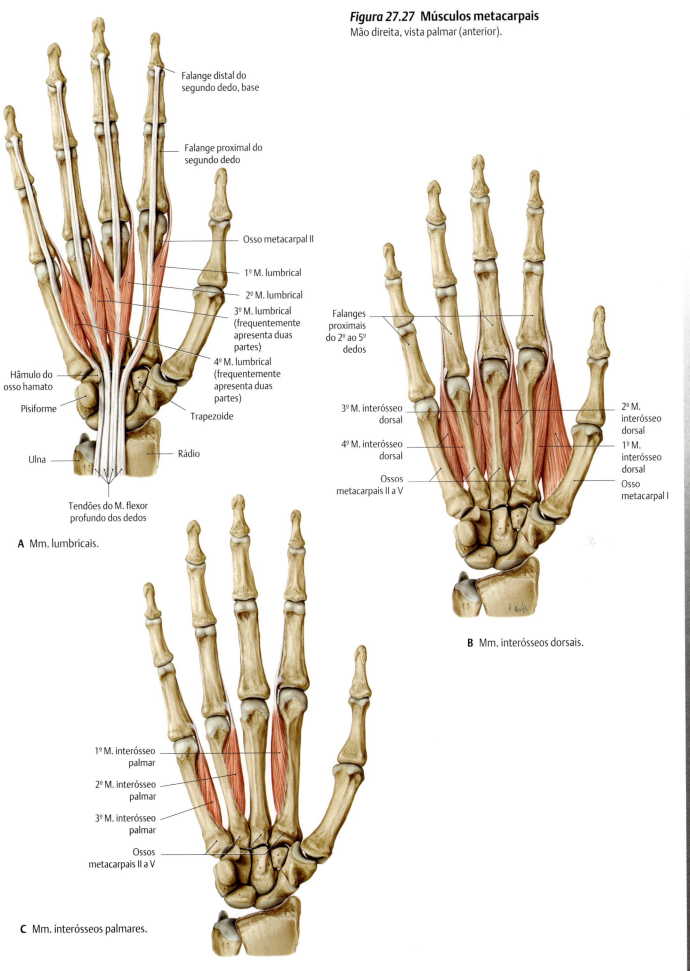

Figura 27.27 **Músculos metacarpais**
Mão direita, vista palmar (anterior).

Artérias do Membro Superior

Figura 28.1 Artérias do membro superior
Membro superior direito, vista anterior.

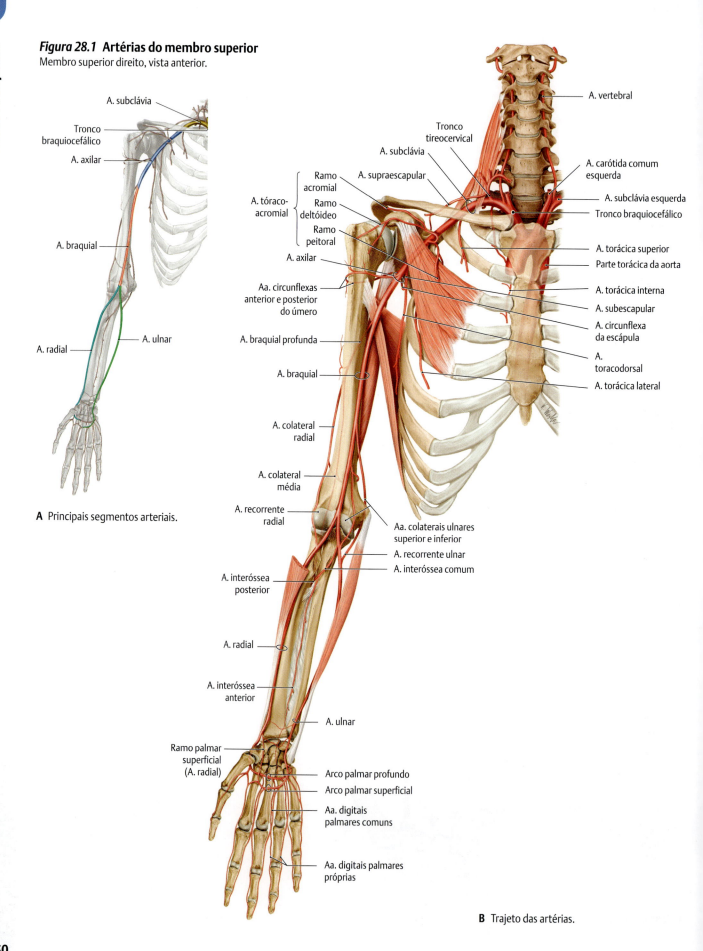

A Principais segmentos arteriais.

B Trajeto das artérias.

Figura 28.2 **Ramos da artéria subclávia**
Lado direito, vista anterior.

Figura 28.3 **Arcada escapular**
Lado direito, vista posterior.

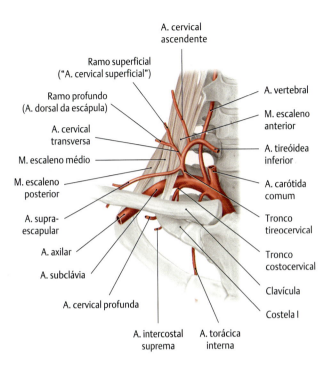
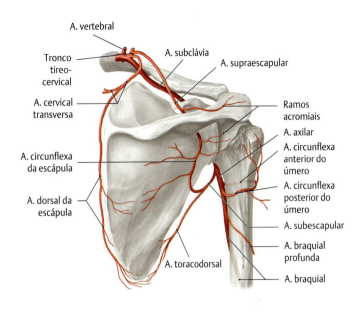

Figura 28.4 **Artérias do antebraço e da mão**
Membro superior direito. As artérias ulnar e radial são unidas pelos arcos palmares superficial e profundo, por ramos perfurantes e pela rede carpal dorsal.

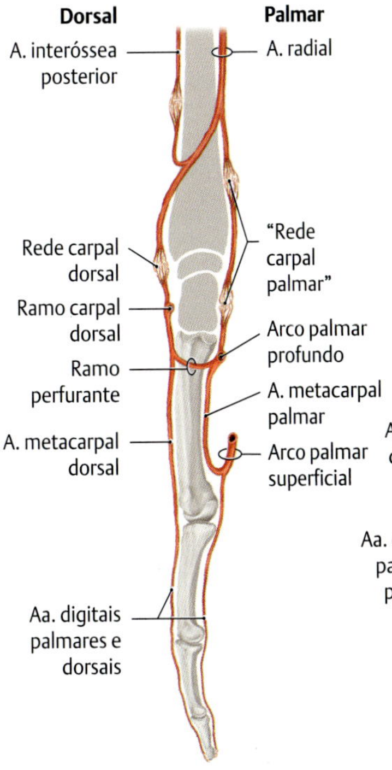

A Dedo médio direito, vista lateral. 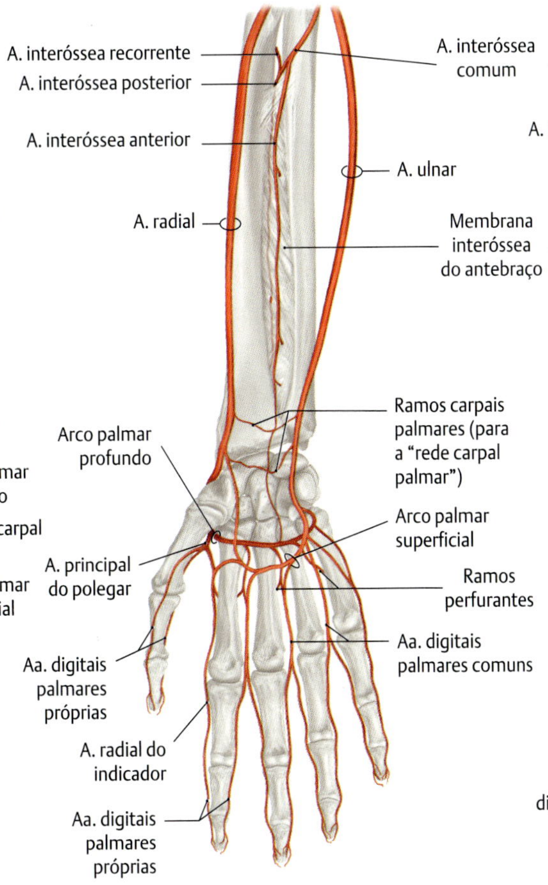   **B** Vista anterior (palmar). 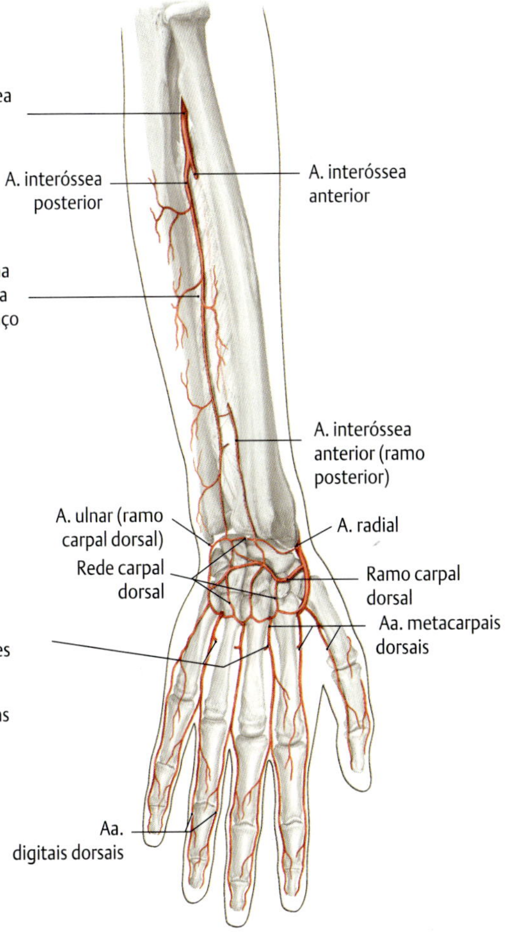   **C** Vista posterior (dorsal).

361

Veias e Vasos Linfáticos do Membro Superior

Figura 28.5 Veias do membro superior
Membro superior direito, vista anterior.

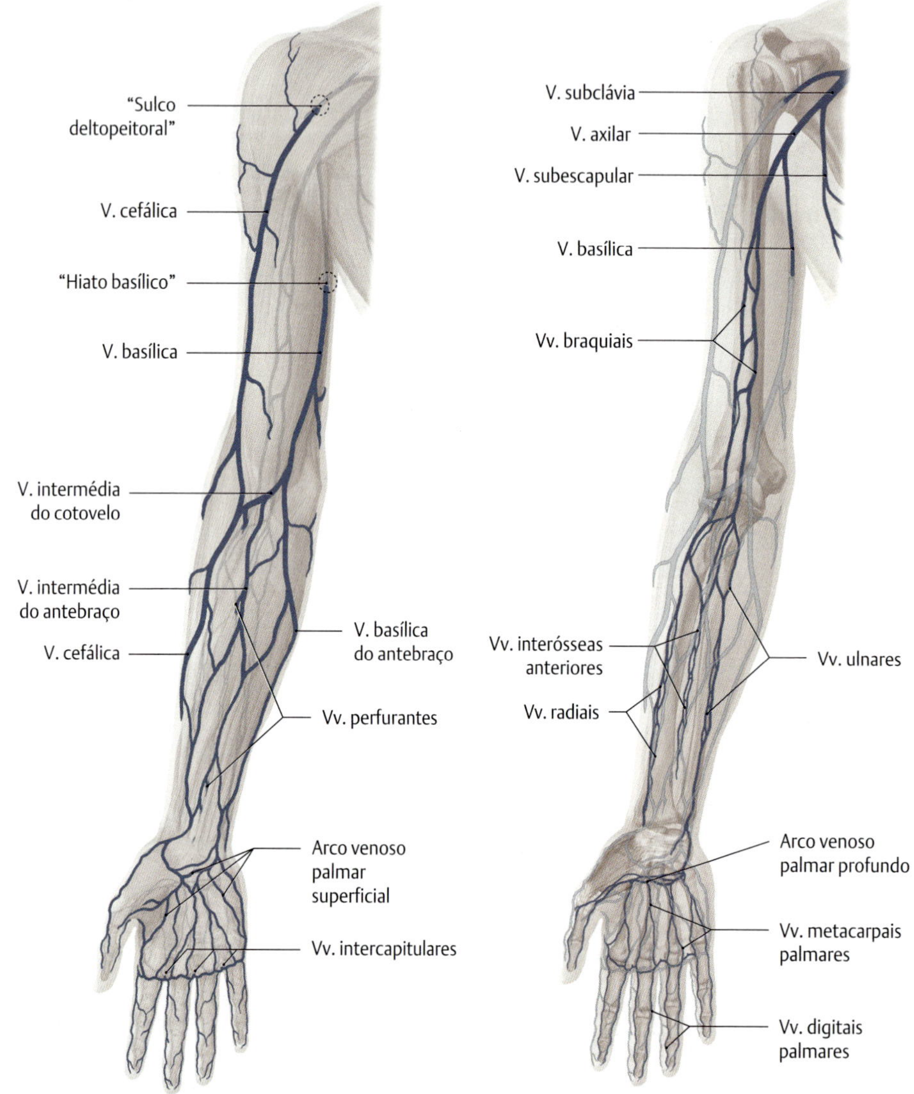

A Veias superficiais.

B Veias profundas.

Figura 28.6 Veias do dorso
Mão direita, vista posterior.

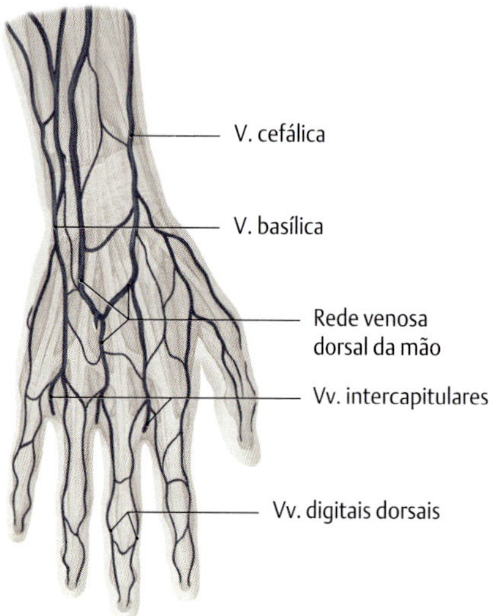

Boxe 28.1 | Correlação Clínica

Punção venosa
As veias da fossa cubital são puncionadas, com frequência, para obter amostras de sangue. No preparo é aplicado um torniquete. Isso permite o fluxo do sangue arterial, mas impede o retorno do sangue venoso. A congestão venosa resultante torna as veias mais visíveis e palpáveis.

Figura 28.7 Fossa cubital
Membro superior direito, vista anterior. As veias subcutâneas da fossa cubital têm um trajeto muito variável.

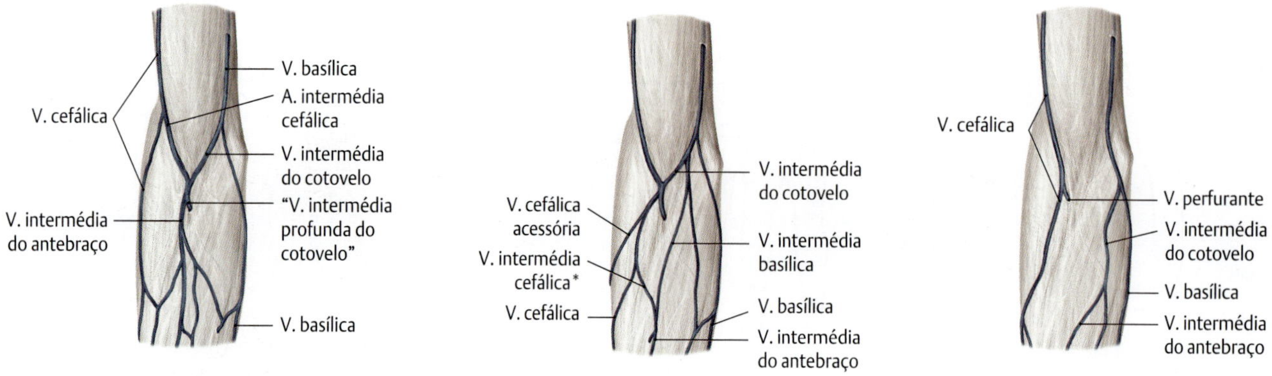

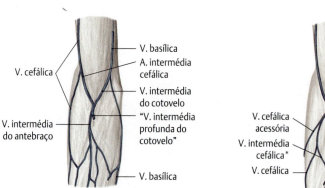

A Formato de uma letra "M".

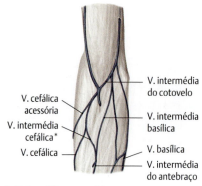

B Veia cefálica acessória.

C Não existe veia intermédia do cotovelo neste exemplo.

*N.R.T.: Alguns autores consideram a possibilidade da divisão da intermédia do antebraço em intermédias basílica e cefálica, embora esses termos não estejam listados na T.I.A.

A linfa do membro superior e da mama drena para os linfonodos axilares. Os vasos linfáticos superficiais do membro superior situam-se no tecido subcutâneo, ao passo que os vasos linfáticos profundos acompanham as artérias e as veias profundas. Existem muitas anastomoses entre os dois sistemas.

Figura 28.8 **Vasos linfáticos do membro superior**
Membro superior direito.

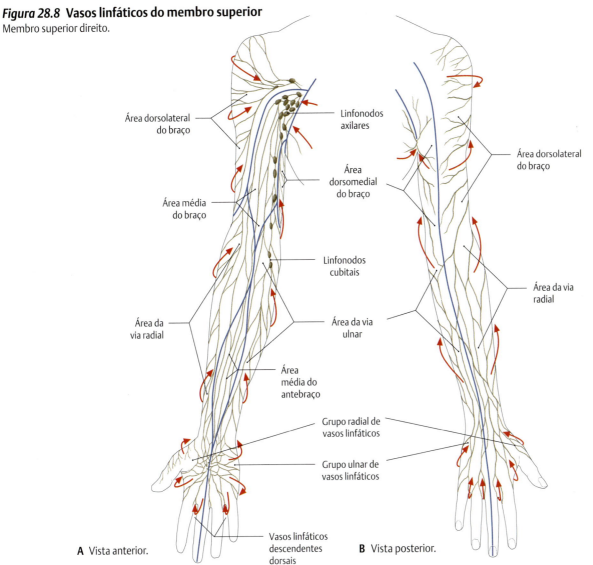

A Vista anterior.

B Vista posterior.

Figura 28.9 **Drenagem linfática da mão**
Mão direita, vista radial. A maior parte da mão drena para os linfonodos axilares, pelos linfonodos cubitais. No entanto, o polegar, o dedo indicador e o dorso da mão drenam diretamente.

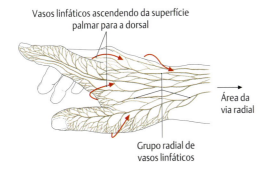

Figura 28.10 **Linfonodos axilares**
Lado direito, vista anterior. Para propósitos cirúrgicos, os linfonodos axilares são divididos em três níveis em relação ao M. peitoral menor: lateral (nível I), posterior (nível II) e medial (nível III). Têm grande importância clínica no câncer de mama (ver **p. 77**).

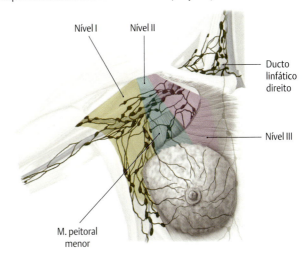

Nervos do Plexo Braquial

Quase todos os músculos do membro superior são inervados pelo plexo braquial, que se origina de segmentos da medula espinal de C5 a T1. Os ramos anteriores dos nervos espinais dão origem a ramos diretos (parte supraclavicular do plexo braquial) e unem-se para formar três troncos, seis divisões (três anteriores e três posteriores) e três fascículos. A parte infraclavicular do plexo braquial consiste em ramos curtos, que se originam diretamente dos fascículos, além de ramos longos (terminais) que atravessam todo o membro superior.

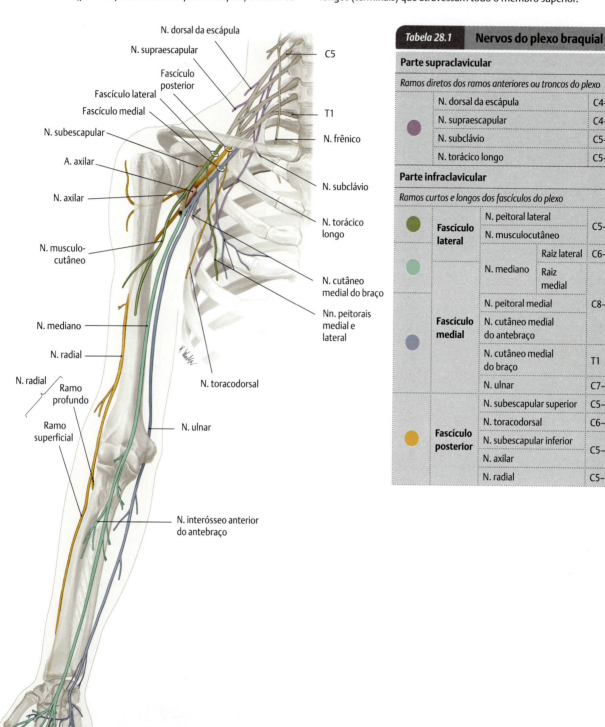

Tabela 28.1 — Nervos do plexo braquial

Parte supraclavicular

Ramos diretos dos ramos anteriores ou troncos do plexo

	N. dorsal da escápula	C4–C5
	N. supraescapular	C4–C6
	N. subclávio	C5–C6
	N. torácico longo	C5–C7

Parte infraclavicular

Ramos curtos e longos dos fascículos do plexo

Fascículo lateral	N. peitoral lateral		C5–C7
	N. musculocutâneo		
	N. mediano	Raiz lateral	C6–C7
		Raiz medial	
Fascículo medial	N. peitoral medial		C8–T1
	N. cutâneo medial do antebraço		
	N. cutâneo medial do braço		T1
	N. ulnar		C7–T1
Fascículo posterior	N. subescapular superior		C5–C6
	N. toracodorsal		C6–C8
	N. subescapular inferior		C5–C6
	N. axilar		
	N. radial		C5–T1

Figura 28.11 **Plexo braquial**
Lado direito, vista anterior.

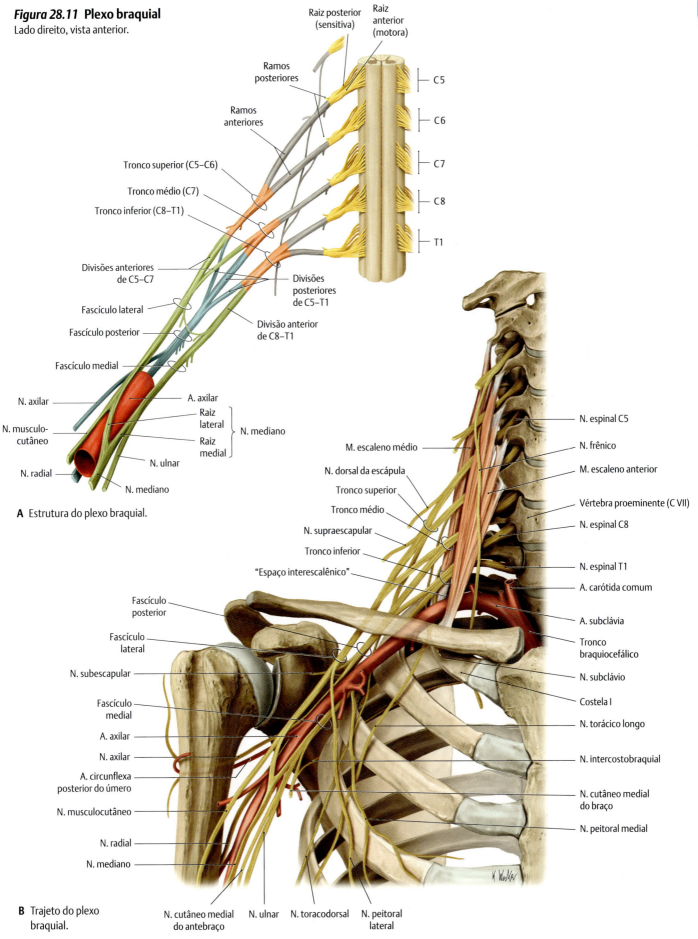

A Estrutura do plexo braquial.

B Trajeto do plexo braquial.

Ramos Supraclaviculares e Fascículo Posterior

Figura 28.12 **Ramos supraclaviculares**
Ombro direito.

Os ramos supraclaviculares do plexo braquial originam-se diretamente das origens do plexo (ramos anteriores dos nervos espinais) ou dos troncos do plexo no trígono cervical lateral.

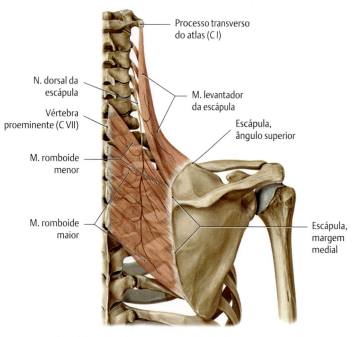

A N. dorsal da escápula. Vista posterior.

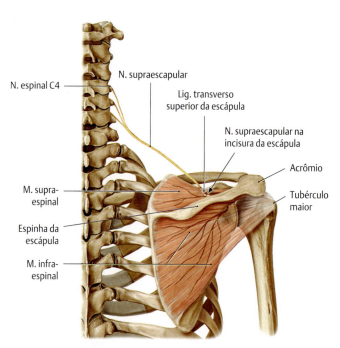

B N. supraescapular. Vista posterior.

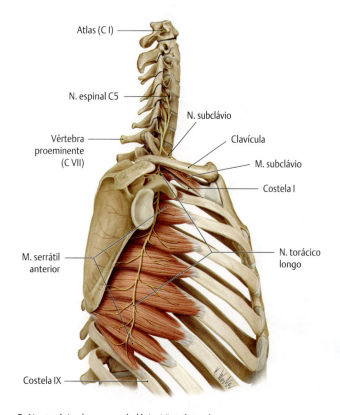

C Nn. torácico longo e subclávio. Vista lateral direita.

Tabela 28.2	Ramos supraclaviculares	
Nervo	Nível	Músculo(s) inervado(s)
N. dorsal da escápula	C4–C5	Levantador da escápula Romboides maior e menor
N. supraescapular	C4–C6	Supraespinal Infraespinal
N. subclávio	C5–C6	Subclávio
N. torácico longo	C5–C7	Serrátil anterior

Figura 28.13 **Fascículo posterior: Ramos curtos**
Ombro direito.

 O fascículo posterior dá origem a três ramos curtos (originados no nível dos fascículos do plexo) e dois ramos longos (nervos terminais, ver **pp. 368–369**).

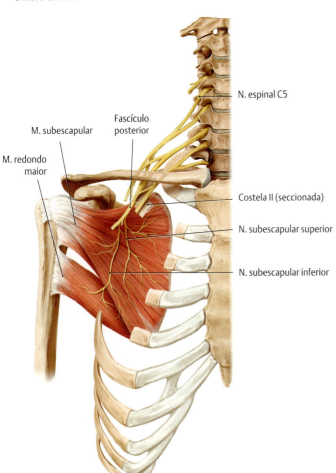

A Nn. subescapulares. Vista anterior.

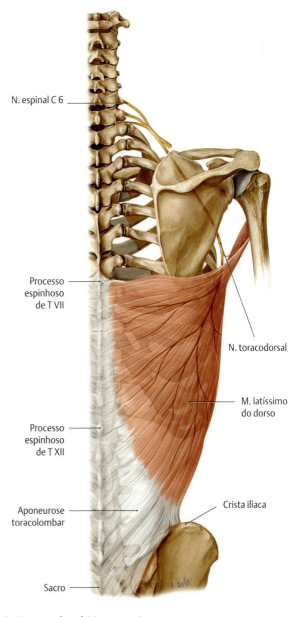

B N. toracodorsal. Vista posterior.

Tabela 28.3	Ramos do fascículo posterior	
Nervo	Nível	Músculo(s) inervado(s)
Ramos curtos		
N. subescapular superior	C5–C6	Subescapular
N. subescapular inferior		Subescapular Redondo maior
N. toracodorsal	C6–C8	Latíssimo do dorso
Ramos longos (terminais)		
N. axilar	C5–C6	Ver **p. 368**
N. radial	C5–T1	Ver **p. 369**

Fascículo Posterior: Nervos Axilar e Radial

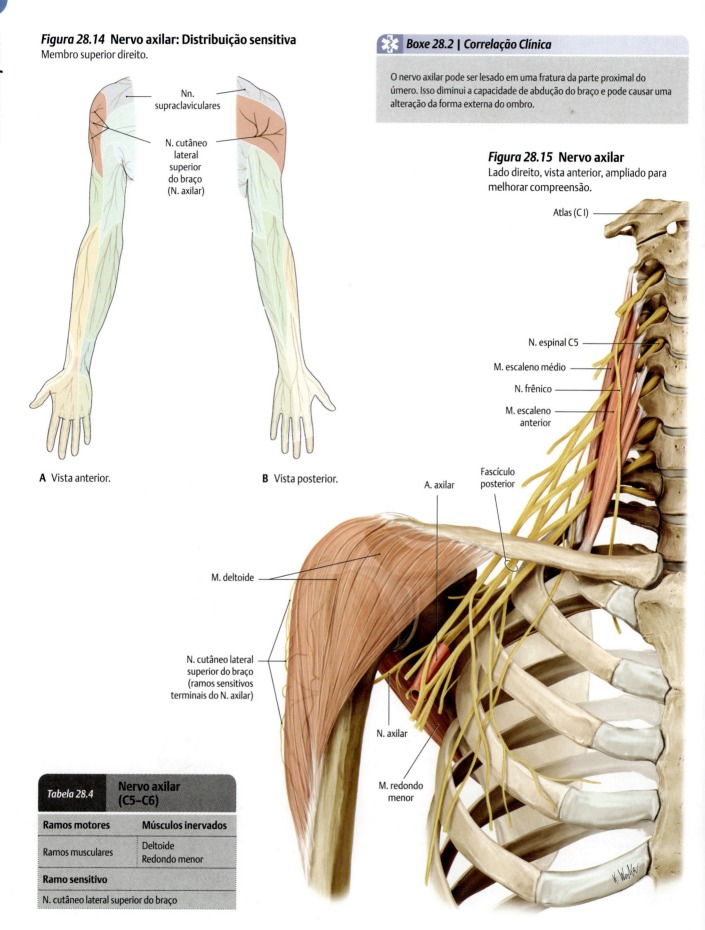

Figura 28.14 Nervo axilar: Distribuição sensitiva
Membro superior direito.

A Vista anterior.
B Vista posterior.

Boxe 28.2 | Correlação Clínica

O nervo axilar pode ser lesado em uma fratura da parte proximal do úmero. Isso diminui a capacidade de abdução do braço e pode causar uma alteração da forma externa do ombro.

Figura 28.15 Nervo axilar
Lado direito, vista anterior, ampliado para melhor compreensão.

Tabela 28.4	Nervo axilar (C5–C6)
Ramos motores	**Músculos inervados**
Ramos musculares	Deltoide Redondo menor
Ramo sensitivo	
N. cutâneo lateral superior do braço	

Figura 28.16 Nervo radial: Distribuição sensitiva

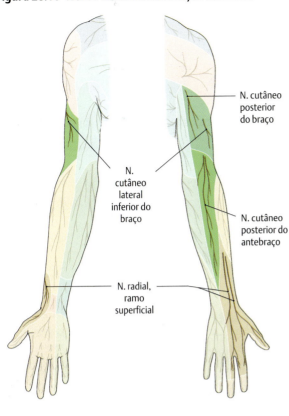

A Vista anterior.   B Vista posterior.

Figura 28.17 Nervo radial
Membro superior direito, vista anterior com o antebraço em pronação.

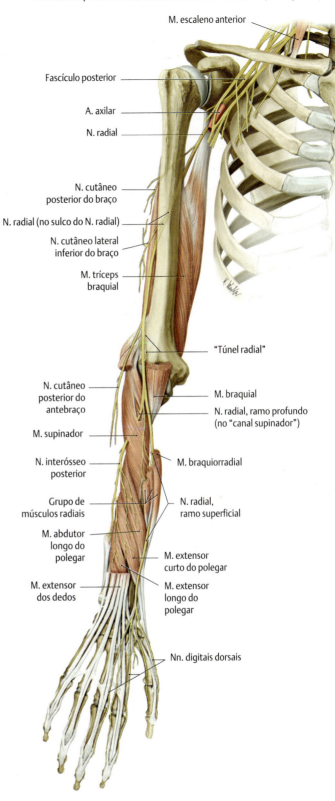

Tabela 28.5	Nervo radial (C5–T1)
Ramos motores	**Músculos inervados**
Ramos musculares	Braquial (parcial)
	Tríceps braquial
	Ancôneo
	Braquiorradial
	Extensores radiais longo e curto do carpo
Ramo profundo (ramo terminal: N. interósseo posterior)	Supinador
	Extensor dos dedos
	Extensor do dedo mínimo
	Extensor ulnar do carpo
	Extensores curto e longo do polegar
	Extensor do indicador
	Abdutor longo do polegar
Ramos sensitivos	
Ramos articulares do N. radial: Cápsula da articulação do ombro	
Ramos articulares do N. interósseo posterior: Cápsula da articulação radiocarpal (do punho) e das quatro articulações metacarpofalângicas	
N. cutâneo posterior do braço	
N. cutâneo lateral inferior do braço	
N. cutâneo posterior do antebraço	
Ramos superficiais	Nn. digitais dorsais
	Ramo comunicante com o N. ulnar

Boxe 28.3 | Correlação Clínica

A compressão crônica do nervo radial, na axila (p. ex., causada pelo uso prolongado/impróprio de muleta), pode causar perda da sensibilidade ou da função motora na mão, antebraço e região posterior do braço. Lesões mais distais (p. ex., durante anestesia) afetam menos os músculos, podendo provocar a queda do punho, com preservação da função do M. tríceps braquial.

Fascículos Medial e Lateral

Os fascículos medial e lateral dão origem a quatro ramos curtos. Os nervos intercostobraquiais são incluídos com os ramos curtos do plexo braquial, embora sejam, na verdade, os ramos cutâneos dos 2º e 3º nervos intercostais.

Tabela 28.6 Ramos dos fascículos medial e lateral

Nervo	Nível	Fascículo	Músculo(s) Inervado(s)
Ramos curtos			
N. peitoral lateral	C5–C7	Fascículo lateral	Peitoral maior
N. peitoral medial	C8–T1		Peitorais maior e menor
N. cutâneo medial do braço	T1	Fascículo medial	— (ramos sensitivos, não inervam quaisquer músculos)
N. cutâneo medial do antebraço	C8–T1		
Nn. intercostobraquiais	T2–T3		
Ramos longos (terminais)			
N. musculocutâneo	C5–C7	Fascículo lateral	Coracobraquial, Bíceps braquial, Braquial
N. mediano	C6–T1		Ver p. 372
N. ulnar	C7–T1	Fascículo medial	Ver p. 373

Figura 28.18 Fascículos medial e lateral: Ramos curtos
Lado direito, vista anterior.

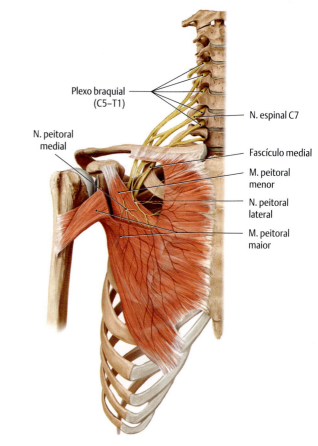

A Nn. peitorais medial e lateral.

Figura 28.19 Ramos curtos dos fascículos medial e lateral: Distribuição cutânea (sensitiva)

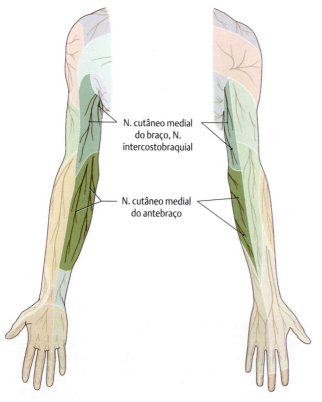

A Vista anterior. **B** Vista posterior.

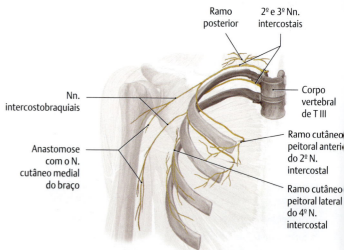

B Nervos intercostobraquiais.

Figura 28.20 **Nervo musculocutâneo**
Membro superior direito, vista anterior.

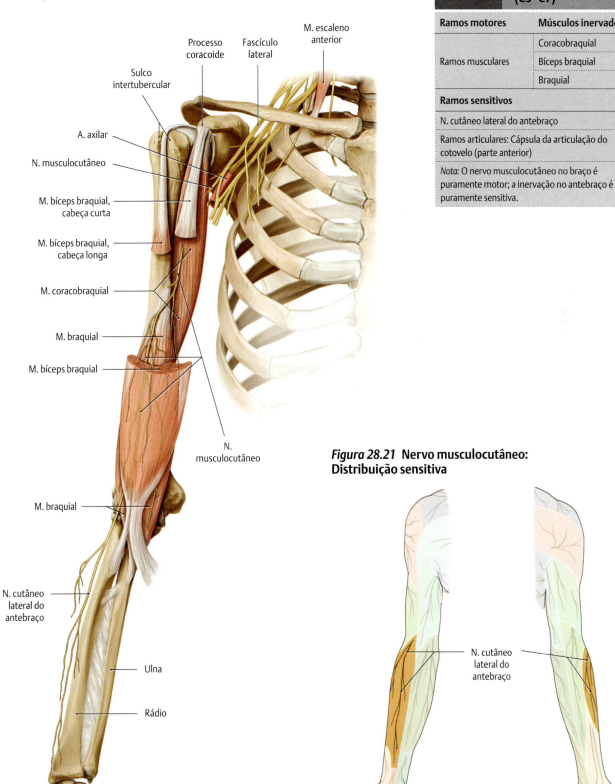

Tabela 28.7	Nervo musculocutâneo (C5–C7)
Ramos motores	**Músculos inervados**
Ramos musculares	Coracobraquial
	Bíceps braquial
	Braquial
Ramos sensitivos	
N. cutâneo lateral do antebraço	
Ramos articulares: Cápsula da articulação do cotovelo (parte anterior)	
Nota: O nervo musculocutâneo no braço é puramente motor; a inervação no antebraço é puramente sensitiva.	

Figura 28.21 **Nervo musculocutâneo: Distribuição sensitiva**

A Vista anterior.   **B** Vista posterior.

28 Vascularização e Inervação

371

Nervos Mediano e Ulnar

 O nervo mediano é um ramo terminal originado dos fascículos medial e lateral. O nervo ulnar origina-se, exclusivamente, do fascículo medial.

Figura 28.22 Nervo mediano
Membro superior direito, vista anterior.

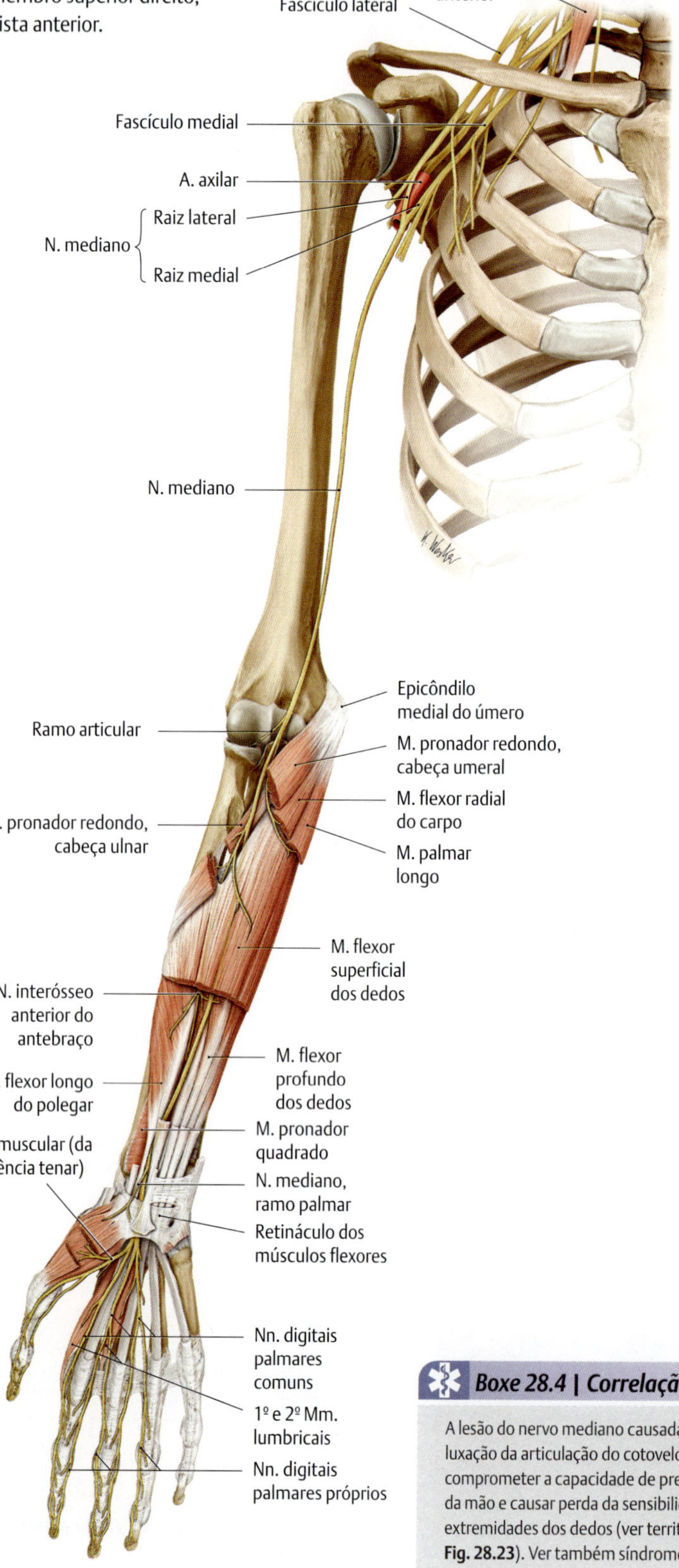

Figura 28.23 Nervo mediano: Distribuição sensitiva

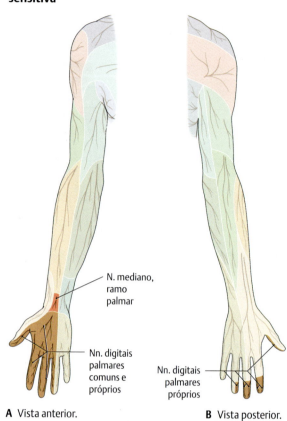

A Vista anterior.   B Vista posterior.

Tabela 28.8	Nervo mediano (C6–T1)
Ramos motores	**Músculos inervados**
Ramos musculares diretos	Pronador redondo
	Flexor radial do carpo
	Palmar longo
	Flexor superficial dos dedos
Ramos musculares do N. interósseo anterior do antebraço	Pronador quadrado
	Flexor longo do polegar
	Flexor profundo dos dedos (metade radial)
Ramo para os músculos da eminência tenar	Abdutor curto do polegar
	Flexor curto do polegar (cabeça superficial)
	Oponente do polegar
Ramos musculares dos Nn. digitais palmares comuns	1º e 2º lumbricais
Ramos sensitivos	
Ramos articulares: Cápsulas das articulações do cotovelo e do punho	
Ramo palmar do N. mediano (eminência tenar)	
Ramo comunicante com o N. ulnar	
Nn. digitais palmares comuns	

Boxe 28.4 | Correlação Clínica

A lesão do nervo mediano causada por fratura/luxação da articulação do cotovelo pode comprometer a capacidade de preensão da mão e causar perda da sensibilidade nas extremidades dos dedos (ver territórios na **Fig. 28.23**). Ver também síndrome do túnel do carpo (**p. 387**).

Figura 28.24 Nervo ulnar: Distribuição sensitiva

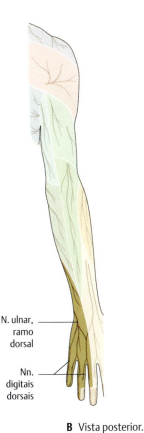

A Vista anterior.

B Vista posterior.

Figura 28.25 Nervo ulnar
Membro superior direito, vista anterior.

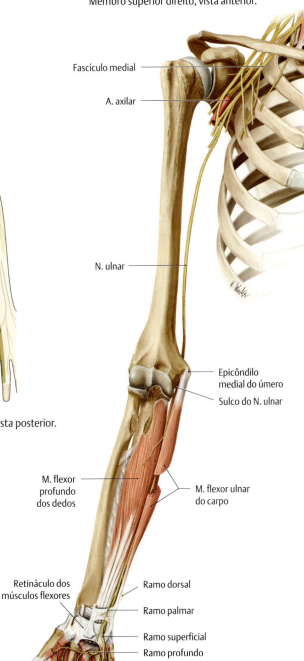

Tabela 28.9	Nervo ulnar (C7–T1)
Ramos motores	**Músculos inervados**
Ramos musculares diretos	Flexor ulnar do carpo
	Flexor profundo dos dedos (metade ulnar)
Ramo muscular do ramo superficial do N. ulnar	Palmar curto
Ramos musculares do ramo profundo do N. ulnar	Abdutor do dedo mínimo
	Flexor curto do dedo mínimo
	Oponente do dedo mínimo
	3º e 4º lumbricais
	Músculos interósseos palmares e dorsais
	Adutor do polegar
	Flexor curto do polegar (cabeça profunda)
Ramos sensitivos	
Ramos articulares: Cápsulas das articulações do cotovelo, do carpo e metacarpofalângicas	
Ramo dorsal (ramos terminais: Nn. digitais dorsais)	
Ramo palmar	
N. digital palmar próprio (do ramo superficial)	
N. digital palmar comum (do ramo superficial; ramos terminais: Nn. digitais palmares próprios)	

Boxe 28.5 | Correlação Clínica

A paralisia resultante de lesão do nervo ulnar é a mais comum. O nervo ulnar é mais vulnerável ao traumatismo ou à compressão crônica, na articulação do cotovelo e no túnel ulnar (ver **p. 387**). A lesão do nervo causa deformação em "garra" da mão e atrofia dos músculos interósseos. A perda sensitiva costuma estar limitada ao dedo mínimo.

Veias Superficiais e Nervos do Membro Superior

Figura 28.26 Veias superficiais e nervos cutâneos do membro superior

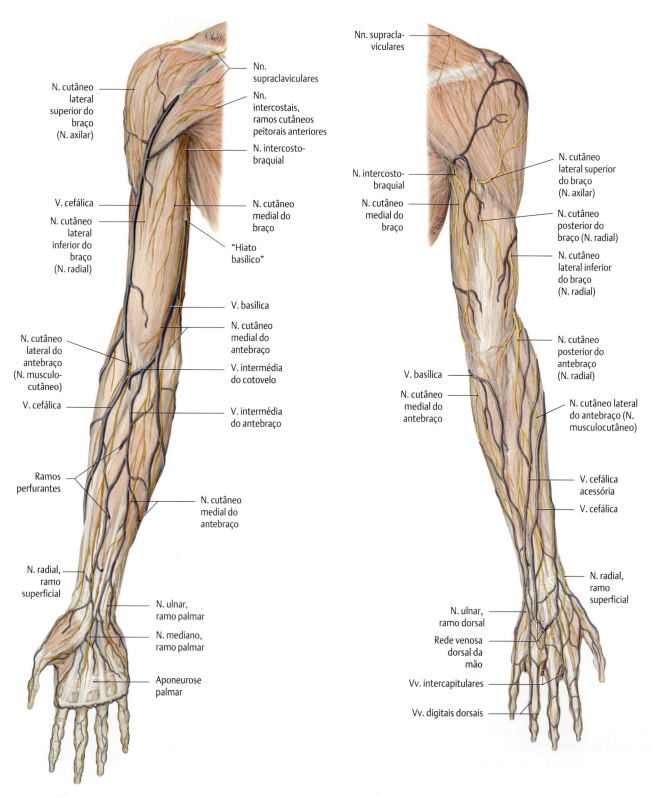

A Vista anterior. Ver os nervos da região palmar nas **pp. 388-389**.   **B** Vista posterior. Ver os nervos do dorso da mão nas **pp. 390-391**.

Figura 28.27 **Inervação cutânea do membro superior**

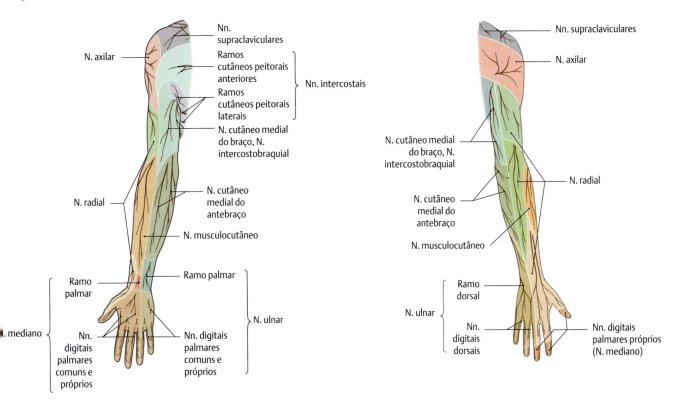

A Vista anterior.

B Vista posterior.

Figura 28.28 **Dermátomos do membro superior**

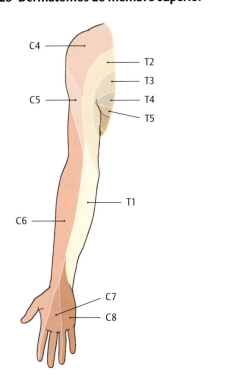

A Vista anterior.

B Vista posterior.

Região Posterior do Ombro e Axila

Figura 28.29 **Região posterior do ombro**
Ombro direito, vista posterior. *Elevado:* M. trapézio (parte transversa).
Aberto em janela: M. supraespinal. *Exposta:* Região supraescapular.

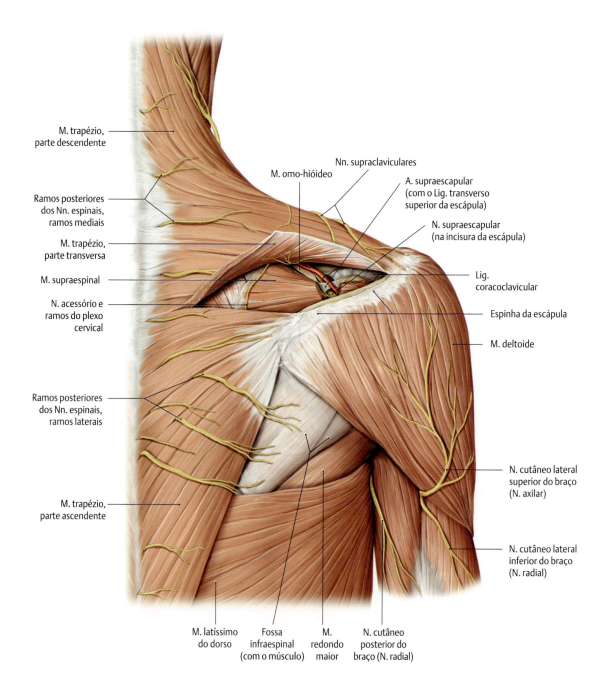

Tabela 28.10		Feixes vasculonervosos da escápula	
Via de passagem		Limites	Estruturas que passam
①	Incisura da escápula	Lig. transverso superior da escápula, escápula	A. e N. supraescapulares
②	Margem medial	Escápula	A. e N. dorsais da escápula
③	"Espaço triangular"	Mm. redondos maior e menor	A. circunflexa da escápula
④	"Hiato do tríceps"	M. tríceps braquial, úmero, M. redondo maior	A. braquial profunda e N. radial
⑤	"Espaço quadrangular"	Mm. redondos maior e menor e tríceps braquial, úmero	A. circunflexa posterior do úmero e N. axilar

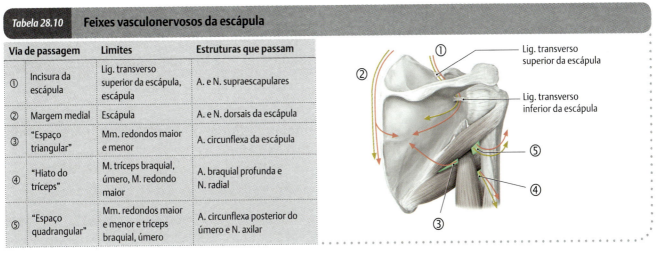

Figura 28.30 Axila: "Espaços triangular e quadrangular"

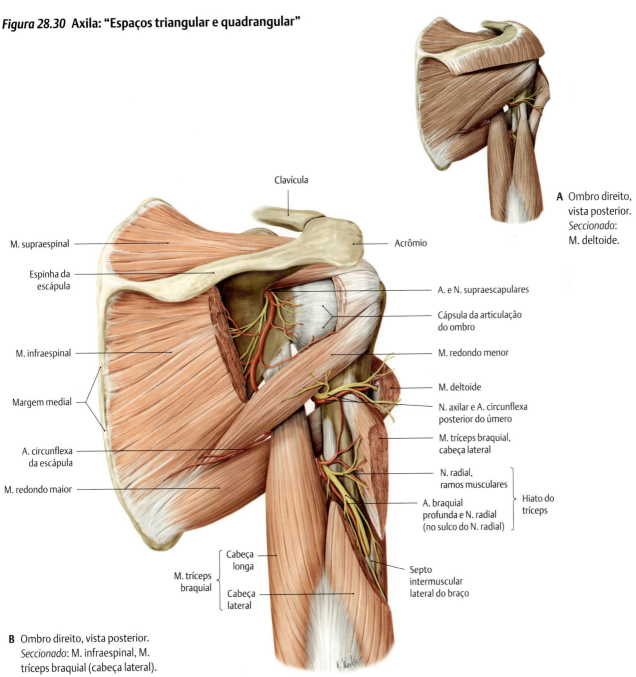

A Ombro direito, vista posterior. *Seccionado*: M. deltoide.

B Ombro direito, vista posterior. *Seccionado*: M. infraespinal, M. tríceps braquial (cabeça lateral).

Região Anterior do Ombro

Figura 28.31 Região anterior do ombro: Dissecação superficial
Ombro direito.

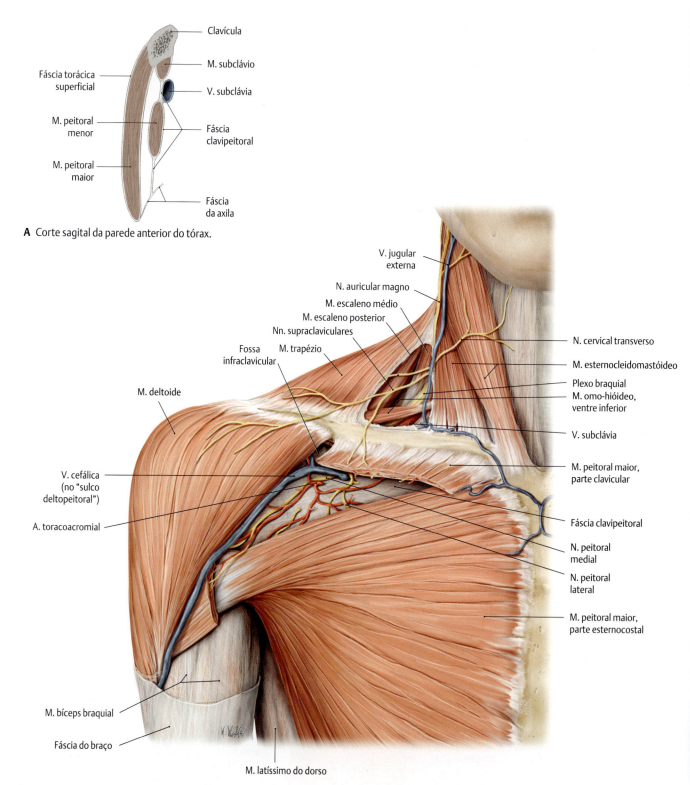

A Corte sagital da parede anterior do tórax.

B Vista anterior. *Removidos*: M. platisma, fáscias musculares, camada superficial da fáscia cervical e M. peitoral maior (parte clavicular). *Exposto*: Trígono clavipeitoral.

Figura 28.32 **Ombro: Corte transversal**
Ombro direito, vista inferior.

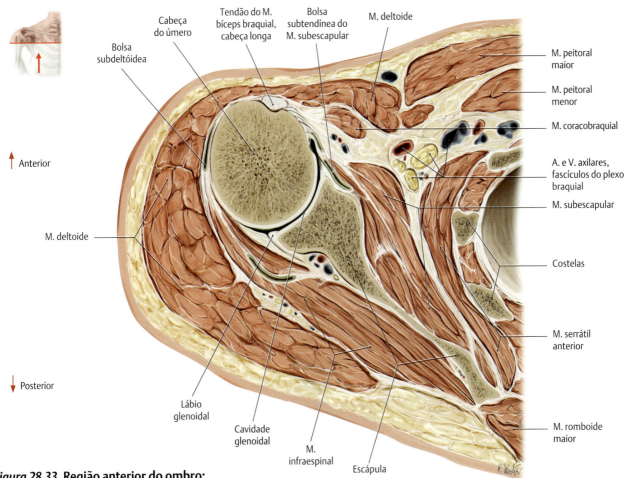

Figura 28.33 **Região anterior do ombro: Dissecação profunda**
Membro superior direito, vista anterior. *Removidos:* Mm. esternocleidomastóideo, omo-hióideo e peitoral maior. Esta dissecação mostra o conteúdo vasculonervoso do trígono cervical lateral (ver **p. 642**) e da axila (ver **pp. 380–381**).

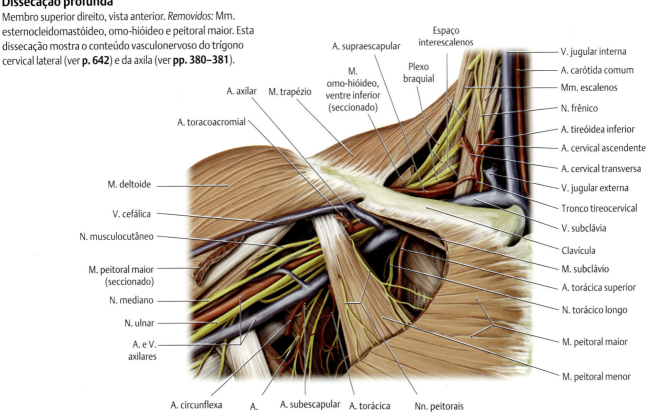

Topografia da Axila

Figura 28.34 Axila: Dissecação
Ombro direito, vista anterior.

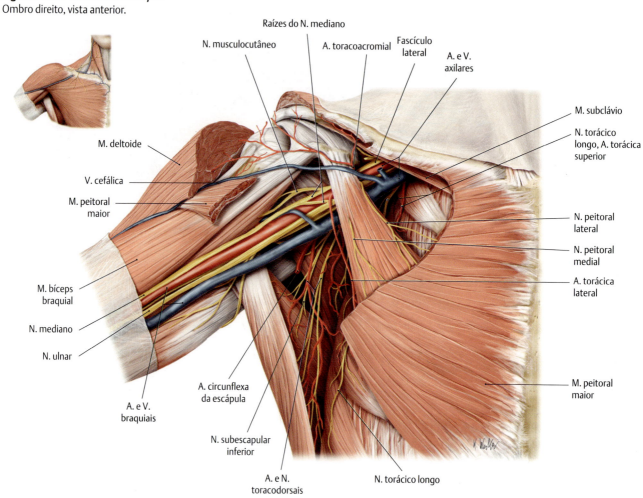

A *Removidos:* Músculo peitoral maior e fáscia clavipeitoral.

Tabela 28.11	Paredes da axila
Parede anterior	M. peitoral maior M. peitoral menor Fáscia clavipeitoral
Parede lateral	Sulco intertubercular do úmero
Parede posterior	M. subescapular M. redondo maior M. latíssimo do dorso
Parede medial	Parede lateral do tórax M. serrátil anterior

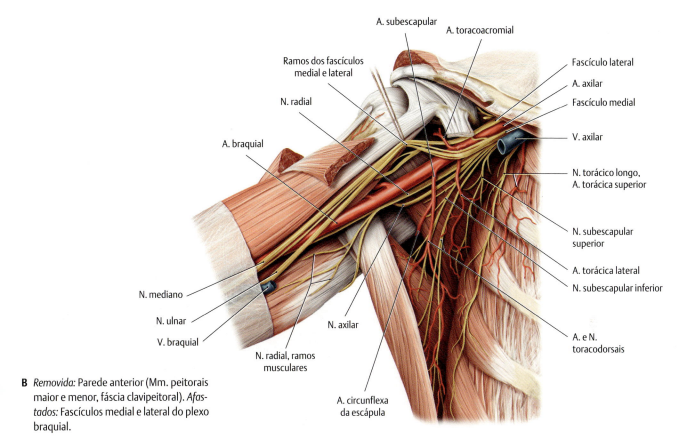

B *Removida:* Parede anterior (Mm. peitorais maior e menor, fáscia clavipeitoral). *Afastados:* Fascículos medial e lateral do plexo braquial.

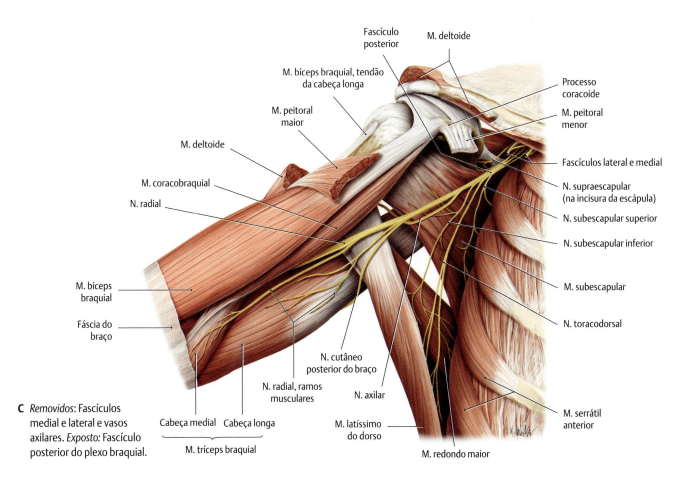

C *Removidos:* Fascículos medial e lateral e vasos axilares. *Exposto:* Fascículo posterior do plexo braquial.

Topografia das Regiões Braquial e Cubital

***Figura 28.35* Região braquial**
Braço direito, vista anterior. *Removidos:* Mm. deltoide, peitorais maior e menor. *Exposto:* Sulco bicipital medial.

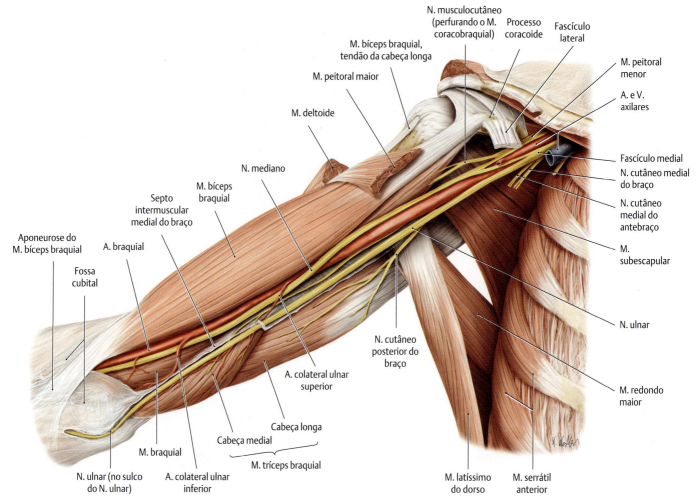

Figura 28.36 **Região cubital**
Cotovelo direito, vista anterior.

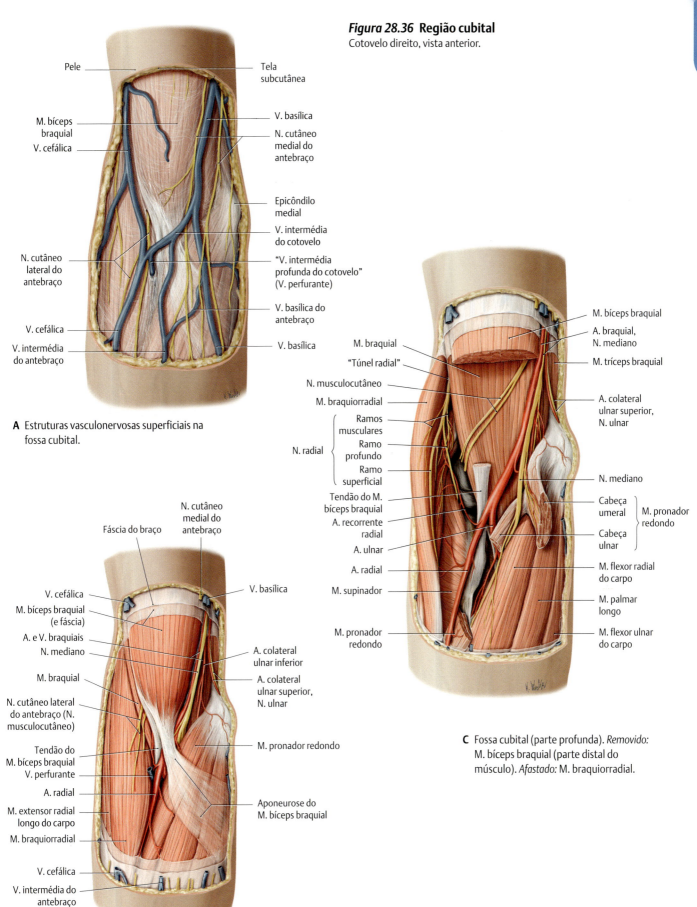

A Estruturas vasculonervosas superficiais na fossa cubital.

B Fossa cubital (parte superficial). *Removidas:* Fáscias e estruturas vasculonervosas epifasciais.

C Fossa cubital (parte profunda). *Removido:* M. bíceps braquial (parte distal do músculo). *Afastado:* M. braquiorradial.

Topografia do Antebraço

Figura 28.37 **Compartimento anterior do antebraço**
Antebraço direito, vista anterior.

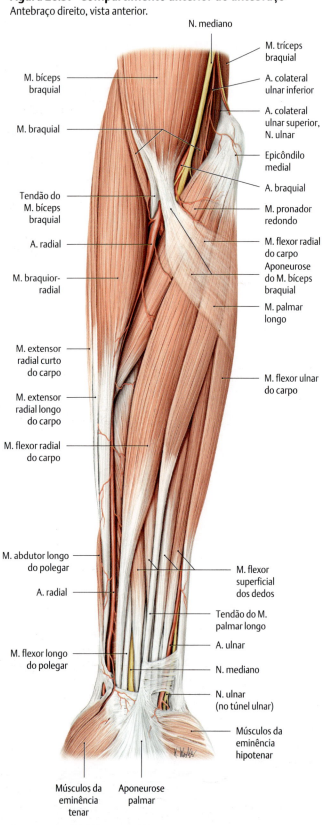
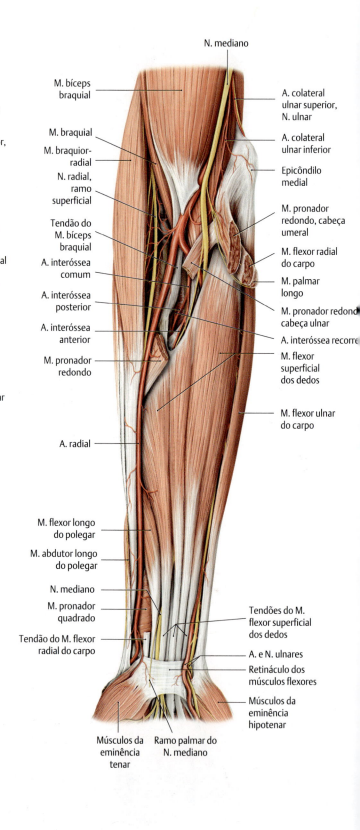

A Parte superficial. *Removidas:* Fáscias e estruturas vasculonervosas superficiais.

B Parte média. *Removidos parcialmente:* Músculos flexores superficiais (pronador redondo, flexor superficial dos dedos, palmar longo e flexor radial do carpo).

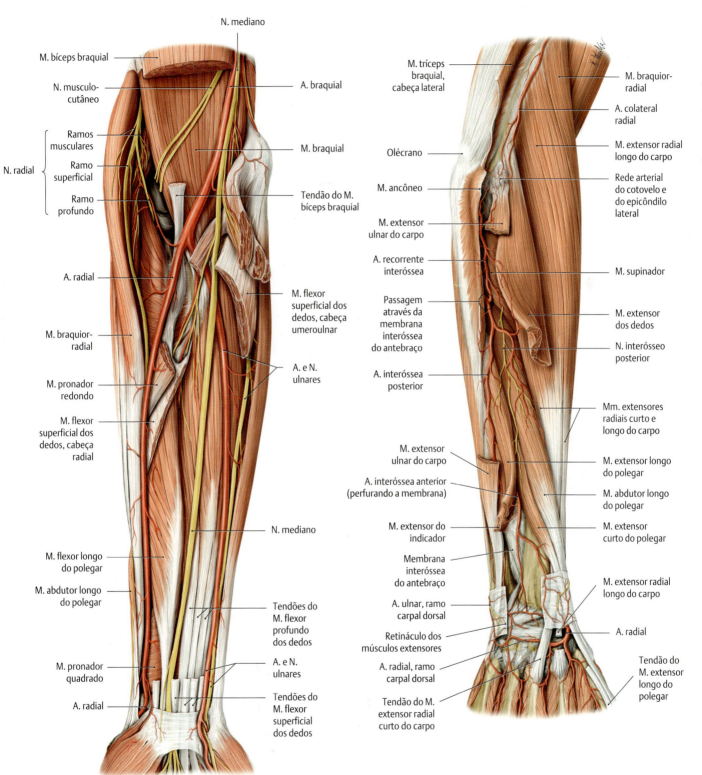

Figura 28.38 **Compartimento posterior do antebraço**
Antebraço direito, vista anterior em pronação. *Rebatidos:* Mm. ancôneo e tríceps braquial. *Removidos:* Mm. extensor ulnar do carpo e extensor dos dedos.

C Parte profunda. *Removidos:* Músculos flexores profundos.

Topografia da Região Carpal

Figura 28.39 **Região carpal anterior**
Mão direita, vista anterior (palmar).

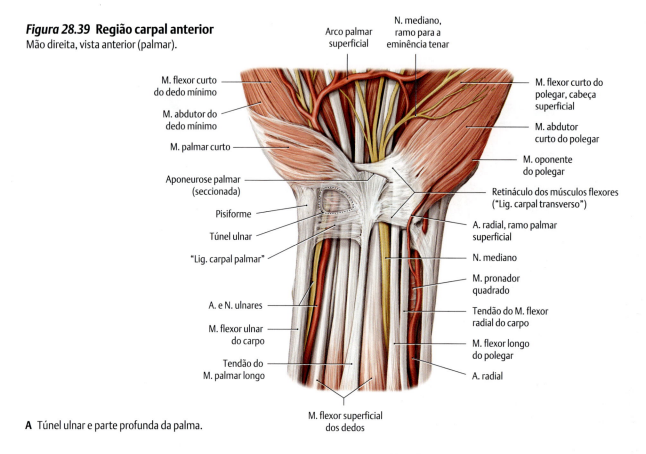

A Túnel ulnar e parte profunda da palma.

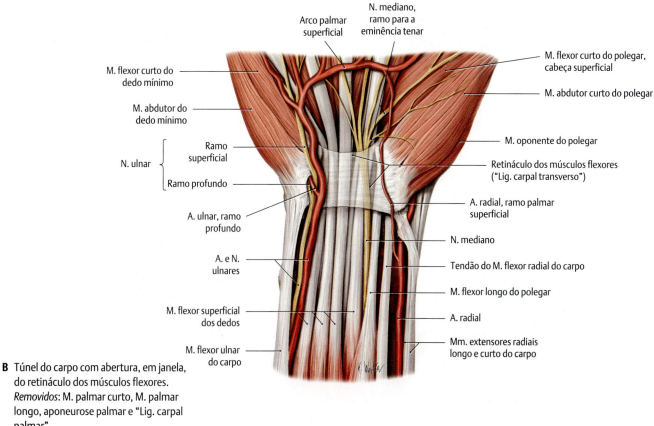

B Túnel do carpo com abertura, em janela, do retináculo dos músculos flexores.
Removidos: M. palmar curto, M. palmar longo, aponeurose palmar e "Lig. carpal palmar".

Figura 28.40 **Túnel ulnar**
Mão direita, vista anterior (palmar).

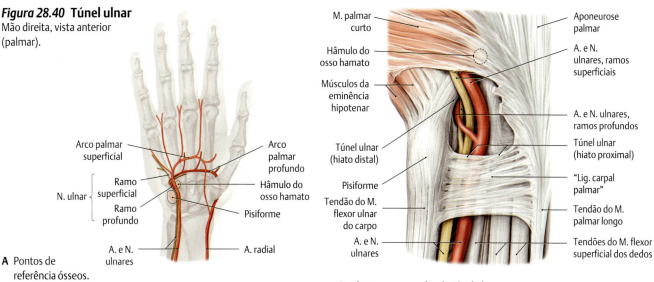

A Pontos de referência ósseos.

B Aberturas e paredes do túnel ulnar.

Figura 28.41 **Túnel do carpo: Corte transversal**
Mão direita, vista proximal (superior). O pequeno espaço para as estruturas vasculonervosas, associado ao movimento frequente dos tendões, intimamente apostos, no túnel do carpo, costuma causar problemas (síndrome do túnel do carpo) quando há edema ou degeneração de uma das estruturas.

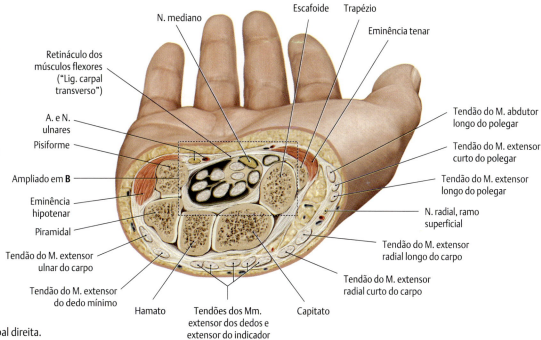

A Corte transversal da região carpal direita.

B Estruturas no túnel ulnar (verde) e no túnel do carpo (azul).

Topografia da Região da Palma

Figura 28.42 **Estruturas vasculonervosas superficiais da região da palma**
Mão direita, vista anterior (palmar).

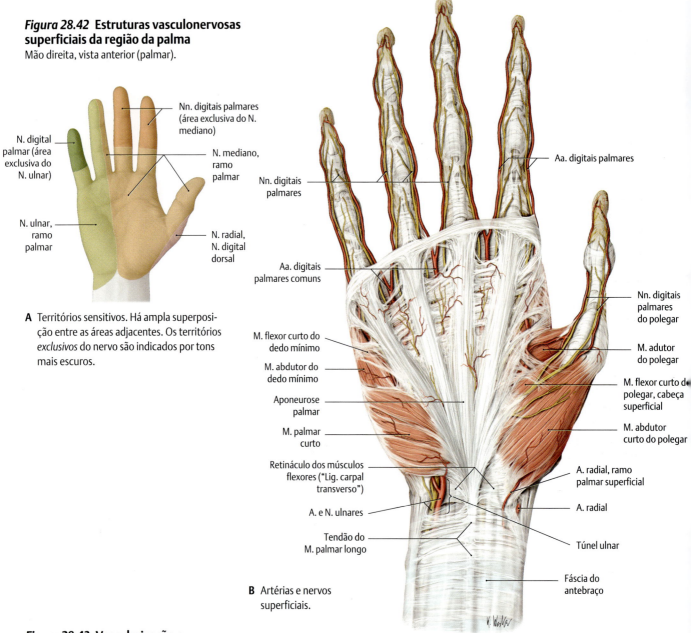

A Territórios sensitivos. Há ampla superposição entre as áreas adjacentes. Os territórios *exclusivos* do nervo são indicados por tons mais escuros.

B Artérias e nervos superficiais.

Figura 28.43 **Vascularização e inervação do dedo**
Dedo médio direito, vista lateral.

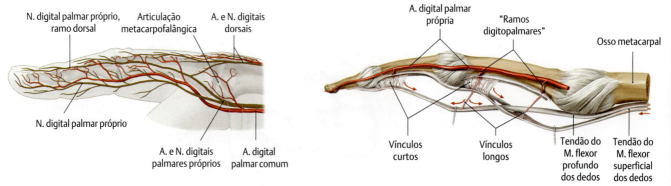

A Artérias e nervos.

B Irrigação sanguínea dos tendões dos músculos flexores, na bainha tendínea.

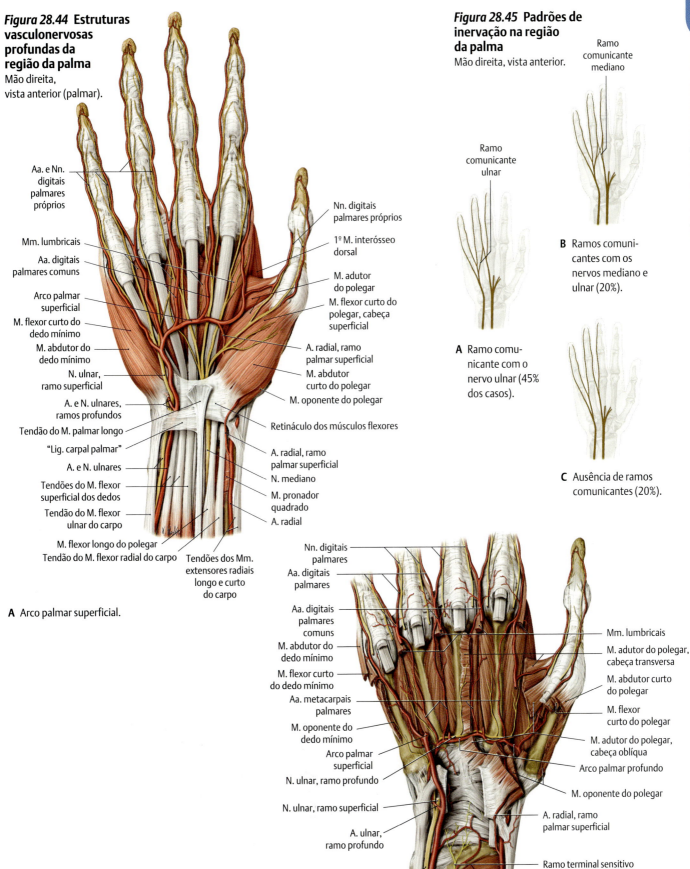

Topografia do Dorso da Mão

Figura 28.46 **Inervação sensitiva do dorso da mão**
Mão direita, vista posterior.

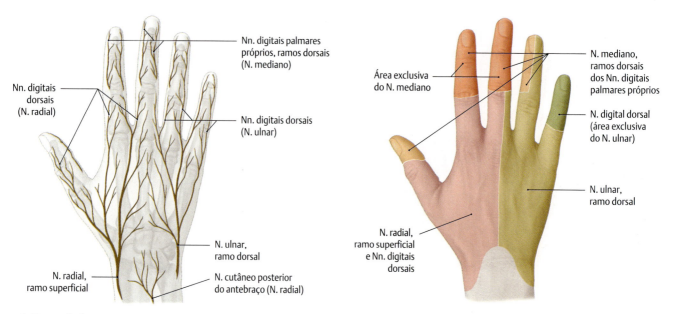

A Nervos do dorso.

B Territórios sensitivos. Há ampla superposição entre áreas adjacentes. Os territórios *exclusivos* do nervo são indicados por tons mais escuros.

Figura 28.47 **"Tabaqueira anatômica"**
Mão direita, vista radial. A "tabaqueira anatômica", com três lados, é limitada pelos tendões dos Mm. abdutor longo do polegar e extensores curto e longo do polegar.

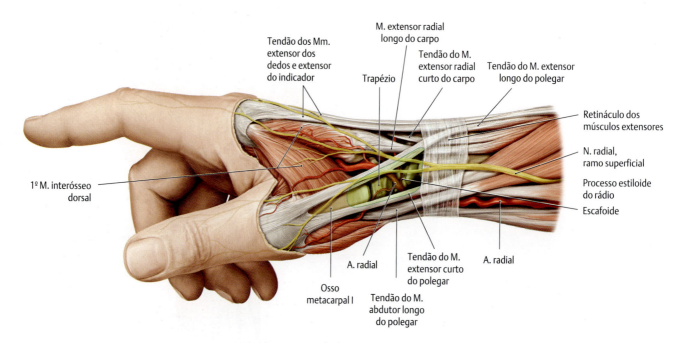

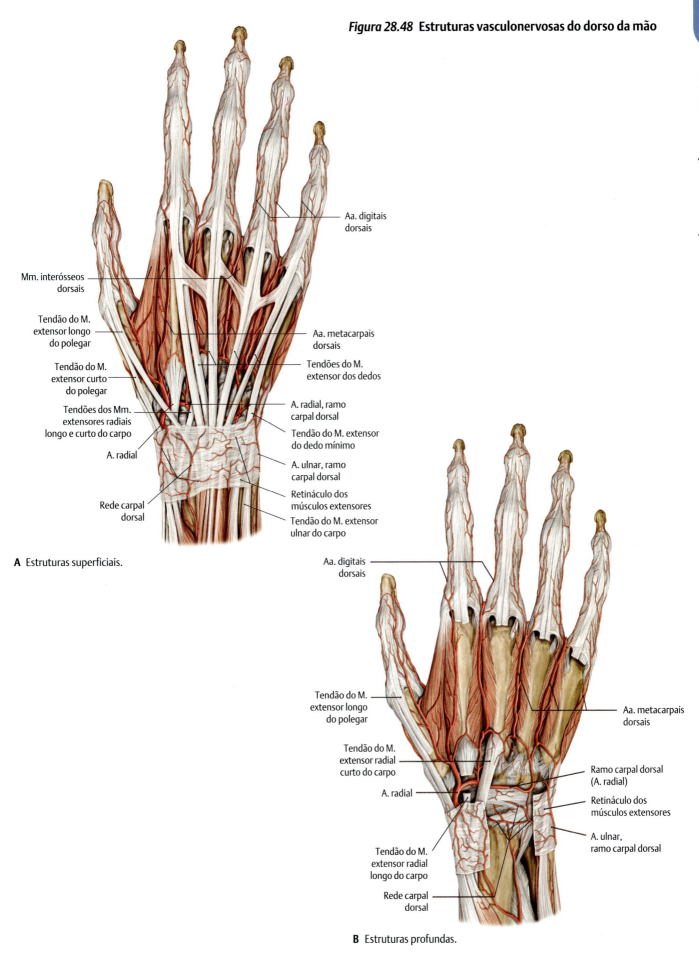

Figura 28.48 Estruturas vasculonervosas do dorso da mão

A Estruturas superficiais.

B Estruturas profundas.

28 Vascularização e Inervação

391

Anatomia Seccional do Membro Superior

Figura 29.1 Compartimentos do braço
Braço direito, corte transversal, vista distal (inferior). Compartimento anterior delineado em vermelho e compartimento posterior em verde.

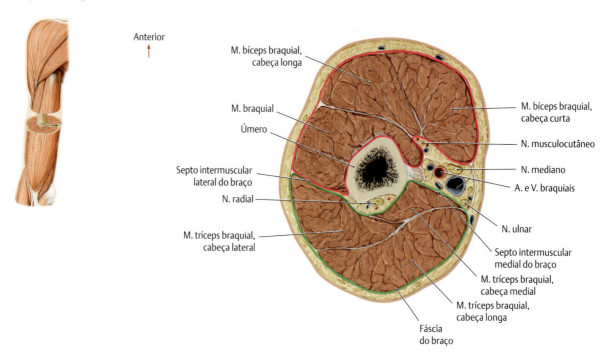

Figura 29.2 Compartimentos do antebraço
Braço direito, corte transversal, vista distal (inferior). Compartimento anterior delineado em vermelho e compartimento posterior em verde.

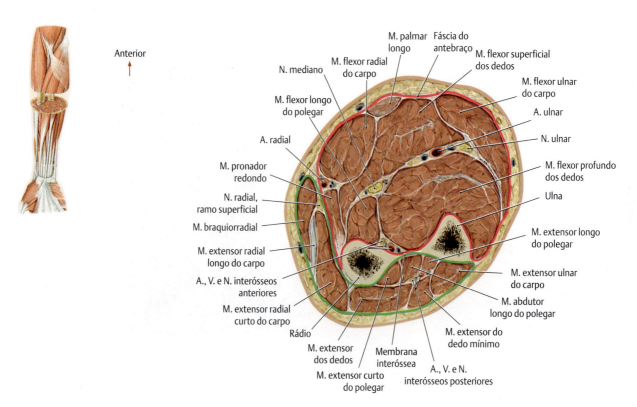

Figura 29.3 **RM do braço direito**
Corte transversal, vista distal (inferior).

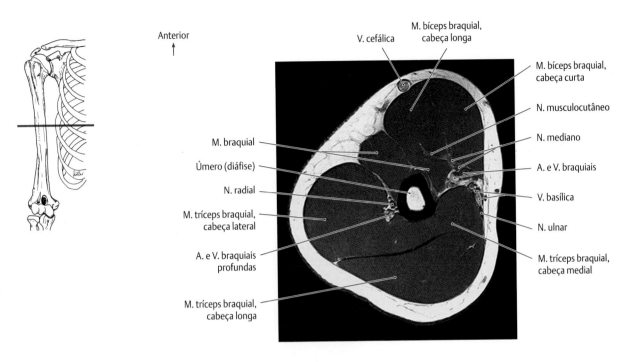

Figura 29.4 **RM do antebraço direito**
Corte transversal, vista distal (inferior).

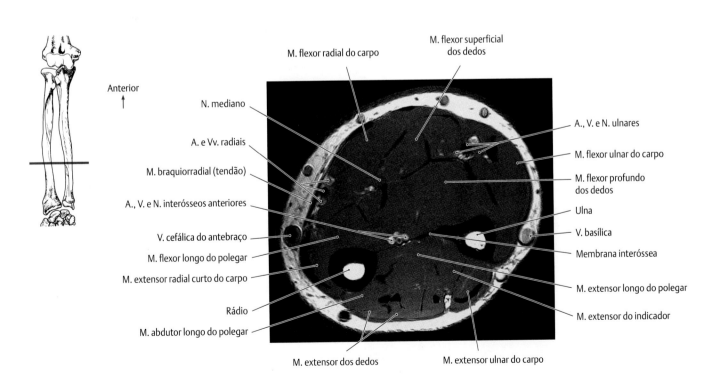

393

Anatomia Radiológica do Membro Superior (I)

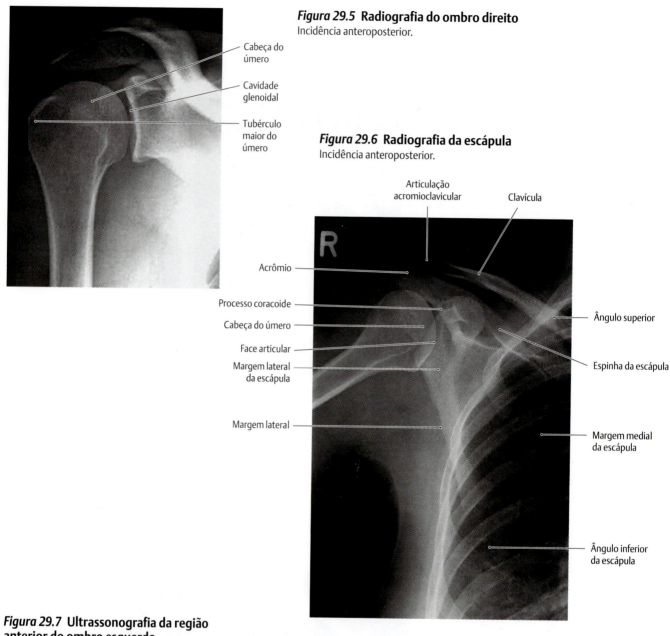

Figura 29.5 Radiografia do ombro direito
Incidência anteroposterior.

Figura 29.6 Radiografia da escápula
Incidência anteroposterior.

Figura 29.7 Ultrassonografia da região anterior do ombro esquerdo
Corte transversal no nível do sulco intertubercular.

A Ultrassonografia.

B Representação esquemática do corte transversal.

Figura 29.8 **RM da articulação do ombro em três planos**

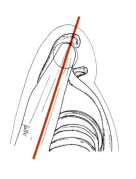

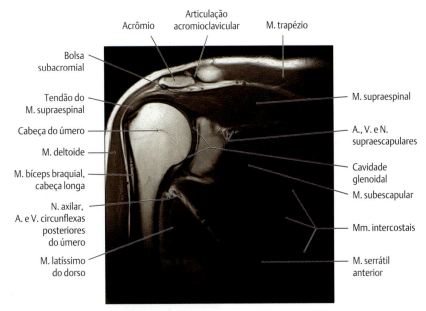

A Corte frontal, vista anterior.

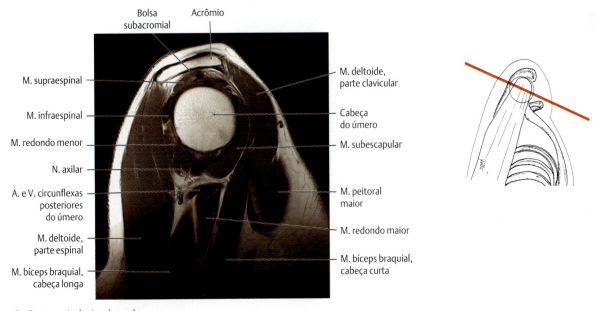

B Corte sagital, vista lateral.

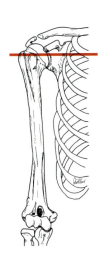

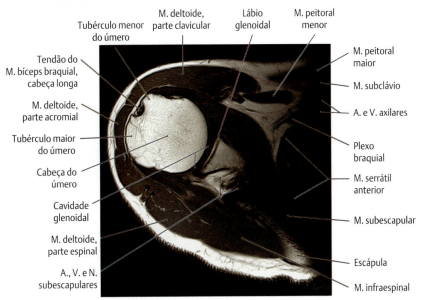

C Corte transversal, vista inferior.

Anatomia Radiológica do Membro Superior (II)

Figura 29.9 **Radiografia do cotovelo**
Incidência anteroposterior.

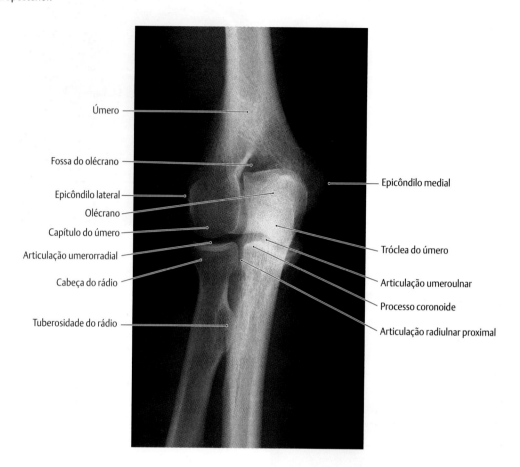

Figura 29.10 **Radiografia do cotovelo**
Incidência lateral.

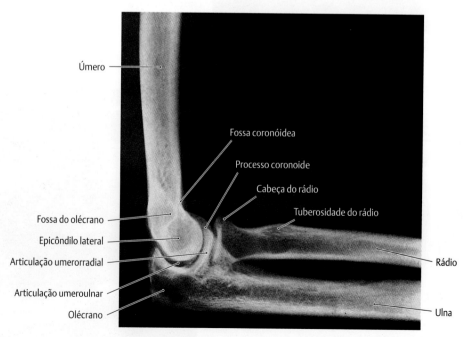

Figura 29.11 RM do cotovelo

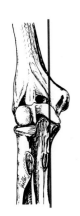
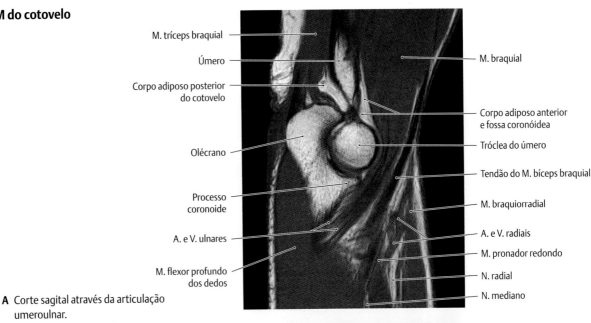

A Corte sagital através da articulação umeroulnar.

B Corte sagital através das articulações umeroulnar e umerorradial.

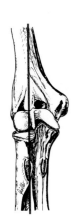

C Corte frontal através das articulações umeroulnar e umerorradial.

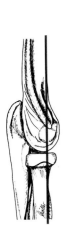

397

Anatomia Radiológica do Membro Superior (III)

Figura 29.12 **Radiografia da mão**

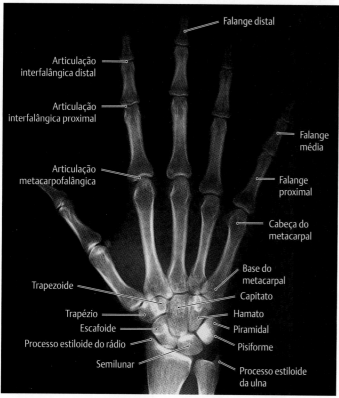

A Incidência anteroposterior (AP).

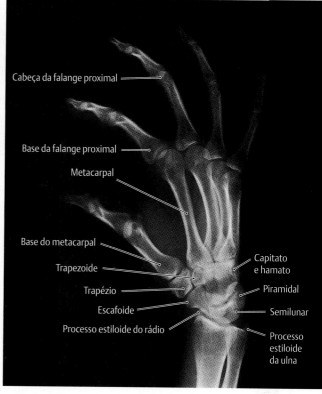

B Incidência oblíqua.

Figura 29.13 **RM do punho direito**
Corte transversal, vista distal.

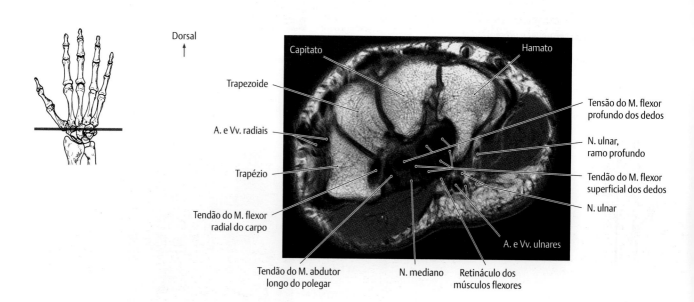

Figura 29.14 **RM da mão**

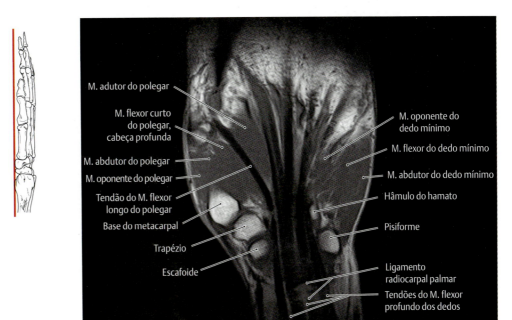

A Corte coronal através do túnel do carpo.

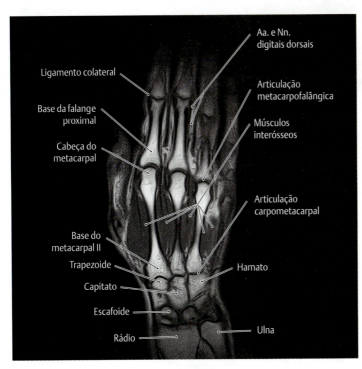

B Corte coronal através da palma.

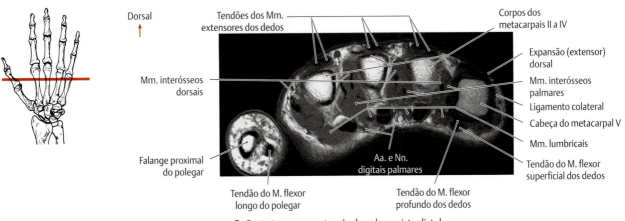

C Corte transverso através da palma, vista distal.

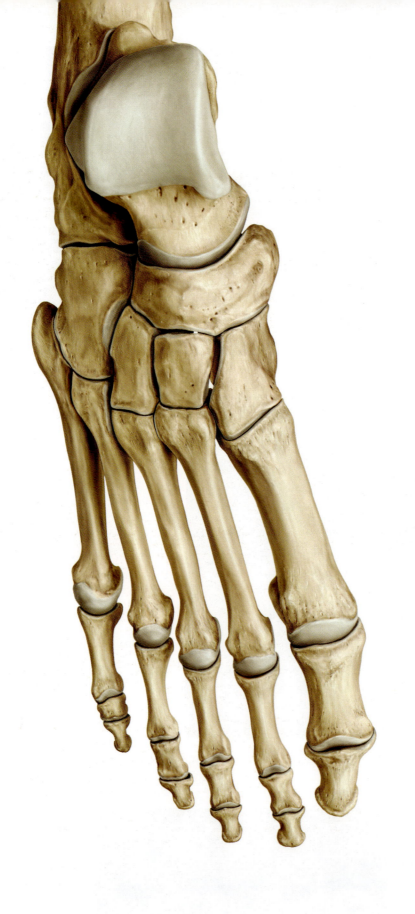

Membro Inferior

30 Anatomia de Superfície

Anatomia de Superfície 402

31 Quadril e Coxa

Ossos do Membro Inferior 404
Fêmur 406
Articulação do Quadril: Considerações Gerais 408
Articulação do Quadril: Ligamentos e Cápsula Articular 410
Músculos Anteriores do Quadril, da Coxa e da
    Região Glútea (I). 412
Músculos Anteriores do Quadril, da Coxa e da
    Região Glútea (II) 414
Músculos Posteriores do Quadril, da Coxa e da
    Região Glútea (I). 416
Músculos Posteriores do Quadril, da Coxa e da
    Região Glútea (II) 418
Dados sobre os Músculos (I). 420
Dados sobre os Músculos (II) 422
Dados sobre os Músculos (III) 424

32 Joelho e Perna

Tíbia e Fíbula 426
Articulação do Joelho: Considerações Gerais 428
Articulação do Joelho: Cápsula Articular,
    Ligamentos e Bolsas 430
Articulação do Joelho: Ligamentos e Meniscos 432
Ligamentos Cruzados 434
Cavidade da Articulação do Joelho 436
Músculos da Perna: Compartimentos Anterior e Lateral 438
Músculos da Perna: Compartimento Posterior 440
Dados sobre os Músculos (I). 442
Dados sobre os Músculos (II) 444

33 Tornozelo e Pé*

Ossos do Pé 446
Articulações do Pé (I) 448

Articulações do Pé (II) 450
Articulações do Pé (III) 452
Ligamentos do Tornozelo e do Pé 454
Arcos do Pé (Plantares) 456
Músculos Plantares 458
Músculos e Bainhas Tendíneas do Pé 460
Dados sobre os Músculos (I). 462
Dados sobre os Músculos (II) 464

34 Vascularização e Inervação

Artérias do Membro Inferior 466
Veias e Vasos Linfáticos do Membro Inferior 468
Plexo Lombossacral. 470
Nervos do Plexo Lombar. 472
Nervos do Plexo Lombar: Nervos Obturatório e Femoral . . . 474
Nervos do Plexo Sacral 476
Nervos do Plexo Sacral: Nervo Isquiático 478
Vasos e Nervos Superficiais do Membro Inferior 480
Topografia da Região Inguinal 482
Topografia da Região Glútea 484
Topografia dos Compartimentos Anterior,
    Medial e Posterior da Coxa. 486
Topografia do Compartimento Posterior da
    Perna e do Pé 488
Topografia dos Compartimentos Lateral e
    Anterior da Perna e Dorso do Pé 490
Topografia da Planta do Pé 492

35 Anatomia Seccional e Radiológica

Anatomia Seccional do Membro Inferior 494
Anatomia Radiológica do Membro Inferior (I) 496
Anatomia Radiológica do Membro Inferior (II) 498
Anatomia Radiológica do Membro Inferior (III) 500

---

*N.R.T.: Apesar de o termo tornozelo não constar na Terminologia Anatômica (2001),
vamos mantê-lo mesmo sem aspas por ser tradicional e de amplo uso na literatura. O
tornozelo corresponde à região talocrural.

Anatomia de Superfície

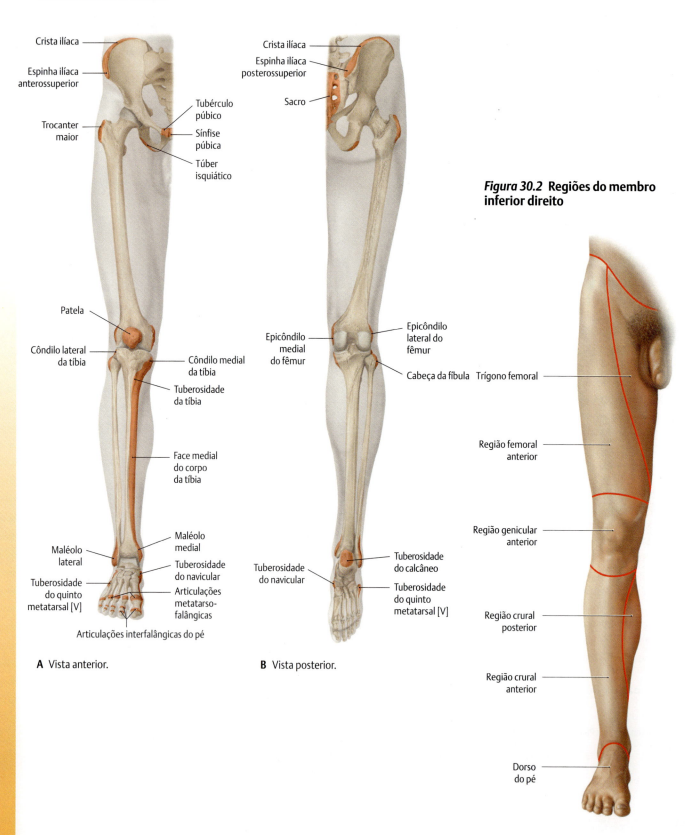

Figura 30.1 Proeminências ósseas palpáveis no membro inferior direito

A Vista anterior.
B Vista posterior.

Figura 30.2 Regiões do membro inferior direito

A Vista anterior.

Figura 30.3 **Musculatura palpável do membro inferior**

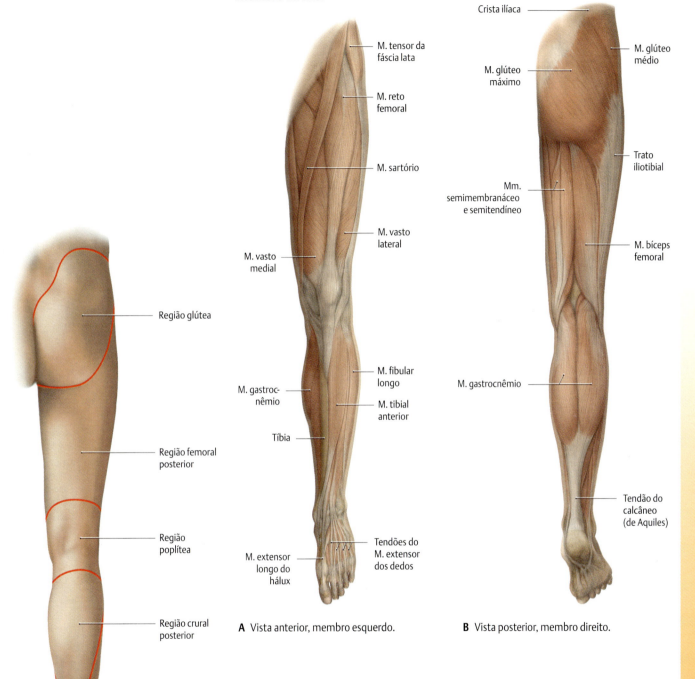

A Vista anterior, membro esquerdo.

B Vista posterior, membro direito.

B Vista posterior.

Ossos do Membro Inferior

O esqueleto do membro inferior consiste no osso do quadril e nos ossos da parte livre do membro inferior. O osso do quadril pareado está conectado ao tronco pela articulação sacroilíaca e, assim, forma o cíngulo do membro inferior (ver p. 228). A parte livre do membro inferior é dividida em coxa, perna e pé, conectando-se com o cíngulo do membro inferior na articulação do quadril. A estabilidade do cíngulo do membro inferior é importante na distribuição do peso da parte superior do corpo para os membros inferiores.

Figura 31.1 Ossos do membro inferior

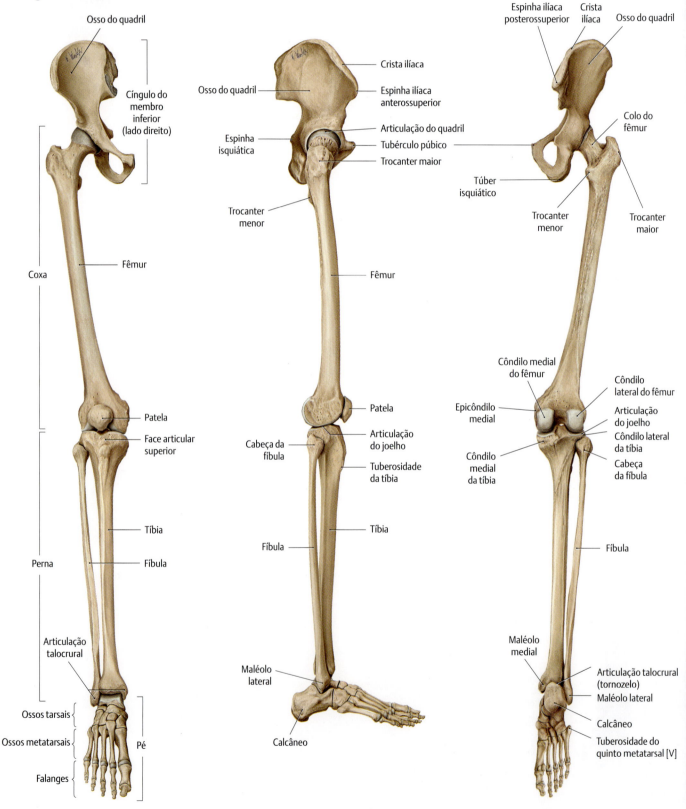

A Vista anterior.   B Vistal lateral direita.   C Vista posterior.

Figura 31.2 **Linha de gravidade**
Vista lateral direita. A linha de gravidade segue verticalmente do centro de gravidade do corpo até o solo com pontos de interseção característicos.

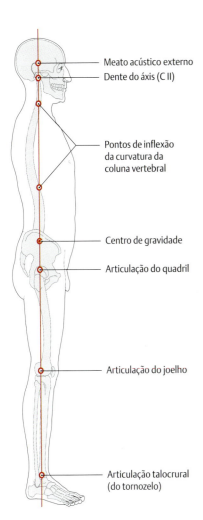

Figura 31.3 **Ossos do quadril e sua relação com os ossos do tronco**
Os dois ossos do quadril e o sacro formam o cíngulo do membro inferior (ver **p. 228**).

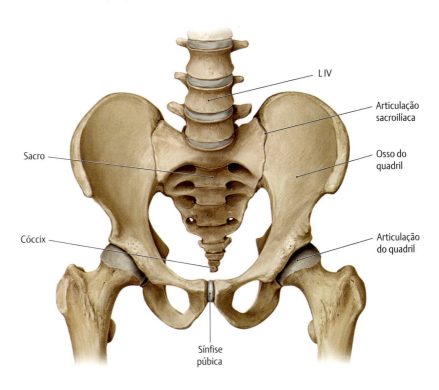

A Vista anterior.

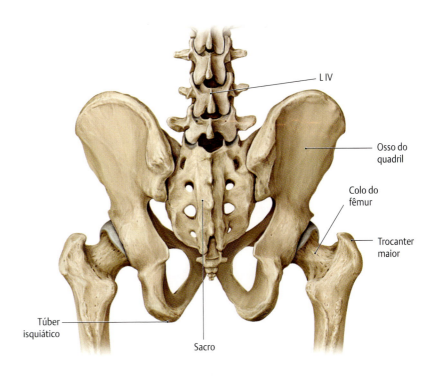

B Vista posterior.

Fêmur

Figura 31.4 Fêmur direito

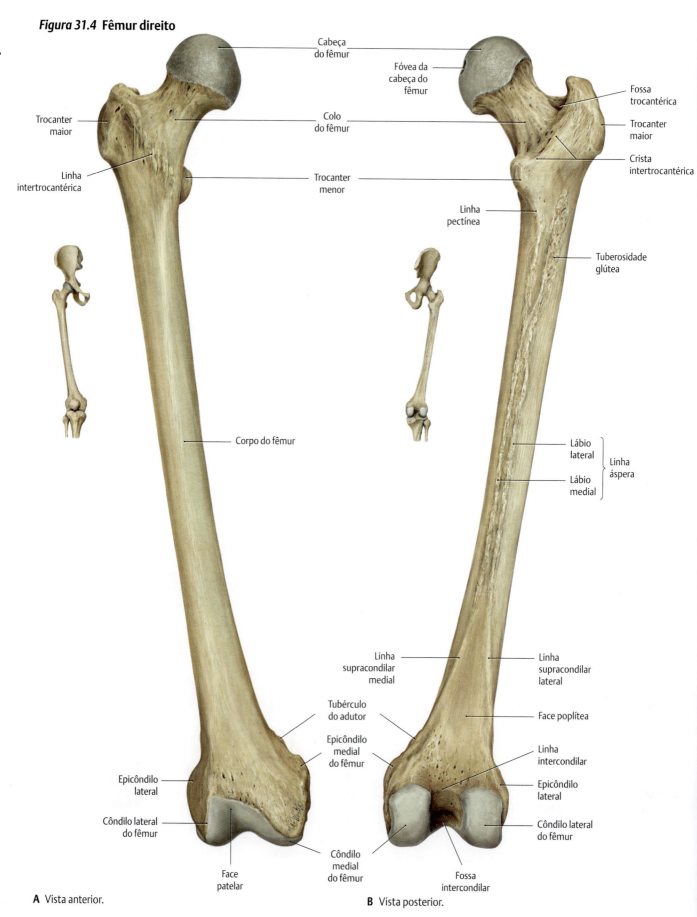

A Vista anterior. B Vista posterior.

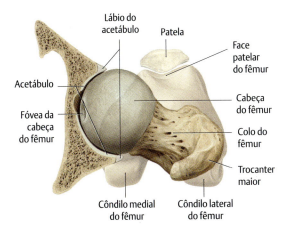

C Vista proximal. O acetábulo foi seccionado no plano horizontal.

Boxe 31.1 | Correlação Clínica

Fraturas do fêmur

As fraturas do fêmur, causadas por quedas, em pacientes com osteoporose são mais frequentes no colo do fêmur. As fraturas do corpo do fêmur são menos frequentes e, geralmente, são causadas por traumatismos intensos (p. ex., um acidente de carro).

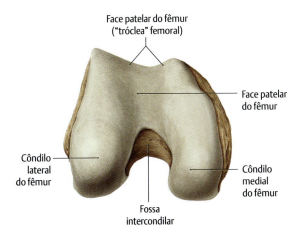

D Vista inferior da extremidade distal do fêmur. Ver articulação do joelho nas **pp. 428-429**.

Figura 31.5 **Cabeça do fêmur na articulação do quadril**
Articulação do quadril direita, vista superior.

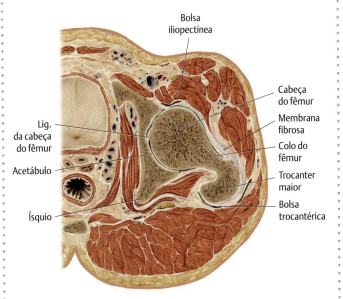

A Corte transversal.

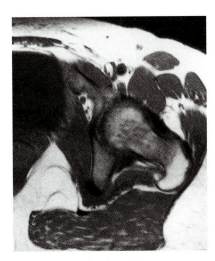

B RM ponderada em T1.

Articulação do Quadril: Considerações Gerais

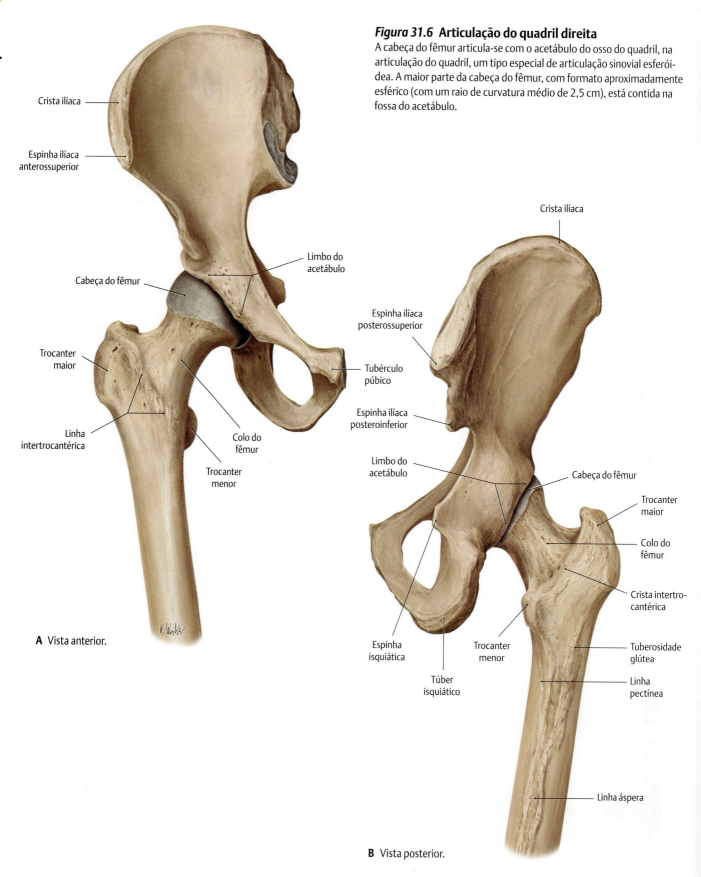

Figura 31.6 Articulação do quadril direita
A cabeça do fêmur articula-se com o acetábulo do osso do quadril, na articulação do quadril, um tipo especial de articulação sinovial esferóidea. A maior parte da cabeça do fêmur, com formato aproximadamente esférico (com um raio de curvatura médio de 2,5 cm), está contida na fossa do acetábulo.

Figura 31.7 Articulação do quadril: Corte frontal
Articulação do quadril direito, vista anterior.

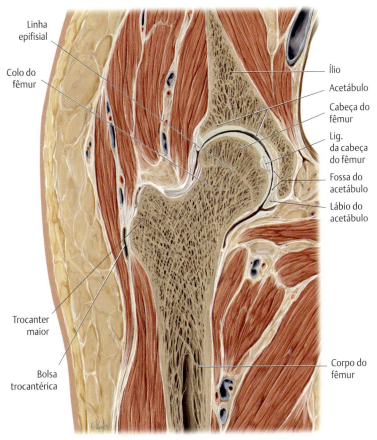

A Corte frontal.

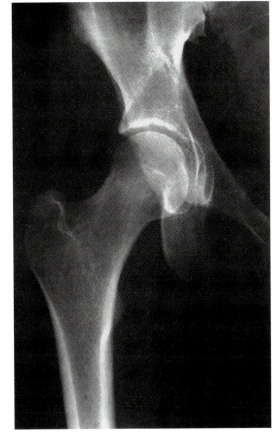

B Radiografia.

Boxe 31.2 | Correlação Clínica

Diagnóstico de displasia e luxação do quadril

A ultrassonografia, o método de imagem mais importante para rastreamento do quadril no lactente, é usada para identificar alterações morfológicas como displasia e luxação do quadril. Clinicamente, na luxação do quadril há instabilidade e limitação da abdução da coxa na articulação do quadril, além de encurtamento do membro inferior com assimetria dos sulcos infraglúteos.

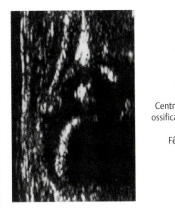
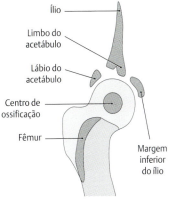

A Articulação do quadril normal em lactente com 5 meses.

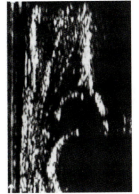
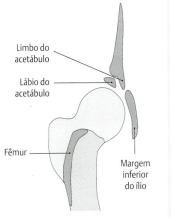

B Displasia e luxação do quadril em lactente com 3 meses.

Articulação do Quadril: Ligamentos e Cápsula Articular

A articulação do quadril tem três ligamentos principais: iliofemoral, pubofemoral e isquiofemoral. A zona orbicular ("ligamento anular") não é visível externamente e envolve o colo do fêmur como uma "casa de botão".

Figura 31.8 **Articulação do quadril: Vista lateral**
Articulação do quadril direito.

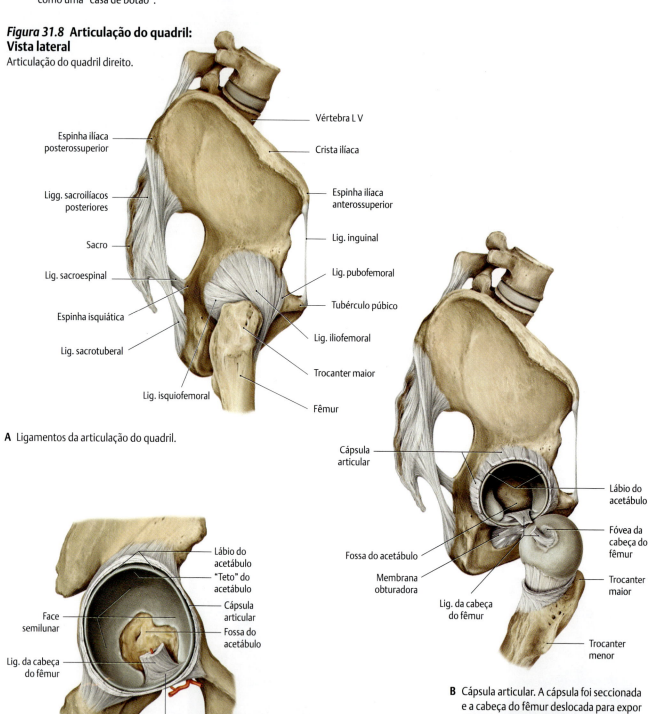

A Ligamentos da articulação do quadril.

B Cápsula articular. A cápsula foi seccionada e a cabeça do fêmur deslocada para expor o ligamento da cabeça do fêmur, que está seccionado.

C Acetábulo da articulação do quadril. *Nota:* O ligamento da cabeça do fêmur (seccionado) dá passagem a ramos da artéria obturatória que nutrem a cabeça do fêmur (ver **p. 467**).

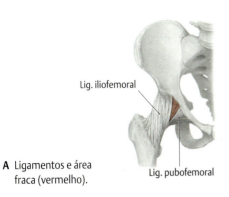

A Ligamentos e área fraca (vermelho).

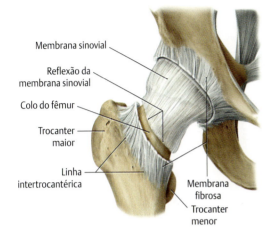

C Cápsula articular. *Removida:* Membrana fibrosa (no nível do colo do fêmur). *Exposta:* Membrana sinovial.

Figura 31.9 **Articulação do quadril: Vista anterior**
Articulação do quadril direito.

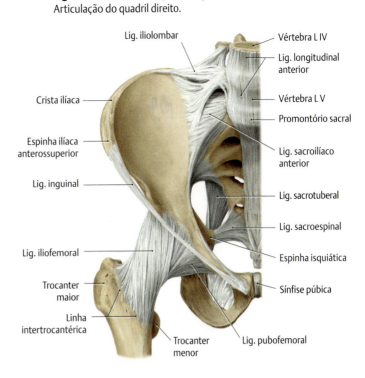

B Ligamentos da articulação do quadril.

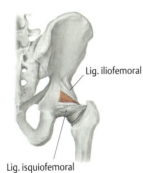

A Ligamentos e área fraca (vermelho).

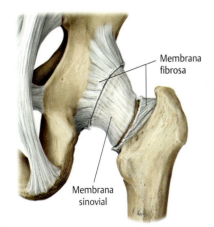

C Cápsula articular.

Figura 31.10 **Articulação do quadril: Vista posterior**
Articulação do quadril direito.

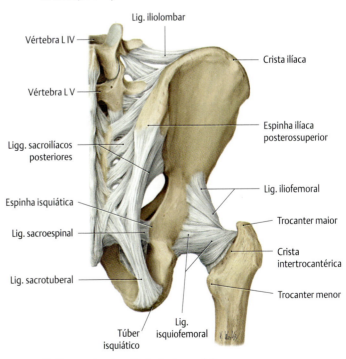

B Ligamentos da articulação do quadril.

Músculos Anteriores do Quadril, da Coxa e da Região Glútea (I)

Figura 31.11 Músculos anteriores do quadril e da coxa (I)
Membro inferior direito. As inserções proximais dos músculos são mostradas em vermelho e as inserções distais, em azul.

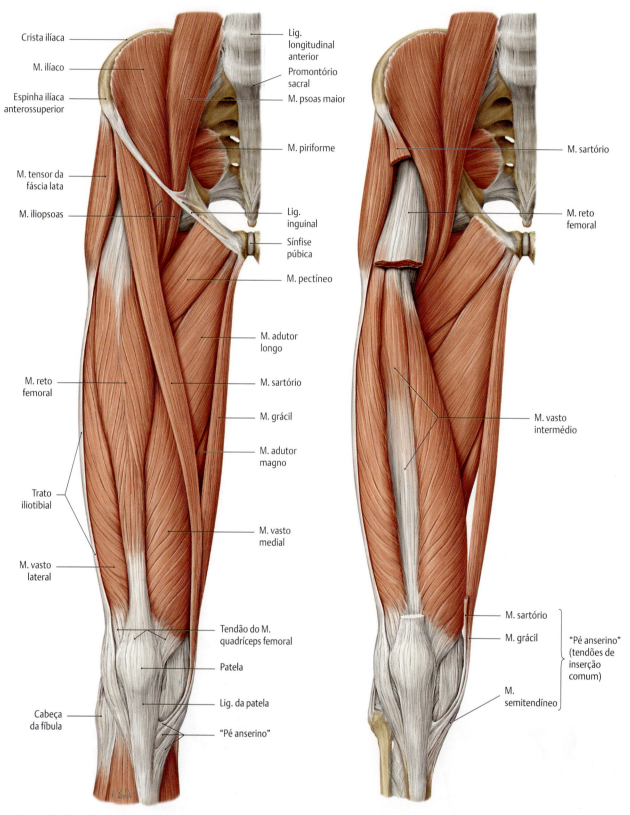

A *Removida:* Fáscia lata (mantido o trato iliotibial).

B *Removidos:* Mm. sartório e reto femoral.

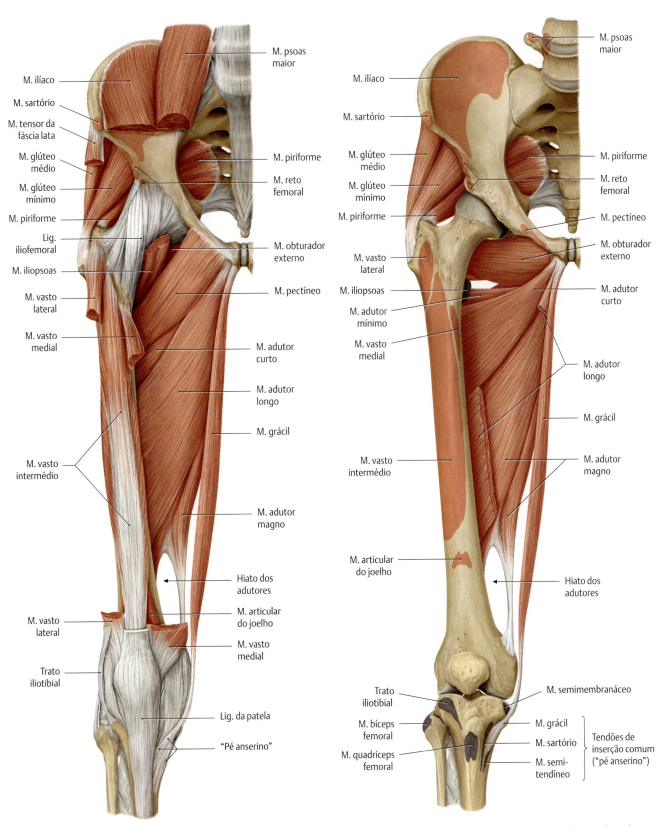

C *Removidos:* Mm. reto femoral (completamente), vasto lateral, vasto medial, iliopsoas e tensor da fáscia lata.

D *Removidos:* Mm. quadríceps femoral (reto femoral, vasto lateral, vasto medial, vasto intermédio), iliopsoas e tensor da fáscia lata, pectíneo e porção média do adutor longo.

Músculos Anteriores do Quadril, da Coxa e da Região Glútea (II)

Figura 31.12 Músculos anteriores do quadril e da coxa (II)
Membro inferior direito. As inserções proximais dos músculos são mostradas em vermelho e as inserções distais, em azul.

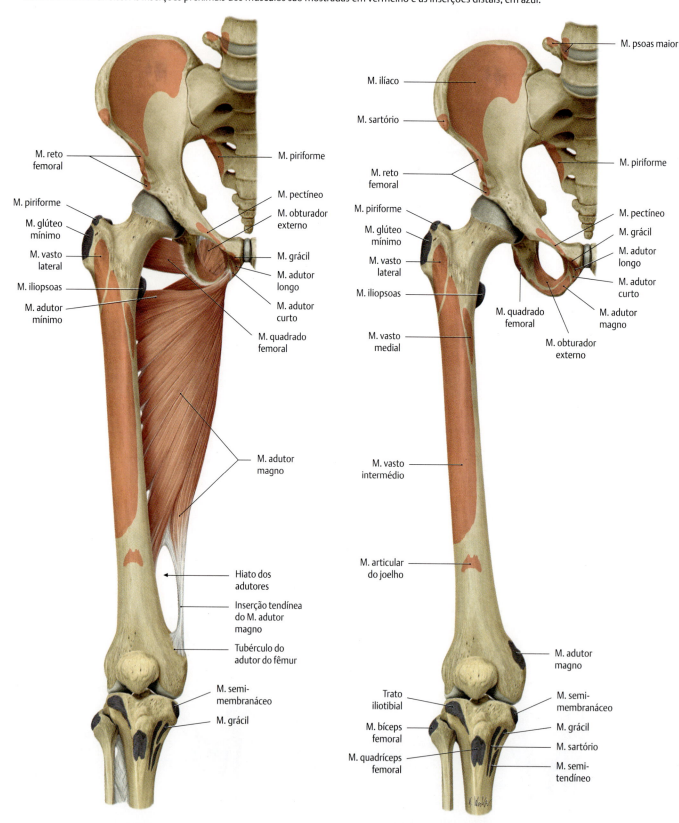

A *Removidos:* Mm. glúteos médio e mínimo, piriforme, obturador externo, adutores curto e longo e grácil.

B *Removidos:* Todos os músculos.

Figura 31.13 **Músculos mediais do quadril, da coxa e da região glútea**
Corte sagital mediano do quadril.

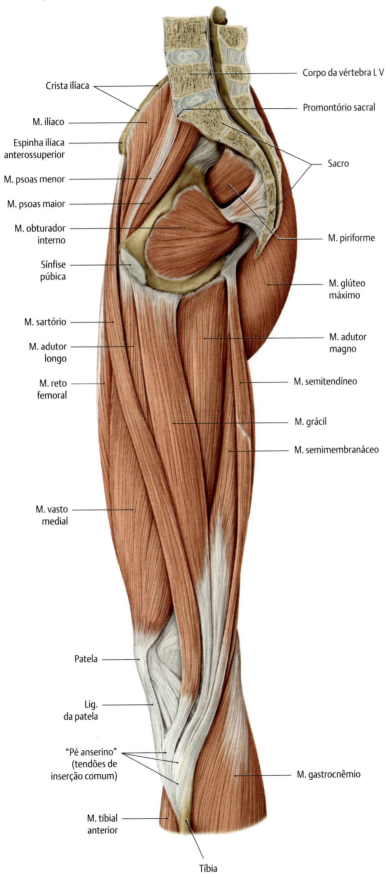

Músculos Posteriores do Quadril, da Coxa e da Região Glútea (I)

Figura 31.14 **Músculos posteriores do quadril, da coxa e da região glútea (I)**
Membro inferior direito. As inserções proximais dos músculos são mostradas em vermelho e as inserções distais, em azul.

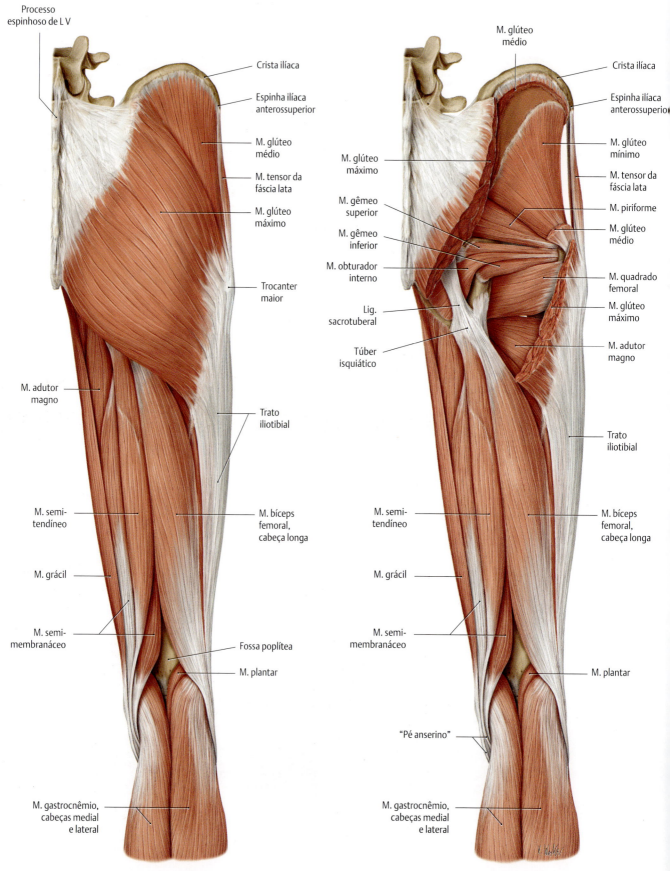

A *Removida:* Fáscia lata (mantido o trato iliotibial). **B** *Removidos parcialmente:* Mm. glúteos máximo e médio.

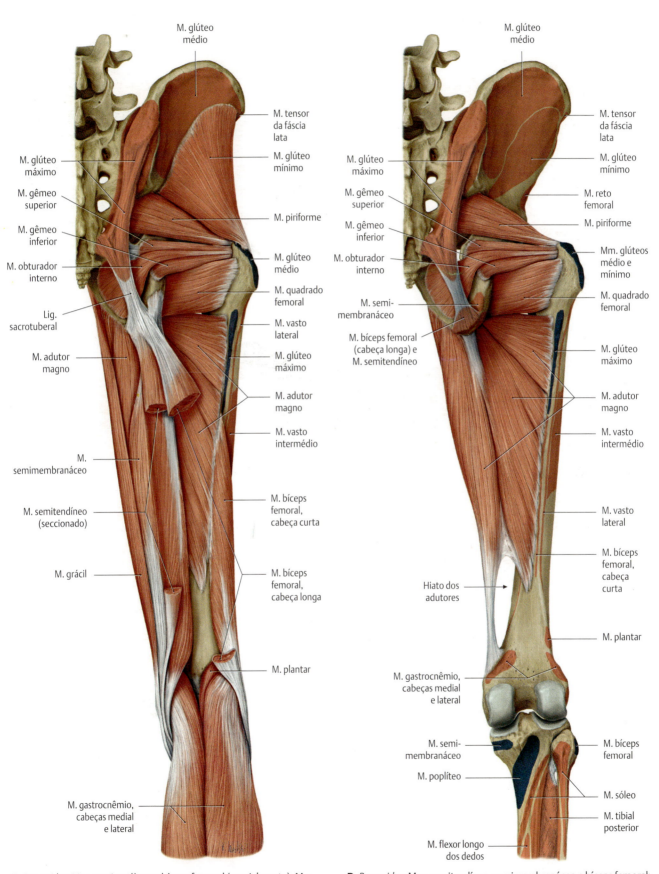

C *Removidos*: Mm. semitendíneo e bíceps femoral (parcialmente); Mm. glúteos máximo e médio (completamente).

D *Removidos*: Mm. semitendíneo, semimembranáceo e bíceps femoral; músculo glúteo mínimo, músculo gastrocnêmio e músculos da perna.

Músculos Posteriores do Quadril, da Coxa e da Região Glútea (II)

Figura 31.15 Músculos posteriores do quadril, da coxa e da região glútea (II)
Membro inferior direito. As inserções proximais dos músculos são mostradas em vermelho e as inserções distais, em azul.

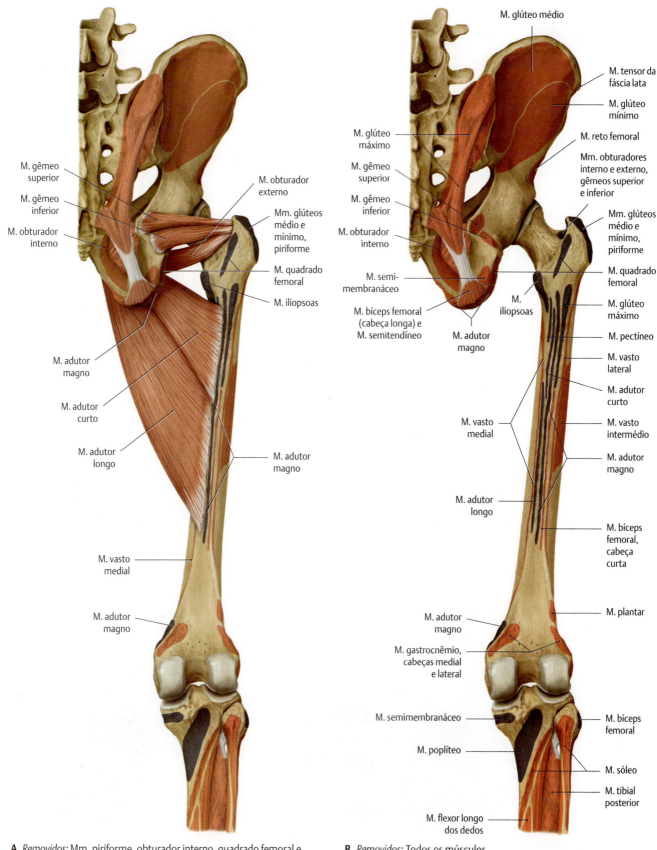

A *Removidos:* Mm. piriforme, obturador interno, quadrado femoral e adutor magno.

B *Removidos:* Todos os músculos.

418

Figura 31.16 **Músculos laterais do quadril, da coxa e da região glútea**
Nota: O trato iliotibial (a faixa espessada da fáscia lata) atua como uma faixa de tensão para reduzir a carga de flexão na parte proximal do fêmur.

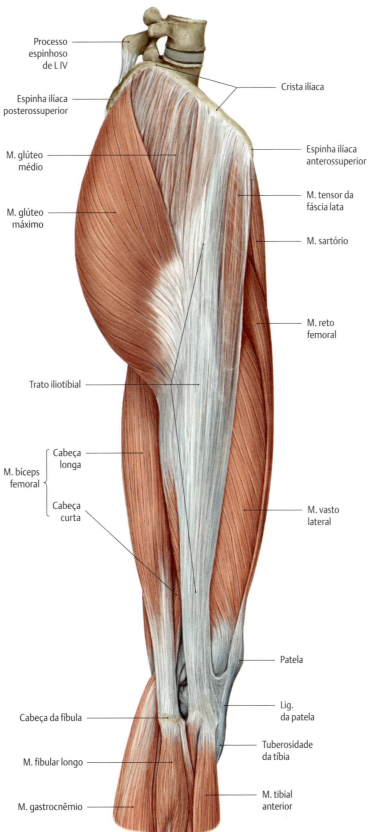

Dados sobre os Músculos (I)

Tabela 31.1 — Músculo iliopsoas

Músculo		Inserção (ponto fixo)	Inserção (ponto móvel)	Inervação	Ação
③ Iliopsoas	① Psoas maior*	*Superficial:* T XII–L IV e discos intervertebrais associados (superfícies laterais) *Profunda:* Vértebras L I–L V (processos costiformes)	Fêmur (trocanter menor)	Plexo lombar (L1, L2[L3])	• Articulação do quadril: flexão e rotação lateral da coxa • Coluna verterbal (região lombar): a contração *unilateral* (com o fêmur em posição fixa) inclina o tronco para o mesmo lado; a contração *bilateral* eleva o tronco a partir da posição de decúbito dorsal
	② Ilíaco	Fossa ilíaca		N. femoral (L2–L4)	

* O M. psoas menor, presente em aproximadamente 50% da população, é frequentemente encontrado na face superficial do M. psoas maior (ver **Fig. 31.17**). Ele não é considerado um músculo do membro inferior. Ele se origina, se insere e atua no abdome (ver **Tabela 13.2, p. 148**).

Figura 31.17 Músculos do quadril
Lado direito, representação esquemática.

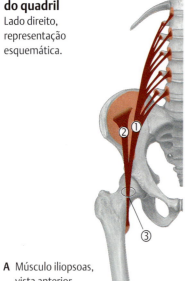

A Músculo iliopsoas, vista anterior.

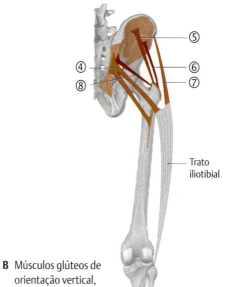

B Músculos glúteos de orientação vertical, vista posterior.

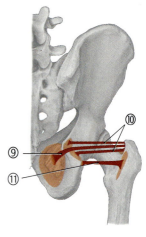

C Músculos glúteos de orientação horizontal, vista posterior.

Tabela 31.2 — Músculos da região glútea

Músculo	Inserção (ponto fixo)	Inserção (ponto móvel)	Inervação	Ação
④ Glúteo máximo	Sacro (face dorsal, parte lateral), ílio (face glútea, parte posterior), aponeurose toracolombar, ligamento sacrotuberal	• Fibras superiores: trato iliotibial • Fibras inferiores: tuberosidade glútea	N. glúteo inferior (L5–S2)	• Todo o músculo: estende e roda lateralmente a coxa na articulação do quadril, nos planos sagital e frontal, respectivamente • Fibras superiores: abdução da coxa • Fibras inferiores: adução da coxa
⑤ Glúteo médio	Ílio (face glútea abaixo da crista ilíaca entre as linhas glúteas anterior e posterior)	Trocanter maior do fêmur (superfície lateral)	N. glúteo superior (L4–S1)	• Todo o músculo: abduz a coxa na articulação do quadril, estabiliza a pelve no plano frontal • Parte anterior: flexão e rotação medial da coxa • Parte posterior: extensão e rotação lateral da coxa
⑥ Glúteo mínimo	Ílio (face glútea abaixo da inserção do M. glúteo médio)	Trocanter maior do fêmur (superfície anterolateral)		
⑦ Tensor da fáscia lata	Espinha ilíaca anterossuperior	Trato iliotibial		• Tensiona a fáscia lata • Articulação do quadril: abdução, flexão e rotação medial da coxa
⑧ Piriforme	Face pélvica do sacro	Ápice do trocanter maior do fêmur	Plexo sacral (S1–S2)	• Rotação lateral, abdução e extensão da coxa na articulação do quadril • Estabiliza a articulação do quadril
⑨ Obturador interno	Superfície interna da membrana obturadora e seus limites ósseos	Superfície medial do trocanter maior	Plexo sacral (L5, S1)	Rotação lateral, adução e extensão da coxa na articulação do quadril (também ativo na abdução, dependendo da posição da articulação)
⑩ Gêmeos	• M. gêmeo superior: espinha isquiática • M. gêmeo inferior: túber isquiático	Conjuntamente com o tendão do M. obturador interno (superfície medial, trocanter maior)		
⑪ Quadrado femoral	Margem lateral do túber isquiático	Crista intertrocantérica do fêmur		Rotação lateral e adução da coxa na articulação do quadril

Figura 31.18 **Músculos psoas e ilíaco**
Lado direito, vista anterior.

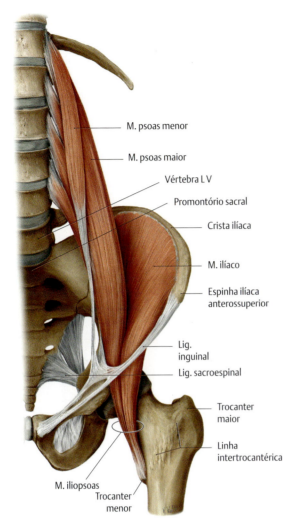

Figura 31.19 **Músculos superficiais da região glútea**
Lado direito, vista posterior.

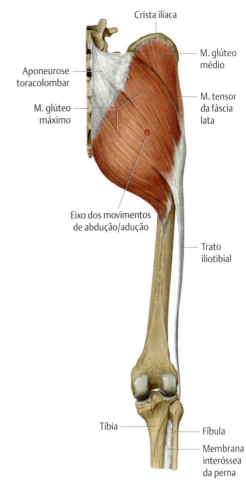

Figura 31.20 **Músculos profundos da região glútea**

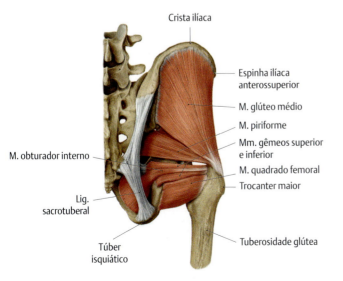

A Camada profunda com remoção do M. glúteo máximo.

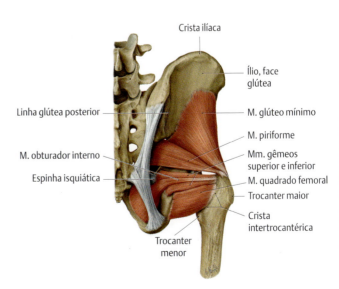

B Camada profunda com remoção do M. glúteo médio.

Dados sobre os Músculos (II)

Do ponto de vista funcional, os músculos mediais da coxa são considerados adutores da coxa na articulação do quadril.

Figura 31.21 Músculos mediais da coxa: Camada superficial
Lado direito, vista anterior.

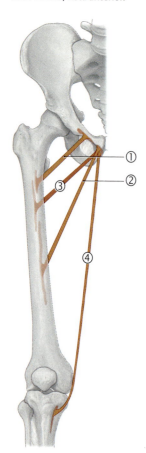

A Representação esquemática.

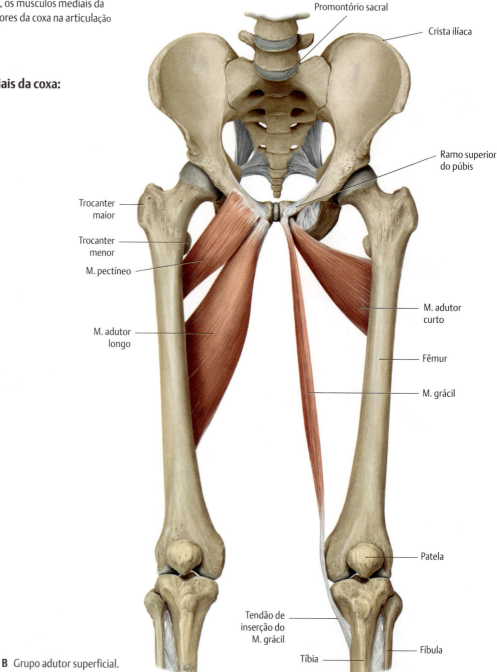

B Grupo adutor superficial.

Tabela 31.3	Músculos mediais da coxa: Camada superficial			
Músculo	Inserção (ponto fixo)	Inserção (ponto móvel)	Inervação	Ação
① Pectíneo	Linha pectínea do púbis	Fêmur (linha pectínea e a parte proximal da linha áspera)	N. femoral, N. obturatório (L2, L3)	• Articulação do quadril: adução, rotação lateral e flexão leve da coxa • Estabiliza a pelve nos planos frontal e sagital
② Adutor longo	Ramo superior do púbis e superfície anterior da sínfise púbica	Fêmur (linha áspera, lábio medial no terço médio do fêmur)	N. obturatório (L2–L4)	• Articulação do quadril: adução e flexão (até 70 graus) da coxa; extensão (além de 80 graus de flexão) da coxa • Estabiliza a pelve nos planos frontal e sagital
③ Adutor curto	Ramo inferior do púbis			
④ Grácil	Ramo inferior do púbis abaixo da sínfise púbica	Tíbia (margem medial da tuberosidade, juntamente com os tendões dos Mm. sartório e semitendíneo)	N. obturatório (L2, L3)	• Articulação do quadril: adução e flexão da coxa • Articulação do joelho: flexão e rotação medial da perna

Figura 31.22 **Músculos mediais da coxa: Camada profunda**
Lado direito, vista anterior.

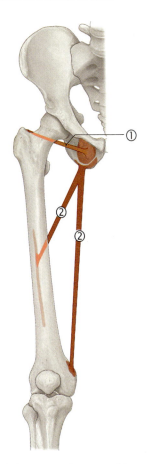

A Representação esquemática.

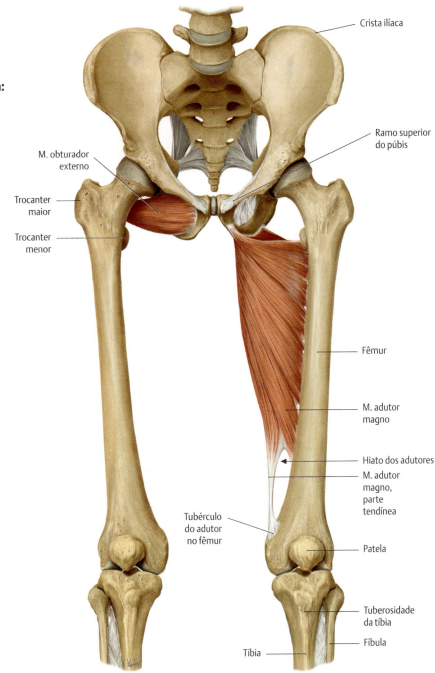

B Grupo adutor profundo.

Tabela 31.4	Músculos mediais da coxa: Camada profunda			
Músculo	**Inserção (ponto fixo)**	**Inserção (ponto móvel)**	**Inervação**	**Ação**
① Obturador externo	Superfície externa da membrana obturadora e seus limites ósseos	Fossa trocantérica do fêmur	N. obturatório (L3, L4)	• Articulação do quadril: adução e rotação lateral da coxa • Estabiliza a pelve no plano sagital
② Adutor magno	Ramo inferior do púbis, ramo do ísquio e túber isquiático	• Parte profunda ("inserção carnosa"): lábio medial da linha áspera • Parte superficial ("inserção tendínea"): tubérculo do adutor no fêmur	• Parte profunda: N. obturatório (L2–L4) • Parte superficial: N. tibial (L4)	• Articulação do quadril: adução, extensão e leve flexão (a inserção tendínea também é ativa na rotação medial) da coxa • Estabiliza a pelve nos planos frontal e sagital

Dados sobre os Músculos (III)

 Os músculos anteriores e posteriores da coxa podem ser classificados como flexores e extensores, respectivamente, em relação à articulação do joelho.*

*N.R.T.: Na verdade, o único músculo anterior da coxa que é flexor da perna na articulação do joelho é o M. sartório. Os demais são extensores da perna (Tabela 31.5).

Figura 31.23 Músculos anteriores da coxa
Lado direito, vista anterior.

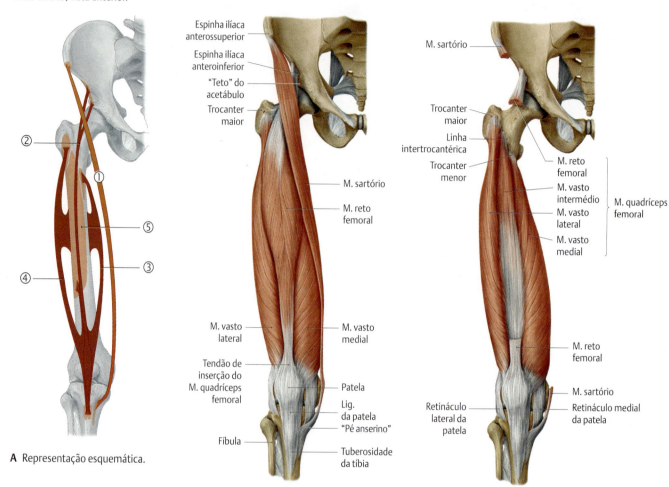

A Representação esquemática.

B Grupo superficial.

C Grupo profundo. *Removidos:* Mm. sartório e reto femoral.

Tabela 31.5		Músculos anteriores da coxa			
Músculo		Inserção (ponto fixo)	Inserção (ponto móvel)	Inervação	Ação
① Sartório		Espinha ilíaca anterossuperior	Medial à tuberosidade da tíbia (junto com os músculos grácil e semitendíneo)	N. femoral (L2, L3)	• Articulação do quadril: flexão, abdução e rotação lateral da coxa • Articulação do joelho: flexão e rotação medial da perna
Quadríceps femoral*	② Reto femoral	Espinha ilíaca anteroinferior, "teto" do acetábulo do quadril	Tuberosidade da tíbia (via ligamento da patela)	N. femoral (L2–L4)	• Articulação do quadril: flexão da coxa • Articulação do joelho: extensão da perna
	③ Vasto medial	Linha áspera (lábio medial), linha intertrocantérica (parte distal)	Ambos os lados da tuberosidade, nos côndilos medial e lateral (por meio dos retináculos medial e lateral da patela)		Articulação do joelho: extensão da perna
	④ Vasto lateral	Linha áspera (lábio lateral), trocanter maior (superfície lateral)			
	⑤ Vasto intermédio	Corpo do fêmur (superfície anterior)	Tuberosidade da tíbia (via ligamento da patela)		
	Articular do joelho (fibras distais do vasto intermédio)	Superfície anterior do corpo do fêmur, no nível do "recesso suprapatelar"	"Recesso suprapatelar" da cápsula articular do joelho		Articulação do joelho: extensão da perna; evita a compressão da cápsula articular

*Todo o músculo se insere na tuberosidade da tíbia, por meio do ligamento da patela.

Figura 31.24 Músculos posteriores da coxa
Lado direito, vista posterior.

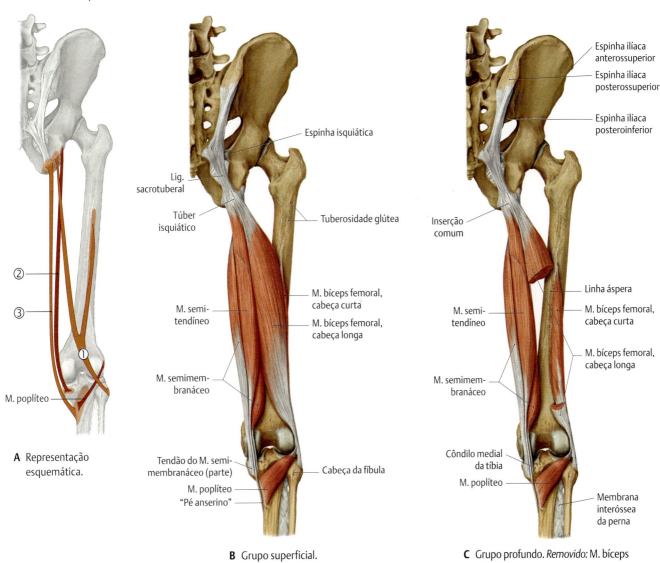

A Representação esquemática.

B Grupo superficial.

C Grupo profundo. *Removido:* M. bíceps femoral (cabeça longa).

Tabela 31.6	Músculos posteriores da coxa			
Músculo	**Inserção (ponto fixo)**	**Inserção (ponto móvel)**	**Inervação**	**Ação**
① Bíceps femoral	Cabeça longa: túber isquiático, ligamento sacrotuberal (inserção comum com o M. semitendíneo)	Cabeça da fíbula	N. tibial (L5–S2)	• Articulação do quadril (cabeça longa): estende a coxa, estabiliza a pelve no plano sagital • Articulação do joelho: flexão e rotação lateral da perna
	Cabeça curta: lábio lateral da linha áspera, no terço médio do fêmur		N. fibular comum (L5–S2)	Articulação do joelho: flexão e rotação lateral da perna
② Semimembranáceo	Túber isquiático	Côndilo medial da tíbia, ligamento poplíteo oblíquo, fáscia poplítea	N. tibial (L5–S2)	• Articulação do quadril: estende a coxa, estabiliza a pelve no plano sagital • Articulação do joelho: flexão e rotação medial da perna
③ Semitendíneo	Túber isquiático e ligamento sacrotuberal (inserção comum com a cabeça longa do músculo bíceps femoral)	Medial à tuberosidade da tíbia, no "pé anserino" (juntamente com os tendões dos Mm. grácil e sartório)		
Ver músculo poplíteo na **p. 445**.				

Tíbia e Fíbula

 A tíbia e a fíbula são unidas por duas articulações, o que permite um movimento limitado (rotação). A membrana interóssea da perna é uma lâmina de tecido conjuntivo resistente que serve como inserção de vários músculos na perna. Também atua juntamente com a sindesmose tibiofibular para estabilizar a articulação talocrural (do tornozelo).

Figura 32.1 **Tíbia e fíbula**
Perna direita.

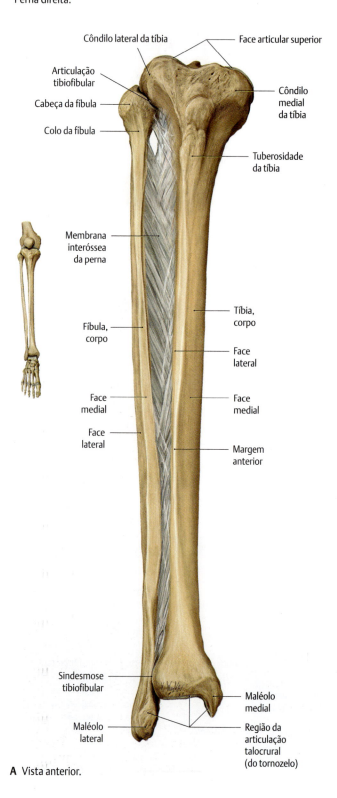

A Vista anterior.

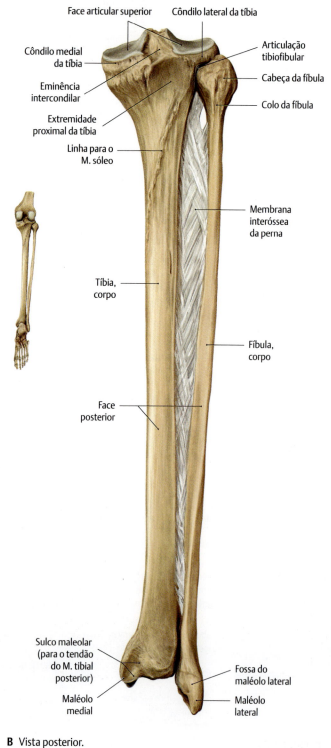

B Vista posterior.

426

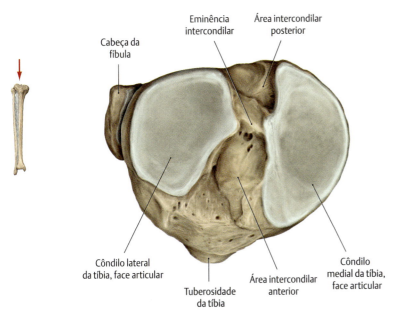

C Vista superior.

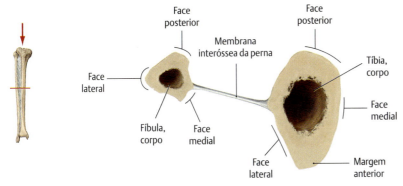

D Corte transversal, vista superior.

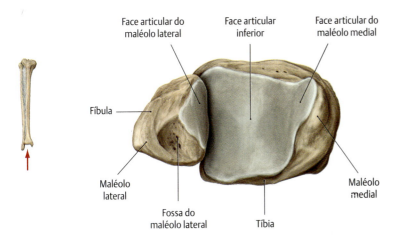

E Vista inferior.

Boxe 32.1 | Correlação Clínica

Fratura da fíbula

Ao diagnosticar uma fratura da fíbula, é importante determinar se há ruptura da sindesmose (ver **p. 426**). As fraturas da fíbula podem ser distais, no mesmo nível ou proximais à sindesmose tibiofibular; as duas últimas estão frequentemente associadas à laceração da sindesmose.

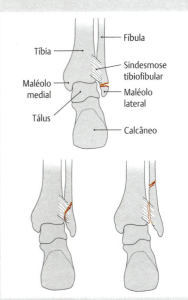

Nesta fratura proximal à sindesmose (*seta*) houve ruptura da sindesmose, indicada pelo alargamento do espaço medial da articulação talocrural (ver **pp. 450-451**).

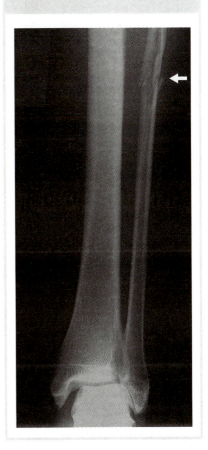

Articulação do Joelho: Considerações Gerais

 Na articulação do joelho, o fêmur se articula com a tíbia e a patela. As duas articulações estão contidas em uma cápsula articular comum e suas cavidades articulares se comunicam. *Nota:* A fíbula não está incluída na articulação do joelho (em contraste com o úmero no cotovelo; ver **p. 322**). Em vez disso, constitui uma articulação mais fixa e separada com a tíbia.

Figura 32.2 Articulação do joelho direito

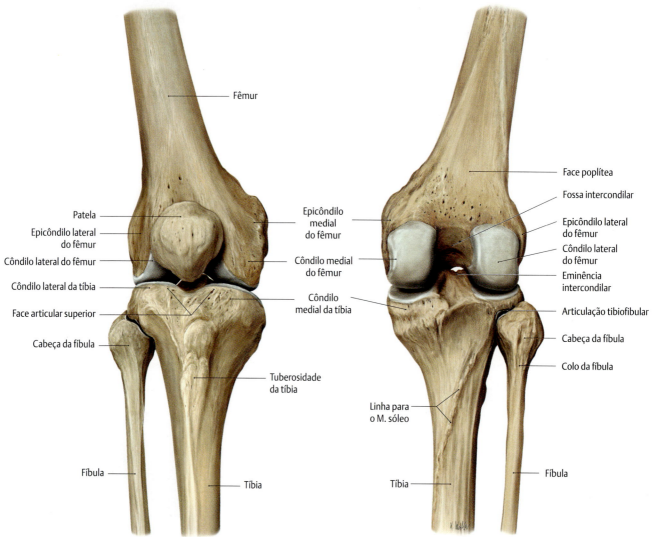

A Vista anterior.

B Vista posterior.

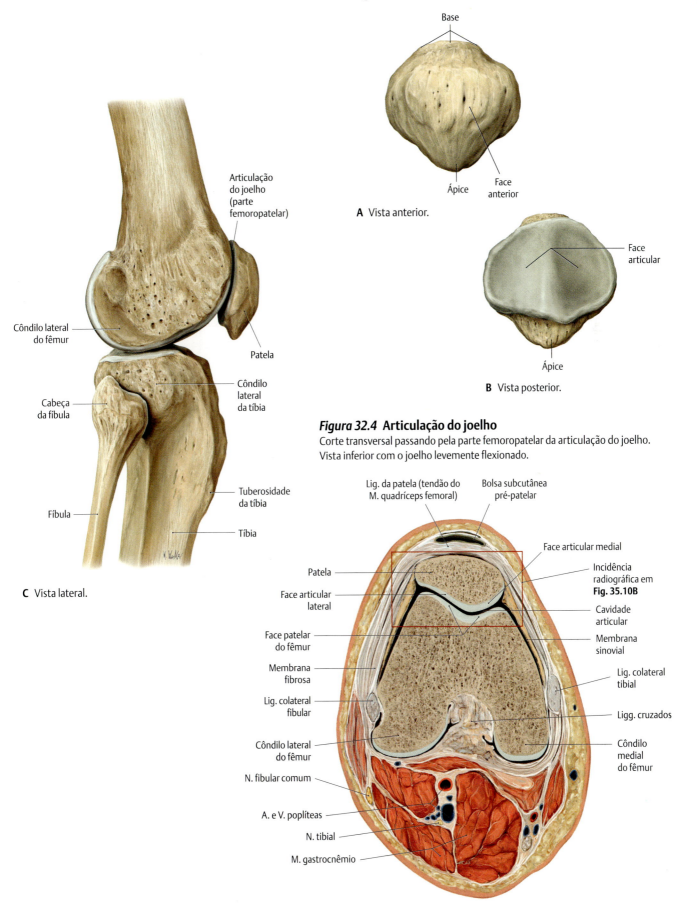

Figura 32.3 **Patela**

A Vista anterior.

B Vista posterior.

Figura 32.4 **Articulação do joelho**
Corte transversal passando pela parte femoropatelar da articulação do joelho. Vista inferior com o joelho levemente flexionado.

C Vista lateral.

Articulação do Joelho: Cápsula Articular, Ligamentos e Bolsas

Membro Inferior

Tabela 32.1	Ligamentos da articulação do joelho
Ligamentos extrínsecos	
Superfície anterior	Lig. da patela
	Retináculo medial "longitudinal" da patela
	Retináculo lateral "longitudinal" da patela
	"Retináculo medial transverso da patela"
	"Retináculo lateral transverso da patela"
Superfícies medial e lateral	Lig. colateral tibial (medial)
	Lig. colateral fibular (lateral)
Superfície posterior	Lig. poplíteo oblíquo
	Lig. poplíteo arqueado
Ligamentos intrínsecos	
Lig. cruzado anterior	
Lig. cruzado posterior	
Lig. transverso do joelho	
Lig. meniscofemoral posterior	

Figura 32.5 **Ligamentos da articulação do joelho**
Vista anterior do joelho direito.

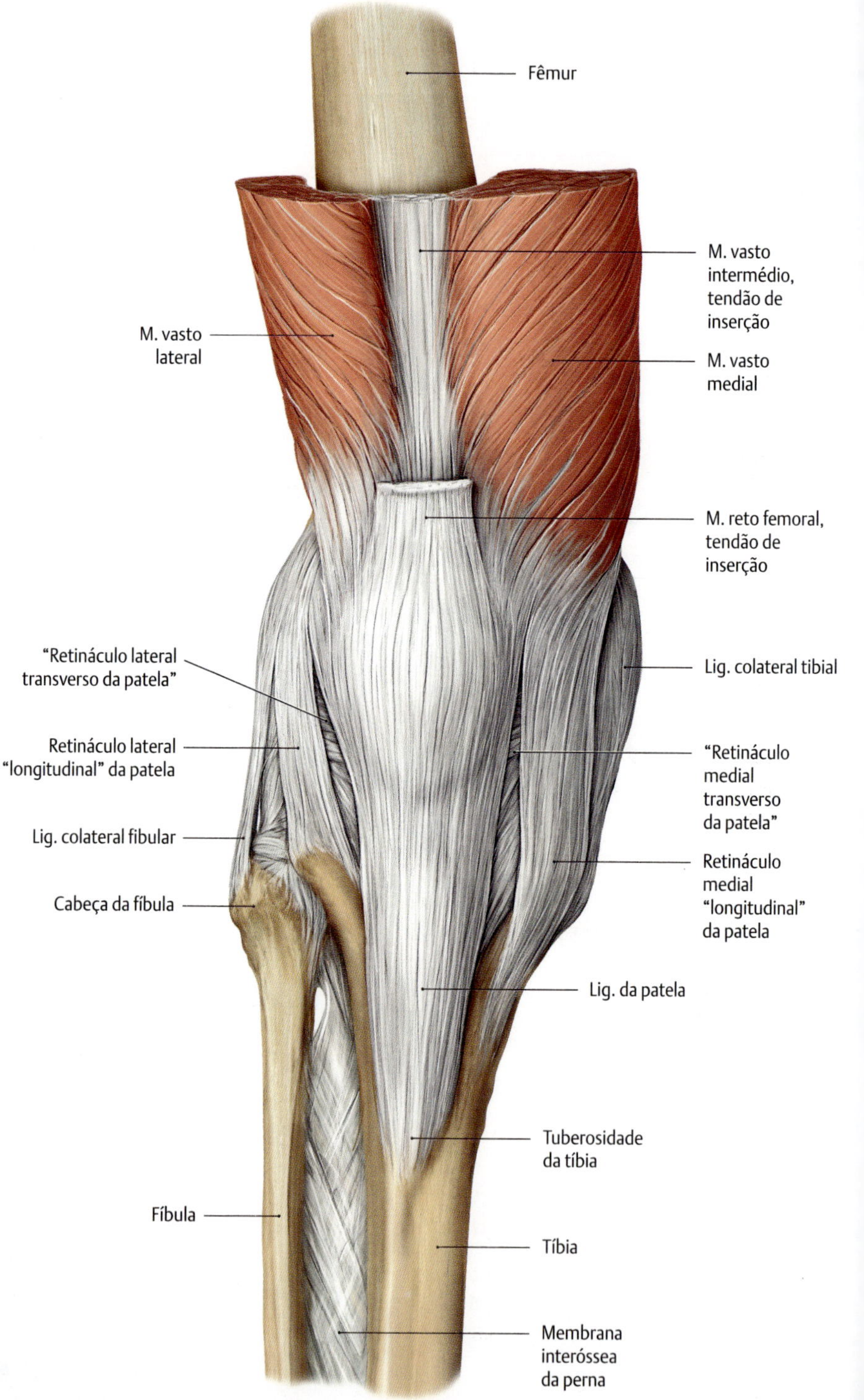

Figura 32.6 **Cápsula articular, ligamentos e bolsas periarticulares**
Vista posterior do joelho direito. A cavidade articular comunica-se com as bolsas periarticulares no recesso poplíteo, na bolsa do músculo semimembranáceo e na bolsa subtendínea medial do músculo gastrocnêmio.

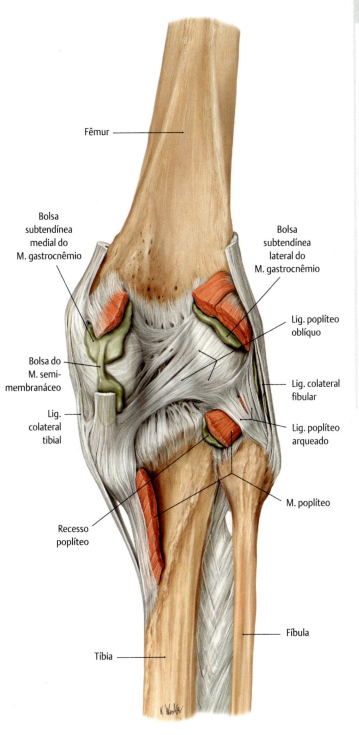

Boxe 32.2 | Correlação Clínica

Bolsa dos músculos gastrocnêmio e semimembranáceo (cisto de Baker)
A tumefação dolorosa atrás do joelho pode ser causada por uma evaginação cística da cápsula articular ("cisto poplíteo sinovial"). Muitas vezes, isso é causado por aumento na pressão intra-articular (p. ex., na artrite reumatoide).

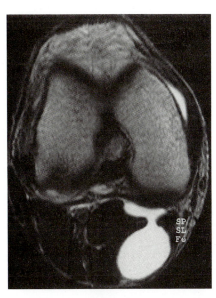

RM axial de um cisto de Baker na fossa poplítea, vista inferior. Cisto de Baker na fossa poplítea direita. Os cistos de Baker ocorrem, com frequência, na parte medial da fossa poplítea entre o tendão do M. semimembranáceo e a cabeça medial do M. gastrocnêmio no nível da face posterior do côndilo medial do fêmur.

Articulação do Joelho: Ligamentos e Meniscos

***Figura 32.7* Ligamentos colaterais e da patela, na articulação do joelho**
Articulação do joelho direito. Cada articulação do joelho tem ligamentos colaterais tibial e fibular. O ligamento colateral tibial está firmemente fixado à cápsula articular e ao menisco medial, ao passo que o ligamento colateral fibular não tem contato direto com a cápsula articular nem com o menisco lateral. Os dois ligamentos colaterais estão tensionados na posição de extensão da perna na articulação do joelho e estabilizam a articulação no plano frontal.

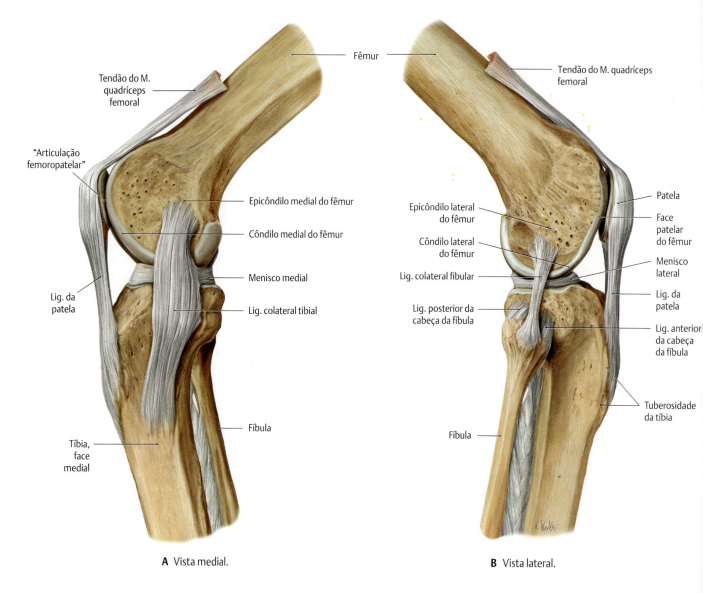

A Vista medial.   **B** Vista lateral.

Figura 32.8 Meniscos na articulação do joelho
Face articular superior da tíbia direita, vista superior.

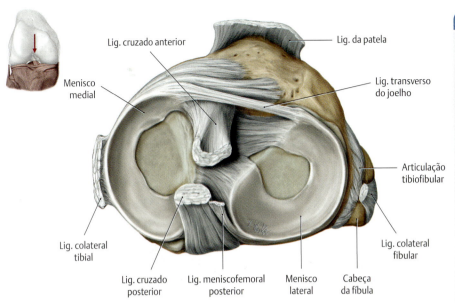

A Face articular superior da tíbia direita com a divisão dos ligamentos cruzados, patelares e colaterais.

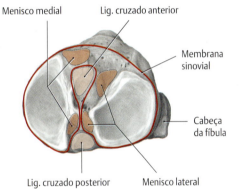

B Locais de fixação dos meniscos e dos ligamentos cruzados. A linha vermelha indica a fixação da membrana sinovial na tíbia, que cobre os ligamentos cruzados. Os ligamentos cruzados situam-se no tecido conjuntivo subsinovial.

Boxe 32.3 | Correlação Clínica

Lesão dos meniscos
O menisco medial, sendo menos móvel, é mais suscetível à lesão do que o menisco lateral. Em geral, o traumatismo é provocado pela extensão ou pela rotação súbita do joelho fletido com a perna fixada.

A Laceração em "alça de balde".

B Laceração radial do "corno posterior".

Figura 32.9 Movimentos dos meniscos
Articulação do joelho direito.

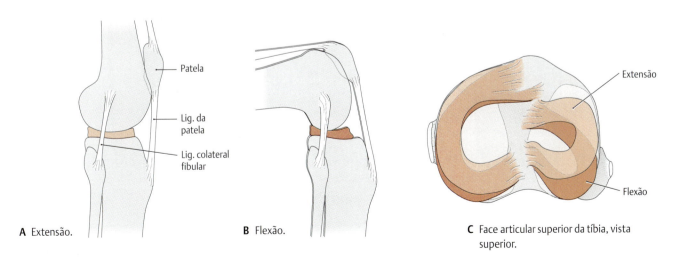

A Extensão.   **B** Flexão.   **C** Face articular superior da tíbia, vista superior.

Ligamentos Cruzados

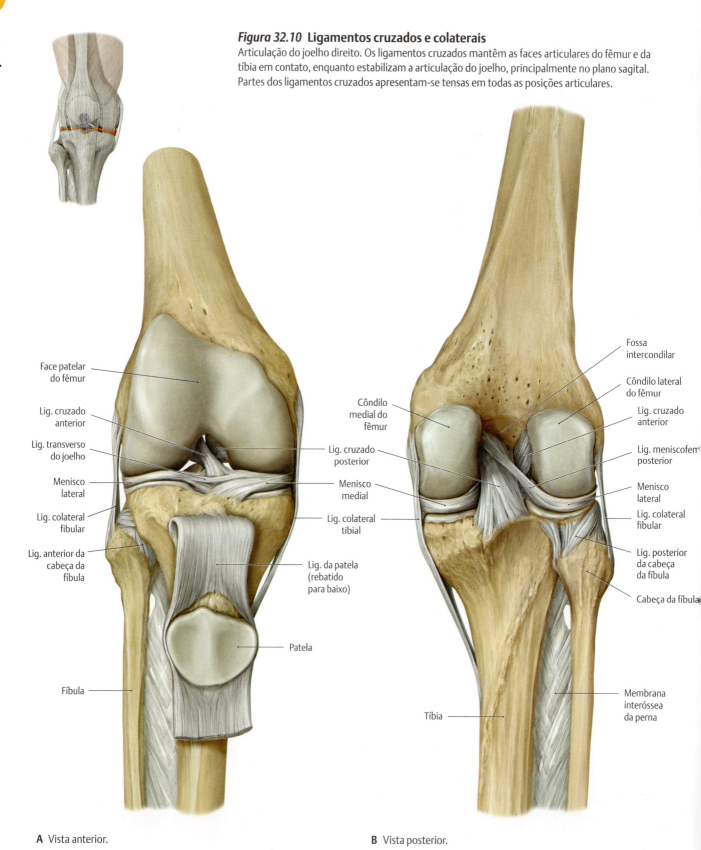

Figura 32.10 Ligamentos cruzados e colaterais
Articulação do joelho direito. Os ligamentos cruzados mantêm as faces articulares do fêmur e da tíbia em contato, enquanto estabilizam a articulação do joelho, principalmente no plano sagital. Partes dos ligamentos cruzados apresentam-se tensas em todas as posições articulares.

A Vista anterior.   B Vista posterior.

Figura 32.11 **Articulação do joelho direito em flexão**
Vista anterior, após a remoção da cápsula articular e da patela.

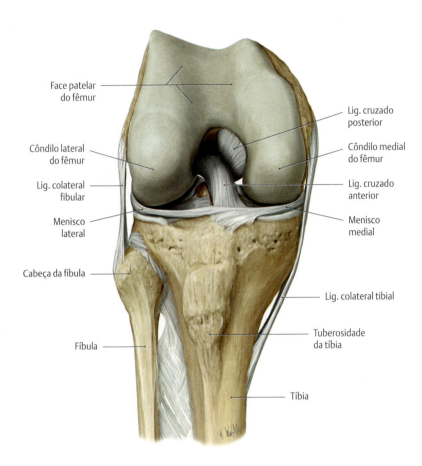

Boxe 32.4 | Correlação Clínica

Ruptura dos ligamentos cruzados
A ruptura do ligamento cruzado desestabiliza o joelho, permitindo o movimento da tíbia para a frente ("sinal da gaveta" anterior) ou para trás ("sinal da gaveta" posterior) em relação ao fêmur. As rupturas são cerca de 10 vezes mais comuns no ligamento cruzado *anterior* do que no ligamento posterior. O mecanismo de lesão mais comum é um traumatismo causado por rotação medial com a perna fixada. O golpe lateral no joelho completamente estendido, com o pé apoiado, tende a causar ruptura concomitante dos ligamentos cruzado anterior e colateral tibial, além de ruptura do menisco medial.

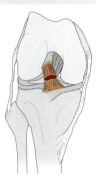

A Joelho direito em flexão, ruptura do ligamento cruzado anterior, vista anterior.

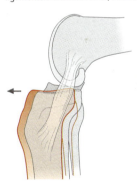

B Joelho direito em flexão, "sinal da gaveta anterior", vista medial. Durante o exame do joelho flexionado, a tíbia pode ser puxada para frente.

Figura 32.12 **Ligamentos cruzados e colaterais em flexão e extensão**
Joelho direito, vista anterior. As fibras tensas do ligamento estão representadas em vermelho.

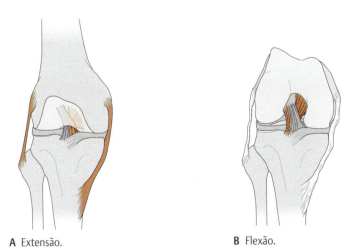

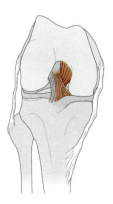

A Extensão.   **B** Flexão.   **C** Flexão e rotação medial.

Cavidade da Articulação do Joelho

Figura 32.13 Cavidade articular
Joelho direito, vista lateral. A cavidade articular foi moldada mediante injeção de uma resina modeladora na articulação do joelho, seguida por remoção da cápsula articular.

Figura 32.14 Cápsula articular aberta
Joelho direito, vista anterior com rebatimento da patela para baixo.

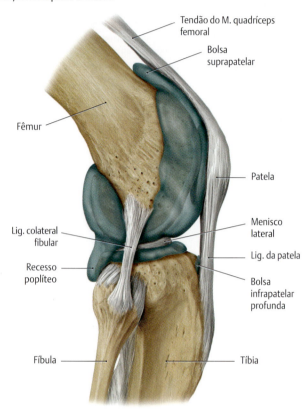

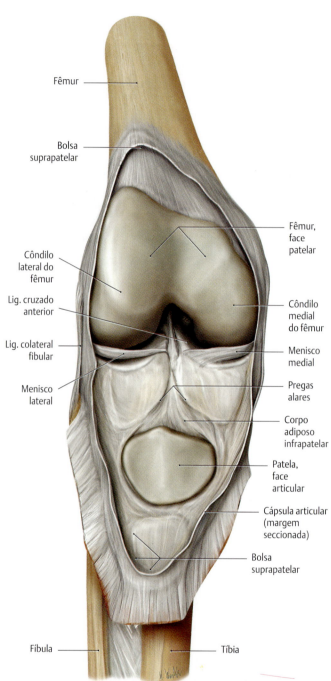

Figura 32.15 Ligamentos da cápsula articular
Articulação do joelho direito, vista anterior.

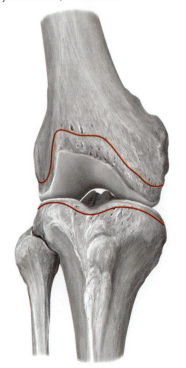

Figura 32.16 **Bolsa suprapatelar durante a flexão**
Articulação do joelho direito, vista medial.

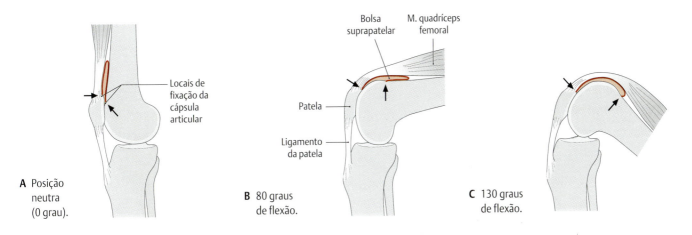

A Posição neutra (0 grau).
B 80 graus de flexão.
C 130 graus de flexão.

Figura 32.17 **Articulação do joelho direito: Corte sagital mediano**

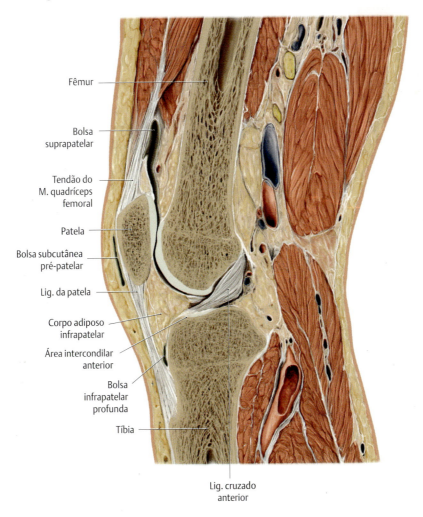

Músculos da Perna: Compartimentos Anterior e Lateral

Figura 32.18 **Músculos do compartimento anterior da perna**
Perna direita. As inserções proximais dos músculos são mostradas em vermelho e as inserções distais, em azul.

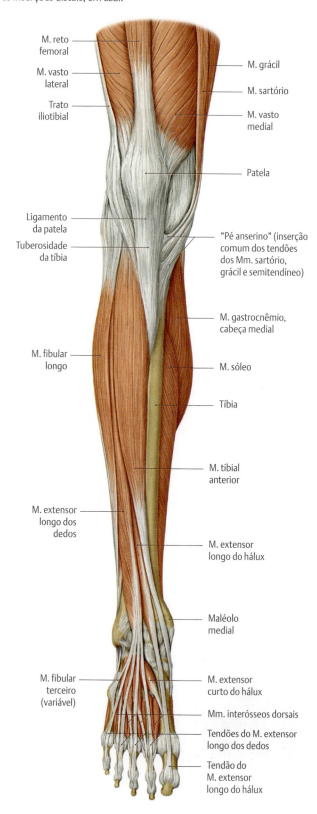

A Todos os músculos são mostrados.

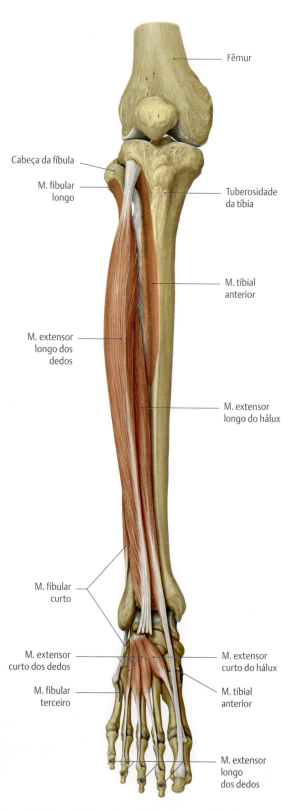

B *Removidos*: Mm. tibial anterior e fibular longo; tendões do M. extensor longo dos dedos (partes distais). *Nota*: O M. fibular terceiro é uma divisão do M. extensor longo dos dedos.

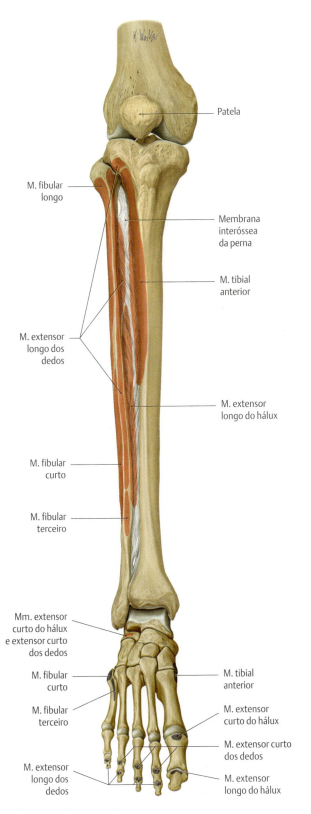

C *Removidos*: Todos os músculos.

Figura 32.19 **Músculos do compartimento lateral da perna**
Perna direita. O músculo tríceps sural é formado pelo músculo sóleo e pelas duas cabeças do músculo gastrocnêmio.

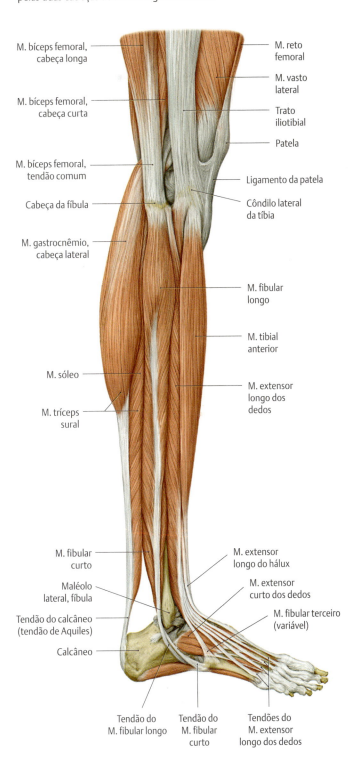

Músculos da Perna: Compartimento Posterior

Figura 32.20 Músculos do compartimento posterior da perna
Perna direita. As inserções proximais dos músculos são mostradas em vermelho e as inserções distais, em azul.

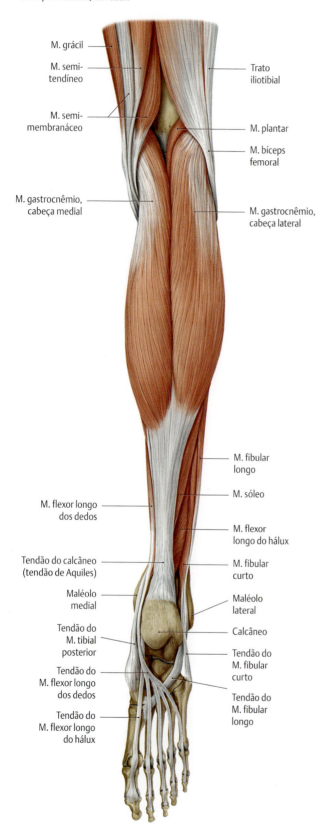

A *Nota:* O relevo da região sural ("panturrilha") é produzido principalmente pelo M. tríceps sural (M. sóleo e as duas cabeças do M. gastrocnêmio).

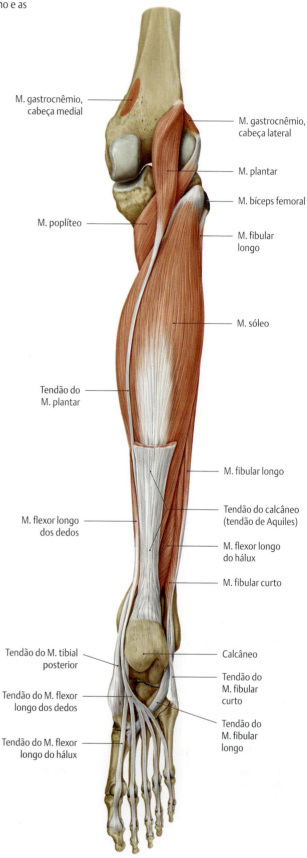

B *Removido:* M. gastrocnêmio (duas cabeças).

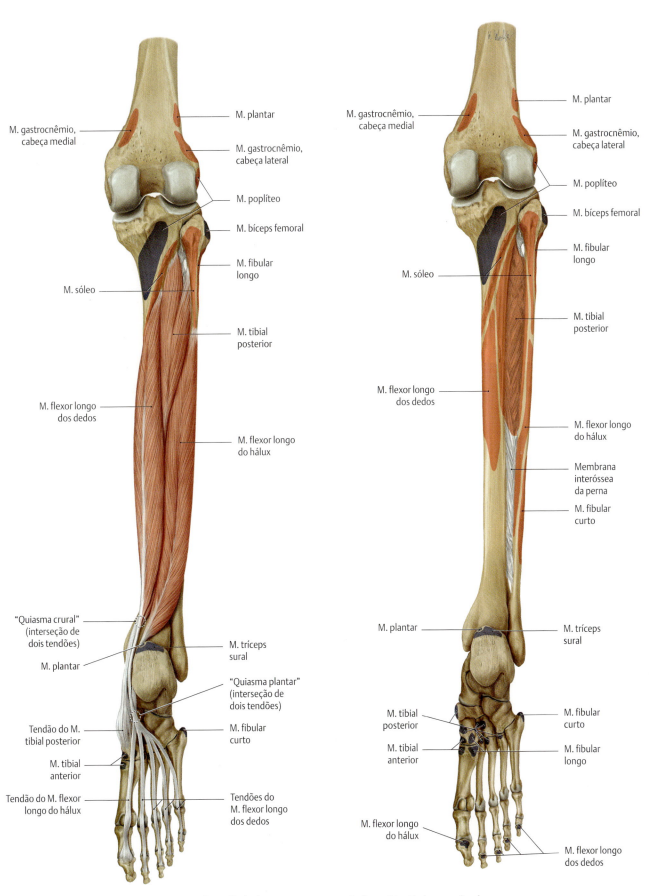

C *Removidos*: Mm. tríceps sural, plantar, poplíteo, fibular longo e fibular curto.

D *Removidos*: Todos os músculos.

Dados sobre os Músculos (I)

Os músculos da perna controlam a flexão dorsal/flexão plantar e a inversão/eversão do pé, além de proporcionarem suporte para os músculos do joelho, da coxa, do quadril e glúteos.

Figura 32.21 **Músculos do compartimento lateral da perna**
Perna e pé direitos.

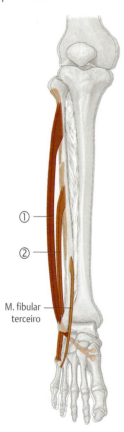
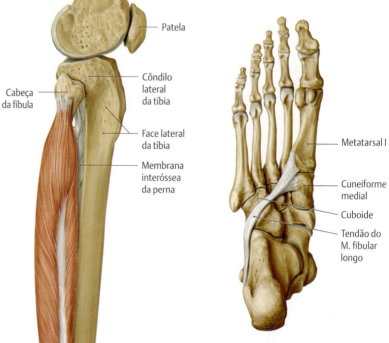

A Grupo fibular, vista anterior, representação esquemática.

B Compartimento lateral, vista lateral direita.

C Trajeto do tendão do M. fibular longo, vista plantar.

Tabela 32.2	Compartimento lateral			
Músculo	Inserção (ponto fixo)	Inserção (ponto móvel)	Inervação	Ação
① Fibular longo	Fíbula (cabeça e dois terços proximais da face lateral, parcialmente inserido nos septos intermusculares)	Cuneiforme medial (superfície plantar), metatarsal I (base)	N. fibular superficial (L5, S1)	• Articulação talocrural: flexão plantar do pé • Articulação subtalar: eversão do pé • Sustenta o arco transverso do pé
② Fibular curto	Fíbula (metade distal da face lateral), septos intermusculares	Metatarsal V (tuberosidade na base, com uma divisão ocasional para a aponeurose dorsal do dedo mínimo)		• Articulação talocrural: flexão plantar do pé • Articulação subtalar: eversão do pé

Figura 32.22 **Músculos do compartimento anterior da perna**
Perna direita, vista anterior.

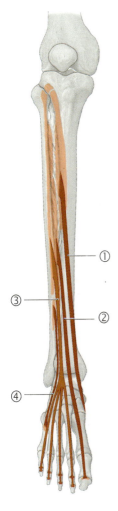

A Representação esquemática.

B Compartimento anterior.

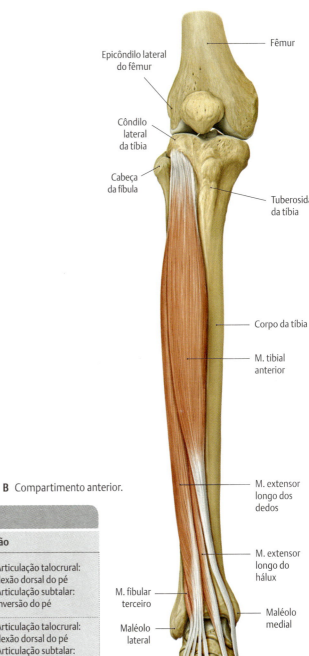

Tabela 32.3 — Compartimento anterior

Músculo	Inserção (ponto fixo)	Inserção (ponto móvel)	Inervação	Ação
① Tibial anterior	Tíbia (dois terços proximais da face lateral), membrana interóssea e fáscia da perna (parte mais alta)	Cuneiforme medial (superfícies medial e plantar), primeiro osso metatarsal (base, medial)	N. fibular profundo (L4, L5)	• Articulação talocrural: flexão dorsal do pé • Articulação subtalar: inversão do pé
② Extensor longo do hálux	Fíbula (terço médio da face medial) e membrana interóssea da perna	Hálux (na aponeurose dorsal na base de sua falange distal)	N. fibular profundo (L4, L5)	• Articulação talocrural: flexão dorsal do pé • Articulação subtalar: ativo tanto na eversão quanto na inversão do pé, dependendo da posição inicial do pé • Estende as articulações MTF e IF do hálux
③ Extensor longo dos dedos	Fíbula (cabeça e margem anterior), tíbia (côndilo lateral) e membrana interóssea da perna	2º a 5º dedos (nas aponeuroses dorsais nas bases das falanges distais)	N. fibular profundo (L4, L5)	• Articulação talocrural: flexão dorsal do pé • Articulação subtalar: eversão do pé • Estende as articulações MTF e IF dos 2º a 5º dedos
④ Fibular terceiro	Parte distal da fíbula (margem anterior)	Metatarsal V (base)	N. fibular profundo (L4, L5)	• Articulação talocrural: flexão dorsal do pé • Articulação subtalar: eversão do pé

IF = interfalângica; MTF = metatarsofalângica.

Dados sobre os Músculos (II)

Os músculos do compartimento posterior são divididos em dois grupos: os flexores superficiais e profundos. Esses grupos são separados pelo septo intermuscular.

Figura 32.23 Músculos do compartimento posterior da perna: flexores superficiais
Perna direita, vista posterior.

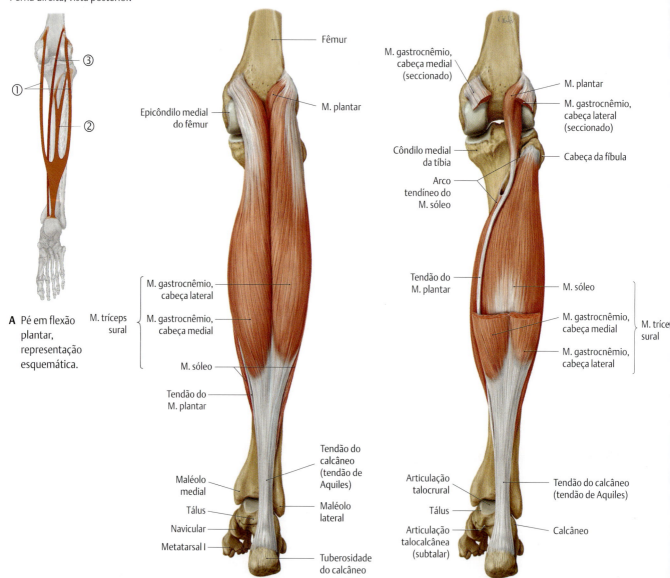

A Pé em flexão plantar, representação esquemática.

B Flexores superficiais.

C Flexores superficiais com remoção do músculo gastrocnêmio (partes das cabeças medial e lateral).

Tabela 32.4	Flexores superficiais do compartimento posterior					
Músculo		Inserção (ponto fixo)	Inserção (ponto móvel)	Inervação	Ação
Tríceps sural	① Gastrocnêmio	Fêmur (cabeça medial: parte posterossuperior do côndilo medial do fêmur, cabeça lateral: face lateral do côndilo lateral do fêmur)	Tuberosidade do calcâneo por meio do tendão do calcâneo	N. tibial (S1, S2)	• Articulação talocrural: flexão plantar quando o joelho está em extensão (M. gastrocnêmio) • Articulação do joelho: flexão (M. gastrocnêmio) da perna • Articulação talocrural: flexão plantar (M. sóleo)
	② Sóleo	Fíbula (cabeça e colo, face posterior), tíbia (linha para o M. sóleo, via arco tendíneo)			
③ Plantar		Fêmur (epicôndilo lateral, proximal à cabeça lateral do M. gastrocnêmio)	Tuberosidade do calcâneo		Negligenciável; pode interagir com M. gastrocnêmio na flexão plantar

Figura 32.24 Compartimento posterior da perna: Flexores profundos

Perna direita com o pé em flexão plantar, vista posterior.

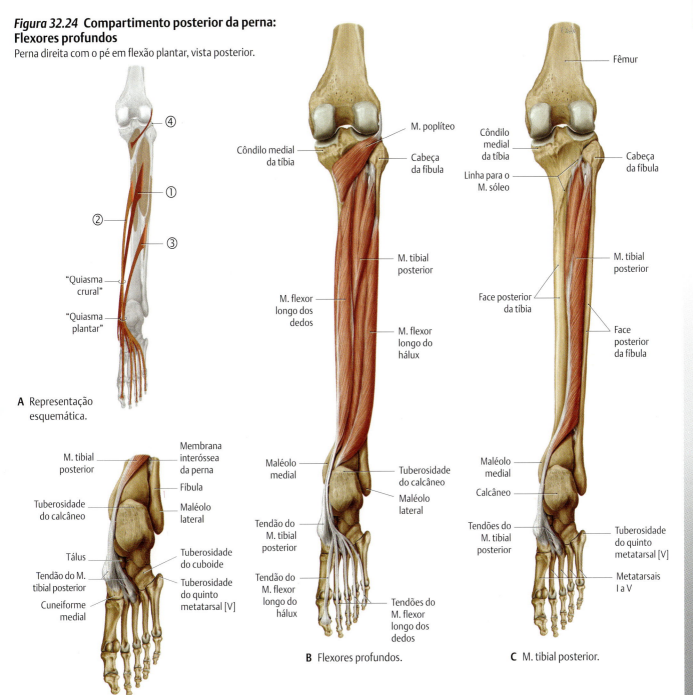

A Representação esquemática.

B Flexores profundos.

C M. tibial posterior.

D Inserção do M. tibial posterior.

Tabela 32.5 — Flexores profundos do compartimento posterior

Músculo	Inserção (ponto fixo)	Inserção (ponto móvel)	Inervação	Ação
① Tibial posterior	Membrana interóssea da perna, margens adjacentes da tíbia e da fíbula	Tuberosidade do navicular; cuneiformes (medial, intermédio e lateral); ossos metatarsais II a IV (bases)	N. tibial (L4, L5)	• Articulação talocrural: flexão plantar do pé • Articulação subtalar: inversão do pé • Sustenta os arcos longitudinal e transverso do pé
② Flexor longo dos dedos	Tíbia (terço médio da face posterior)	Falanges distais (bases) dos dedos II a V	N. tibial (L5–S2)	• Articulação talocrural: flexão plantar do pé • Articulação subtalar: inversão do pé • Articulações MTF e IF dos 2º a 5º dedos: flexão dos dedos
③ Flexor longo do hálux	Fíbula (dois terços distais da face posterior), membrana interóssea da perna adjacente	Falange distal (base) do 1º dedo		• Articulação talocrural: flexão plantar do pé • Articulação subtalar: inversão do pé • Articulações MTF e IF do 1º dedo: flexão do hálux • Sustenta o arco longitudinal "medial"
④ Poplíteo	Côndilo lateral do fêmur, "corno posterior" do menisco lateral	Face posterior da tíbia (acima da origem do M. sóleo)	N. tibial (L4–S1)	Articulação do joelho: flexiona e libera o joelho por rotação medial do fêmur em 5° sobre a tíbia fixada

IF = interfalângica; MTF = metatarsofalângica.

Ossos do Pé

Figura 33.1 **Subdivisões do esqueleto do pé**
Pé direito, vista dorsal. A anatomia descritiva divide os elementos ósseos do pé em ossos tarsais, metatarsais e falanges. Segundo critérios funcionais e clínicos, o esqueleto do pé é dividido em retropé, mediopé e antepé.

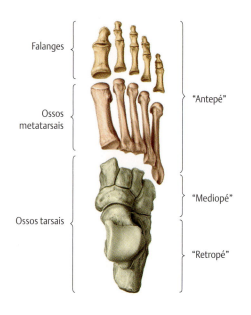

Figura 33.2 **Ossos do pé**
Pé direito.

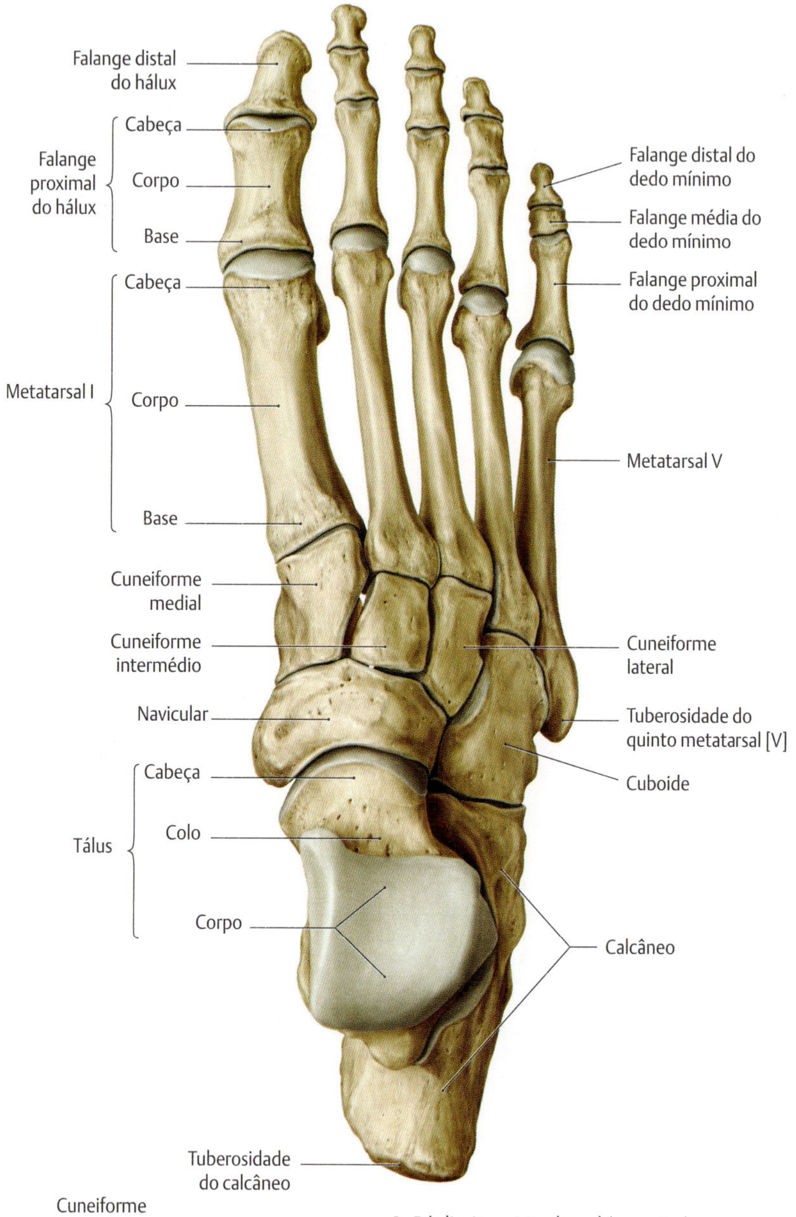

A Pé direito, vista dorsal (superior).

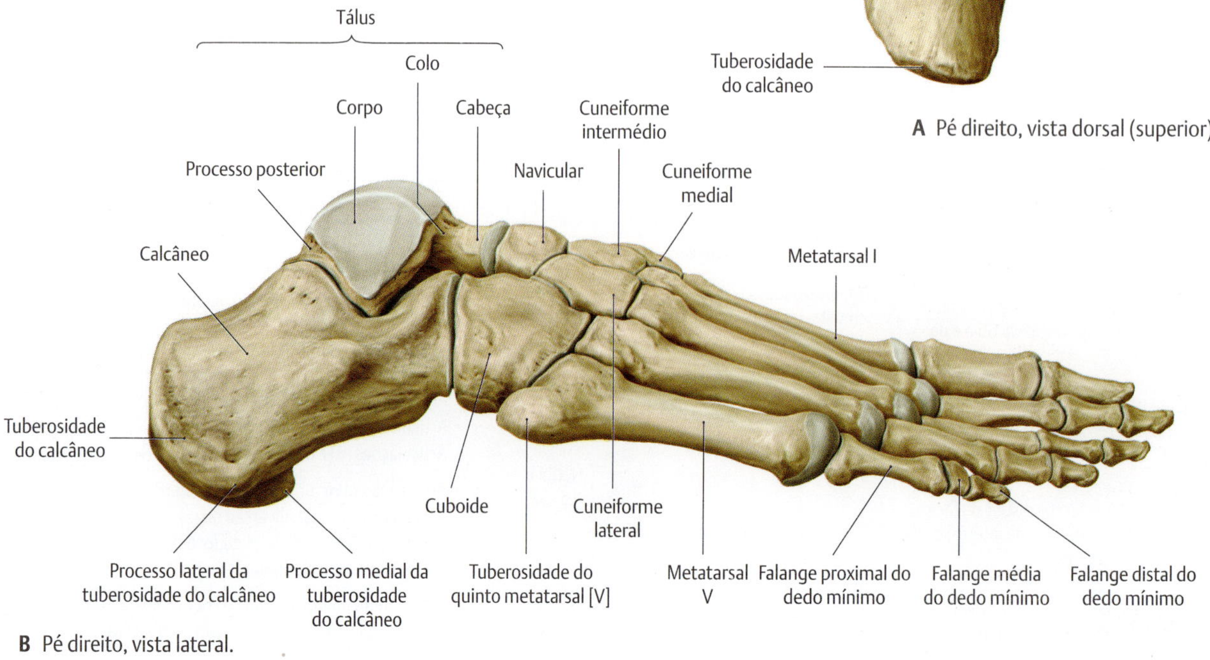

B Pé direito, vista lateral.

446

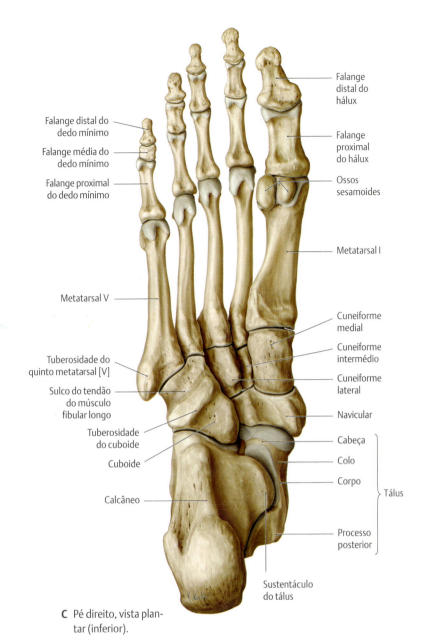

C Pé direito, vista plantar (inferior).

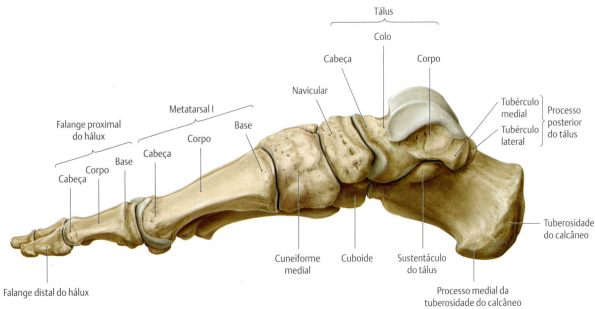

D Pé direito, vista medial.

447

Articulações do Pé (I)

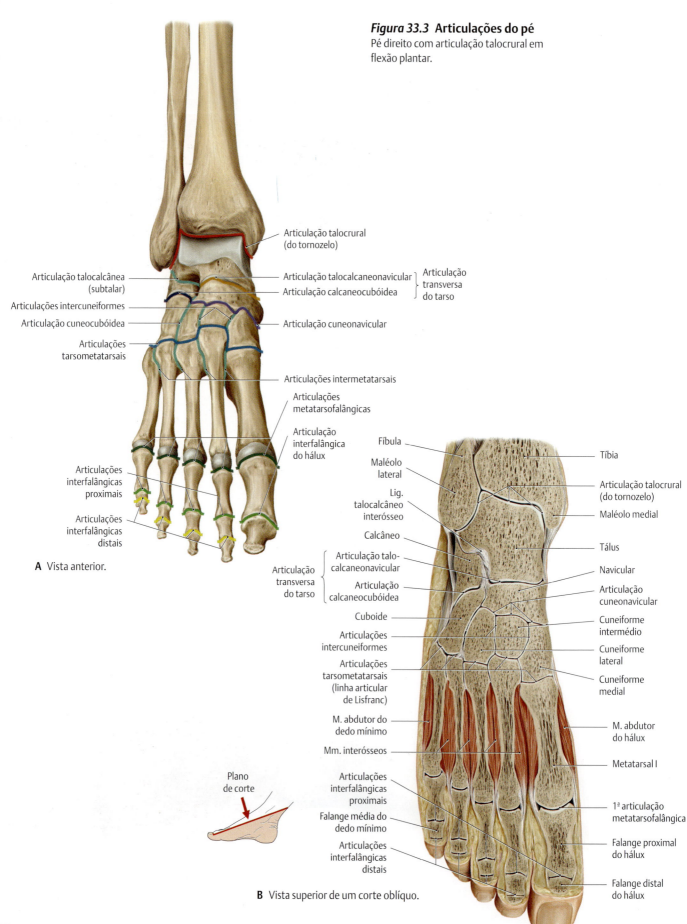

Figura 33.3 Articulações do pé
Pé direito com articulação talocrural em flexão plantar.

A Vista anterior.

B Vista superior de um corte oblíquo.

Figura 33.4 **Faces articulares proximais**
Pé direito, vista proximal.

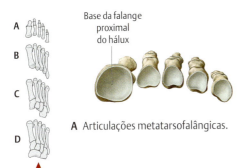

A Articulações metatarsofalângicas.

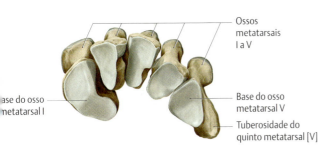

B Articulações tarsometatarsais.

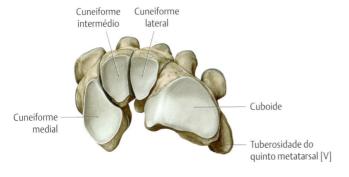

C Articulações cuneonavicular e calcaneocubóidea.

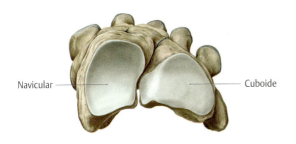

D Articulações talocalcaneonavicular e calcaneocubóidea.

Figura 33.5 **Faces articulares distais**
Pé direito, vista distal.

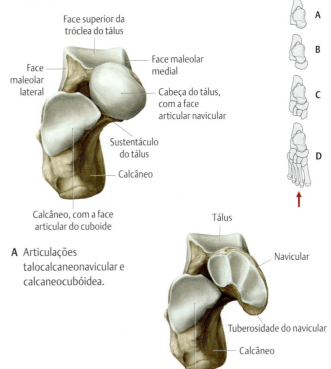

A Articulações talocalcaneonavicular e calcaneocubóidea.

B Articulações cuneonavicular e calcaneocubóidea.

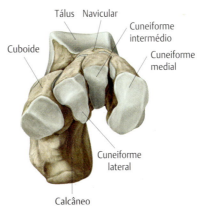

C Articulações tarsometatarsais.

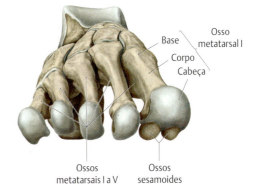

D Articulações metatarsofalângicas.

33 Tornozelo e Pé

449

Articulações do Pé (II)

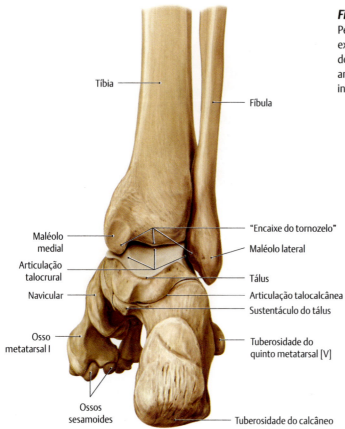

Figura 33.6 **Articulações talocrural e talocalcânea**
Pé direito. A articulação talocrural (tornozelo) é formada pelas extremidades distais da tíbia e da fíbula que se articulam com a tróclea do tálus. A articulação talocalcânea (subtalar) tem um compartimento anterior e outro posterior, divididos pelo ligamento talocalcâneo interósseo (ver **p. 452**).

A Vista posterior com o pé em posição neutra (0 grau).

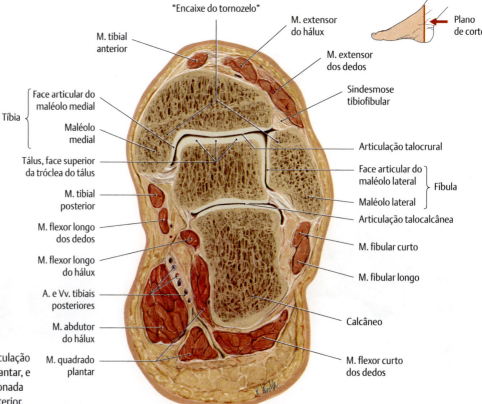

C Corte frontal, vista proximal. A articulação talocrural encontra-se em flexão plantar, e a articulação talocalcânea foi seccionada através de seu compartimento posterior.

Figura 33.7 **Articulações talocrural e talocalcânea: Corte sagital**
Pé direito, vista medial.

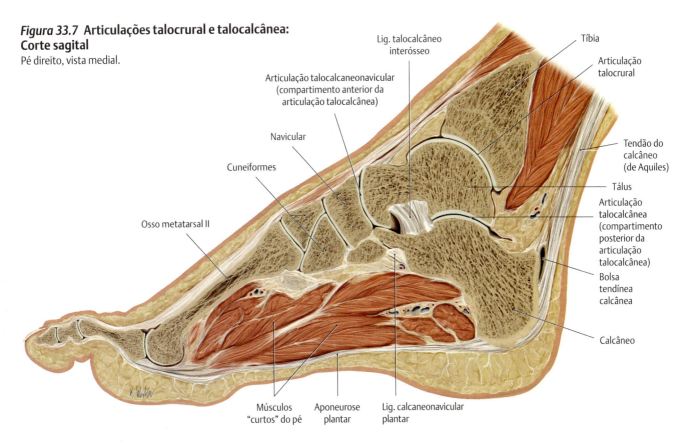

Figura 33.8 **Articulação talocrural**
Pé direito.

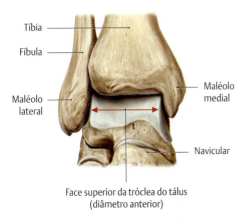

A Vista anterior.

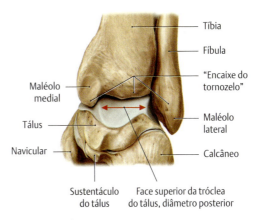

B Vista posterior.

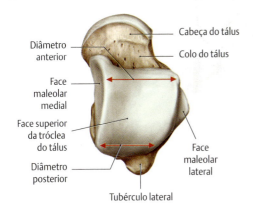

C Vista proximal (superior) do tálus.

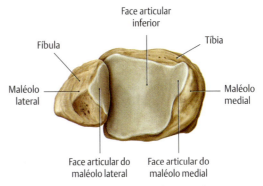

D Vista distal (inferior) do "encaixe do tornozelo".

Articulações do Pé (III)

Figura 33.9 Articulação talocalcânea e ligamentos

Pé direito com articulação talocalcânea aberta. Alguns autores consideram que a articulação talocalcânea é formada por duas articulações separadas pelo ligamento talocalcâneo interósseo: o compartimento posterior (a articulação talocalcânea propriamente dita) e o compartimento anterior (a articulação talocalcaneonavicular).

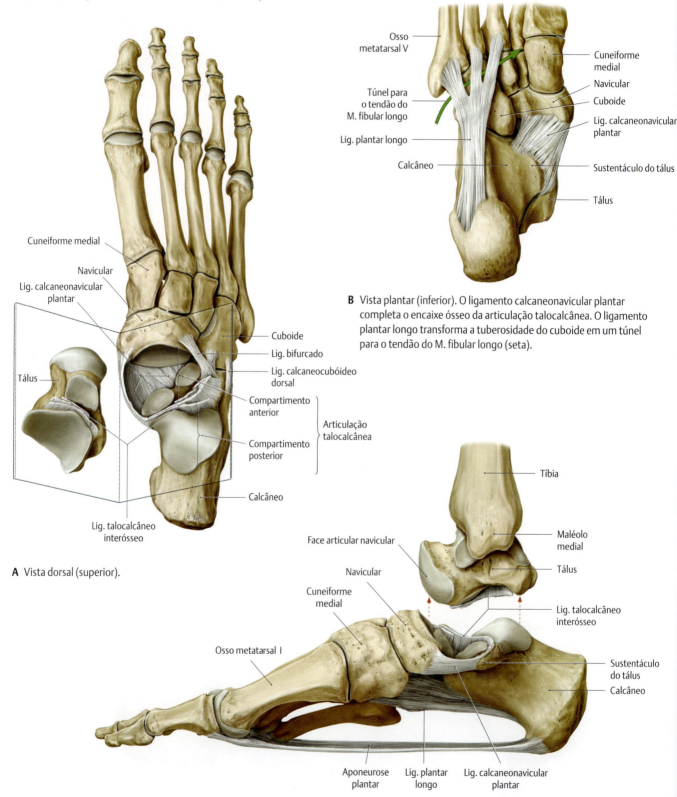

A Vista dorsal (superior).

B Vista plantar (inferior). O ligamento calcaneonavicular plantar completa o encaixe ósseo da articulação talocalcânea. O ligamento plantar longo transforma a tuberosidade do cuboide em um túnel para o tendão do M. fibular longo (seta).

C Vista medial. O ligamento talocalcâneo interósseo foi dividido e o tálus foi deslocado para cima. Observe o trajeto do ligamento calcaneonavicular plantar, que atua juntamente com o ligamento plantar longo e a aponeurose plantar para sustentar o arco longitudinal do pé.

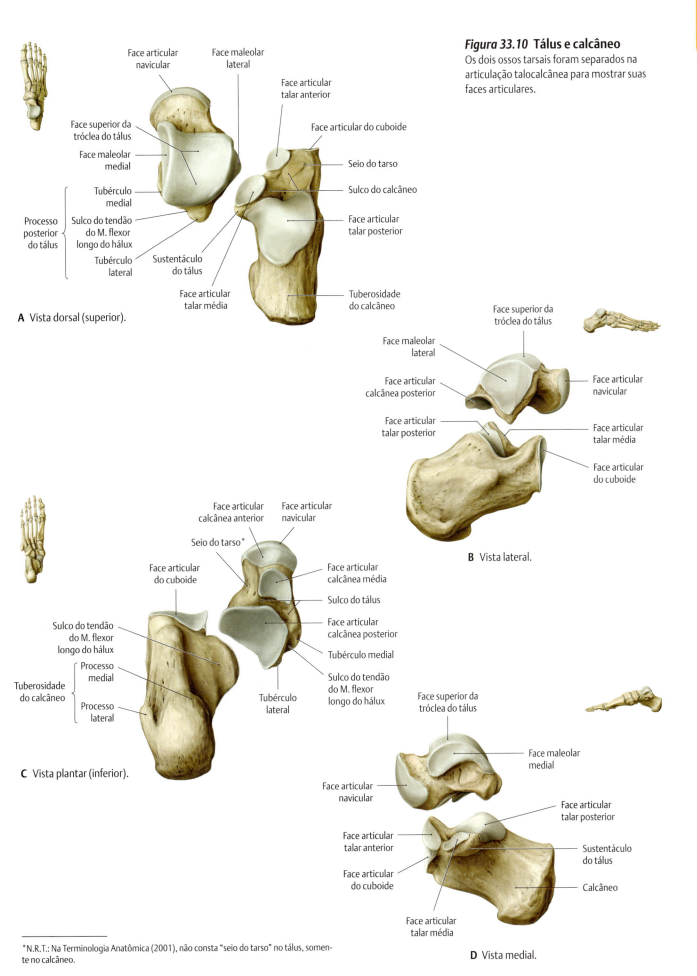

Figura 33.10 **Tálus e calcâneo**
Os dois ossos tarsais foram separados na articulação talocalcânea para mostrar suas faces articulares.

*N.R.T.: Na Terminologia Anatômica (2001), não consta "seio do tarso" no tálus, somente no calcâneo.

Ligamentos do Tornozelo e do Pé

Os ligamentos do pé são considerados como pertencentes à articulação talocrural, articulação talocalcânea, metatarso, "antepé" ou à região plantar. Os ligamentos colaterais medial e lateral, juntamente com os ligamentos sindesmóticos, são muito importantes na estabilização da articulação talocalcânea.

Figura 33.11 **Ligamentos do tornozelo e do pé**
Pé direito. Ver vista inferior na **p. 452**.

Tabela 33.1	Ligamentos da articulação talocrural		
Ligamentos laterais*	Lig. talofibular anterior		
	Lig. talofibular posterior		
	Lig. calcaneofibular		
Ligamentos mediais*	Lig. colateral medial (deltóideo)	Parte tibiotalar anterior	
		Parte tibiotalar posterior	
		Parte tibionavicular	
		Parte tibiocalcânea	
Ligamentos da sindesmose tibiofibular	Lig. tibiofibular anterior		
	Lig. tibiofibular posterior		

*Os ligamentos medial e lateral são chamados ligamentos colaterais medial e lateral.

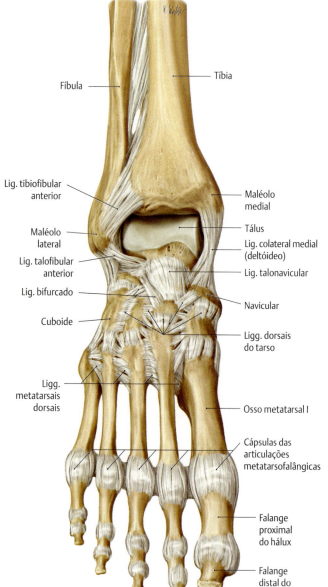

A Vista anterior com a articulação talocrural em flexão plantar.

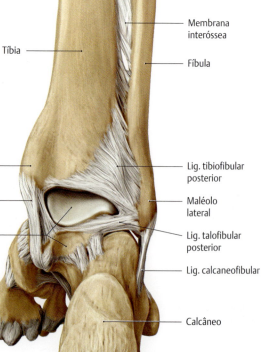

B Vista posterior em posição plantígrada.

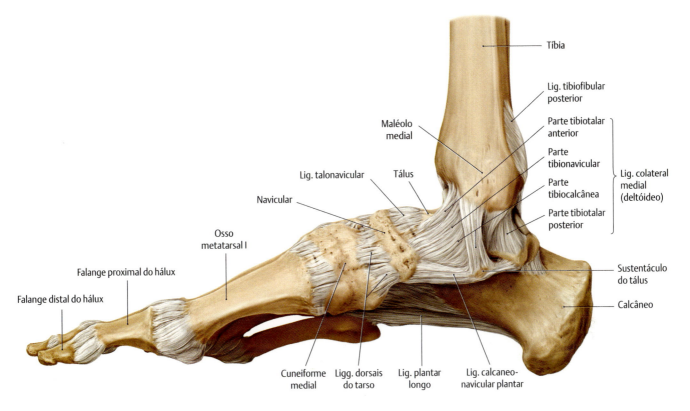

C Vista medial.

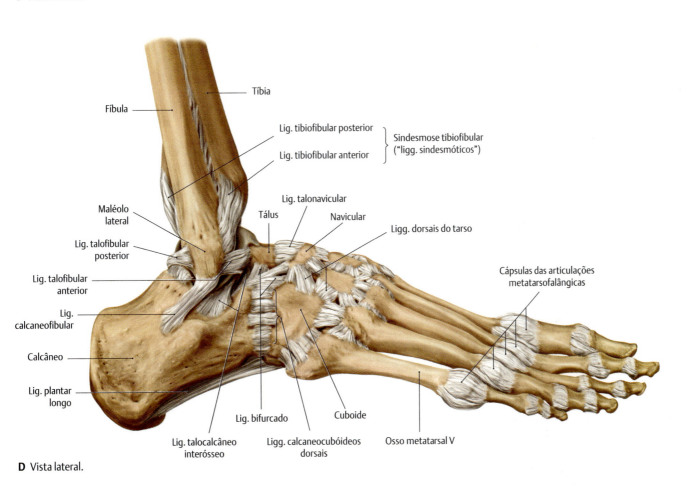

D Vista lateral.

Arcos do Pé (Plantares)

Figura 33.12 Arcos do pé ("plantares") ou abóbada plantar

Pé direito. As forças sustentadas pelo pé são distribuídas entre dois raios laterais (fibulares) e três raios mediais (tibiais). A disposição desses raios cria um arco longitudinal e um arco transverso na planta, ajudando a absorver as cargas verticais.

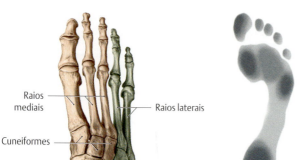
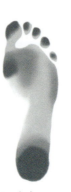
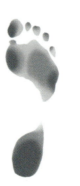
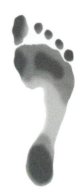

A Arcos do pé, vista superior. Raios laterais em verde, raios mediais em vermelho.

B Pé normal: Arcos plantares normais.

C Pé plano: Ausência do arco longitudinal do pé.

D Pé cavo: Aumento da altura do arco longitudinal do pé.

E Pé plano transverso: Perda do arco transverso do pé.

Figura 33.13 Estabilizadores do arco transverso do pé

Pé direito. O arco transverso do pé é sustentado por estruturas estabilizadoras ativas e passivas (músculos e ligamentos, respectivamente).

Nota: O arco do "antepé" tem apenas estabilizadores passivos, ao passo que os arcos do metatarso e do tarso têm apenas estabilizadores ativos.

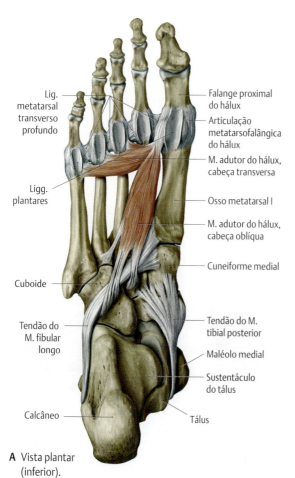
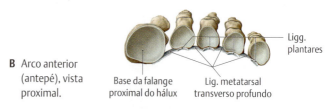
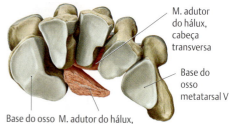
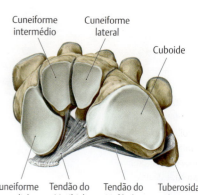
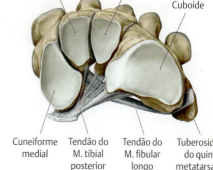

A Vista plantar (inferior).

B Arco anterior (antepé), vista proximal.

C Arco do metatarso, vista proximal.

D Região tarsal, vista proximal.

Figura 33.14 **Estabilizadores do arco longitudinal do pé**
Pé direito, vista medial.

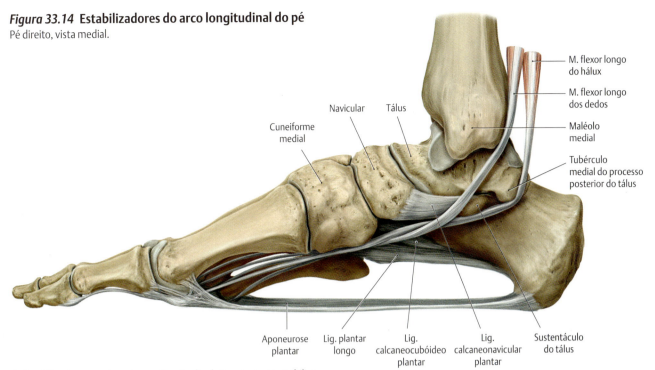

A Estabilizadores passivos do arco longitudinal. Os principais estabilizadores passivos do arco longitudinal do pé são a aponeurose plantar (componente mais forte), o ligamento plantar longo e o ligamento calcaneonavicular plantar (componente mais fraco).

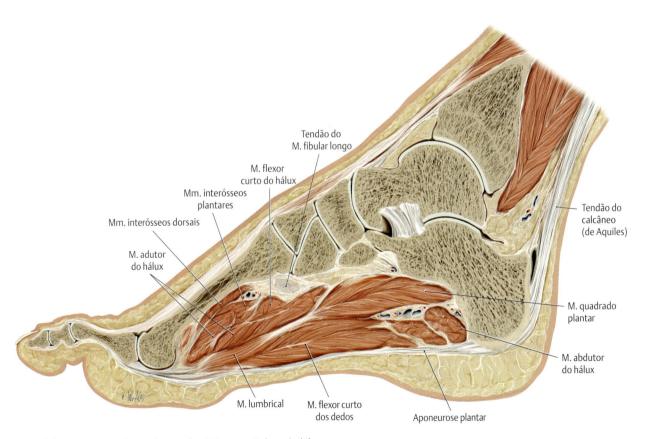

B Estabilizadores ativos do arco longitudinal. Corte sagital no nível do segundo raio medial. Os principais estabilizadores ativos do pé são os Mm. abdutor do hálux, flexor curto do hálux, flexor curto dos dedos, quadrado plantar e abdutor do dedo mínimo.

Músculos Plantares

Figura 33.15 **Aponeurose plantar**
Pé direito, vista plantar (inferior). A aponeurose plantar é uma lâmina aponeurótica resistente, mais espessa na região central, que se funde à fáscia dorsal (não mostrada), nas margens do pé.

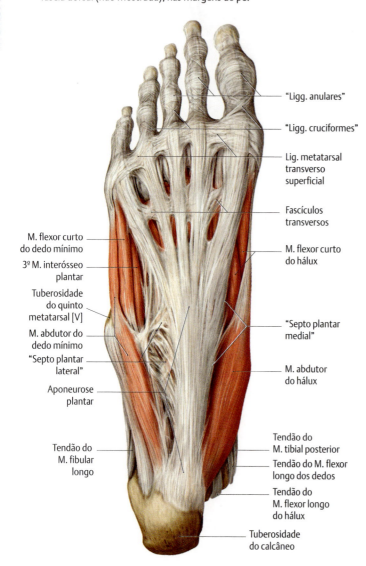

Figura 33.16 **Músculos intrínsecos da planta do pé**
Pé direito, vista plantar (inferior).

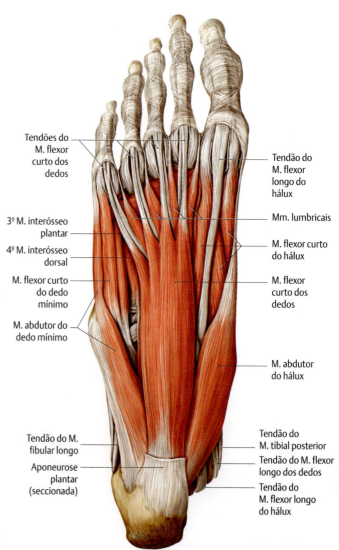

A Camada superficial (primeira). *Removida:* Aponeurose plantar, incluindo o ligamento metatarsal transverso superficial.

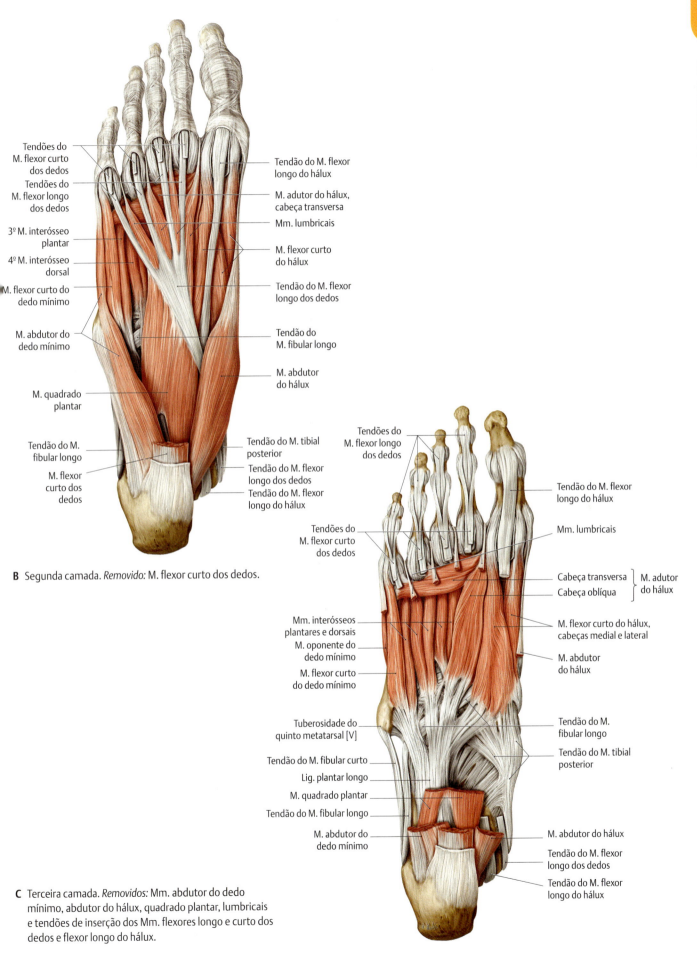

B Segunda camada. *Removido:* M. flexor curto dos dedos.

C Terceira camada. *Removidos:* Mm. abdutor do dedo mínimo, abdutor do hálux, quadrado plantar, lumbricais e tendões de inserção dos Mm. flexores longo e curto dos dedos e flexor longo do hálux.

Músculos e Bainhas Tendíneas do Pé

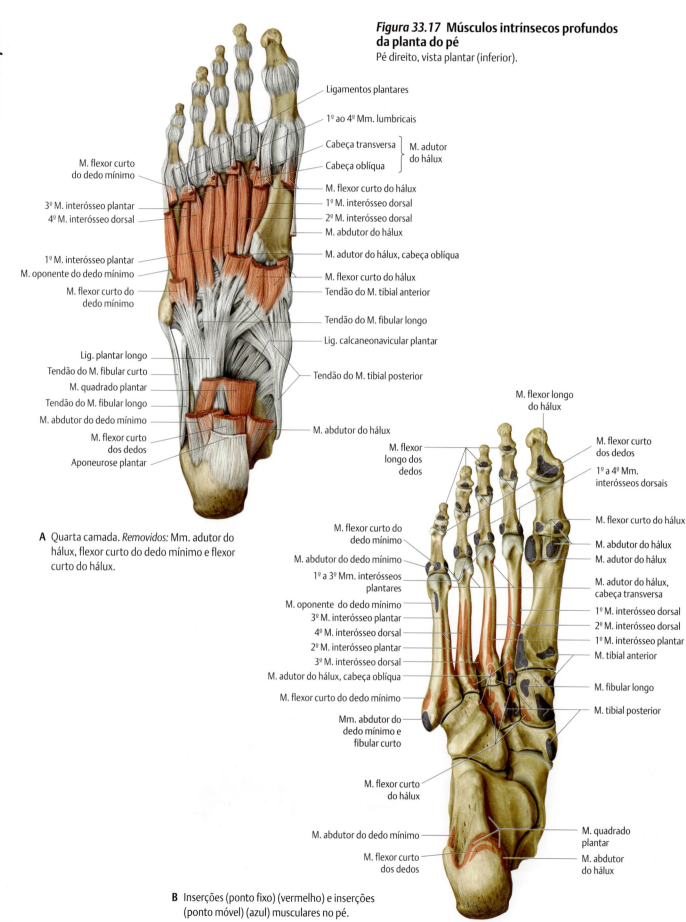

Figura 33.17 **Músculos intrínsecos profundos da planta do pé**
Pé direito, vista plantar (inferior).

A Quarta camada. *Removidos:* Mm. adutor do hálux, flexor curto do dedo mínimo e flexor curto do hálux.

B Inserções (ponto fixo) (vermelho) e inserções (ponto móvel) (azul) musculares no pé.

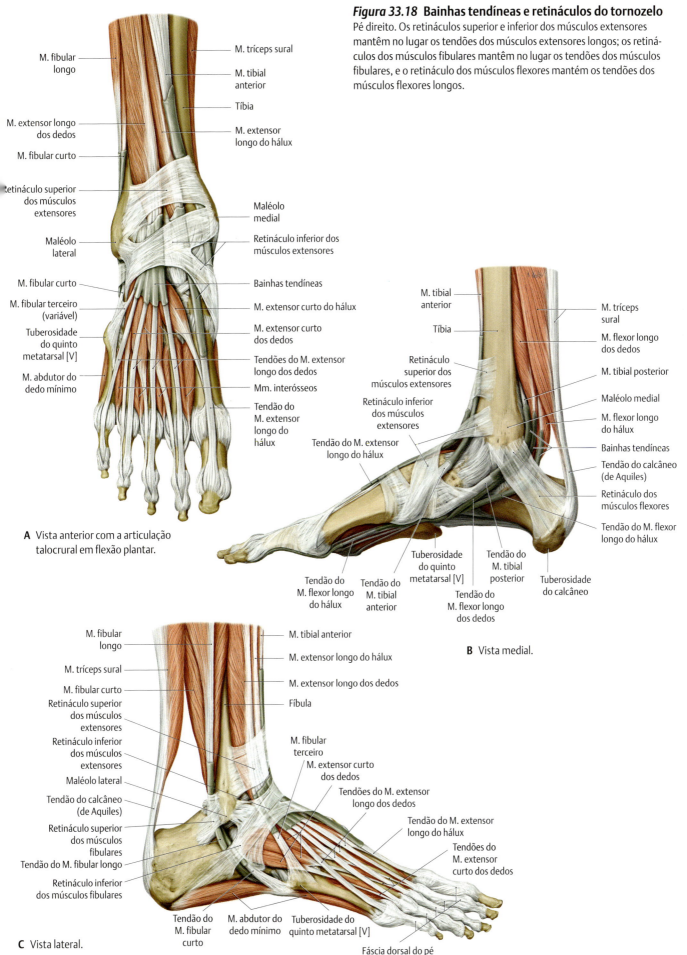

Figura 33.18 **Bainhas tendíneas e retináculos do tornozelo**
Pé direito. Os retináculos superior e inferior dos músculos extensores mantêm no lugar os tendões dos músculos extensores longos; os retináculos dos músculos fibulares mantêm no lugar os tendões dos músculos fibulares, e o retináculo dos músculos flexores mantêm os tendões dos músculos flexores longos.

Dados sobre os Músculos (I)

 O dorso do pé tem apenas dois músculos intrínsecos, o extensor curto dos dedos e o extensor curto do hálux. A planta, porém, é formada por quatro camadas complexas que mantêm os arcos do pé.

Figura 33.19 Músculos intrínsecos do dorso do pé
Pé direito, vista dorsal (superior).

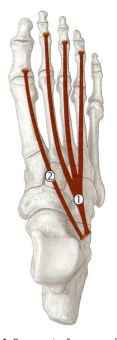

A Representação esquemática.

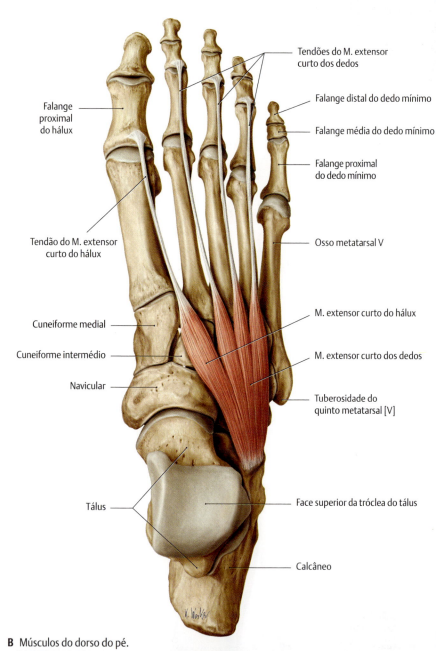

B Músculos do dorso do pé.

Tabela 33.2	Músculos intrínsecos do dorso do pé			
Músculo	Inserção (ponto fixo)	Inserção (ponto móvel)	Inervação	Ação
① Extensor curto dos dedos	Calcâneo (superfície dorsal)	2º a 5º dedos (na fáscia dorsal do pé e na base das falanges médias)	N. fibular profundo (L5, S1)	Extensão dos 2º a 4º dedos nas articulações MTF e IFP
② Extensor curto do hálux		1º dedo (na fáscia dorsal do pé e na falange proximal)		Extensão do hálux na articulação MTF
MTF = metatarsofalângica; IFP = interfalângica proximal.				

Figura 33.20 Músculos intrínsecos superficiais da planta do pé
Pé direito, vista plantar (inferior).

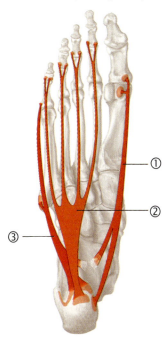

A Primeira camada, representação esquemática.

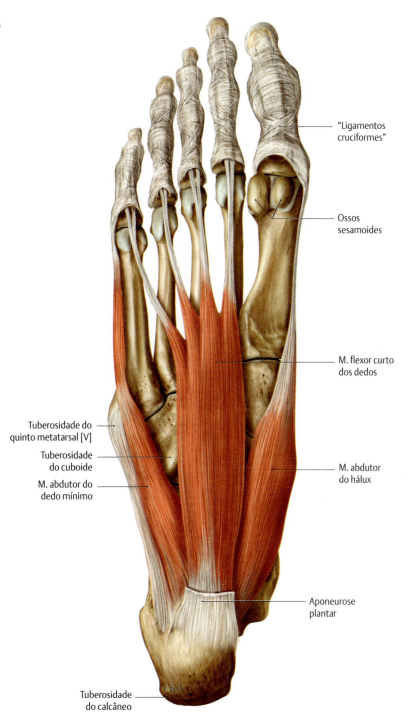

B Músculos intrínsecos da planta, primeira camada.

Tabela 33.3	Músculos intrínsecos superficiais da planta do pé			
Músculo	Inserção (ponto fixo)	Inserção (ponto móvel)	Inervação	Ação
① Abdutor do hálux	Tuberosidade do calcâneo (processo medial); retináculo dos Mm. flexores; aponeurose plantar	Hálux (base da falange proximal por meio do osso sesamoide medial)	N. plantar medial (S1, S2)	• 1ª articulação MTF: flexão e abdução do hálux • Sustenta o arco longitudinal do pé
② Flexor curto dos dedos	Tuberosidade do calcâneo (processo medial), aponeurose plantar	2º a 5º dedos (superfícies laterais das falanges médias)		• Flete os 2º a 5º dedos nas articulações MTF e IFP • Sustenta o arco longitudinal do pé
③ Abdutor do dedo mínimo		Dedo mínimo (base da falange proximal), tuberosidade do quinto metatarsal	N. plantar lateral (S1–S3)	• Flete o dedo mínimo na articulação MTF • Abduz o dedo mínimo • Sustenta o arco longitudinal do pé
MTF = metatarsofalângica; IFP = interfalângica proximal.					

Dados sobre os Músculos (II)

Figura 33.21 **Músculos intrínsecos profundos da planta do pé**
Pé direito, vista plantar (inferior), representação esquemática.

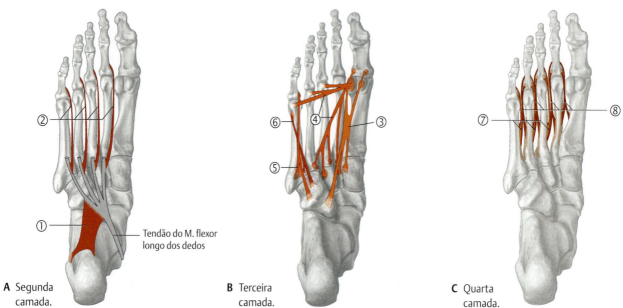

A Segunda camada.   **B** Terceira camada.   **C** Quarta camada.

Tabela 33.4	Músculos intrínsecos profundos da planta do pé			
Músculo	Inserção (ponto fixo)	Inserção (ponto móvel)	Inervação	Ação
① Quadrado plantar	Tuberosidade do calcâneo (margens medial e plantar na superfície plantar)	Tendão do M. flexor longo dos dedos (margem lateral)	N. plantar lateral (S1–S3)	Redireciona e aumenta a tração do M. flexor longo dos dedos
② Lumbricais (quatro músculos)	Tendões do M. flexor longo dos dedos (margens mediais)	2º a 5º dedos (na fáscia dorsal do pé)	1º lumbrical: N. plantar medial (S2, S3); 2º e 4º lumbricais: N. plantar lateral (S2, S3)	• Flete os 2º a 5º dedos nas articulações MTF • Extensão dos 2º a 5º dedos nas articulações IF • Aduz os 2º a 5º dedos em direção ao hálux
③ Flexor curto do hálux	Cuboide, cuneiforme lateral e ligamento calcaneocubóideo plantar	Hálux (na base da falange proximal por meio dos ossos sesamoides medial e lateral)	Cabeça medial: N. plantar medial (S1, S2); Cabeça lateral: N. plantar lateral (S1, S2)	• Flete o hálux na primeira articulação MTF • Sustenta o arco longitudinal do pé
④ Adutor do hálux	Cabeça oblíqua: metatarsais II a IV (nas bases) ossos cuboide e cuneiforme lateral; Cabeça transversa: articulação MTF dos 3º a 5º dedos, ligamento metatarsal transverso profundo	Falange proximal do hálux (na base, por um tendão comum que passa pelo osso sesamoide lateral)	N. plantar lateral, ramo profundo (S2, S3)	• Flete o hálux na primeira articulação MTF • Aduz o hálux • Cabeça transversa: sustenta o arco transverso do pé • Cabeça oblíqua: sustenta o arco longitudinal do pé
⑤ Flexor curto do dedo mínimo	Metatarsal V (base), ligamento plantar longo	Dedo mínimo (base da falange proximal)	N. plantar lateral, ramo superficial (S2, S3)	Flete o dedo mínimo na articulação MTF
⑥ Oponente do dedo mínimo*	Ligamento plantar longo; M. fibular longo (na bainha do tendão)	Metatarsal V		Traciona o metatarsal V na direção plantar e medial
⑦ Interósseos plantares (três músculos)	Metatarsais III a V (margem medial)	3º a 5º dedos (superfície medial da base da falange proximal)	N. plantar lateral (S2, S3)	• Flete os 3º a 5º dedos nas articulações MTF • Extensão dos 3º a 5º dedos nas articulações IF • Aduz os 3º a 5º dedos em direção ao 2º dedo
⑧ Interósseos dorsais (quatro músculos)	Metatarsais I a V (por duas cabeças nas faces opostas)	1º M. interósseo: 2ª falange proximal (base, medialmente); 2º a 4º Mm. interósseos: 2ª a 4ª falanges proximais (base, lateralmente), 2º a 4º dedos (na fáscia dorsal do pé)	N. plantar lateral (S2, S3)	• Flete os 2º a 4º dedos nas articulações MTF • Extensão dos 2º a 4º dedos nas articulações IF • Abduz os 3º e 4º dedos em relação ao 2º dedo

IF = interfalângica; MTF = metatarsofalângica. *Pode estar ausente.

Figura 33.22 **Músculos intrínsecos profundos da planta do pé**
Pé direito, vista plantar (inferior).

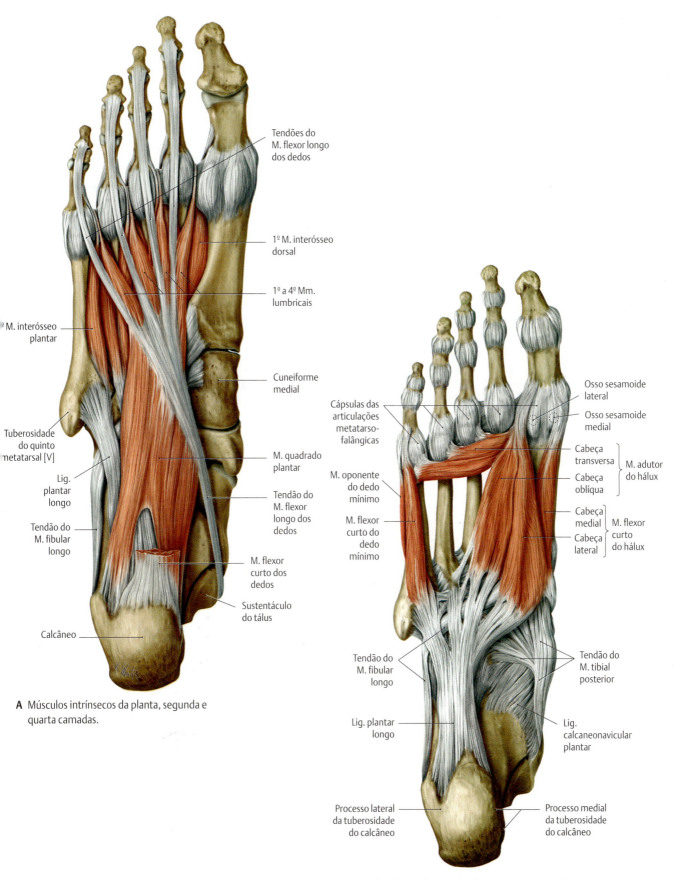

A Músculos intrínsecos da planta, segunda e quarta camadas.

B Músculos intrínsecos da planta, terceira camada.

Artérias do Membro Inferior

Figura 34.1 Artérias do membro inferior e da planta do pé

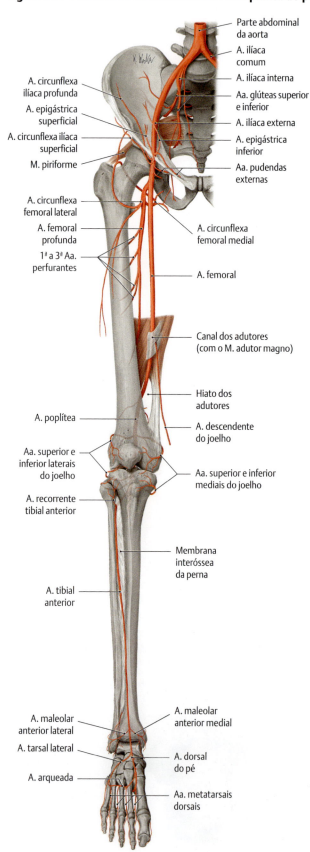

A Membro inferior direito, vista anterior.

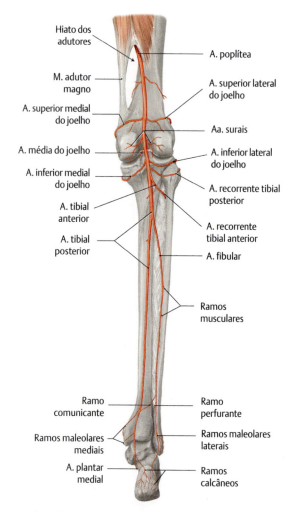

B Membro inferior direito, vista posterior.

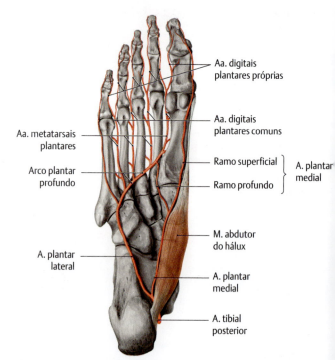

C Planta do pé direito, vista plantar (inferior).

466

Figura 34.2 Segmentos da artéria femoral
A irrigação sanguínea do membro inferior provém da artéria femoral. As cores são usadas para identificar os segmentos desse vaso.

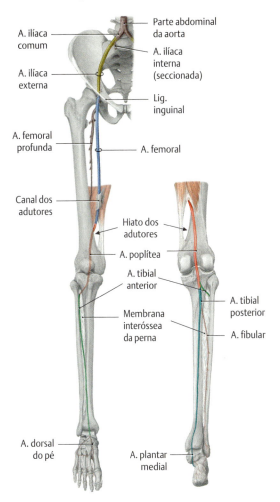

Figura 34.3 Artéria femoral profunda
Membro inferior direito. A artéria avança posteriormente através dos músculos adutores na região medial da coxa para irrigar os músculos do compartimento posterior por 3 a 5 artérias perfurantes. A ligadura da artéria femoral proximalmente à origem da artéria femoral profunda (*à esquerda*) é bem tolerada graças à circulação colateral (setas) proveniente de ramificações da artéria ilíaca interna que se anastomosam com as artérias perfurantes.

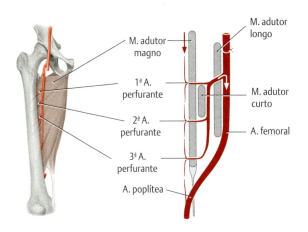

Boxe 34.1 | Correlação Clínica

Necrose da cabeça do fêmur
A luxação ou fratura da cabeça do fêmur (p. ex., em pacientes com osteoporose) pode romper os vasos do colo do fêmur, provocando a necrose da cabeça do fêmur.

Figura 34.4 Artérias da cabeça do fêmur
Vista anterior.

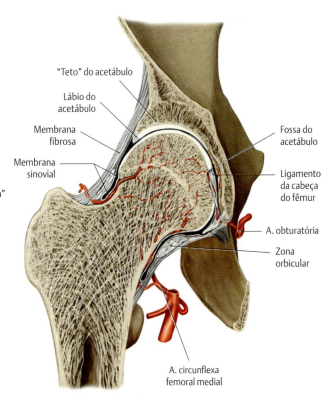

A Fêmur direito.

B Fêmur direito, corte frontal.

Veias e Vasos Linfáticos do Membro Inferior

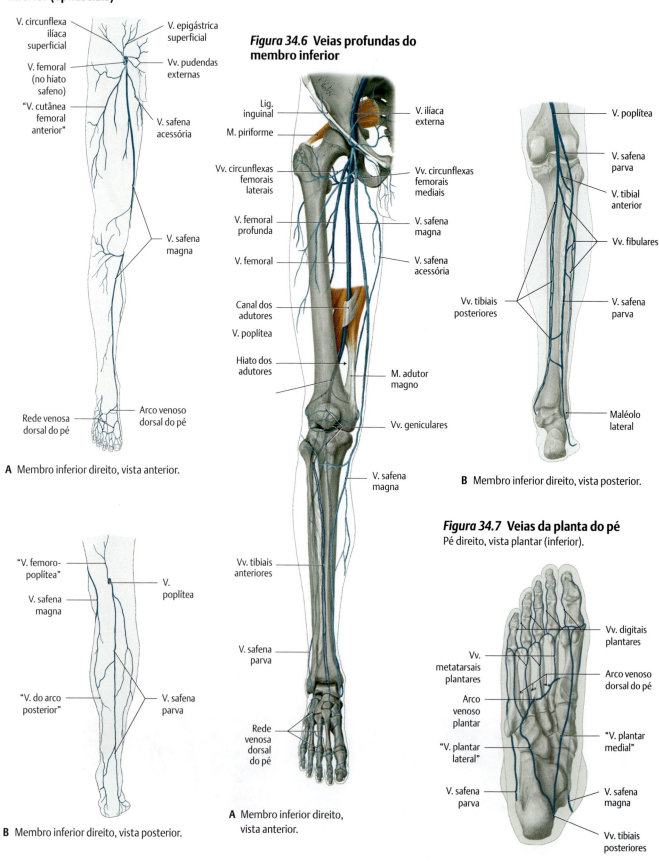

Figura 34.5 Veias superficiais do membro inferior (epifasciais)

Figura 34.6 Veias profundas do membro inferior

Figura 34.7 Veias da planta do pé
Pé direito, vista plantar (inferior).

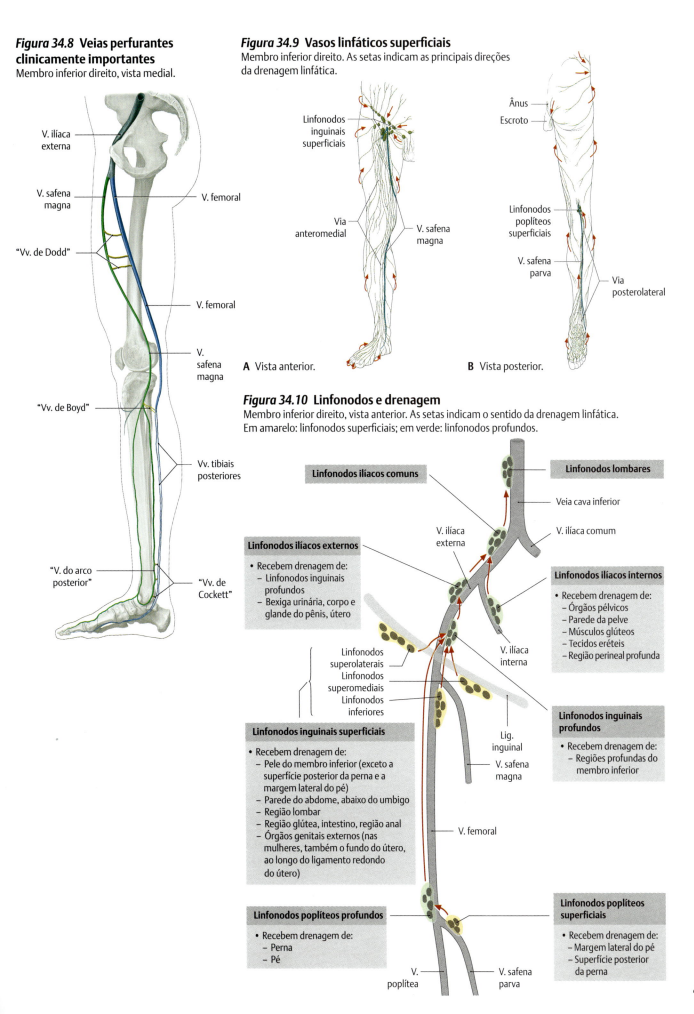

Figura 34.8 Veias perfurantes clinicamente importantes
Membro inferior direito, vista medial.

Figura 34.9 Vasos linfáticos superficiais
Membro inferior direito. As setas indicam as principais direções da drenagem linfática.

Figura 34.10 Linfonodos e drenagem
Membro inferior direito, vista anterior. As setas indicam o sentido da drenagem linfática. Em amarelo: linfonodos superficiais; em verde: linfonodos profundos.

Plexo Lombossacral

 O plexo lombossacral é responsável pelas inervações sensitiva e motora do membro inferior. É formado pelos ramos anteriores (ventrais) dos nervos espinais lombares e sacrais, com contribuições dos nervos subcostal (T12) e coccígeo (Co1).

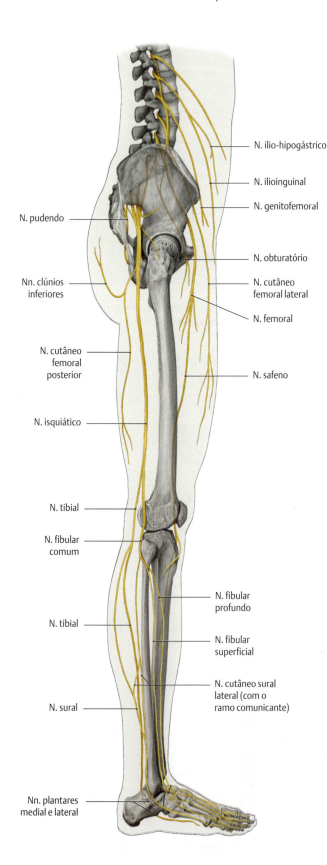

Tabela 34.1	Nervos do plexo lombossacral	
Plexo lombar		
N. ilio-hipogástrico	L1	p. 473
N. ilioinguinal	L1	
N. genitofemoral	L1–L2	
N. cutâneo femoral lateral	L2–L3	
N. obturatório	L2–L4	p. 474
N. femoral		p. 475
Plexo sacral		
N. glúteo superior	L4–S1	p. 477
N. glúteo inferior	L5–S2	
N. cutâneo femoral posterior	S1–S3	p. 476
N. isquiático — N. fibular comum	L4–S2	p. 478
N. isquiático — N. tibial	L4–S3	p. 479
N. pudendo	S2–S4	pp. 278, 281

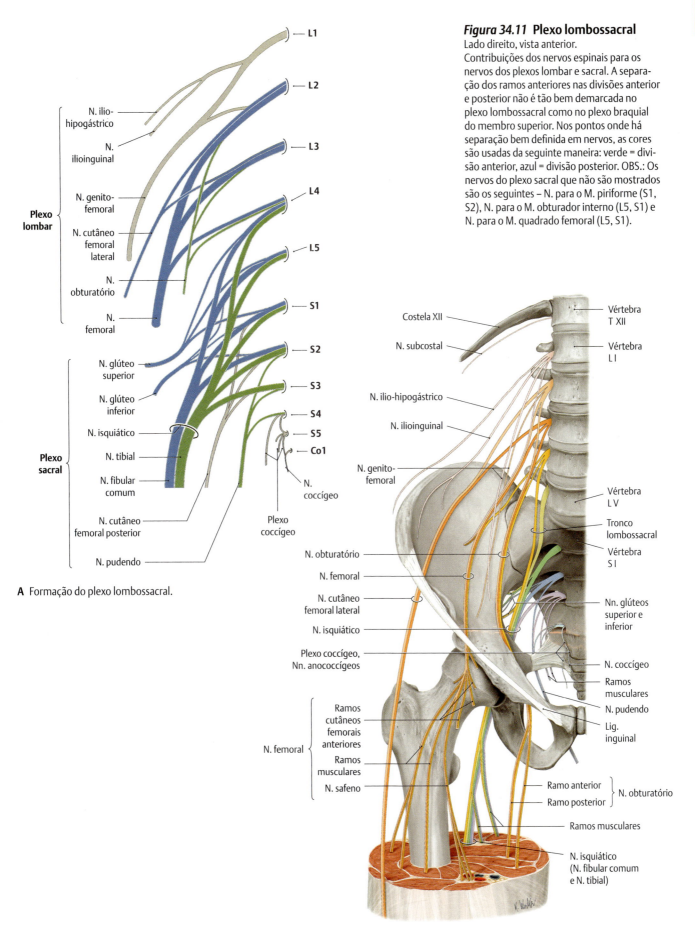

Figura 34.11 **Plexo lombossacral**
Lado direito, vista anterior.
Contribuições dos nervos espinais para os nervos dos plexos lombar e sacral. A separação dos ramos anteriores nas divisões anterior e posterior não é tão bem demarcada no plexo lombossacral como no plexo braquial do membro superior. Nos pontos onde há separação bem definida em nervos, as cores são usadas da seguinte maneira: verde = divisão anterior, azul = divisão posterior. OBS.: Os nervos do plexo sacral que não são mostrados são os seguintes – N. para o M. piriforme (S1, S2), N. para o M. obturador interno (L5, S1) e N. para o M. quadrado femoral (L5, S1).

A Formação do plexo lombossacral.

B Trajeto do plexo lombossacral. Distribuição dos ramos anteriores dos nervos espinais lombares (amarelo/laranja) e sacrais (azul/verde) para a região glútea e o membro inferior.

471

Nervos do Plexo Lombar

Tabela 34.2 — Nervos do plexo lombar

Nervo	Nível	Músculo(s) inervado(s)	Ramos cutâneos
N. ílio-hipogástrico	L1	Transverso do abdome e oblíquo interno do abdome (partes inferiores)	Ramos cutâneos anteriores e laterais
N. ilioinguinal	L1		♂: Nn. escrotais anteriores ♀: Nn. labiais anteriores
N. genitofemoral	L1–L2	♂: Cremaster (ramo genital)	Ramo genital Ramo femoral
N. cutâneo femoral lateral	L2–L3	—	N. cutâneo femoral lateral
N. obturatório	L2–L4	Ver p. 474	
N. femoral	L2–L4	Ver p. 475	
Ramos musculares diretos curtos	T12–L4	Psoas maior Quadrado do lombo Ilíaco Intertransversários do lombo	—

Figura 34.12 **Inervação sensitiva da região inguinal**
Região inguinal masculina direita, vista anterior.

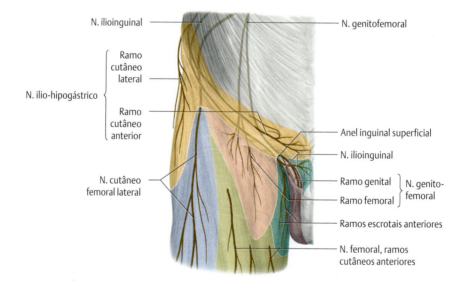

Boxe 34.2 | Correlação Clínica

Compressão do nervo cutâneo femoral lateral (meralgia parestésica)

A isquemia (redução do fluxo sanguíneo) do nervo cutâneo femoral lateral pode ser consequente a estiramento ou compressão do mesmo pelo ligamento inguinal (ver **Fig. 34.11B**) durante hiperextensão da coxa ou acentuação da lordose da parte lombar da coluna vertebral (como costuma ocorrer durante a gravidez). Isso resulta em dor, sensação de dormência ou parestesia (formigamento ou queimação) na superfície da coxa. A meralgia parestésica é mais frequente em obesos, diabéticos e gestantes.

Figura 34.13 Nervos do plexo lombar
Lado direito, vista anterior após remoção da parede anterior do abdome.

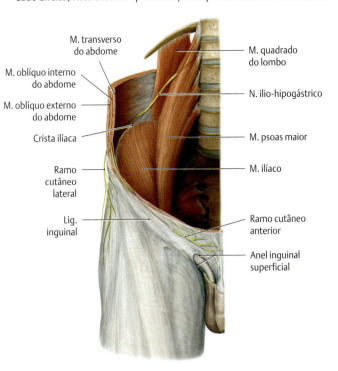

A Nervo ilio-hipogástrico.

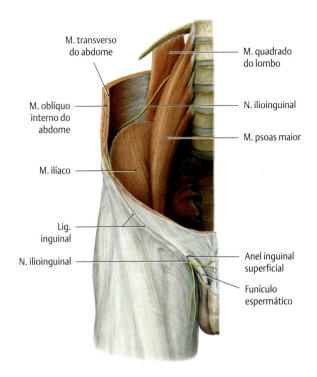

B Nervo ilioinguinal.

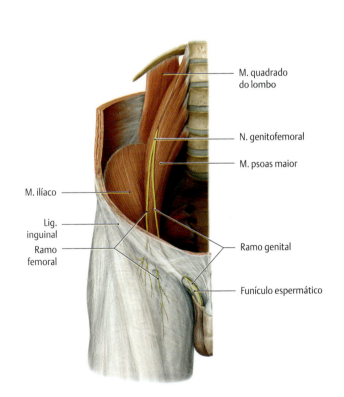

C Nervo genitofemoral.

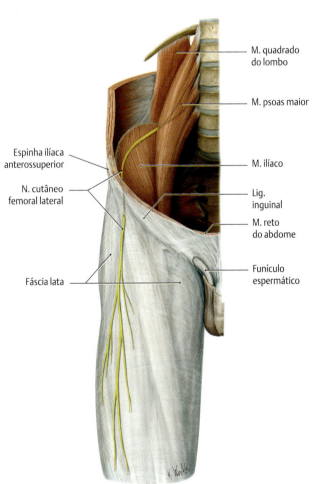

D Nervo cutâneo femoral lateral.

Nervos do Plexo Lombar: Nervos Obturatório e Femoral

Figura 34.14 **Nervo obturatório: Distribuição cutânea**
Perna direita, vista medial.

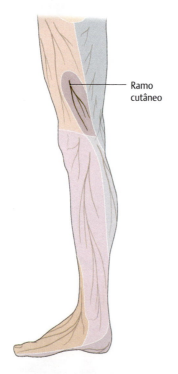

Figura 34.15 **Nervo obturatório**
Lado direito, vista anterior.

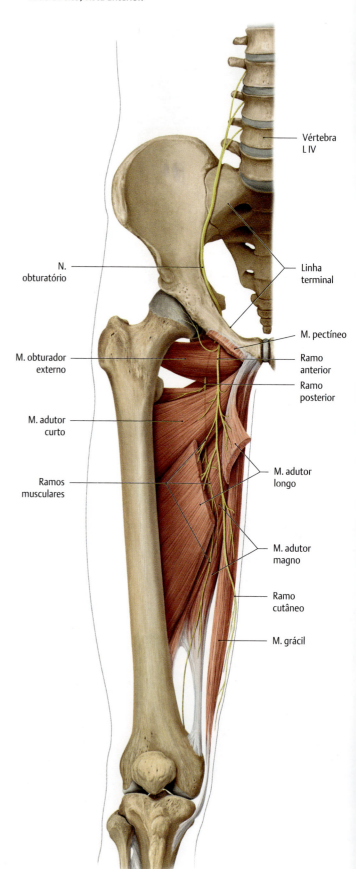

Tabela 34.3	Nervo obturatório (L2–L4)
Ramos motores	**Músculos inervados**
Ramo direto	Obturador externo
Ramo anterior	Adutor longo
	Adutor curto
	Grácil
	Pectíneo
Ramo posterior	Adutor magno
Ramos sensitivos	
Ramo cutâneo	

Figura 34.16 **Nervo femoral**
Lado direito, vista anterior.

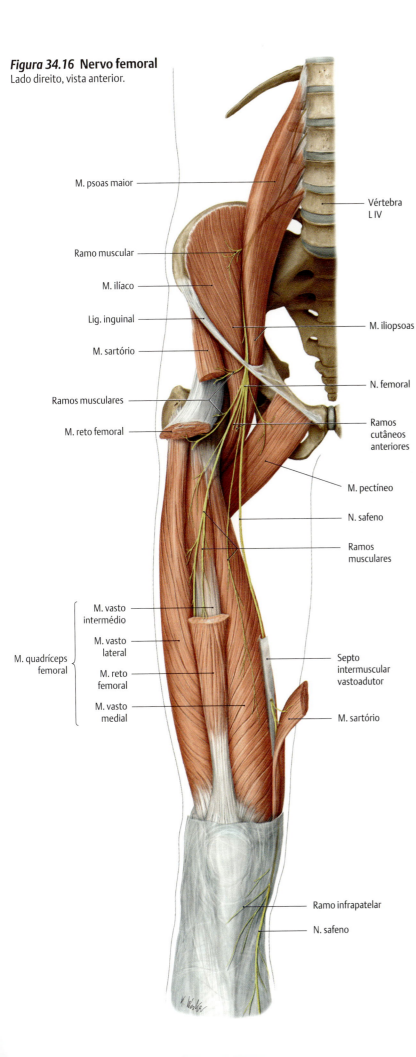

Figura 34.17 **Nervo femoral: Distribuição cutânea**
Membro inferior direito, vista anterior.

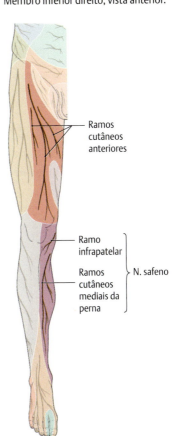

Tabela 34.4	Nervo femoral (L2–L4)
Ramos motores	**Músculos inervados**
Ramos musculares	Iliopsoas
	Pectíneo
	Sartório
	Quadríceps femoral
Ramos sensitivos	
Ramos cutâneos anteriores	
N. safeno	

Nervos do Plexo Sacral

Tabela 34.5 Nervos do plexo sacral

Nervo		Nível	Músculo(s) inervado(s)	Ramos cutâneos	
N. glúteo superior		L4–S1	Glúteo médio Glúteo mínimo Tensor da fáscia lata	—	
N. glúteo inferior		L5–S2	Glúteo máximo	—	
N. cutâneo femoral posterior		S1–S3	—	N. cutâneo femoral posterior	Nn. clúnios inferiores
					Ramos perineais
Ramos diretos	N. para o M. piriforme	S1–S2	Piriforme	—	
	N. para o M. obturador interno	L5–S1	Obturador interno Gêmeos	—	
	N. para o M. quadrado femoral		Quadrado femoral	—	
N. isquiático	N. fibular comum	L4–S2	Ver p. 478		
	N. tibial	L4–S3	Ver p. 479		
N. pudendo		S2–S4	Ver pp. 278, 281		

Figura 34.18 Inervação cutânea da região glútea
Membro inferior direito, vista posterior.

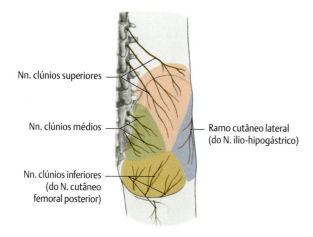

Figura 34.19 Nervo cutâneo femoral posterior: Distribuição cutânea
Membro inferior direito, vista posterior.

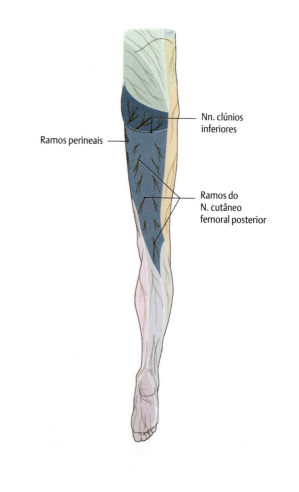

Figura 34.20 Saída dos nervos sacrais
Corte transversal, vista superior.

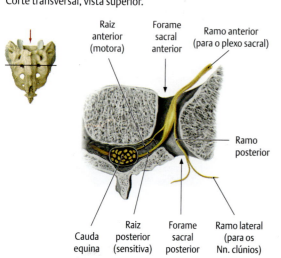

476

Figura 34.21 **Nervos do plexo sacral**
Membro inferior direito.

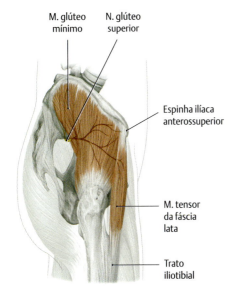

A Nervo glúteo superior. Vista lateral.

Boxe 34.3 | Correlação Clínica

Enfraquecimento dos "menores" músculos glúteos

Os "menores" músculos glúteos na fase de apoio da marcha estabilizam a pelve, no plano frontal (**A**). O enfraquecimento ou a paralisia desses músculos glúteos, causada por lesão do nervo glúteo superior (p. ex., acidentalmente em uma injeção intramuscular), manifesta-se como comprometimento da abdução da articulação do quadril afetada. No teste de Trendelenburg positivo há queda da pelve para o lado oposto normal (**B**). A inclinação da parte superior do corpo para o lado afetado desvia a linha de gravidade para o lado no apoio, elevando a pelve no lado não apoiado (claudicação de Duchenne) (**C**). Na perda bilateral dos "menores" músculos glúteos, o paciente apresenta marcha oscilante.

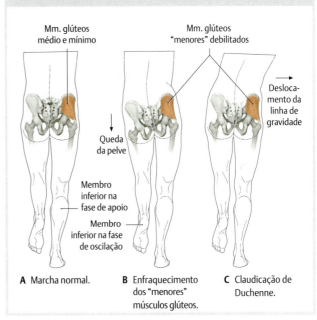

A Marcha normal. **B** Enfraquecimento dos "menores" músculos glúteos. **C** Claudicação de Duchenne.

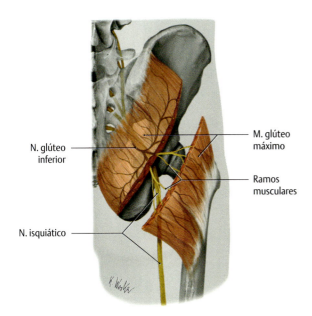

B Nervo glúteo inferior. Vista posterior.

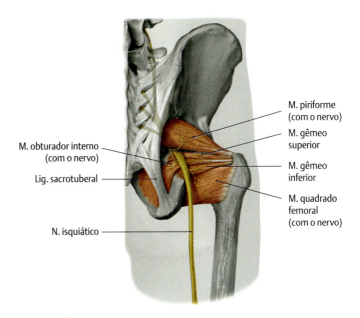

C Ramos diretos. Vista posterior.

Nervos do Plexo Sacral: Nervo Isquiático

 O nervo isquiático dá origem a vários ramos musculares diretos, antes de se dividir nos nervos tibial e fibular comum, acima da fossa poplítea.

Figura 34.22 Nervo fibular comum: Distribuição cutânea

Figura 34.23 Nervo fibular comum
Membro inferior direito, vista lateral.

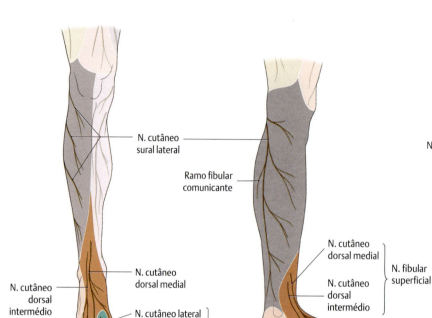

A Perna direita, vista anterior. **B** Perna direita, vista lateral.

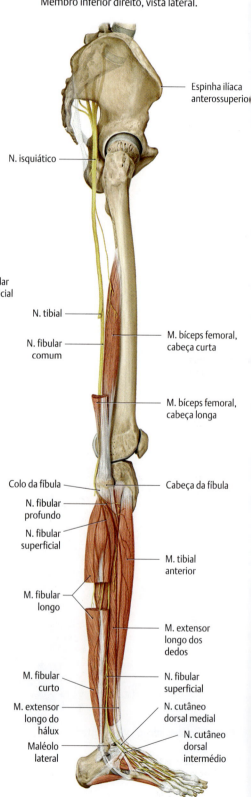

Tabela 34.6	Nervo fibular comum (L4–S2)	
Nervo	Músculos inervados	Ramos sensitivos
Ramos diretos do N. isquiático	Bíceps femoral (cabeça curta)	—
N. fibular superficial	Fibulares curto e longo	N. cutâneo dorsal medial N. cutâneo dorsal intermédio
N. fibular profundo	Tibial anterior Extensores curto e longo dos dedos Extensores curto e longo do hálux Fibular terceiro	N. cutâneo lateral do hálux N. cutâneo medial do 2º dedo*

*N.R.T.: Segundo a T.A., o nervo fibular profundo origina os nervos digitais dorsais do pé e os ramos musculares, sem menção a esses nomes específicos.

478

Figura 34.24 Nervo tibial
Membro inferior direito.

Figura 34.25 Nervo tibial: Distribuição cutânea
Membro inferior direito, vista posterior.

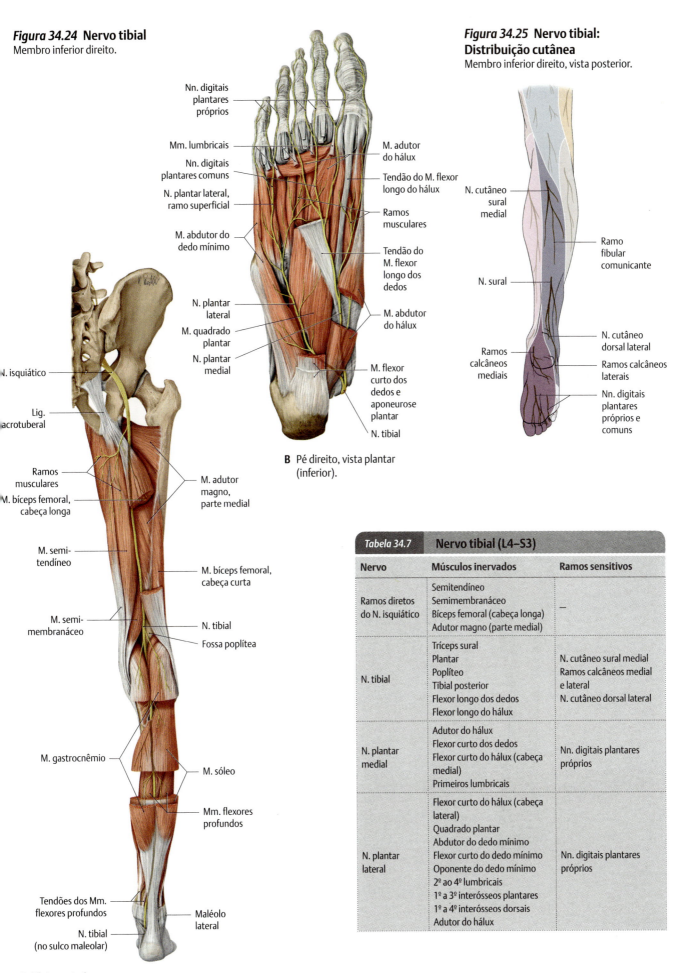

B Pé direito, vista plantar (inferior).

A Vista posterior.

Tabela 34.7	Nervo tibial (L4–S3)	
Nervo	Músculos inervados	Ramos sensitivos
Ramos diretos do N. isquiático	Semitendíneo Semimembranáceo Bíceps femoral (cabeça longa) Adutor magno (parte medial)	—
N. tibial	Tríceps sural Plantar Poplíteo Tibial posterior Flexor longo dos dedos Flexor longo do hálux	N. cutâneo sural medial Ramos calcâneos medial e lateral N. cutâneo dorsal lateral
N. plantar medial	Adutor do hálux Flexor curto dos dedos Flexor curto do hálux (cabeça medial) Primeiros lumbricais	Nn. digitais plantares próprios
N. plantar lateral	Flexor curto do hálux (cabeça lateral) Quadrado plantar Abdutor do dedo mínimo Flexor curto do dedo mínimo Oponente do dedo mínimo 2º ao 4º lumbricais 1º a 3º interósseos plantares 1º a 4º interósseos dorsais Adutor do hálux	Nn. digitais plantares próprios

34 Vascularização e Inervação

Vasos e Nervos Superficiais do Membro Inferior

Figura 34.26 Veias e nervos cutâneos superficiais do membro inferior direito

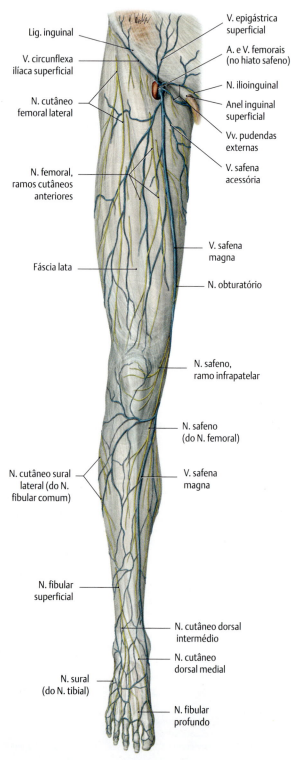
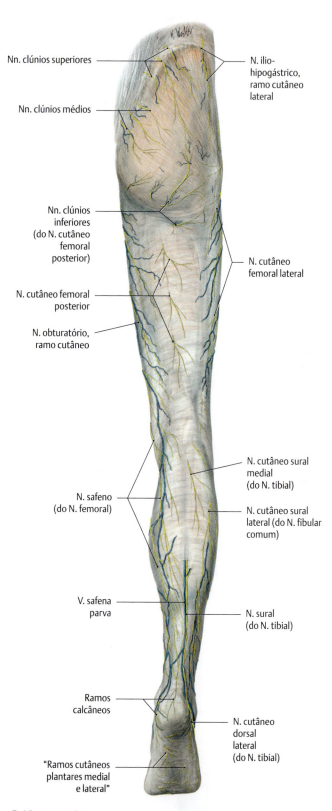

A Vista anterior.

B Vista posterior.

Figura 34.27 **Inervação cutânea do membro inferior**
Membro inferior direito.

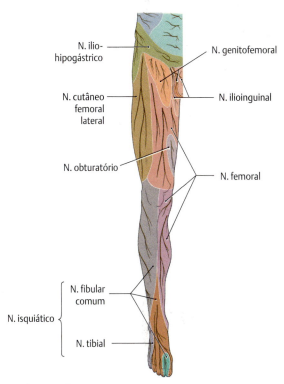

A Vista anterior.

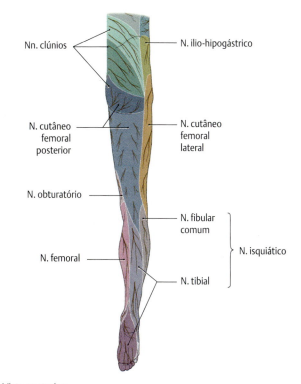

B Vista posterior.

Figura 34.28 **Dermátomos do membro inferior**
Membro inferior direito.

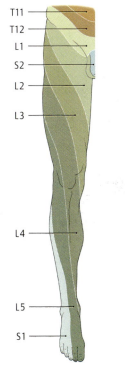

A Vista anterior.

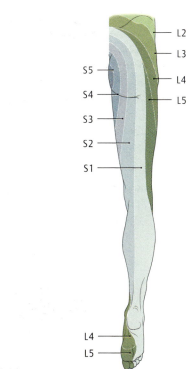

B Vista posterior.

Topografia da Região Inguinal

Figura 34.29 Veias e linfonodos superficiais
Região inguinal direita masculina, vista anterior. *Removida:* Fáscia cribriforme em torno do hiato safeno (ver **pp. 150-151**).

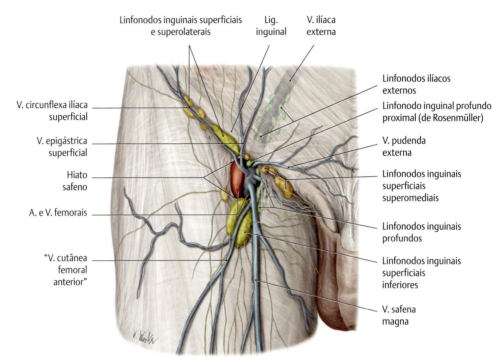

Figura 34.30 Região inguinal
Região inguinal direita masculina, vista anterior.

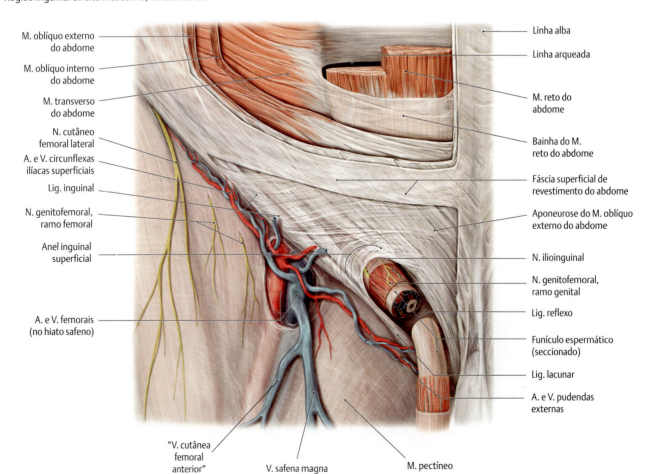

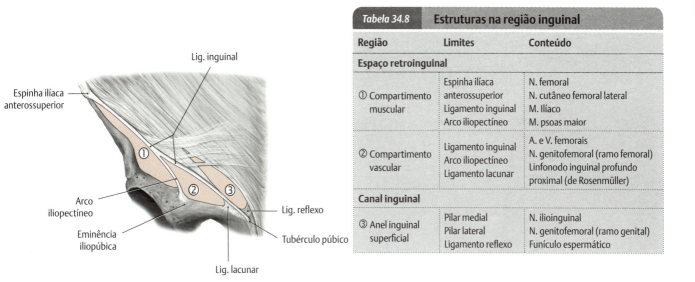

Tabela 34.8	Estruturas na região inguinal	
Região	**Limites**	**Conteúdo**
Espaço retroinguinal		
① Compartimento muscular	Espinha ilíaca anterossuperior Ligamento inguinal Arco iliopectíneo	N. femoral N. cutâneo femoral lateral M. Ilíaco M. psoas maior
② Compartimento vascular	Ligamento inguinal Arco iliopectíneo Ligamento lacunar	A. e V. femorais N. genitofemoral (ramo femoral) Linfonodo inguinal profundo proximal (de Rosenmüller)
Canal inguinal		
③ Anel inguinal superficial	Pilar medial Pilar lateral Ligamento reflexo	N. ilioinguinal N. genitofemoral (ramo genital) Funículo espermático

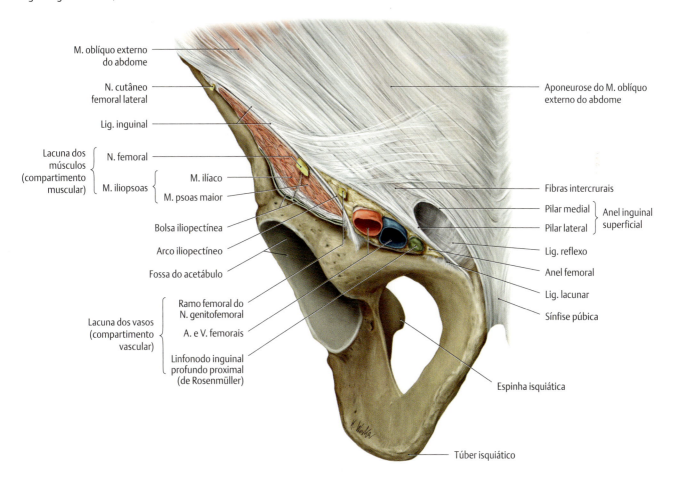

Figura 34.31 **Espaço retroinguinal: Lacuna dos músculos (compartimento muscular) e lacuna dos vasos (compartimento vascular)**
Região inguinal direita, vista anterior.

483

Topografia da Região Glútea

Figura 34.32 **Região glútea**
Região glútea direita, vista posterior.

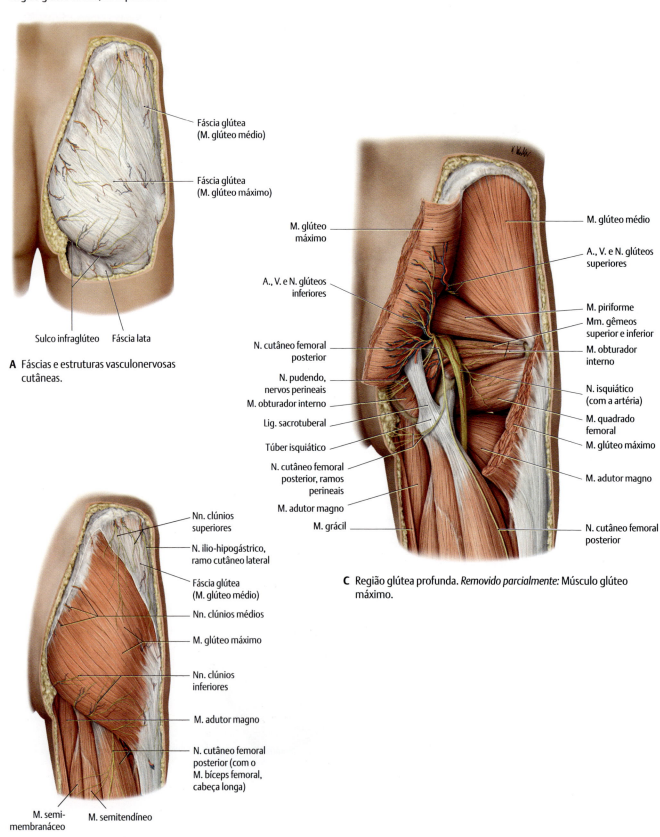

A Fáscias e estruturas vasculonervosas cutâneas.

B Região glútea. *Removida:* Fáscia lata e parte da fáscia glútea.

C Região glútea profunda. *Removido parcialmente:* Músculo glúteo máximo.

484

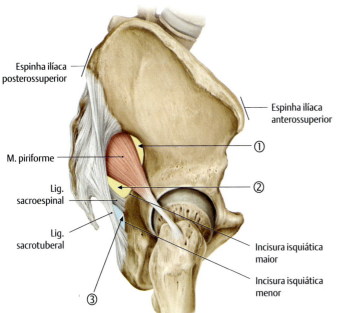

Tabela 34.9		Forames isquiáticos	
Forame		Estruturas a que dá passagem	Limites
Forame isquiático maior	① Parte suprapiriforme	A., V. e N. glúteos superiores	Incisura isquiática maior Ligamento sacroespinal Sacro
	② Parte infrapiriforme	A., V. e N. glúteos inferiores A. e V. pudendas internas N. pudendo N. isquiático N. cutâneo femoral posterior	
③ Forame isquiático menor		A. e V. pudendas internas N. pudendo M. obturador interno	Incisura isquiática menor Ligamento sacroespinal Ligamento sacrotuberal

Figura 34.33 Região glútea e fossa isquioanal
Região glútea direita, vista posterior.
Removidos: Músculos glúteos máximo e médio.

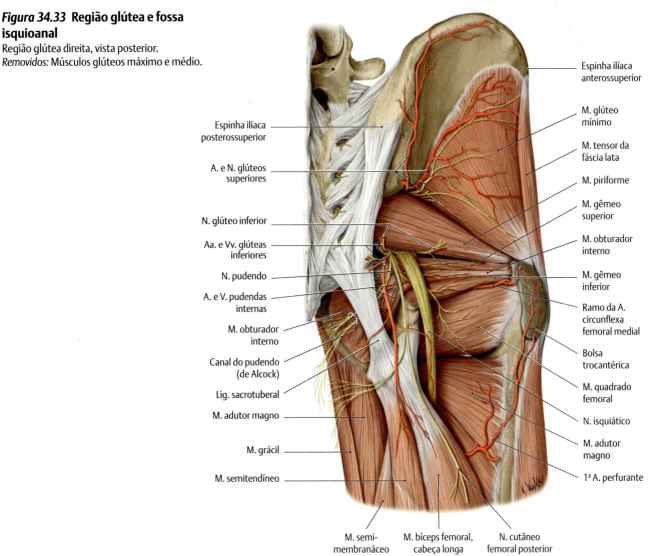

485

Topografia dos Compartimentos Anterior, Medial e Posterior da Coxa

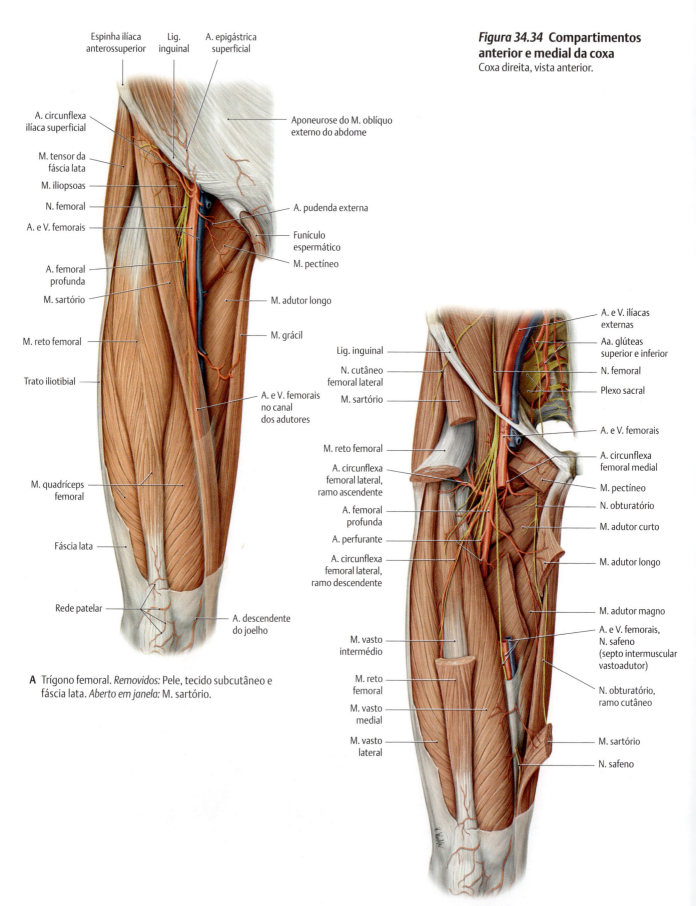

Figura 34.34 Compartimentos anterior e medial da coxa
Coxa direita, vista anterior.

A Trígono femoral. *Removidos:* Pele, tecido subcutâneo e fáscia lata. *Aberto em janela:* M. sartório.

B Vascularização e inervação do compartimento anterior da coxa. *Removida:* Parede anterior do abdome. *Removidos parcialmente:* Mm. sartório, reto femoral, adutor longo e pectíneo.

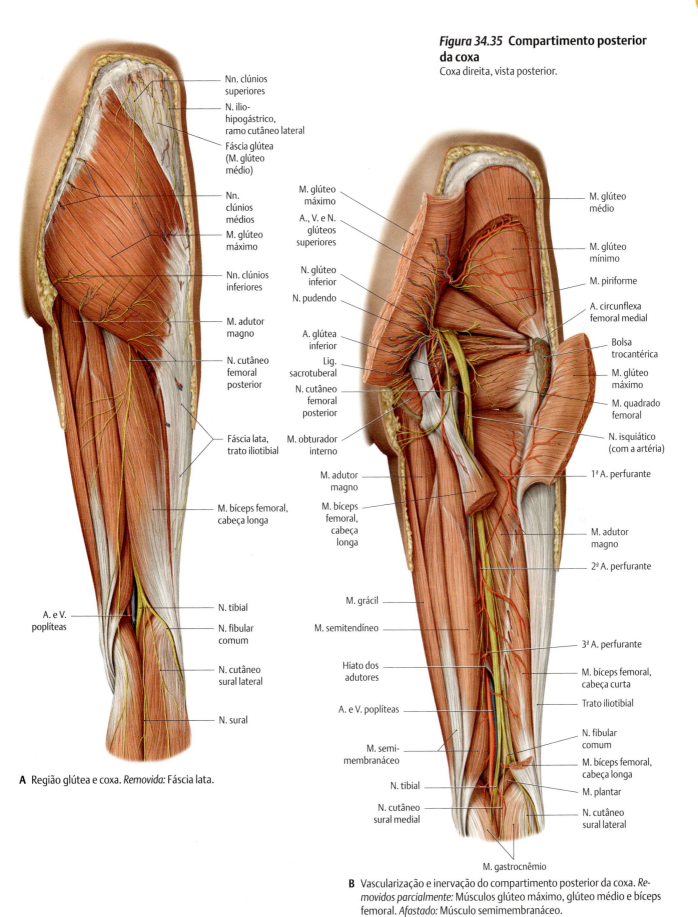

Figura 34.35 **Compartimento posterior da coxa**
Coxa direita, vista posterior.

A Região glútea e coxa. *Removida:* Fáscia lata.

B Vascularização e inervação do compartimento posterior da coxa. *Removidos parcialmente:* Músculos glúteo máximo, glúteo médio e bíceps femoral. *Afastado:* Músculo semimembranáceo.

Topografia do Compartimento Posterior da Perna e do Pé

Figura 34.36 Compartimento posterior
Perna direita, vista posterior.

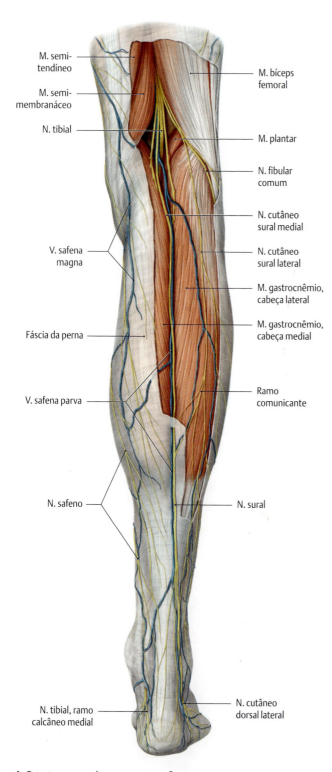

A Estruturas vasculonervosas superficiais.

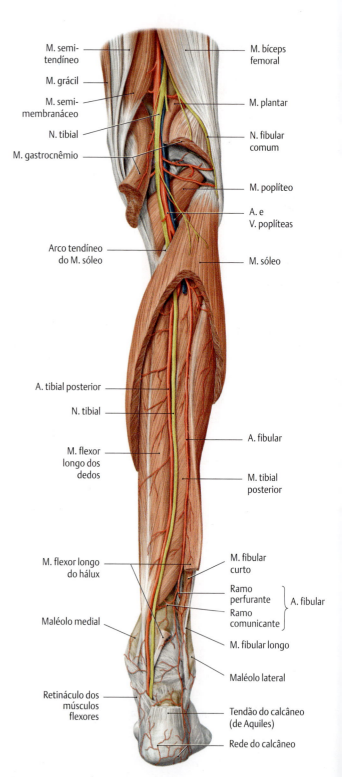

B Estruturas vasculonervosas profundas.

Figura 34.37 **Região posterior do joelho**
Perna direita, vista posterior.

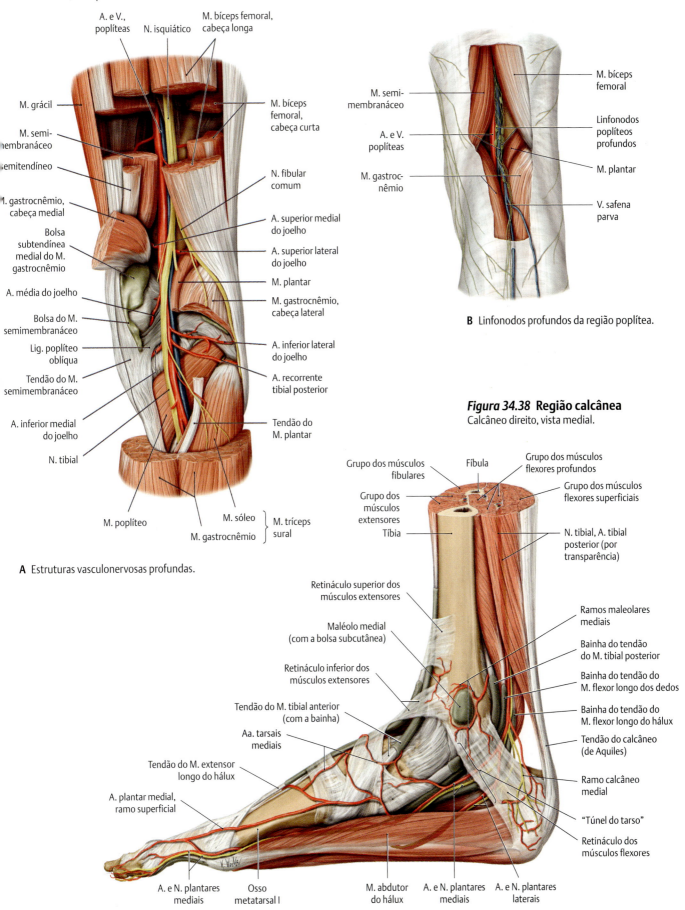

Figura 34.38 **Região calcânea**
Calcâneo direito, vista medial.

A Estruturas vasculonervosas profundas.

B Linfonodos profundos da região poplítea.

Topografia dos Compartimentos Lateral e Anterior da Perna e Dorso do Pé

Figura 34.39 Vascularização e inervação do compartimento lateral da perna
Membro inferior direito. *Removidas:* Inserções do M. fibular longo e do M. extensor longo dos dedos.

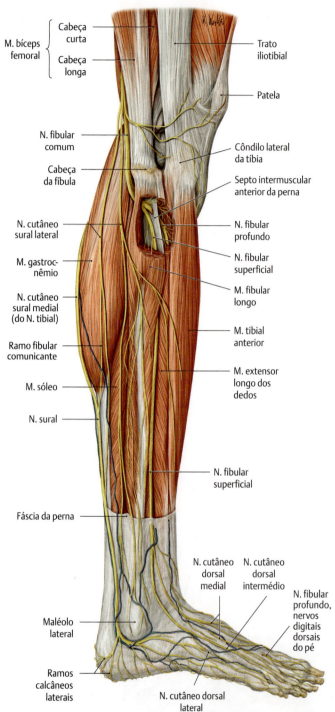

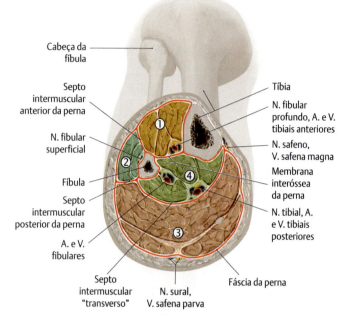

Tabela 34.10	Compartimentos da perna		
Compartimento		Conteúdo muscular	Conteúdo vasculonervoso
① Compartimento anterior		Tibial anterior	N. fibular profundo A. e V. tibiais anteriores
		Extensor longo dos dedos	
		Extensor longo do hálux	
		Fibular terceiro	
② Compartimento lateral		Fibular longo	N. fibular superficial
		Fibular curto	
Compartimento posterior	③ Parte superficial	Tríceps sural (gastrocnêmio e sóleo)	—
		Plantar	
	④ Parte profunda	Tibial posterior	N. tibial A. e V. tibiais posteriores A. e V. fibulares
		Flexor longo dos dedos	
		Flexor longo do hálux	

Boxe 34.4 | Correlação Clínica

Síndrome do compartimento

O edema ou um hematoma intramuscular pode causar aumento da pressão tecidual nos compartimentos da perna. A compressão subsequente de estruturas vasculonervosas devido ao aumento de pressão provoca isquemia, com lesão muscular e neurológica irreversível. Os pacientes com síndrome do compartimento *anterior*, a forma mais comum, apresentam dor intensa e não conseguem estender os dedos do pé. Pode ser realizada incisão de emergência da fáscia da perna para aliviar a compressão.

Figura 34.40 Vascularização e inervação do compartimento anterior da perna e do pé
Membro inferior direito com o pé em flexão plantar.

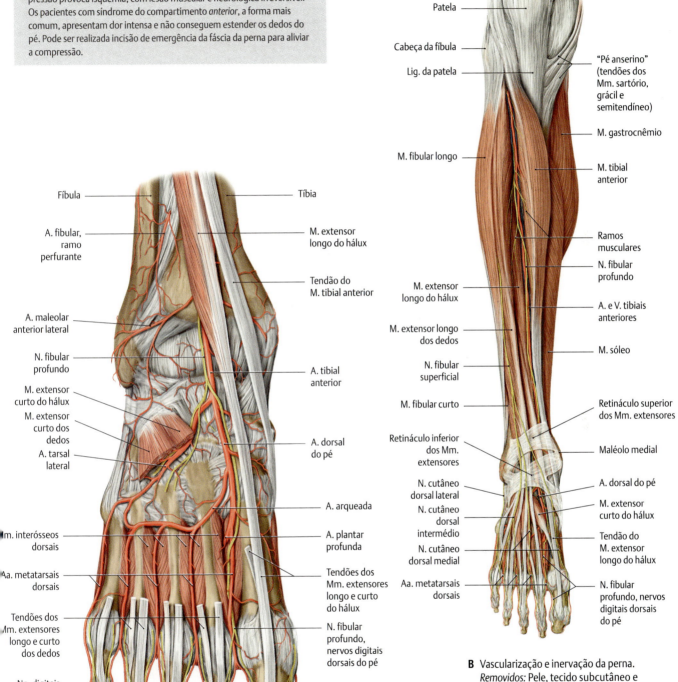

A Vascularização e inervação do dorso do pé.

B Vascularização e inervação da perna. *Removidos:* Pele, tecido subcutâneo e fáscia. *Afastados:* Mm. tibial anterior e extensor longo dos dedos.

Topografia da Planta do Pé

Figura 34.41 Vascularização e inervação da planta do pé
Pé direito, vista plantar (inferior).

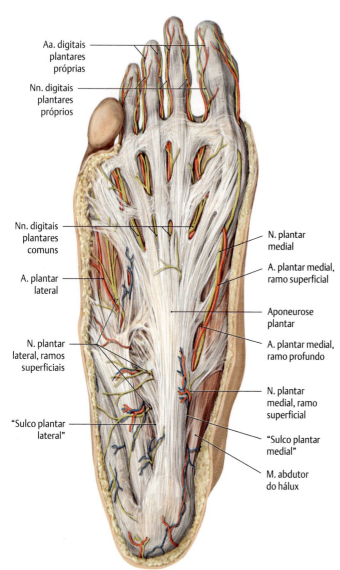

A Camada superficial. *Removidos:* Pele, tecido subcutâneo e fáscia.

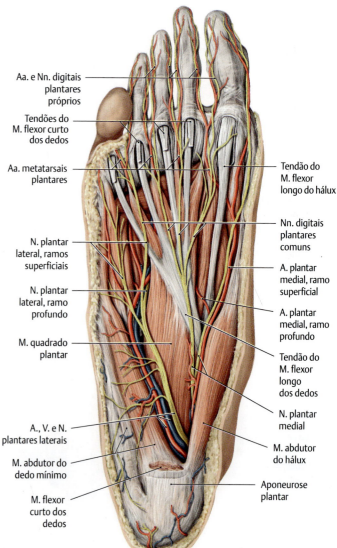

B Camada média. *Removidos:* Aponeurose plantar e M. flexor curto dos dedos.

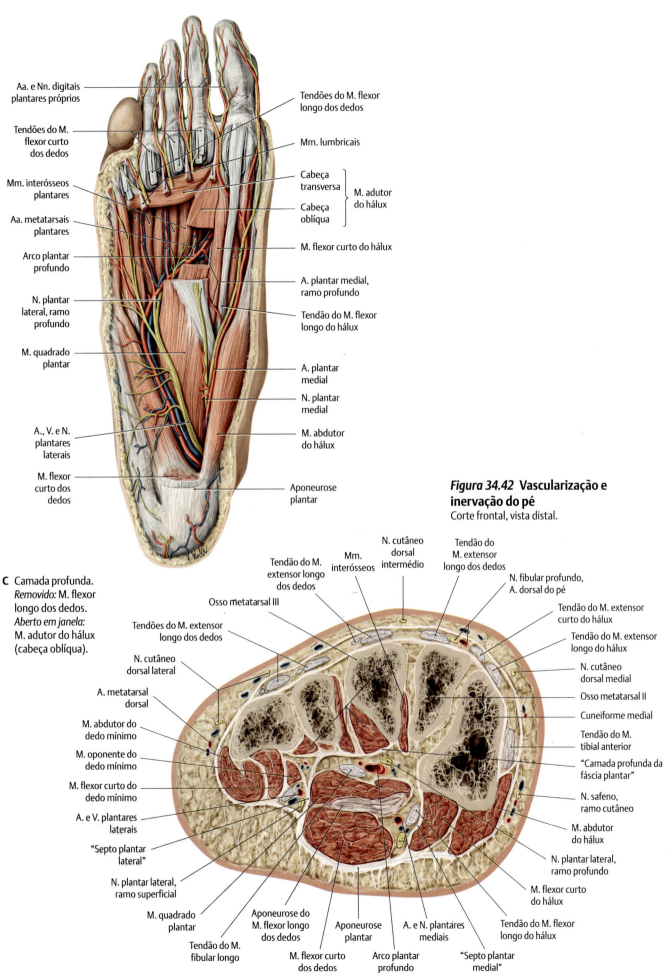

Figura 34.42 Vascularização e inervação do pé
Corte frontal, vista distal.

C Camada profunda. *Removido:* M. flexor longo dos dedos. *Aberto em janela:* M. adutor do hálux (cabeça oblíqua).

493

Anatomia Seccional do Membro Inferior

Figura 35.1 **Compartimentos do membro inferior**
Membro inferior direito, corte transversal, vista inferior.

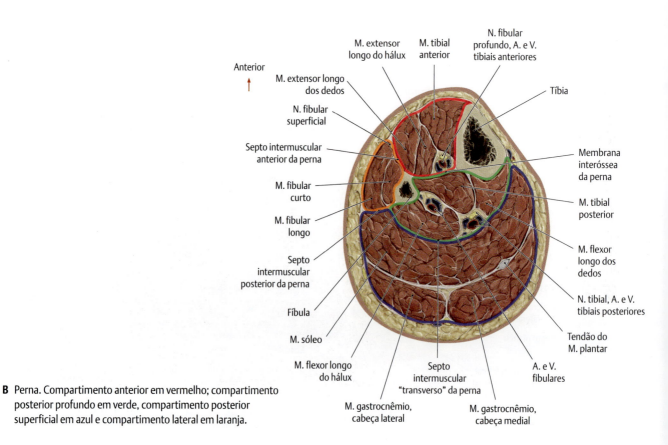

A Coxa. Compartimento anterior em vermelho; compartimento posterior em verde e compartimento medial em laranja.

B Perna. Compartimento anterior em vermelho; compartimento posterior profundo em verde, compartimento posterior superficial em azul e compartimento lateral em laranja.

Figura 35.2 **RM da coxa direita**
Corte transversal, vista distal (inferior).

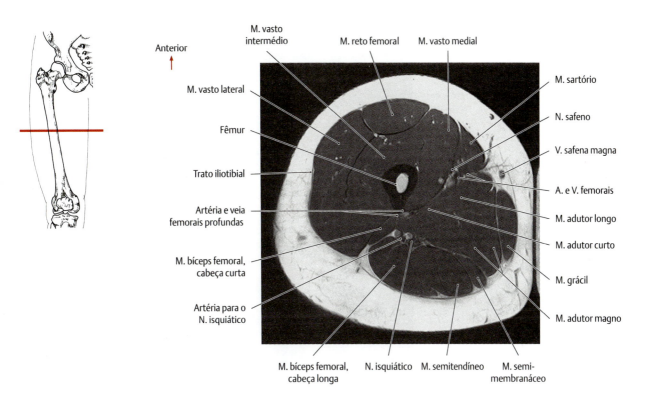

Figura 35.3 **RM da perna direita**
Corte transversal, vista distal (inferior).

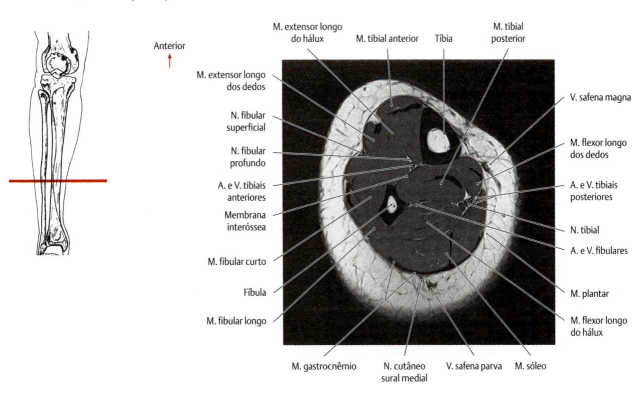

495

Anatomia Radiológica do Membro Inferior (I)

Figura 35.4 **Radiografia da articulação do quadril direita**
Incidência anteroposterior.

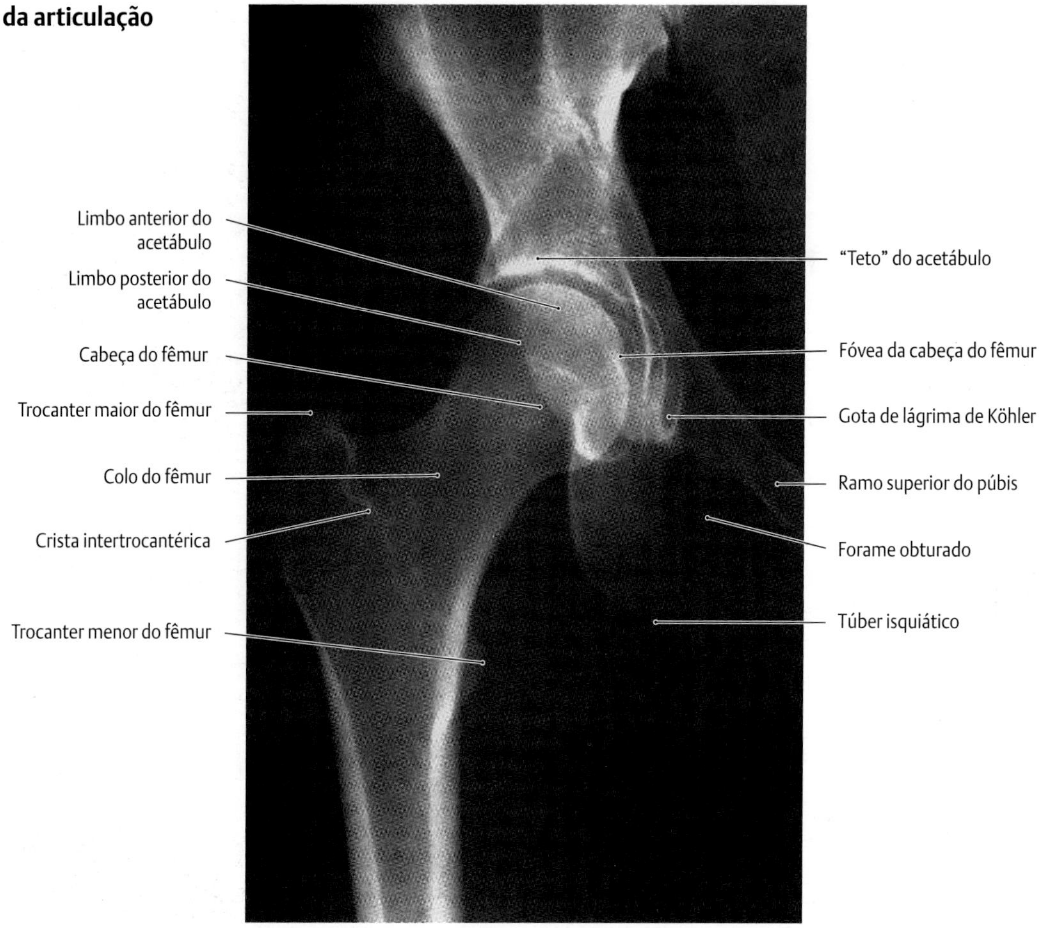

Legendas:
- Limbo anterior do acetábulo
- Limbo posterior do acetábulo
- Cabeça do fêmur
- Trocanter maior do fêmur
- Colo do fêmur
- Crista intertrocantérica
- Trocanter menor do fêmur
- "Teto" do acetábulo
- Fóvea da cabeça do fêmur
- Gota de lágrima de Köhler
- Ramo superior do púbis
- Forame obturado
- Túber isquiático

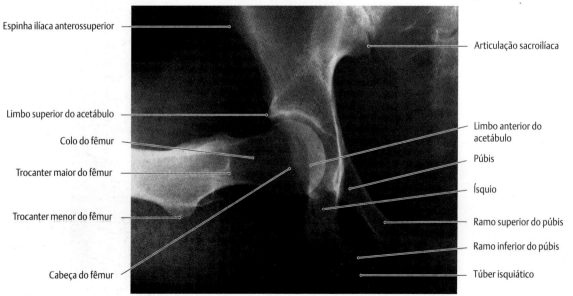

Figura 35.5 **Radiografia da articulação do quadril direito com o membro inferior abduzido lateralmente (incidência de Lauenstein)**

Legendas:
- Espinha ilíaca anterossuperior
- Limbo superior do acetábulo
- Colo do fêmur
- Trocanter maior do fêmur
- Trocanter menor do fêmur
- Cabeça do fêmur
- Articulação sacroilíaca
- Limbo anterior do acetábulo
- Púbis
- Ísquio
- Ramo superior do púbis
- Ramo inferior do púbis
- Túber isquiático

Figura 35.6 **RM da articulação do quadril direita**
Corte transversal, vista inferior.

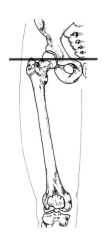
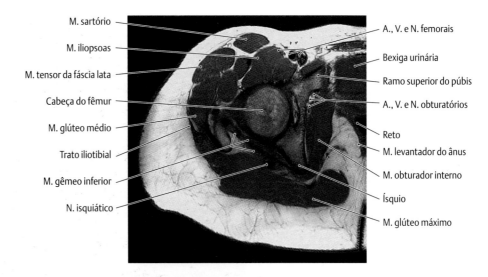

Figura 35.7 **RM das articulações do quadril**
Corte coronal, vista anterior.

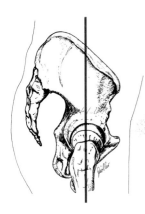
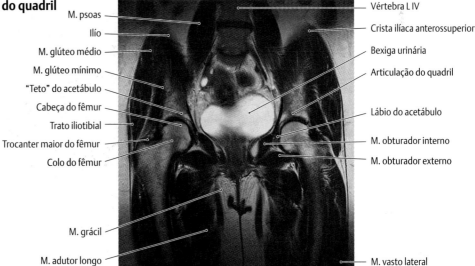

Figura 35.8 **RM da articulação do quadril direita**
Corte sagital, vista medial.

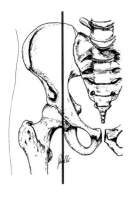
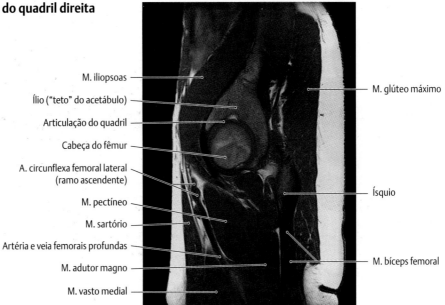

Anatomia Radiológica do Membro Inferior (II)

Figura 35.9 **Radiografia da articulação do joelho direito**
Incidência anteroposterior.

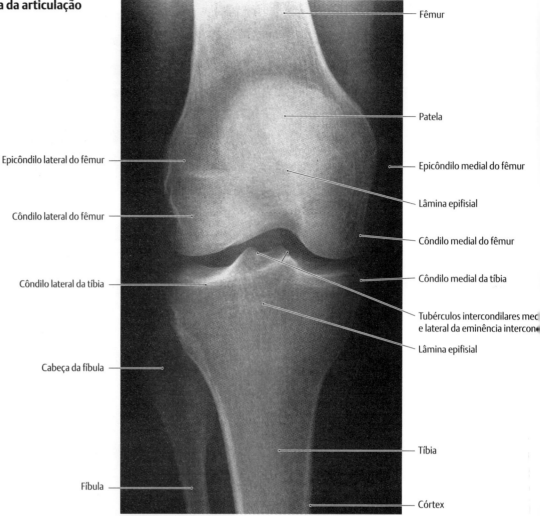

Figura 35.10 **Radiografia do joelho em flexão**

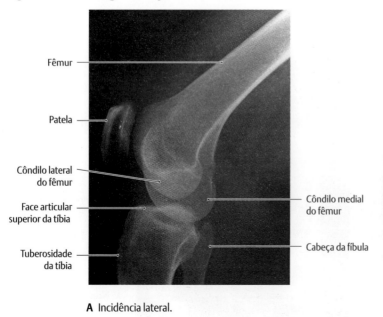

A Incidência lateral.

B Incidência do sol nascente.

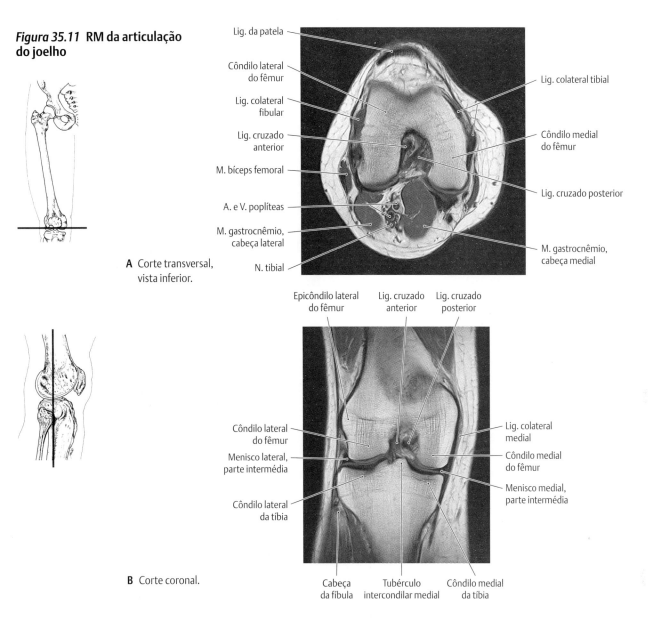

Figura 35.11 **RM da articulação do joelho**
A Corte transversal, vista inferior.
B Corte coronal.

Figura 35.12 **RM da articulação do joelho**
Corte sagital.

Anatomia Radiológica do Membro Inferior (III)

Figura 35.13 **Radiografia do tornozelo**

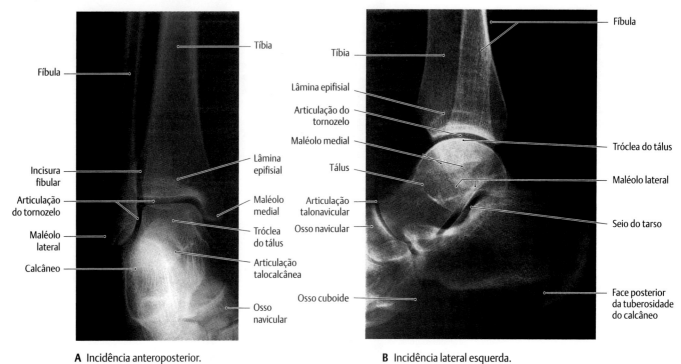

A Incidência anteroposterior.

B Incidência lateral esquerda.

Figura 35.14 **Incidência anteroposterior do antepé**

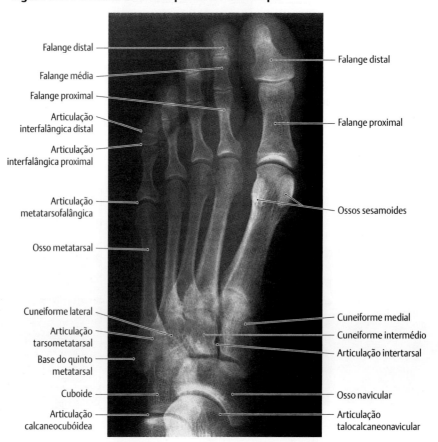

Figura 35.15 **RM do tornozelo direito**
Corte coronal, vista anterior.

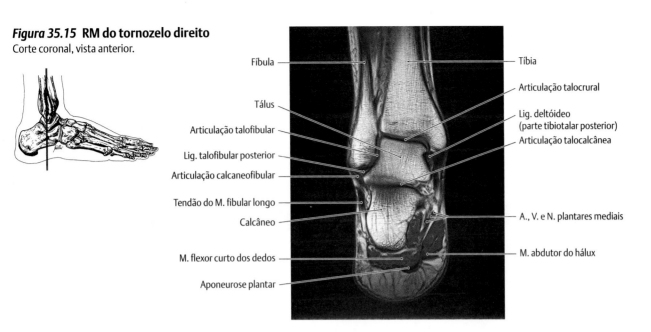

Figura 35.16 **RM do pé direito**
Corte coronal, vista anterior (distal).

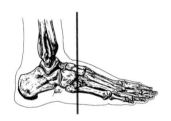
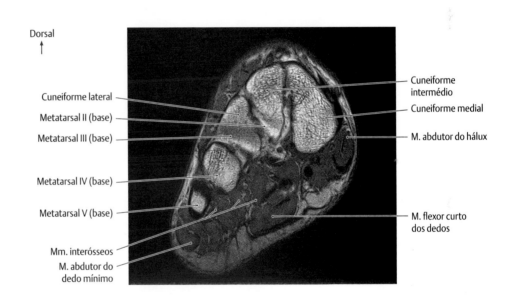

Figura 35.17 **RM do pé e do tornozelo direitos**
Corte sagital.

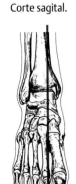
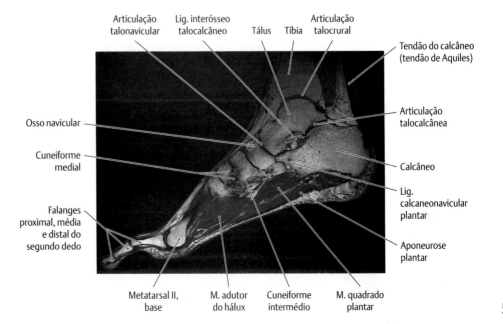

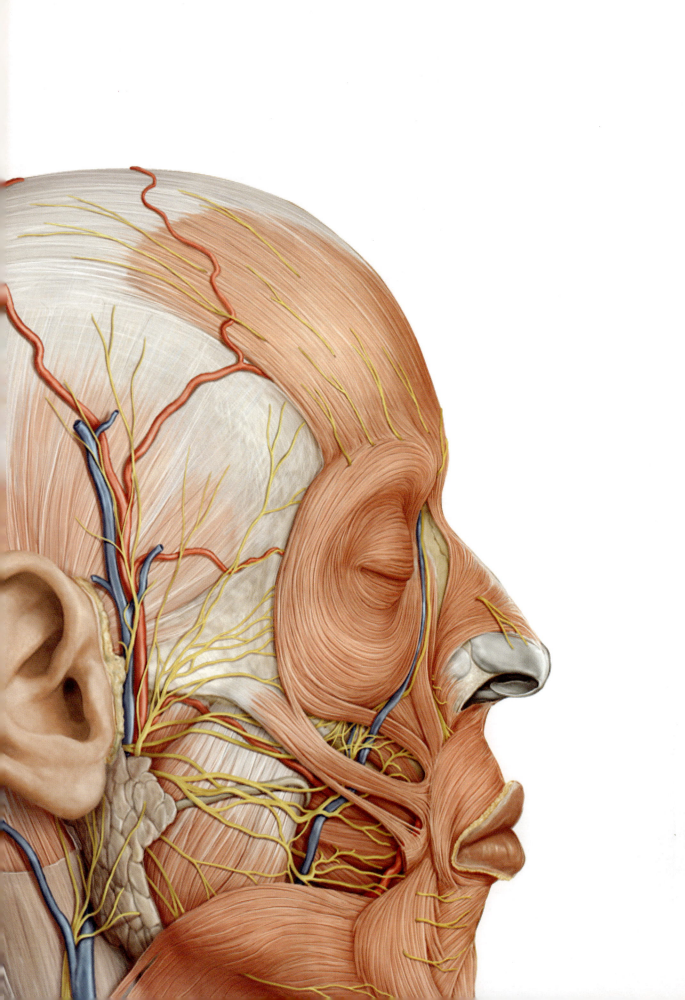

Cabeça e Pescoço

36 Anatomia de Superfície

Anatomia de Superfície 504

37 Ossos da Cabeça

Regiões Anterior e Lateral do Crânio 506
Região Posterior do Crânio e Calvária................... 508
Base do Crânio 510
Vias de Entrada e Saída das Estruturas Neurovasculares
na Cavidade do Crânio 512
Etmoide e Esfenoide 514

38 Músculos do Neurocrânio e do Viscerocrânio

Músculos da Face e da Mastigação 516
Inserções dos Músculos no Crânio 518
Dados sobre os Músculos (I)........................... 520
Dados sobre os Músculos (II) 522

39 Nervos Cranianos

Nervos Cranianos: Considerações Gerais................. 524
NC I e II: Nervos Olfatório e Óptico 526
NC III, IV e VI: Nervos Oculomotor, Troclear e Abducente ... 528
NC V: Nervo Trigêmeo 530
NC VII: Nervo Facial 532
NC VIII: Nervo Vestibulococlear........................ 534
NC IX: Nervo Glossofaríngeo 536
NC X: Nervo Vago 538
NC XI e XII: Nervos Acessório e Hipoglosso 540
Inervação Autônoma 542

40 Vascularização e Inervação das Estruturas da Cabeça

Inervação da Face 544
Artérias da Cabeça e do Pescoço....................... 546
Artéria Carótida Externa: Ramos Anteriores, Medial
e Posteriores 548
Artéria Carótida Externa: Ramos Terminais.............. 550
Veias da Cabeça e do Pescoço 552
Meninges 554
Seios da Dura-máter 556
Topografia Superficial da Face 558
Topografia da Região Parotideomassetérica e da
Fossa Temporal 560
Topografia da Fossa Infratemporal 562
Topografia da Fossa Pterigopalatina.................... 564

41 Órbita e Bulbo do Olho

Ossos da Órbita 566
Músculos da Órbita 568
Vascularização e Inervação da Órbita................... 570
Topografia da Órbita................................ 572
Órbita e Pálpebra................................... 574
Bulbo do Olho 576
Córnea, Íris e Lente 578

42 Cavidade Nasal e Nariz

Ossos da Cavidade Nasal 580
Seios Paranasais.................................... 582
Vascularização e Inervação da Cavidade Nasal 584

43 Temporal e Orelha

Temporal.. 586
Orelha Externa e Meato Acústico Externo 588
Orelha Média: Cavidade Timpânica 590
Orelha Média: Cadeia de Ossículos e Membrana Timpânica. 592
Artérias da Orelha Média 594
Orelha Interna 596

44 Cavidade Oral e Faringe

Ossos da Cavidade Oral 598
Articulação Temporomandibular 600
Dentes.. 602
Dados sobre os Músculos da Cavidade Oral.............. 604
Inervação da Cavidade Oral 606
Língua 608
Topografia da Cavidade Oral e das Glândulas Salivares 610
Tonsilas e Faringe................................... 612
Músculos da Faringe 614
Vascularização e Inervação da Faringe.................. 616

45 Pescoço

Dados sobre os Músculos (I)........................... 618
Dados sobre os Músculos (II) 620
Dados sobre os Músculos (III) 622
Artérias e Veias do Pescoço 624
Vasos Linfáticos do Pescoço........................... 626
Inervação do Pescoço................................ 628
Laringe: Cartilagens e Estrutura 630
Laringe: Músculos e Níveis 632
Vascularização e Inervação da Laringe e das Glândulas
Tireoide e Paratireoides 634
Topografia do Pescoço: Regiões e Fáscia 636
Topografia da Região Cervical Anterior 638
Topografia das Regiões Cervicais Anterior e Lateral 640
Topografia da Região Cervical Lateral................... 642
Topografia da Região Cervical Posterior................. 644

46 Anatomia Seccional e Radiológica

Anatomia Seccional da Cabeça e do Pescoço (I) 646
Anatomia Seccional da Cabeça e do Pescoço (II) 648
Anatomia Seccional da Cabeça e do Pescoço (III)......... 650
Anatomia Seccional da Cabeça e do Pescoço (IV)......... 652
Anatomia Seccional da Cabeça e do Pescoço (V) 654
Anatomia Radiológica da Cabeça e do Pescoço (I) 656
Anatomia Radiológica da Cabeça e do Pescoço (II) 658
Anatomia Radiológica da Cabeça e do Pescoço (III)....... 660

Anatomia de Superfície

Figura 36.1 **Regiões da cabeça e do pescoço**

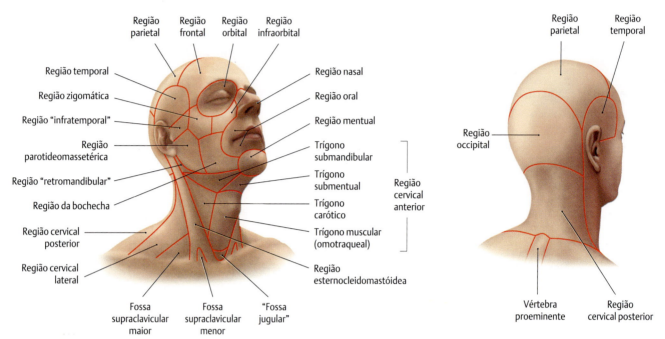

A Vista anterolateral direita.

B Vista posterolateral direita.

Figura 36.2 **Anatomia de superfície da cabeça e do pescoço**

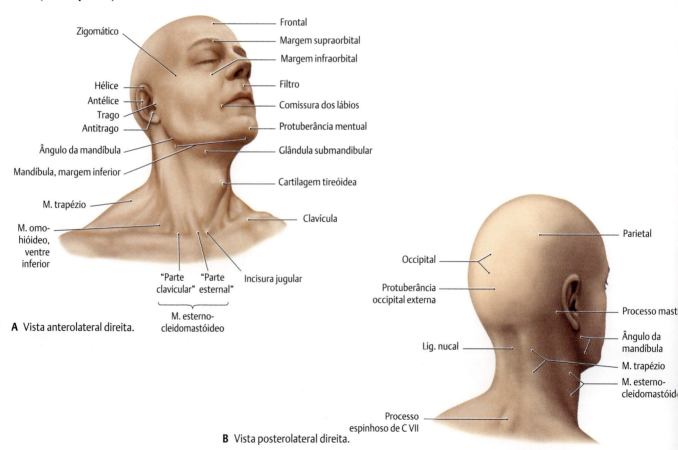

A Vista anterolateral direita.

B Vista posterolateral direita.

Figura 36.3 **Proeminências ósseas palpáveis da cabeça e do pescoço**

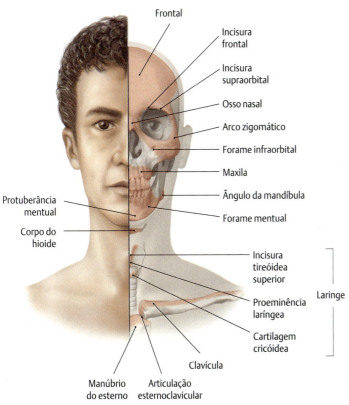

A Vista anterior.

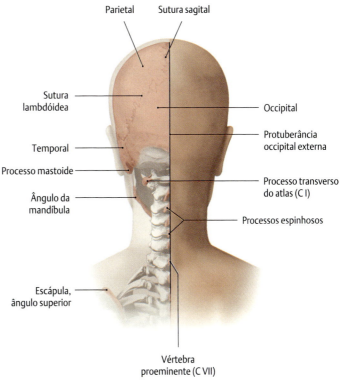

B Vista posterior.

Regiões Anterior e Lateral do Crânio

Figura 37.1 Região lateral do crânio
Vista lateral esquerda.

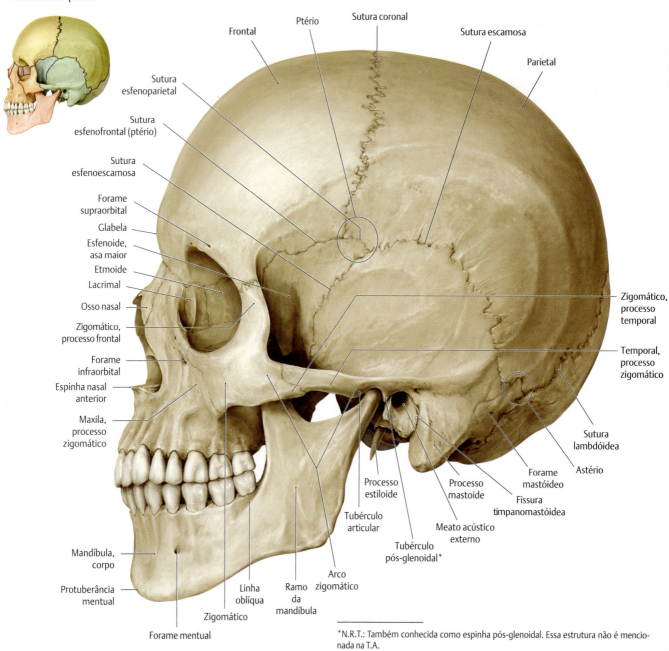

*N.R.T.: Também conhecida como espinha pós-glenoidal. Essa estrutura não é mencionada na T.A.

Tabela 37.1   Ossos do crânio

O crânio é subdividido em neurocrânio (cinza) e viscerocrânio (laranja). O neurocrânio protege o encéfalo, enquanto o viscerocrânio abriga e protege as regiões faciais.

Neurocrânio	Viscerocrânio	
• Etmoide (lâmina cribriforme)*	• Etmoide	• Mandíbula
• Frontal	• Hioide	• Maxila
• Occipital	• Concha nasal inferior	• Osso nasal
• Parietal	• Osso lacrimal	• Palatino
• Esfenoide	• Esfenoide (processo pterigoide)	
• Temporal (partes petrosa e escamosa)	• Temporal	
	• Vômer	

* A maior parte do etmoide está situada no viscerocrânio; a maior parte do esfenoide está no neurocrânio. O temporal está situado nas duas regiões.

506

Figura 37.2 **Região anterior do crânio**
Vista anterior.

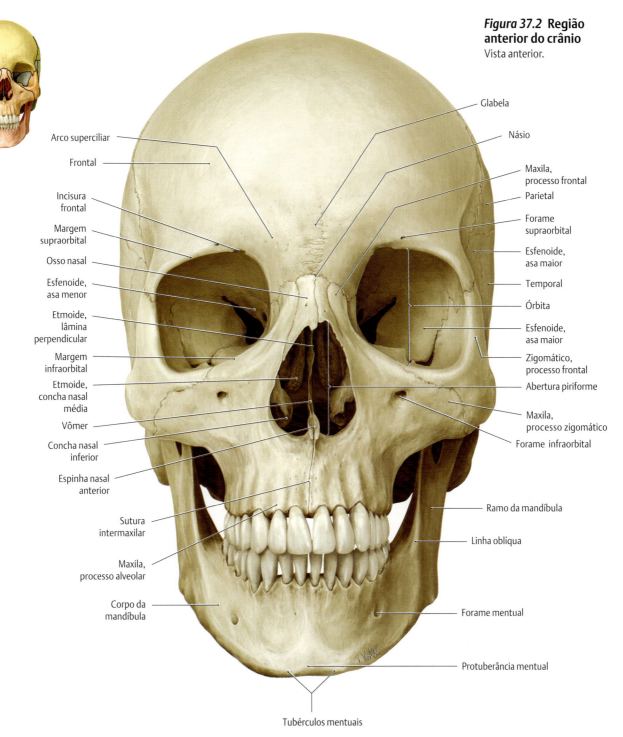

Boxe 37.1 | Correlação Clínica

Fraturas da face
A estrutura do esqueleto facial está sujeita à ocorrência de padrões característicos das linhas de fratura (classificadas como fraturas de Le Fort I, II e III).

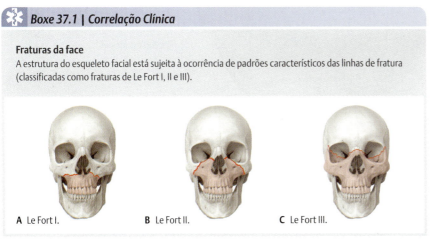

A Le Fort I.   B Le Fort II.   C Le Fort III.

Região Posterior do Crânio e Calvária

Figura 37.3 Região posterior do crânio
Vista posterior.

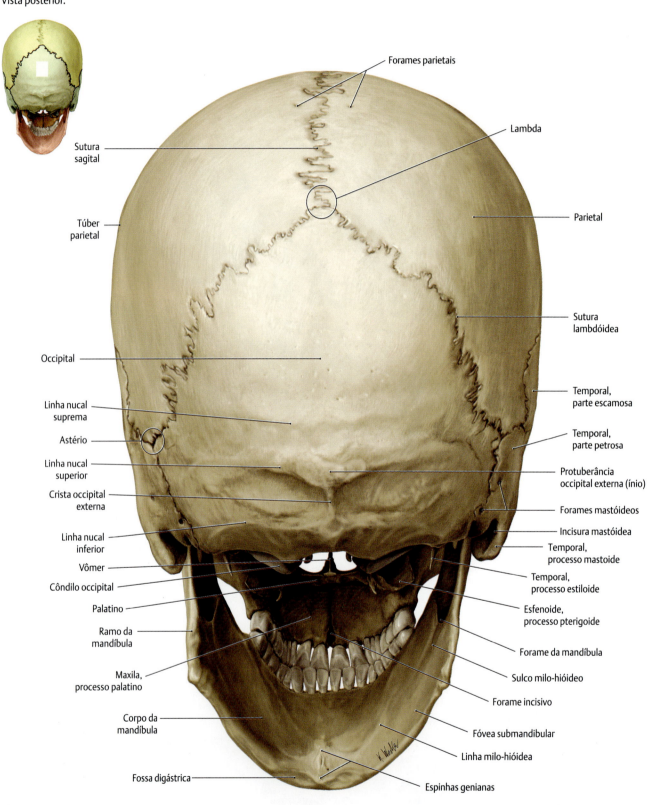

Figura 37.4 **Calvária**

Figura 37.5 **Estrutura da calvária**
Corte frontal.

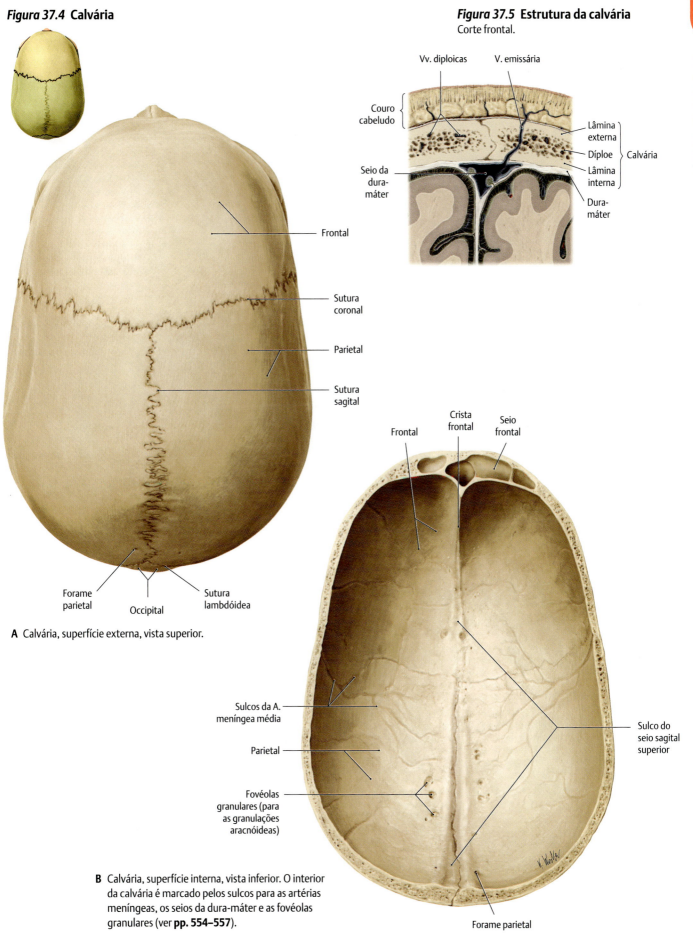

A Calvária, superfície externa, vista superior.

B Calvária, superfície interna, vista inferior. O interior da calvária é marcado pelos sulcos para as artérias meníngeas, os seios da dura-máter e as fovéolas granulares (ver **pp. 554–557**).

37 Ossos da Cabeça

509

Base do Crânio

Figura 37.6 Base externa do crânio
Vista inferior. *Mostrados:* Forames e canais para os vasos sanguíneos (ver **p. 546**) e para os nervos cranianos. *Nota:* Essa vista permite o acesso visual à região posterior da cavidade nasal.

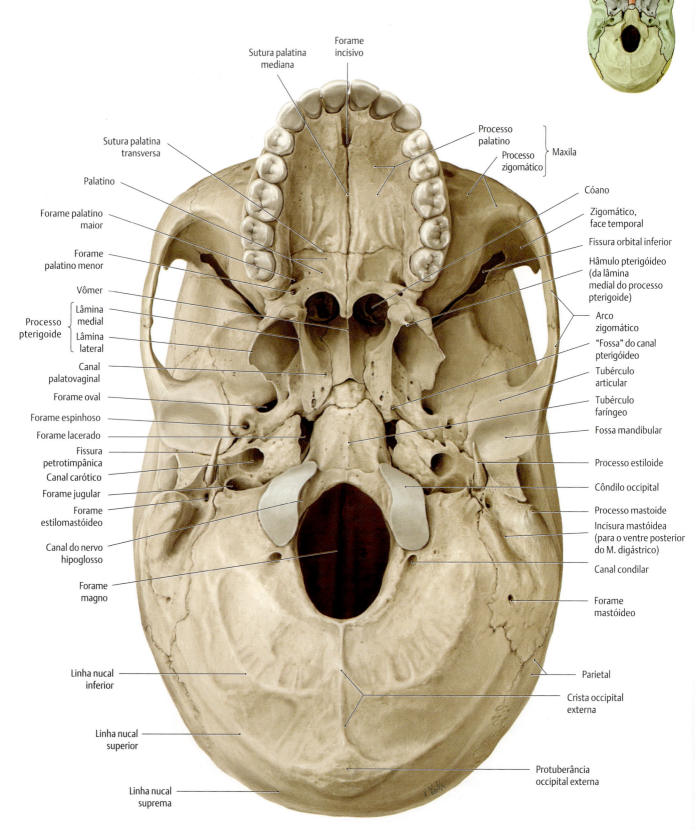

Figura 37.7 Fossas do crânio

A base interna do crânio é formada por três fossas sucessivas, que se tornam cada vez mais profundas no sentido fronto-occipital.

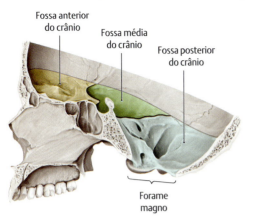

A Corte sagital mediano, vista lateral esquerda.

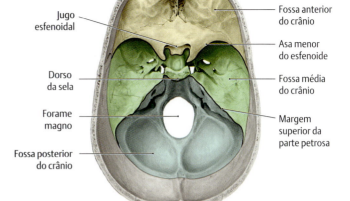

B Vista superior do crânio aberto.

Figura 37.8 Base interna do crânio
Vista superior.

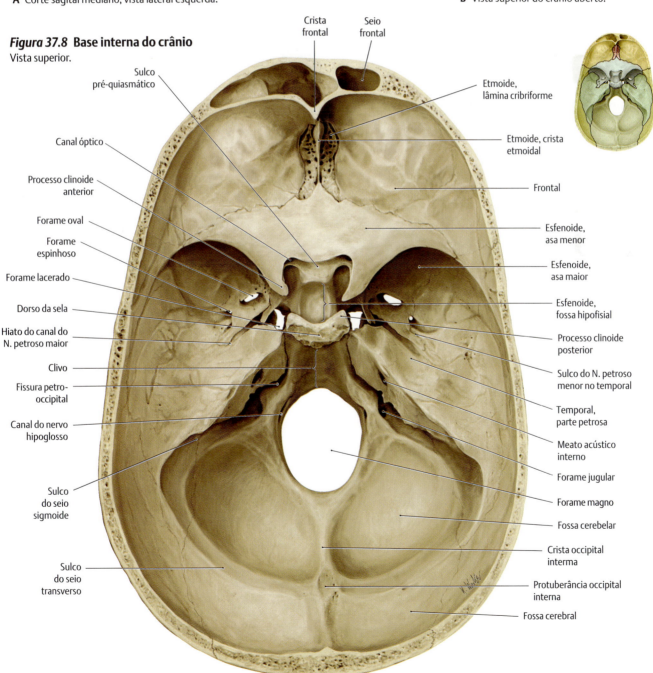

Vias de Entrada e Saída das Estruturas Neurovasculares na Cavidade do Crânio

Figura 37.9 Resumo das estruturas neurovasculares que penetram ou saem da cavidade do crânio

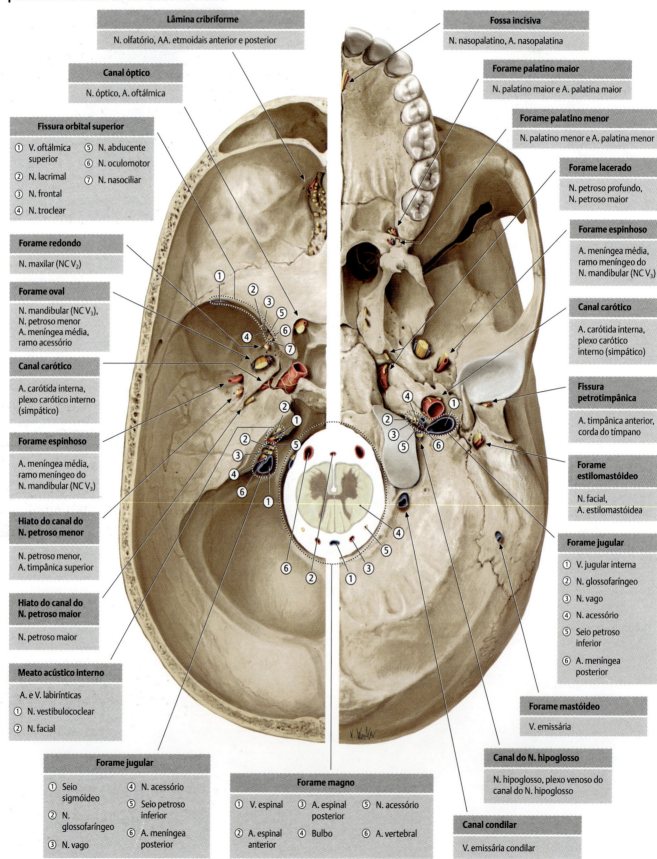

A Cavidade do crânio (base interna do crânio), lado esquerdo, vista superior.

B Base externa do crânio, lado esquerdo, vista inferior.

Figura 37.10 **Saída dos nervos cranianos da cavidade do crânio**
A cavidade do crânio (base interna do crânio), lado direito, vista superior.
Retirados: Encéfalo e tentório do cerebelo. As extremidades dos nervos cranianos foram seccionadas para mostrar as fissuras, a fossa ou o espaço da dura-máter nos locais onde atravessam a fossa do crânio.

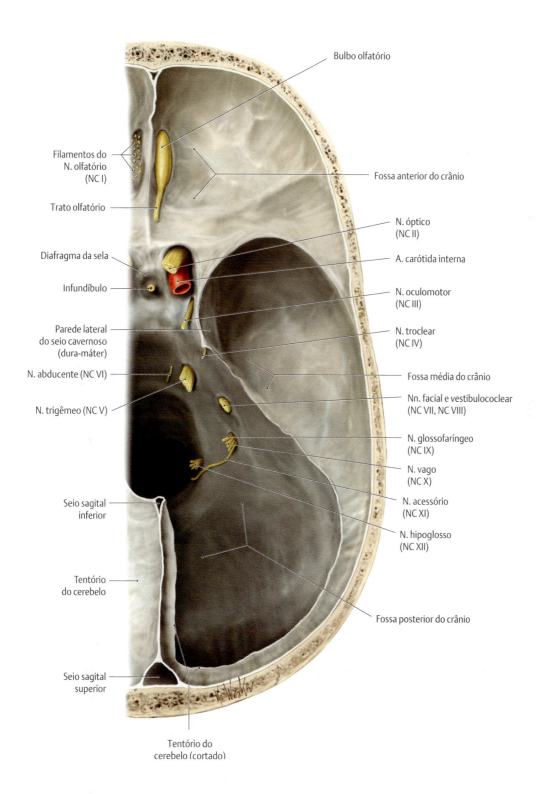

Etmoide e Esfenoide

O etmoide e o esfenoide, estruturalmente complexos, são mostrados individualmente. Os demais ossos do crânio são mostrados em suas respectivas regiões: Órbita (ver **pp. 556-557**), cavidade nasal (ver **pp. 580-581**), cavidade oral (ver **pp. 598-599**) e orelha (ver **pp. 586-587**).

Figura 37.11 Etmoide
O etmoide é o osso central do nariz e dos seios paranasais (ver **pp. 580-583**).

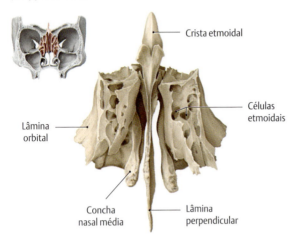

A Vista anterior.

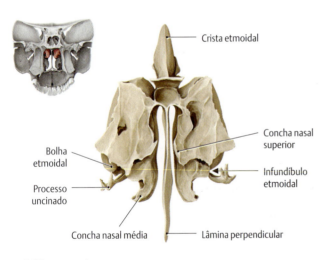

C Vista posterior.

B Vista superior.

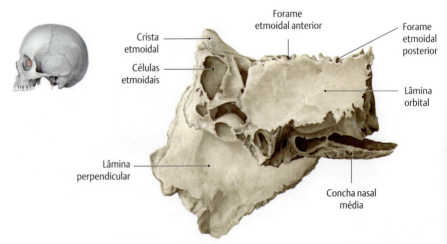

D Vista lateral esquerda.

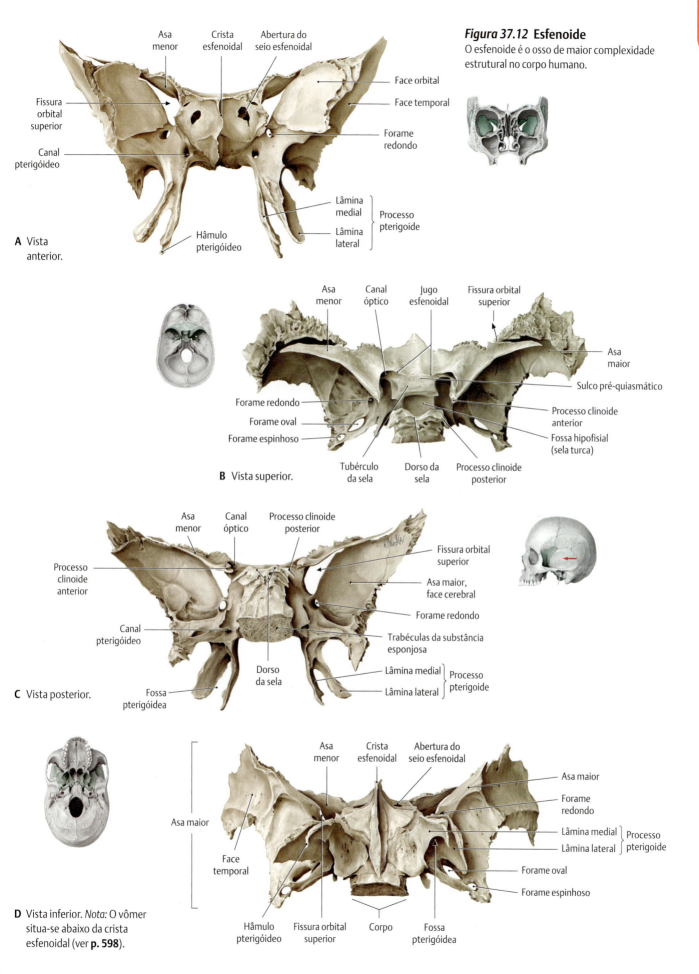

Figura 37.12 Esfenoide
O esfenoide é o osso de maior complexidade estrutural no corpo humano.

Músculos da Face e da Mastigação

 Os músculos do neurocrânio e do viscerocrânio são divididos em dois grupos. Os músculos da face formam a camada muscular superficial na face. Os músculos da mastigação são responsáveis pelo movimento da mandíbula durante a mastigação.

Figura 38.1 **Músculos da face**

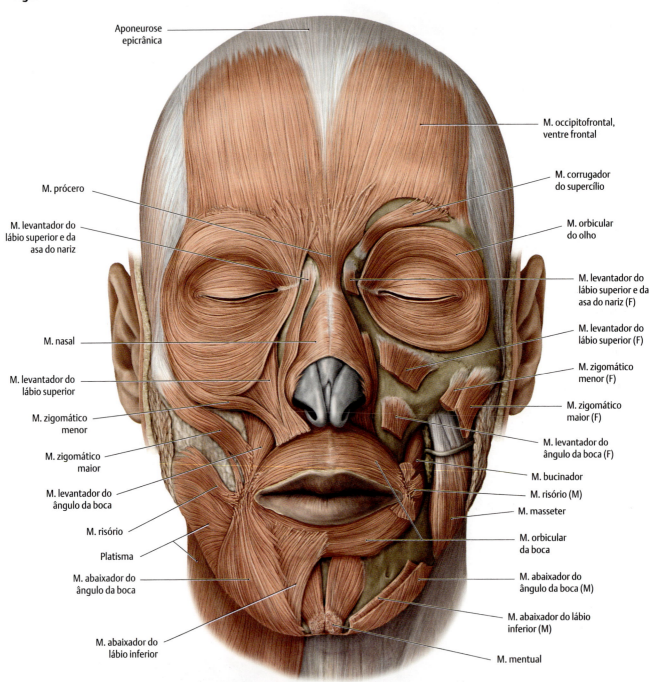

A Vista anterior. As inserções correspondentes ao ponto fixo (F) e ponto móvel (M) dos músculos são indicadas no lado esquerdo da face.

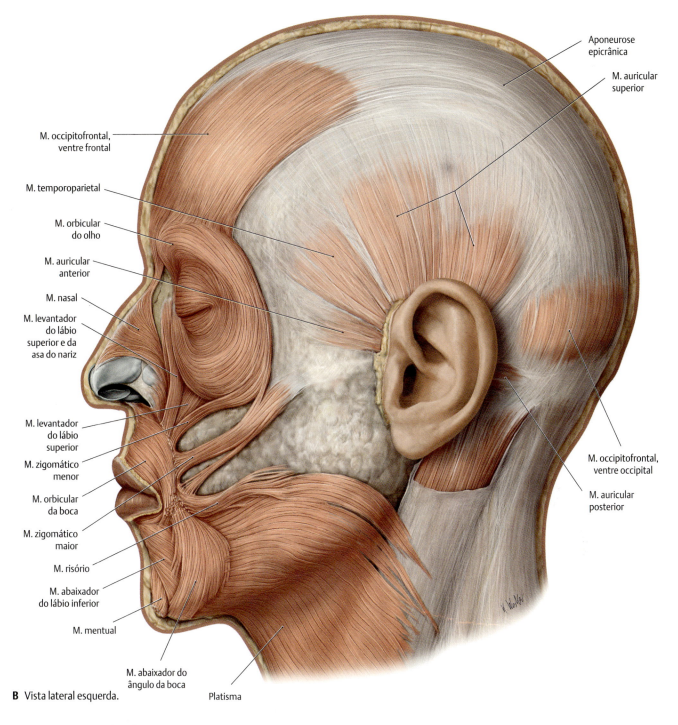

B Vista lateral esquerda.

Figura 38.2 Músculos da mastigação
Vista lateral esquerda.

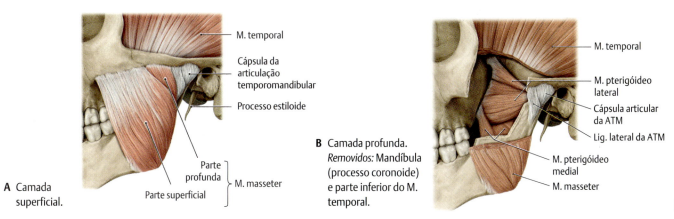

A Camada superficial.

B Camada profunda. *Removidos:* Mandíbula (processo coronoide) e parte inferior do M. temporal.

517

Inserções dos Músculos no Crânio

Figura 38.3 **Região lateral do crânio: Inserções (ponto fixo e ponto móvel)**
Vista lateral esquerda. Pontos fixos dos músculos estão em vermelho, pontos móveis em azul. *Nota:* Em alguns casos não há inserções ósseas para os músculos da face. Esses músculos inserem-se na pele e em outros músculos da face.

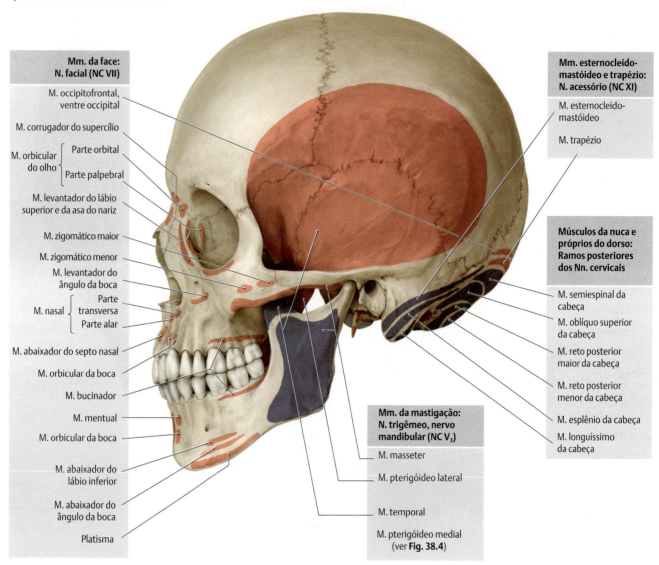

Figura 38.4 **Mandíbula: Inserções**
Vista medial da metade direita da mandíbula (superfície interna). Pontos fixos dos músculos estão em vermelho, e os pontos móveis em azul.

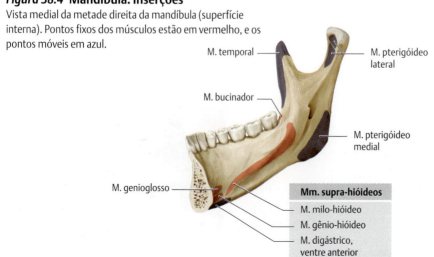

Figura 38.5 **Base do crânio: Inserções (ponto fixo e ponto móvel)**
Vista inferior da base externa do crânio. Pontos fixos dos músculos estão em vermelho e os pontos móveis em azul.

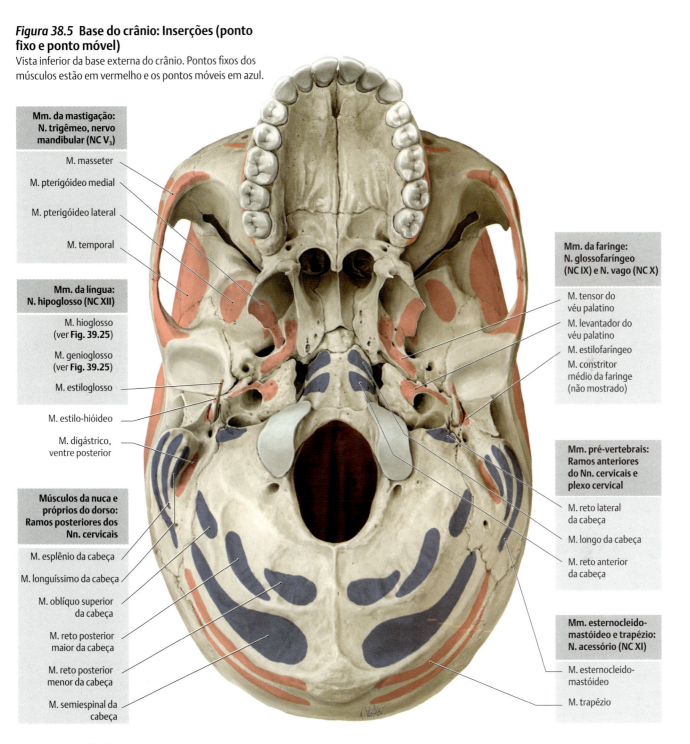

Figura 38.6 **Hioide: Inserções**
A laringe está suspensa a partir do hioide, basicamente pela membrana tíreo-hióidea. O hioide é o local de inserção dos Mm. supra-hióideos e infra-hióideos. Os pontos móveis dos músculos são mostrados em azul.

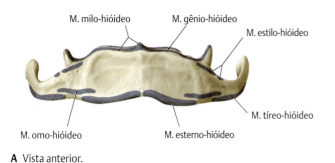

A Vista anterior.

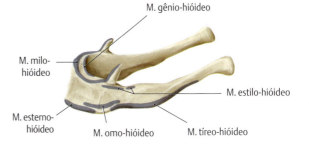

B Vista oblíqua lateral esquerda.

Dados sobre os Músculos (I)

 Os músculos da face inserem-se (ponto fixo) no osso e/ou na fáscia e inserem-se (ponto móvel) na tela subcutânea da face. Isso permite que atuem tracionando a pele.

Figura 38.7 Músculo occipitofrontal
Vista anterior.

Figura 38.8 Músculos da rima das pálpebras e do nariz
Vista anterior.

Figura 38.9 Músculos da orelha
Vista lateral esquerda.

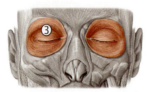

A Músculo orbicular do olho.

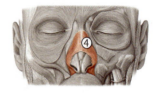

B Músculo nasal.

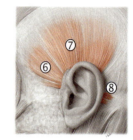

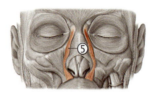

C Músculo levantador do lábio superior e da asa do nariz.

Tabela 38.1	Músculos da face: Fronte, nariz e orelhas			
Músculo	Inserção (ponto fixo)	Inserção (ponto móvel)*	Principal(is) ação(ões)**	
Calvária				
① Occipitofrontal (ventre frontal)	Aponeurose epicrânica	Pele e tela subcutânea dos supercílios e da fronte	Eleva os supercílios, pregueia a pele da fronte	
Rima das pálpebras e nariz				
② Prócero	Osso nasal, processo lateral da cartilagem do septo nasal (parte superior)	Pele da parte inferior da região frontal, entre os supercílios	Traciona o ângulo medial dos supercílios para baixo, produzindo pregas transversais sobre a "ponte" do nariz	
③ Orbicular do olho	Margem orbital medial; ligamento palpebral medial; lacrimal	Pele ao redor da margem da órbita, tarsos superior e inferior	Atua como esfíncter da órbita (fecha as pálpebras) • A parte palpebral fecha levemente • A parte orbital fecha com força (como ao piscar)	
④ Nasal	Maxila (região superior da "crista canina")	Cartilagens nasais	Alarga as narinas levando as asas (laterais) do nariz em direção ao septo nasal	
⑤ Levantador do lábio superior e da asa do nariz	Maxila (processo frontal)	Cartilagem alar do nariz e lábio superior	Eleva o lábio superior, dilata a narina	
Orelha				
⑥ Mm. auriculares anteriores	Fáscia temporal (parte anterior)	Hélice da orelha	Tracionam a orelha para cima e para a frente	
⑦ Mm. auriculares superiores	Aponeurose epicrânica na parte lateral da cabeça	Parte superior da orelha	Elevam a orelha	
⑧ Mm. auriculares posteriores	Processo mastoide	Convexidade da concha da orelha	Tracionam a orelha para cima e para trás	

* Não existem inserções ósseas para os músculos da face.
** Todos os músculos da face são inervados pelo nervo facial (NC VII) por meio dos ramos temporal, zigomático, bucal, marginal da mandíbula e cervical que se originam do plexo intraparotídeo (ver **pp. 532-533**).

Figura 38.10 Músculos da boca

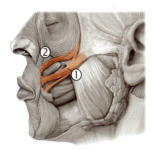 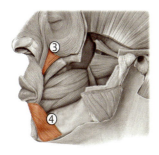 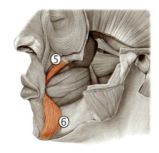 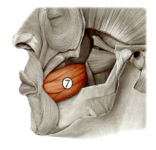

A Mm. zigomáticos maior e menor, vista lateral esquerda.

B Mm. levantador do lábio superior e abaixador do lábio inferior, vista lateral esquerda.

C Mm. levantador e abaixador do ângulo da boca, vista lateral esquerda.

D M. bucinador, vista lateral esquerda.

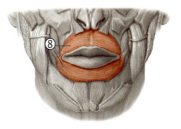 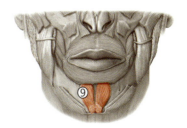

E M. orbicular da boca, vista anterior.

F M. mentual, vista anterior.

Tabela 38.2 — Músculos da face: Boca e pescoço

Músculo	Inserção (ponto fixo)	Inserção (ponto móvel)*	Principal(is) ação(ões)**
Boca			
① Zigomático maior	Zigomático (face lateral, parte posterior)	Pele no ângulo da boca	Traciona o ângulo da boca para cima e para o lado
② Zigomático menor		Lábio superior, medialmente ao ângulo da boca	Traciona o lábio superior para cima
Levantador do lábio superior e da asa do nariz (ver **Fig. 38.8C**)	Maxila (processo frontal)	Cartilagem alar do nariz e lábio superior	Eleva o lábio superior, dilata a narina
③ Levantador do lábio superior	Maxila (processo frontal) e região infraorbital	Pele do lábio superior, cartilagens alares do nariz	Eleva o lábio superior, dilata a narina, eleva o ângulo da boca
④ Abaixador do lábio inferior	Mandíbula (parte anterior da linha oblíqua)	Lábio inferior na linha mediana; funde-se ao músculo do lado oposto	Traciona o lábio inferior para baixo e lateralmente
⑤ Levantador do ângulo da boca	Maxila (abaixo do forame infraorbital)	Pele no ângulo da boca	Eleva o ângulo da boca, ajuda a formar o sulco nasolabial
⑥ Abaixador do ângulo da boca	Mandíbula (linha oblíqua abaixo dos dentes canino, pré-molar e primeiro molar)	Pele no ângulo da boca; funde-se ao músculo orbicular da boca	Traciona o ângulo da boca para baixo e lateralmente
⑦ Bucinador	Mandíbula, processo alveolar da maxila e parte alveolar da mandíbula, rafe pterigomandibular	Ângulo da boca, músculo orbicular da boca	Pressiona a bochecha contra os dentes molares, agindo, com a língua, para manter o alimento entre as faces oclusais e fora do vestíbulo da boca; expele o ar da cavidade oral/resiste à distensão ao soprar. *Unilateral:* Move a boca lateralmente
⑧ Orbicular da boca	Superfície profunda da pele Superiormente: maxila (plano mediano) Inferiormente: mandíbula	Túnica mucosa dos lábios	Atua como esfincter oral • Comprime e protrai os lábios (p. ex., ao assobiar, sugar e beijar) • Resiste à distensão (ao soprar)
Risório (ver **pp. 516-517**)	Fáscia massetérica	Pele no ângulo da boca	Retrai o ângulo da boca, como na careta
⑨ Mentual	Mandíbula ("fossa incisiva")	Pele do mento	Eleva e protrai o lábio inferior
Pescoço			
Platisma (ver **pp. 516-517**)	Pele da parte inferior do pescoço e da parte superior e lateral do tórax	Mandíbula (margem inferior), pele sobre a parte inferior da face, ângulo da boca	Abaixa e enruga a pele da parte inferior da face e a boca; tensiona a pele do pescoço; ajuda no abaixamento forçado da mandíbula

* Não existem inserções ósseas para os músculos da face.
** Todos os músculos da face são inervados pelo nervo facial (NC VII) por meio dos ramos temporal, zigomático, bucal, marginal da mandíbula e cervical que se originam do plexo intraparotídeo.

Dados sobre os Músculos (II)

 Os músculos da mastigação estão localizados em várias profundidades nas regiões parotídea e infratemporal da face. Eles se inserem na mandíbula e a sua inervação motora provém do nervo mandibular, do nervo trigêmeo (NC V$_3$). Os músculos do assoalho da boca que ajudam a abrir a boca são apresentados na **p. 620**.

Tabela 38.3 Músculos da mastigação: Masseter e temporal

Músculo	Inserção (ponto fixo)	Inserção (ponto móvel)	Inervação	Ação
① Masseter	Parte superficial: Arco zigomático (dois terços anteriores)	Ângulo da mandíbula (tuberosidade massetérica)	N. mandibular (NC V$_3$) via N. massetérico	Eleva e protrai a mandíbula
	Parte profunda: Arco zigomático (terço posterior)			
② Temporal	Fossa temporal (linha temporal inferior)	Processo coronoide da mandíbula (ápice e superfície medial)	N. mandibular (NC V$_3$) via N. temporal profundo	*Fibras verticais:* Elevam a mandíbula *Fibras horizontais:* Retraem a mandíbula *Unilateral:* Movimento lateral da mandíbula (mastigação)

Figura 38.11 **Músculo masseter**
Vista lateral esquerda.

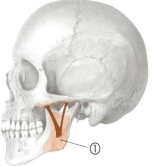

A Representação esquemática.

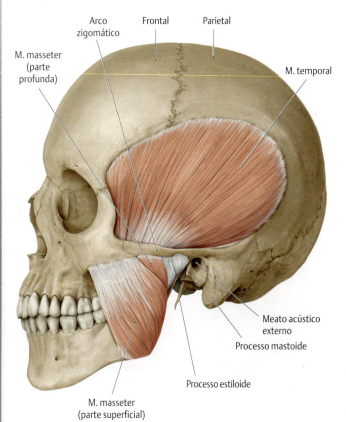

B M. masseter e M. temporal.

Figura 38.12 **Músculo temporal**
Vista lateral esquerda.

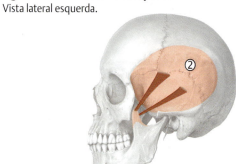

A Representação esquemática.

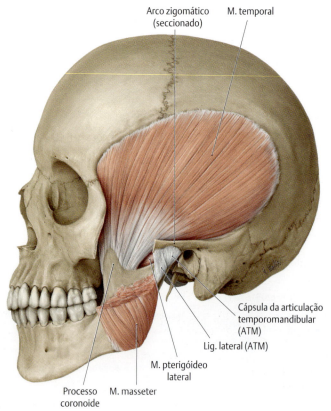

B M. temporal. *Removidos parcialmente:* M. masseter e arco zigomático.

| Tabela 38.4 | Músculos da mastigação: Músculos pterigóideos |

Músculo		Inserção (ponto fixo)	Inserção (ponto móvel)	Inervação	Ação
Pterigóideo lateral	③ Cabeça superior	Asa maior do esfenoide (crista infratemporal)	Articulação temporomandibular (disco articular)	N. mandibular (NC V_3) via N. pterigóideo lateral	*Bilateral*: Protrai a mandíbula (traciona o disco articular para a frente)
	④ Cabeça inferior	Lâmina lateral do processo pterigoide (superfície lateral)	Mandíbula (processo condilar)		*Unilateral*: Movimentos laterais da mandíbula (mastigação)
Pterigóideo medial	⑤ Parte superficial	Maxila (túber)	Tuberosidade pterigóidea na superfície medial do ângulo da mandíbula	N. mandibular (NC V_3) via N. pterigóideo medial	*Bilateral*: eleva (aduz) a mandíbula com o M. masseter; contribui para a protrusão
	⑥ Parte profunda	Superfície medial da lâmina lateral do processo pterigoide e fossa pterigóidea			*Unilateral*: pequenos movimentos de roedura

Figura 38.13 **Músculo pterigóideo lateral**
Vista lateral esquerda.

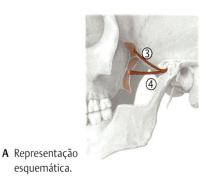

A Representação esquemática.

B M. pterigóideo lateral esquerdo. *Removido*: Processo coronoide e parte do ramo da mandíbula.

Figura 38.14 **Músculo pterigóideo medial**
Vista lateral esquerda.

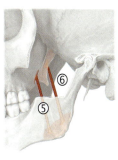

A Representação esquemática.

B M. pterigóideo medial esquerdo. *Removido*: Processo coronoide da mandíbula.

Figura 38.15 **Alça dos músculos da mastigação**
Vista posterior oblíqua.

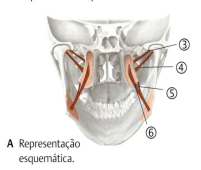

A Representação esquemática.

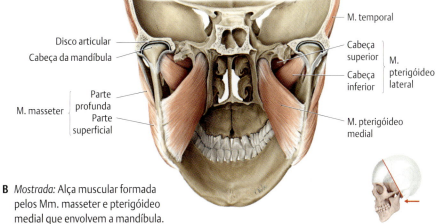

B *Mostrada*: Alça muscular formada pelos Mm. masseter e pterigóideo medial que envolvem a mandíbula.

Nervos Cranianos: Considerações Gerais

Figura 39.1 **Nervos cranianos**
Vista inferior (basilar). Os 12 pares de nervos cranianos (NC) são numerados de acordo com a ordem de saída do tronco encefálico. *Nota:* As fibras sensitivas e motoras dos nervos cranianos entram e saem do tronco encefálico nos mesmos locais (ao contrário dos nervos espinais, cujas fibras sensitivas e motoras entram e saem pelas raízes posteriores e anteriores, respectivamente).

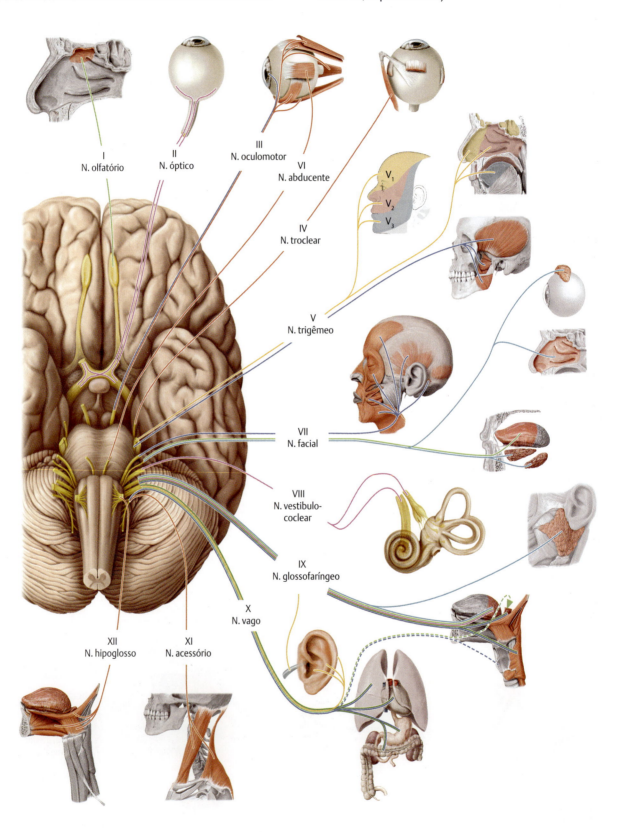

Os nervos cranianos contêm axônios aferentes (sensitivos) e eferentes (motores) que pertencem ao sistema nervoso somático ou visceral (autônomo)* (ver **pp. 682-683**). As fibras somáticas permitem a interação com o meio externo, ao passo que as fibras viscerais controlam a atividade autônoma dos órgãos internos. Além dos tipos de fibras gerais, os nervos cranianos podem conter tipos especiais de fibras associados a determinadas estruturas (p. ex., o aparelho auditivo e os calículos gustatórios). As fibras dos nervos cranianos originam-se ou terminam em núcleos específicos, que são classificados, da mesma forma, como gerais ou especiais, somáticos ou viscerais e sensitivos ou motores.

Tabela 39.1 Classificação das fibras e núcleos dos nervos cranianos

Esse código de cores é usado, nos capítulos subsequentes, para indicar a classificação das fibras e dos núcleos.

Tipo de fibra	Exemplo	Tipo de fibra	Exemplo
Eferente somática geral (função motora somática)	Inerva os músculos estriados esqueléticos	Aferente somática geral (sensibilidade somática)	Conduz impulsos da pele e dos fusos musculares esqueléticos
Eferente visceral geral (função visceromotora)	Inerva o músculo liso das vísceras, músculos intrínsecos do bulbo do olho, coração, glândulas salivares etc.	Aferente somática especial	Conduz impulsos da retina e dos aparelhos auditivo e vestibular
Eferente visceral especial	Inerva os músculos estriados esqueléticos originados dos arcos branquiais	Aferente visceral geral (sensibilidade visceral)	Conduz impulsos das vísceras e dos vasos sanguíneos
		Aferente visceral especial	Conduz impulsos dos calículos gustatórios e da túnica mucosa olfatória

Figura 39.2 Núcleos dos nervos cranianos

As fibras sensitivas e motoras dos nervos cranianos III a XII originam-se e terminam em núcleos específicos, no tronco encefálico.

Tabela 39.2 Nervos cranianos

Nervo craniano	Origem	Componentes funcionais das fibras
NC I: N. olfatório	Telencéfalo*	●
NC II: N. óptico	Diencéfalo*	●
NC III: N. oculomotor	Mesencéfalo	● ●
NC IV: N. troclear		●
NC V: N. trigêmeo	Ponte	● ●
NC VI: N. abducente		●
NC VII: N. facial		● ● ● ●
NC VIII: N. vestibulococlear		●
NC IX: N. glossofaríngeo	Bulbo	● ● ● ● ●
NC X: N. vago		● ● ● ● ●
NC XI: N. acessório		● ●
NC XII: N. hipoglosso		●

*Os nervos olfatório e óptico são extensões do encéfalo e, assim, não são nervos típicos; portanto, não estão associados aos núcleos no tronco encefálico.

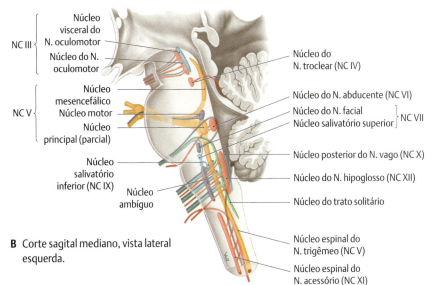

A Vista posterior após a remoção do cerebelo.

B Corte sagital mediano, vista lateral esquerda.

*N.R.T.: Alguns nervos cranianos contêm apenas fibras aferentes (I, II, VIII) ou eferentes (III, IV, VI, XI, XII).

NC I e II: Nervos Olfatório e Óptico

 Os nervos olfatório e óptico não são nervos típicos, mas extensões (tratos) do telencéfalo e do diencéfalo, respectivamente. Portanto, não estão associados aos núcleos dos nervos cranianos no tronco encefálico.

Figura 39.3 Nervo olfatório (NC I)
Os seus feixes de fibras, na túnica mucosa olfatória, originam-se na cavidade nasal, atravessam a lâmina cribriforme do etmoide e chegam à fossa anterior do crânio, onde fazem sinapses no bulbo olfatório. Os axônios de neurônios aferentes, de segunda ordem, no bulbo olfatório, formam o trato olfatório e as estrias olfatórias medial e lateral, e terminam no córtex cerebral da "área pré-piriforme", no corpo amigdaloide ou nas áreas adjacentes.

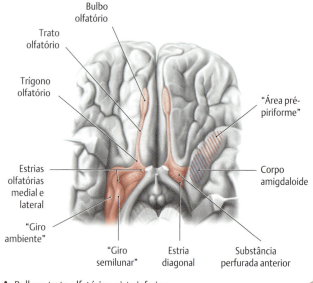

A Bulbo e trato olfatórios, vista inferior.
Nota: O corpo amigdaloide e a "área pré-piriforme" estão situadas profundamente à superfície basilar do encéfalo.

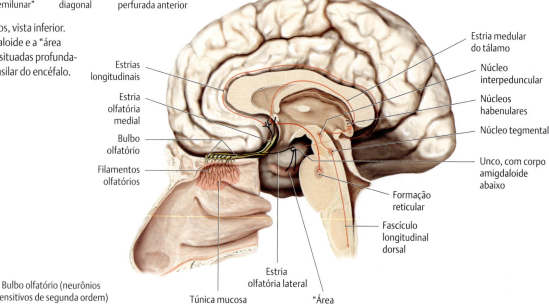

B Trajeto do N. olfatório. Corte sagital paramediano, visto pelo lado esquerdo.

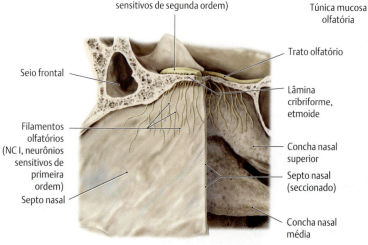

C Fibras olfatórias. Parte do septo nasal e parede lateral da cavidade nasal direita, vista lateral esquerda.

Figura 39.4 Nervo óptico (NC II)

O nervo óptico parte do bulbo do olho, atravessa o canal óptico e segue até a fossa média do crânio. Os dois nervos ópticos unem-se abaixo da base do diencéfalo para formar o quiasma óptico, antes de se dividirem nos dois tratos ópticos. Cada um desses tratos divide-se, ainda, em uma raiz lateral e outra medial. Muitos axônios das células ganglionares da retina cruzam a linha média, no quiasma óptico, passando para o hemisfério cerebral do lado oposto.

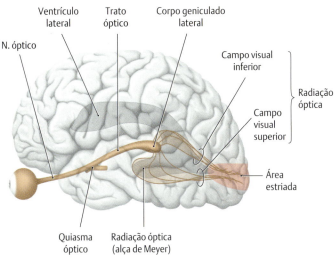

A N. óptico na via visual geniculada, vista lateral esquerda.

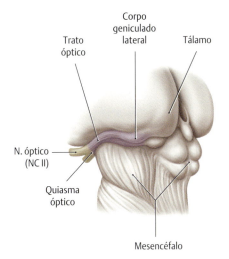

B Término do trato óptico, vista posterolateral esquerda do tronco encefálico. O nervo óptico contém os axônios das células ganglionares da retina, que terminam, principalmente, no corpo geniculado lateral do diencéfalo e no mesencéfalo (colículo superior).

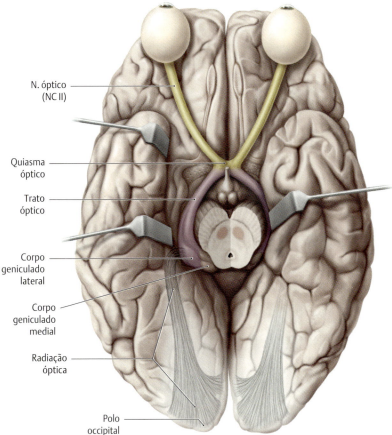

C Trajeto do N. óptico, vista inferior (basilar).

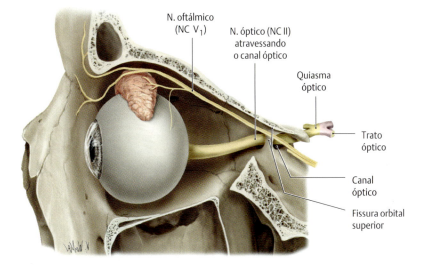

D N. óptico na órbita esquerda, vista lateral. O N. óptico sai da órbita pelo canal óptico. *Nota:* Os outros nervos cranianos que entram na órbita atravessam a fissura orbital superior.

NC III, IV e VI: Nervos Oculomotor, Troclear e Abducente

 Os nervos cranianos III, IV e VI inervam os músculos extrínsecos do bulbo do olho (ver **p. 569**). Dos três, apenas o nervo oculomotor (NC III) contém fibras eferentes somáticas e viscerais; também é o único nervo craniano, dentre os dos músculos extrínsecos do bulbo do olho, que inerva músculos extrínsecos e intrínsecos.

Figura 39.5 Núcleos dos nervos oculomotor, troclear e abducente

O nervo troclear (NC IV) é o único nervo craniano cujas fibras cruzam para o lado oposto. Também é o único nervo craniano a emergir da superfície posterior do tronco encefálico e, consequentemente, tem o maior trajeto intradural (intracraniano) dentre os nervos cranianos.

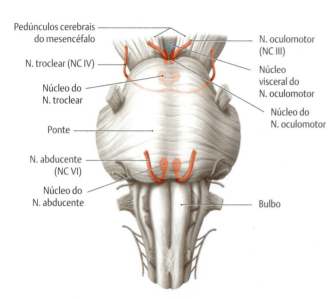
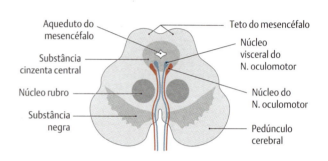

A Emergência dos nervos cranianos dos músculos extrínsecos do bulbo do olho. Vista anterior do tronco encefálico.

B Núcleos do N. oculomotor. Corte transversal, vista superior.

Tabela 39.3 Nervos cranianos dos músculos extrínsecos do bulbo do olho

Trajeto*	Fibras	Núcleos	Função	Efeitos da lesão do nervo
Nervo oculomotor (NC III)				
Segue anteriormente a partir do mesencéfalo	Eferentes somáticas	Núcleo do N. oculomotor	Inerva: • M. levantador da pálpebra superior • Mm. retos superior, medial e inferior do bulbo do olho • M. oblíquo inferior	Paralisia completa do bulbo do olho (paralisia dos músculos extrínsecos e intrínsecos): • Ptose palpebral (queda da pálpebra) • Desvio do bulbo do olho para baixo e lateralmente • Diplopia (visão dupla) • Midríase (dilatação da pupila) • Dificuldades de acomodação (paralisia do M. ciliar)
	Eferentes viscerais	Núcleo visceral (acessório) do N. oculomotor (Edinger-Westphal)	Faz sinapse com os neurônios no gânglio ciliar. Inerva: • M. esfíncter da pupila • M. ciliar	
Nervo troclear (NC IV)				
Emerge da superfície posterior do tronco encefálico, próximo da linha mediana, segue para a frente contornando o pedúnculo cerebral	Eferentes somáticas	Núcleo do N. troclear	Inerva: • M. oblíquo superior do bulbo do olho	• Diplopia • O olho afetado fica desviado para cima e apresenta desvio medial (predomínio do M. oblíquo inferior)
Nervo abducente (NC VI)				
Longo trajeto extradural**	Eferentes somáticas	Núcleo do N. abducente	Inerva: • M. reto lateral do bulbo do olho	• Diplopia • Estrabismo medial (devido à ação sem oposição do M. reto medial do bulbo do olho)

*Os três nervos entram na órbita através da fissura orbital superior; o NC III e o NC VI atravessam o anel tendíneo comum dos músculos extrínsecos do bulbo do olho.
**O N. abducente segue um trajeto extradural; portanto, a lesão do N. abducente pode estar associada à meningite e à hemorragia subaracnóidea.

Nota: O nervo oculomotor é responsável pela inervação parassimpática dos músculos intrínsecos do bulbo do olho e pela inervação motora somática da maioria dos músculos extrínsecos (também do músculo levantador da pálpebra superior). Suas fibras parassimpáticas fazem sinapse no gânglio ciliar. A lesão do nervo oculomotor afeta, exclusivamente, as fibras parassimpáticas ou somáticas, ou ambas ao mesmo tempo.

Figura 39.6 **Trajeto dos nervos que suprem os músculos extrínsecos do bulbo do olho**
Órbita direita.

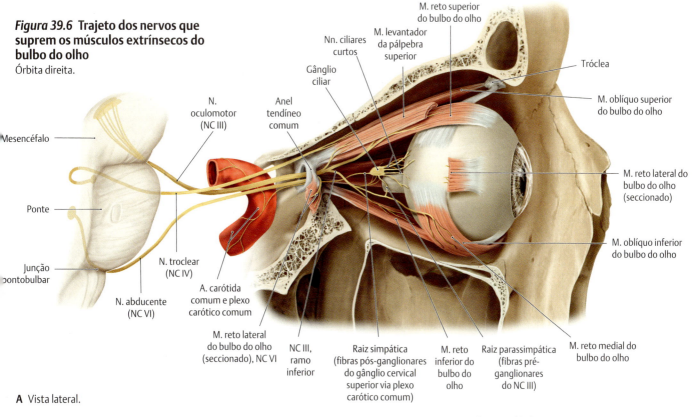

A Vista lateral.

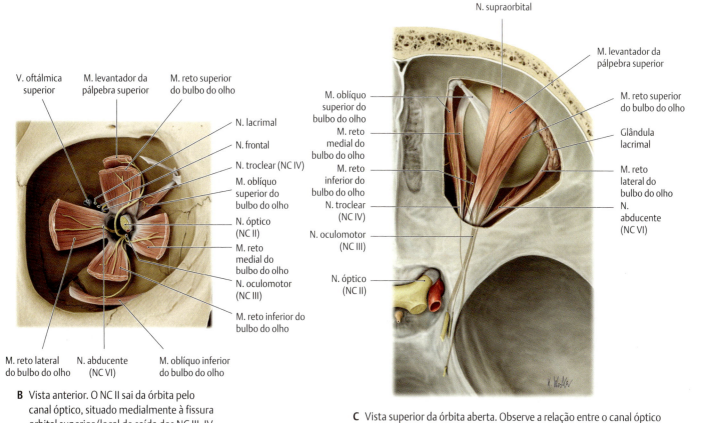

B Vista anterior. O NC II sai da órbita pelo canal óptico, situado medialmente à fissura orbital superior (local de saída dos NC III, IV e VI).

C Vista superior da órbita aberta. Observe a relação entre o canal óptico e a fissura orbital superior.

NC V: Nervo Trigêmeo

O nervo trigêmeo, o nervo sensitivo da cabeça, possui três núcleos aferentes somáticos: o núcleo mesencefálico, que recebe fibras proprioceptivas dos músculos da mastigação; o núcleo principal (pontino), que conduz, principalmente, o tato; além do núcleo espinal, responsável pela sensibilidade dolorosa e térmica. O núcleo motor é responsável pela inervação motora dos músculos da mastigação.

Figura 39.8 **Divisões do nervo trigêmeo (NC V)**
Vista lateral direita.

Figura 39.7 **Núcleos do nervo trigêmeo**

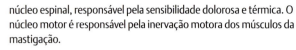

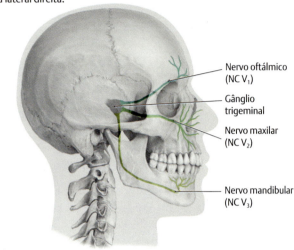

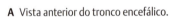

A Vista anterior do tronco encefálico.

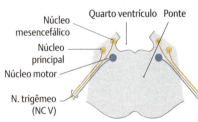

B Corte transversal da ponte, vista superior.

A **B** **C** **D**

Tabela 39.4 — Nervo trigêmeo (NC V)

Trajeto	Fibras	Núcleos	Função	Efeitos da lesão do nervo
Sai da fossa média do crânio **Divisão oftálmica (NC V₁):** Entra na órbita através da fissura orbital superior **Divisão maxilar (NC V₂):** Entra na fossa pterigopalatina através do forame redondo **Divisão mandibular (NC V₃):** Atravessa o forame oval até a face inferior da base do crânio	Aferentes somáticas	• Núcleo principal (pontino) do N. trigêmeo • Núcleo mesencefálico do N. trigêmeo • Núcleo espinal do N. trigêmeo	Inerva: • Pele da face (**A**) • Mucosa da parte nasal da faringe (**B**) • Língua (dois terços anteriores) (**C**) Participa do reflexo corneano (fechamento reflexo da pálpebra)	• Perda sensitiva (lesões traumáticas do nervo) • Herpes-zóster oftálmico (vírus varicela-zóster); herpes-zóster da face
	Eferentes viscerais especiais	Núcleo motor do N. trigêmeo	Inerva (via NC V₃): • Músculos da mastigação (Mm. temporal, masseter, pterigóideos medial e lateral [**D**]) • Músculos do assoalho da boca (mm. milo-hióideo, digástrico anterior) • M. tensor do tímpano • M. tensor do véu palatino	
	Via eferente visceral*		• N. lacrimal (NC V₁) conduz fibras parassimpáticas do NC VII ao longo do N. zigomático (NC V₂) para a glândula lacrimal • N. lingual (NC V₃) conduz fibras parassimpáticas do NC VII (via corda do tímpano) para as glândulas submandibulares e sublinguais • N. auriculotemporal (NC V₃) conduz fibras parassimpáticas do NC IX para a glândula parótida	
	Via aferente visceral*		Fibras gustatórias (paladar) do NC VII (via corda do tímpano) seguem com o N. lingual (NC V₃) para os dois terços anteriores da língua	

*As fibras de alguns nervos cranianos unem-se às divisões do nervo trigêmeo, pelos quais chegam ao seu destino.

Figura 39.9 Trajeto das divisões do nervo trigêmeo*
Vista lateral direita.

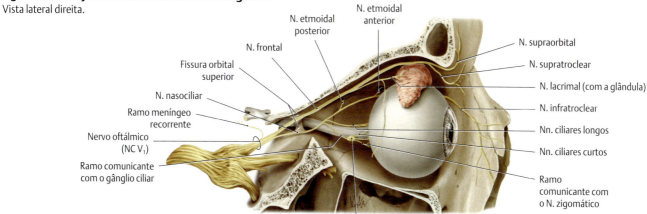

A Nervo oftálmico (NC V₁). Órbita direita parcialmente aberta.

*N.R.T.: Na realidade, devemos considerar o N. trigêmeo como sendo o conjunto de fibras nervosas que faz trajeto entre o gânglio trigeminal e a superfície da ponte. Os três conjuntos de fibras nervosas que fazem trajeto entre o gânglio trigeminal e a periferia do corpo, onde estão os receptores e os músculos, formam os nervos oftálmico, maxilar e mandibular.

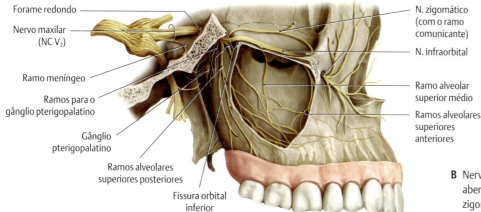

B Nervo maxilar (NC V₂). Seio maxilar direito aberto parcialmente com remoção do arco zigomático.

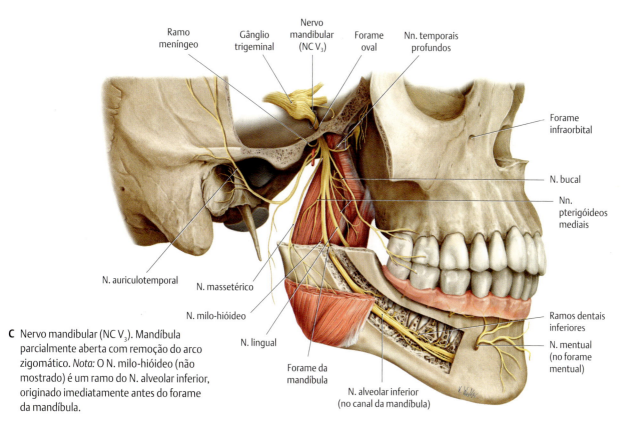

C Nervo mandibular (NC V₃). Mandíbula parcialmente aberta com remoção do arco zigomático. *Nota:* O N. milo-hióideo (não mostrado) é um ramo do N. alveolar inferior, originado imediatamente antes do forame da mandíbula.

NC VII: Nervo Facial

 O nervo facial conduz, principalmente, fibras eferentes viscerais especiais (branquiogênicas) do núcleo do nervo facial para os músculos da face. As outras fibras eferentes viscerais (parassimpáticas) do núcleo salivatório superior são reunidas com as fibras aferentes viscerais (gustatórias) para formar o nervo intermédio.

Figura 39.10 **Núcleos do nervo facial**

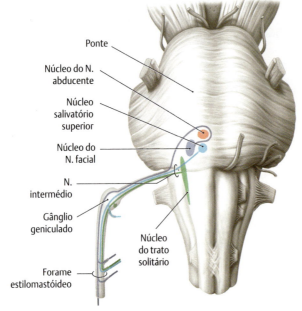

A Vista anterior do tronco encefálico.

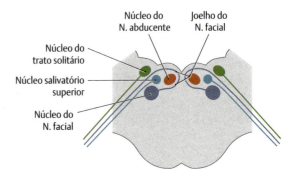

B Corte transversal da ponte, vista superior.

Figura 39.11 **Ramos do nervo facial**
Vista lateral direita.

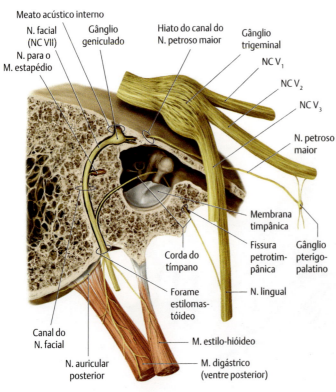

A Nervo facial no interior do temporal.

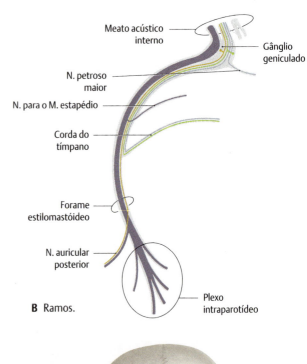

B Ramos.

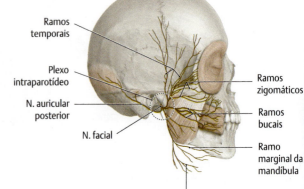

C Plexo intraparotídeo.

Tabela 39.5	Nervo facial (NC VII)			
Trajeto	**Fibras**	**Núcleos**	**Função**	**Efeitos da lesão do nervo**
Emerge no ângulo pontocerebelar entre a ponte e a oliva; atravessa o meato acústico interno e entra no temporal (parte petrosa), onde se divide em: • N. petroso maior • N. para o M. estapédio • Corda do tímpano Algumas fibras eferentes viscerais especiais atravessam o forame estilomastóideo até a base do crânio, formando o plexo intraparotídeo	Eferentes viscerais especiais	Núcleo do nervo facial	Inervam: • Músculos da face • M. estilo-hióideo • M. digástrico (ventre posterior) • M. estapédio	Lesão periférica do nervo facial: Paralisia dos músculos da face no lado afetado Distúrbios do paladar, lacrimejamento, salivação, hiperacusia associados etc.
	Eferentes viscerais (parassimpáticas)*	Núcleo salivatório superior	Sinapse com neurônios no gânglio pterigopalatino ou submandibular. Inervam: • Glândula lacrimal • Pequenas glândulas da túnica mucosa nasal, palatos duro e mole • Glândula submandibular • Glândula sublingual • Pequenas glândulas salivares da língua (dorso)	
	Aferentes viscerais especiais*	Núcleo do trato solitário	Prolongamentos periféricos de fibras do gânglio geniculado formam a corda do tímpano (fibras gustatórias da língua)	
	Aferentes somáticas		Fibras sensitivas da orelha, pele do meato acústico externo e a superfície externa da membrana timpânica seguem pelo NC VII até o núcleo principal do N. trigêmeo	

*Reunidas para formar o N. intermédio, que se junta às fibras eferentes viscerais do núcleo do N. facial.

Figura 39.12 Trajeto do nervo facial

Vista lateral direita. As fibras eferentes viscerais (parassimpáticas) e aferentes viscerais especiais (gustatórias) são representadas em preto.

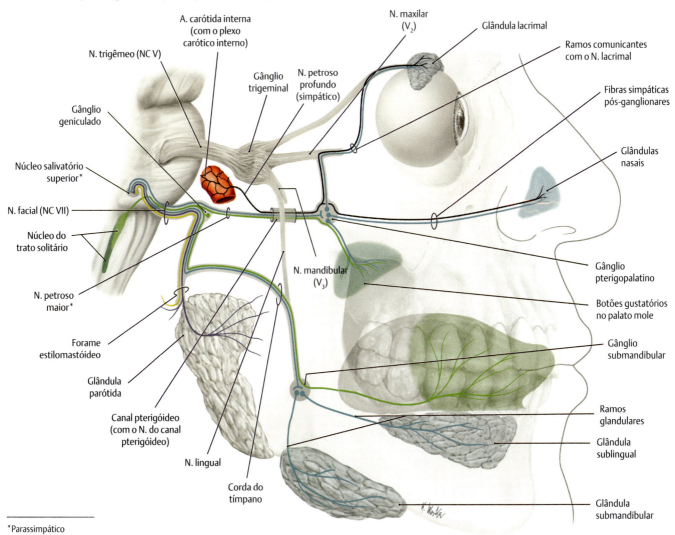

*Parassimpático

NC VIII: Nervo Vestibulococlear

O nervo vestibulococlear é um nervo sensitivo somático especial formado por duas partes. O nervo vestibular transmite impulsos provenientes do aparelho vestibular; o nervo coclear transmite impulsos originados do aparelho auditivo.

Figura 39.13 Nervo vestibulococlear: Nervo vestibular

Figura 39.14 Nervo vestibulococlear: Nervo coclear

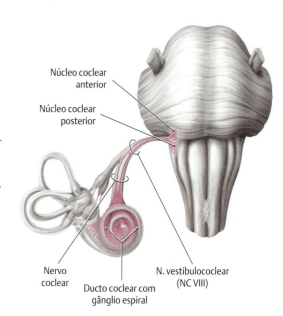

A Vista anterior do bulbo e da ponte com o cerebelo.

A Vista anterior do bulbo e da ponte.

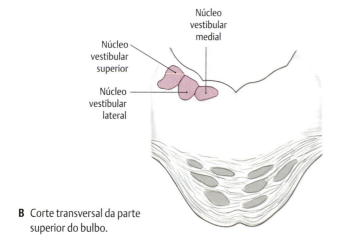

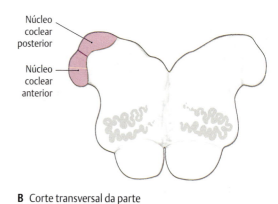

B Corte transversal da parte superior do bulbo.

B Corte transversal da parte superior do bulbo.

Tabela 39.6 Nervo vestibulococlear (NC VIII)

Parte	Trajeto	Fibras	Núcleos	Função	Efeitos da lesão do nervo
Nervo vestibular	Parte da orelha interna, atravessa o meato acústico interno e vai até o ângulo pontocerebelar, onde entra no encéfalo	Aferentes somáticas especiais	Núcleos vestibulares superior, lateral, medial e inferior	Prolongamentos periféricos dos ductos semicirculares, sáculo e utrículo seguem até o gânglio vestibular e depois até os quatro núcleos vestibulares	Tonteira
Nervo coclear			Núcleos cocleares anterior e posterior	Prolongamentos periféricos que se iniciam nas células ciliadas do órgão espiral seguem até o gânglio coclear e, depois, até os dois núcleos cocleares	Perda auditiva

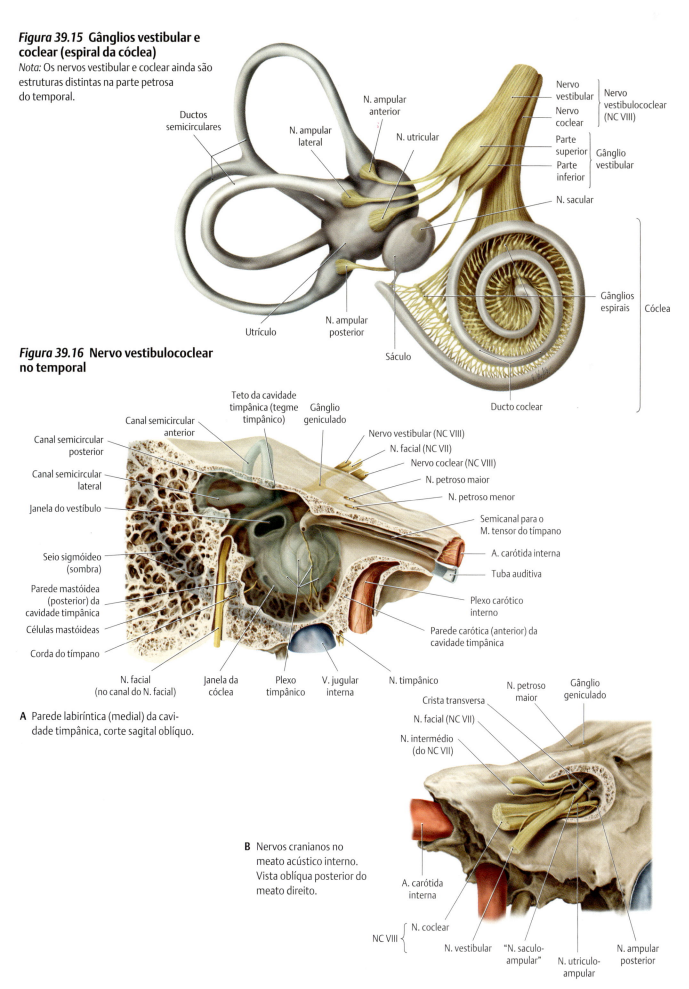

Figura 39.15 Gânglios vestibular e coclear (espiral da cóclea)
Nota: Os nervos vestibular e coclear ainda são estruturas distintas na parte petrosa do temporal.

Figura 39.16 Nervo vestibulococlear no temporal

A Parede labiríntica (medial) da cavidade timpânica, corte sagital oblíquo.

B Nervos cranianos no meato acústico interno. Vista oblíqua posterior do meato direito.

NC IX: Nervo Glossofaríngeo

Figura 39.17 Núcleos do nervo glossofaríngeo

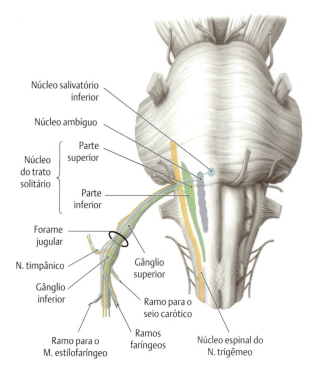

A Vista anterior do bulbo.

B Corte transversal do bulbo, vista superior. *Não mostrados:* Núcleos do N. trigêmeo.

Figura 39.18 Trajeto do nervo glossofaríngeo
Vista lateral esquerda. *Nota:* As fibras do nervo vago (NC X) associam-se às fibras do NC IX para formar o plexo faríngeo e suprir o seio carótico.

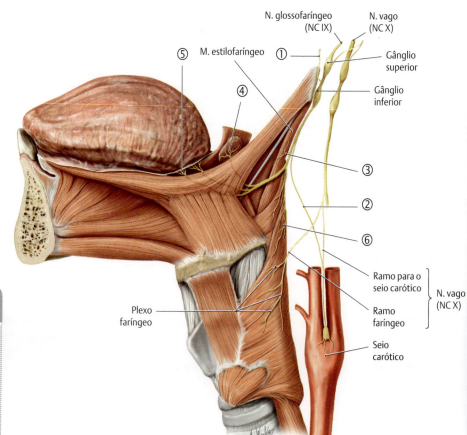

Tabela 39.7	Ramos do nervo glossofaríngeo
①	N. timpânico
②	Ramo para o seio carótico
③	Ramo para o M. estilofaríngeo
④	Ramos tonsilares
⑤	Ramos linguais
⑥	Ramos faríngeos

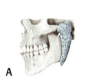   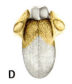 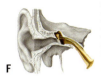

A B C D E F

Tabela 39.8 Nervo glossofaríngeo (NC IX)

Trajeto	Fibras	Núcleos	Função	Efeitos da lesão do nervo
Emerge do bulbo; deixa a cavidade do crânio através do forame jugular	Eferentes viscerais (parassimpáticas)	Núcleo salivatório inferior	As fibras pré-ganglionares parassimpáticas são enviadas ao gânglio ótico; as fibras pós-ganglionares são distribuídas para • Glândula parótida (A) • Glândulas bucais • Glândulas labiais	Lesões isoladas do NC IX são raras. As lesões geralmente são acompanhadas por lesões do NC X e NC XI (raiz craniana), pois os três emergem juntos do forame jugular e são suscetíveis à lesão em fraturas da base do crânio.
	Eferentes viscerais especiais (branquiogênicas)	Núcleo ambíguo	Inervam: • Músculos constritores da faringe (os ramos faríngeos unem-se ao N. vago para formar o plexo faríngeo) • M. estilofaríngeo	
	Aferentes viscerais	Núcleo do trato solitário (parte inferior)	Recebem informações sensitivas de • Quimioceptores no glomo carótico (B) • Receptores de pressão no seio carótico	
	Aferentes viscerais especiais	Núcleo do trato solitário (parte superior)	Recebe informações sensitivas do terço posterior da língua (através do gânglio inferior) (C)	
	Aferentes somáticas	Núcleo espinal do N. trigêmeo	Prolongamentos periféricos do gânglio superior intracraniano ou do gânglio inferior extracraniano originam-se da • Língua, palato mole, mucosa da faringe e tonsilas (D, E) • Mucosa da cavidade timpânica, superfície interna da membrana timpânica, tuba auditiva (plexo timpânico) (F) • Pele da orelha e do meato acústico externo (une-se ao N. vago)	

Figura 39.19 **Nervo glossofaríngeo na cavidade timpânica**
Vista anterolateral esquerda. O nervo timpânico contém fibras eferentes viscerais (parassimpáticas pré-ganglionares) para o gânglio ótico, bem como fibras aferentes somáticas para a cavidade timpânica e a tuba auditiva. Une-se às fibras simpáticas do plexo carótico interno (via N. caroticotimpânico) para formar o plexo timpânico.

Figura 39.20 **Fibras eferentes viscerais (parassimpáticas) do NC IX**

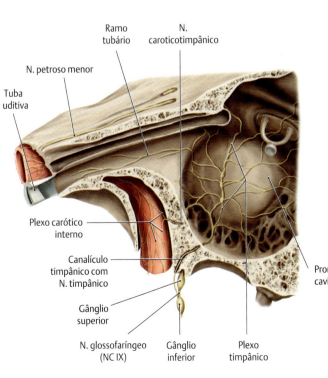

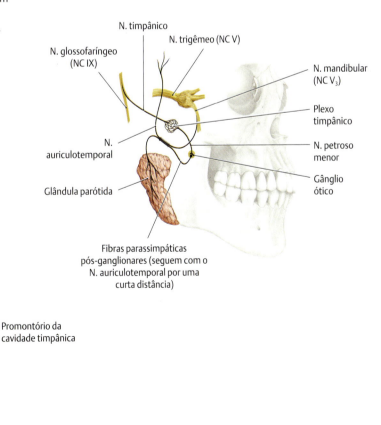

NC X: Nervo Vago

Figura 39.21 Núcleos do nervo vago

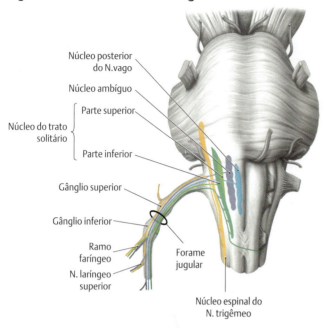
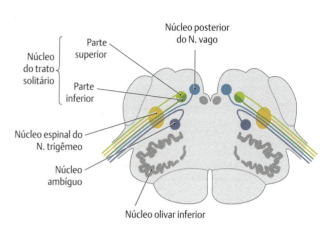

A Vista anterior do bulbo.

B Corte transversal do bulbo, vista superior.

Tabela 39.9 — Nervo vago (NC X)

Trajeto	Fibras	Núcleos	Função	Efeitos da lesão do nervo
Emerge do bulbo; deixa a cavidade do crânio através do forame jugular. O NC X tem a distribuição mais extensa de todos os nervos cranianos (vago = "errante"), formada pelas partes cranial, cervical, torácica (ver p. 87) e abdominal (ver p. 211).	Eferentes viscerais especiais (branquio-gênicas)	Núcleo ambíguo	Inervam: • Músculos faríngeos (via plexo faríngeo com NC IX) • Músculos do palato mole • Músculos laríngeos (o N. laríngeo superior supre o M. cricotireóideo; o N. laríngeo inferior supre todos os outros músculos laríngeos)	O N. laríngeo recorrente é responsável pela inervação motora do único músculo que abduz as pregas vocais, o M. cricoaritenóideo posterior. A lesão unilateral desse nervo causa rouquidão; a lesão bilateral causa angústia respiratória (dispneia).
	Eferentes viscerais (parassim-páticas)	Núcleo posterior do nervo vago	Sinapse nos gânglios pré-vertebrais ou intramurais. Inervam o músculo liso e as glândulas das • Vísceras torácicas (**A**) • Vísceras abdominais (**A**)	
	Aferentes somáticas	Núcleo espinal do nervo trigêmeo	O gânglio superior (jugular) recebe fibras periféricas da • Dura-máter na fossa posterior do crânio (**C**) • Pele da orelha (**D**), meato acústico externo (**E**)	
	Aferentes viscerais especiais	Núcleo do trato solitário (parte superior)	O gânglio inferior do N. vago recebe prolongamentos periféricos de • Cálículos gustatórios na epiglote (**F**)	
	Aferentes viscerais	Núcleo do trato solitário (parte inferior)	O gânglio inferior recebe prolongamentos periféricos de • Mucosa da parte inferior da faringe em sua junção esofágica (**G**) • Mucosa da laringe acima (N. laríngeo superior) e abaixo (N. laríngeo inferior) da prega vocal (**G**) • Receptores de pressão no arco da aorta (**B**) • Quimioceptores no glomo para-aórtico (**B**) • Vísceras torácicas e abdominais (**A**)	

538

Figura 39.22 **Trajeto do nervo vago**
O nervo vago dá origem a quatro ramos principais no pescoço. Os nervos laríngeos inferiores são os ramos terminais dos nervos laríngeos recorrentes. *Nota:* O nervo laríngeo recorrente esquerdo curva-se ao redor do arco da aorta, ao passo que o nervo direito curva-se ao redor da artéria subclávia direita.

Tabela 39.10	Ramos do nervo vago no pescoço
①	Ramos faríngeos
②	N. laríngeo superior
③D	N. laríngeo recorrente direito
③E	N. laríngeo recorrente esquerdo
④	Ramos cardíacos cervicais

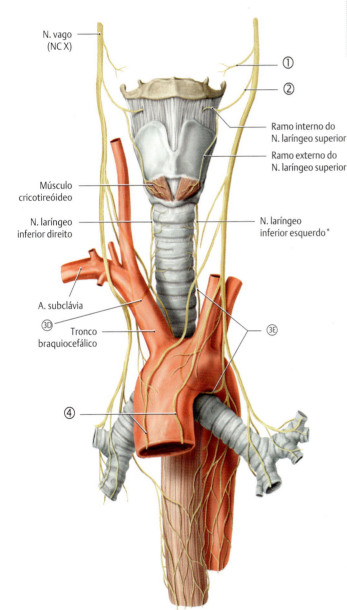

A Ramos do N. vago no pescoço. Vista anterior.

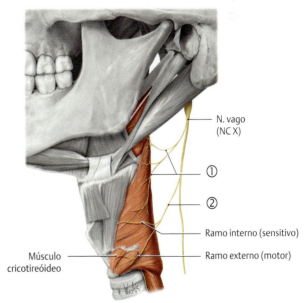

B Inervação dos músculos da faringe e laringe. Vista lateral esquerda.

---

*N.R.T.: Na realidade, o nervo laríngeo inferior é a própria continuação do nervo laríngeo recorrente, junto à laringe. Na Terminologia Anatômica (2001) não consta o termo nervo laríngeo inferior, mas somente aparecem os nervos laríngeos superior e recorrente.

NC XI e XII: Nervos Acessório e Hipoglosso

 A raiz craniana do nervo acessório (NC XI) é considerada uma parte do nervo vago (NC X) que segue, com a raiz espinal, por uma curta distância, antes de se dividir. As fibras cranianas são distribuídas pelo nervo vago, enquanto as fibras da raiz espinal continuam como o nervo acessório (NC XI).

Figura 39.23 **Nervo acessório**
Vista posterior do tronco encefálico, após a remoção do cerebelo. *Nota:* Por motivos didáticos, os músculos são exibidos pelo lado direito.

Figura 39.24 **Lesões do nervo acessório**
Lesão do N. acessório direito.

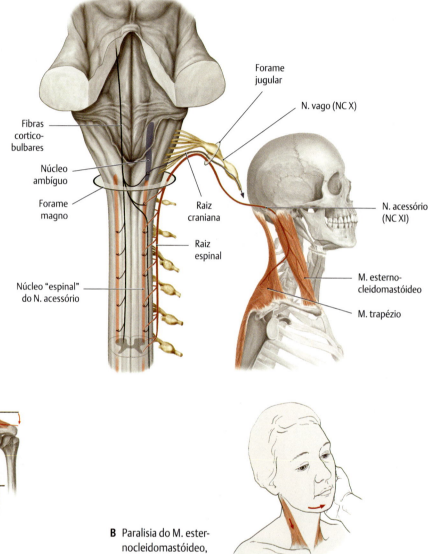

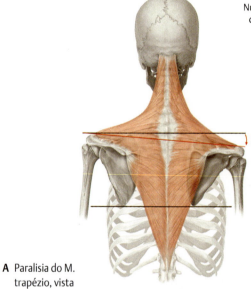

A Paralisia do M. trapézio, vista posterior.

B Paralisia do M. esternocleidomastóideo, vista anterolateral direita.

Tabela 39.11	Nervo acessório (NC XI)			
Trajeto	**Fibras**	**Núcleos**	**Função**	**Efeitos da lesão do nervo**
A raiz espinal emerge da medula espinal (no nível de C1–C5/6), segue superiormente e entra no crânio através do forame magno, onde se une à raiz craniana, proveniente do bulbo. As duas raízes saem do crânio através do forame jugular. Na passagem pelo forame jugular, as fibras da raiz craniana seguem até o N. vago (ramo interno). A parte espinal desce até a região da nuca como o ramo externo.	Eferentes viscerais especiais	Núcleo ambíguo (parte caudal)	Unem-se ao NC X e são distribuídas com o N. laríngeo recorrente. Inervam: • Todos os músculos da laringe (exceto o M. cricotireóideo)	*Paralisia do M. trapézio:* queda do ombro no lado afetado e dificuldade para levantar o braço acima do plano horizontal. Essa paralisia é uma preocupação durante cirurgias do pescoço (p. ex., remoção de linfonodos). A lesão do nervo acessório não causará paralisia completa do M. trapézio (o músculo também é inervado por segmentos C3 e C4/5). *Paralisia do M. esternocleidomastóideo:* torcicolo (isto é, dificuldade de girar a cabeça). Lesões unilaterais causam paralisia flácida (o músculo é suprido, exclusivamente, pelo nervo acessório). As lesões bilaterais dificultam a manutenção da cabeça na postura ereta.
	Eferentes somáticas	Núcleo "espinal" do N. acessório	Formam o ramo externo do N. acessório. Inervam: • M. trapézio • M. esternocleidomastóideo	

Figura 39.25 Nervo hipoglosso

Vista posterior do tronco encefálico após a remoção do cerebelo. *Nota:* C1, que inerva os Mm. tíreo-hióideo e gênio-hióideo, segue por um curto trajeto com o N. hipoglosso.

Figura 39.26 Núcleos do nervo hipoglosso

Nota: O núcleo do N. hipoglosso recebe conexões de neurônios corticais contralaterais.

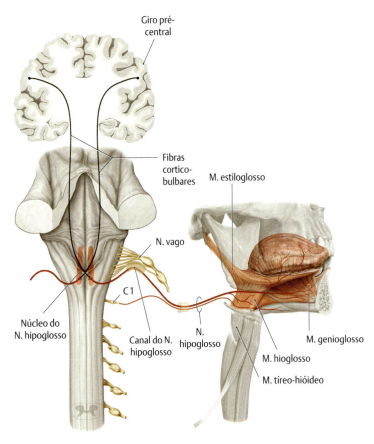

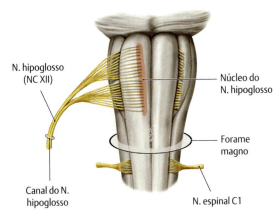

A Vista anterior.

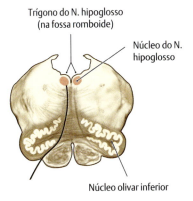

B Corte transversal do bulbo.

Figura 39.27 Lesões do nervo hipoglosso
Vista superior.

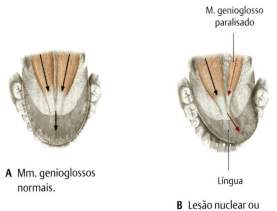

A Mm. genioglossos normais.

B Lesão nuclear ou periférica unilateral.

Tabela 39.12	Nervo hipoglosso (NC XII)			
Trajeto	**Fibras**	**Núcleos**	**Função**	**Efeitos da lesão do nervo**
Emerge do bulbo; deixa a cavidade do crânio através do canal do nervo hipoglosso e desce, lateralmente, até o nervo vago. O NC XII entra na raiz da língua acima do hioide.	Eferentes somáticas	Núcleo do N. hipoglosso	Inerva: • Músculos intrínsecos e extrínsecos da língua (exceto o M. palatoglosso, suprido pelo NC X)	Lesão central do N. hipoglosso (supranuclear): a língua desvia *para o lado oposto* à lesão Paralisia nuclear ou periférica: a língua desvia-se *para* o lado afetado (por causa do predomínio do músculo no lado saudável) Paralisia flácida: lesão dos dois núcleos; não é possível protrair a língua

Inervação Autônoma

Figura 39.28 Parte parassimpática do sistema nervoso (parte craniana): Visão geral

Existem quatro núcleos parassimpáticos no tronco encefálico. As fibras eferentes viscerais desses núcleos acompanham nervos cranianos específicos, descritos adiante.

- Núcleo visceral do NC III (Edinger-Westphal): nervo oculomotor
- Núcleo salivatório superior: nervo facial (NC VII)
- Núcleo salivatório inferior: nervo glossofaríngeo (NC IX)
- Núcleo dorsal do vago: nervo vago (NC X).

As fibras parassimpáticas pré-sinápticas acompanham, com frequência, múltiplos nervos cranianos até alcançarem seus órgãos-alvo. O nervo vago supre todos os órgãos torácicos e abdominais até um ponto próximo à flexura esquerda do colo.

Observação: as fibras simpáticas para a cabeça acompanham as artérias até seus órgãos-alvo.

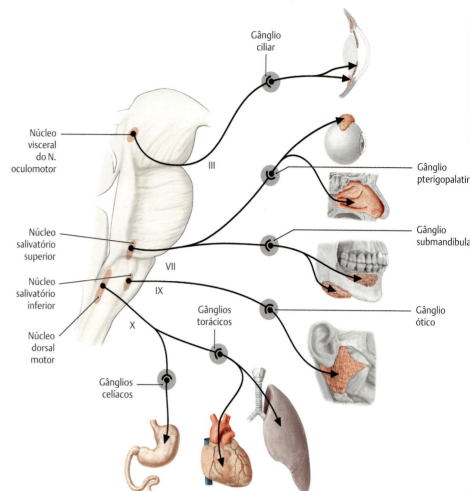

Tabela 39.13	Gânglios parassimpáticos na cabeça			
Núcleo	**Trajeto das fibras pré-sinápticas**	**Gânglio**	**Fibras pós-sinápticas**	**Órgãos-alvo**
Núcleo de Edinger-Westphal	N. oculomotor (NC III)	Gânglio ciliar	Nn. ciliares curtos (NC V_1)	M. ciliar (acomodação) M. esfíncter da pupila (miose)
Núcleo salivatório superior	N. intermédio (raiz do NC VII) → N. petroso maior → N. do canal pterigóideo	Gânglio pterigopalatino	• N. maxilar (NC V_2) → N. zigomático → anastomose → N. lacrimal (NC V_1) • Ramos orbitais • Ramos nasais posterossuperiores • Nn. nasopalatinos • Nn. palatinos menor maior	• Glândula lacrimal • Glândulas da cavidade nasal e seios paranasais • Glândulas da gengiva • Glândulas dos palatos duro e mole • Glândulas faríngeas
	N. intermédio (raiz do NC VII) → corda do tímpano → N. lingual (NC V_3)	Gânglio submandibular	Ramos glandulares	Glândula submandibular Glândula sublingual
Núcleo salivatório inferior	N. glossofaríngeo (NC IX) → N. timpânico → N. petroso menor	Gânglio ótico	N. auriculotemporal (NC V_3)	Glândula parótida
Núcleo motor dorsal do vago	N. vago (X)	Gânglios próximos aos órgãos	Fibras finas nos órgãos, sem nomes específicos	Vísceras abdominais e torácicas
→ = continua-se com				

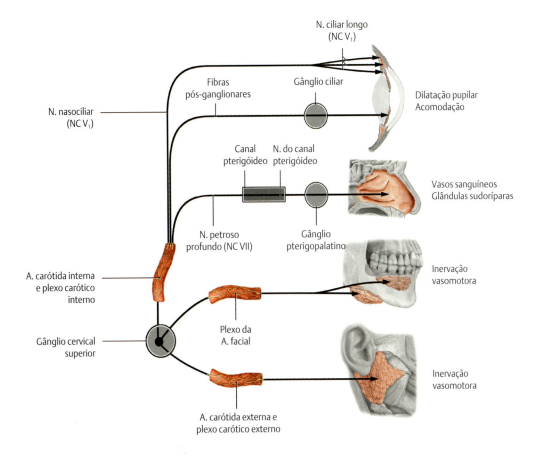

Figura 39.29 Inervação simpática da cabeça

Os neurônios pré-ganglionares simpáticos da cabeça se originam no corno lateral da medula espinal (T1-L2). Eles saem para o tronco simpático e ascendem até fazer sinapse no gânglio cervical superior. Os neurônios pós-ganglionares seguem com os plexos arteriais. As fibras pós-ganglionares que acompanham o plexo carótico (sobre a artéria carótida comum) se unem aos nervos nasociliares (do NC V$_1$) e depois aos nervos ciliares longos para atingir o músculo dilatador da pupila (midríase). Outras fibras pós-ganglionares atravessam o gânglio ciliar (sem fazer sinapse) para atingir o músculo ciliar (acomodação). Existem ainda outras fibras pós-ganglionares provenientes do plexo carótico que acompanham o nervo petroso profundo, que se reúne ao nervo petroso maior (NC VII) para formar o nervo do canal pterigóideo. Esse nervo avança para o gânglio pterigopalatino, onde distribui fibras via ramos do nervo maxilar para as glândulas da cavidade nasal, o seio maxilar, os palatos duro e mole, a gengiva e a faringe, e para as glândulas sudoríparas e os vasos sanguíneos na cabeça.

As fibras pós-ganglionares do gânglio cervical superior que acompanham o plexo da artéria facial atravessam o gânglio submandibular (sem fazer sinapse) até chegarem às glândulas submandibulares e sublinguais. Outras fibras pós-ganglionares acompanham o plexo meníngeo médio através do gânglio ótico (sem fazer sinapse) até a glândula parótida.

Tabela 39.14	Fibras simpáticas na cabeça			
Núcleo	Trajeto das fibras pré-sinápticas	Gânglio	Fibras pós-sinápticas	Órgãos-alvo
Corno lateral da medula espinal (T1-L2)	Penetram no tronco simpático e ascendem até o gânglio cervical superior	Gânglio cervical superior	Plexo da ACI → Nn. nasociliares (NC V$_1$) → Nn. ciliares longos (NC V$_1$)	M. dilatador da pupila (midríase)
			Fibras pós-ganglionares → gânglio ciliar* → Nn. ciliares curtos	M. ciliar (acomodação)
			Plexo da ACI → N. petroso profundo → nervo do canal pterigóideo → gânglio pterigopalatino* → ramos do N. maxilar (NC V$_2$)	Glândulas da cavidade nasal Glândulas sudoríparas Vasos sanguíneos
			Plexo da A. facial → gânglio submandibular*	Glândula submandibular Glândula sublingual
			Plexo da A. carótida externa	Glândula parótida

*Atravessa sem fazer sinapse; → é contínuo(a) com.
ACI, artéria carótida interna.

Inervação da Face

Figura 40.1 Inervação motora da face

Vista lateral esquerda. Cinco ramos do nervo facial (NC VII) são responsáveis pela inervação motora dos músculos da face. O nervo mandibular do nervo trigêmeo (NC V_3) é responsável pela inervação motora dos músculos da mastigação.

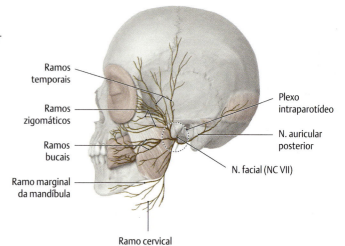

A Inervação motora dos músculos da face.

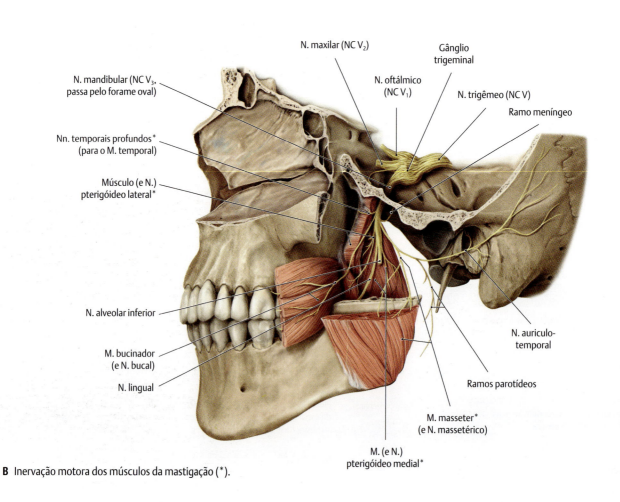

B Inervação motora dos músculos da mastigação (*).

Figura 40.2 **Inervação sensitiva da face**

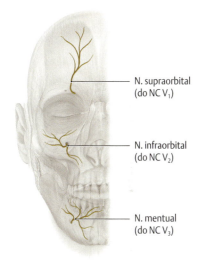

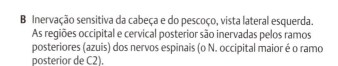

A Ramos sensitivos do N. trigêmeo, vista anterior. Os ramos sensitivos das três divisões emergem dos forames supraorbital, infraorbital e mentual, respectivamente.

B Inervação sensitiva da cabeça e do pescoço, vista lateral esquerda. As regiões occipital e cervical posterior são inervadas pelos ramos posteriores (azuis) dos nervos espinais (o N. occipital maior é o ramo posterior de C2).

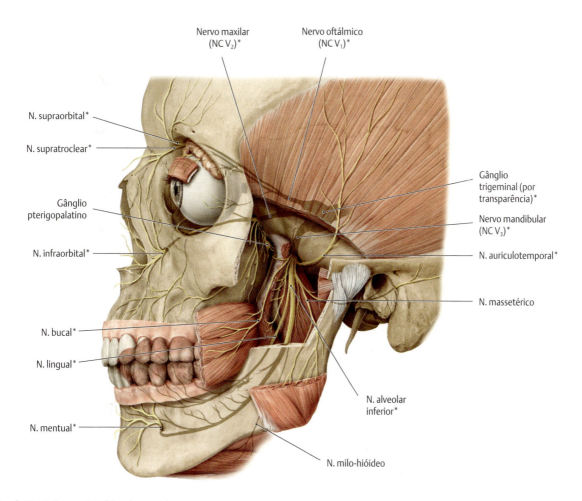

C Divisões do N. trigêmeo, vista lateral esquerda.

*Indicam nervos sensoriais.

545

Artérias da Cabeça e do Pescoço

A cabeça e o pescoço são irrigados por ramos da artéria carótida comum, a qual se divide em dois ramos na bifurcação da carótida: as artérias carótidas interna e externa. A artéria carótida interna irriga, principalmente, o encéfalo (p. 674), embora seus ramos se anastomosem com a artéria carótida externa, na órbita e no septo nasal. A artéria carótida externa é a principal responsável pela irrigação das estruturas da cabeça e do pescoço.

Figura 40.3 **Artéria carótida interna**
Vista lateral esquerda. O ramo extracraniano mais importante da A. carótida interna é a A. oftálmica, que irriga a parte superior do septo nasal (p. 584) e a órbita (p. 572). Ver artérias do encéfalo nas pp. 676-677.

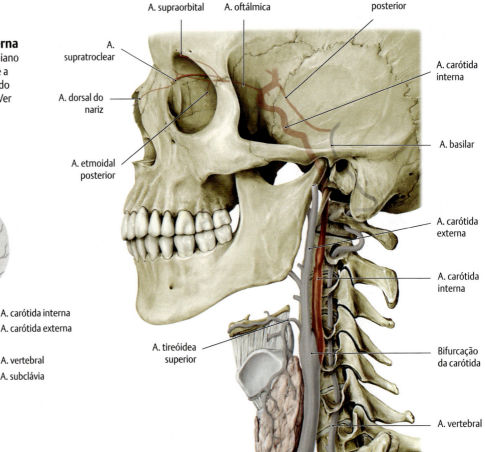

C Trajeto da A. carótida interna.

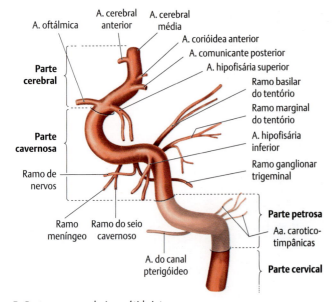

A Representação esquemática.

B Partes e ramos da A. carótida interna.

546

Boxe 40.1 | Correlação Clínica

Aterosclerose da artéria carótida

A artéria carótida, frequentemente, é afetada por aterosclerose, um enrijecimento das paredes arteriais causado pela formação de placas. O examinador consegue determinar a condição das artérias por meio da ultrassonografia. *Nota:* A ausência de aterosclerose na A. carótida não impede a ocorrência de doença coronariana ou de alterações ateroscleróticas em outros locais.

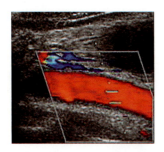

A Artéria carótida comum com fluxo "normal".

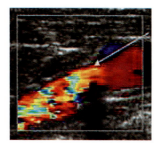

B Placa calcificada no seio carótico.

Figura 40.4 Artéria carótida externa: Considerações gerais
Vista lateral esquerda.

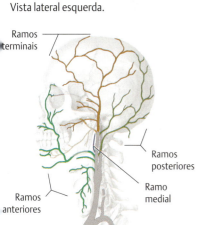

A Representação esquemática da A. carótida externa.

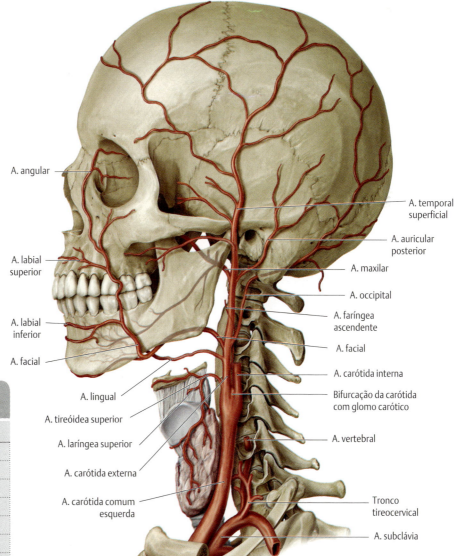

B Trajeto da A. carótida externa.

Tabela 40.1	Ramos da artéria carótida externa
Grupo	**Artéria**
Anterior (p. 548)	A. tireóidea superior
	A. lingual
	A. facial
Medial (p. 548)	A. faríngea ascendente
Posterior (p. 549)	A. occipital
	A. auricular posterior
Terminal (p. 550)	A. maxilar
	A. temporal superficial

547

Artéria Carótida Externa: Ramos Anteriores, Medial e Posteriores

Figura 40.5 **Ramos anteriores e medial**
Vista lateral esquerda. As artérias da superfície anterior irrigam as estruturas anteriores da cabeça e do pescoço, inclusive a órbita (**p. 570**), a orelha (**p. 594**), a laringe (**p. 635**), a faringe (**p. 616**) e a cavidade oral. *Nota:* A artéria angular se anastomosa com a artéria dorsal do nariz, que é ramo da A. carótida interna (via artéria oftálmica).

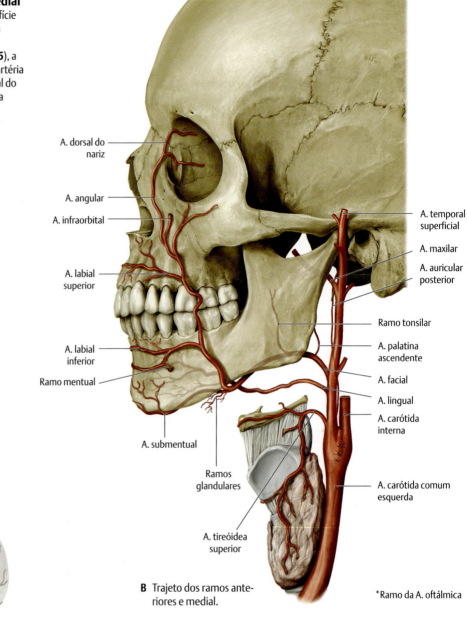

B Trajeto dos ramos anteriores e medial.

*Ramo da A. oftálmica

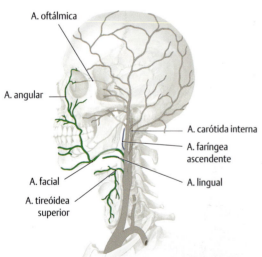

A Ramos anteriores e medial. Em razão da grande irrigação sanguínea da face, as lesões faciais provocam hemorragia abundante, mas têm cicatrização rápida. Há extensas anastomoses entre os ramos da A. carótida externa e entre a A. carótida externa e os ramos da A. oftálmica.

Figura 40.6 Ramos posteriores

Vista lateral esquerda. Os ramos posteriores da A. carótida externa irrigam a orelha (**p. 594**), a parte posterior do crânio (**p. 559**) e os músculos posteriores do pescoço (**p. 645**).

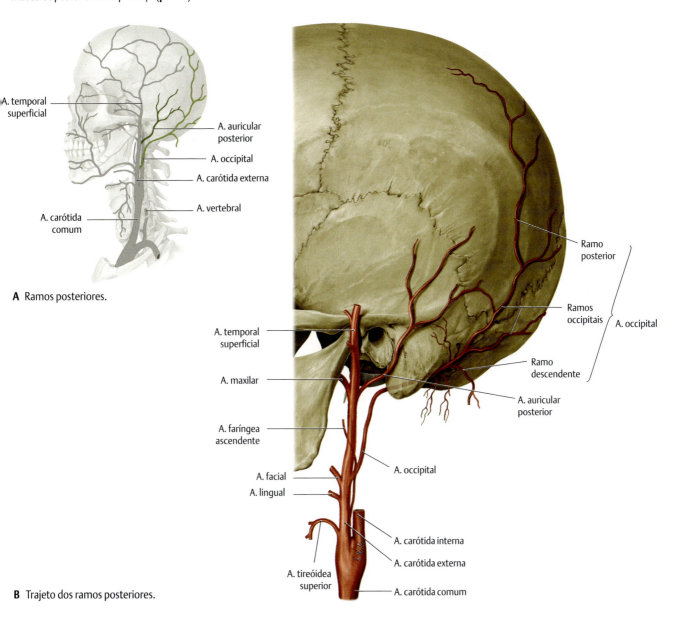

Tabela 40.2	Ramos anteriores, medial e posteriores da artéria carótida externa	
Ramo(s)	Artéria	Divisões e distribuição
Anteriores	A. tireóidea superior	Ramo glandular (para a glândula tireoide); A. laríngea superior; ramo esternocleidomastóideo
	A. lingual	Ramos dorsais da língua (para a base da língua e epiglote); A. sublingual (para a glândula sublingual, língua, assoalho da boca e cavidade oral)
	A. facial	A. palatina ascendente (para a parede da faringe, palato mole, tuba auditiva); ramo tonsilar (para as tonsilas palatinas); A. submental (para o assoalho da boca, glândula submandibular); Aa. labiais; A. angular (para a raiz do nariz)
Medial	A. faríngea ascendente	Ramos faríngeos; A. timpânica inferior (para a túnica mucosa da orelha interna); A. meníngea posterior
Posteriores	A. occipital	Ramos occipitais; ramo descendente (para os músculos posteriores do pescoço)
	A. auricular posterior	A. estilomastóidea (para o N. facial no canal do nervo facial); A. timpânica posterior; ramo auricular; ramo occipital; ramo parotídeo

Ver ramos terminais na **Tabela 40.3 (p. 550)**.

Artéria Carótida Externa: Ramos Terminais

 Os principais ramos terminais da artéria carótida externa são: artéria temporal superficial e artéria maxilar. A artéria temporal superficial irriga a região lateral da cabeça. A artéria maxilar é importante para as estruturas profundas da face.

Figura 40.7 **Artéria temporal superficial**
Vista lateral esquerda. A inflamação da artéria temporal superficial, causada por arterite temporal, pode provocar cefaleias intensas. Muitas vezes, pode-se ver o trajeto superficial do ramo frontal da artéria sob a pele, em indivíduos idosos.

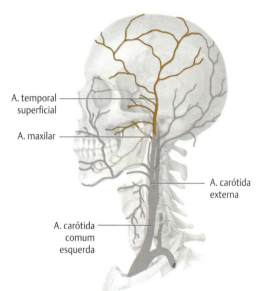

A Ramos terminais.

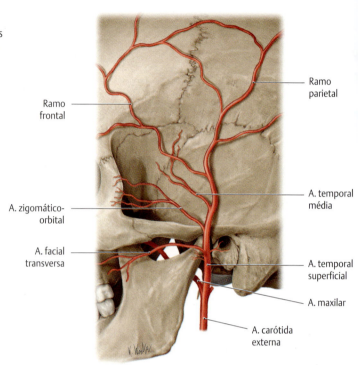

B Trajeto da A. temporal superficial.

Tabela 40.3 Ramos terminais da artéria carótida externa

Ramo	Artéria		Divisões e distribuição
Ramos terminais	A. temporal superficial		A. facial transversa (para os tecidos moles abaixo do arco zigomático); ramos frontais; ramos parietais; A. zigomático-orbital (para a parede lateral da órbita)
	A. maxilar	Parte mandibular	A. alveolar inferior (para a mandíbula, dentes, gengiva); A. meníngea média; A. auricular profunda (para a articulação temporomandibular, meato acústico externo); A. timpânica anterior
		Parte pterigóidea	A. massetérica; artérias temporais profundas; ramos pterigóideos; A. bucal
		Parte pterigopalatina	A. alveolar superior posterior (para os molares maxilares, seio maxilar, gengiva); A. infraorbital (para os alvéolos maxilares)
			A. palatina descendente — A. palatina maior (para o palato duro)
			A. palatina descendente — A. palatina menor (para o palato mole, tonsila palatina, parede da faringe)
			A. esfenopalatina — Aa. nasais posteriores laterais (para a parede lateral da cavidade nasal, conchas nasais)
			A. esfenopalatina — Ramos septais posteriores (para o septo nasal)

*Partes não mostradas aqui. Ver **Fig. 40.27 (p. 563)** e **Tabela 40.8 (p. 564)**.

Figura 40.8 **Artéria maxilar**
Vista lateral esquerda. A artéria maxilar apresenta três partes: mandibular (azul), pterigóidea (verde) e pterigopalatina (amarela).*

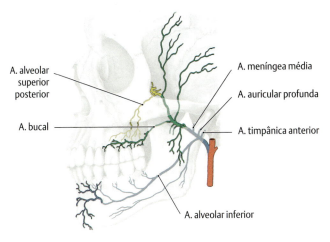

A Partes da A. maxilar.

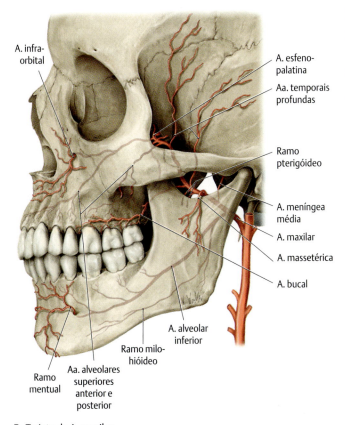

B Trajeto da A. maxilar.

*N.R.T.: A Terminologia Anatômica (2001) não considera essa divisão em partes da artéria maxilar.

Boxe 40.2 | Correlação Clínica

Artéria meníngea média
A artéria meníngea média irriga as meninges e a calvária sobrejacente. A ruptura da artéria (em geral por traumatismo craniano) causa hematoma extradural (epidural).

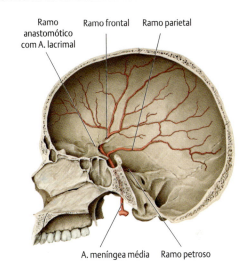

A Artéria meníngea média direita, vista medial do crânio aberto.

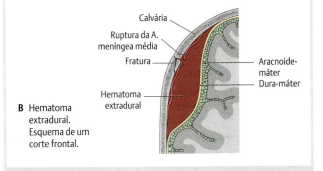

B Hematoma extradural. Esquema de um corte frontal.

Artéria esfenopalatina
A artéria esfenopalatina irriga a parede da cavidade nasal. Hemorragia volumosa na parte nasal da faringe, de ramos da artéria esfenopalatina, pode exigir a ligadura da artéria maxilar, na fossa pterigopalatina.

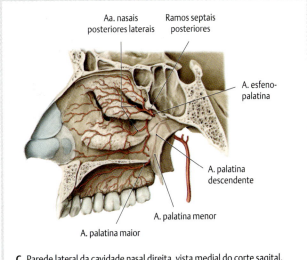

C Parede lateral da cavidade nasal direita, vista medial do corte sagital.

Veias da Cabeça e do Pescoço

Figura 40.9 Veias da cabeça e do pescoço
Vista lateral esquerda. As veias da cabeça e do pescoço drenam para a veia braquiocefálica. *Nota:* As veias braquiocefálicas esquerda e direita não são simétricas.

Tabela 40.4	Principais veias superficiais	
Veia	Região drenada	Localização
V. jugular interna	Interior do crânio (inclusive o encéfalo)	Na bainha carótica
V. jugular externa	Região superficial da cabeça	Na lâmina superficial da fáscia cervical
V. jugular anterior	Pescoço, partes da cabeça	

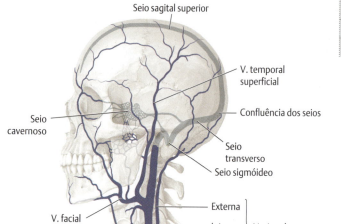

A Veias principais da cabeça e do pescoço.

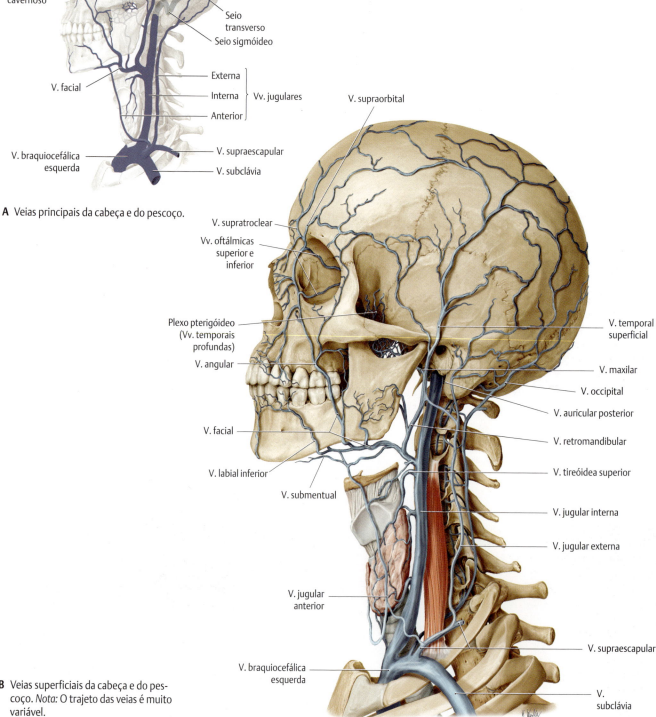

B Veias superficiais da cabeça e do pescoço. *Nota:* O trajeto das veias é muito variável.

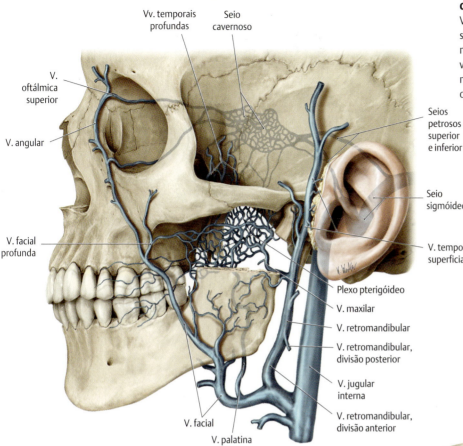

Figura 40.10 Veias profundas da cabeça
Vista lateral esquerda. *Removidos:* Ramo (parte superior), processos condilar e coronoide da mandíbula. O plexo pterigóideo é uma rede venosa situada entre o ramo da mandíbula e músculos da mastigação. O seio cavernoso une os ramos da veia facial aos seios sigmóideos.

Figura 40.11 Veias da região occipital
Vista posterior. As veias superficiais da região occipital comunicam-se com os seios da dura-máter pelas veias emissárias, que drenam para as veias diplóicas (calvária, **p. 509**). *Nota:* O plexo venoso vertebral externo estende-se por toda a extensão da coluna vertebral (**p. 45**).

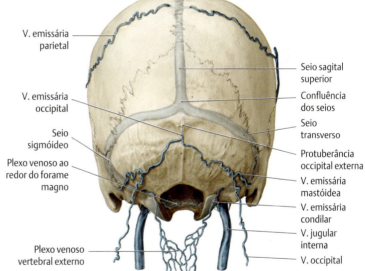

Tabela 40.5 — Anastomoses venosas

As extensas anastomoses venosas nessa região proporcionam vias para a propagação de infecções.

Veia extracraniana	Veia de união	Seio venoso
V. angular	Vv. oftálmicas superior e inferior	Seio cavernoso*
Vv. da tonsila palatina	Plexo pterigóideo; V. oftálmica inferior	
V. temporal superficial	Vv. emissárias parietais	Seio sagital superior
V. occipital	V. emissária occipital	Seio transverso, confluência dos seios
V. auricular posterior	V. emissária mastóidea	Seio sigmóideo
Plexo venoso vertebral externo	V. emissária condilar	

*A disseminação profunda de infecção bacteriana oriunda da região facial pode resultar em trombose do seio cavernoso.

Meninges

 O encéfalo e a medula espinal são recobertos por membranas denominadas meninges. As meninges consistem em três lâminas: dura-máter, aracnoide-máter e pia-máter. O espaço subaracnóideo, localizado entre a aracnoide-máter e a pia-máter, contém o líquido cerebrospinal (ver **p. 672**). Ver na **p. 40** os revestimentos da medula espinal.

Figura 40.12 **Meninges**
Ver as veias do cérebro nas **pp. 676-677**.

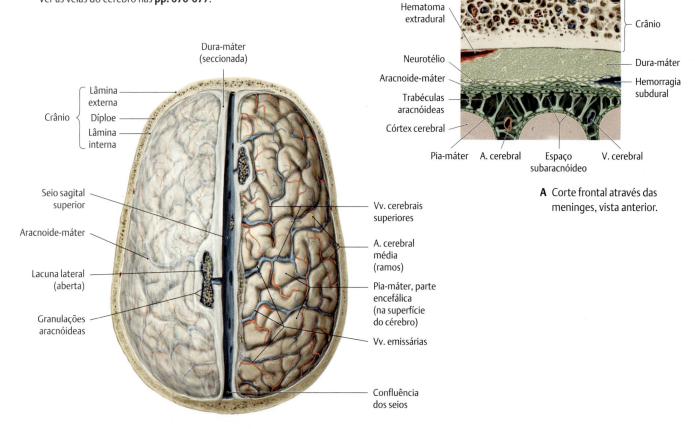

A Corte frontal através das meninges, vista anterior.

B Vista superior do crânio aberto. *Lado esquerdo*: A dura-máter (camada externa) foi seccionada para revelar a aracnoide-máter (camada média). *Lado direito*: A dura-máter e a aracnoide-máter foram retiradas para mostrar a pia-máter (camada mais interna) que reveste a superfície do encéfalo. *Nota*: As granulações aracnóideas, locais de absorção de líquido cerebrospinal para o sangue venoso, são protrusões da aracnoide-máter para o sistema dos seios da dura-máter.

Figura 40.13 **Septos da dura-máter**
Vista oblíqua anterior esquerda. Duas lâminas de dura-máter se juntam novamente após se separarem do revestimento da lâmina compacta interna, durante a formação de um seio venoso (da dura-máter), e formam septos (pregas) de dura-máter. Entre eles estão a foice do cérebro (que separa os hemisférios cerebrais direito e esquerdo); o tentório do cerebelo (que dá suporte ao cérebro e evita que ele pressione o cerebelo subjacente); a foice do cerebelo (não é mostrada, mas separa os hemisférios direito e esquerdo do cerebelo sob o tentório) e o diafragma da sela (forma o teto sobre a fossa hipofisial e é invaginado pela hipófise).

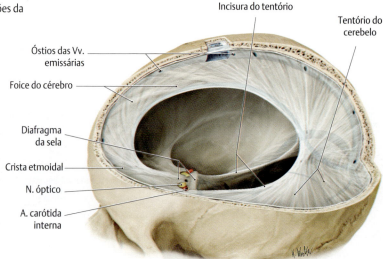

Boxe 40.3 | Correlação Clínica

Hemorragias extracerebrais
A hemorragia entre a calvária e os tecidos moles do encéfalo (hemorragia extracerebral) comprime o encéfalo. O aumento da pressão intracraniana pode causar danos ao tecido encefálico tanto no local de sangramento quanto em áreas mais distantes do encéfalo. Três tipos de hemorragia intracraniana são distinguidos segundo a relação com a dura-máter. Ver artérias do encéfalo nas **pp. 674-675**.

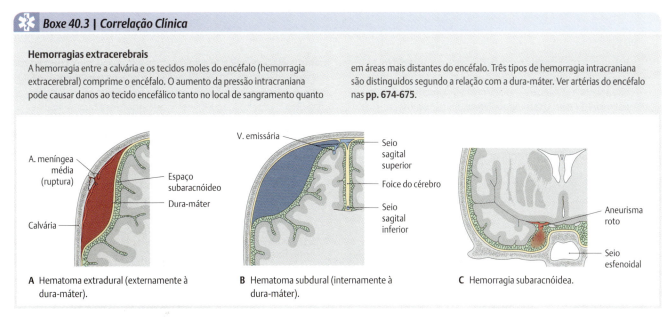

A Hematoma extradural (externamente à dura-máter).

B Hematoma subdural (internamente à dura-máter).

C Hemorragia subaracnóidea.

Figura 40.14 **Artérias da dura-máter**
Corte sagital mediano, vista medial da metade direita do crânio. Ver artérias do encéfalo nas **pp. 676-677**.

Figura 40.15 **Inervação da dura-máter**
Vista superior. *Removido:* Tentório do cerebelo (lado direito).

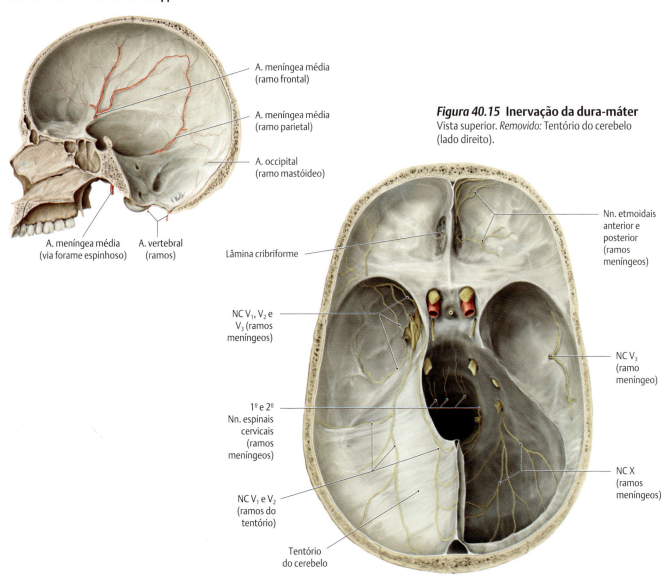

40 Vascularização e Inervação das Estruturas da Cabeça

Seios da Dura-máter

A dura-máter é formada por duas camadas que se separam na região de um seio venoso, em uma camada periosteal externa, que reveste a calvária e a camada meníngea interna, que forma os limites do seio venoso. Na região de um seio venoso, as duas camadas da dura-máter se aproximam após formar o seio e criam pregas ou septos durais (ver **Fig. 40.13, p. 554**). A rede de seios venosos coleta sangue do couro cabeludo, dos ossos da calvária e do encéfalo e, por fim, drena para a veia jugular interna que atravessa o forame jugular.

Figura 40.16 Seio da dura-máter

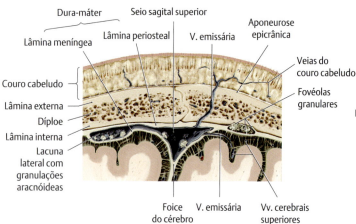
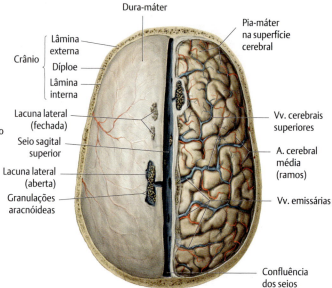

A Estrutura de um seio da dura-máter. Seio sagital superior, corte frontal, vista anterior.

B Seio sagital superior *in situ*. Vista superior da cavidade do crânio aberta. O teto do seio (a camada periosteal da dura-máter aderida à calvária) foi retirado. *Lado esquerdo*: Áreas da dura-máter foram removidas de modo a mostrar as granulações aracnóideas (protrusões da aracnoide-máter) no seio. *Lado direito*: A dura-máter e a aracnoide-máter foram retiradas para revelar a pia-máter aderida ao córtex cerebral.

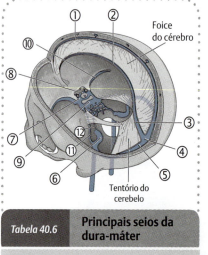

Figura 40.17 Seios da dura-máter na cavidade do crânio
Vista superior da cavidade do crânio aberta. O sistema de seios da dura-máter é mostrado em azul. *Retirado*: Tentório do cerebelo (lado direito).

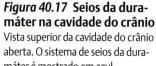

Tabela 40.6	Principais seios da dura-máter		
Grupo superior		**Grupo inferior**	
①	Seio sagital superior	⑦	Seio cavernoso
②	Seio sagital inferior	⑧	Seio intercavernoso anterior
③	Seio reto	⑨	Seio intercavernoso posterior
④	Confluência dos seios	⑩	Seio esfenoparietal
⑤	Seio transverso	⑪	Seio petroso superior
⑥	Seio sigmóideo	⑫	Seio petroso inferior

O seio occipital também é incluído no grupo superior (ver **Fig. 41.1, p. 674**).

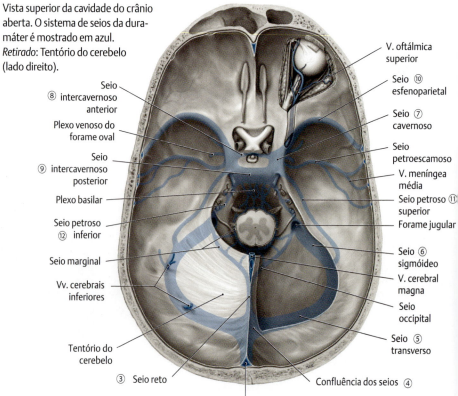

Figura 40.18 Seio cavernoso e nervos cranianos

Vista superior da fossa anterior do crânio (direita) e da fossa média do crânio (direita). *Retirados*: Parede lateral e teto do seio cavernoso (de dura-máter). O gânglio trigeminal foi dissecado e retraído lateralmente após a retirada de sua cobertura dural.

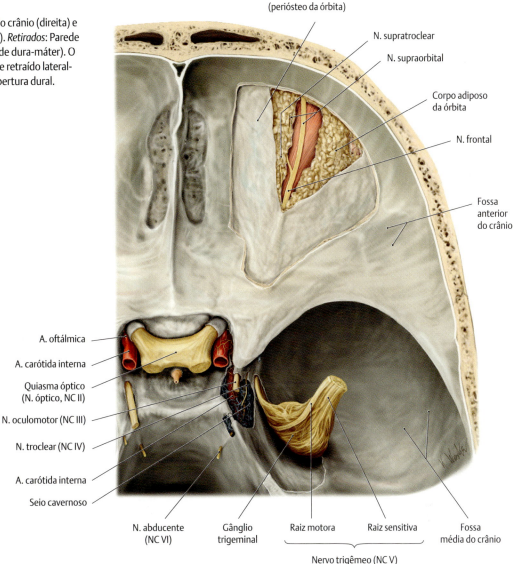

Figura 40.19 Seio cavernoso, corte frontal através da fossa média do crânio

Vista anterior. Os seios cavernosos direito e esquerdo se conectam graças aos seios intercavernosos que passam em redor da hipófise, que está apoiada na fossa hipofisial após invaginação do diafragma da sela. De cada lado esse corte frontal atravessa a artéria carótida interna duas vezes devido à existência do sifão carótico, uma curvatura de 180 graus na parte cavernosa da artéria. Dos cinco nervos cranianos (ou suas divisões) associados ao seio cavernoso, apenas o nervo abducente (NC VI) não está junto à parede dural lateral.

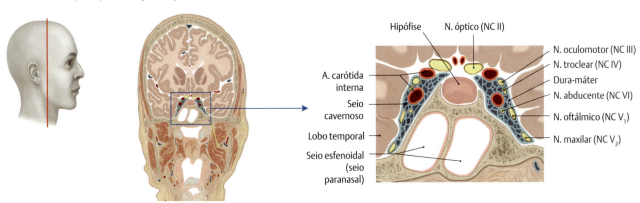

40 Vascularização e Inervação das Estruturas da Cabeça

Topografia Superficial da Face

Figura 40.20 **Vascularização e inervação superficial da face**
Vista anterior. *Removidos:* Pele e tela subcutânea; músculos da face (lado esquerdo).

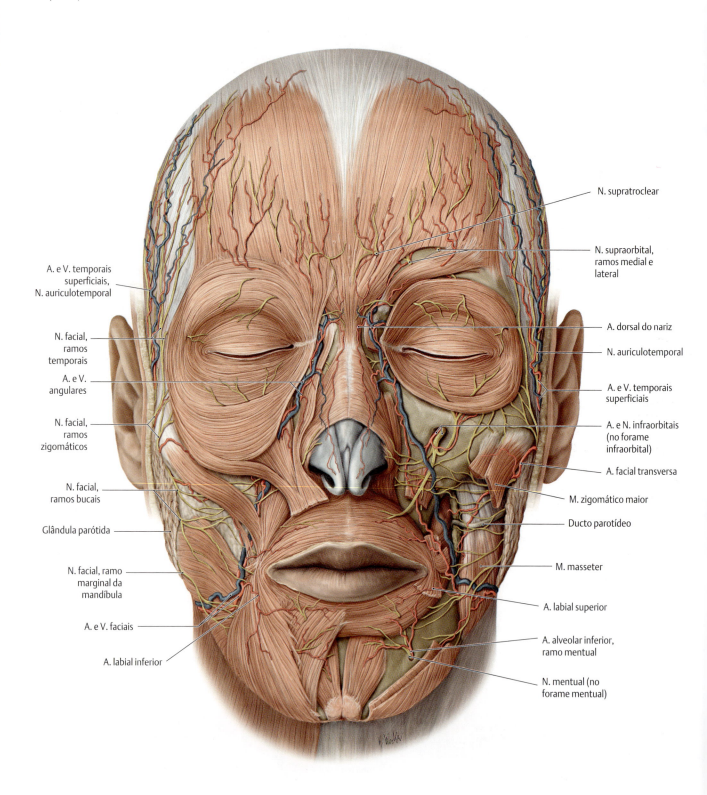

Figura 40.21 **Vascularização e inervação superficial da cabeça**
Vista lateral esquerda.

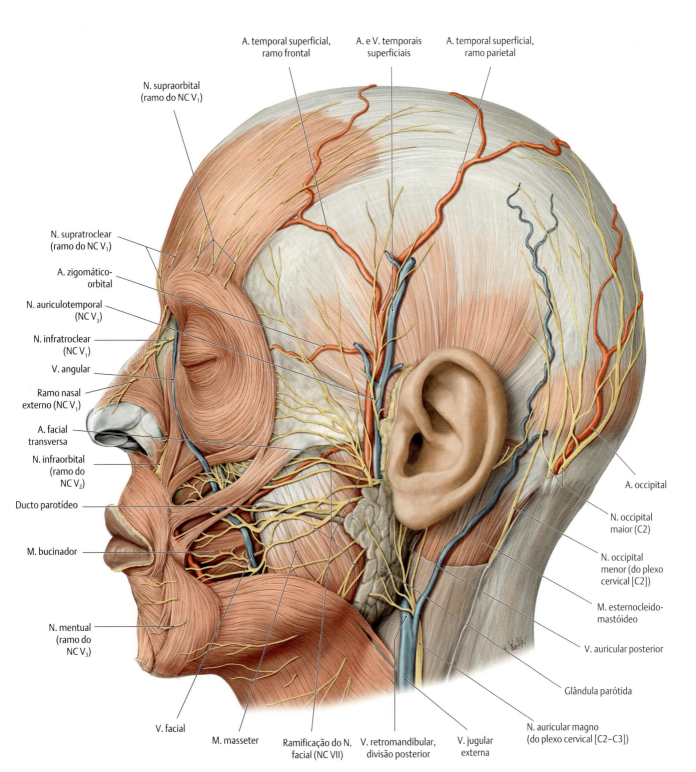

Topografia da Região Parotideomassetérica e da Fossa Temporal

Figura 40.22 Região parotideomassetérica
Vista lateral esquerda. *Removidos:* Glândula parótida, M. esternocleidomastóideo e veias da cabeça. *Expostos:* Leito da glândula parótida e o trígono carótico.

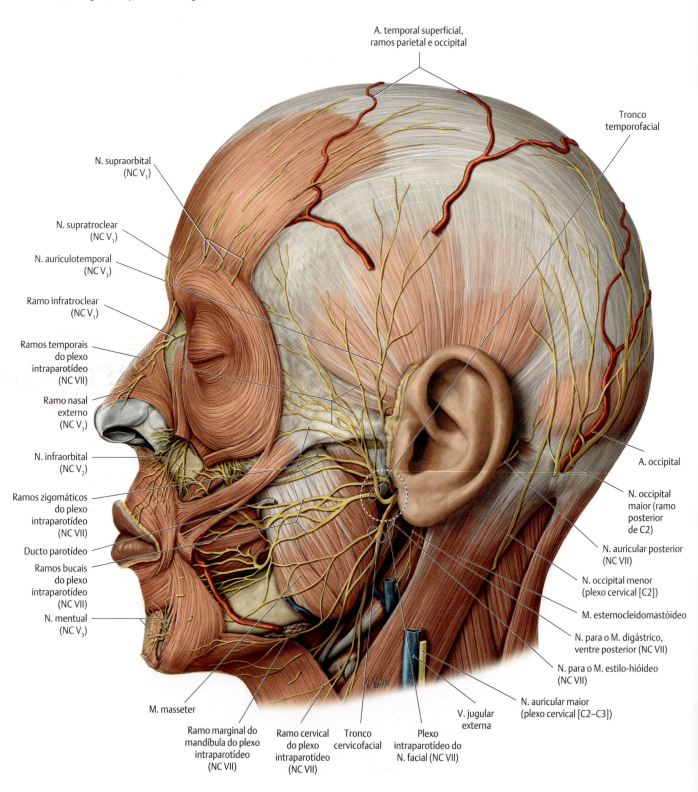

Figura 40.23 **Fossa temporal**
Vista lateral esquerda. A fossa temporal está localizada na face lateral do crânio e se comunica com a fossa infratemporal inferiormente (medial ao arco zigomático). A fossa pterigopalatina também pode ser vista aqui, medial à fossa infratemporal graças à retirada do arco zigomático e parte do zigomático.

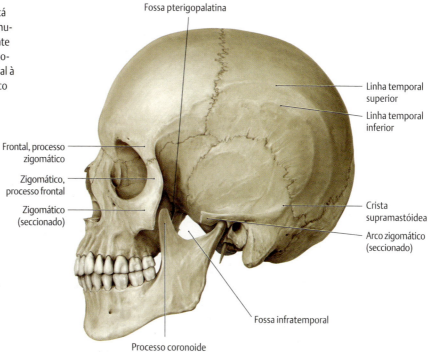

Figura 40.24 **Fossa temporal**
Vista lateral esquerda. *Removidos:* Mm. esternocleidomastóideo e masseter. *Expostas:* Fossa temporal e articulação temporomandibular (**p. 600**).

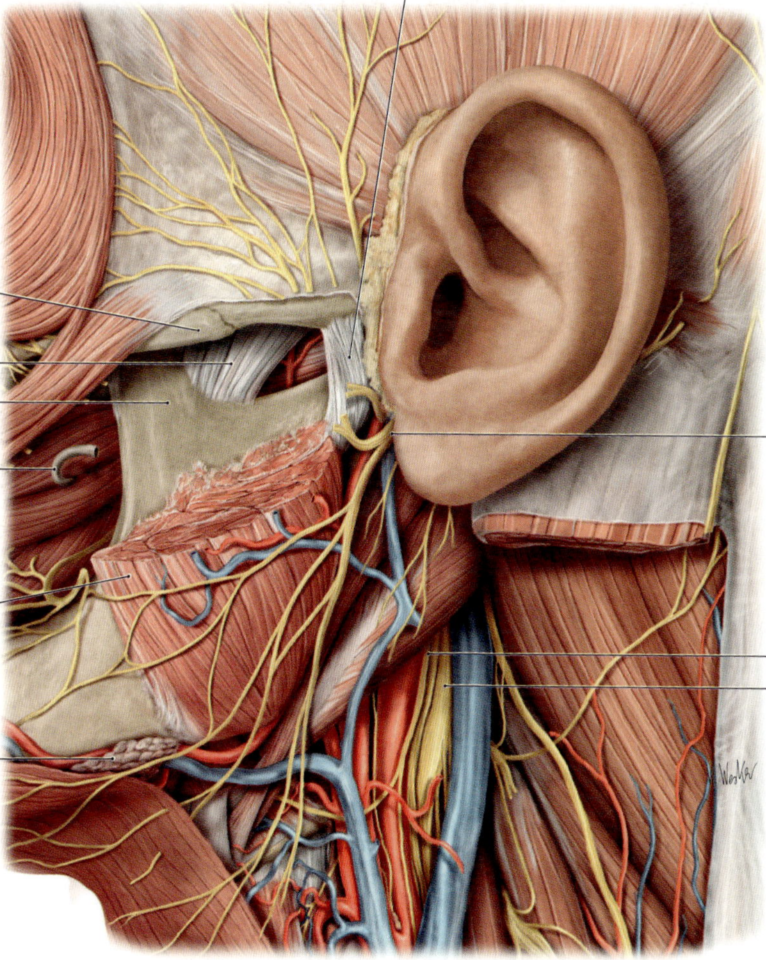

Topografia da Fossa Infratemporal

Figura 40.25 **Fossa infratemporal: Camada superficial**
Vista lateral esquerda. *Removido:* ramo da mandíbula. *Nota:* O N. milo-hióideo (ver **Figs. 44.15** e **44.17A**) se ramifica a partir do N. alveolar inferior, pouco antes do forame mandibular.

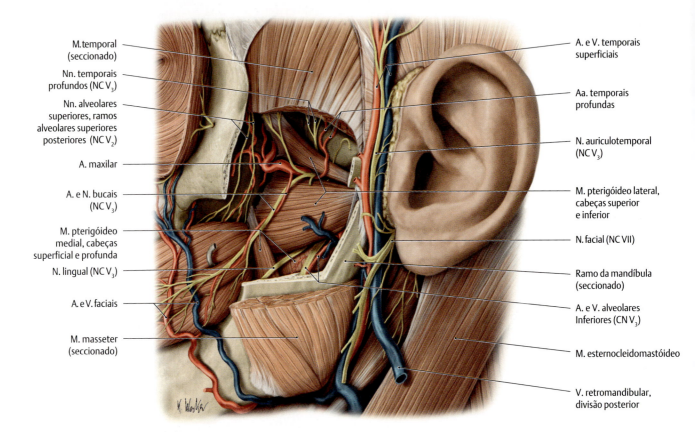

Figura 40.26 **Fossa infratemporal: Camada profunda**
Vista lateral esquerda. *Removido:* M. pterigóideo lateral (as duas cabeças). *Revelados:* fossa infratemporal profunda e N. mandibular no ponto onde penetra no canal mandibular no forame oval no teto da fossa.

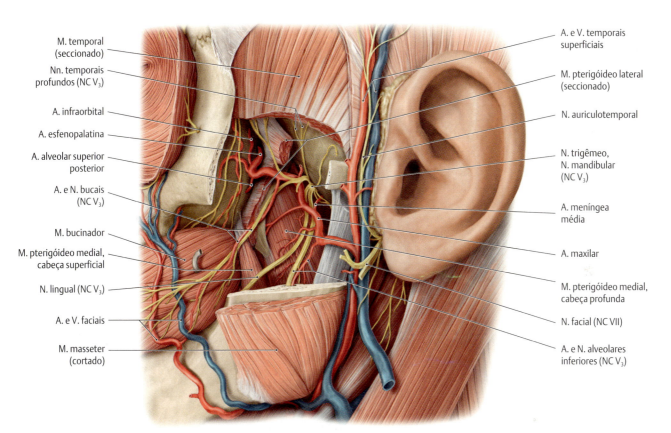

Figura 40.27 **Nervo mandibular (NC V₃) na fossa infratemporal**

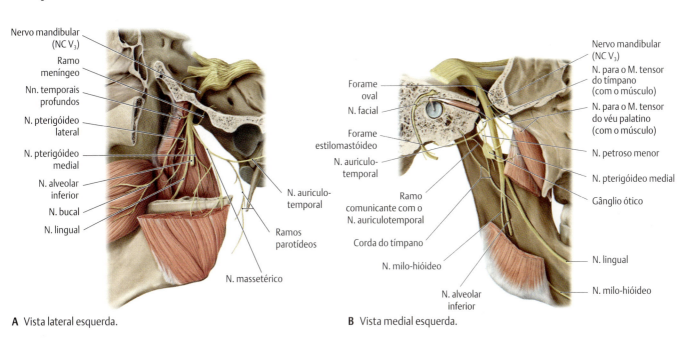

A Vista lateral esquerda. B Vista medial esquerda.

563

Topografia da Fossa Pterigopalatina

 A fossa pterigopalatina é um pequeno espaço piramidal situado logo abaixo do ápice da órbita. É contínua com a fossa infratemporal, lateralmente, através da fissura pterigomaxilar. Na fossa pterigopalatina há um cruzamento de estruturas vasculonervosas que passam entre a fossa média do crânio, a órbita, a cavidade nasal e a cavidade oral.

Tabela 40.7 — Limites da fossa pterigopalatina

Direção	Limites	Direção	Limites
Superior	Esfenoide (asa maior), junção com a fissura orbital inferior	Posterior	Processo pterigoide (lâmina lateral)
Anterior	Túber da maxila	Lateral	Comunica-se com a fossa infratemporal através da fissura pterigomaxilar
Medial	Palatino (lâmina perpendicular)	Inferior	Nenhum; abre-se no espaço retrofaríngeo

Figura 40.28 **Artérias na fossa pterigopalatina**
Vista lateral esquerda. A A. maxilar passa superiormente ao M. pterigóideo lateral, na fossa infratemporal (ver **Fig. 40.24, p. 561**), e entra na fossa pterigopalatina através da fissura pterigomaxilar.

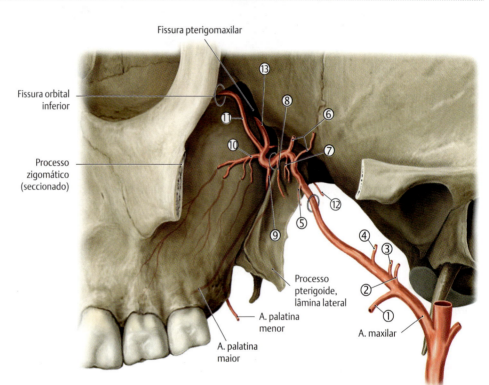

Tabela 40.8 — Ramos da artéria maxilar

Parte	Artéria		Distribuição
Parte mandibular (entre a origem e o primeiro círculo em volta da artéria (**Fig. 40.28**)	① A. alveolar inferior		Mandíbula, dentes, gengiva
	② A. timpânica anterior		Cavidade timpânica
	③ A. auricular profunda		Articulação temporomandibular, meato acústico externo
	④ A. meníngea média		Calvária, dura-máter, fossas anterior e média do crânio
Parte pterigóidea (entre o primeiro e o segundo círculo em volta da artéria)	⑤ A. massetérica		M. masseter
	⑥ Aa. temporais profundas		M. temporal
	⑦ Ramos pterigóideos		Mm. pterigóideos
	⑧ A. bucal		Túnica mucosa oral
Parte pterigopalatina (entre o segundo e o terceiro círculos em volta da artéria)	⑨ A. palatina descendente	A. palatina maior	Palato duro
		A. palatina menor	Palato mole, tonsila palatina, parede da faringe
	⑩ A. alveolar superior posterior		Molares maxilares, seio maxilar, gengiva
	⑪ A. infraorbital		Alvéolos maxilares
	⑫ A. do canal pterigóideo		
	⑬ A. esfenopalatina	Aa. nasais posteriores laterais	Parede lateral da cavidade nasal, cóanos
		Ramos septais posteriores	Septo nasal

O nervo maxilar do nervo trigêmeo (NC V$_2$, ver **p. 531**) origina-se na fossa média do crânio, atravessa o forame redondo e segue até a fossa pterigopalatina. O gânglio pterigopalatino parassimpático recebe fibras pré-ganglionares do N. petroso maior (a raiz parassimpática do N. intermédio, ramo do N. facial). As fibras pré-ganglionares do gânglio pterigopalatino fazem sinapse com células ganglionares que inervam as glândulas lacrimais, além das pequenas glândulas palatinas e nasais. As fibras simpáticas do N. petroso profundo (raiz simpática) e as fibras sensitivas do N. maxilar (raiz sensitiva) passam pelo gânglio pterigopalatino sem fazer sinapse. As estruturas pterigopalatinas podem ser observadas na vista medial na **Fig. 42.8, p. 585**.

Figura 40.29 **Nervos na fossa pterigopalatina**
Vista lateral esquerda.

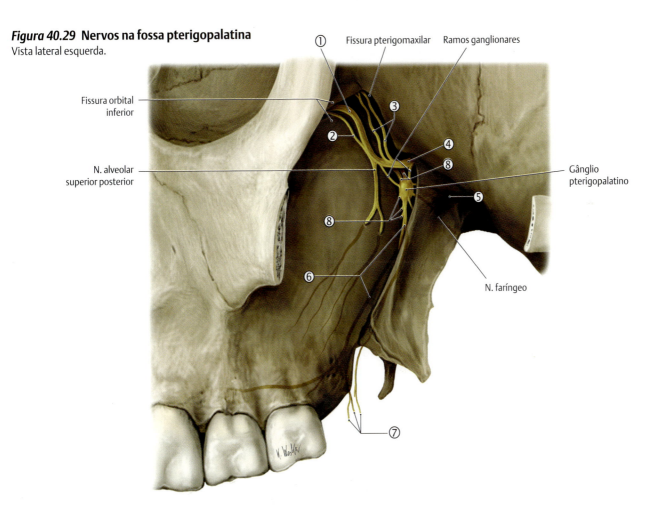

Tabela 40.9	Passagem de estruturas vasculonervosas na fossa pterigopalatina		
Origem das estruturas	**Via de passagem**	**Nervos relacionados**	**Vasos relacionados**
Órbita	Fissura orbital inferior	① N. infraorbital	A. infraorbital (e Vv. acompanhantes)
		② N. zigomático	V. oftálmica inferior
		③ Ramos orbitais (do NC V$_2$)	
Fossa média do crânio	Forame redondo	④ N. maxilar (NC V$_2$)	
Base do crânio	Canal pterigóideo	⑤ N. do canal pterigóideo (Nn. petrosos maior e profundo)	A. do canal pterigóideo (com Vv. acompanhantes)
Palato	Canal palatino maior	⑥ N. palatino maior	A. palatina descendente
			A. palatina maior
	Canais palatinos menores	⑦ Nn. palatinos menores	Aa. palatinas menores (ramos terminais da A. palatina descendente)
Cavidade nasal	Forame esfenopalatino	⑧ Ramos nasais posteriores superomediais e superolaterais e ramos nasais posteroinferiores (do N. nasopalatino, NC V$_2$)	A. esfenopalatina (com Vv. acompanhantes)

Ossos da Órbita

Figura 41.1 Ossos da órbita

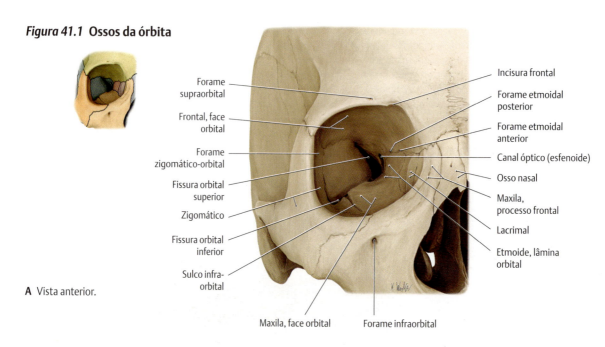

A Vista anterior.

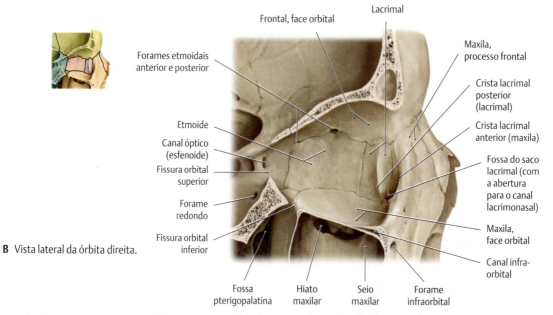

B Vista lateral da órbita direita.

Tabela 41.1	Aberturas na órbita para a passagem de estruturas vasculonervosas	
Abertura*	**Nervos**	**Vasos**
Canal óptico	N. óptico (NC II)	A. oftálmica
Fissura orbital superior	N. oculomotor (NC III) N. troclear (NC IV) N. abducente (NC VI)	Nervo oftálmico (NC V$_1$) • N. lacrimal • N. frontal • N. nasociliar	V. oftálmica superior
Fissura orbital inferior	N. infraorbital (NC V$_2$) N. zigomático (NC V$_2$)	A. e V. infraorbitais, V. oftálmica inferior
Canal infraorbital	N. (NC V$_2$), A. e V. infraorbitais	
Forame supraorbital	N. supraorbital (ramo lateral)	A. supraorbital
Incisura frontal	N. supraorbital (ramo medial)	A. supratroclear
Forame etmoidal anterior	N., A. e V. etmoidais anteriores	
Forame etmoidal posterior	N., A. e V. etmoidais posteriores	

*O canal lacrimonasal dá passagem ao ducto lacrimonasal.

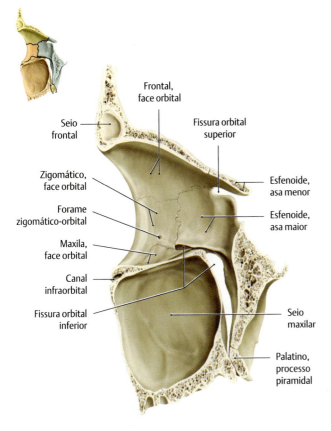

Tabela 41.2	Estruturas que circundam a órbita
Direção	**Estrutura delimitadora**
Superior	Seio frontal
	Fossa anterior do crânio
Medial	Seio etmoidal
Inferior	Seio maxilar
Algumas estruturas mais profundas também mantêm uma relação clinicamente importante com a órbita:	
Seio esfenoidal	Hipófise
Fossa média do crânio	Seio cavernoso
Quiasma óptico	Fossa pterigopalatina

C Vista medial da órbita direita.

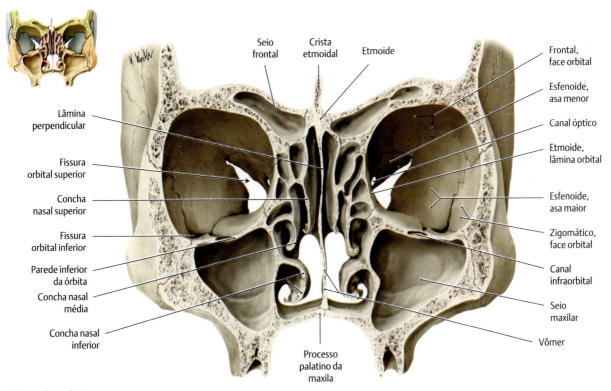

D Corte frontal, vista anterior.

Músculos da Órbita

Figura 41.2 Músculos extrínsecos do bulbo do olho
O bulbo do olho é movimentado por seis músculos extrínsecos: quatro retos (superior, inferior, medial e lateral) e dois oblíquos (superior e inferior).

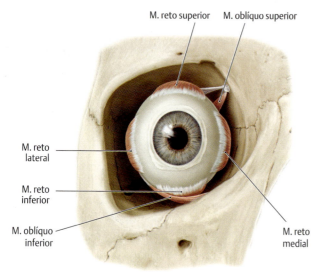
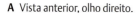

A Vista anterior, olho direito.

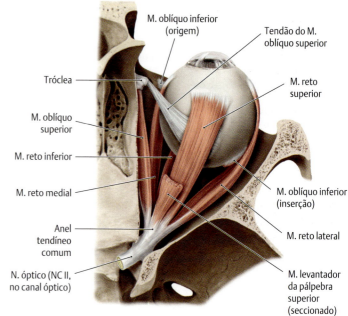

B Vista superior da órbita aberta, olho direito.

Figura 41.3 Ações dos músculos extrínsecos do bulbo do olho
Vista superior da órbita aberta. Eixo vertical, círculo vermelho; eixo horizontal, preto; eixo anteroposterior (visual/óptico), azul.

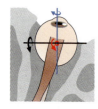 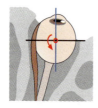 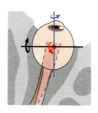 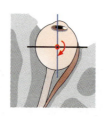 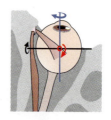 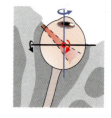

A M. reto superior. **B** M. reto medial. **C** M. reto inferior. **D** M. reto lateral. **E** M. oblíquo superior. **F** M. oblíquo inferior.

Tabela 41.3 Músculos extrínsecos do bulbo do olho

Músculo	Inserção (ponto fixo)	Inserção (ponto móvel)	Eixo vertical (vermelho)	Eixo horizontal (preto)	Eixo sagital (azul)	Inervação
Reto superior	Anel tendíneo comum	Esclera do bulbo do olho	Elevação	Adução	Rotação medial	N. oculomotor (NC III), ramo superior
Reto medial			—	Adução	—	N. oculomotor (NC III), ramo inferior
Reto inferior			Abaixamento	Adução	Rotação lateral	
Reto lateral			—	Abdução	—	N. abducente (NC VI)
Oblíquo superior	Esfenoide**		Abaixamento	Abdução	Rotação medial	N. troclear (NC IV)
Oblíquo inferior	Margem medial da órbita		Elevação	Abdução	Rotação lateral	N. oculomotor (NC III), ramo inferior

*Começando no olhar direcionado anteriormente.
** O tendão de inserção do M. oblíquo superior atravessa uma alça tendínea (tróclea) fixada à margem superomedial da órbita.

Figura 41.4 Avaliação dos músculos extrínsecos do bulbo do olho

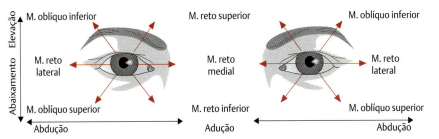

A Começando com os olhos direcionados anteriormente, o movimento para uma das direções principais do olhar (*setas*) exige a ativação de dois músculos extrínsecos do bulbo do olho. Visto que cada um desses músculos é suprido por um nervo craniano diferente, é necessário testar a função desses pares de músculos.

B Começando com os olhos aduzidos ou abduzidos, a elevação ou o abaixamento dos olhos ativa apenas os Mm. oblíquos ou retos, respectivamente. Isso possibilita o teste funcional dos músculos individuais.

Figura 41.5 Inervação dos músculos extrínsecos do bulbo do olho

Olho direito, vista lateral após remoção da parede lateral da órbita.

Boxe 41.1 | Correlação Clínica

Paralisias oculomotoras

As paralisias oculomotoras podem ser causadas por lesão do músculo do olho ou do nervo craniano associado (no núcleo ou ao longo do trajeto do nervo). O enfraquecimento ou a paralisia de um músculo extrínseco do bulbo do olho causa desvios do olho. O comprometimento das ações coordenadas dos músculos extrínsecos do bulbo do olho pode causar o desvio do eixo visual de um olho em relação à sua posição normal. Portanto, o paciente vê uma imagem dupla (diplopia).

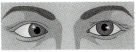

A Lesão do N. abducente. *Paralisado:* M. reto lateral.

B Lesão do N. troclear. *Paralisado:* M. oblíquo superior.

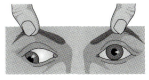

C Lesão oculomotora completa. *Paralisados:* Mm. retos superior, inferior e medial e oblíquo inferior.

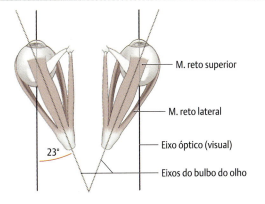

D Eixos visual e orbital normais.

Vascularização e Inervação da Órbita

Figura 41.6 **Veias da órbita**
Vista lateral da órbita direita. *Removida:* Parede lateral da órbita. *Exposto:* Seio maxilar.

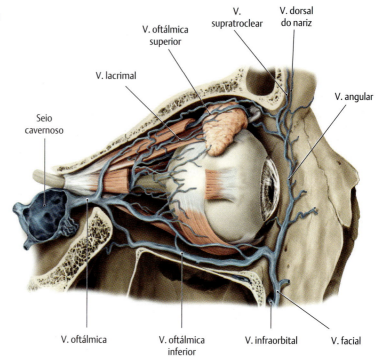

Figura 41.7 **Artérias da órbita**
Vista superior da órbita direita. *Abertos:* Canal óptico e teto da órbita.

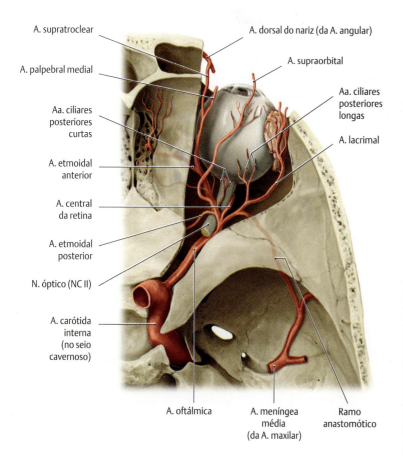

Boxe 41.2 | Correlação Clínica

Síndrome do seio cavernoso

A gravidade possibilita que o sangue venoso proveniente do "triângulo do perigo" da face (ver figura) drene para o seio cavernoso pelas veias oftálmicas (sem válvulas). O ato de espremer uma espinha ou uma pústula nessa região facial pode fazer com que trombos infecciosos sejam forçados para dentro do sistema venoso e, daí retrogradamente, para o seio cavernoso. A síndrome do seio cavernoso é diagnosticada pela perda do movimento ocular consequente ao comprometimento infeccioso dos vários nervos cranianos associados ao seio cavernoso.

O nervo abducente (NC VI) se encontra banhado em sangue no interior do seio cavernoso e o primeiro movimento ocular comprometido é o desvio lateral do bulbo do olho. Os nervos oculomotor (NC III) e troclear (NC IV), junto à parede lateral de dura-máter do seio cavernoso, também acabam sendo comprometidos à medida que a infecção atinje a dura-máter. O bulbo do olho fica "congelado" na órbita porque todos os nervos que ativam os músculos extrínsecos estão infectados. O NC V_1 também está localizado na parede lateral de dura-máter de modo que parestesia/formigamento é sentido na região sensorial (fronte). Às vezes, NC V_2 também é comprometido e a parestesia se estende para a pele da face abaixo da órbita. Os seios intercavernosos possibilitam a propagação do processo infeccioso para o seio cavernoso do lado oposto. Se a infecção não for tratada, o paciente pode morrer. Todavia, a tromboflebite séptica do seio cavernoso caiu de 100% para 20% graças aos avanços no diagnóstico e no tratamento.

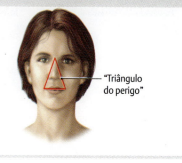

Figura 41.8 **Inervação da órbita**
Vista lateral da órbita direita. *Removida:* Parede lateral da órbita.

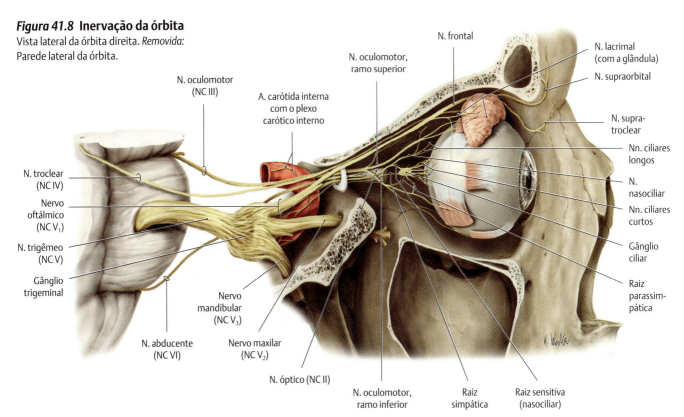

Figura 41.9 **Nervos cranianos na órbita**
Vista superior das fossas anterior e média do crânio. *Removidos:* Seio cavernoso (paredes lateral e superior), teto da órbita e periórbita (partes). O gânglio trigeminal foi afastado lateralmente.

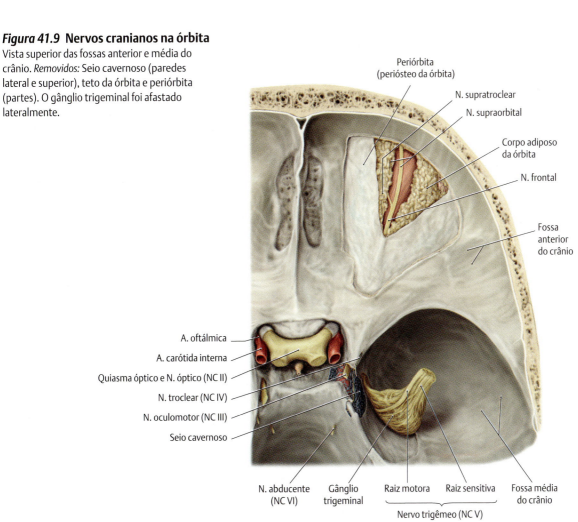

Topografia da Órbita

Figura 41.10 **Estruturas vasculonervosas da órbita**
Vista anterior. *Lado direito:* Músculo orbicular do olho removido. *Lado esquerdo:* Septo orbital parcialmente removido.

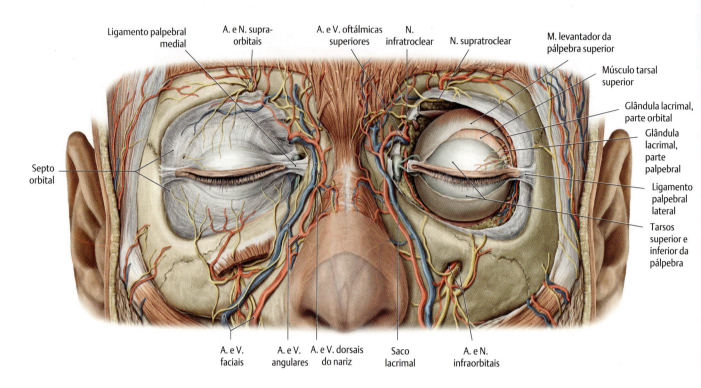

Figura 41.11 **Passagem de estruturas vasculonervosas através da órbita**
Vista anterior. *Removido:* Conteúdo da órbita. *Nota:* O N. óptico e a A. oftálmica atravessam o canal óptico. As outras estruturas atravessam a fissura orbital superior.

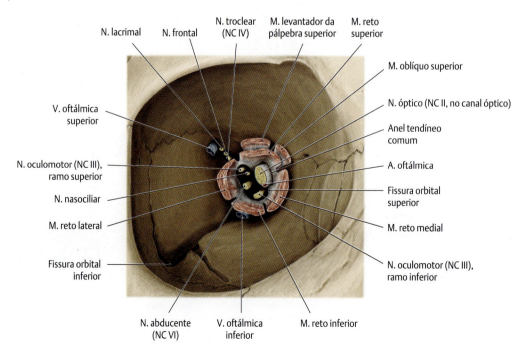

Figura 41.12 **Conteúdo vasculonervoso da órbita**
Vista superior. *Removidos:* Teto ósseo da órbita, periórbita e corpo adiposo da órbita.

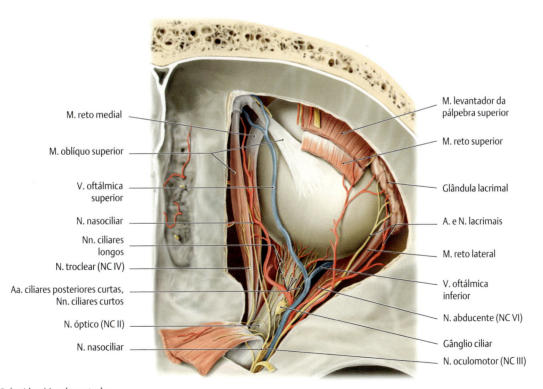

A Nível superior.

B Nível médio. *Rebatidos:* Mm. levantador da pálpebra superior e reto superior. *Exposto:* N. óptico.

Órbita e Pálpebra

Figura 41.13 **Topografia da órbita**
Corte sagital da órbita direita, vista medial.

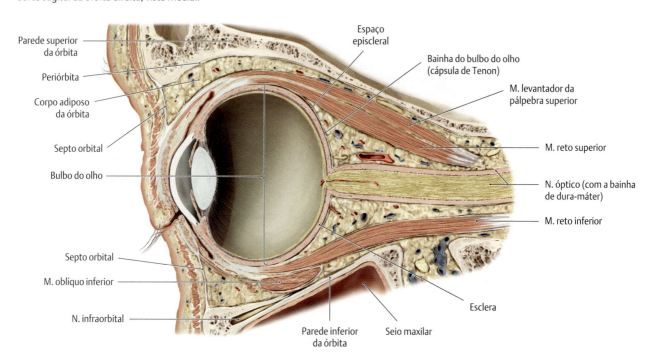

Figura 41.14 **Pálpebras e túnica conjuntiva**
Corte sagital da cavidade orbital (região anterior).

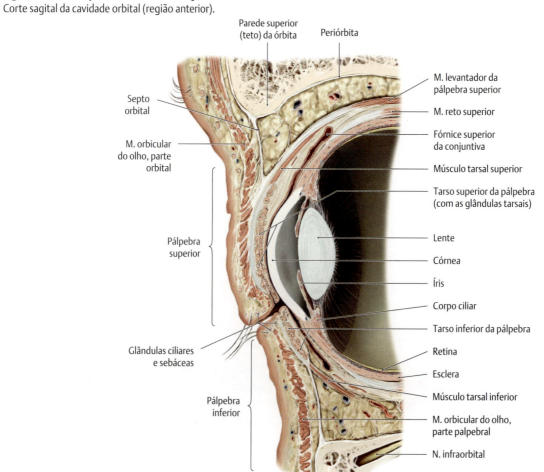

Figura 41.15 **Aparelho lacrimal**
Olho direito, vista anterior. *Removido:* Septo orbital (parcialmente).
Dividido: M. levantador da pálpebra superior (tendão de inserção).

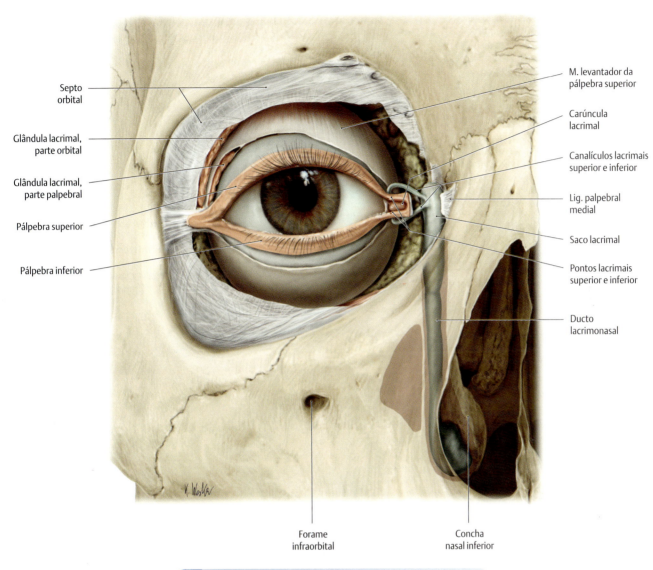

Boxe 41.3 | Correlação Clínica

Drenagem da lágrima

As mulheres no climatério estão frequentemente sujeitas ao ressecamento crônico dos olhos (*ceratoconjuntivite seca*), causado pela produção insuficiente de lágrimas pela glândula lacrimal. A inflamação aguda das glândulas lacrimais (causada por bactérias) é menos comum e caracterizada por substancial processo inflamatório e dor intensa à palpação local. A pálpebra superior mostra uma curva característica em forma de S.

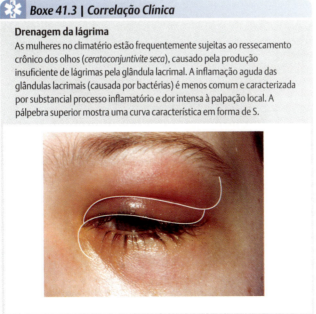

Bulbo do Olho

Figura 41.16 Estrutura do bulbo do olho
Corte transversal do bulbo do olho direito, vista superior. *Nota:* O eixo da órbita (que segue ao longo do nervo óptico através do disco do nervo óptico) desvia-se do eixo óptico (que corta o centro do olho até a fóvea central) em 23°.

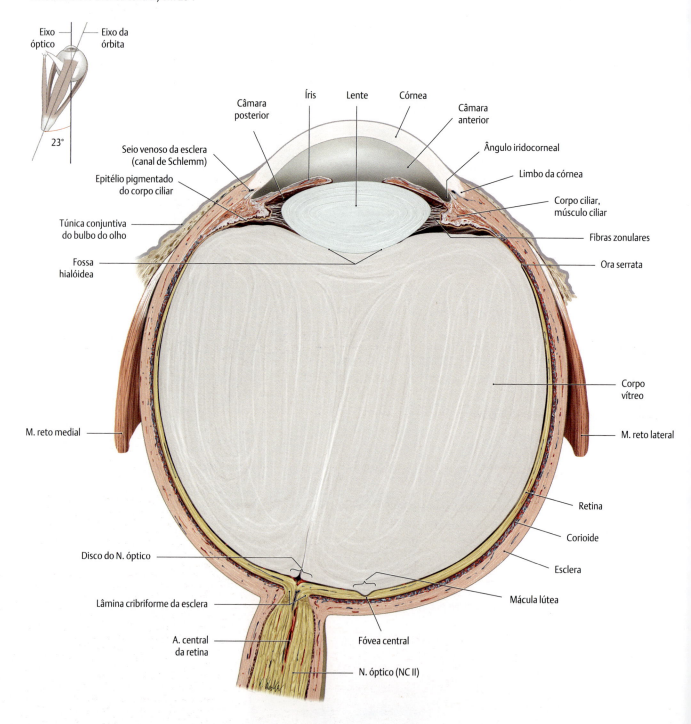

Figura 41.17 **Vasos sanguíneos do bulbo do olho**
Corte transversal através do bulbo do olho direito no nível do nervo óptico, vista superior. As artérias do olho originam-se da artéria oftálmica, um ramo terminal da artéria carótida interna. O sangue é drenado por quatro a oito veias vorticosas que se abrem nas veias oftálmicas superior e inferior.

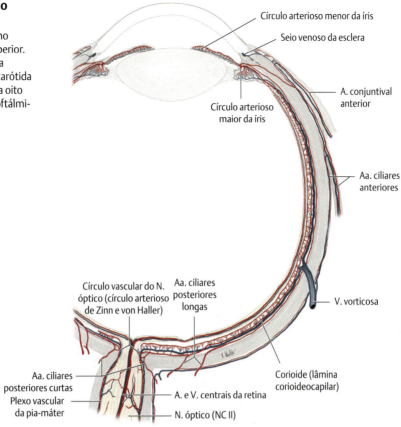

 Boxe 41.4 | Correlação Clínica

Fundo do olho
O fundo do olho é o único lugar do corpo onde os capilares podem ser examinados diretamente. O exame do fundo do olho permite a observação de alterações vasculares causadas por hipertensão arterial ou diabetes. O exame do disco do nervo óptico é importante para detectar aumento da pressão intracraniana e diagnosticar esclerose múltipla.

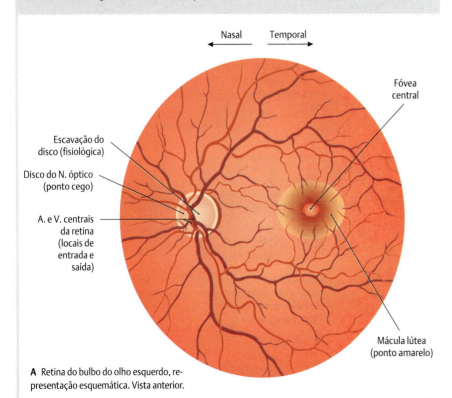

A Retina do bulbo do olho esquerdo, representação esquemática. Vista anterior.

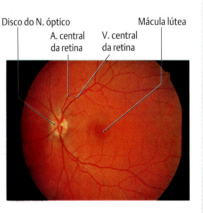

B Fundo do olho normal ao exame oftalmoscópico.

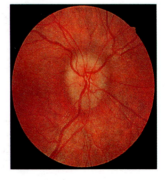

C Pressão intracraniana elevada; as margens do disco do nervo óptico parecem menos nítidas.

Córnea, Íris e Lente

***Figura 41.18* Córnea, íris e lente**
Corte transversal do segmento anterior do olho. Vista anterossuperior.

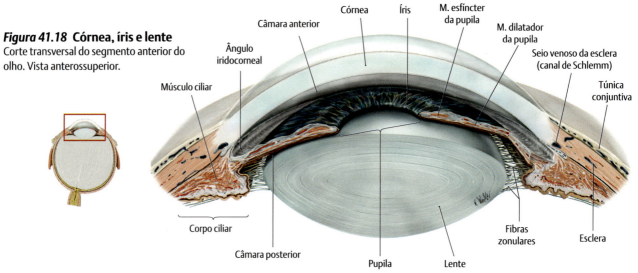

***Figura 41.19* Íris**
Corte transversal do segmento anterior do olho. Vista anterossuperior.

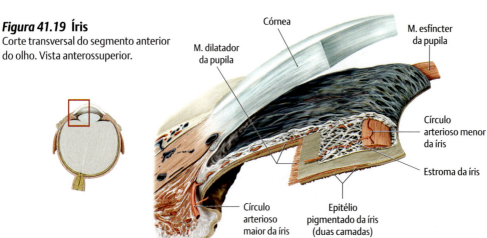

Boxe 41.5 | Correlação Clínica

Glaucoma

O humor aquoso produzido na câmara posterior atravessa a pupila e chega à câmara anterior. Infiltra-se nos espaços do retículo trabecular, entra no seio venoso da esclera (canal de Schlemm), para chegar às veias episclerais. A obstrução da drenagem de humor aquoso causa aumento da pressão intraocular (glaucoma), comprimindo o nervo óptico na lâmina cribriforme da esclera. Por fim, essa compressão causa cegueira. O tipo mais comum de glaucoma (cerca de 90% dos casos) é o glaucoma crônico (ângulo aberto). O glaucoma agudo, mais raro, é caracterizado por hiperemia ocular, cefaleia intensa e/ou dor ocular, náusea, dilatação das veias episclerais e edema da córnea.

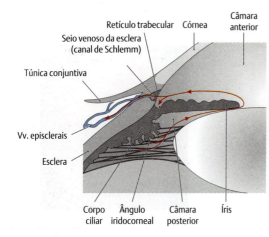

A Drenagem normal.

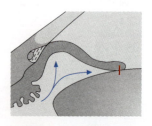

B Glaucoma crônico (de ângulo aberto). Há comprometimento da drenagem através do retículo trabecular.

C Glaucoma agudo (de ângulo fechado). O ângulo iridocorneal é obstruído por tecido da íris. O humor aquoso não drena para a câmara anterior, deslocando partes da íris para cima, bloqueando o ângulo iridocorneal.

Figura 41.20 Pupila
O diâmetro da pupila é controlado por dois músculos intrínsecos da íris: o músculo esfíncter da pupila, que reduz seu diâmetro (inervação parassimpática) e o músculo dilatador da pupila, que aumenta o diâmetro (inervação simpática).

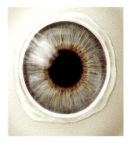
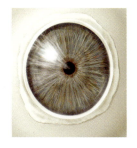
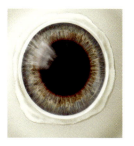

A Diâmetro normal da pupila.

B Constrição máxima (miose).

C Dilatação máxima (midríase).

Figura 41.21 Lente e corpo ciliar
Vista posterior. A curvatura da lente é controlada pelas fibras musculares anulares do corpo ciliar.

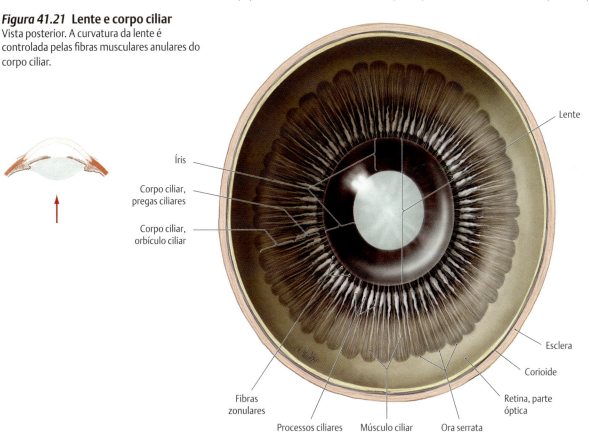

Figura 41.22 Refração da luz pela lente
Corte transversal, vista superior. No olho normal (emétrope), os raios luminosos sofrem refração na lente (e na córnea) para um ponto focal na superfície da retina (fóvea central). A tensão das fibras zonulares, com relaxamento do músculo ciliar, achata a lente em resposta aos raios paralelos oriundos de uma fonte distante (visão para longe). A contração do músculo ciliar, com relaxamento das fibras zonulares, faz com que a lente se torne mais arredondada (visão para perto).

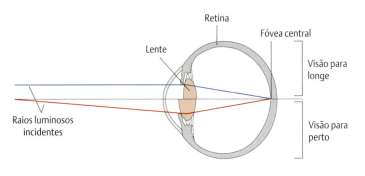

A Dinâmica normal da lente.

B Dinâmica anormal da lente.

Ossos da Cavidade Nasal

Figura 42.1 Esqueleto do nariz
O esqueleto do nariz é formado por uma parte óssea superior e uma parte cartilaginosa inferior. As partes proximais (asas) que limitam as narinas são formadas de tecido conjuntivo com pequena contribuição de cartilagens.

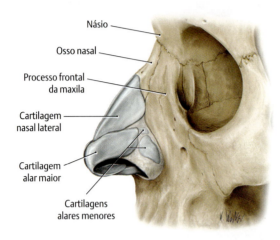

A Vista lateral esquerda.

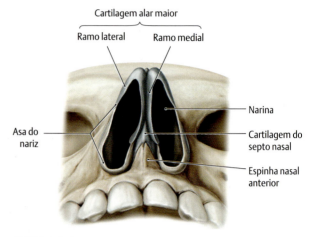

B Vista inferior.

Figura 42.2 Ossos da cavidade nasal
As cavidades nasais esquerda e direita são limitadas por paredes laterais e separadas pelo septo nasal. O ar entra na cavidade nasal pelas narinas e segue por três passagens: os meatos nasais superior, médio e inferior (*setas*). Os meatos nasais são separados pelas conchas nasais superior, média e inferior. O ar sai do nariz através dos cóanos e chega à parte nasal da faringe.

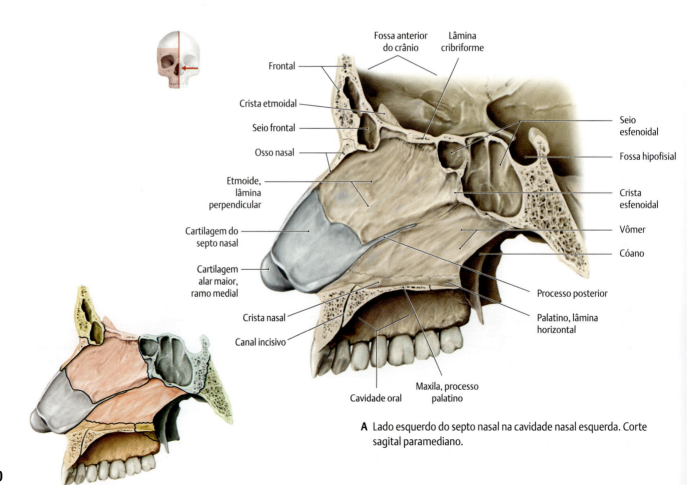

A Lado esquerdo do septo nasal na cavidade nasal esquerda. Corte sagital paramediano.

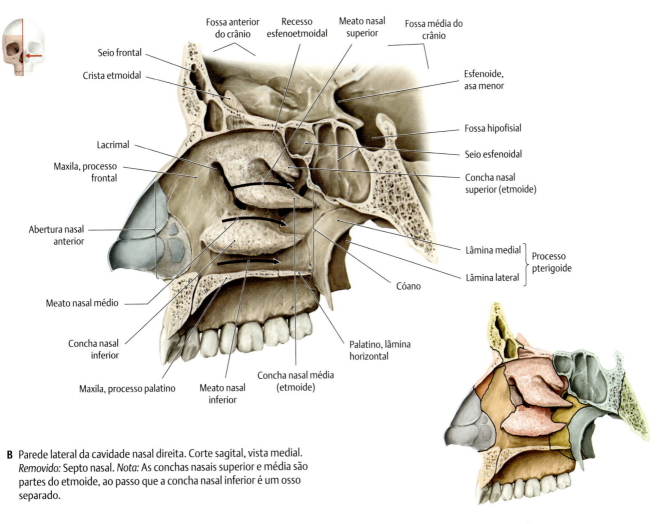

B Parede lateral da cavidade nasal direita. Corte sagital, vista medial. *Removido:* Septo nasal. *Nota:* As conchas nasais superior e média são partes do etmoide, ao passo que a concha nasal inferior é um osso separado.

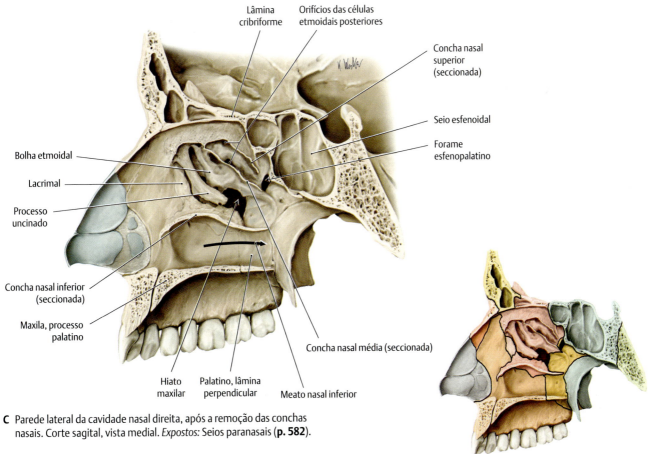

C Parede lateral da cavidade nasal direita, após a remoção das conchas nasais. Corte sagital, vista medial. *Expostos:* Seios paranasais (**p. 582**).

42 Cavidade Nasal e Nariz

581

Seios Paranasais

Figura 42.3 Localização dos seios paranasais
Os seios paranasais (frontal, maxilar, esfenoidal e células etmoidais) são cavidades cheias de ar que reduzem o peso do crânio.

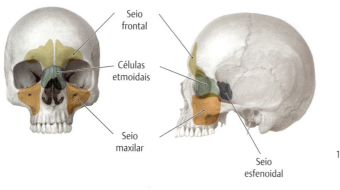
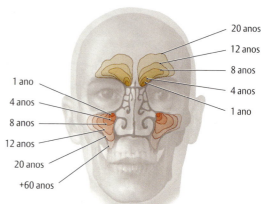

A Vista anterior.

B Vista lateral esquerda.

C Pneumatização dos seios ao longo da vida. Os seios frontal (amarelo) e maxilar (laranja) desenvolvem-se lentamente durante o crescimento do crânio.

Figura 42.4 Seios paranasais
As setas indicam o fluxo das secreções mucosas dos seios paranasais e do ducto lacrimonasal para a cavidade nasal (ver Tabela 42.1).

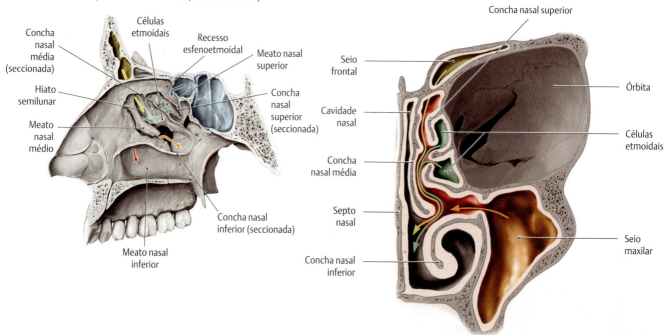

A Aberturas dos seios paranasais e do ducto lacrimonasal. Corte sagital, vista medial da cavidade nasal direita.

B Seios paranasais e unidade osteomeatal na cavidade nasal esquerda. Corte frontal, vista anterior.

Tabela 42.1 — Vias nasais para as quais os seios paranasais drenam

Seios paranasais/ducto		Via nasal	Via de drenagem
Seio esfenoidal (em azul)		Recesso esfenoetmoidal	Direta
Células etmoidais (em verde)	Células posteriores	Meato nasal superior	Direta
	Células anteriores e médias	Meato nasal médio	Bolha etmoidal
Seio frontal (em amarelo)		Meato nasal médio	Ducto frontonasal para o hiato semilunar
Seio maxilar (em laranja)		Meato nasal médio	Hiato semilunar
Ducto lacrimonasal (em vermelho)		Meato nasal inferior	Direta

Figura 42.5 **Estrutura óssea dos seios paranasais**
Corte frontal, vista anterior.

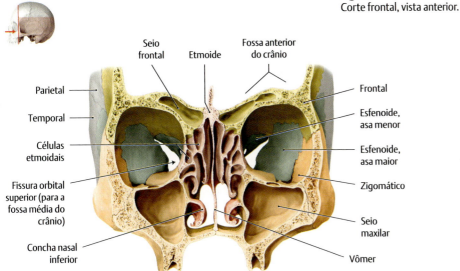

A Ossos que contêm os seios paranasais.

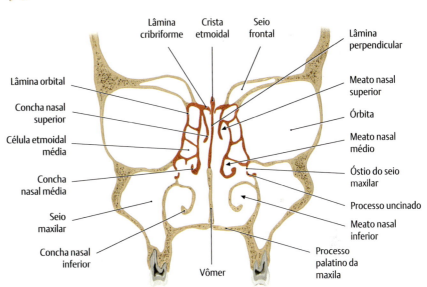

B Etmoide (vermelho) e os seios paranasais.

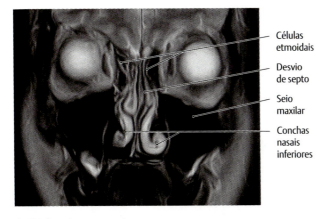

C RM dos seios paranasais.

Boxe 42.1 | Correlação Clínica

Desvio de septo
A posição normal do septo nasal divide duas cavidades nasais aproximadamente iguais. Um grande desvio lateral do septo pode causar obstrução da cavidade nasal. Isso pode ser corrigido com a retirada de partes da cartilagem (septoplastia).

Sinusite
Quando a túnica mucosa das células etmoidais torna-se edemaciada, devido a inflamação (*sinusite*), há bloqueio do fluxo de secreções dos seios frontais e maxilares na unidade osteomeatal (ver **Fig. 42.4**). Isso pode causar acúmulo local de microrganismos, provocando inflamações secundárias. Em pacientes com sinusite crônica, os locais estreitos podem ser alargados cirurgicamente para criar vias de drenagem mais efetivas.

Vascularização e Inervação da Cavidade Nasal

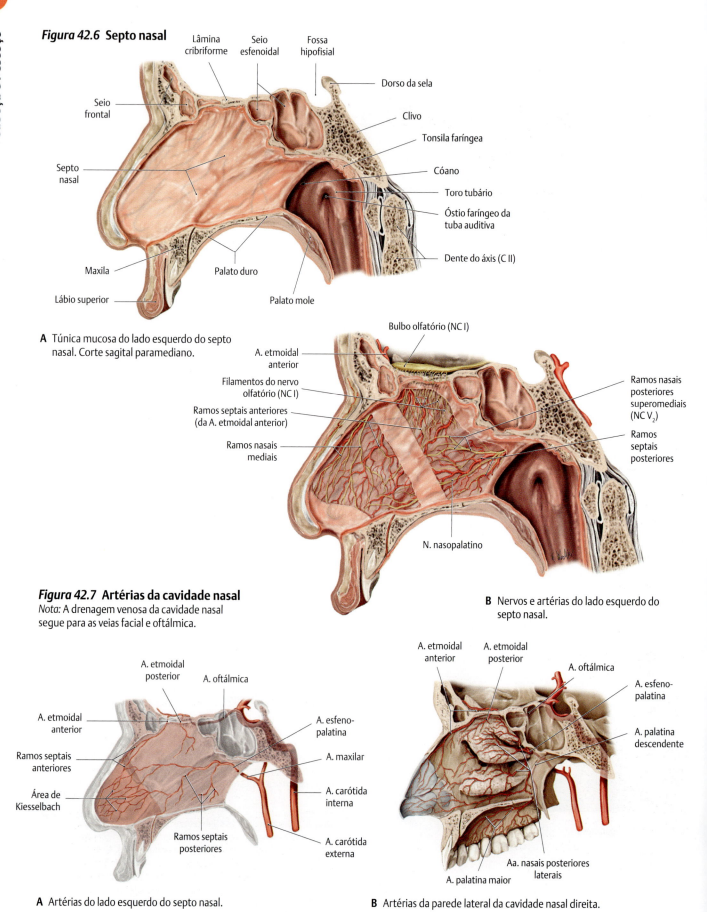

Figura 42.6 Septo nasal

A Túnica mucosa do lado esquerdo do septo nasal. Corte sagital paramediano.

B Nervos e artérias do lado esquerdo do septo nasal.

Figura 42.7 Artérias da cavidade nasal
Nota: A drenagem venosa da cavidade nasal segue para as veias facial e oftálmica.

A Artérias do lado esquerdo do septo nasal.

B Artérias da parede lateral da cavidade nasal direita.

Figura 42.8 **Parede lateral da cavidade nasal**

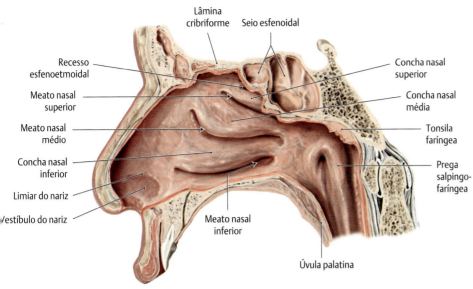

A Túnica mucosa da parede lateral da cavidade nasal direita. Corte sagital.

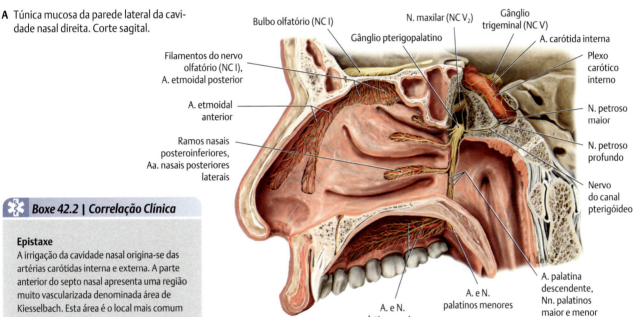

B Artérias e nervos da parede lateral da cavidade nasal direita. Corte sagital. *Removido:* Forame esfenopalatino.

Boxe 42.2 | Correlação Clínica

Epistaxe
A irrigação da cavidade nasal origina-se das artérias carótidas interna e externa. A parte anterior do septo nasal apresenta uma região muito vascularizada denominada área de Kiesselbach. Esta área é o local mais comum de grandes epistaxes.

Figura 42.9 **Nervos da cavidade nasal**
Vista lateral esquerda.

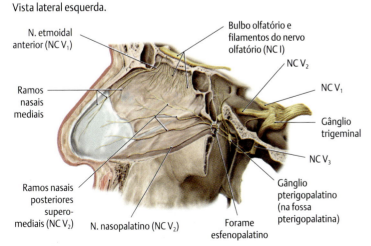

A Nervos do lado esquerdo do septo nasal.

B Nervos da parede lateral da cavidade nasal direita.

585

Temporal

Figura 43.1 Temporal
Lado esquerdo. O temporal é formado por três partes: escamosa, petrosa e timpânica (ver **Fig. 43.2**).

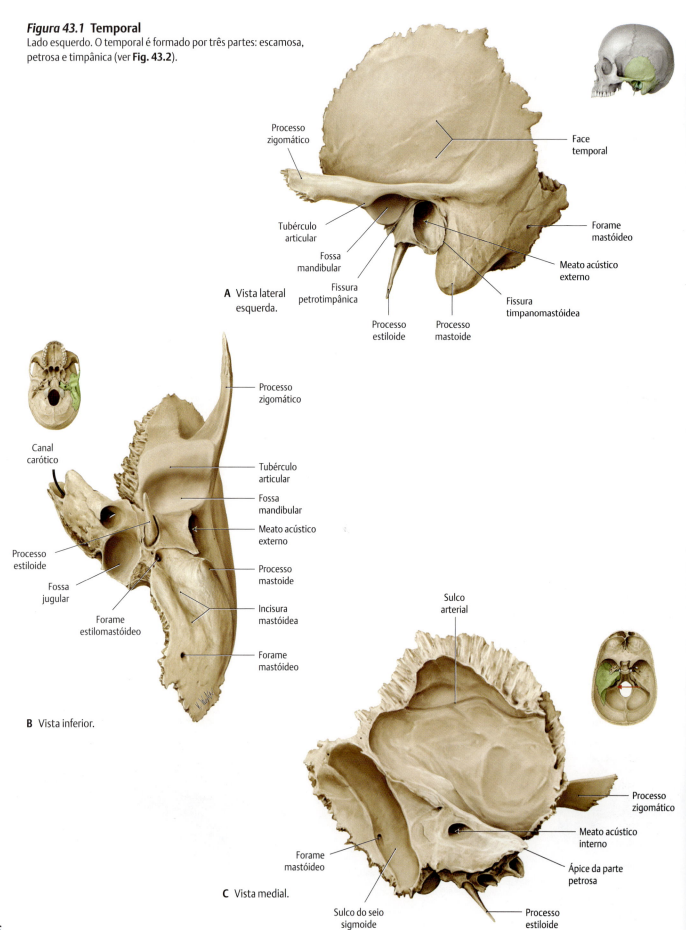

A Vista lateral esquerda.
B Vista inferior.
C Vista medial.

Figura 43.2 Partes do temporal

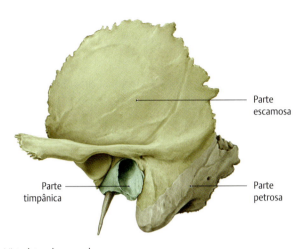

A Vista lateral esquerda.

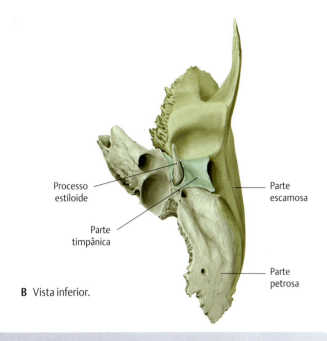

B Vista inferior.

Boxe 43.1 | Correlação Clínica

Estruturas do temporal

O processo mastoide contém células mastóideas cheias de ar que se comunicam com a orelha média; a orelha média, por sua vez, comunica-se com a parte nasal da faringe através da tuba auditiva (**A**). As bactérias podem usar essa via para migrar da parte nasal da faringe para a orelha média. Em casos graves, as bactérias passam das células mastóideas para a cavidade do crânio, causando meningite.

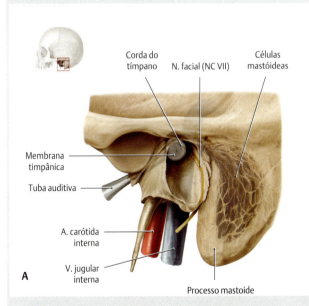

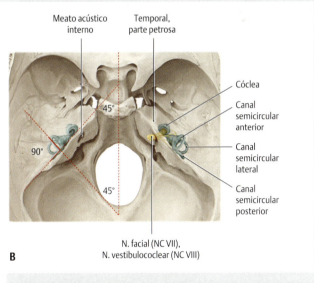

A parte petrosa do temporal contém as orelhas média e interna, bem como a membrana timpânica. Os canais semicirculares formam um ângulo aproximado de 45 graus com os planos frontal, transversal e sagital (**B**).

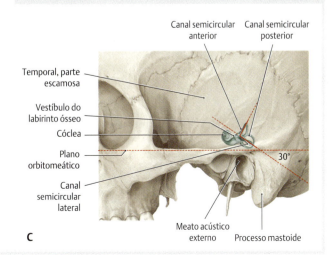

A irrigação do meato acústico externo com água morna (44°C) ou fria (30°C) induz uma corrente térmica na endolinfa do ducto semicircular, provocando nistagmo vestibular (movimentos espasmódicos dos olhos, reflexo vestibulococlear). Esse teste calórico é importante no diagnóstico da vertigem. O paciente deve ser posicionado de modo que o ducto semicircular a ser examinado esteja situado no plano vertical (**C**).

Orelha Externa e Meato Acústico Externo

 A orelha é dividida em três partes principais: externa, média e interna. As orelhas externa e média fazem parte do aparelho de condução do som e a orelha interna é o órgão neural da audição (ver **p. 596**). A orelha interna também contém o aparelho vestibular, o órgão do equilíbrio (ver **p. 596**).

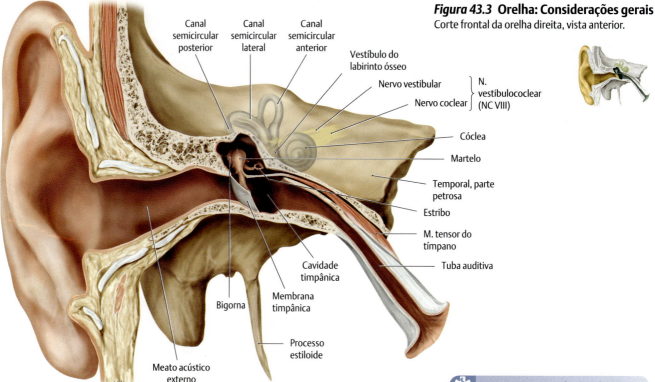

Figura 43.3 **Orelha: Considerações gerais**
Corte frontal da orelha direita, vista anterior.

Figura 43.4 **Meato acústico externo**
Corte frontal da orelha direita, vista anterior. A membrana timpânica separa o meato acústico externo da cavidade timpânica (orelha média). O terço externo do meato acústico é cartilaginoso, e os dois terços internos são ósseos (parte timpânica do temporal).

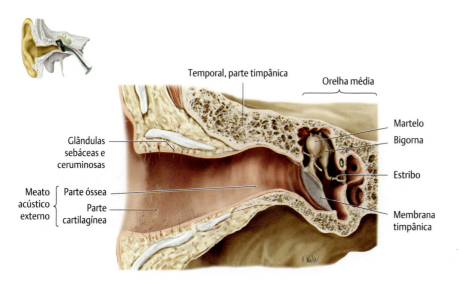

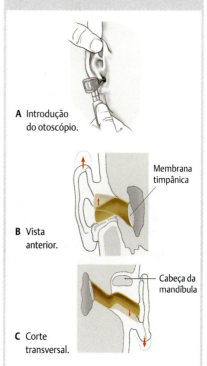

Boxe 43.2 | Correlação Clínica

Curvatura do meato acústico externo
O meato acústico externo é mais curvo em sua parte cartilagínea. Ao introduzir um otoscópio, a orelha deve ser tracionada para trás e para cima, de modo que o espéculo possa ser introduzido com o canal retificado.

A Introdução do otoscópio.

B Vista anterior.

C Corte transversal.

Figura 43.5 Estrutura da orelha externa

A orelha externa tem uma estrutura cartilaginosa que forma um receptor afunilado para captar as vibrações acústicas. Os músculos da orelha são considerados músculos da face, embora os humanos tenham apenas vestígios deles.

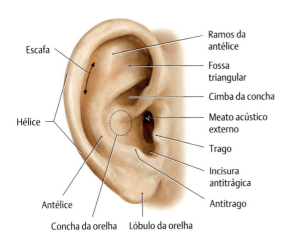

A Orelha direita, vista lateral.

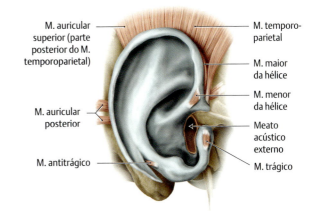

B Cartilagem e músculos da orelha direita, vista lateral.

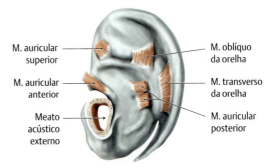

C Cartilagem e músculos da orelha direita, vista medial da superfície posterior.

Figura 43.6 Artérias da orelha

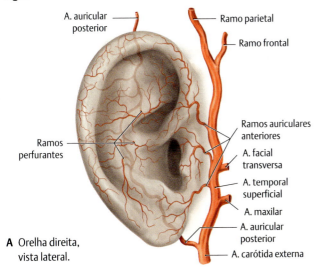

A Orelha direita, vista lateral.

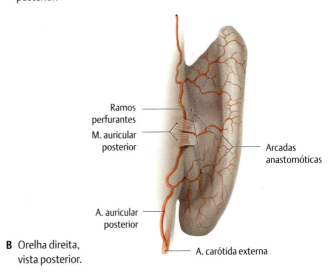

B Orelha direita, vista posterior.

Figura 43.7 Inervação da orelha

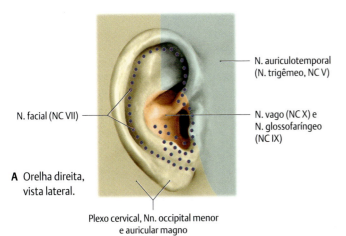

A Orelha direita, vista lateral.

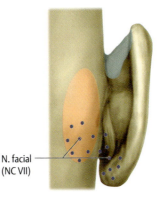

B Orelha direita, vista posterior.

Orelha Média: Cavidade Timpânica

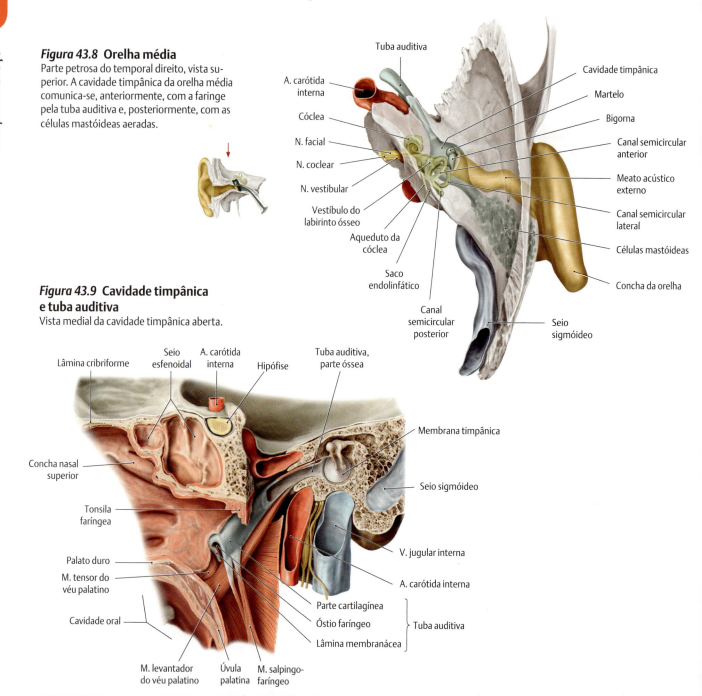

Figura 43.8 **Orelha média**
Parte petrosa do temporal direito, vista superior. A cavidade timpânica da orelha média comunica-se, anteriormente, com a faringe pela tuba auditiva e, posteriormente, com as células mastóideas aeradas.

Figura 43.9 **Cavidade timpânica e tuba auditiva**
Vista medial da cavidade timpânica aberta.

Tabela 43.1 — Limites da cavidade timpânica

Na otite média supurativa crônica (inflamação da orelha média), as bactérias patogênicas podem se disseminar para regiões adjacentes.

Direção	Parede	Limite anatômico	Estruturas adjacentes	Infecção
Anterior	Carótica	Abertura da tuba auditiva	Canal carótico	
Lateral	Membranácea	Membrana timpânica	Orelha externa	
Superior	Tegmental	Tegme timpânico	Fossa média do crânio	Meningite, abscesso cerebral (principalmente do lobo temporal)
Medial	Labiríntica	Promontório sobre a volta basilar da cóclea	Orelha interna	
			Espaço do LCS (via ápice da parte petrosa)	Lesão do N. abducente, irritação do N. trigêmeo, distúrbios visuais (síndrome de Gradenigo)
Inferior	Jugular	Temporal, parte timpânica	Bulbo da veia jugular	
			Seio sigmóideo	Trombose do seio
Posterior	Mastóidea	Ádito ao antro mastóideo	Células aéreas do processo mastoide	Mastoidite
			Canal do N. facial	Paralisia facial

LCS = líquido cerebrospinal.

590

Figura 43.10 **Cavidade timpânica**

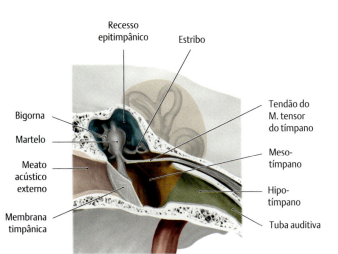

A Níveis da cavidade timpânica. Vista anterior. A cavidade timpânica é dividida em três níveis: epi, meso e hipotímpano.*

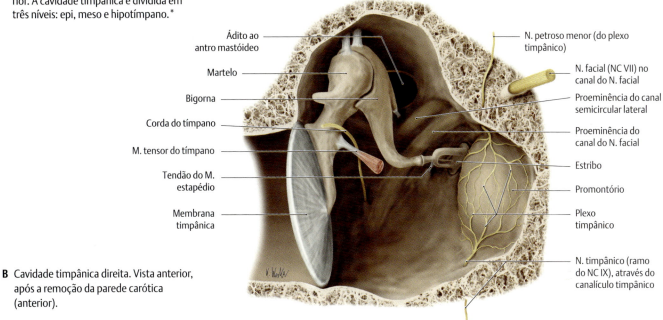

B Cavidade timpânica direita. Vista anterior, após a remoção da parede carótica (anterior).

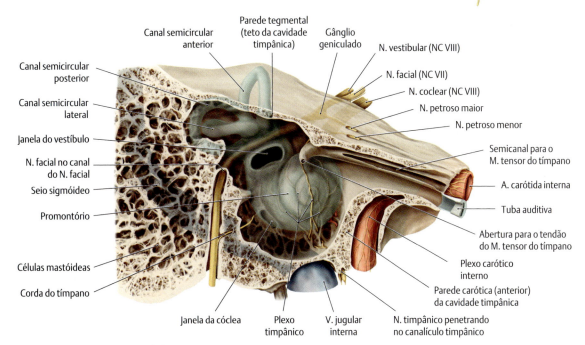

C Relações anatômicas da cavidade timpânica. Corte sagital oblíquo mostrando a parede labiríntica (medial).

*N.R.T.: A Terminologia Anatômica (2001) não considera essa divisão em níveis.

Orelha Média: Cadeia de Ossículos e Membrana Timpânica

Figura 43.11 Ossículos da audição
Orelha esquerda. A cadeia é formada por três pequenos ossos responsáveis pela conexão entre a membrana timpânica e a janela do vestíbulo.

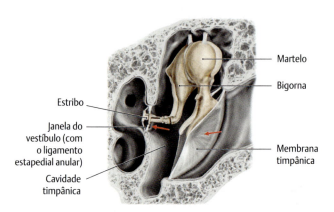

A Ossículos da audição na orelha média. Vista anterior da orelha média esquerda.

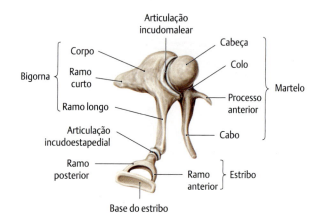

B Ossículos da audição. Vista medial da cadeia de ossículos do lado esquerdo.

Figura 43.12 Martelo
Orelha média esquerda.

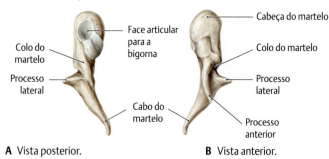

A Vista posterior. **B** Vista anterior.

Figura 43.15 Membrana timpânica
Membrana timpânica direita. A membrana timpânica é dividida em quatro quadrantes: Anterossuperior (I), anteroinferior (II), posteroinferior (III) e posterossuperior (IV).

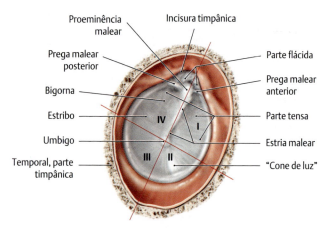

A Vista lateral da membrana timpânica direita.

Figura 43.13 Bigorna
Orelha média esquerda.

A Vista medial. **B** Vista anterolateral.

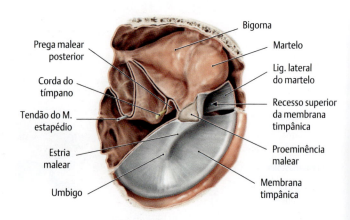

B Túnica mucosa de revestimento da cavidade timpânica. Vista posterolateral, após remoção parcial da membrana timpânica.

Figura 43.14 Estribo
Orelha média esquerda.

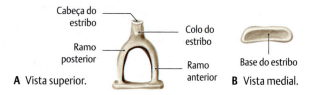

A Vista superior. **B** Vista medial.

Figura 43.16 Cadeia de ossículos na cavidade timpânica

Vista lateral da orelha média direita. *Expostos:* Ligamentos dos ossículos da audição e músculos da orelha média (Mm. estapédio e tensor do tímpano).

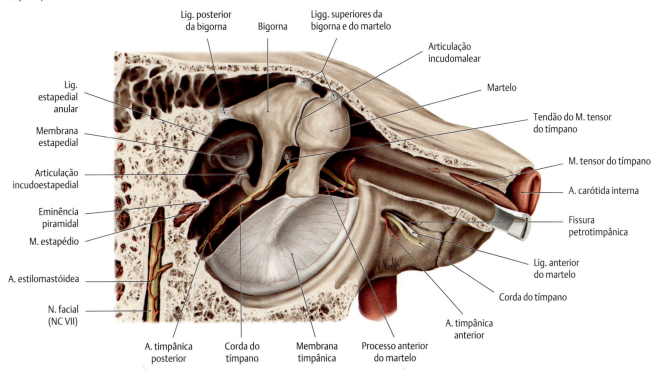

 Boxe 43.3 | Correlação Clínica

Cadeia de ossículos da audição

Ondas sonoras direcionadas para o meato acústico externo provocam a vibração da membrana timpânica. Os ossículos transmitem as vibrações para a janela do vestíbulo, responsável pela comunicação com a coluna de líquido da orelha interna. As ondas sonoras no líquido encontram maior impedância; portanto, têm de ser amplificadas na orelha média. A diferença entre a área de superfície da membrana timpânica e da janela do vestíbulo aumenta em 17 vezes a pressão sonora. Uma amplificação total de 22 vezes é alcançada por meio da ação de alavanca dos ossículos. Se a cadeia de ossículos não transformar a pressão sonora entre a membrana timpânica e a base do estribo, o paciente sofrerá perda auditiva de condução da magnitude de 20 dB.

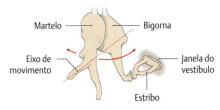

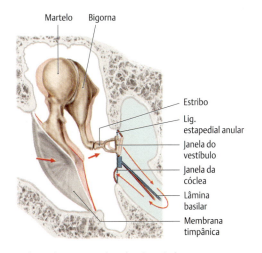

A A vibração da membrana timpânica causa um movimento oscilatório na cadeia de ossículos. A vantagem mecânica da ação de alavanca dos ossículos amplifica as ondas sonoras em 1,3 vez.

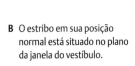

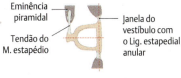

B O estribo em sua posição normal está situado no plano da janela do vestíbulo.

C A oscilação dos ossículos provoca inclinação do estribo. O movimento da base do estribo contra a membrana da janela do vestíbulo (membrana estapedial) induz ondas correspondentes na coluna de líquido da orelha interna.

D Propagação das ondas sonoras pela cadeia de ossículos.

593

Artérias da Orelha Média

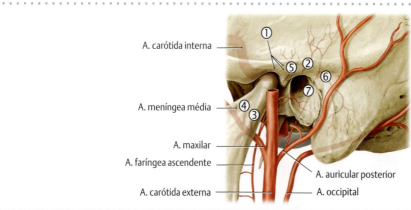

Tabela 43.2	Principais artérias da orelha média			
Origem	**Artéria**			**Distribuição**
A. carótida interna	① Aa. caroticotimpânicas			Cavidade timpânica (parede anterior), tuba auditiva
A. carótida externa	A. faríngea ascendente (ramo medial)	② A. timpânica inferior		Cavidade timpânica (assoalho), promontório
	A. maxilar (ramo terminal)	③ A. auricular profunda		Cavidade timpânica (assoalho), membrana timpânica
		④ A. timpânica anterior		Membrana timpânica, antro mastóideo, martelo, bigorna
		A. meníngea média	⑤ A. timpânica superior	Cavidade timpânica (teto), M. tensor do tímpano, estribo
	A. auricular posterior (ramo posterior)	A. estilomastóidea	⑥ A. estilomastóidea	Cavidade timpânica (parede posterior), células mastóideas aeradas, M. estapédio, estribo
			⑦ A. timpânica posterior	Corda do tímpano, membrana timpânica, martelo

Figura 43.17 **Artérias da orelha média: Cadeia de ossículos e membrana timpânica**
Vista medial da membrana timpânica direita. Na inflamação, as artérias da membrana timpânica podem se tornar tão dilatadas que é possível observar o seu trajeto (como é mostrado aqui).

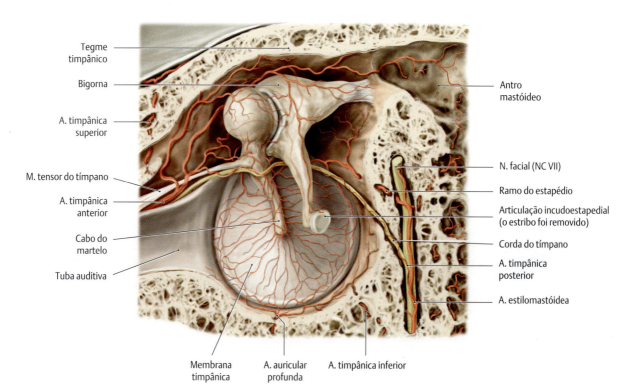

Figura 43.18 **Artérias da orelha média: Cavidade timpânica**
Parte petrosa do temporal direito, vista anterior. *Removidos:* Martelo, bigorna, partes da corda do tímpano e A. timpânica anterior.

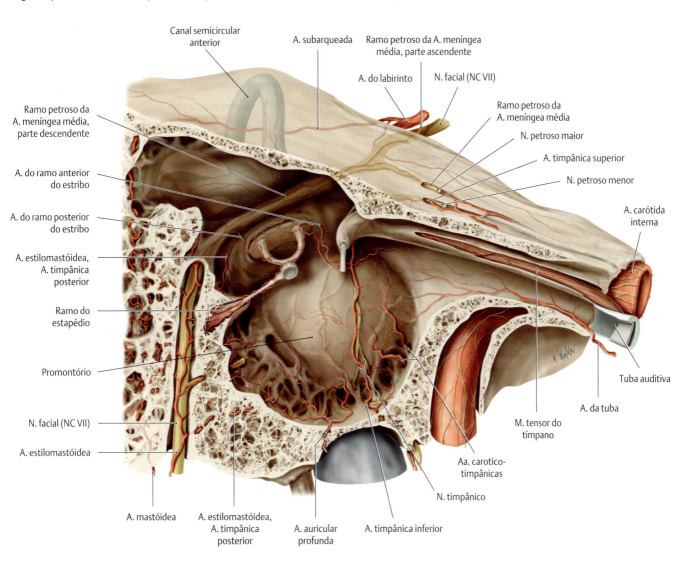

Orelha Interna

 A orelha interna é formada pelo órgão vestibulococlear (equilíbrio e audição). Ele é formado por um labirinto membranáceo preenchido por endolinfa, no interior de um labirinto ósseo cheio de perilinfa e embutido na parte petrosa do temporal.

Figura 43.19 **"Aparelho vestibular"**
Vista lateral direita.

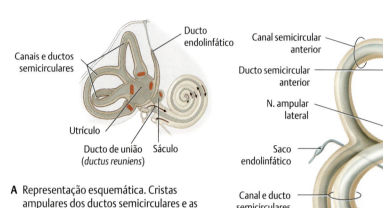

A Representação esquemática. Cristas ampulares dos ductos semicirculares e as máculas do utrículo e do sáculo mostradas em vermelho.

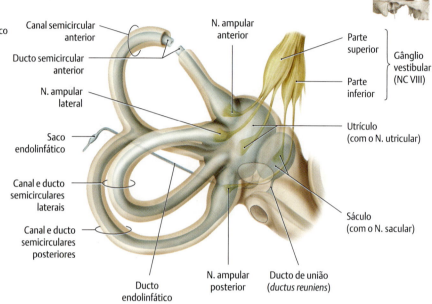

B Estrutura do "aparelho vestibular".

Figura 43.20 **"Aparelho auditivo"**
O labirinto coclear e o seu revestimento ósseo formam a cóclea, que contém o epitélio sensitivo do "aparelho auditivo" (órgão espiral).

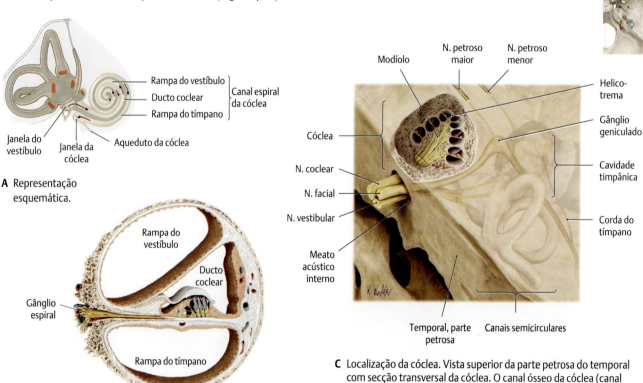

A Representação esquemática.

B Compartimentos da cóclea, corte transversal.

C Localização da cóclea. Vista superior da parte petrosa do temporal com secção transversal da cóclea. O canal ósseo da cóclea (canal espiral) faz 2,5 voltas ao redor de seu eixo ósseo (modíolo).

Figura 43.21 **Inervação do labirinto membranáceo**
Orelha direita, vista anterior. O N. vestibulococlear (NC VIII; ver **p. 536**) transmite impulsos nervosos sensitivos da orelha interna para o tronco encefálico e atravessa o meato acústico interno. O N. vestibulococlear divide-se em Nn. vestibular e coclear. *Nota:* As células sensitivas nos ductos semicirculares respondem à aceleração angular, e as células sensitivas maculares respondem à aceleração linear horizontal e vertical.

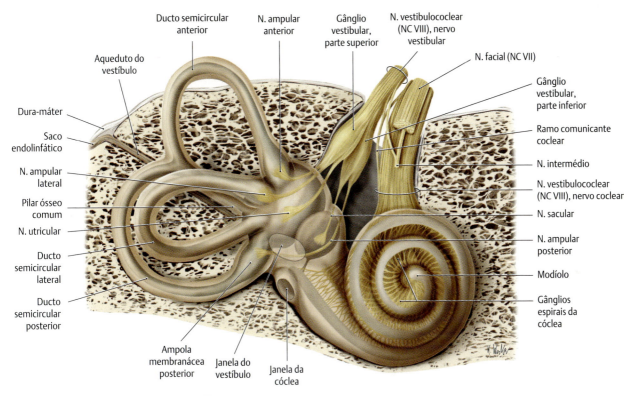

Figura 43.22 **Vasos sanguíneos da orelha interna**
Vista anterior direita. O labirinto é irrigado pela artéria do labirinto, um ramo da A. cerebelar inferior anterior (ver **p. 674**).

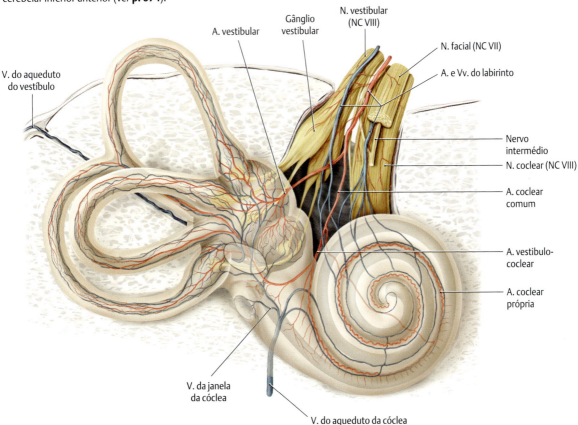

Ossos da Cavidade Oral

 O assoalho da cavidade nasal (a maxila e o palatino) forma o teto da cavidade oral, o palato duro. Os dois prolongamentos horizontais da maxila (os processos palatinos) crescem juntos durante o desenvolvimento e, por fim, fundem-se na sutura palatina mediana. A ausência de fusão resulta em uma fenda palatina.

Figura 44.1 Palato duro

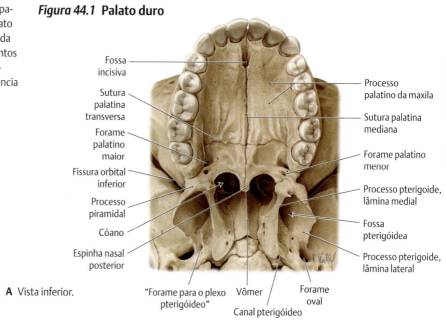

A Vista inferior.

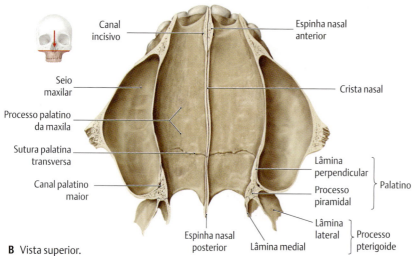

B Vista superior.
Removida: maxila (parte superior)

C Vista oblíqua posterior.

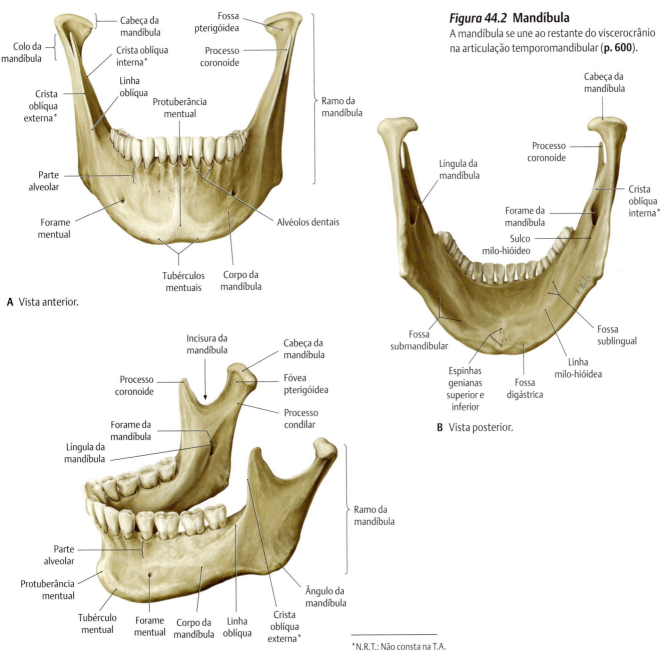

Figura 44.2 **Mandíbula**
A mandíbula se une ao restante do viscerocrânio na articulação temporomandibular (**p. 600**).

*N.R.T.: Não consta na T.A.

Figura 44.3 Hioide

O hioide está suspenso no pescoço por músculos situados entre o assoalho da boca e a laringe. Embora não seja listado entre os ossos do crânio, é no hioide que os músculos do assoalho da boca se inserem. O corno maior e o corpo do hioide são palpáveis no pescoço.

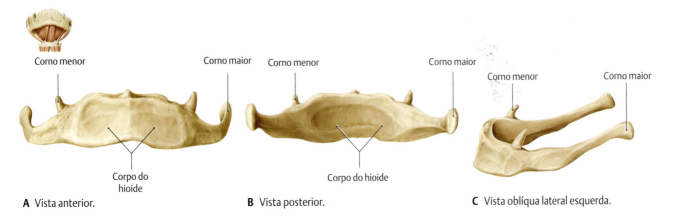

Articulação Temporomandibular

Figura 44.4 Articulação temporomandibular
A cabeça da mandíbula articula-se com a fossa mandibular, na articulação temporomandibular.

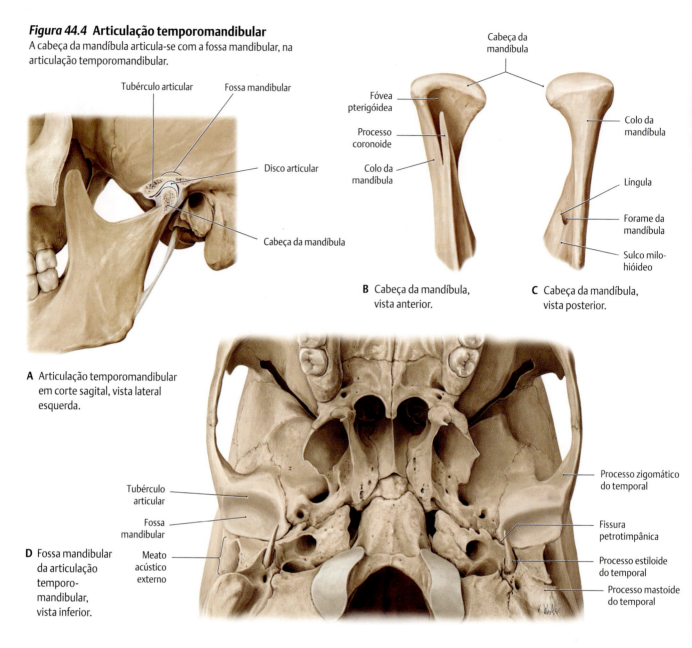

A Articulação temporomandibular em corte sagital, vista lateral esquerda.

B Cabeça da mandíbula, vista anterior.

C Cabeça da mandíbula, vista posterior.

D Fossa mandibular da articulação temporomandibular, vista inferior.

Figura 44.5 Ligamentos da articulação temporomandibular

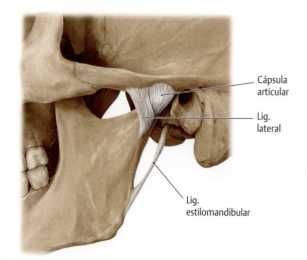

A Vista lateral da articulação temporomandibular esquerda.

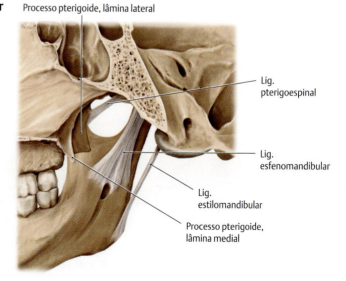

B Vista medial da articulação temporomandibular direita.

Figura 44.6 Movimento da articulação temporomandibular

Vista lateral esquerda. Durante os primeiros 15 graus de abaixamento da mandíbula (abertura da boca), a cabeça da mandíbula permanece na fossa mandibular. Além de 15 graus, a cabeça da mandíbula desliza para a frente de encontro ao tubérculo articular.

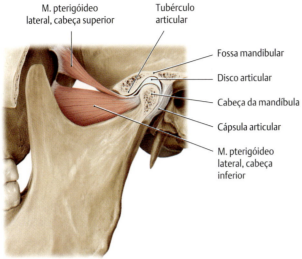

A Boca fechada.

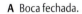

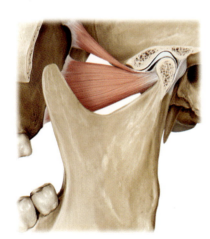

B Boca aberta até 15 graus.

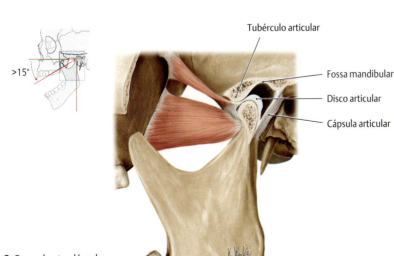

C Boca aberta além de 15 graus.

Boxe 44.1 | Correlação Clínica

Luxação da articulação temporomandibular

Pode ocorrer luxação se a cabeça da mandíbula deslizar além do tubérculo articular. Então, a mandíbula fica travada em uma posição protraída, e a redução é obtida pressionando-se o ramo da mandíbula, logo atrás dos dentes posteriores.

Figura 44.7 Inervação da cápsula da articulação temporomandibular

Vista superior.

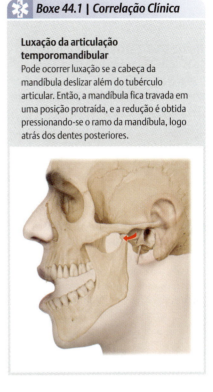
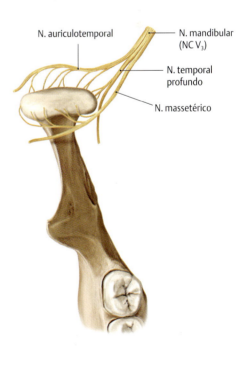

44 Cavidade Oral e Faringe

601

Dentes

Figura 44.8 Estrutura de um dente
Cada dente é formado por tecidos rígidos (esmalte, dentina, cemento) e tecidos moles (polpa dental) organizados em coroa, colo e raiz.

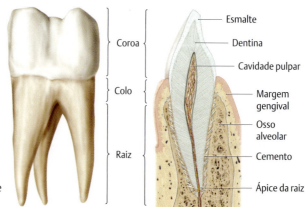

A Principais partes de um dente (molar).

B Histologia de um dente (incisivo mandibular).

Figura 44.9 Dentes permanentes
Cada metade da maxila e mandíbula contém um conjunto de três dentes anteriores (dois incisivos, um canino) e cinco dentes posteriores (pós-caninos) (dois pré-molares, três molares).

Figura 44.10 Faces do dente
O topo do dente é conhecido como face oclusal.

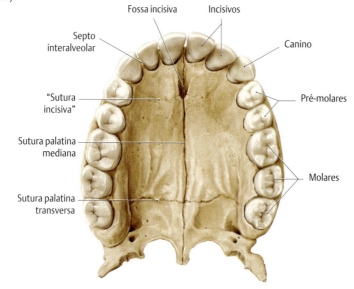

A Dentes maxilares. Vista inferior da maxila.

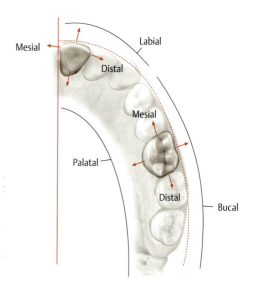

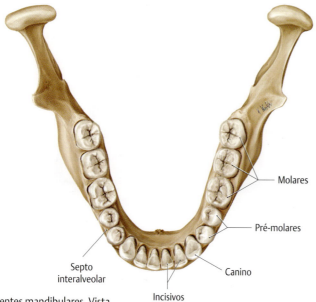

B Dentes mandibulares. Vista superior da mandíbula.

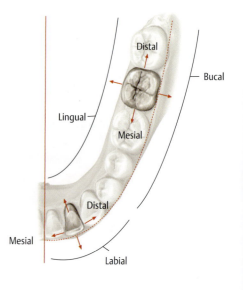

Figura 44.11 **Codificação dos dentes**
Nos Estados Unidos, os 32 dentes permanentes são numerados sequencialmente (e não organizados em quadrantes). *Nota:* Os 20 dentes decíduos são codificados de A a J (arco dental superior) e de K a T em sentido horário. O terceiro molar direito superior é 1; o segundo pré-molar direito superior é A.

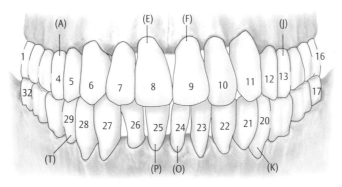

Figura 44.12 **Tomografia panorâmica dental**
A tomografia panorâmica dental (TPD) é um estudo radiológico que permite a avaliação preliminar das articulações temporomandibulares, seios maxilares, maxila e mandíbula, além da condição dos dentes (cáries, localização dos dentes serotinos etc.). *TPD cedida pelo Dr. U. J. Rother, Director of the Department of Diagnostic Radiology, Center for Dentistry and Oromaxillofacial Surgery, Eppendorf University Medical Center, Hamburg, Germany.*

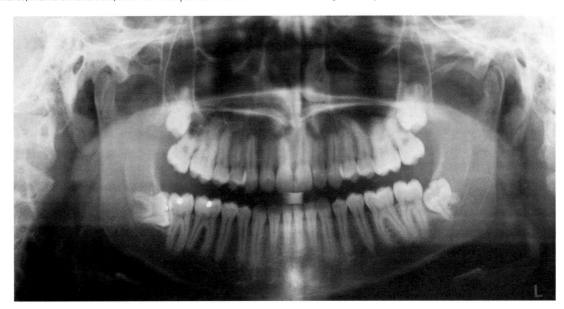

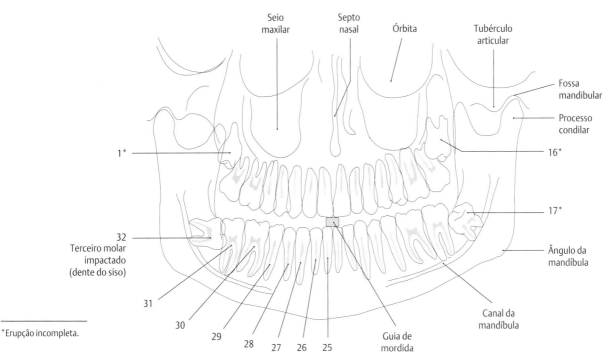

*Erupção incompleta.

Dados sobre os Músculos da Cavidade Oral

Figura 44.13 Músculos do assoalho da boca
Ver os músculos infra-hióideos nas **pp. 620-621**.

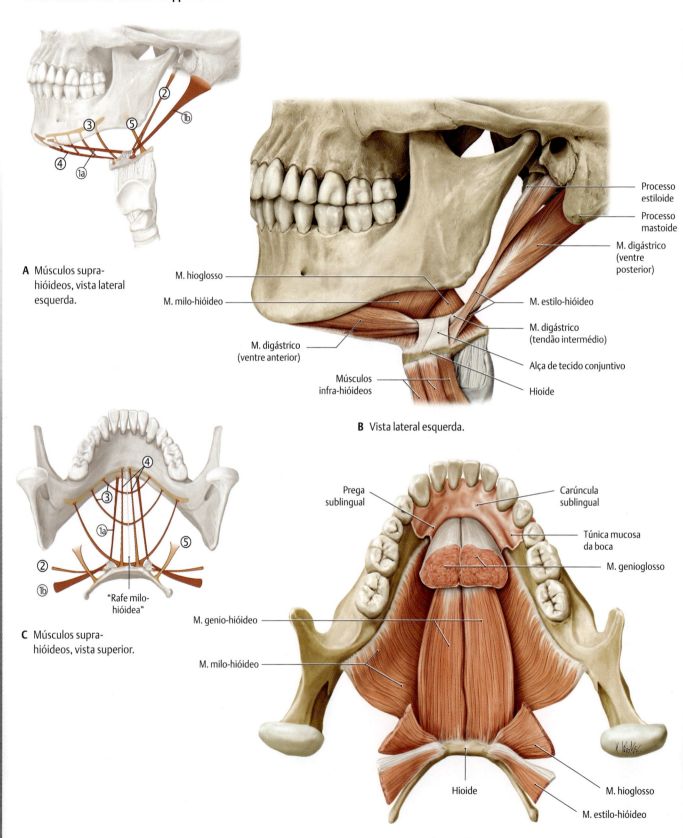

Tabela 44.1 — Músculos supra-hióideos

Músculo		Inserção (ponto fixo)	Inserção (ponto móvel)	Inervação	Ação
① Digástrico	ⓐ Ventre anterior	Mandíbula (fossa digástrica)	Por meio de um tendão intermédio com uma alça fibrosa	N. milo-hióideo (do NC V_3)	Eleva o hioide (durante a deglutição), ajuda a abaixar a mandíbula
	ⓑ Ventre posterior	Temporal (incisura mastóidea, medial ao processo mastoide)		N. facial (NC VII)	
② Estilo-hióideo		Temporal (processo estiloide)	Por meio de um tendão bifurcado		
③ Milo-hióideo		Mandíbula (linha milo-hióidea)	Hioide (corpo) — Por meio do tendão mediano de inserção ("rafe milo-hióidea")	N. milo-hióideo (do NC V_3)	Tensiona e eleva o assoalho da boca, desloca o hioide para a frente (durante a deglutição), ajuda no abaixamento e no movimento lateral da mandíbula (mastigação)
④ Genio-hióideo		Mandíbula (espinha geniana inferior)	Corpo do hioide	Ramo anterior de C1 através do N. hipoglosso (NC XII)	Leva o hioide para a frente (durante a deglutição), ajuda a abaixar a mandíbula
⑤ Hioglosso		Hioide (margem superior do corno maior)	Laterais da língua	N. hipoglosso (NC XII)	Abaixa a língua

Figura 44.14 Músculos do palato mole
Vista inferior. O palato mole forma o limite posterior da cavidade oral, separando-a da parte oral da faringe.

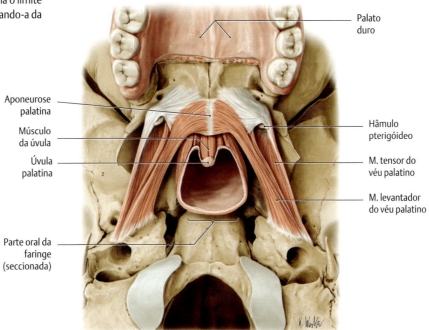

Tabela 44.2 — Músculos do palato mole

Músculo	Inserção (ponto fixo)	Inserção (ponto móvel)	Inervação	Ação
Tensor do véu palatino	Lâmina medial do processo pterigoide (fossa escafóidea); esfenoide (espinha); cartilagem da tuba auditiva	Aponeurose palatina	N. pterigóideo medial (NC V_3 via gânglio ótico)	Tensiona o palato mole; abre o óstio faríngeo da tuba auditiva durante bocejo ou deglutição
Levantador do véu palatino	Cartilagem da tuba auditiva; temporal (parte petrosa)		N. vago via plexo faríngeo	Eleva o palato mole até a posição horizontal
Da úvula	Úvula (túnica mucosa)	Aponeurose palatina; espinha nasal posterior		Encurta e eleva a úvula
Palatoglosso*	Língua (parte lateral)	Aponeurose palatina		Eleva a língua (parte posterior); traciona o palato mole em direção à língua
Palatofaríngeo*				Tensiona o palato mole; durante a deglutição, traciona as paredes da faringe superior, anterior e medialmente

*Para o M. palatoglosso, ver **Figs. 44.18** e **44.19, p. 608**; e para o M. palatofaríngeo, ver **Fig. 44.29C, p. 615**.

N.R.T.: O músculo palatofaríngeo não tem inserção na língua, mas na parede lateral da faringe.

Inervação da Cavidade Oral

Figura 44.15 **Nervo trigêmeo na cavidade oral**
Vista lateral direita.

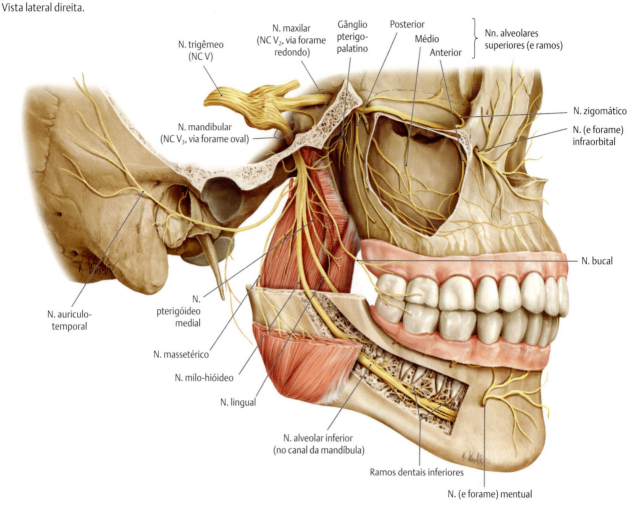

Figura 44.16 **Vascularização e inervação do palato duro**
Vista inferior. O palato duro recebe inervação sensitiva basicamente dos ramos terminais do nervo maxilar do nervo trigêmeo (NC V$_2$). As artérias do palato duro originam-se da artéria maxilar.

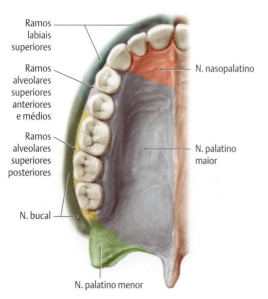

A Inervação sensitiva. *Nota:* O N. bucal é um ramo do nervo mandibular (NC V$_3$).

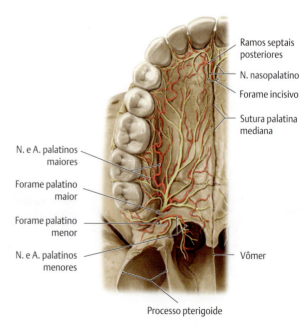

B Artérias e nervos.

Os músculos do assoalho da boca têm inervação complexa, com contribuições do nervo mandibular (NC V$_3$), do nervo facial (NC VII) e do nervo espinal C1, via nervo hipoglosso (NC XII).

Figura 44.17 Inervação dos músculos do assoalho da boca

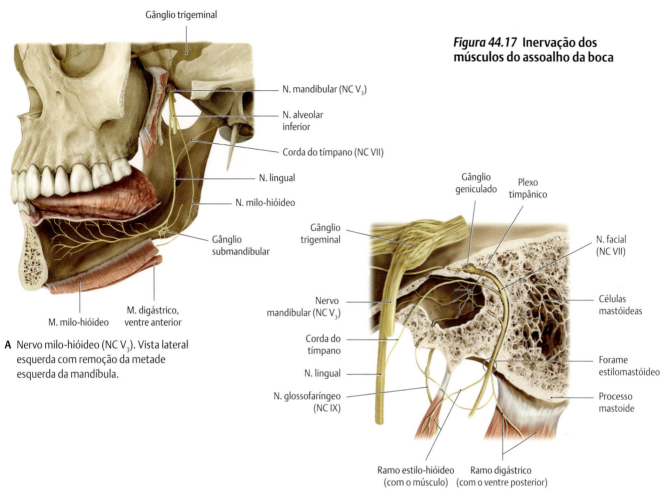

A Nervo milo-hióideo (NC V$_3$). Vista lateral esquerda com remoção da metade esquerda da mandíbula.

B Nervo facial (NC VII). Corte sagital do temporal direito, no nível do processo mastoide, vista medial.

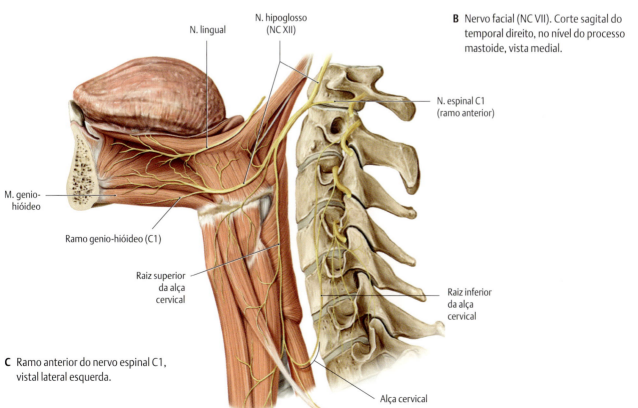

C Ramo anterior do nervo espinal C1, vistal lateral esquerda.

Língua

 O dorso da língua é recoberto por uma túnica mucosa altamente especializada responsável pelas suas funções sensitivas (paladar e discriminação tátil fina; ver **p. 685**). A língua tem um corpo muscular muito espesso responsável por suas propriedades motoras durante a mastigação, a deglutição e a fala.

Figura 44.18 Estrutura da língua
Vista superior. O sulco terminal, em forma de V, divide o dorso da língua em uma parte pré-sulcal (anterior) e outra pós-sulcal (posterior).

Figura 44.19 Músculos da língua
Os músculos extrínsecos da língua (Mm. genioglosso, hioglosso, palato-glosso e estiloglosso) possuem inserções ósseas e movimentam a língua como um todo. Os músculos intrínsecos da língua (Mm. longitudinais superior e inferior, transverso e vertical) não apresentam inserções ósseas e modificam o formato da língua.

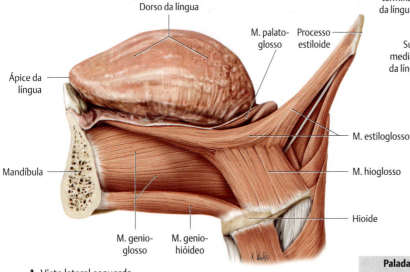

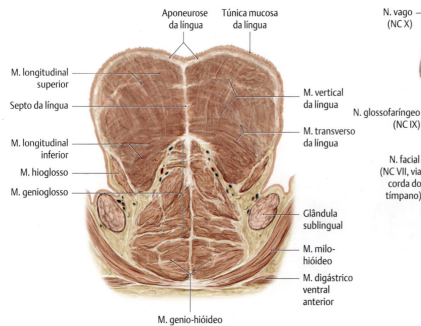

A Vista lateral esquerda.

B Corte frontal, vista anterior.

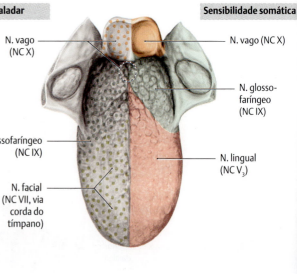

Figura 44.20 Inervação sensitiva somática geral da língua e relacionada ao paladar
Vista superior.

608

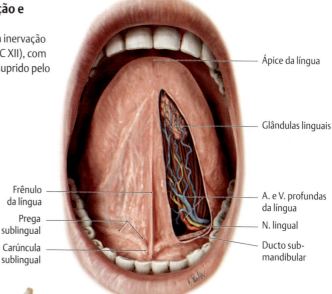

Figura 44.21 **Vascularização e inervação da língua**
Os músculos da língua recebem inervação motora do nervo hipoglosso (NC XII), com a exceção do M. palatoglosso (suprido pelo nervo vago, NC X).

A Face inferior da língua.

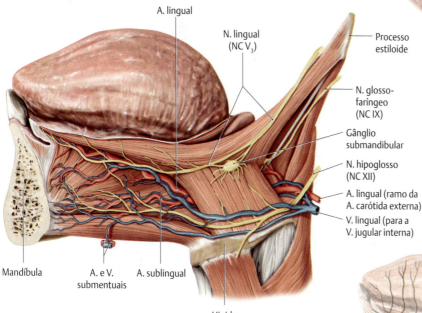

B Vista lateral esquerda.

Figura 44.22 **Drenagem linfática da língua e do pescoço**
Vista lateral esquerda. A linfa flui da língua e da cavidade própria da boca para os linfonodos submentuais e submandibulares. Estes drenam para os linfonodos "jugulares" ao longo da veia jugular interna. Como esses grupos de linfonodos recebem drenagem dos lados direito e esquerdo da língua, células tumorais se disseminam amplamente nessa região. Os carcinomas espinocelulares metastáticos de um lado da língua frequentemente metastatizam para o lado oposto.

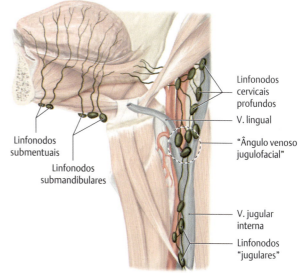

 Boxe 44.2 | Correlação Clínica

Lesão unilateral do nervo hipoglosso
A lesão do N. hipoglosso causa paralisia do M. genioglosso no lado afetado. Portanto, há predomínio do M. genioglosso saudável (inervado) no lado não afetado. A língua protrusa se desvia *para o* lado paralisado.

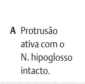

A Protrusão ativa com o N. hipoglosso intacto.

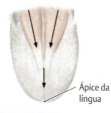

B Protrusão ativa com lesão unilateral do N. hipoglosso.

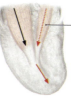

Paralisia do M. genioglosso, desvio para o lado afetado

Topografia da Cavidade Oral e das Glândulas Salivares

A cavidade oral está situada inferiormente à cavidade nasal e anteriormente à faringe. É limitada pelos palatos duro e mole, pela língua e pelos músculos do assoalho da boca, além da úvula palatina.

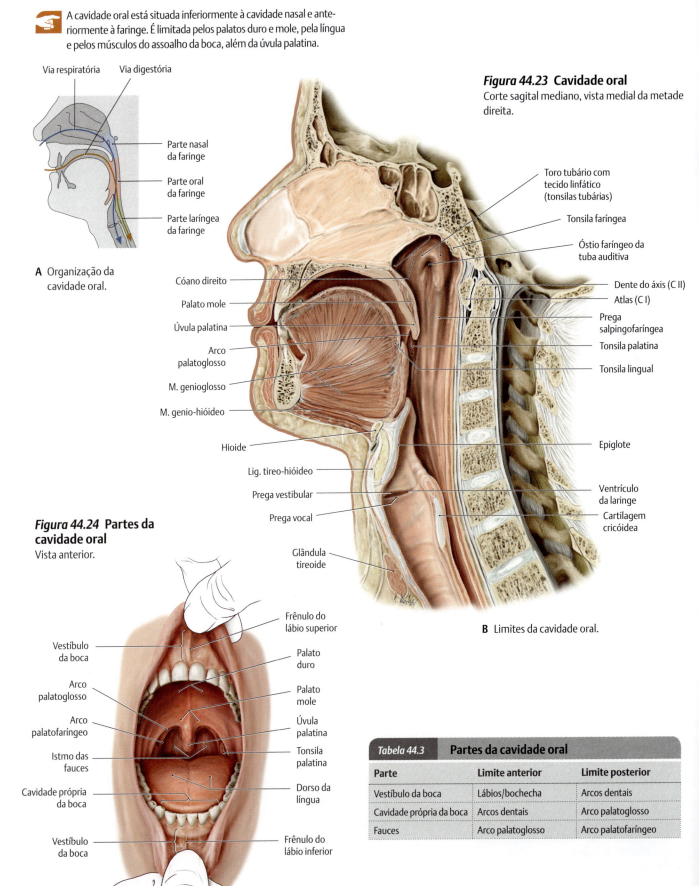

Figura 44.23 Cavidade oral
Corte sagital mediano, vista medial da metade direita.

A Organização da cavidade oral.

B Limites da cavidade oral.

Figura 44.24 Partes da cavidade oral
Vista anterior.

Tabela 44.3	Partes da cavidade oral	
Parte	Limite anterior	Limite posterior
Vestíbulo da boca	Lábios/bochecha	Arcos dentais
Cavidade própria da boca	Arcos dentais	Arco palatoglosso
Fauces	Arco palatoglosso	Arco palatofaríngeo

Os três pares de glândulas salivares maiores são a parótida, a submandibular e a sublingual. A glândula parótida é uma glândula salivar puramente serosa (aquosa). A glândula sublingual é, predominantemente, mucosa; a glândula submandibular é seromucosa mista.

Figura 44.25 **Glândulas salivares**

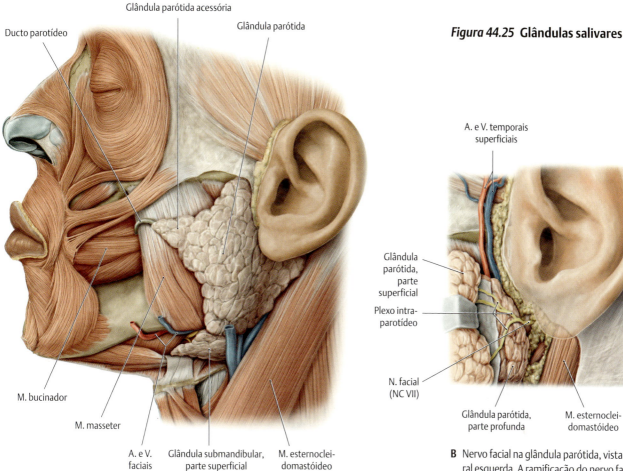

A Glândula parótida, vista lateral esquerda.
Nota: O ducto parotídeo penetra no M. bucinador para se abrir na altura do segundo molar superior.

B Nervo facial na glândula parótida, vista lateral esquerda. A ramificação do nervo facial no plexo intraparotídeo (ver **p. 534**) separa a glândula parótida em uma parte superficial (acima do plexo) e outra profunda (abaixo do plexo).

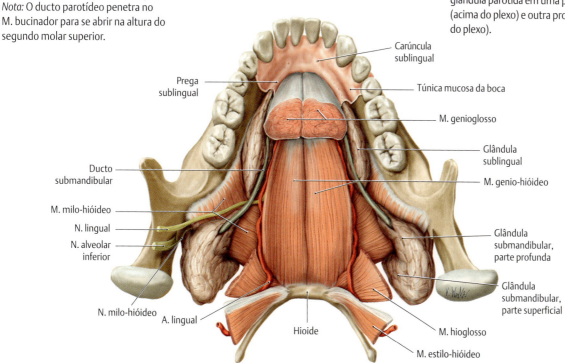

C Glândulas submandibular e sublingual, vista superior, após a remoção da língua.

Tonsilas e Faringe

Figura 44.26 Tonsilas

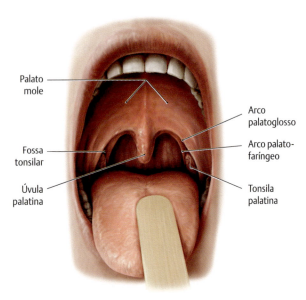

A Tonsilas palatinas, vista anterior.

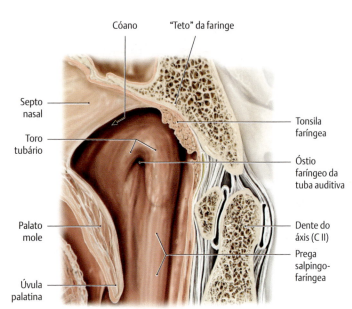

B Tonsila faríngea. Corte sagital da faringe.

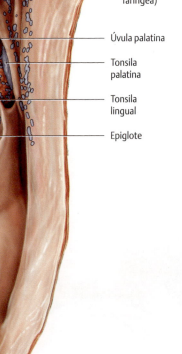

C Anel linfático da faringe (de Waldeyer). Vista posterior da faringe aberta.

Tabela 44.4	Estruturas no anel linfático da faringe (de Waldeyer)
Tonsila	**#**
Tonsila faríngea	1
Tonsilas tubárias	2
Tonsilas palatinas	2
Tonsila lingual	1
Pregas salpingofaríngeas	2

Boxe 44.3 | Correlação Clínica

Infecção das tonsilas
O aumento anormal das tonsilas palatinas, causado por infecção viral ou bacteriana grave, pode resultar em obstrução da parte oral da faringe, dificultando a deglutição.

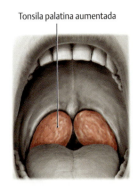

Tonsila palatina aumentada

A tonsila faríngea, bastante desenvolvida em crianças pequenas, começa a regredir aos 6 a 7 anos de idade. O aumento anormal é comum, com saliência da tonsila para a parte nasal da faringe e obstrução da via respiratória, o que leva à "respiração bucal" da criança.

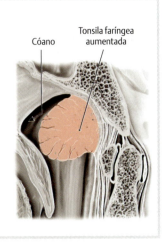

Cóano — Tonsila faríngea aumentada

Figura 44.27 Túnica mucosa da faringe
Vista posterior da faringe aberta. A parte anterior do tubo muscular contém três aberturas: Cóanos (para a cavidade nasal), istmo das fauces (para a cavidade oral) e ádito (para a laringe).

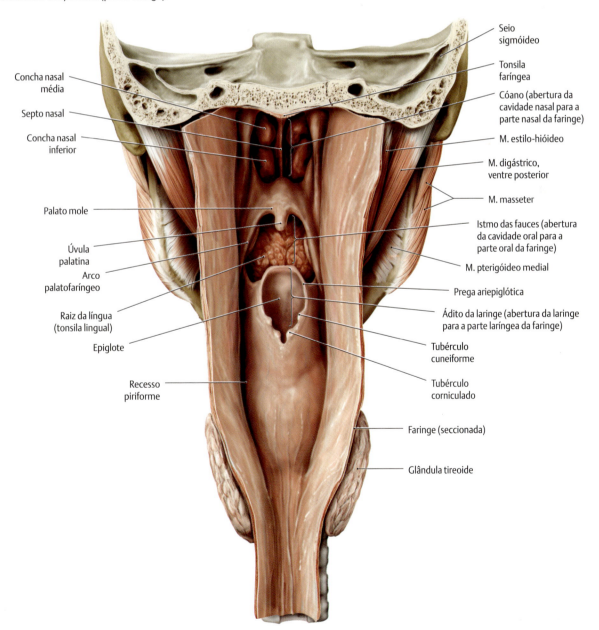

Músculos da Faringe

Figura 44.28 Músculos da faringe: Vista lateral esquerda
A musculatura da faringe consiste nos músculos constritores da faringe e nos músculos levantadores da faringe, mais delgados.

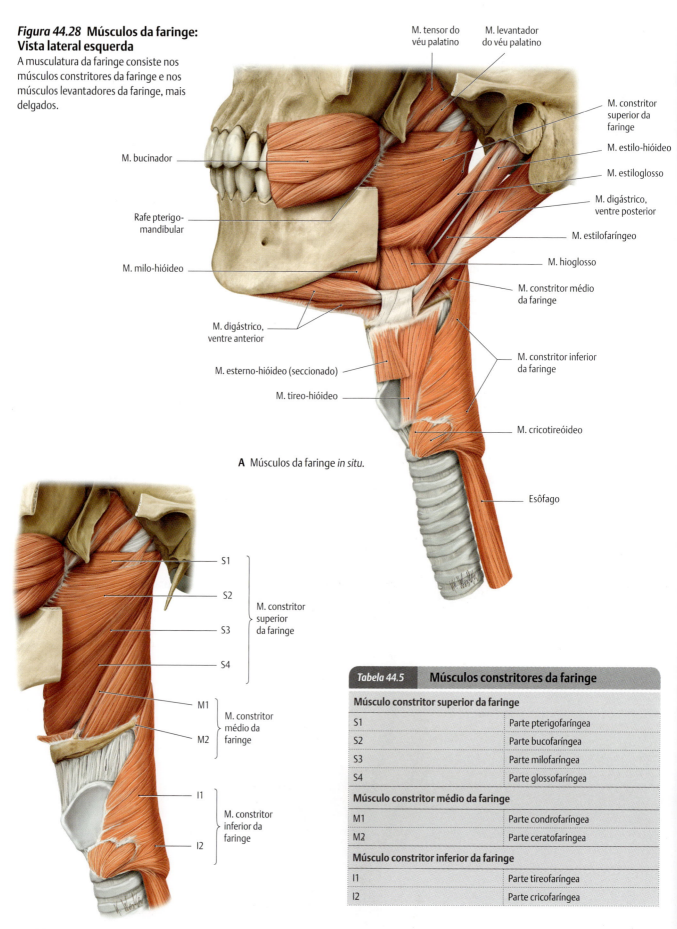

A Músculos da faringe *in situ*.

B Subdivisões dos músculos constritores da faringe.

Tabela 44.5	Músculos constritores da faringe
Músculo constritor superior da faringe	
S1	Parte pterigofaríngea
S2	Parte bucofaríngea
S3	Parte milofaríngea
S4	Parte glossofaríngea
Músculo constritor médio da faringe	
M1	Parte condrofaríngea
M2	Parte ceratofaríngea
Músculo constritor inferior da faringe	
I1	Parte tireofaríngea
I2	Parte cricofaríngea

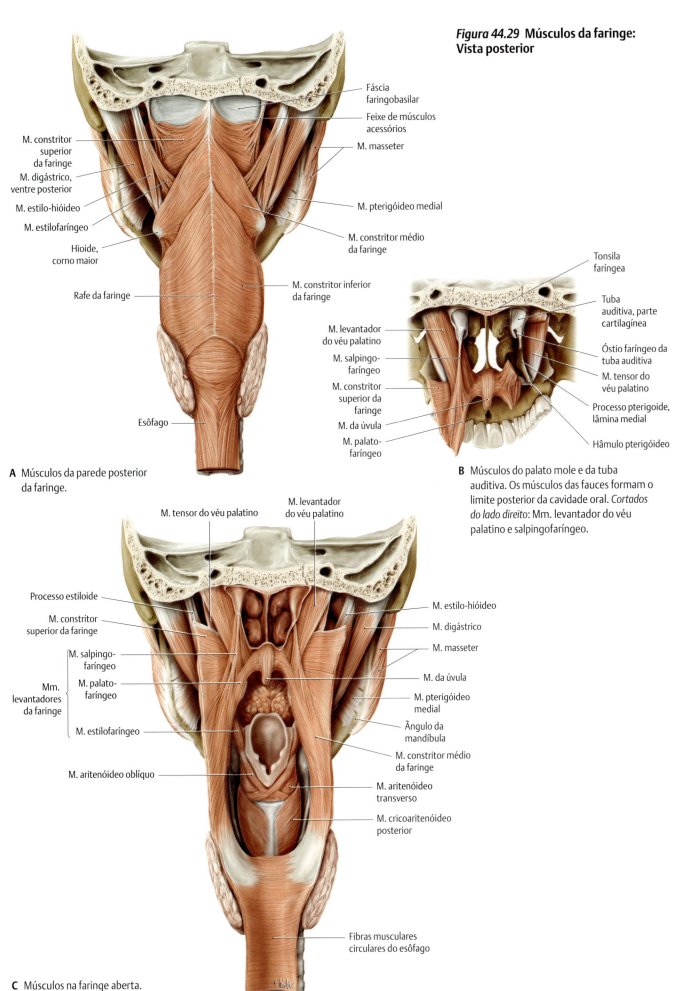

Figura 44.29 Músculos da faringe: Vista posterior

A Músculos da parede posterior da faringe.

B Músculos do palato mole e da tuba auditiva. Os músculos das fauces formam o limite posterior da cavidade oral. *Cortados do lado direito*: Mm. levantador do véu palatino e salpingofaríngeo.

C Músculos na faringe aberta.

Vascularização e Inervação da Faringe

Figura 44.30 **Vascularização e inervação do espaço perifaríngeo**
Vista posterior. *Removidas:* Coluna vertebral e estruturas posteriores.

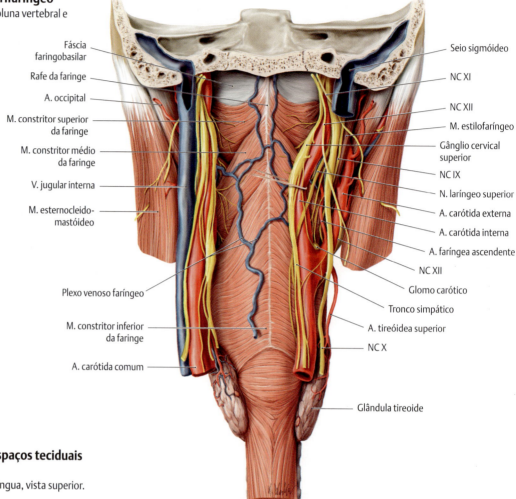

Figura 44.31 **Fáscias e espaços teciduais potenciais na cabeça**
Corte transversal no nível da língua, vista superior.

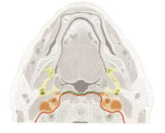

A Os limites fasciais são cruciais para traçar a propagação da infecção. A lâmina pré-vertebral da fáscia cervical (vermelho) é a mais externa. Existe um espaço (retrofaríngeo) entre essa lâmina e a fáscia alar (verde). Os espaços potenciais na cabeça se tornam reais quando são infiltrados por produtos da infecção. Esses espaços vistos na **Fig. 44.31B** são definidos por ossos, músculos e fáscia. Inicialmente contêm a infecção, mas acabam permitindo sua propagação através de comunicações entre os espaços.

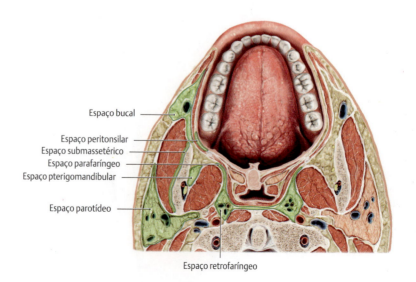

B Corte transversal no nível da fossa tonsila, vista superior.

Figura 44.32 **Vascularização e inervação da faringe aberta**
Vista posterior.

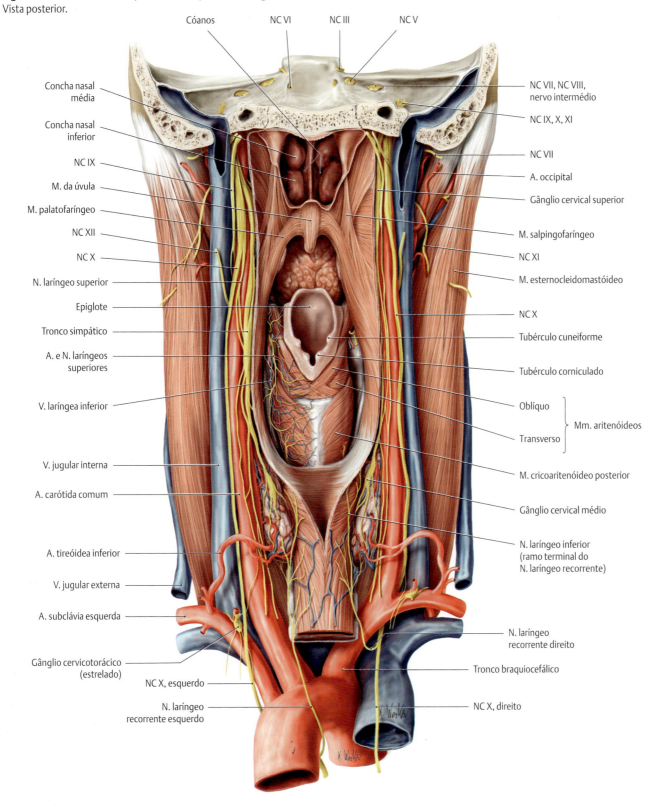

NC III = N. oculomotor, NC V = N. trigêmeo, NC VI = N. abducente,
NC VII = N. facial, NC VIII = N. vestibulococlear, NC IX = N. glossofaríngeo,
NC X = N. vago, NC XI = N. acessório, NC XII = N. hipoglosso.
Ver os nervos cranianos no Capítulo 39.

Dados sobre os Músculos (I)

 Os ossos, as articulações e os ligamentos do pescoço e as seis classes topográficas dos músculos do pescoço são mostrados aqui (ver **Tabela 45.1**) ou na unidade sobre o dorso. Todavia, alguns músculos na mesma classe topográfica pertencem a classes funcionais diferentes. O músculo platisma, por exemplo, pertence aos músculos da face; o músculo trapézio pertence ao grupo do cíngulo do membro superior e os músculos da parte posterior do pescoço pertencem ao grupo dos músculos próprios do dorso. Observe que os músculos suboccipitais (músculos suboccipitais e próprios do dorso) são recobertos pelos músculos laterais (profundos) do pescoço.

Tabela 45.1 Ossos, articulações, ligamentos e músculos do pescoço

Ossos, articulações e ligamentos			
Ossos da parte cervical da coluna vertebral	Ver pp. 8-9	Articulações e ligamentos da junção craniovertebral	Ver pp. 18-19
Articulações e lligamentos da parte cervical da coluna vertebral	Ver pp. 16-17, 20-21	Osso hioide e laringe	Figs. 44.3 e 45.18

Músculos			
I	**Músculos superficiais do pescoço**	III	**Músculos supra-hióideos**
	Platisma, esternocleidomastóideo (1,2) e trapézio (3,4,5) — Fig. 45.3		Digástrico, genio-hióideo, milo-hióideo, estilo-hióideo — Fig. 45.4A
II	**Músculos da nuca (músculos próprios do dorso)**	IV	**Músculos infra-hióideos**
	⑥ Semiespinal da cabeça ⑦ Semiespinal do pescoço — Ver p. 34		Esterno-hióideo, esternotireóideo, tireo-hióideo, omo-hióideo — Fig. 45.4B
	⑧ Esplênio da cabeça ⑨ Esplênio do pescoço	V	**Músculos pré-vertebrais**
	⑩ Longuíssimo da cabeça ⑪ Longuíssimo do pescoço — Ver p. 32		Longo da cabeça, longo do pescoço, retos anterior e lateral da cabeça — Ver p. 31 / Fig. 45.6A
	⑫ Iliocostal do pescoço	VI	**Músculos laterais (profundos) do pescoço**
	Músculos suboccipitais (músculos curtos da nuca e da articulação craniovertebral) — Fig. 45.6C		Escalenos anterior, médio e posterior — Fig. 45.6B

Figura 45.1 **Músculos superficiais do pescoço**
Ver detalhes na **Tabela 45.2**.

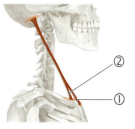

A M. esternocleidomastóideo.

Figura 45.2 **Músculos da região posterior do pescoço**

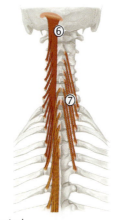

A M. semiespinal.

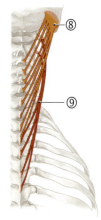

B M. esplênio.

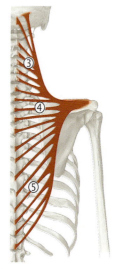

B M. trapézio.

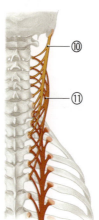

C M. longuíssimo.

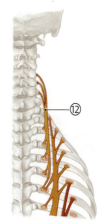

D M. iliocostal.

Figura 45.3 **Musculatura superficial do pescoço**

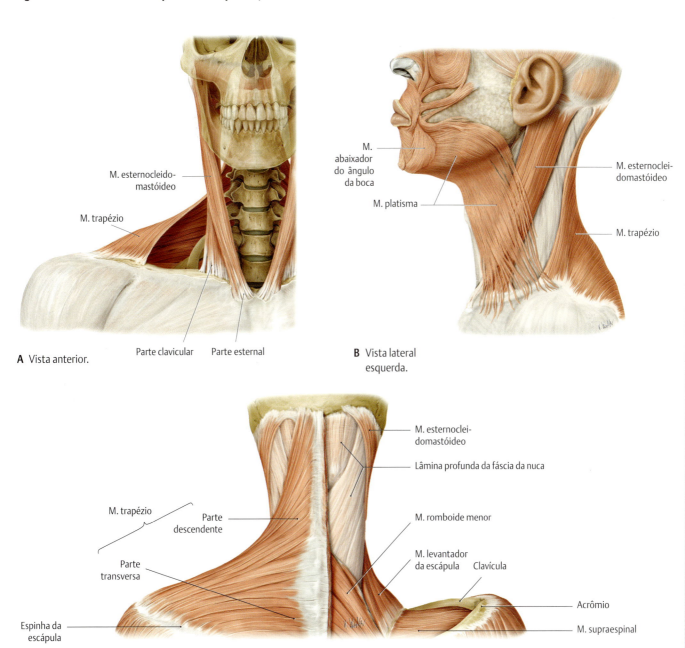

A Vista anterior.

B Vista lateral esquerda.

C Vista posterior. *Removido:* Músculo trapézio (lado direito).

Tabela 45.2		Músculos superficiais do pescoço			
Músculo		**Inserção (ponto fixo)**	**Inserção (ponto móvel)**	**Inervação**	**Ação**
Platisma		Pele na parte inferior do pescoço e partes superior e lateral do tórax	Mandíbula (margem inferior), pele na parte inferior da face e ângulo da boca	Ramo cervical do N. facial (NC VII)	Abaixa e pregueia a pele da parte inferior da face e a boca; tensiona a pele do pescoço; ajuda no abaixamento forçado da mandíbula
Esternocleidomastóideo	① "Parte esternal"	Esterno (manúbrio)	Temporal (processo mastoide), occipital (linha nucal superior)	Motora: N. acessório (NC XI) Dor e propriocepção: Plexo cervical (C3, C4)	*Unilateral:* Inclina a cabeça para o mesmo lado, roda a cabeça para o lado oposto *Bilateral:* Estende a cabeça, ajuda na respiração quando a cabeça está fixa
	② "Parte clavicular"	Clavícula (terço medial)			
Trapézio	③ Parte descendente*	Occipital; processos espinhosos de C I–C VII	Clavícula (terço lateral)		Desloca a escápula obliquamente para cima, roda a cavidade glenoidal superiormente

* As partes transversa ④ e ascendente ⑤ são descritas na **p. 316**.

Dados sobre os Músculos (II)

Tabela 45.3 — Músculos supra-hióideos

Os músculos supra-hióideos também são considerados músculos acessórios da mastigação.

Músculo		Inserção (ponto fixo)	Inserção (ponto móvel)	Inervação	Ação
Digástrico	ⓐ Ventre anterior	Mandíbula (fossa digástrica)	Por meio de um tendão intermédio, com uma alça fibrosa	N. milo-hióideo (do NC V_3)	Eleva o hioide (durante a deglutição), ajuda a abaixar a mandíbula
	ⓑ Ventre posterior	Temporal (incisura mastóidea, medial ao processo mastoide)		N. facial (NC VII)	
② Estilo-hióideo		Temporal (processo estiloide)	Por meio de um tendão bifurcado		
③ Milo-hióideo		Mandíbula (linha milo-hióidea)	Hioide (corpo) Por meio do tendão mediano de inserção ("rafe milo-hióidea")	N. milo-hióideo (do NC V_3)	Tensiona e eleva o assoalho da boca, desloca o hioide para a frente (deglutição), ajuda no abaixamento e no movimento lateral da mandíbula (mastigação)
④ Genio-hióideo		Mandíbula (espinha geniana inferior)	Diretamente	Ramo anterior de C1 por meio do N. hipoglosso (NC XII)	Desloca o hioide para a frente (deglutição), ajuda a abaixar a mandíbula

Figura 45.4 Músculos supra e infra-hióideos

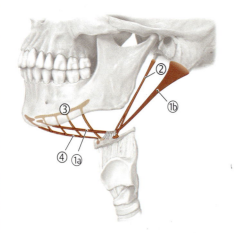

A Músculos supra-hióideos, vista lateral esquerda.

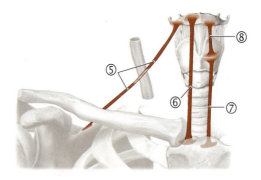

B Músculos infra-hióideos, vista anterior.

Tabela 45.4 — Músculos infra-hióideos

Músculo	Inserção (ponto fixo)	Inserção (ponto móvel)	Inervação	Ação
⑤ Omo-hióideo	Escápula (margem superior) – ventre inferior	Hioide (corpo) – ventre superior	Alça cervical do plexo cervical (C1–C3)	Abaixa (fixa) o hioide, abaixa a laringe e o hioide para a fonação e as fases terminais da deglutição*
⑥ Esterno-hióideo	Manúbrio e articulação esternoclavicular (superfície posterior)			
⑦ Esternotireóideo	Manúbrio (superfície posterior)	Cartilagem tireóidea (linha oblíqua)	Alça cervical (C2–C3) do plexo cervical	
⑧ Tireo-hióideo	Cartilagem tireóidea (linha oblíqua)	Hioide (corpo)	Ramo anterior de C1 por meio do N. hipoglosso (NC XII)	Abaixa e fixa o hioide, eleva a laringe durante a deglutição

* O músculo omo-hióideo também tensiona a fáscia cervical (com um tendão intermédio).

Figura 45.5 **Músculos supra e infra-hióideos**

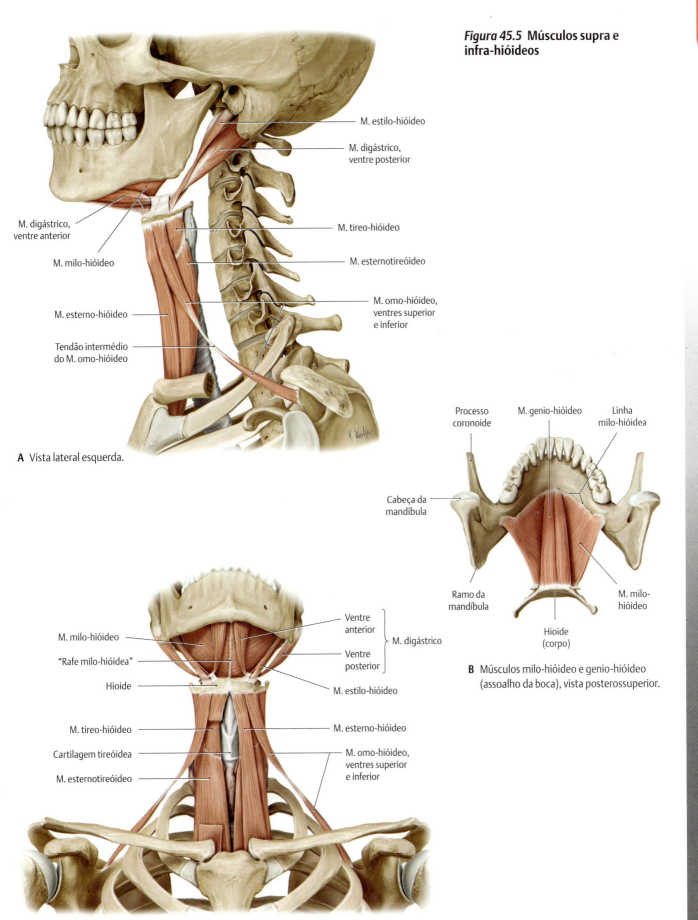

A Vista lateral esquerda.

B Músculos milo-hióideo e genio-hióideo (assoalho da boca), vista posterossuperior.

C Vista anterior. O músculo esterno-hióideo foi seccionado (direita).

Dados sobre os Músculos (III)

Figura 45.6 Músculos profundos do pescoço

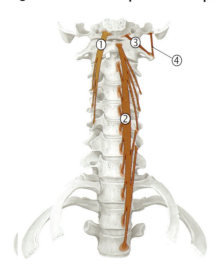

A Mm. pré-vertebrais, vista anterior.

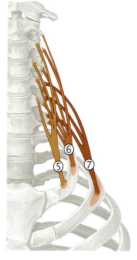

B Mm. escalenos, vista anterior.

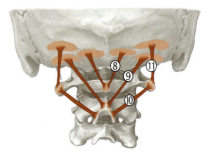

C Mm. suboccipitais, vista posterior.

Tabela 45.5 — Músculos profundos do pescoço

Músculo		Inserção (ponto fixo)	Inserção (ponto móvel)	Inervação	Ação
Músculos pré-vertebrais					
① Longo da cabeça		C III–C VI (tubérculos anteriores dos processos transversos)	Occipital (parte basilar)	Ramos anteriores de C1-C3	Flexão da cabeça nas articulações atlantoccipitais
② Longo do pescoço	Parte vertical (intermédia)	C V–T III (superfícies anteriores dos corpos vertebrais)	C II–C IV (superfícies anteriores)	Ramos anteriores de C1-C6	*Unilateral:* Inclina e roda a parte cervical da coluna vertebral para o lado oposto
	Parte oblíqua superior	C III–C V (tubérculos anteriores dos processos transversos)	Atlas (tubérculo anterior)		*Bilateral:* Flexão da parte cervical da coluna vertebral
	Parte oblíqua inferior	T I–T III (superfícies anteriores dos corpos vertebrais)	C V–C VI (tubérculos anteriores dos processos transversos)		
③ Reto anterior da cabeça		C I (massa lateral)	Occipital (parte basilar)	Ramos anteriores de C1 e C2	*Unilateral:* Flexão lateral da cabeça na articulação atlantoccipital
④ Reto lateral da cabeça		C I (processo transverso)	Occipital (parte basilar, lateralmente aos côndilos occipitais)		*Bilateral:* Flexão da cabeça na articulação atlantoccipital
Músculos escalenos					
⑤ Escaleno anterior		C III–C VI (tubérculos anteriores dos processos transversos)	Costela I (tubérculo do M. escaleno anterior)	Ramos anteriores de C4-C6	*Com costelas móveis:* Eleva as costelas superiores (durante a inspiração forçada)
⑥ Escaleno médio		C I–C II (processos transversos), C III–C VII (tubérculos posteriores dos processos transversos)	Costela I (posteriormente ao sulco da artéria subclávia)	Ramos anteriores de C3-C8	*Com costelas fixas:* Inclina a parte cervical da coluna vertebral para o mesmo lado (unilateral); flete o pescoço (bilateral)
⑦ Escaleno posterior		C V–C VII (tubérculos posteriores dos processos transversos)	Costela II (superfície externa)	Ramos anteriores de C6-C8	
Músculos suboccipitais (músculos curtos da nuca e da articulação craniovertebral)					
⑧ Reto posterior menor da cabeça		C I (tubérculo posterior)	Occipital (terço medial da linha nucal inferior)	Ramo posterior de C1 (N. suboccipital)	*Unilateral:* Roda a cabeça para o mesmo lado
⑨ Reto posterior maior da cabeça		C II (processo espinhoso)	Occipital (terço médio da linha nucal inferior)		*Bilateral:* Estende a cabeça
⑩ Oblíquo inferior da cabeça			C I (processo transverso)		
⑪ Oblíquo superior da cabeça		C I (processo transverso)	Occipital (acima da inserção do M. reto posterior maior da cabeça)		*Unilateral:* Inclina a cabeça para o mesmo lado, roda a cabeça para o lado oposto
					Bilateral: Estende a cabeça

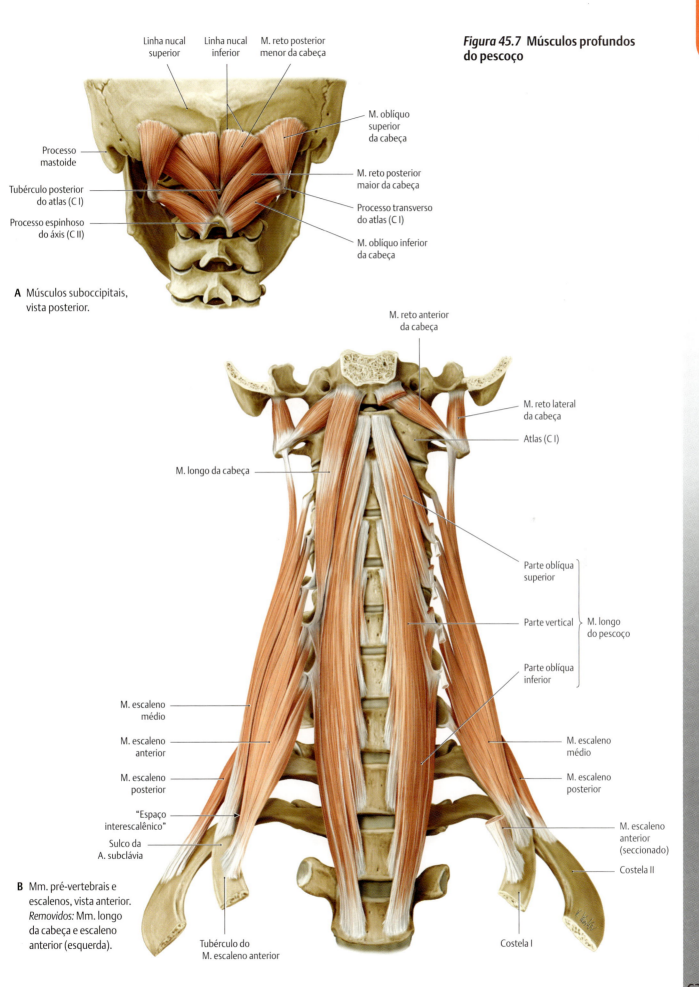

Figura 45.7 Músculos profundos do pescoço

Artérias e Veias do Pescoço

Figura 45.8 **Artérias do pescoço**
Vista lateral esquerda. As estruturas do pescoço são irrigadas, principalmente, pela A. carótida externa (ramos anteriores) e pela A. subclávia (artéria vertebral, tronco tireocervical e tronco costocervical).

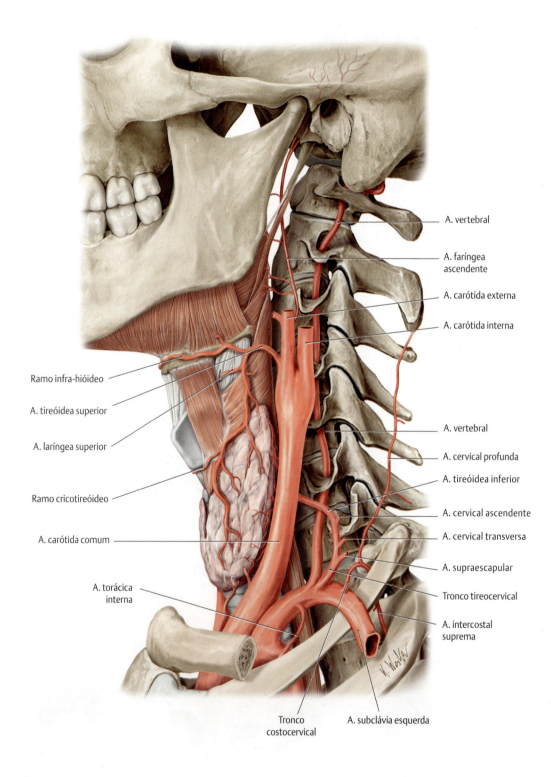

Figura 45.9 **Veias do pescoço**
Vista lateral esquerda. As principais veias do pescoço são as veias jugulares interna, externa e anterior.

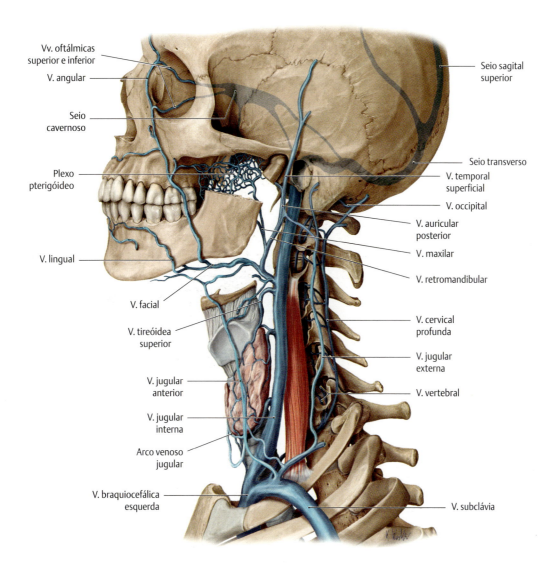

Boxe 45.1 | *Correlação Clínica*

Bloqueio do fluxo sanguíneo e veias do pescoço

Quando fatores clínicos (p. ex., doença pulmonar crônica, tumores do mediastino ou infecções) impedem o fluxo sanguíneo para as câmaras direitas do coração, ocorre represamento do sangue na veia cava superior e, consequentemente, nas veias jugulares (**A**). Isso causa dilatação visível das veias jugulares (e, por vezes, de outras veias menores) (**B**).

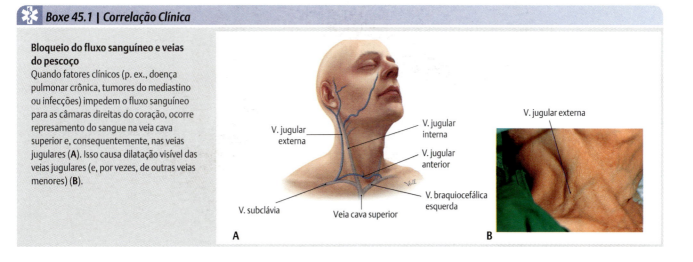

Vasos Linfáticos do Pescoço

Figura 45.10 Regiões de drenagem linfática
Vista lateral direita.

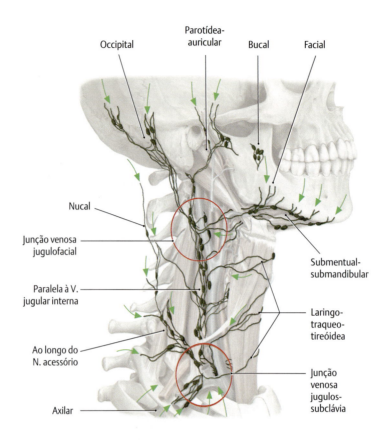

Boxe 45.2 | Correlação Clínica

Metástase tumoral
A linfa de todo o corpo é conduzida até as junções jugulossubclávias esquerda e direita (círculos vermelhos). O carcinoma gástrico pode enviar metástases para o grupo supraclavicular esquerdo de linfonodos, provocando aumento do *linfonodo sentinela* (ver **p. 77**). Os linfomas sistêmicos também podem se disseminar para os linfonodos cervicais por essa via.

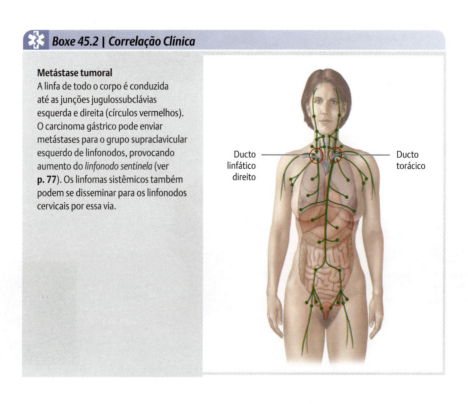

Figura 45.11 **Linfonodos cervicais superficiais**
Vista lateral direita.

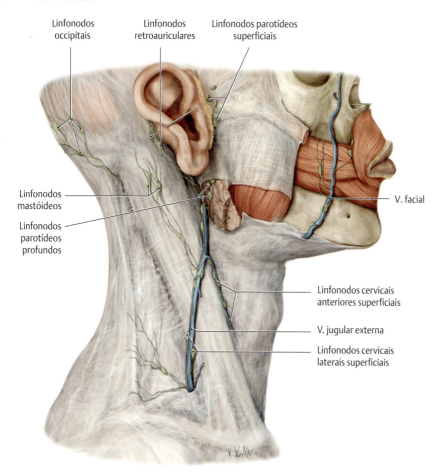

Tabela 45.6	Linfonodos cervicais superficiais
Linfonodos	**Região de drenagem**
Retroauriculares	
Occipitais	Occipital
Mastóideos	
Parotídeos superficiais	Região parotídea-auricular
Parotídeos profundos	
Cervicais anteriores superficiais	Região esternocleidomastóidea
Cervicais laterais superficiais	

Figura 45.12 **Linfonodos cervicais profundos**
Vista lateral direita.

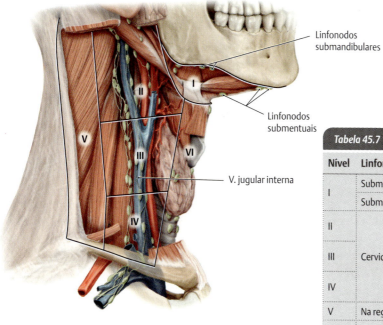

Tabela 45.7	Linfonodos cervicais profundos	
Nível	**Linfonodos**	**Região de drenagem**
I	Submentuais	Face
	Submandibulares	
II	Cervicais laterais	Grupo lateral superior
III		Grupo lateral médio	Região cervical posterior, região laringotraqueotireóidea
IV		Grupo lateral inferior
V	Na região cervical posterior	Região cervical posterior
VI	Cervicais anteriores	Região laringotraqueotireóidea

Inervação do Pescoço

Tabela 45.8 Ramos dos nervos espinais cervicais

Ramo posterior

	Nervo	Função sensitiva	Função motora
C1	N. suboccipital	Não há dermátomo C1	Inervam os músculos da região cervical posterior
C2	N. occipital maior	Inerva o dermátomo C2	
C3	N. occipital terceiro	Inerva o dermátomo C3	

Ramo anterior

	Ramos sensitivos	Função sensitiva	Ramos motores	Função motora
C1	—	—		
C2	N. occipital menor	Formam a parte sensitiva do plexo cervical, inervam as regiões cervicais anterior e lateral	Formam a alça cervical (parte motora do plexo cervical)	Inervam os Mm. infra-hióideos (exceto o M. tireo-hióideo)
C2–C3	N. auricular magno			
	N. cervical transverso			
C3–C4	Nn. supraclaviculares		Contribuem para a formação do N. frênico*	Inervam o diafragma e o pericárdio**

* Os ramos anteriores de C3–C5 combinam-se para formar o nervo frênico (ver **p. 66**).

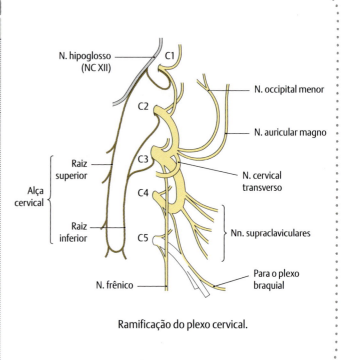

Ramificação do plexo cervical.

Figura 45.13 **Inervação sensitiva da região cervical posterior**
Vista posterior.

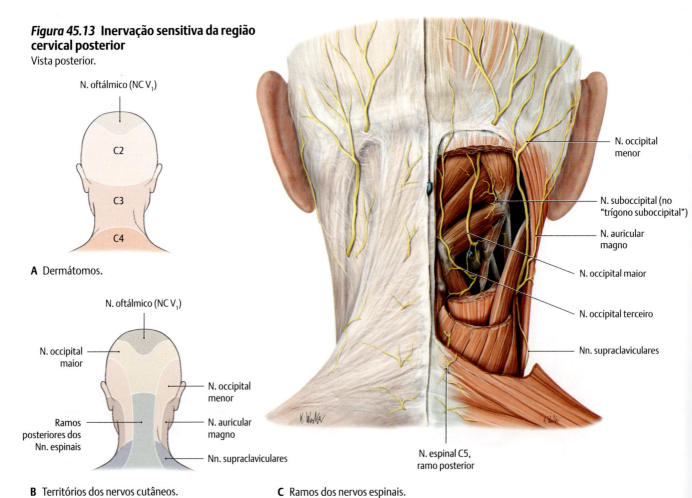

A Dermátomos.

B Territórios dos nervos cutâneos.

C Ramos dos nervos espinais.

**N.R.T.: Os nervos espinais cervicais inervam o pericárdio no que se refere à sensibilidade, e não à motricidade.

Figura 45.14 **Inervação sensitiva das regiões cervicais anterior e lateral**
Vista lateral esquerda.

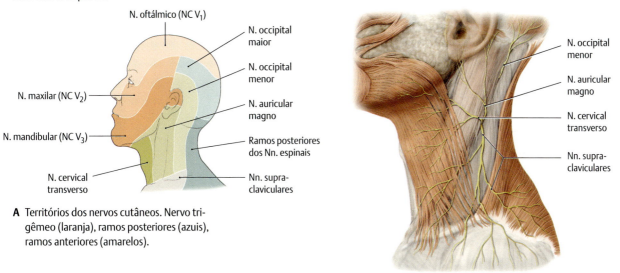

A Territórios dos nervos cutâneos. Nervo trigêmeo (laranja), ramos posteriores (azuis), ramos anteriores (amarelos).

B Ramos sensitivos do plexo cervical.

Figura 45.15 **Inervação motora das regiões cervicais anterior e lateral**
Vista lateral esquerda.

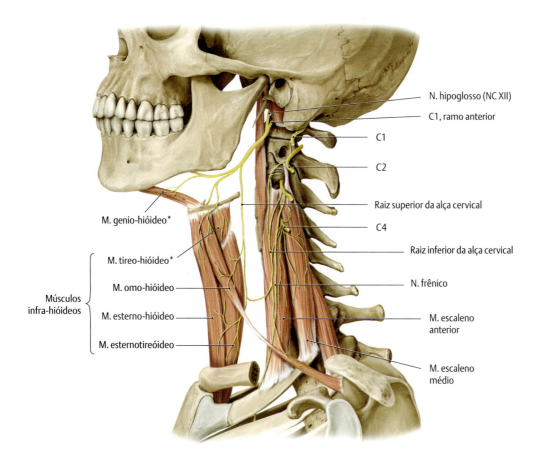

---

*Inervado pelo ramo anterior de C1 (distribuído pelo N. hipoglosso).

629

Laringe: Cartilagens e Estrutura

Figura 45.16 Cartilagens da laringe
Vista lateral esquerda. A laringe é formada por cinco cartilagens*: Epiglótica, tireóidea, cricóidea e os pares de cartilagens aritenóideas e corniculadas. São unidas entre si, à traqueia e ao hioide por ligamentos elásticos.

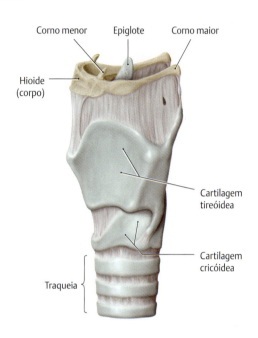

Figura 45.17 Cartilagem epiglótica
A elástica cartilagem epiglótica forma o esqueleto interno da epiglote, proporcionando resiliência para que retorne à posição inicial, após a deglutição.

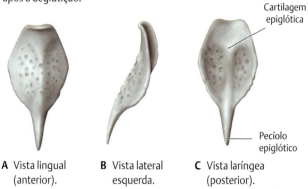

A Vista lingual (anterior). B Vista lateral esquerda. C Vista laríngea (posterior).

Figura 45.18 Cartilagem tireóidea
Vista oblíqua esquerda.

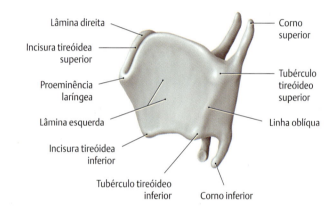

*N.R.T.: Faltou referir as pequenas cartilagens pares cuneiformes e tritíceas.

Figura 45.19 Cartilagem cricóidea

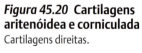
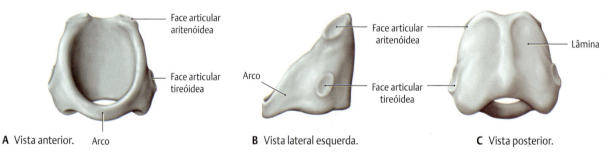

A Vista anterior.   B Vista lateral esquerda.   C Vista posterior.

Figura 45.20 Cartilagens aritenóidea e corniculada
Cartilagens direitas.

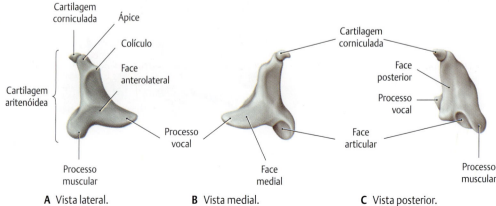

A Vista lateral.   B Vista medial.   C Vista posterior.

Figura 45.21 **Estrutura da laringe**
A laringe está suspensa a partir do hioide, primariamente pela membrana tireo-hióidea. Os músculos supra-hióideos e infra-hióideos se inserem no hioide.

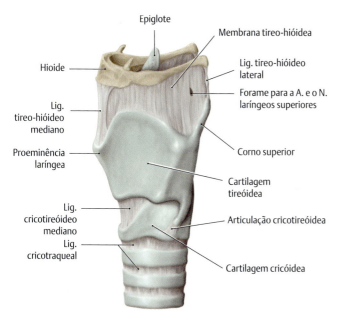

A Vista anterolateral esquerda.

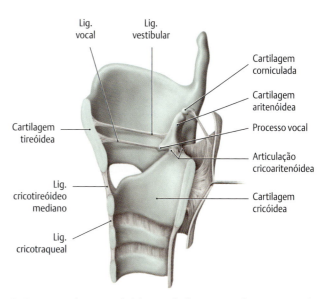

B Corte sagital, vista medial da metade direita. A cartilagem aritenóidea modifica a posição das pregas vocais durante a fonação.

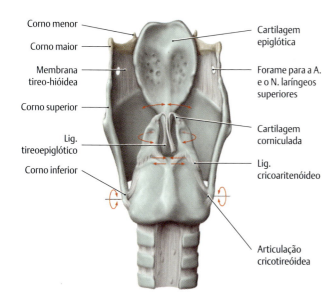

C Vista posterior. As setas indicam os sentidos de movimento nas várias articulações.

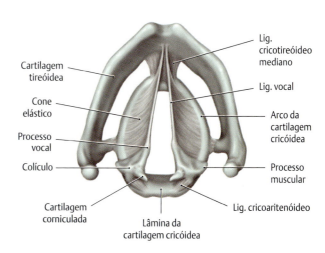

D Vista superior.

Laringe: Músculos e Níveis

Figura 45.22 Músculos da laringe
Os músculos da laringe movem as cartilagens da laringe em relação umas às outras, afetando a tensão e/ou a posição das pregas vocais. Os músculos que movem a laringe como um todo (músculos infra e supra-hióideos) são descritos na **p. 620**.

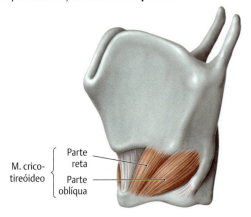

A Músculos intrínsecos da laringe, vista anterolateral esquerda.

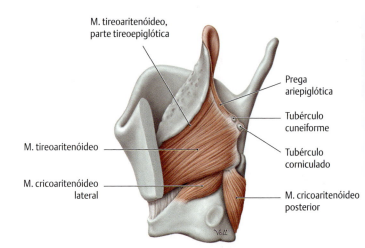

B Músculos intrínsecos da laringe, vista lateral esquerda. *Removida:* Cartilagem tireóidea (lâmina esquerda). *Expostos:* Epiglote e músculo tireoaritenóideo.

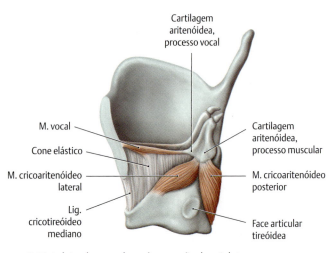

C Vista lateral esquerda, após remoção da epiglote.

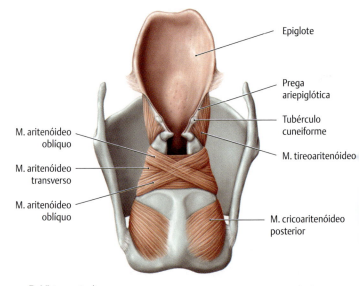

D Vista posterior.

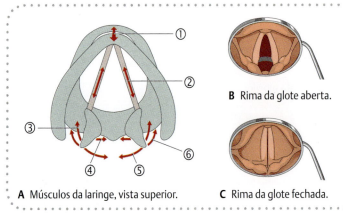

A Músculos da laringe, vista superior.
B Rima da glote aberta.
C Rima da glote fechada.

Tabela 45.9	Ações dos músculos da laringe	
Músculo	Ação	Efeito sobre a rima da glote
① M. cricotireóideo*	Tensiona as pregas vocais	Nenhum
② M. vocal		
③ M. tireoaritenóideo	Aduz as pregas vocais	Fecha
④ M. aritenóideo transverso		
⑤ M. cricoaritenóideo posterior	Abduz as pregas vocais	Abre
⑥ M. cricoaritenóideo lateral	Aduz as pregas vocais	Fecha

* O M. cricotireóideo é inervado pelo ramo externo do N. laríngeo superior. Os demais músculos intrínsecos da laringe são inervados pelo N. laríngeo recorrente.

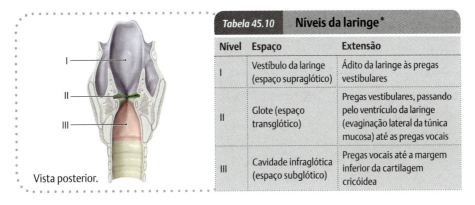

Tabela 45.10	Níveis da laringe*	
Nível	Espaço	Extensão
I	Vestíbulo da laringe (espaço supraglótico)	Ádito da laringe às pregas vestibulares
II	Glote (espaço transglótico)	Pregas vestibulares, passando pelo ventrículo da laringe (evaginação lateral da túnica mucosa) até as pregas vocais
III	Cavidade infraglótica (espaço subglótico)	Pregas vocais até a margem inferior da cartilagem cricóidea

Vista posterior.

Figura 45.23 Cavidade da laringe

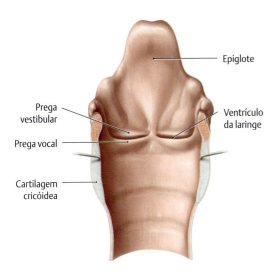

A Vista posterior com a laringe aberta.

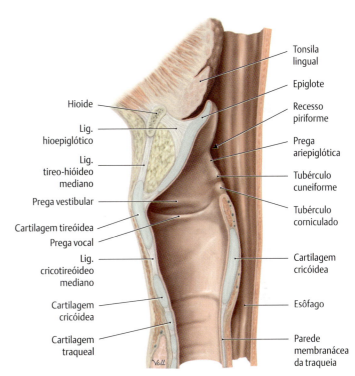

B Corte mediano. Vista medial da metade direita.

Figura 45.24 Pregas vestibulares e vocais
Corte frontal, vista superior.

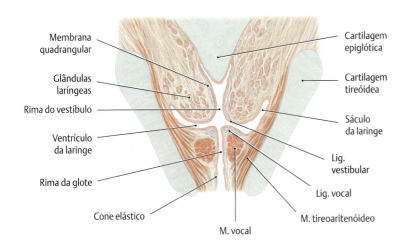

*N.R.T.: Ao considerar a divisão da cavidade da laringe é mais adequado incluir as pregas vestibulares na região do vestíbulo da laringe. Por sua vez, as pregas vocais estão situadas na região da glote.

Vascularização e Inervação da Laringe e das Glândulas Tireoide e Paratireoides

Figura 45.25 Glândulas tireoide e paratireoides

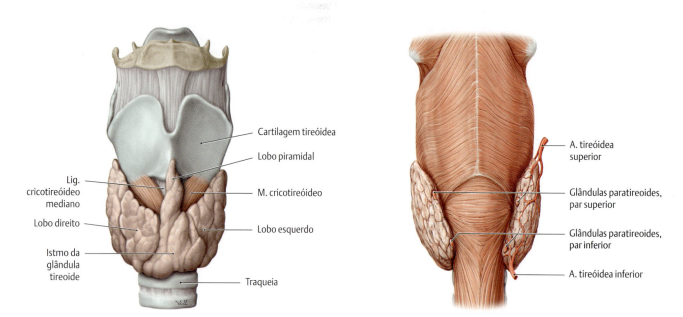

A Glândula tireoide, vista anterior.

B Glândulas tireoide e paratireoides, vista posterior.

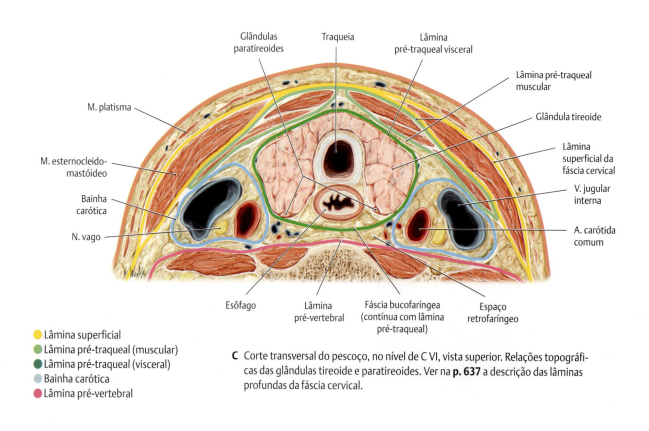

- Lâmina superficial
- Lâmina pré-traqueal (muscular)
- Lâmina pré-traqueal (visceral)
- Bainha carótica
- Lâmina pré-vertebral

C Corte transversal do pescoço, no nível de C VI, vista superior. Relações topográficas das glândulas tireoide e paratireoides. Ver na **p. 637** a descrição das lâminas profundas da fáscia cervical.

Figura 45.26 **Artérias e nervos da laringe**
Vista anterior. *Retirada*: glândula tireoide (metade direita).

Figura 45.27 **Veias**
Vista lateral esquerda. *Nota*: A V. tireóidea inferior geralmente drena para a V. braquiocefálica.

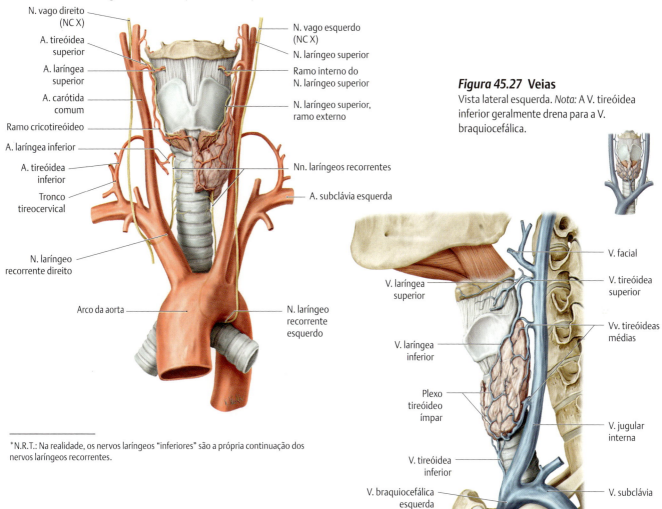

*N.R.T.: Na realidade, os nervos laríngeos "inferiores" são a própria continuação dos nervos laríngeos recorrentes.

Figura 45.28 **Vascularização e inervação**
Vista lateral esquerda.

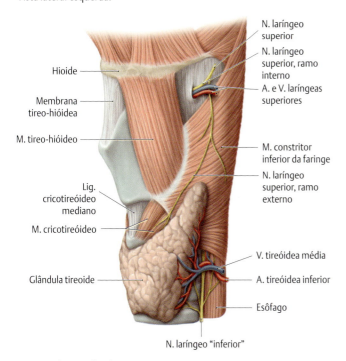

A Camada superficial.

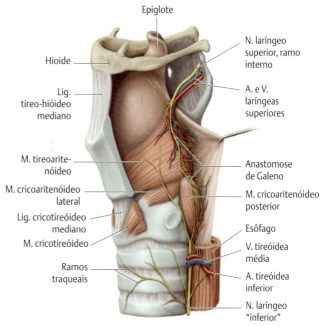

B Camada profunda. *Removidos*: M. cricotireóideo e lâmina esquerda da cartilagem tireóidea. *Afastada*: Túnica mucosa da faringe.

Topografia do Pescoço: Regiões e Fáscia

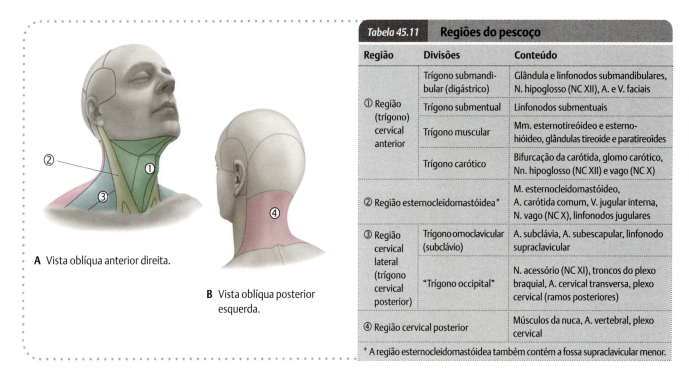

Figura 45.29 Regiões cervicais

A Vista oblíqua anterior direita.
B Vista oblíqua posterior esquerda.

Tabela 45.11	Regiões do pescoço	
Região	**Divisões**	**Conteúdo**
① Região (trígono) cervical anterior	Trígono submandibular (digástrico)	Glândula e linfonodos submandibulares, N. hipoglosso (NC XII), A. e V. faciais
	Trígono submentual	Linfonodos submentuais
	Trígono muscular	Mm. esternotireóideo e esterno-hióideo, glândulas tireoide e paratireoides
	Trígono carótico	Bifurcação da carótida, glomo carótico, Nn. hipoglosso (NC XII) e vago (NC X)
② Região esternocleidomastóidea*		M. esternocleidomastóideo, A. carótida comum, V. jugular interna, N. vago (NC X), linfonodos jugulares
③ Região cervical lateral (trígono cervical posterior)	Trígono omoclavicular (subclávio)	A. subclávia, A. subescapular, linfonodo supraclavicular
	"Trígono occipital"	N. acessório (NC XI), troncos do plexo braquial, A. cervical transversa, plexo cervical (ramos posteriores)
④ Região cervical posterior		Músculos da nuca, A. vertebral, plexo cervical

* A região esternocleidomastóidea também contém a fossa supraclavicular menor.

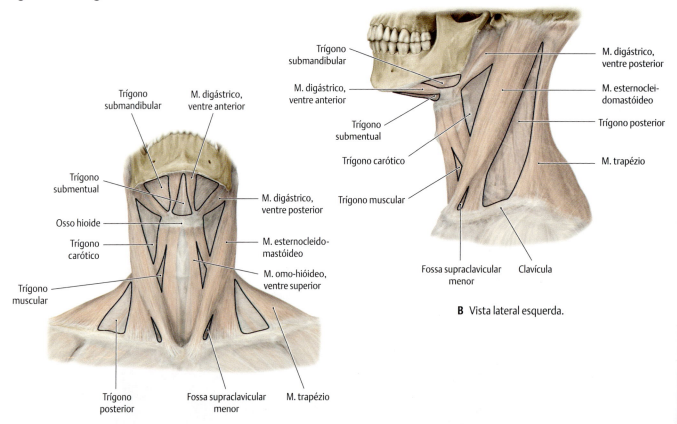

A Vista anterior.
B Vista lateral esquerda.

Tabela 45.12	Fáscia cervical	
A fáscia cervical é dividida em quatro camadas que revestem as estruturas do pescoço.		
Camada	**Tipo de fáscia**	**Descrição**
① Lâmina superficial (de revestimento)	Muscular	Reveste todo o pescoço; divide-se para envolver os músculos esternocleidomastóideo e trapézio
Lâmina pré-traqueal	② Muscular	Envolve os músculos infra-hióideos
	③ Visceral	Envolve a glândula tireoide, a laringe, a traqueia, a faringe e o esôfago
④ Lâmina pré-vertebral	Muscular	Envolve a região cervical da coluna vertebral e os músculos associados
⑤ Bainha carótica	Neurovascular	Envolve a A. carótida comum, V. jugular interna e N. vago

A Corte transversal no nível da vértebra C V.

B Corte mediano, vista medial da metade direita.

Figura 45.30 Camadas da fáscia cervical
Vista anterior.

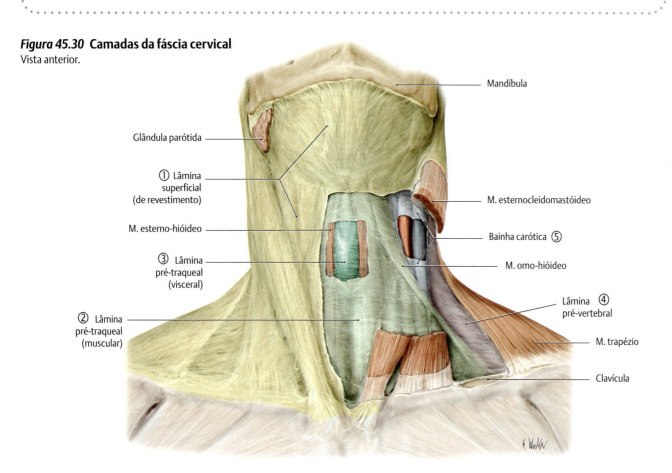

Topografia da Região Cervical Anterior

Figura 45.31 Trígono cervical anterior
Vista anterior.

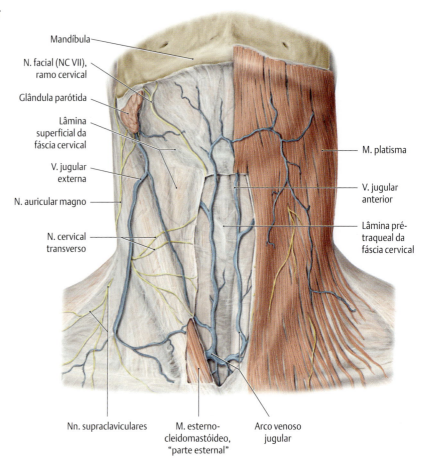

A Camada superficial. *Removidos:* Músculo platisma subcutâneo (lado direito) e lâmina superficial da fáscia cervical (centro).

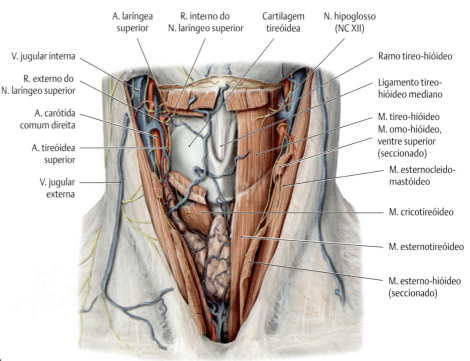

B Camada profunda. *Removida:* Lâmina pré-traqueal (camada média da fáscia cervical). *Cortados:* Mm. esterno-hióideo, esternotireóideo e tiro-hióideo (lado direito); M. esterno-hióideo (lado esquerdo).

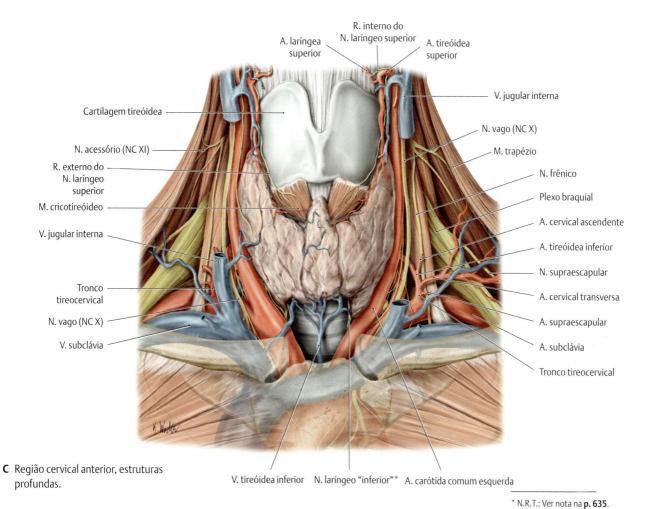

C Região cervical anterior, estruturas profundas.

* N.R.T.: Ver nota na **p. 635**.

D "Raiz" do pescoço.

Topografia das Regiões Cervicais Anterior e Lateral

Figura 45.32 **Região cervical anterior, estruturas profundas**
As vísceras profundas na parte média da região cervical anterior são a laringe e a glândula tireoide. As duas vias neurovasculares laterais suprem basicamente esses órgãos.

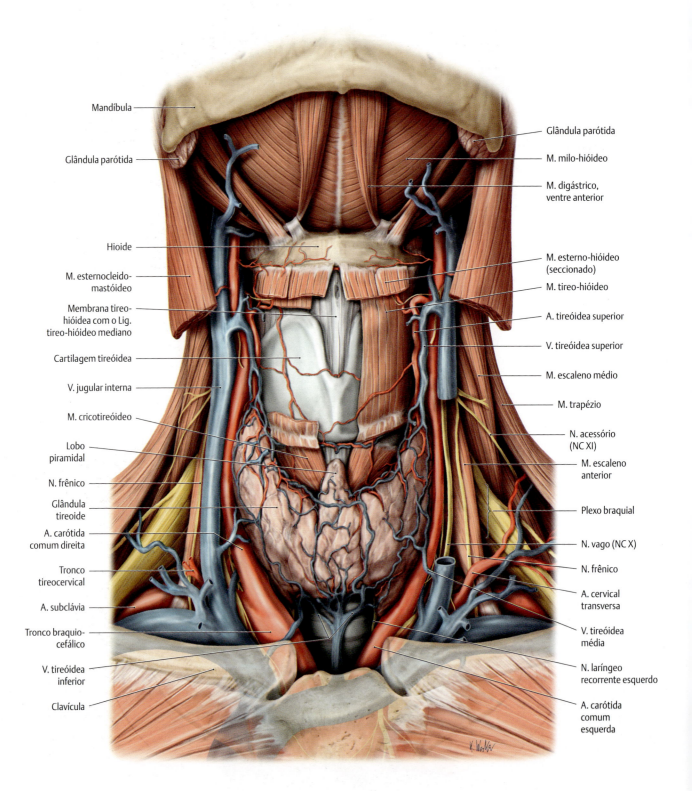

Figura 45.33 **Trígono carótico**
Vista lateral direita.

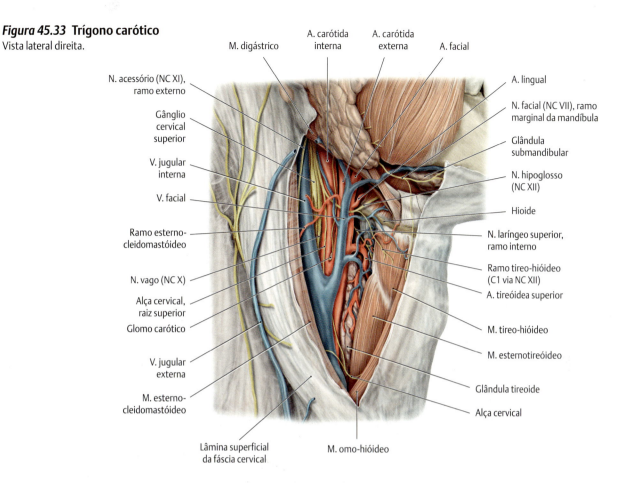

Figura 45.34 **Região cervical lateral, estruturas profundas**
Vista lateral direita com secção do
M. esternocleidomastóideo.

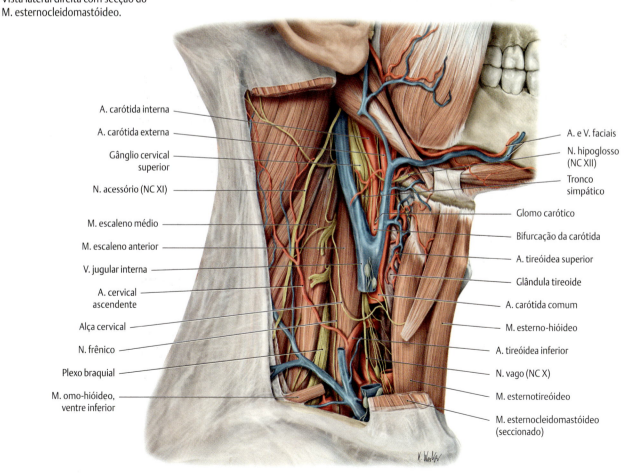

Topografia da Região Cervical Lateral

Figura 45.35 **Região cervical lateral**
Vista lateral direita. O conteúdo profundo da região cervical lateral é encontrado na **Fig. 45.34**.

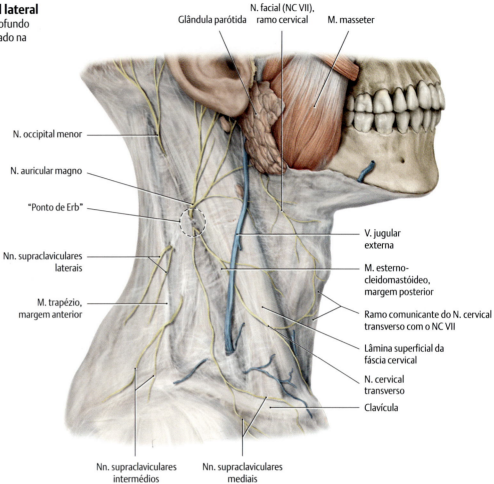

A Camada subcutânea.

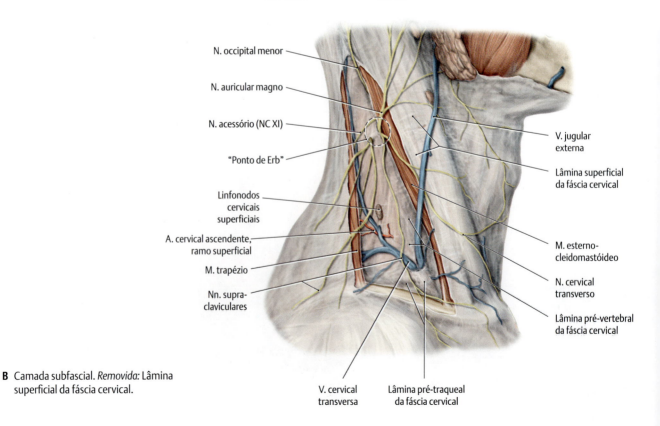

B Camada subfascial. *Removida:* Lâmina superficial da fáscia cervical.

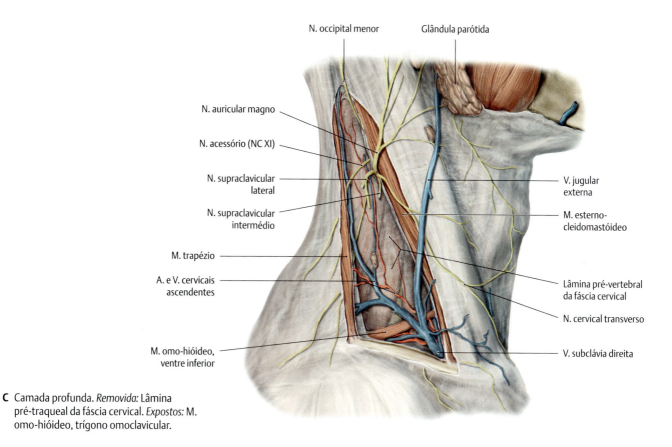

C Camada profunda. *Removida:* Lâmina pré-traqueal da fáscia cervical. *Expostos:* M. omo-hióideo, trígono omoclavicular.

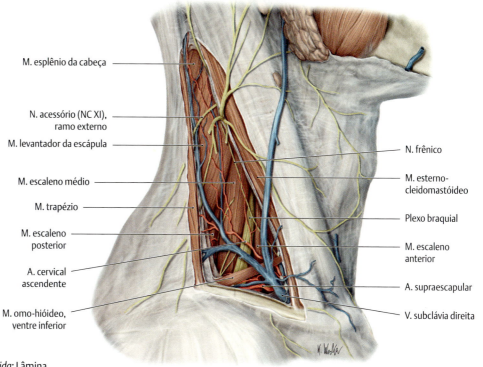

D Camada mais profunda. *Removida:* Lâmina pré-vertebral da fáscia cervical. *Expostos:* Assoalho muscular da região cervical posterior, plexo braquial e N. frênico.

Topografia da Região Cervical Posterior

Figura 45.36 Regiões occipital e cervical posterior
Vista posterior. Camada subcutânea (esquerda), camada subfascial (direita). Tecnicamente, a região occipital é uma região da cabeça, mas é incluída aqui em razão da continuidade dos vasos e nervos do pescoço.
Removido do lado direito: Revestimento da lâmina superficial da fáscia cervical.

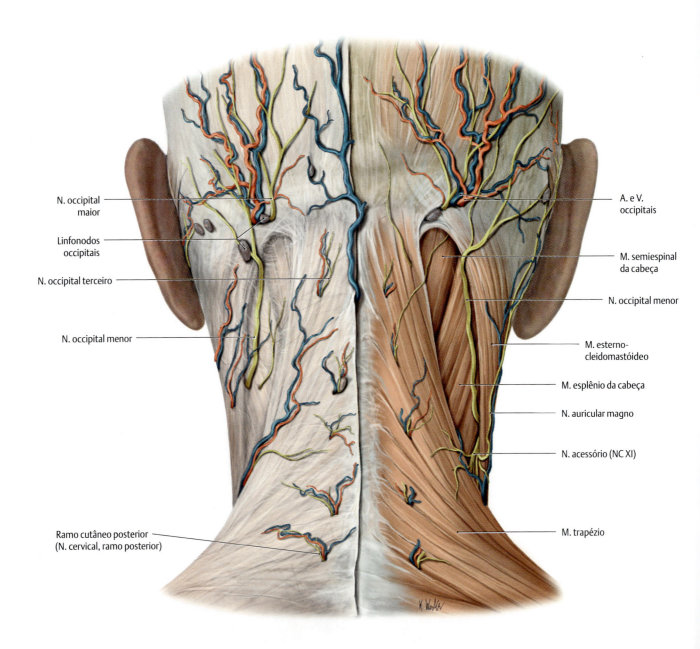

Figura 45.37 **"Trígono suboccipital"**
Lado direito, vista posterior. O "trígono suboccipital" é limitado pelos músculos suboccipitais (músculos reto posterior maior da cabeça e oblíquos superior e inferior da cabeça) e contém a artéria vertebral. As artérias vertebrais esquerda e direita atravessam a membrana atlantoccipital e unem-se para formar a artéria basilar.

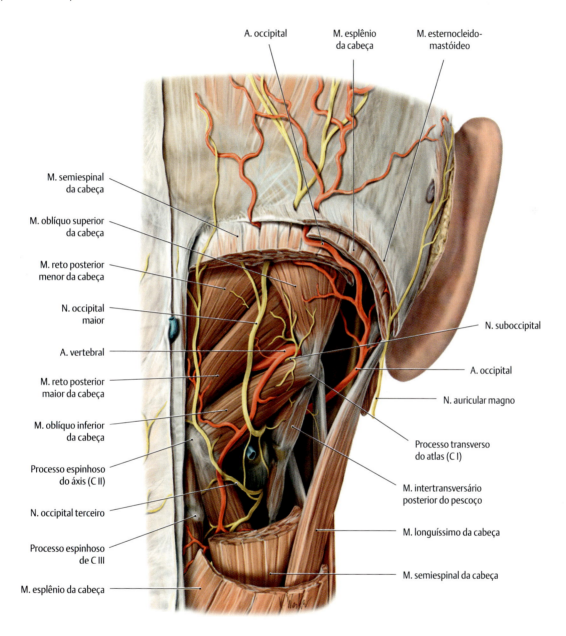

Anatomia Seccional da Cabeça e do Pescoço (I)

Figura 46.1 Corte frontal através da margem orbital anterior
Vista anterior. Esse corte mostra quatro regiões da cabeça: A cavidade própria da boca, a cavidade nasal e os seios paranasais, a órbita e a fossa anterior do crânio. Os músculos do assoalho da cavidade própria da boca, o ápice da língua, o palato duro, as estruturas neurovasculares no canal da mandíbula e o primeiro dente molar são observados na região da cavidade oral. Esse corte demonstra as implicações clínicas do seio maxilar com os dentes maxilares, a parede inferior da órbita e o nervo infraorbital no sulco infraorbital. A parede medial da órbita compartilha uma delgada parede óssea (lâmina orbital) com as células etmoidais. O corte é anterior o suficiente para não incluir as paredes ósseas laterais da órbita (graças à curvatura lateral do crânio).

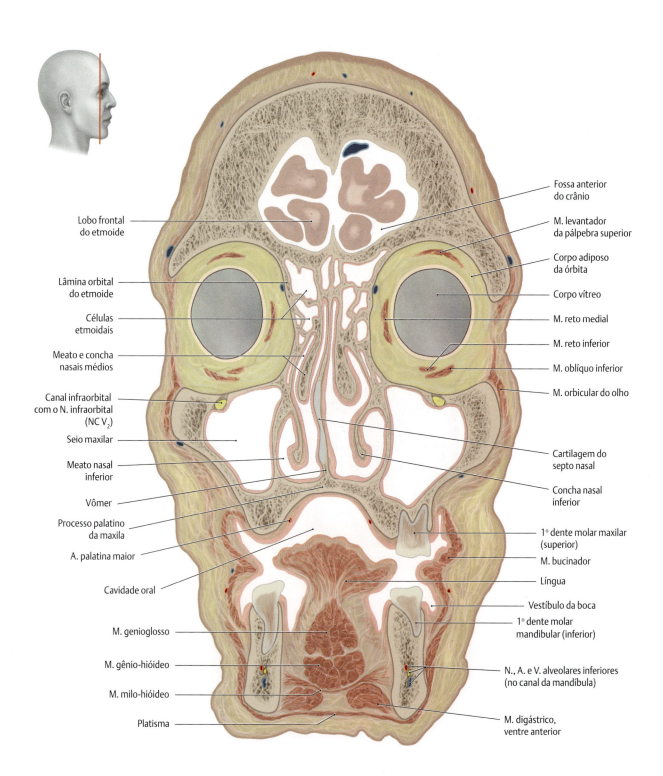

Figura 46.2 **Corte frontal através do ápice da órbita**
Vista anterior. Nesse corte mais posterior do que o da **Fig. 46.1**, o palato mole separa as cavidades oral e nasal. O corpo adiposo da bochecha também é mostrado. O corte é discretamente angulado, provocando uma aparente perda da continuidade no ramo da mandíbula do lado direito.

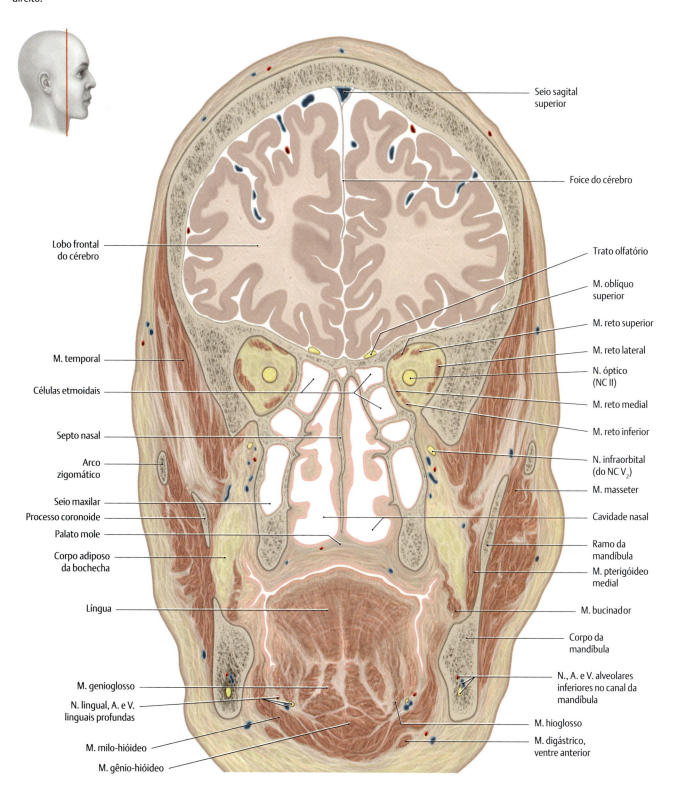

Anatomia Seccional da Cabeça e do Pescoço (II)

Figura 46.3 Corte coronal através da hipófise
Vista anterior.

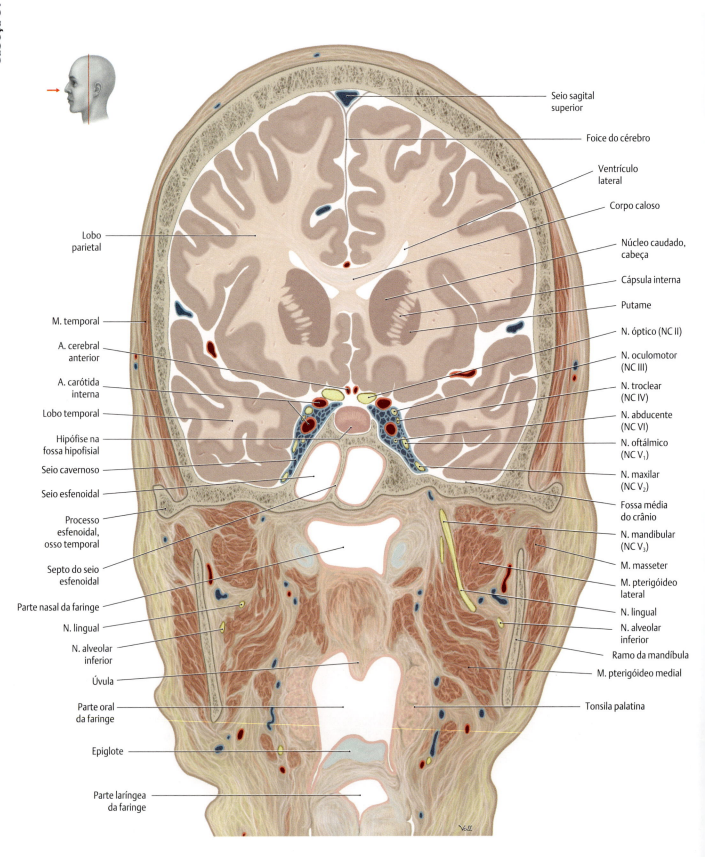

Figura 46.4 **Corte mediano através do septo nasal**
Vista lateral esquerda.

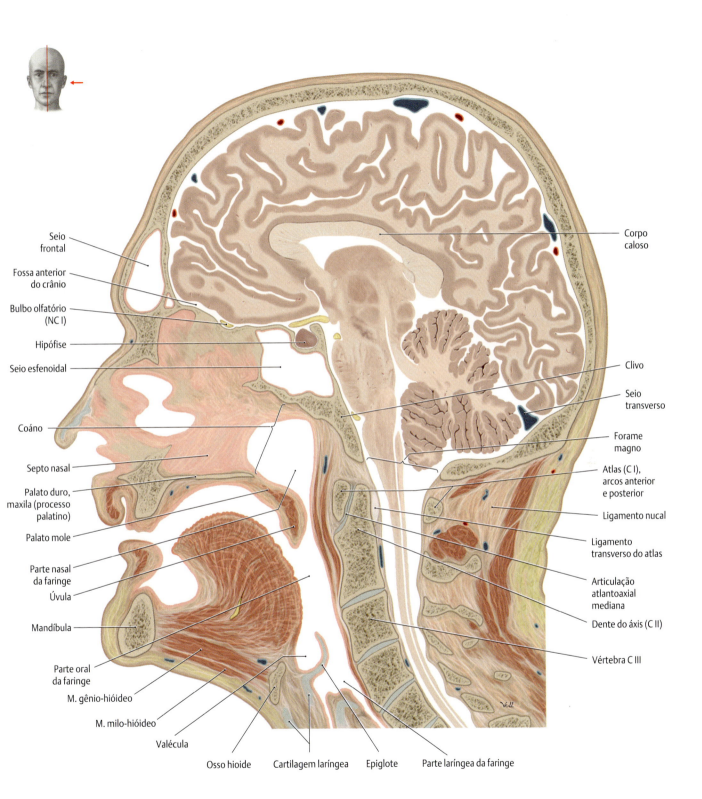

Anatomia Seccional da Cabeça e do Pescoço (III)

Figura 46.5 **Corte sagital através da parede medial da órbita**

Vista lateral esquerda. Esse corte atravessa as conchas inferior e média da parede lateral da cavidade nasal. Três dos quatro seios paranasais (células etmoidais, seio esfenoidal e seio frontal) são vistos nesse corte e sua relação com a cavidade nasal. Na região cervical da coluna vertebral, a artéria vertebral está seccionada em múltiplos níveis. Os nervos espinais foram seccionados junto a sua passagem através dos forames intervertebrais.

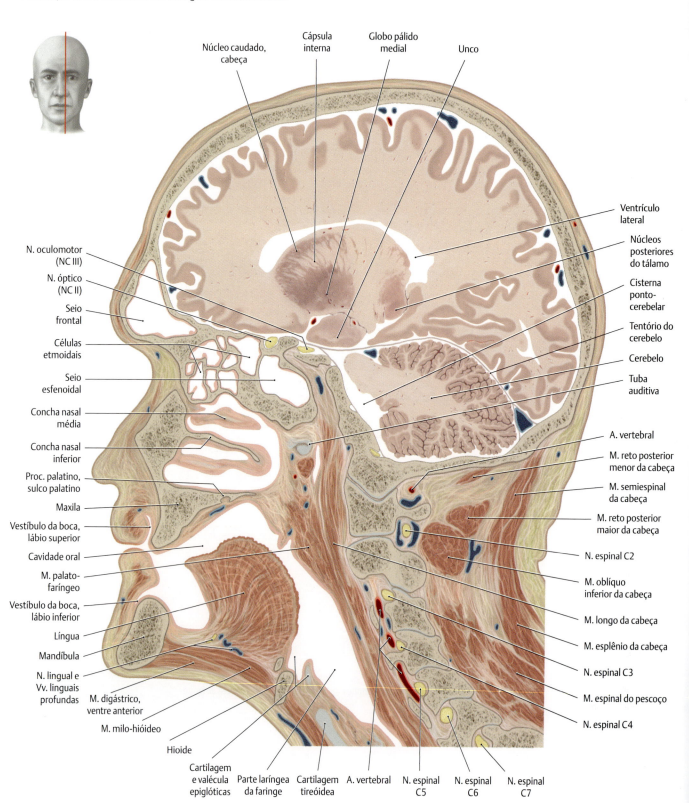

Figura 46.6 **Corte sagital através do terço medial da órbita**

Vista medial da parte direita da cabeça seccionada. Esse corte atravessa os seios maxilar, frontal e esfenoidal e uma célula etmoidal. Os músculos da mastigação e da faringe são mostrados em torno da parte cartilagínea da tuba auditiva. A tonsila palatina junto à cavidade oral e a parte medial da glândula submandibular também são mostradas nesse corte.

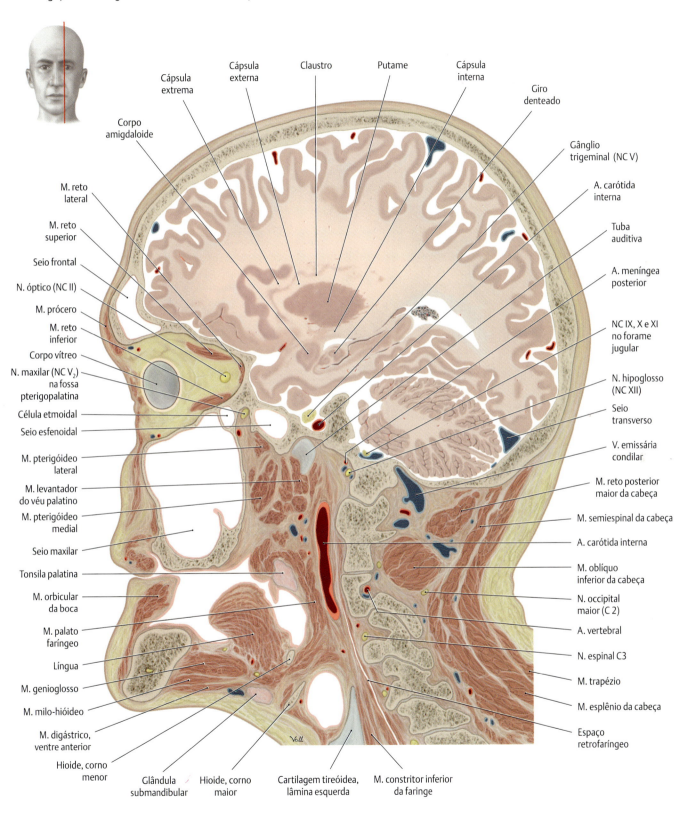

Anatomia Seccional da Cabeça e do Pescoço (IV)

Figura 46.7 Corte transverso através do nervo óptico e da hipófise
Vista inferior.

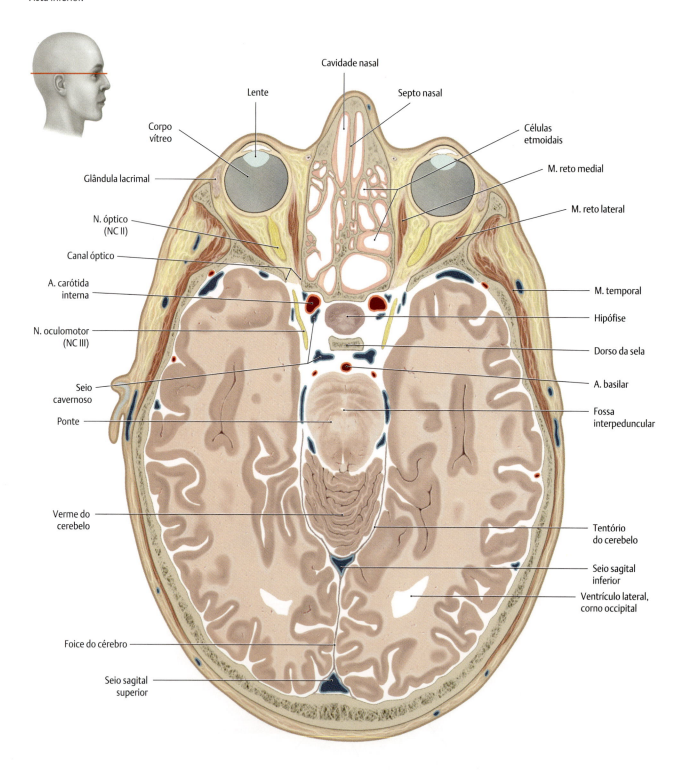

Figura 46.8 **Corte transversal da cabeça através da articulação atlantoaxial mediana**

Vista superior. Esse corte atravessa o palato mole e o mucoperiósteo do palato duto. A articulação do dente de C II com o atlas (C I) na articulação atlantoaxial mediana é mostrada, assim como a bainha carótica, contendo os elementos neurovasculares do pescoço. A A. vertebral está seccionada no ponto onde se prepara para penetrar no forame magno e se unir com a A. vertebral oposta e, assim, formar a A. basilar.

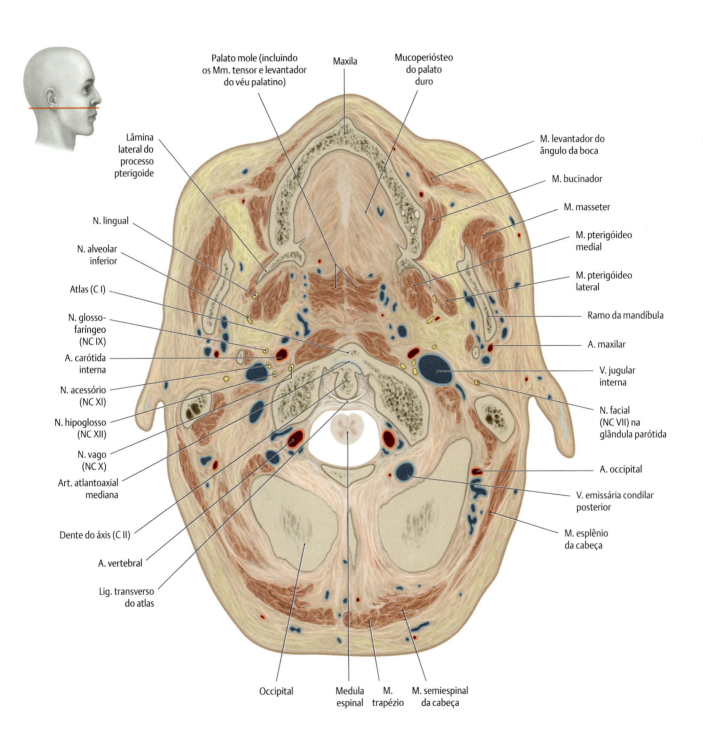

Anatomia Seccional da Cabeça e do Pescoço (V)

Figura 46.9 **Corte transversal do pescoço**
Corte transversal no nível do corpo vertebral de C V. Vista inferior. As Vv. jugulares interna e externa são separadas pelo M. esternocleidomastóideo. O nervo acessório (NC XI) está localizado medialmente a esse músculo e o inerva por trás. O alongado processo espinhoso de C VII (vértebra proeminente) também é visível nesse corte por causa da curvatura secundária (lordótica) do pescoço.

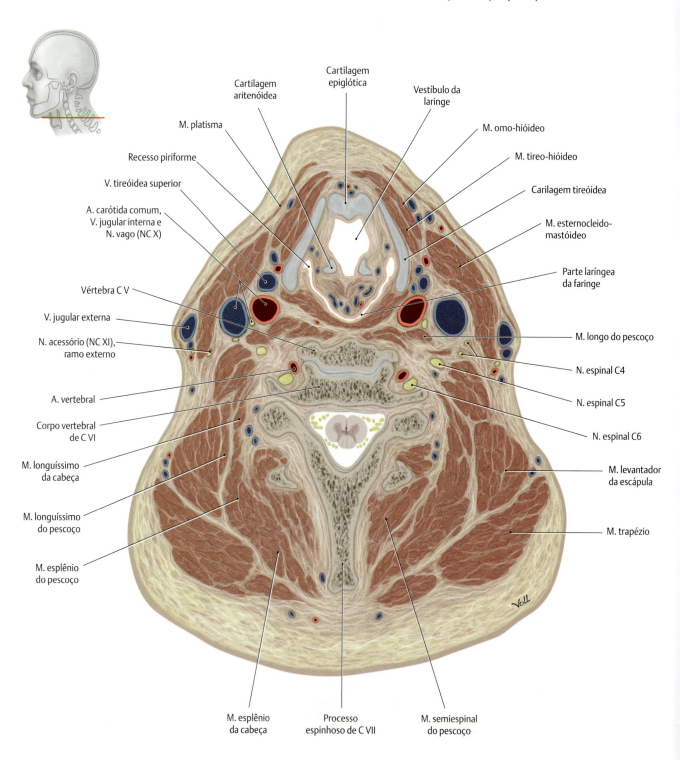

Figura 46.10 **Corte transverso no nível do corpo da vértebra C VI**
Vista inferior.

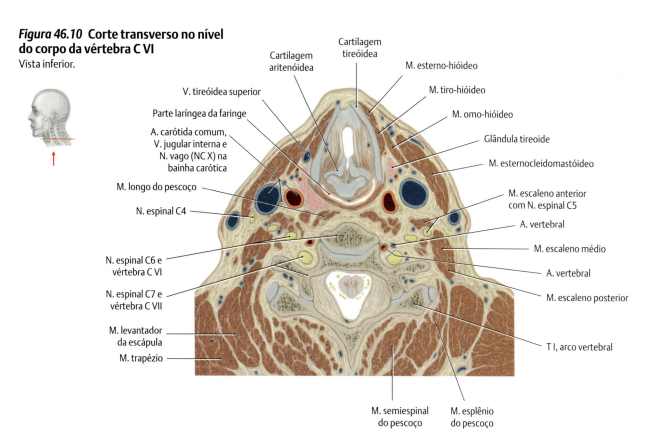

Figura 46.11 **Corte transversal do pescoço**
Corte transversal no nível da junção de C VII e T I. Vista inferior. Esse corte revela os ramos anteriores dos nervos espinais C6 a C8 do plexo braquial passando entre os Mm. escalenos anterior e médio. O N. frênico na superfície anterior do M. escaleno anterior e os componentes envolvidos pela bainha carótica (V. jugular interna, A. carótida comum e N. vago) estão localizados no intervalo entre esse músculo, o M. esternocleidomastóideo e a glândula tireoide.

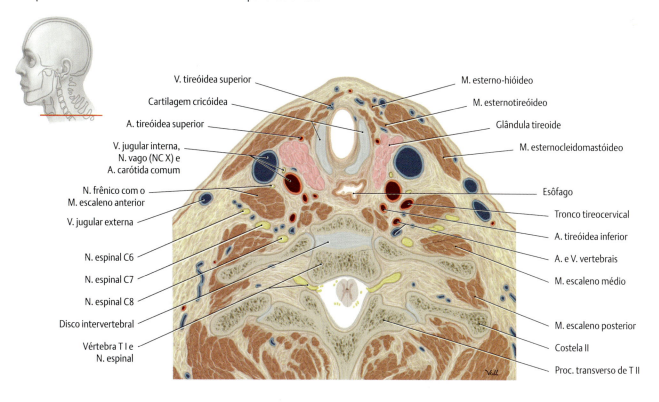

Anatomia Radiológica da Cabeça e do Pescoço (I)

Figura 46.12 **Radiografia do crânio**
Incidência anteroposterior (AP).

Figura 46.13 **RM coronal através do bulbo do olho**
Vista anterior.

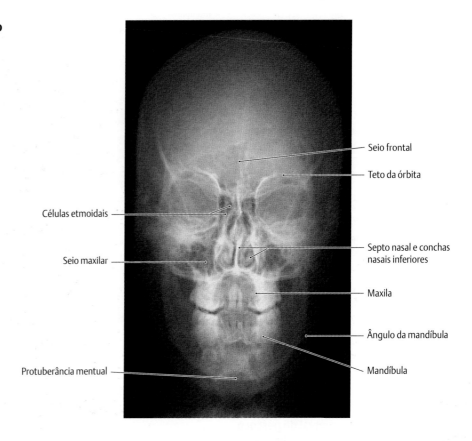

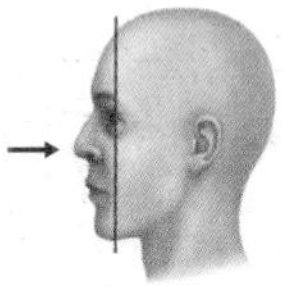

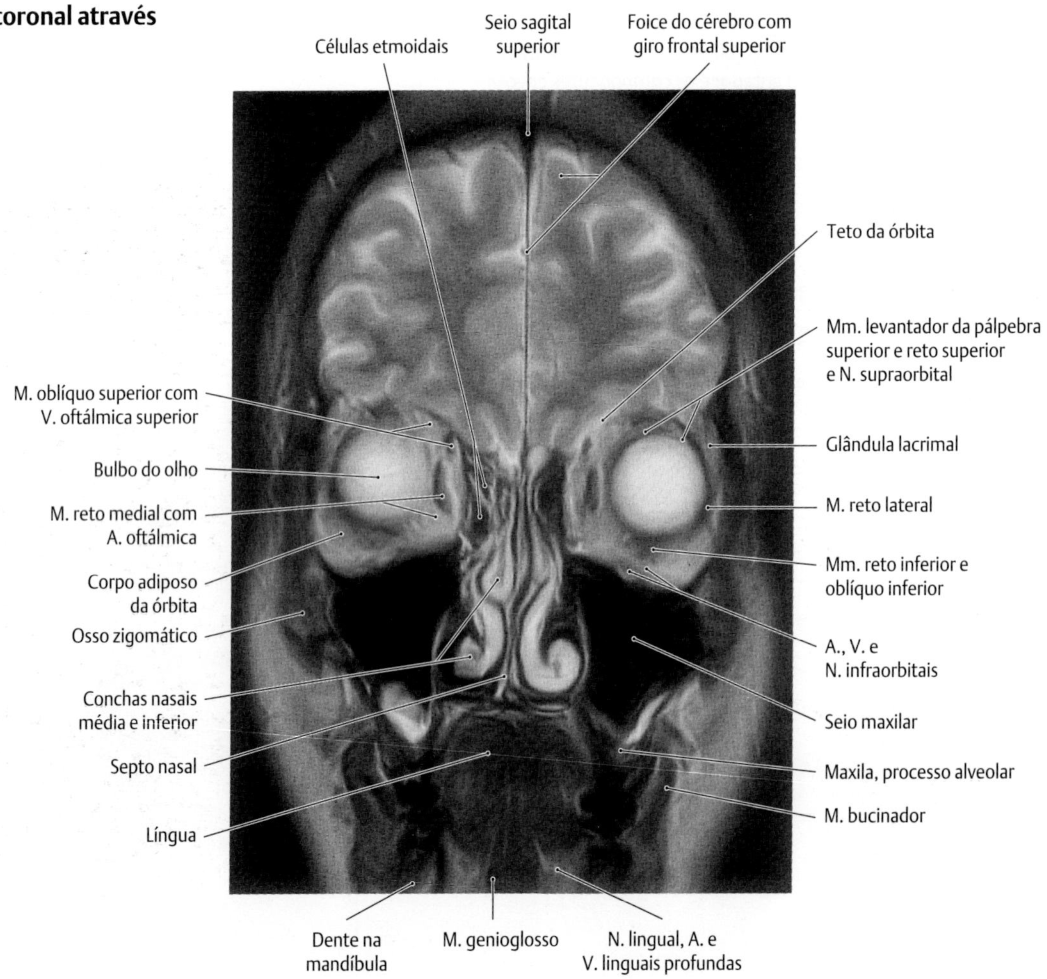

Figura 46.14 **Radiografia do crânio**
Incidência lateral esquerda.

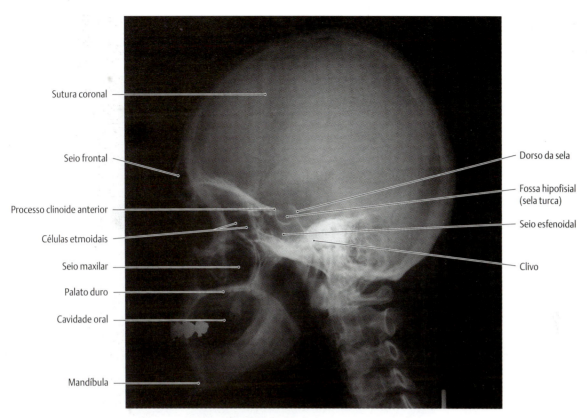

Figura 46.15 **RM, sagital mediano, através do septo nasal**
Incidência lateral esquerda. A área retangular representa a localização do sistema ventricular, do tálamo e da ponte. Uma versão mais detalhada dessa área pode ser vista na **Fig. 51.5, p. 688**.

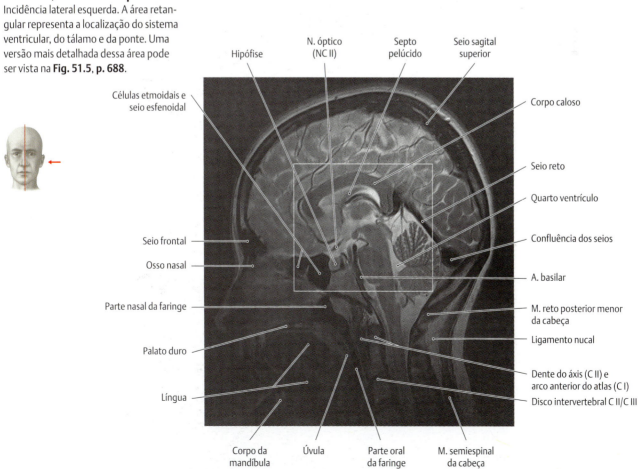

46 Anatomia Seccional e Radiológica

657

Anatomia Radiológica da Cabeça e do Pescoço (II)

Figura 46.16 **Radiografia do crânio**
Incidência oblíqua inferossuperior (incidência de Waters).

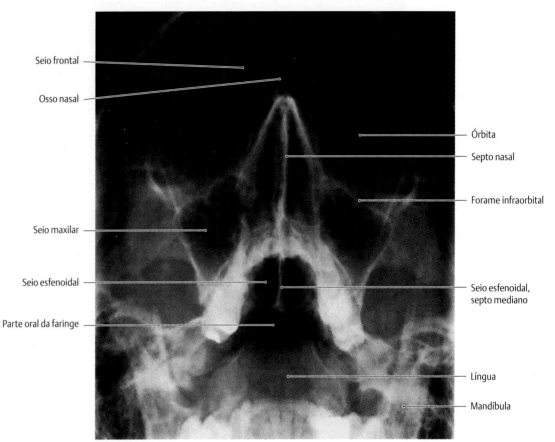

Figura 46.17 **Radiografia da mandíbula**
Incidência lateral esquerda.

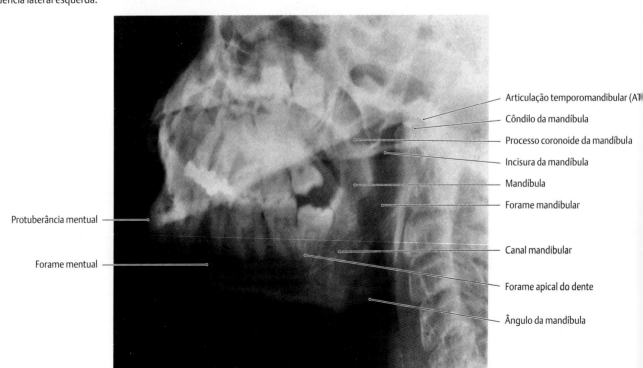

Figura 46.18 **RM, corte transversal através da órbita e do ducto lacrimonasal**
Incidência inferior.

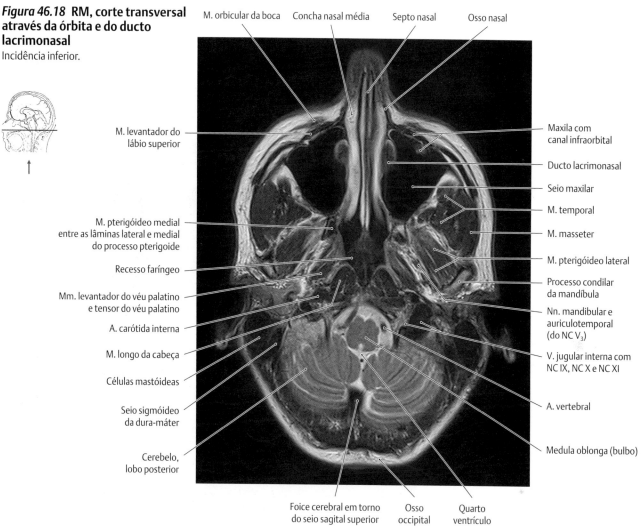

Figura 46.19 **RM, corte transversal através do pescoço**
Vista inferior.

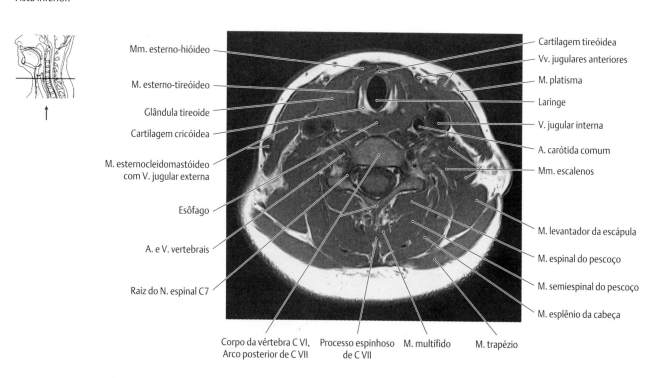

Anatomia Radiológica da Cabeça e do Pescoço (III)

Figura 46.20 Articulação temporomandibular (ATM)
Corte coronal.

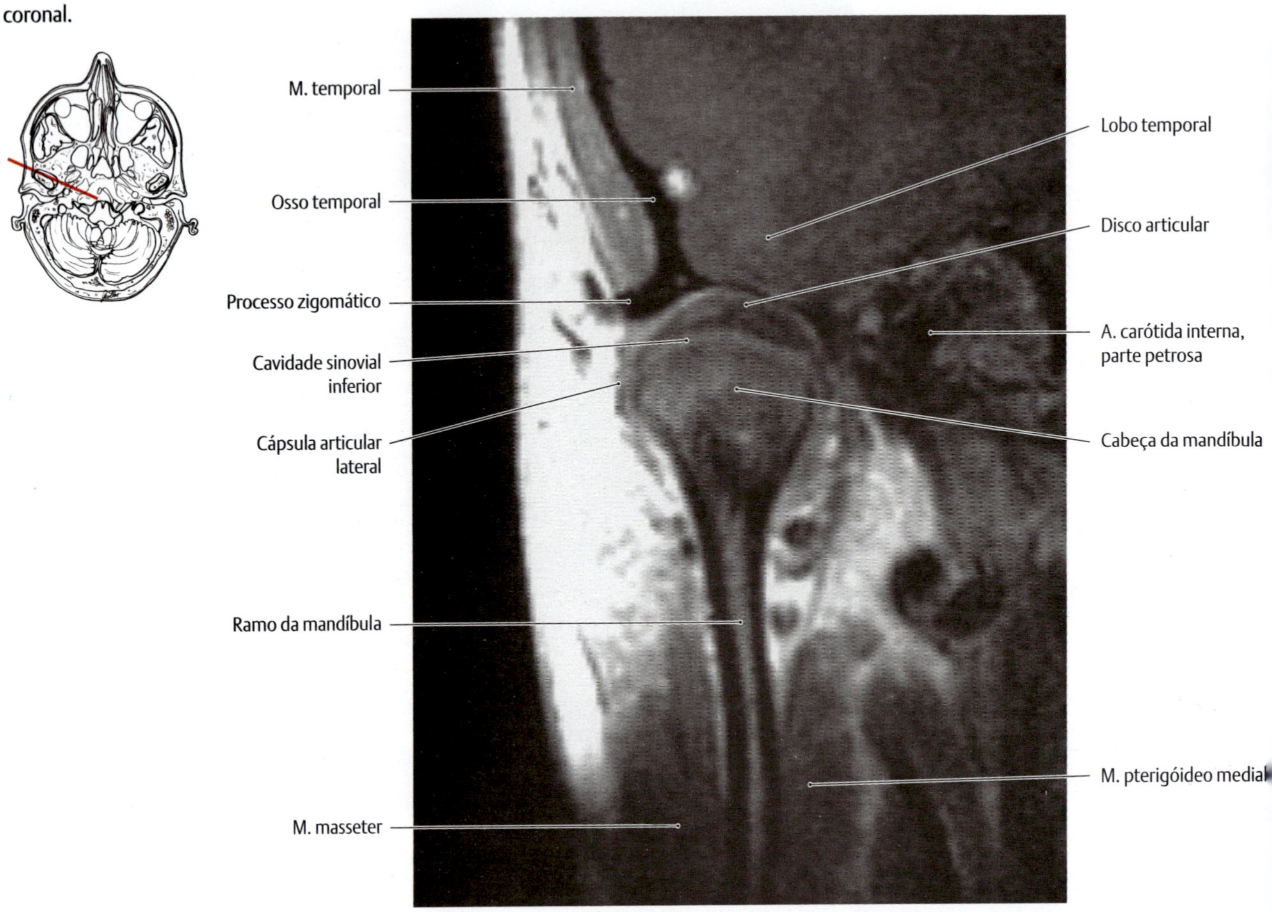

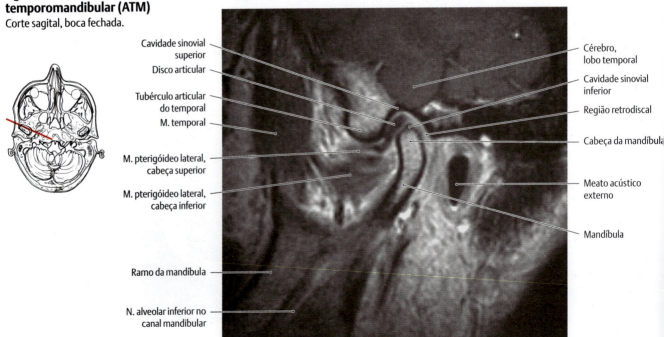

Figura 46.21 Articulação temporomandibular (ATM)
Corte sagital, boca fechada.

Figura 46.22 **Angioressonância magnética do crânio**
Vista craniana. Nessa angiografia observar que a artéria cerebral posterior direita surge da artéria carótida interna e não da artéria basilar – trata-se de uma variação. A configuração normal é vista à esquerda.

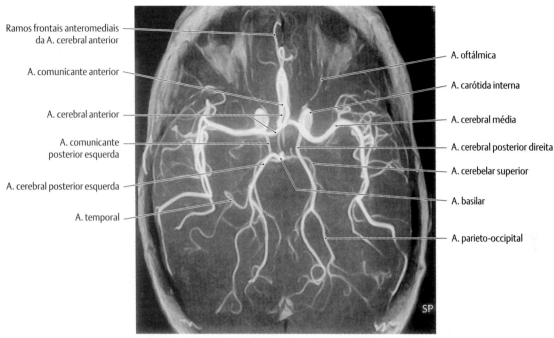

Figura 46.23 **Sistema venoso da dura-máter**
Vista lateral direita.

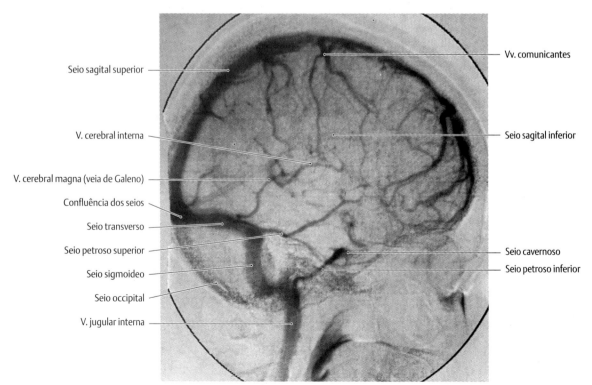

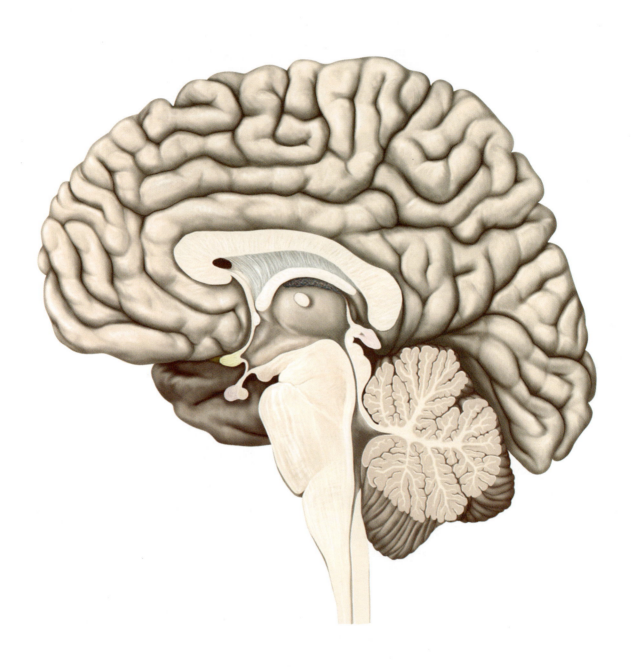

Encéfalo e Sistema Nervoso

47 Encéfalo

Sistema Nervoso: Considerações Gerais 664
Encéfalo, Organização Macroscópica. 666
Diencéfalo 668
Tronco Encefálico e Cerebelo. 670
Ventrículos e Espaços do LCS. 672

48 Vasos Sanguíneos do Encéfalo

Seios da Dura-máter e Veias do Encéfalo 674
Artérias do Encéfalo 676

49 Sistemas Funcionais

Anatomia e Organização da Medula Espinal 678
Vias Sensitivas e Motoras 680

50 Divisão Autônoma do Sistema Nervoso

Divisão Autônoma do Sistema Nervoso (I):
  Considerações Gerais 682
Divisão Autônoma do Sistema Nervoso (II) 684

51 Anatomia Seccional e Radiológica

Anatomia Seccional do Sistema Nervoso. 686
Anatomia Radiológica do Sistema Nervoso. 688

Sistema Nervoso: Considerações Gerais

Figura 47.1 Partes central e periférica do sistema nervoso
O sistema nervoso é dividido em partes central (SNC) e periférica (SNP). O SNC é formado pelo encéfalo e pela medula espinal, constituindo uma unidade funcional. O SNP é formado pelos nervos que emergem do encéfalo e da medula espinal (nervos cranianos e espinais, respectivamente).*

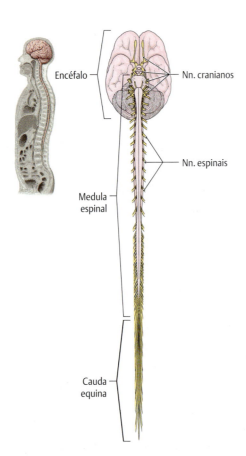

Figura 47.2 Substâncias cinzenta e branca no SNC
Os corpos dos neurônios exibem coloração cinzenta à inspeção macroscópica, ao passo que os prolongamentos dos neurônios (axônios) e a bainha de mielina isolante são brancos.

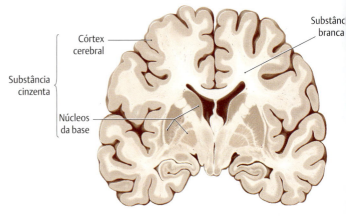

A Corte frontal do encéfalo.

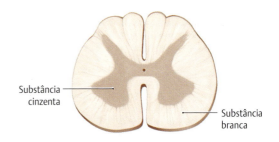

B Corte transversal da medula espinal.

Tabela 47.1 Desenvolvimento do encéfalo

	Vesícula primária	Parte		Estrutura
Tubo neural	Prosencéfalo	Telencéfalo (cérebro)		Córtex cerebral, substância branca e núcleos da base
		Diencéfalo		Epitálamo (glândula pineal), tálamo, subtálamo e hipotálamo
	Mesencéfalo*			Teto, tegmento e pedúnculos cerebrais
	Rombencéfalo	Metencéfalo	Cerebelo	Córtex cerebelar, núcleos e pedúnculos
			Ponte*	Núcleos e tratos de fibras
		Mielencéfalo	Bulbo*	

*O mesencéfalo, a ponte e o bulbo são denominados, no conjunto, tronco encefálico.

---

*N.R.T.: Também fazem parte do SNP os gânglios e as terminações nervosas.

Figura 47.3 **Desenvolvimento embrionário do encéfalo**
Vista lateral esquerda.

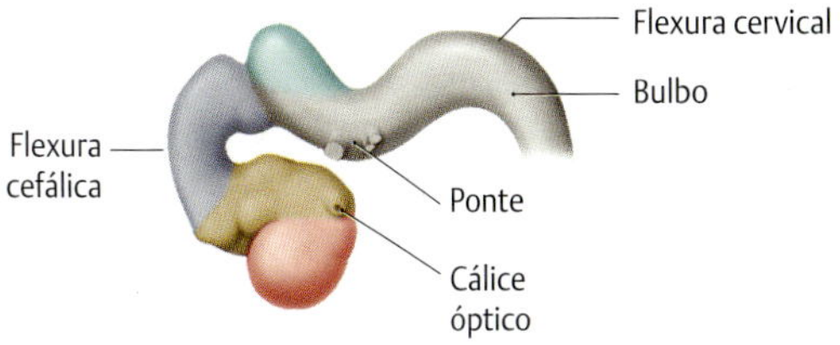

Figura 47.4 **Encéfalo do adulto**
Ver lobos do cérebro na **Fig. 47.7**. NC = nervo craniano.

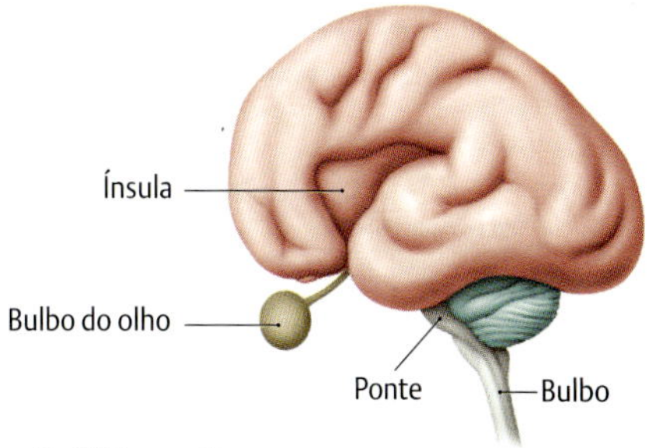

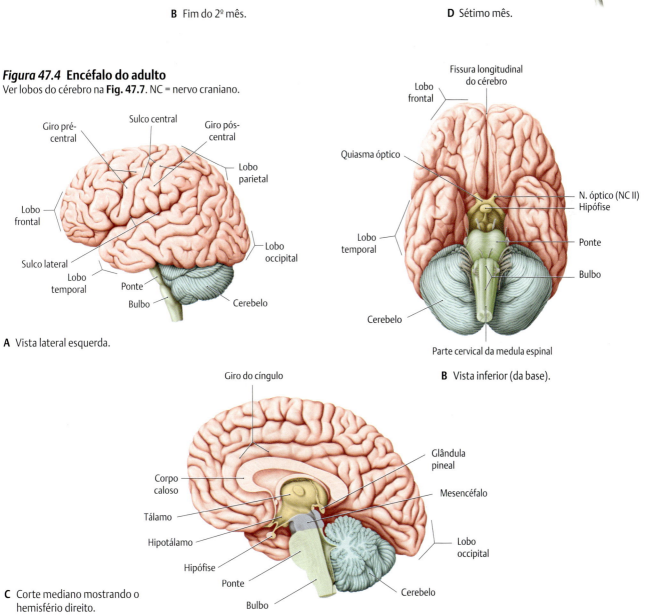

A Início do 2º mês.

B Fim do 2º mês.

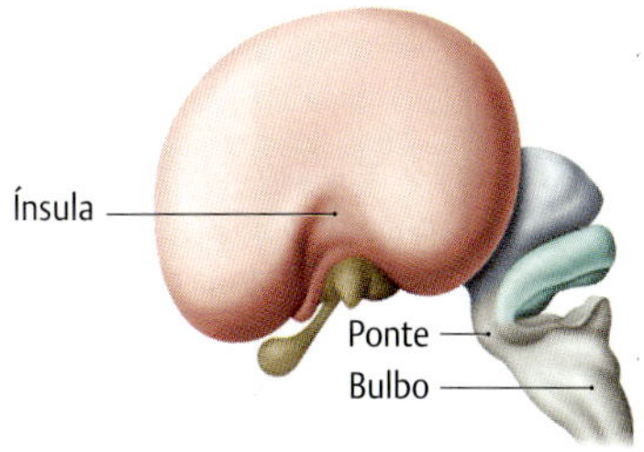

C Terceiro mês de desenvolvimento.

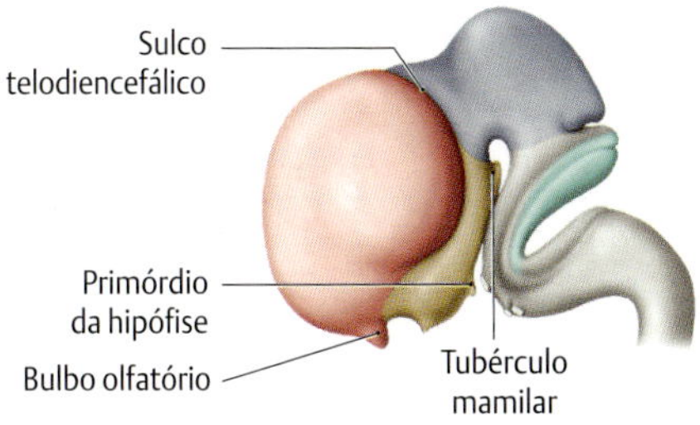

D Sétimo mês.

A Vista lateral esquerda.

B Vista inferior (da base).

C Corte mediano mostrando o hemisfério direito.

47 Encéfalo

665

Encéfalo, Organização Macroscópica

Figura 47.5 Telencéfalo (Cérebro)

Vista lateral esquerda. O telencéfalo pertence a subdivisão anterior do prosencéfalo embrionário – a parte do prosencéfalo do adulto que inclui os hemisférios cerebrais e as estruturas associadas. A anatomia de superfície do telencéfalo pode ser dividida macroscopicamente em quatro lobos: frontal, parietal, temporal e occipital. Os contornos superficiais do telencéfalo são definidos por convoluções (giros) e depressões (sulcos).

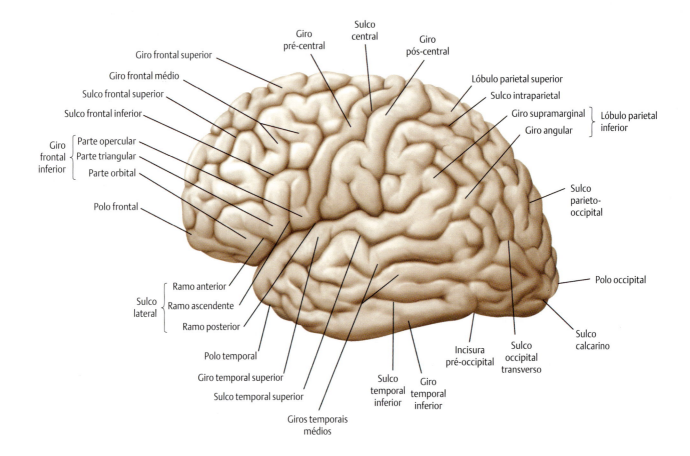

Figura 47.6 Lobo insular

Vista lateral do hemisfério cerebral esquerdo retraído. Parte do córtex cerebral avança sob a superfície durante o desenvolvimento, formando o lobo insular. As partes do córtex cerebral que recobrem essa região cortical mais profunda são denominadas opérculos.

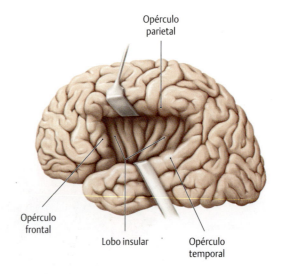

Figura 47.7 **Lobos nos hemisférios cerebrais**
O isocórtex também pode ser dividido em áreas de associação (lobos), sob o ponto de vista funcional.

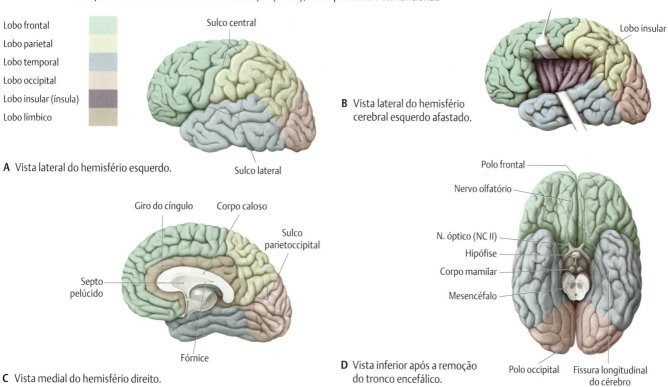

Figura 47.8 **Corte mediano do cérebro mostrando a face medial do hemisfério direito**
O cérebro foi dividido ao longo da fissura longitudinal do cérebro.

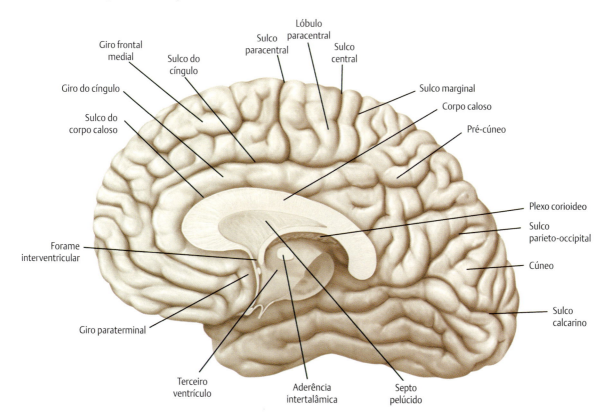

Diencéfalo

 O diencéfalo é a subdivisão posterior do prosencéfalo – a parte do prosencéfalo do adulto que inclui o tálamo e as estruturas associadas.

Figura 47.9 Diencéfalo
Corte mediano, vista medial do hemisfério direito. Os principais componentes do diencéfalo são o tálamo, o hipotálamo e a hipófise (lobo anterior). O diencéfalo está localizado abaixo do corpo caloso, parte do telencéfalo e acima do mesencéfalo. O tálamo constitui 4/5 do diencéfalo, mas as únicas partes que podem ser visualizadas externamente são o hipotálamo (na face basilar do cérebro) e partes do epitálamo. No cérebro adulto o diencéfalo está envolvido no funcionamento endócrino e na coordenação autônoma da glândula pineal, da neuro-hipófise e do hipotálamo. O diencéfalo também atua como estação de retransmissão de informações sensoriais e do controle motor somático via tálamo.

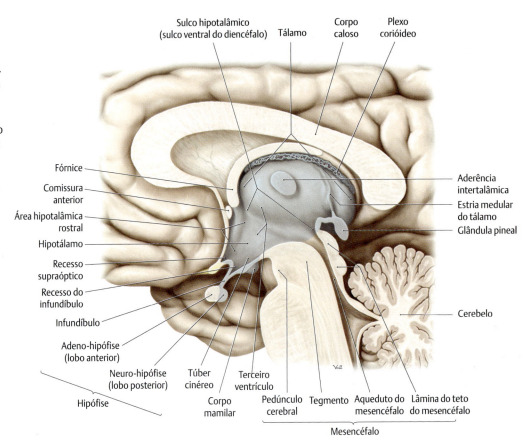

Figura 47.10 Disposição do diencéfalo em torno do terceiro ventrículo
Vista posterior de um corte transverso oblíquo através do telencéfalo com remoção do corpo caloso, do fórnice e do plexo corioideo. Essa figura ilustra claramente que a parede lateral do terceiro ventrículo forma o limite medial do diencéfalo.

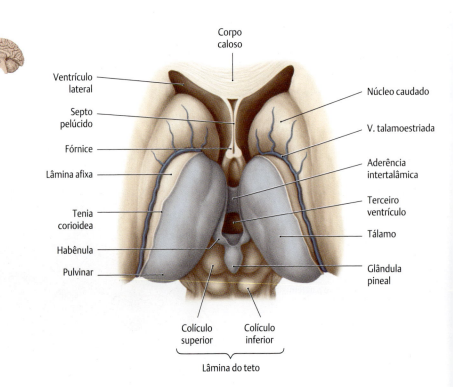

Figura 47.11 **O diencéfalo e o tronco encefálico**
Vista lateral esquerda. Os hemisférios cerebrais foram retirados do entorno do tálamo. O cerebelo também foi removido. As partes do diencéfalo visíveis nessa dissecação são o tálamo, o corpo geniculado lateral e o trato óptico. As duas últimas estruturas são componentes da via visual. Essa dissecação ilustra a participação do diencéfalo na conexão do tronco encefálico subjacente aos hemisférios cerebrais.

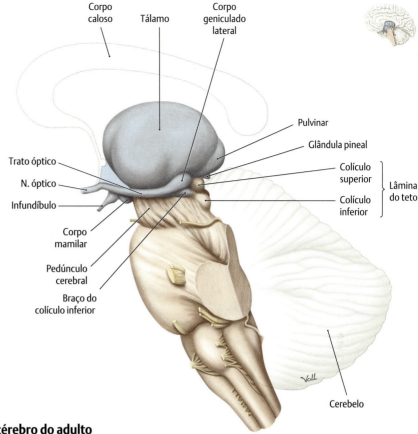

Figura 47.12 **Localização do diencéfalo no cérebro do adulto**
Vista basilar do cérebro (o tronco encefálico foi seccionado no nível da ponte). As estruturas que podem ser identificadas nessa vista representam aquelas partes do diencéfalo localizadas na superfície basilar do cérebro. Essa vista também revela como o trato óptico envolve os pedúnculos cerebrais. A expansão do telencéfalo durante o desenvolvimento limita o número de estruturas do diencéfalo visíveis na superfície inferior do cérebro, a saber:
- N. óptico
- Quiasma óptico
- Trato óptico
- Túber cinéreo com o infundíbulo
- Corpos mamilares
- Corpo geniculado lateral
- Neuro-hipófise

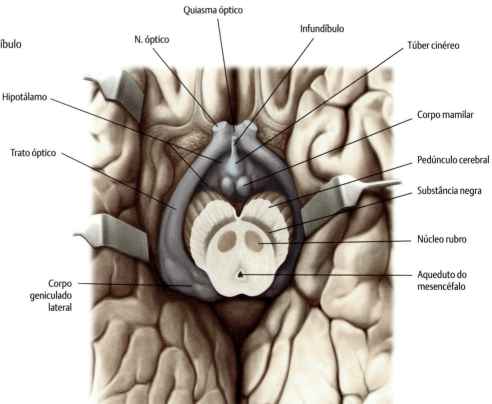

Tronco Encefálico e Cerebelo

A região peduncular do cérebro que conecta os hemisférios cerebrais ao cerebelo e a medula espinal é constituída pelo diencéfalo (tálamo e estruturas associadas) e pelo tronco encefálico – constituído pelo mesencéfalo, ponte e medula oblonga (bulbo) (sequência craniocaudal). Feixes de fibras atravessam essa região oriundas da medula espinal em direção ao telencéfalo; feixes de fibras espessas passam contralateralmente do telencéfalo para os hemisférios cerebelares; e 10 dos 12 nervos cranianos estão associados ao tronco encefálico.

Figura 47.13 Diencéfalo, tronco encefálico e cerebelo
Vista lateral esquerda.

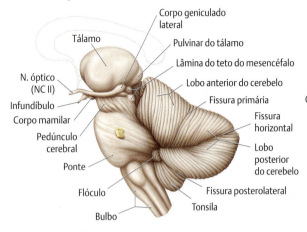

A Estruturas isoladas.

B Corte mediano.

Figura 47.14 Cerebelo

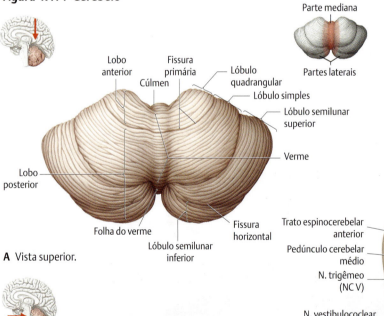

A Vista superior.

Figura 47.15 Pedúnculos cerebelares
Tratos dos axônios aferentes (sensitivos) ou eferentes (motores) entram ou saem, respectivamente, do cerebelo através dos pedúnculos cerebelares. Os axônios aferentes originam-se na medula espinal, nos órgãos vestibulares, na parte inferior da oliva e na ponte. Os axônios eferentes originam-se nos núcleos cerebelares.

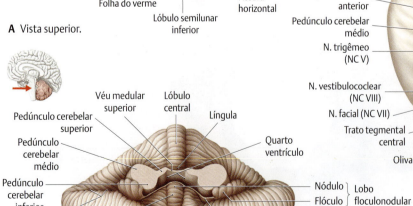

B Vista anterior.

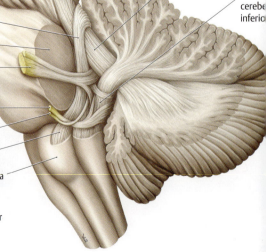

Figura 47.16 Tronco encefálico

O tronco encefálico é o local de saída e de entrada de 10 pares de nervos cranianos (NC III–XII). Ver um resumo dos nervos cranianos e de seus núcleos na **p. 526**.

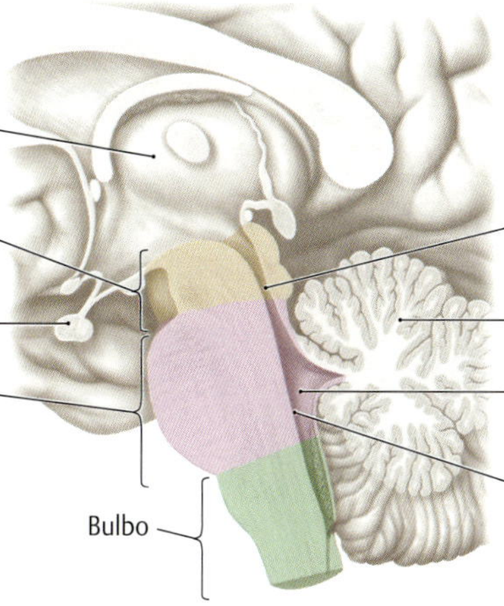

A Níveis do tronco encefálico.

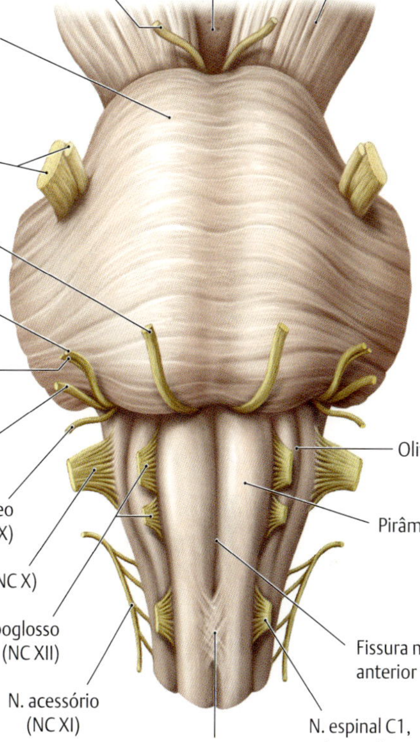

B Vista anterior.

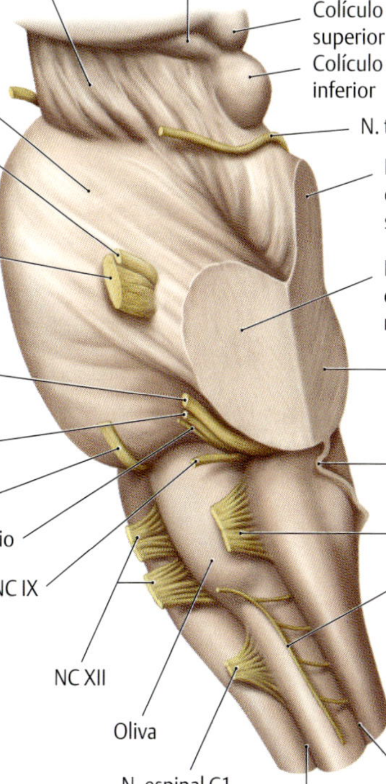

C Vista lateral esquerda.

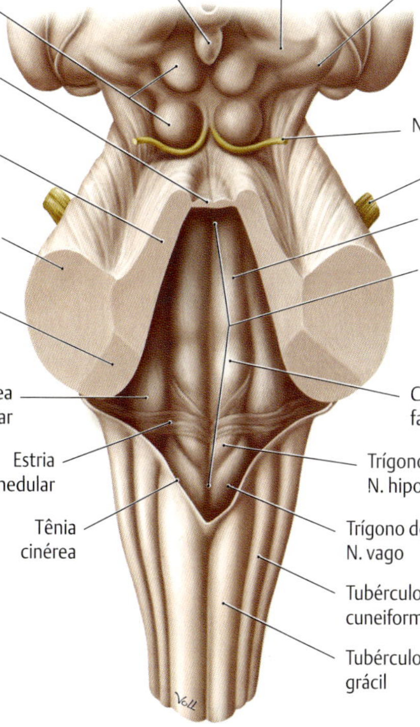

D Vista posterior.

Ventrículos e Espaços do LCS

Figura 47.17 Circulação do líquido cerebrospinal (LCS)
O encéfalo e a medula espinal estão em suspensão no líquido cerebrospinal. Produzido continuamente pelo plexo corióideo, o líquido cerebrospinal ocupa o espaço subaracnóideo e os ventrículos do encéfalo.

É absorvido pelas granulações aracnóideas para o sangue venoso nos seios da dura-máter (basicamente o seio sagital superior), na cavidade do crânio. Volumes menores drenam ao longo das partes proximais dos nervos espinais para os plexos venosos ou para as vias linfáticas.

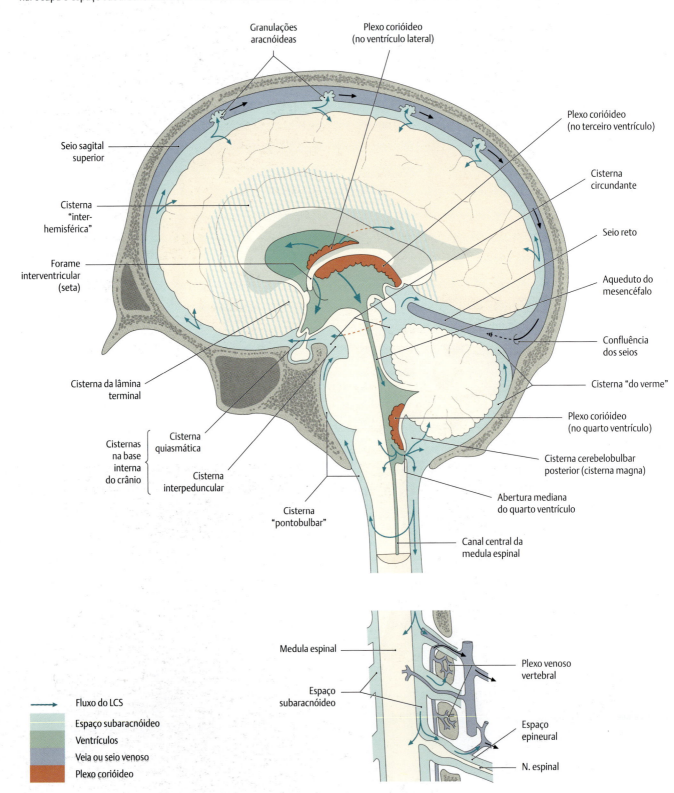

Figura 47.18 **Sistema ventricular**
O sistema ventricular é uma continuação do canal central da medula espinal no encéfalo. São usados modelos para demonstrar as comunicações entre as quatro cavidades ventriculares.

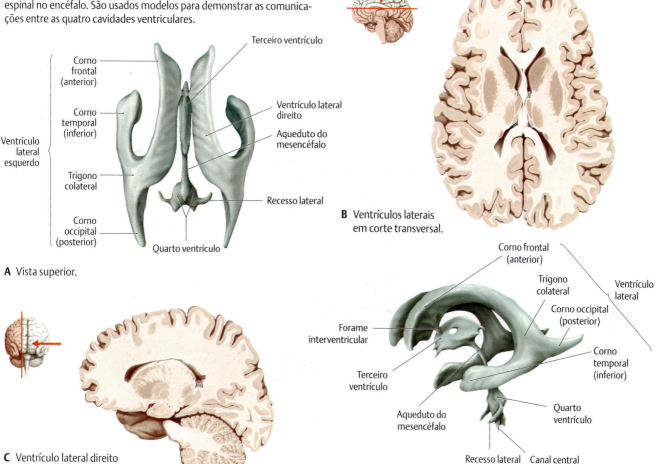

A Vista superior.
B Ventrículos laterais em corte transversal.
C Ventrículo lateral direito em corte sagital.
D Vista lateral esquerda.

Figura 47.19 **Sistema ventricular *in situ***
Vista lateral esquerda.

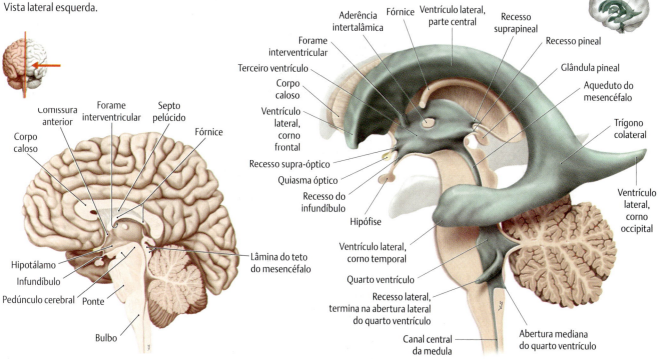

A Terceiro e quarto ventrículos em corte mediano.
B Sistema ventricular com as estruturas adjacentes.

673

Seios da Dura-máter e Veias do Encéfalo

 Mais informações sobre o sistema de seios venosos e pregas durais da cavidade craniana podem ser encontradas nas **pp. 554 a 557**.

Figura 48.1 **Veias do encéfalo**

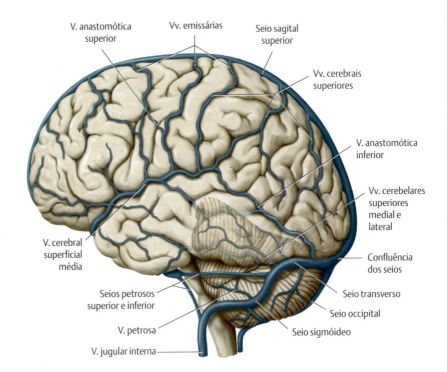

A Vista lateral do hemisfério esquerdo.

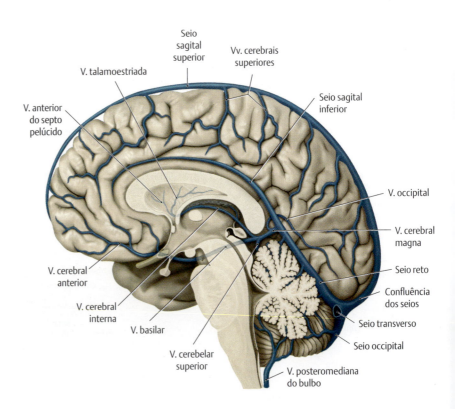

B Vista medial do hemisfério direito.

Figura 48.2 **Sistema venoso cerebral**
Vista inferior.

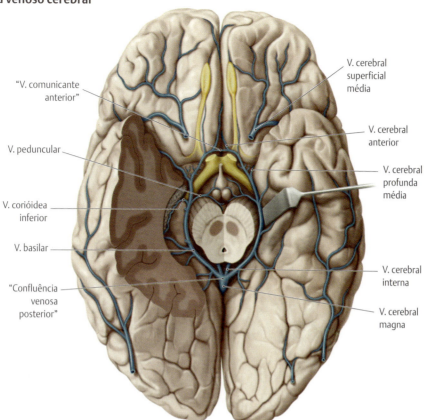

Figura 48.3 **Veias do tronco encefálico**
Vista anteroinferior.

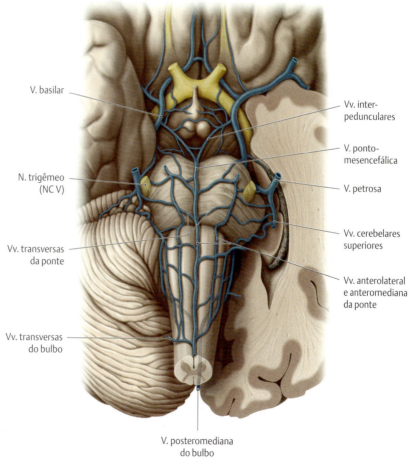

Artérias do Encéfalo

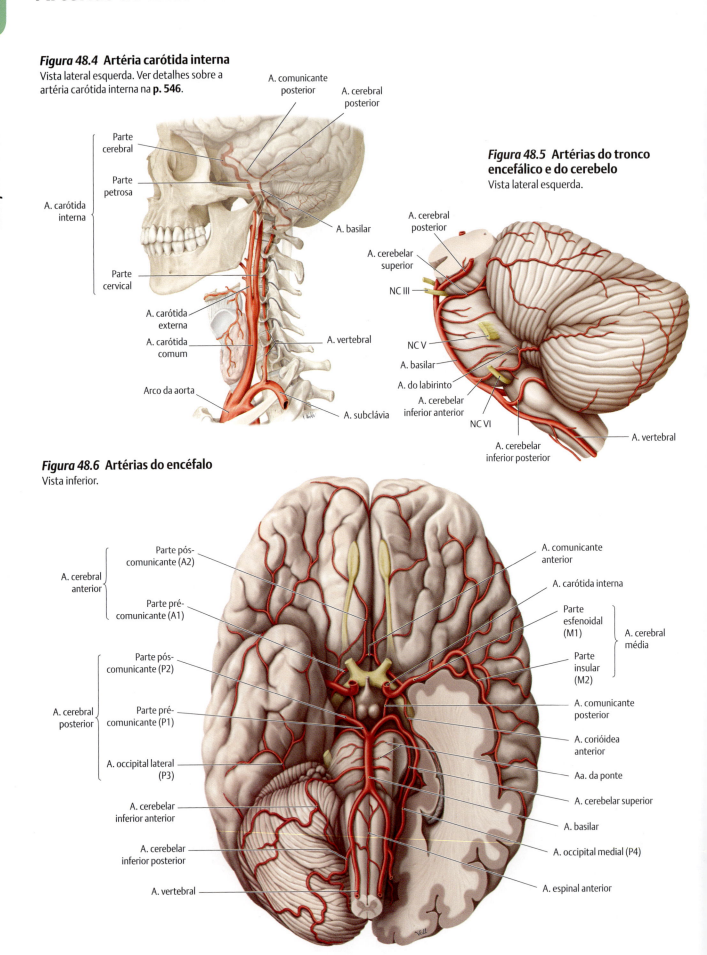

Figura 48.4 **Artéria carótida interna**
Vista lateral esquerda. Ver detalhes sobre a artéria carótida interna na **p. 546**.

Figura 48.5 **Artérias do tronco encefálico e do cerebelo**
Vista lateral esquerda.

Figura 48.6 **Artérias do encéfalo**
Vista inferior.

Figura 48.7 **Artérias cerebrais**

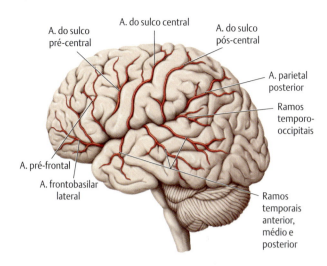

A Artéria cerebral média. Vista lateral do hemisfério esquerdo.

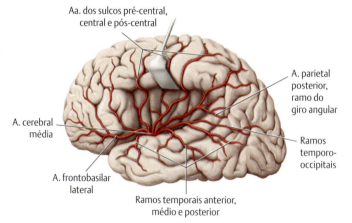

B Artéria cerebral média. Vista lateral do hemisfério esquerdo com afastamento do sulco lateral.

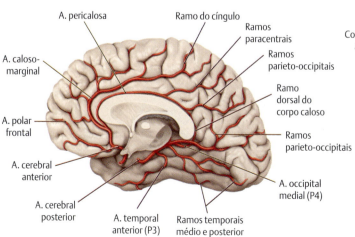

C Artérias cerebrais anterior e posterior. Vista medial do hemisfério direito.

Figura 48.8 **Artérias cerebrais: Áreas de distribuição**
As substâncias cinzenta e branca localizadas mais internamente possuem irrigação sanguínea complexa (amarela) que inclui a artéria corióidea anterior.

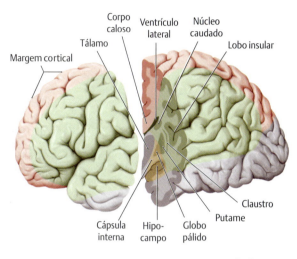

☐ A. cerebral anterior
☐ A. cerebral média
☐ A. cerebral posterior

A Vista lateral do hemisfério esquerdo.

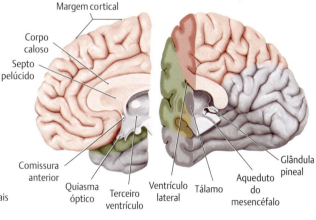

B Vista medial do hemisfério direito.

Anatomia e Organização da Medula Espinal

Figura 49.1 **Anatomia de um segmento da medula espinal**
Representação tridimensional, vista anterior oblíqua a partir da parte superior esquerda. A substância cinzenta da medula espinal é encontrada na parte interna, circundando o canal central em uma configuração de asas de borboleta ou H. Isso é o contrário do que é observado no cérebro onde a substância branca está localizada na parte externa em uma configuração cortical. A função primária da medula espinal é a condução de impulsos para o cérebro e deste para outros locais e isso é facilitado pela disposição das substâncias branca e cinzenta em agrupamentos longitudinais.

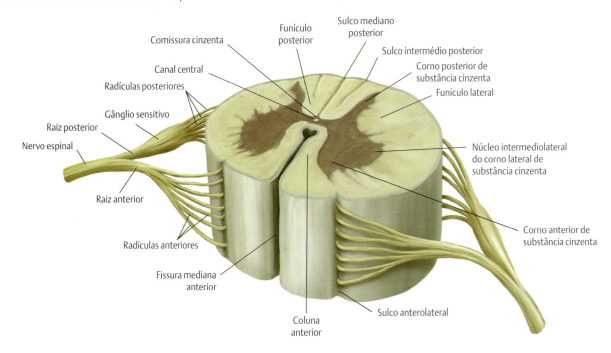

Figura 49.2 **Organização da substância cinzenta**
Vista oblíqua anterossuperior esquerda. A substância cinzenta da medula espinal é dividida em três colunas (cornos). Os neurônios aferentes (azuis) e eferentes (vermelhos), nessas colunas, são agrupados de acordo com a função.
- Coluna anterior: contém neurônios motores
- Coluna lateral: contém neurônios simpáticos ou parassimpáticos (visceromotores) em regiões especiais
- Coluna posterior: contém neurônios sensitivos

Os neurônios aferentes (em azul) e eferentes (em vermelho) nessas colunas estão agrupados em núcleos de acordo com sua função.

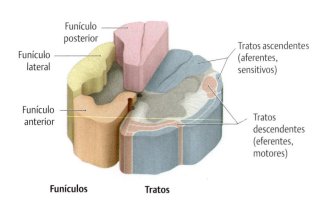

Figura 49.3 **Inervação muscular**
Os neurônios motores que atendem a músculos específicos estão dispostos em colunas verticais no corno anterior de substância cinzenta, as próprias colunas podem ser denominadas núcleos, de modo semelhante aos núcleos motores no tronco encefálico. A maioria dos músculos (músculos intersegmentares) é inervada por numerosos núcleos motores de vários segmentos da medula espinal. Já os músculos monossegmentares têm seus neurônios motores localizados em um único segmento da medula espinal.

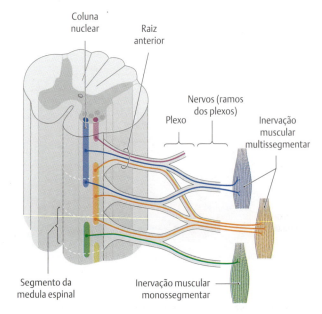

Figura 49.4A Organização da substância branca

Vista anterossuperior oblíqua esquerda. As colunas de substância cinzenta segmentam a substância branca de modo análogo em funículos anterior, lateral e posterior. A substância branca da medula espinal contém tratos ascendentes e descendentes que são o equivalente no SNC dos nervos periféricos.

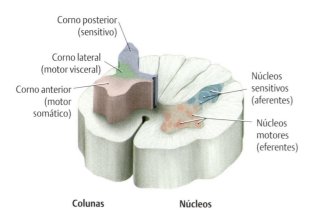

Figura 49.4B Visão geral da integração sensorimotora

A figura esquemática mostra a via do impulso de um neurônio (sensitivo) aferente primário cujo axônio desce para fazer sinapse com os neurônios (sensitivos) aferentes secundário e terciário no tronco encefálico e no telencéfalo e termina em uma sinapse com um neurônio no córtex sensitivo. Um interneurônio conecta-o com um neurônio motor superior que depois desce pelos funículos de substância branca da medula espinal até um neurônio motor, que a seguir faz sinapse com um neurônio motor inferior cujo axônio sai do nervo periférico para o órgão efetor.

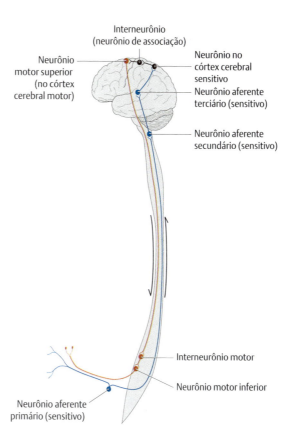

Figura 49.5A Fascículos intrínsecos principais da medula espinal (em amarelo)

Vista anterossuperior oblíqua esquerda. A maioria dos músculos apresenta inervação multissegmentar que exige que os axônios "subam/desçam" múltiplos segmentos da medula espinal para coordenar os reflexos espinais. Os neurônios desses axônios se originam de interneurônios na substância cinzenta que formam vias reflexas intrínsecas da medula espinal. Esses axônios são reunidos em fascículos dispostos principalmente em torno da substância cinzenta. Esses fascículos constituem os circuitos intrínsecos da medula espinal.

Figura 49.5A Circuitos intrínsecos da medula espinal

Os neurônios aferentes são mostrados em azul e os neurônios eferentes em vermelho. Os neurônios dos circuitos reflexos espinais estão em preto. Essas cadeias de interneurônios, que estão totalmente localizados na medula espinal, constituem os circuitos intrínsecos da medula espinal. Os axônios desses circuitos intrínsecos passam para segmentos adjacentes nos fascículos intrínsecos localizados ao longo da margem da substância cinzenta.

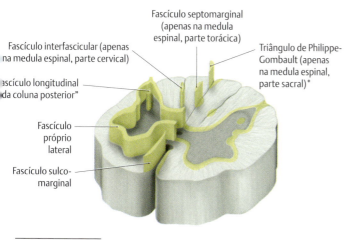

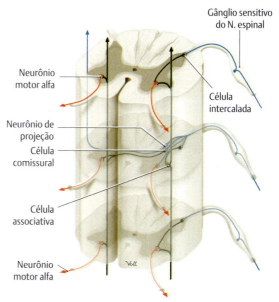

*N.R.T.: Segundo a Terminologia Anatômica corresponde ao fascículo interfascicular. Porém, há autores que consideram esse triângulo como sendo o fascículo septomarginal na parte sacral da medula espinal.

679

Vias Sensitivas e Motoras

Figura 49.6 **Vias sensitivas (tratos ascendentes)**

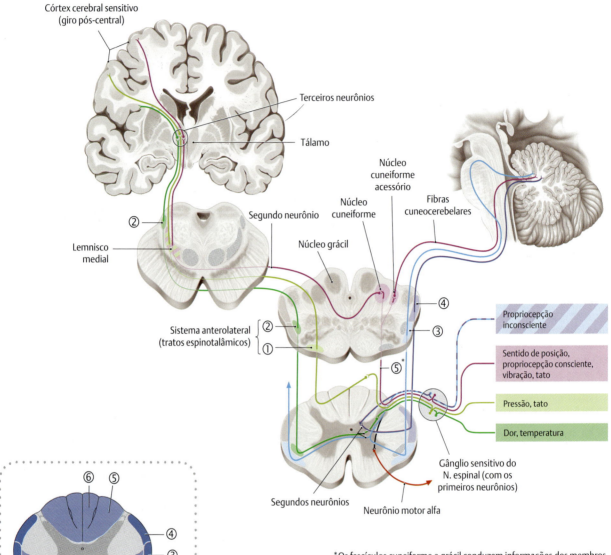

*Os fascículos cuneiforme e grácil conduzem informações dos membros superiores e inferiores, respectivamente. Nesse nível da medula espinal, apenas o fascículo cuneiforme está presente.

Tabela 49.1	Tratos ascendentes da medula espinal			
Trato		**Localização**	**Função**	**Neurônios**
①	Trato espinotalâmico anterior	Funículo anterior	Via para o tato protopático e a sensação de pressão	1ᵒˢ neurônios aferentes situados nos gânglios sensitivos dos nervos espinais; contêm 2ᵒˢ neurônios que cruzam na comissura anterior
②	Trato espinotalâmico lateral	Funículos anterior e lateral	Via para dor, temperatura, cócegas, prurido e sensibilidade genital	
③	Trato espinocerebelar anterior	Funículo lateral	Via para coordenação inconsciente das atividades motoras (propriocepção inconsciente; processos automáticos, por exemplo, correr, andar de bicicleta) até o cerebelo	Neurônios de projeção (2ᵒˢ) recebem sinais proprioceptivos das fibras aferentes que se originam nos 1ᵒˢ neurônios dos gânglios sensitivos dos nervos espinais
④	Trato espinocerebelar posterior			
⑤	Fascículo cuneiforme	Funículo posterior	Via para a sensação de posição do corpo (propriocepção consciente) e sensibilidade cutânea fina (tato, vibração, sensibilidade à pressão fina, discriminação entre dois pontos)	Transmite informações do membro *superior* (ausente abaixo de T3)	Corpos celulares dos 1ᵒˢ neurônios situados no gânglio sensitivo do nervo espinal; seguem, sem cruzar, para os núcleos na coluna posterior
⑥	Fascículo grácil*			Transmite informações do membro *inferior*	

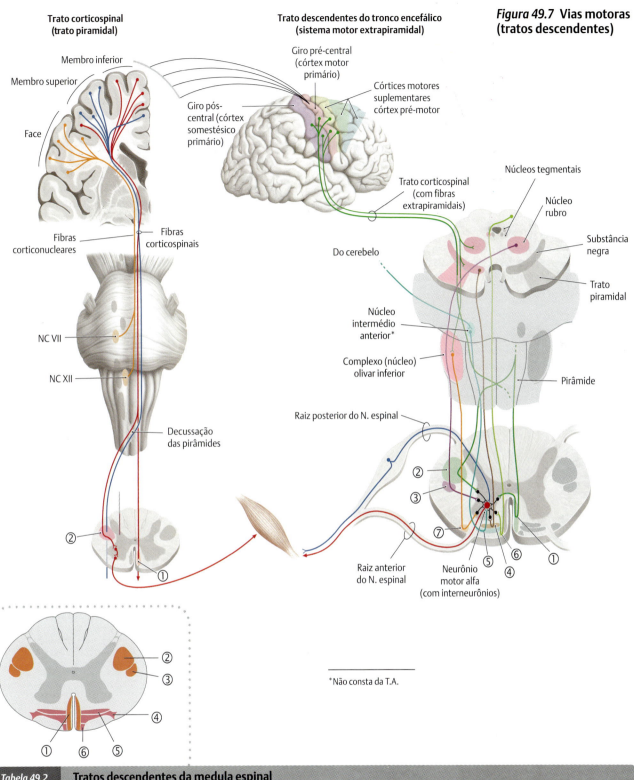

Figura 49.7 Vias motoras (tratos descendentes)

*Não consta da T.A.

Tabela 49.2	Tratos descendentes da medula espinal

Trato			Função
Trato piramidal	①	Trato corticospinal anterior	Via mais importante para a função motora voluntária — Origina-se no córtex cerebral motor; Fibras *corticonucleares* para os núcleos motores dos nervos cranianos; Fibras *corticospinais* para as células motoras no corno anterior da medula espinal; Fibras *corticorreticulares* para os núcleos da formação reticular
	②	Trato corticospinal lateral	
Sistema motor extrapiramidal	③	Trato rubrospinal	Via para processos motores automáticos e aprendidos (p. ex., caminhada, corrida, ciclismo)
	④	Trato reticulospinal	
	⑤	Trato vestibulospinal	
	⑥	Trato tetospinal	
	⑦	Trato olivospinal	

681

Divisão Autônoma do Sistema Nervoso (I): Considerações Gerais

Figura 50.1 **Divisão autônoma do sistema nervoso**
A divisão autônoma do sistema nervoso é a parte do sistema nervoso periférico que inerva a musculatura lisa, o músculo cardíaco e as glândulas. É subdividida nas partes simpática (em vermelho) e parassimpática (em azul) do sistema nervoso, que frequentemente têm ações antagonistas e, assim, regulam o fluxo sanguíneo, as secreções e a função os órgãos. Tanto a parte simpática como a parassimpática do sistema nervoso têm uma via de dois neurônios, que está sob o controle da parte central do sistema nervoso via um neurônio motor superior com seu corpo celular no hipotálamo.

Na parte simpática do sistema nervoso o neurônio pré-ganglionar faz sinapse nos gânglios do tronco simpático (pareados, um de cada lado da coluna vertebral) ou em um dos gânglios pré-vertebrais localizados na base da artéria segundo a qual o gânglio é nomeado (celíaco, mesentérico superior e mesentérico inferior). Os neurônios pós-ganglionares simpáticos tornam, então, a penetrar nos nervos espinais via ramos comunicantes cinzentos e são distribuídos para sua estrutura-alvo ou atingem sua estrutura-alvo ao acompanhar artérias. Exceto na cabeça, os neurônios pré-ganglionares parassimpáticos fazem sinapse nos gânglios na parede do órgão-alvo. Neurônios parassimpáticos pós-ganglionares curtos inervam então o órgão. Na cabeça existem quatro gânglios parassimpáticos: ciliar, pterigopalatino, submandibular e ótico, que estão associados aos nervos cranianos III, VII e IX, respectivamente. Esses quatro gânglios são responsáveis pela distribuição de fibras para a musculatura lisa nos olhos e para as glândulas salivares e para as glândulas da cavidade nasal, seios paranasais, palatos mole e duro e faringe.

Tanto os neurônios pré-ganglionares simpáticos como os parassimpáticos secretam acetilcolina, que atua nos receptores nicotínicos nos gânglios. Os neurônios pós-ganglionares simpáticos secretam norepinefrina, que atua nos adrenoceptores (alfa ou beta) nos tecidos-alvo. Os neurônios pós-ganglionares parassimpáticos secretam acetilcolina, que atua nos receptores muscarínicos nos tecidos-alvo.

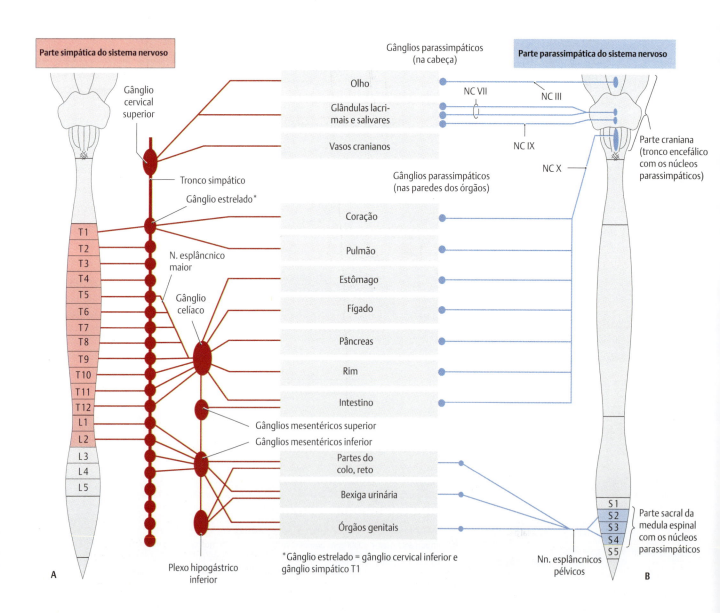

682

Tabela 50.1	Vias parassimpáticas

Neurônio	Localização do corpo celular	
Neurônio motor superior	**Hipotálamo**: os corpos celulares dos neurônios motores superiores parassimpáticos estão localizados no hipotálamo. Seus axônios descem, via tratos de substância branca, e fazem sinapse com o neurônio motor inferior no tronco encefálico e na parte sacral na medula espinal (S2 a S4)	
Neurônio pré-ganglionar (neurônio motor inferior)	A parte parassimpática do sistema nervoso é dividida em duas (cranial e sacral) segundo a localização dos neurônios parassimpáticos pré-ganglionares.	
	Núcleos dos nervos cranianos no tronco encefálico: os axônios desses neurônios secundários saem da parte central do sistema nervoso como raízes motoras de nervos cranianos (III, VII, IX e X).	**Medula espinal (S2 a S4)**: os axônios desses neurônios secundários saem da parte central do sistema nervoso como nervos esplâncnicos pélvicos. Esses nervos avançam nos ramos posteriores dos nervos espinais S2 a S4 e se distribuem via plexos simpáticos para as vísceras pélvicas
Neurônio pós-ganglionar	**Gânglios parassimpáticos de nervos cranianos**: os nervos cranianos parassimpáticos da cabeça têm, cada um, pelo menos um gânglio: • NC III: gânglio ciliar • NC VII: gânglio pterigopalatino e gânglio submandibular • NC IX: gânglio ótico • NC X: pequenos gânglios sem denominações específicas localizados perto das estruturas-alvo	
Distribuição das fibras pós-ganglionares	As fibras parassimpáticas acompanham outros tipos de fibras até seus alvos. Na cabeça as fibras pós-ganglionares do gânglio pterigopalatino (NC VII) e do gânglio ótico (NC IX) são distribuídas via ramos do nervo trigêmeo (NC V). Fibras pós-ganglionares do gânglio ciliar (NC III) correm com fibras sensitivas e simpáticas nos nervos ciliares curtos (fibras pré-ganglionares acompanham as fibras somatomotoras do NC III). No tórax, no abdome e na pelve, as fibras parassimpáticas pré-ganglionares de NC X e os nervos esplâncnicos pélvicos se combinam com fibras simpáticas pós-ganglionares para formar plexos (p. ex., cardíaco, pulmonar, esofágico).	

Tabela 50.2	Vias simpáticas

Neurônio	Localização do corpo celular	
Neurônio motor superior	**Hipotálamo**: os corpos celulares dos neurônios motores superiores parassimpáticos estão localizados no hipotálamo. Seus axônios descem via tratos de substância branca com o neurônio motor inferior no corno lateral da medula espinal (T1 a L2)	
Neurônio pré-ganglionar (neurônio motor inferior)	**Corno lateral da medula espinal (T1 a L2)**: o corno lateral é a parte média da substância cinzenta da medula espinal, localizada entre os cornos anterior e posterior. Contém apenas neurônios autônomos (simpáticos). Os axônios desses neurônios saem da parte central do sistema nervoso como raiz motora dos nervos espinais e penetram nos gânglios paravertebrais via ramos comunicantes brancos (mielinizados)	
Neurônios pré-ganglionares nos gânglios paravertebrais	Todos os neurônios simpáticos pré-ganglionares penetram na cadeia simpática. Aí fazem sinapse em um gânglio da cadeia ou ascendem ou descem para fazer sinapse. Neurônios simpáticos pré-ganglionares fazem sinapse em um de dois locais, produzindo dois tipos de gânglios simpáticos.	
	Fazem sinapse nos gânglios paravertebrais	Atravessam sem fazer sinapse os gânglios parassimpáticos. Essas fibras acompanham os nervos esplâncnicos torácicos, lombares e sacrais para fazer sinapse nos gânglios pré-vertebrais
Neurônio pós-ganglionar	**Gânglios paravertebrais**: esses gânglios formam os troncos nervosos simpáticos que ladeiam a medula espinal	**Gânglios pré-vertebrais**: associados com plexos periféricos, que se disseminam ao longo da parte abdominal da aorta. Existem três gânglios pré-vertebrais primários: • Gânglio celíaco • Gânglio mesentérico superior • Gânglio mesentérico inferior
Distribuição das fibras pós-ganglionares	As fibras pós-ganglionares estão distribuídas de duas maneiras: 1. Nervos espinais: neurônios pós-ganglionares tornam a penetrar nos nervos espinais via ramos comunicantes cinzentos. Esses neurônios simpáticos induzem constrição dos vasos sanguíneos, das glândulas sudoríparas e dos músculos eretores dos pelos (fibras musculares ligadas aos folículos pilosos) 2. Artérias e ductos: plexos nervosos se formam ao longo das estruturas existentes. As fibras simpáticas pós-ganglionares acompanham as artérias até as estruturas-alvo. As vísceras são inervadas dessa forma (p. ex., inervação simpática referente a vasoconstrição, broncodilatação, dilatação pupilar, contração da musculatura lisa).	

Divisão Autônoma do Sistema Nervoso (II)

Figura 50.2 Nervo espinal típico

Todos os nervos espinais provenientes da medula espinal contêm fibras sensitivas somáticas (ou aferentes, provenientes da parede do corpo) e motoras somáticas (ou eferentes, para a parede do corpo). As fibras sensitivas provêm do dorso via ramo branco do nervo espinal. As fibras aferentes somáticas se aproximam da medula espinal via raiz posterior. Os corpos celulares dessas fibras estão localizados no gânglio sensitivo (espinal/raiz dorsal). Eles fazem sinapse cm neurônios sensitivos no corno posterior de substância cinzenta na medula espinal e enviam impulsos para serem interpretados no cérebro. As fibras motoras somáticas têm seus neurônios no corno anterior de substância cinzenta e enviam suas fibras para o nervo espinal via raiz anterior. Esse padrão de inervação somática ocorre em todos os nervos espinais, desde C1 até S5, estejam eles envolvidos em um plexo ou não.

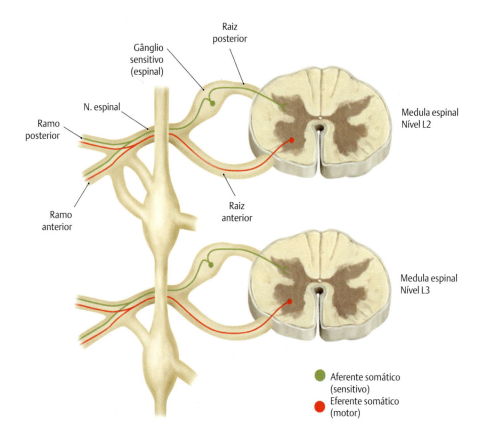

Figura 50.3 Circuito da divisão autônoma do sistema nervoso

Os dermátomos da parede do corpo também precisam de fibras simpáticas para a contração da musculatura lisa e para promover a secreção das glândulas nos dermátomos. Fibras simpáticas pré-ganglionares (em roxo) provêm de corpos celulares no núcleo intermediolateral (substância cinzenta) da medula espinal. Essas fibras saem da medula espinal pela raiz anterior (eferente), juntamente com as fibras motoras (eferentes) somáticas e penetram no nervo espinal. A musculatura lisa da parede do corpo precisa de inervação por fibras simpáticas pós-ganglionares que buscam o local de sinapse mais próximo – os gânglios simpáticos paravertebrais – encontrados de cada lado da coluna vertebral (disposição em cadeia). Cada gânglio se conecta ao nervo espinal por ramos comunicantes. O ramo comunicante branco é encontrado em uma posição mais distante e "leva" a fibra simpática pré-ganglionar (mielinizada = branca) para o gânglio. Uma vez no gânglio paravertebral:

a) As fibras simpáticas pré-ganglionares conseguem fazer sinapse no gânglio e a fibra simpática pós-ganglionar (laranja) passa ao longo do ramo comunicante cinzento (não mielinizado) de volta para o nervo espinal. As fibras simpáticas pós-ganglionares podem, então, ser distribuídas para estruturas nos dermátomos via ramos anteriores e posteriores – juntamente com fibras sensitivas e motoras somáticas.

b) A fibra pré-ganglionar pode ascender ou descer o tronco simpático para fazer sinapse em um gânglio paravertebral superior ou inferior. Isso é especialmente importante porque a fonte de inervação simpática é limitada aos níveis espinais T1 a L2. Essa figura mostra a inervação simpática proveniente do último segmento da medula espinal que a contém (L2) descendo ao longo do tronco simpático para o gânglio paravertebral em L3. Ele faz sinapse nesse ponto e a fibra simpática pós-ganglionar sai para o nervo espinal de L3. Observe que existe apenas um ramo comunicante cinzento nesse nível porque os ramos comunicantes brancos são fibras aferentes (T1 a L2), enquanto os ramos comunicantes cinzentos são fibras eferentes acima e abaixo de T1 e L2. Portanto, existem mais ramos comunicantes cinzentos do que brancos. Tanto os ramos anteriores como os posteriores contêm fibras simpáticas pós-ganglionares distribuídas para o dermátomo de L3 juntamente com as típicas fibras motoras e sensitivas somáticas de cada nível vertebral.

Agora que sabemos que a parede do corpo recebe inervação simpática pós-ganglionar, comentaremos sobre as vísceras. A terceira opção para as fibras simpáticas pré-ganglionares que penetram em um gânglio pré-vertebral consiste na passagem das fibras através do gânglio paravertebral nesse nível sem fazer sinapse e avançando para um nervo esplâncnico para fazer sinapse em um de três gânglios pré-vertebrais (ou colaterais) encontrados no abdome ao longo da face anterior da aorta na base de um dos três ramos viscerais principais (tronco celíaco, A. mesentérica superior e A. mesentérica inferior). As fibras simpáticas pós-ganglionares (em laranja) acompanham os ramos arteriais até as vísceras onde controlam a contração da musculatura lisa na parede do órgão.

A parede do corpo não recebe inervação parassimpática. A dilatação das paredes dos sanguíneos ocorre quando as fibras simpáticas pós-ganglionares param de disparar para causar vasoconstrição. Todavia, o complexo controle do movimento da parede do intestino ou a secreção das glândulas em sua parede realmente demanda o aporte antagonista da divisão parassimpática. A inervação parassimpática para as vísceras do tórax e para boa parte do abdome (até o meio do colo transverso) é suprida pelo nervo vago (em azul-escuro). O nervo vago envia ramos para os vários gânglios pré-vertebrais simpáticos do abdome, mas não fazem sinapse nesse local. Os ramos atravessam esses gânglios, seguindo os ramos do vaso sanguíneo até a parede dos órgãos supridos. Nesse ponto fazem sinapse no minúsculo gânglio parassimpático (intramural) na parede do órgão.

As fibras parassimpáticas pós-ganglionares (em azul-claro) são, portanto, extremamente curtas. O restante das vísceras pélvicas e abdominais recebem aporte parassimpático de modo semelhante, mas de fibras parassimpáticas pós-ganglionares dos níveis S2 a S4 da medula espinal. As vísceras também "sentem" dor, retransmitida a parte central do sistema nervoso por aferentes viscerais. Vale mencionar que as fibras aferentes viscerais seguem o trajeto das fibras simpáticas pré-ganglionares e pós-ganglionares provenientes das vísceras. Elas atravessam o gânglio pré-vertebral sem fazer sinapse, voltam ao longo do nervo esplâncnico, não fazem sinapse no gânglio paravertebral, passa de novo pelo ramo comunicante branco (porque as fibras aferentes viscerais também são mielinizadas) e seguem a raiz posterior de volta ao gânglio sensitivo onde o corpo celular é encontrado entre os da parede do corpo. Por fim, fazem sinapse no corno posterior de substância cinzenta na medula espinal entre os aferentes somáticos que também fazem sinapse aí. Essa é a base para a dor referida porque o cérebro acha difícil distinguir a dor visceral da dor somática porque esta supera a primeira significativamente. Assim, a dor proveniente de órgãos internos é, com frequência, referida para locais na parede do corpo.

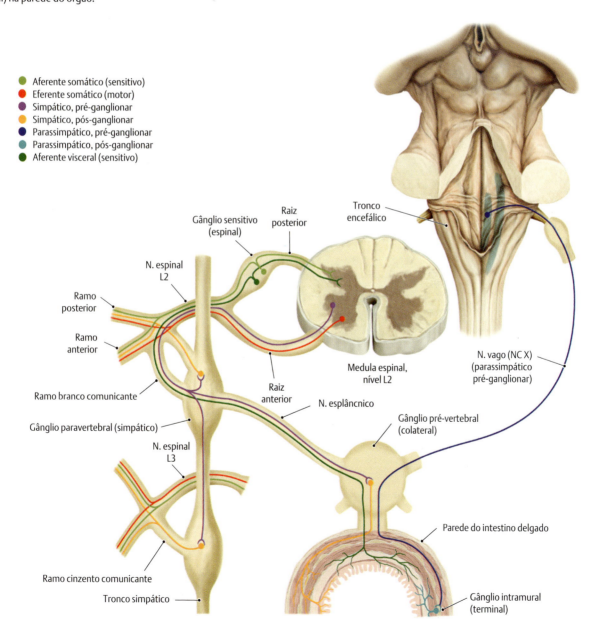

685

Anatomia Seccional do Sistema Nervoso

Figura 51.1 **Corte sagital através da linha mediana do cérebro**

Figura 51.2 **Corte frontal através do cérebro I**

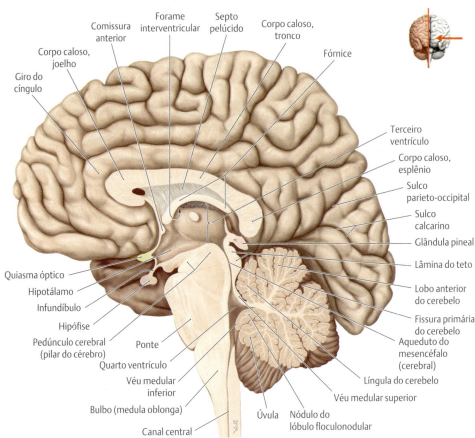

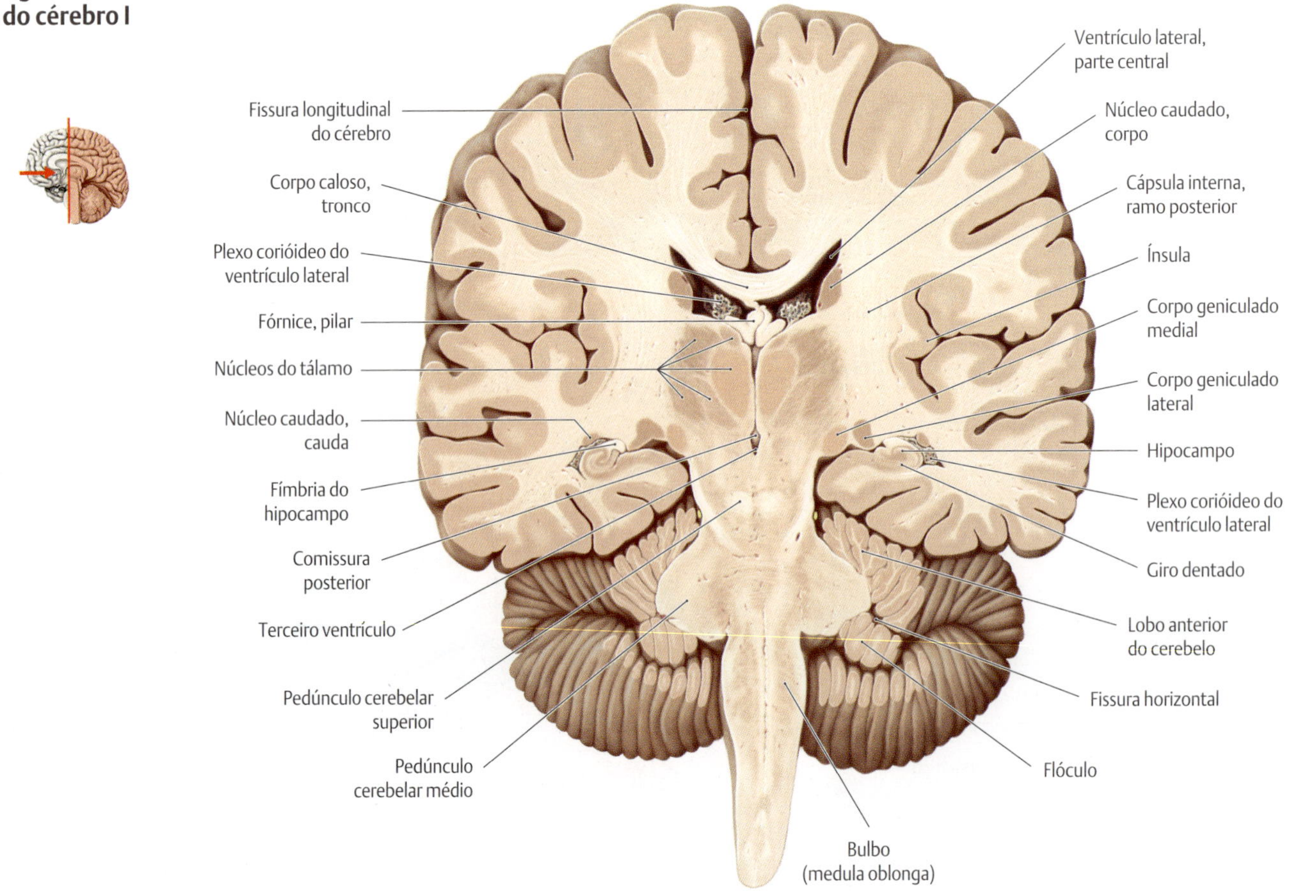

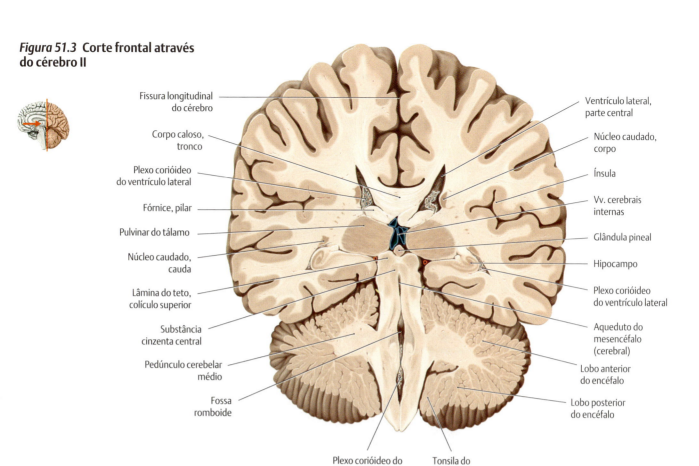

Figura 51.3 **Corte frontal através do cérebro II**

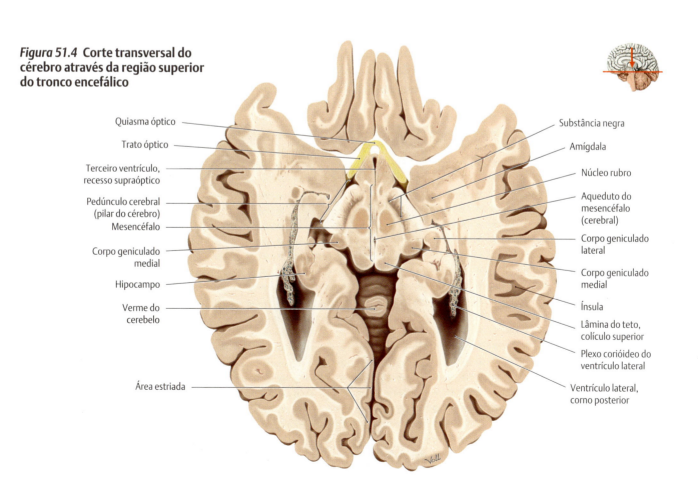

Figura 51.4 **Corte transversal do cérebro através da região superior do tronco encefálico**

Anatomia Radiológica do Sistema Nervoso

 Imagens adicionais da irrigação sanguínea para o encéfalo podem ser encontradas na **p. 661**.

Figura 51.5 **RM do encéfalo**
Corte mediano, vista lateral anterior.

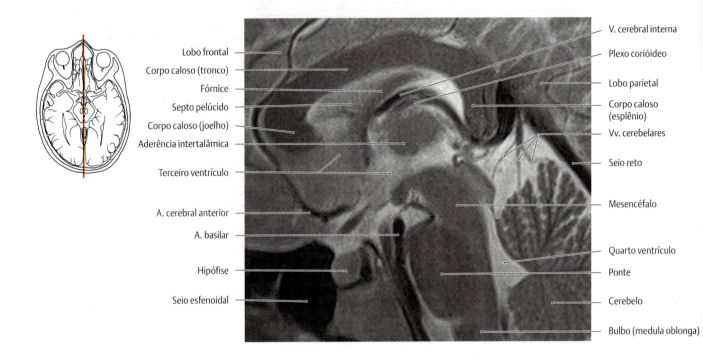

Figura 51.6 **RM do cérebro**
Corte transversal (axial) através dos hemisférios cerebrais. Vista inferior.

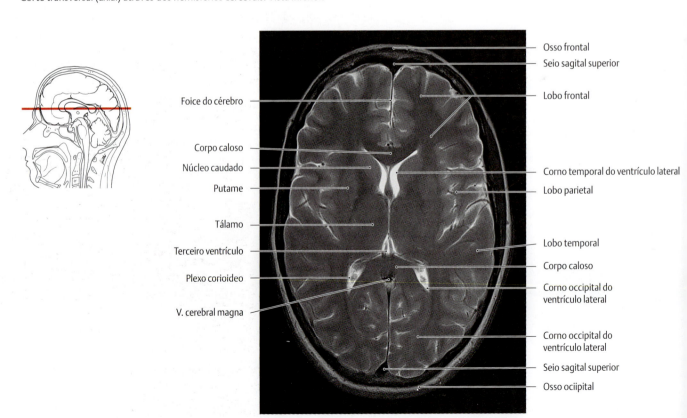

Figura 51.7 **RM do encéfalo**
Corte coronal através do sistema ventricular.

Figura 51.8 **RM da região cervical**
Corte coronal através da parte cervical da medula espinal. Vista anterior.

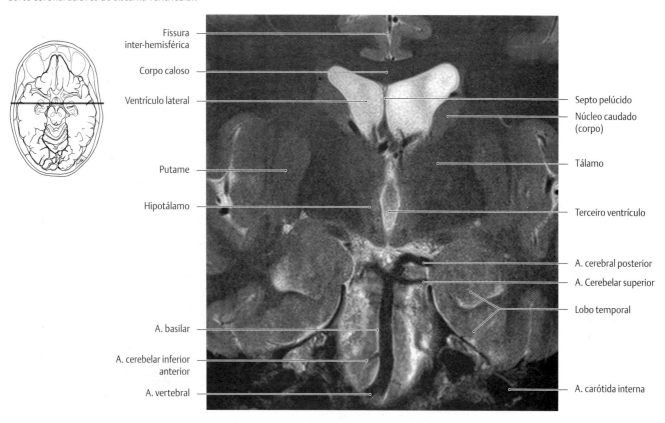

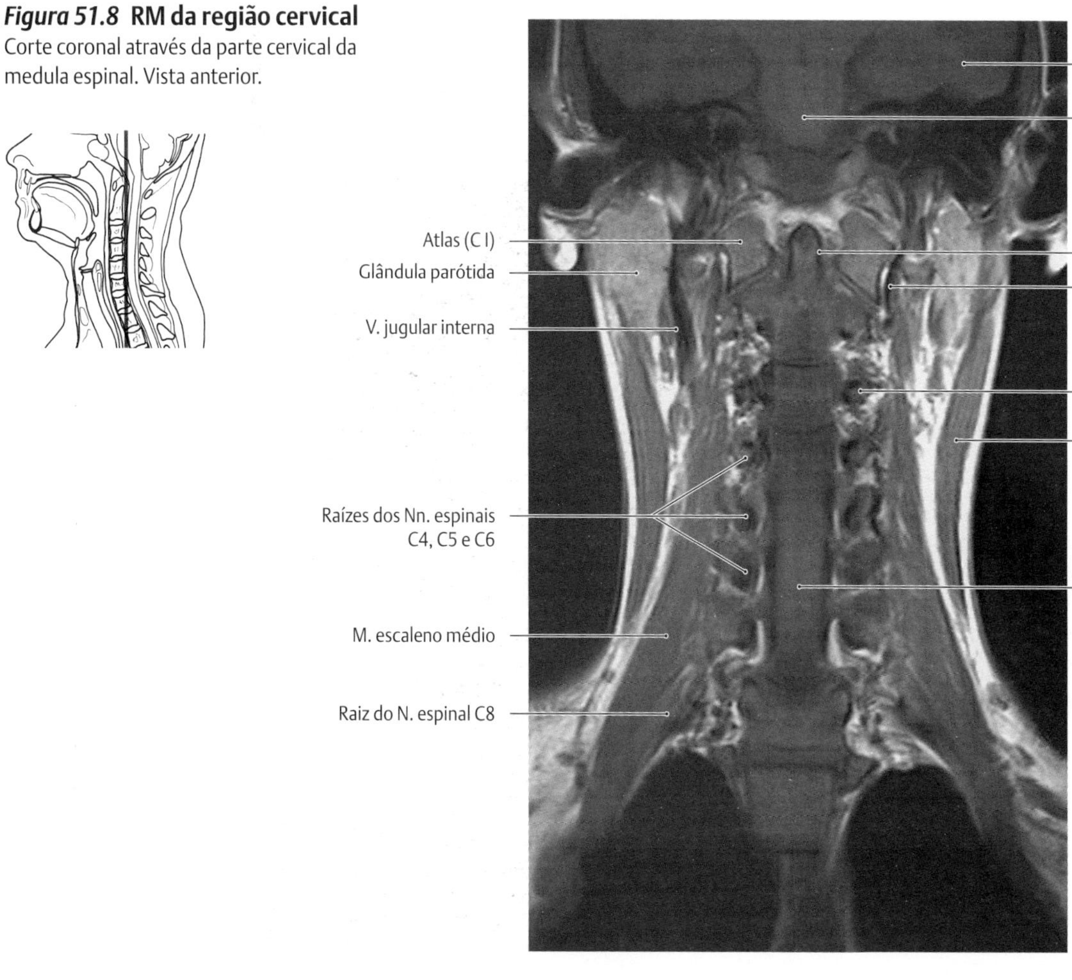

Índice Alfabético

Índice Alfabético

Índice Alfabético

A

Abdome, 140
- agudo, 157
- anatomia radiológica do, 220, 222
- aponeurose
- - transverso do, 145, 149, 154
- - oblíquo
- - - externo do, 144, 149, 150, 151, 154, 155, 482, 483, 486
- - - interno do, 144, 149, 154
- arcabouço ósseo do, 142
- artéria(s) do, 184
- - da parede do, 184
- hérnia da parede anterior do, 154
- linfonodos do, 270
- parede do, estruturas palpáveis, 140
- parte
- - inferior, 141
- - superior, 141
- - subcostal, 141
- quadrante
- - inferior
- - - direito, 140
- - - esquerdo, 140
- - superior
- - - direito, 140
- - - esquerdo, 140
- região
- - inguinal esquerda, 141
- - lateral
- - - direita, 141
- - - esquerda, 141
- TC do, 222
Abdução, 343, 569
- eixo dos movimentos de, 421
Abdutor
- curto do polegar, 372
- do dedo mínimo, 373, 479
Abertura, 671
- das glândulas vestibulares maiores de Bartholin, 260
- do canal inguinal, 151
- do seio esfenoidal, 515, 598
- dos ductos ejaculatórios, 251
- inferior do tórax, 56, 78
- mediana do quarto ventrículo, 672, 673
- nasal anterior, 581
- para o fascículo atrioventricular, 98
- para o tendão do músculo tensor do tímpano, 591
- piriforme, 507
- superior
- - do esôfago, 88
- - do tórax, 56, 78, 130
- - e inferior da pelve, 233

Acetábulo, 228, 229, 231, 235, 236, 407, 409
- maior, 407
- limbo do, 228, 230, 231, 408, 409
- - anterior, 496
- - posterior, 496
- - superior, 496
- teto do, 410, 424, 467, 496, 497
Ácinos, 75, 77
Acomodação, 543
Acrômio, 2, 24, 59, 291, 293, 295, 298, 299, 300, 301, 302, 303, 309, 312, 313, 314, 315, 316, 317, 319, 366, 377, 394, 395, 619
Adeno-hipófise, 670
- lobo anterior, 668
Aderência intertalâmica, 667, 668, 673, 688
Ádito
- ao antro mastóideo, 591
- da laringe, 613
Adução, 343, 569
- eixo dos movimentos de, 421
Adutor(es)
- canal dos, 467, 468
- - com o músculo adutor magno, 466
- do hálux, 479
- do polegar, 373
Alça
- cervical, 607, 628, 641
- - raiz superior, 641
- de tecido conjuntivo, 604
Alvéolo, 121
- condição dos, 121
- dentais, 599
- pulmonar, 121, 126
Amígdala, 687
Ampola, 255
- da uretra, 262
- do ducto deferente, 251, 253
- do duodeno, 166
- do reto, 247, 286
- hepatopancreática, 176, 177
- membranácea posterior, 597
Anastomose(s)
- arteriais abdominais, 185
- com o nervo cutâneo medial do braço, 370
- de Galeno, 635
Anel
- femoral, 155, 483
- fibroso, 14, 17, 22
- - da valva
- - - da aorta, 98
- - - do tronco pulmonar, 98
- - direito, 98
- - esquerdo, 98
- inguinal
- - profundo, 145, 151, 154, 155, 242

- - projeção do, 151, 155
- - superficial, 140, 144, 149, 150, 151, 152, 155, 226, 280, 472, 473, 480, 482, 483
- linfático do cárdia, 204
- - inconstante, 111
- tendíneo comum, 529, 568, 569, 572
- umbilical, 149
- venoso, 45
Anestesia
- lombar, 41
- peridural, 41
Aneurisma roto, 555
Angiocoronariografia seletiva da artéria coronária
- direita, 134
- esquerda, 134
Angiografia do arco da aorta, 135
Ângulo
- ciliar iridocorneal posterior, 578
- da costela, 56, 57, 59
- da mandíbula, 504, 505, 523, 599, 603, 615, 656, 658
- do acrômio, 295
- do esterno, 54, 56, 58
- inferior
- - da escápula, 2, 3, 313, 394
- - do esterno, 293
- infraesternal, 60, 122
- iridocorneal, 576
- superior, 299
- venoso jugulofacial, 609
Antebraço, 292, 332, 384
- fáscia do, 350, 388, 392
- ressonância magnética do, 393
Antélice, 504, 589
Antepé, 446
- incidência anteroposterior do, 500
Antitrago, 504, 589
Antro
- mastóideo, 594
- pilórico, 164, 165
Ânus, 227, 247, 260, 261, 278, 281, 469
- canal do, 246
- esfíncter externo do, 285
Aorta, 38, 65, 92, 89, 172
- abdominal, 179, 220, 221, 222
- parte abdominal da, 5, 25, 36, 67, 68, 80, 84, 92, 104, 105, 109, 110, 140, 157, 163, 167, 172, 173, 177, 178, 181, 183, 185, 186, 188, 191, 194, 195, 202, 206, 209, 218, 219, 248, 267, 268, 269, 271, 272, 466
- parte ascendente da, 5, 79, 80, 81, 84, 88, 92, 93, 94, 95, 96, 97, 99, 103, 124, 126, 131, 132, 134, 135, 136
- - com o seio da aorta, 100

Índice Alfabético

- parte descendente da, 79, 81, 116, 130, 131, 133, 135, 136, 137
- parte torácica da, 36, 44, 67, 68, 73, 80, 84, 86, 89, 91, 92, 106, 108, 109, 113, 116, 126, 129, 360

Apêndice
- do epidídimo, 153, 263
- do testículo, 153, 263
- hepático fibroso, 174, 175
- vermiforme, 243
- - com o seu óstio, 170
- vesiculoso, 255
- omentais do colo, 159, 168, 170

Ápice, 429, 630
- da bexiga, 250, 251
- da língua, 608, 609
- da parte petrosa, 586
- da próstata, 264
- da raiz, 602
- do coração, 92, 93, 96, 97, 99, 100, 102, 124, 132
- do dente do áxis, 21
- do pulmão, 116, 117
- do sacro, 12

Aponeurose, 457
- da língua, 608
- do(s) músculo(s)
- - bíceps braquial, 318, 328, 382, 383
- - transverso do abdome, 145, 149, 154
- - flexor longo, 493
- - latíssimo do dorso, 28
- - oblíquo
- - - externo do abdome, 144, 149, 150, 151, 154, 155, 482, 483, 486
- - - interno do abdome, 144, 149, 154
- epicrânica, 517, 556
- glútea, 24
- - da escápula, 24
- palatina, 605
- palmar, 291, 333, 350, 374, 386, 387, 388
- plantar, 451, 452, 457, 458, 460, 463, 492, 493, 501
- - dos dedos, 493
- posterior, 384
- superficial na face, 516
- toracolombar, 2, 24, 25, 28, 308, 317, 367, 421
- - lâmina
- - - anterior, 29
- - - posterior, 24, 28, 29, 47, 309

Aqueduto
- da cóclea, 590, 596
- do mesencéfalo, 528, 668, 669, 671, 672, 673
- - cerebral, 686, 687
- - pineal do, 677
- do vestíbulo, 597

Aracnoide-máter, 40, 551, 554
- camada interna, 38
- parte espinal, 40, 41

Arcadas anastomóticas, 589

Arco, 506

- anterior
- - antepé, 456
- - do atlas, 9, 21
- coracoacromial, 299, 302, 303
- costal, 140, 141, 142, 146, 305
- da aorta, 36, 78, 80, 81, 86, 89, 91, 92, 93, 96, 97, 97, 102, 104, 106, 108, 109, 110, 111, 124, 125, 126, 132, 133, 135, 635, 676
- - com o plexo aórtico torácico, 103
- da cartilagem cricóidea, 631
- do metatarso, 456
- da veia ázigo, 106
- iliopectíneo, 150, 155, 483
- justacólico, 190, 191
- palatofaríngeo, 608, 610, 613
- - nasal, 612
- palatoglosso, 608, 610, 612
- palmar
- - profundo, 360, 361, 387, 389
- - superficial, 360, 361, 386, 387, 389
- plantar(es)
- - normais, 456
- - profundo, 466, 493
- posterior do atlas, 8, 9, 18, 19
- - tubérculo posterior, 21
- - C I, 27
- púbico, 230, 231
- superciliar, 507
- tendíneo
- - da fáscia da pelve, 256
- - do músculo levantador do ânus, 236, 256
- - do músculo sóleo, 444
- venoso
- - dorsal do pé, 468
- - jugular, 625, 638
- - palmar
- - - profundo, 362
- - - superficial, 362
- - plantar, 468
- vertebral, 7, 8, 9, 11, 14, 19, 20, 21, 22, 25
- zigomático, 505, 510, 522, 523, 561, 647

Área
- da via radial, 363
- da via ulnar, 363
- de Kiesselbach, 584
- dorsolateral do braço, 363
- dorsomedial do braço, 363
- estriada, 527, 687
- hipotalâmica rostral, 668
- intercondilar
- - anterior, 427, 437
- - posterior, 427
- média
- - do antebraço, 363
- - do braço, 363
- nua, 173, 175, 176, 180
- - na face diafragmática do fígado, 174
- pré-piriforme, 526
- sem cartilagem, 321
- vestibular, 671

Aréola da mama, 74

Artéria(s)
- alveolar(es), 562
- - inferior, 551, 563
- - - ramo mentual, 558
- - - no canal da mandíbula, 646, 647
- - superior posterior, 551, 563
- angular, 546, 547, 548, 558, 572
- apendicular, 185
- arqueada, 182, 466, 491
- - na base das pirâmides renais, 187
- auricular
- - posterior, 547, 548, 549, 589, 594
- - profunda, 551, 594, 595
- axilar, 68, 72, 74, 76, 184, 360, 361, 364, 365, 368, 369, 371, 372, 373, 379, 380, 381, 382, 395
- - fascículos do plexo braquial, 379
- basilar, 44, 546, 652, 657, 661, 676, 688, 689
- braquial, 76, 360, 361, 380, 381, 382, 383, 384, 385, 392, 393
- - peitoral, 360
- - profunda, 360, 361, 393
- - - e nervo radial, 377
- bronquial, 80
- bucal, 551, 562, 563
- calosomarginal, 677
- caroticotimpânicas, 546, 595
- carótida
- - aterosclerose da, 547
- - comum, 25, 84, 86, 89, 109, 361, 365, 379, 546, 549, 616, 617, 624, 634, 635, 639, 641, 654, 655, 659, 676
- - - direita, 36, 78, 80, 92, 638, 640
- - - e plexo carótico comum, 529
- - - esquerda, 66, 68, 80, 81, 89, 92, 96, 103, 108, 111, 125, 126, 130, 360, 548, 550, 639, 640
- - na bainha carótica, 655
- - externa, 36, 546, 549, 550, 584, 589, 594, 616, 624, 641, 676
- - - e plexo carótico externo, 543
- - - transversa, 550
- - interna, 36, 513, 535, 546, 547, 548, 549, 554, 557, 569, 571, 584, 585, 587, 590, 591, 593, 594, 595, 616, 624, 641, 648, 651, 652, 653, 659, 661, 676, 689
- - - plexo carótico interno simpático, 512
- - - parte petrosa, 660
- - - com o plexo carótico interno, 533, 543, 571
- - - no seio cavernoso, 570
- cecal
- - anterior, 190, 191, 198, 199
- - posterior, 190, 191, 199
- - - veia apendicular, 198
- central da retina, 570, 576, 577
- - locais de entrada e saída, 577
- cerebelar
- - inferior
- - - anterior, 676, 689
- - - posterior, 676

Índice Alfabético

- - superior, 661, 676, 689
- cerebral, 554, 677
- - anterior, 546, 648, 661, 676, 677, 688
- - média, 546, 661, 676, 677
- - - ramos, 554, 556
- - posterior, 676, 677, 689
- - - direita, 661
- - - esquerda, 661
- cervical
- - ascendente, 44, 361, 379, 624, 639, 641, 643
- - - ramo superficial, 642
- - profunda, 46, 361, 624
- - transversa, 361, 379, 624, 639, 640
- ciliares
- - anteriores, 577
- - posteriores
- - - curtas, 570, 573, 577
- - - longas, 570, 577
- circunflexa
- - anterior do úmero, 360, 361
- - da escápula, 360, 361, 377, 379, 380, 381
- - femoral
- - - lateral, 466, 467
- - - - ramo ascendente, 486, 497
- - - - ramo descendente, 486
- - - medial, 287, 466, 467, 486, 487
- - ilíaca
- - - profunda, 154, 184, 194, 269, 466
- - - - esquerda, 186
- - - superficial, 184, 466, 482, 486
- - posterior do úmero, 360, 361, 365, 377, 395
- cística, 174, 188, 189
- - ramo da, 175
- coclear
- - comum, 597
- - própria, 597
- colateral
- - média, 360
- - radial, 360, 385
- - ulnar, 382
- - - inferior, 360, 383, 384
- - - superior, 360, 382, 383, 384
- cólica
- - direita, 167, 185, 190, 191, 198, 199
- - - com o plexo autônomo, 216
- - esquerda, 163, 167, 179, 181, 185, 191, 199
- - - com o plexo autônomo, 217
- - média, 157, 161, 168, 185, 190, 191, 198, 199, 217
- comunicante
- - anterior, 661, 676
- - posterior, 546, 676
- - - esquerda, 661
- conjuntival anterior, 577
- corióidea anterior, 546, 676
- coronária(s), 100
- - direita, 98, 100, 101, 134, 135
- - distribuição das, 101
- - esquerda, 98, 100, 101, 134, 135
- cremastéricas, 152, 263

- da árvore bronquial, 126
- da cauda do pâncreas, 185, 189
- da cavidade torácica, 80
- da fóvea, 467
- da medula espinal, 44
- da parede
- - do abdome, 184
- - do tórax, 68
- - lateral da cavidade nasal direita, 584
- da ponte, 676
- da tuba, 595
- descendente
- - anterior, 100
- - do joelho, 466, 486
- - posterior, 100
- diagonal esquerda, 134
- digitais
- - dorsais, 361, 388, 391, 399, 491
- - palmares, 361, 388, 389
- - - comuns, 360, 361, 388, 389
- - - próprias, 360, 361, 388, 389
- - plantares
- - - comuns, 388, 466
- - - próprias, 388, 466, 492, 493
- direita, 267
- do abdome, 184
- do bulbo
- - do pênis, 280
- - do vestíbulo, 259, 279
- do dorso, 36
- do ducto deferente, 152, 154, 263
- - do lado direito, 267
- do encéfalo, 676
- do labirinto, 595, 597, 676
- do lado esquerdo do septo nasal, 584
- do lig. redondo do útero, 150
- do polegar, digitais palmares, 399
- do ramo
- - anterior do estribo, 595
- - posterior do estribo, 595
- do segmento
- - anterior
- - - inferior, 187
- - - superior, 187
- - inferior, 187
- - posterior, ramo da, 187
- - superior, 187
- do sulco
- - central, 677
- - pós-central, 677
- - pré-central, 677
- do tronco encefálico e do cerebelo, 676
- dorsal(is)
- - da escápula, 361
- - do clitóris, 279
- - do nariz, 546, 548, 558, 572
- - - da artéria angular, 570
- - do pé, 466, 467, 491, 493
- - do pênis, 262, 267, 269, 280, 281
- e linfonodos

- - ilíacos internos, 271
- - mesentéricos inferiores, 271
- e nervos do diafragma, 67
- e veia(s)
- - femorais profundas, 495, 497
- - do coração, 100
- - pulmonares, 124
- epigástrica
- - superficial, 184, 466, 486
- - superior, 68, 72, 184
- - inferior(es), 154, 155, 168, 184, 248, 269, 466
- - - lig. interfoveolar, 151
- - - direitas, 194
- - - - ramo obturatório da, 186
- - - esquerda, 186
- escrotais posteriores, 267
- esfenopalatina, 551, 563, 584
- esofágicas, 109
- espinal, 512, 512
- - anterior, 40, 44, 676
- - posterior, 44
- esplênica, 67, 157, 161, 163, 167, 177, 178, 179, 181, 183, 184, 185, 188-190, 196, 197, 198, 199, 218
- - com ramos pancreáticos, 185
- estilomastóidea, 512, 593, 594, 595
- etmoidal(is)
- - anterior, 512, 570, 573, 584, 585
- - posterior, 512, 546, 570, 573, 584, 585
- facial, 546, 547, 548, 549, 550, 558, 562, 563, 572, 611, 641
- - transversa, 558, 559, 589
- faríngea ascendente, 547, 548, 549, 594, 616, 624
- femoral(is), 150, 151, 152, 155, 184, 186, 194, 269, 280, 282, 284, 466, 467, 480, 482, 483, 486, 494, 495, 497
- - no hiato safeno, 482
- - no canal dos adutores, 486
- - profunda, 466, 467, 486, 494
- fibular(es), 466, 467, 488, 490, 494, 495
- - ramo perfurante, 491
- frênica
- - inferior, 66, 80, 183
- - - direita, 67, 195
- - - esquerda, 67, 109, 186, 195, 248
- - superior, 66
- - - direita, 67, 73
- - - esquerda, ramo da parte torácica da aorta, 67
- frontobasilar lateral, 677
- gástrica(s)
- - curtas, 189
- - direita, 184, 185, 188, 189, 190, 196, 197, 198, 199
- - esquerda, 109, 161, 167, 179, 181, 183, 184, 185, 188, 189, 190, 196-199
- - posterior, 189
- gastroduodenal, 184, 185, 188-190, 196-199
- gastromental
- - direita, 185, 188, 190, 196-199

694

- - esquerda, 188, 189, 196, 197
- glútea(s)
- - inferior, 466, 484, 485, 486, 487
- - - direita, 186
- - - esquerda
- - superiores, 466, 485, 486, 484, 487
- - - direita, 267, 268
- - - esquerda, 186, 248, 268
- hepática
- - comum, 67, 109, 161, 167, 177, 179, 183, 184, 185, 188-190, 196, 218
- - direita, 174, 175, 188, 196, 197
- - esquerda, 174, 175, 188, 196, 197
- - própria, 174, 175, 177, 179, 181, 183, 184, 185, 188-190, 196-199
- hipofisária
- - inferior, 546
- - superior, 546
- ileais, 185, 190, 198, 199, 216
- ileocólica, 185, 190, 198, 199
- - com o plexo autônomo, 216, 217
- - seccionada, 191
- - ramo cólico, 190, 191, 198
- - ramo ileal, 190, 191, 198
- ilíaca(s), 51
- - comum, 36, 50, 51, 104, 202, 209, 254, 271, 466
- - - direita, 163, 186, 191, 240, 241, 248, 267, 271
- - - esquerda, 157, 184, 194, 199, 250, 267, 269
- - da aorta comum, 467
- - externa, 36, 163, 184, 209, 242, 245, 246, 249, 254, 269, 272, 466, 467, 486
- - - direita, 186, 250, 259, 267
- - - esquerda, 248, 268, 269
- - interna, 36, 104, 154, 155, 185, 209, 249, 254, 257, 267, 269, 285, 280, 466, 467
- - - direita, 186, 248, 267, 268
- - - esquerdas, 248, 269
- - - tronco anterior, 248
- iliolombar
- - direita, 267
- - esquerda, 186
- inferior
- - lateral do joelho, 466, 489
- - medial do joelho, 466, 489
- infraorbital(is), 548, 551, 563, 572, 656
- - no forame infraorbital, 558
- intercostal(is), 72
- - posteriores, 36, 44, 68, 73, 80, 86, 89, 90, 91, 108, 109, 126
- - suprema, 361, 624
- interlobares, 182, 187
- - entre as pirâmides renais, 187
- interóssea, 384
- - anterior, 360, 361, 385, 389, 392, 393
- - - ramo posterior, 361
- - comum, 360, 361, 384
- - longo anterior, 384

- - posterior, 360, 361, 385
- - recorrente, 361, 384
- jejunais, 185, 190, 198, 199, 219
- labial
- - inferior, 547, 548, 558
- - superior, 547, 548, 558
- - labirínticas, 512
- lacrimais, 570, 573
- - com a glândula, 573
- laríngea
- - inferior, 635
- - superior, 617, 624, 635, 638
- lingual(is), 548, 549, 609, 611, 641
- - profundas, 647, 656
- - ramo da artéria carótida externa, 609
- lobar média, 125
- lombar(es), 44, 80
- - esquerda, 1ª, 186
- - 2ª e 3ª, 68
- maleolar anterior
- - lateral, 466, 491
- - medial, 466
- marginal do colo, 190, 191
- massetérica, 551
- mastóidea, 595
- maxilar, 548, 549, 550, 551, 562, 563, 564, 584, 589, 594, 653
- - partes da, 551
- - trajeto da, 551
- média do joelho, 466, 489
- mediocarpal, 347
- medular segmentar
- - anterior, 44
- - - "magna", 44
- - posterior, 44
- meníngea, 570
- - média, 551, 563, 594
- - - ramo
- - - - acessório, 512
- - - - frontal, 555
- - - - meníngeo do N. mandibular, 512
- - - - parietal, 555
- - - ruptura, 555
- - - via forame espinhoso, 555
- - posterior, 512
- - - no forame jugular, 651
- mesentérica(s), 177, 179
- - inferior, 163, 184, 185, 186, 191, 194, 195, 199, 248, 267, 269
- - superior, 157, 163, 166, 167, 177, 179, 181, 183, 184, 185, 186, 189, 190, 191, 194, 195, 196, 197, 198, 199, 221, 222, 248
- metacarpal(is), 361
- - dorsais, 361, 391
- - palmares, 389
- metatarsais
- - dorsais, 466, 491, 493
- - plantares, 466, 492, 493
- musculofrênica, 66, 68, 73

- - ramo da artéria torácica interna, 67
- nasais posteriores, 584
- - laterais, 551, 585
- nasopalatina, 512
- obturatória, 154, 249, 257, 269, 282, 467, 497
- - direita, 186, 267
- - esquerda, 268
- occipital, 46, 547, 549, 559, 560, 594, 616, 617, 644, 645, 653
- - lateral, 676
- - medial, 676, 677
- - ramo mastóideo, 555
- oftálmica, 512, 546, 548, 557, 570, 571, 572, 584, 661
- ováricas, 249, 257
- - direitas, 181, 183, 194, 195, 267
- - esquerdas, 181, 183, 194, 195, 197, 269
- - no ligamento suspensor do ovário, 254, 255
- palatina
- - ascendente, 548
- - descendente, 584, 585
- - maior, 512, 551, 564, 585, 646
- - - laterais, 584
- - menor, 512, 551, 564, 585
- palpebral medial, 570
- pancreática
- - dorsal, 185, 189
- - inferior, 185, 189, 197
- - magna, 185, 189
- pancreaticoduodenal(is), 185, 198
- - inferior, 185, 189, 196
- - - ramo anterior, 185, 190, 197
- - - ramo posterior, 190, 197
- - superior
- - - anterior, 185, 188, 189, 190, 196
- - - posterior, 185, 188, 189, 196, 197
- parietal posterior, 677
- - ramo do giro angular, 677
- parieto-occipital, 661
- perfurante, 486
- - 1ª, 466, 467, 485, 487
- - 2ª, 466, 467, 487
- - 3ª, 466, 467, 487
- pericalosa, 677
- pericardicofrênica, 66, 78, 89, 90
- - nervo frênico, 115
- - - esquerdo, 94
- perineal, 259, 267, 279, 280
- plantar
- - lateral, 466, 489, 492, 493
- - medial, 466, 467, 489, 493, 501
- - - ramo profundo, 492, 492, 493
- - - ramo superficial, 489, 492
- - profunda, 491
- polar frontal, 677
- poplíteas, 429, 466, 467, 487, 488, 489, 499
- posterolateral direita, 100
- pré-frontal, 677
- primeira intercostal posterior, 36
- principal do polegar, 361

- profunda(s)
- - do clitóris, 279
- - do pênis, 262, 280
- - da língua, 609
- pudenda(s)
- - externa, 269, 280, 482, 486
- - - anterior, 466
- - internas, 244, 246, 279, 280, 281, 283, 485
- - - direita, 186
- - - esquerdas, 267
- pulmonar(es), 92, 104, 125, 135
- - com o plexo pulmonar, 103
- - direita, 88, 89, 90, 95, 96, 97, 106, 116, 124, 133, 135, 136
- - esquerda, 78, 81, 89, 91, 93, 95, 96, 97, 106, 111, 116, 124, 125, 133
- - na parede do tórax, 124
- - perfundidas, 105
- radial, 360, 361, 383, 384, 385, 386, 387, 388, 389, 391, 392, 393, 397, 398
- - do indicador, 361
- - ramo
- - - carpal dorsal, 385, 391
- - - palmar superficial, 386, 388, 389
- radicular
- - anterior, 68
- - posterior, 68
- radiocarpal, 347
- radiulnar distal, 347
- recorrente
- - interóssea, 385
- - radial, 360, 383
- - tibial
- - - anterior, 466
- - - posterior, 466, 489
- - ulnar, 360
- renal(is), 182, 187
- - direitas, 181, 182, 183, 195, 222
- - esquerdas, 157, 181, 183, 186, 190, 194, 195, 197, 198, 199, 222, 248
- - - ramo anterior, 187
- - - ramo posterior, 187
- - - tronco principal, 187
- retal(is)
- - inferiores, 279, 280, 281
- - - esquerdas, 267
- - média(s), 185, 249, 269, 280
- - - direitas, 186, 267
- - - esquerdas, 267, 268
- - superiores, 185, 191, 199, 267, 268, 271
- - - com o plexo autônomo, 217
- sacral(is)
- - lateral, 36
- - - esquerda, 186
- - medianas, 36, 186, 194, 248, 267, 268, 269
- segmentar, 44, 182
- segunda intercostal posterior, 36, 68
- sigmóideas, 185, 191, 199, 268
- - com o plexo autônomo, 217
- subarqueada, 595

- subclávia, 44, 74, 76, 84, 103, 184, 360, 361, 365, 539, 546, 547, 639, 640, 676
- - direita, 36, 80, 86, 90, 108, 135
- - esquerda, 66, 68, 78, 80, 81, 86, 89, 91, 92, 96, 106, 108, 109, 111, 125, 126, 130, 135, 360, 617, 635
- - - costocervical, 624
- subcostal, 36
- subescapular, 360, 361, 379, 381, 395
- sublingual, 609
- submentual, 548, 609
- superior do joelho, 466
- - lateral do joelho, 466, 489
- - medial do joelho, 466, 489
- supraduodenal variável, 189
- supraescapular, 361, 376, 377, 379, 395, 624, 639, 643
- - acromial, 360
- supraorbital, 546, 570, 572, 573
- suprarrenal(is)
- - inferior, 182, 183, 187
- - - direita, 181, 195
- - - esquerda, 184, 186, 195, 248
- - média, 182, 183
- - - direita, 195
- - - e inferior esquerdas, 181
- - - esquerda, 186, 195, 248
- - superior, 182, 183
- - - direita, 67, 181, 184, 195
- - - esquerda, 67, 181, 184, 186, 195, 248
- supratroclear, 546, 570, 573
- surais, 466
- tarsal(is)
- - lateral, 466, 491
- - mediais, 489
- temporal, 661
- - anterior, 677
- - média, 550
- - profundas, 551, 562
- - superficial, 547, 548, 550, 589, 558, 559, 562, 563, 611
- - - ramo frontal, 559, 560
- - - ramo parietal, 559, 560
- - - trajeto da, 550
- testicular(es), 152, 153, 154, 186, 263, 269
- - direitas, 181, 183, 195, 248
- - esquerdas, 181, 183, 195, 197, 248
- tibial, 466
- - anterior, 466, 467, 491, 490, 491, 494, 495
- - posterior, 450, 466, 467, 488, 489, 490, 494, 495
- timpânica
- - anterior, 551, 593, 594
- - - corda do tímpano, 512
- - inferior, 594, 595
- - posterior, 593, 594, 595
- - superior, 512, 594, 595
- tireóidea, 634
- - inferior, 109, 361, 379, 617, 624, 634, 635, 639, 641, 655

- - - ramo anterior, 639
- - superior, 546, 548, 549, 616, 624, 635, 638, 639, 640, 641, 655
- torácica(s), 218
- - interna, 36, 66, 67, 68, 72, 73, 74, 78, 80, 89, 109, 114, 115, 130, 131, 184, 360, 361, 624, 639
- - lateral, 68, 72, 184, 360, 379, 380, 381
- - superior, 68, 184, 360, 379, 380, 381
- toracoacromial, 68, 378, 379, 380, 381
- toracodorsal, 68, 184, 360, 361, 379, 380, 381
- ulnar, 360, 361, 383, 384, 385, 386, 387, 388, 389, 392, 393, 397, 398
- - ramo(s)
- - - carpal dorsal, 361, 385, 391
- - - profundo, 386, 387, 389
- - - superficiais, 387
- umbilicais, 104, 249, 267, 269
- - direita, 186, 267
- - obliteradas, 105
- - parte
- - - pérvia, 269
- - - oclusa, 168, 249, 269
- uretral, 262, 280
- uterina(s), 186, 249, 257, 269
- - direitas, 267
- - esquerdas, 267
- - ramo tubário, 269
- vaginal, 269
- - direita, 267
- vertebral, 17, 36, 40, 44, 46, 109, 360, 361, 546, 547, 549, 624, 645, 650, 651, 653, 654, 655, 659, 676, 689
- - anterior, 512
- - direita, 80, 135
- - esquerda, 135
- - ramo(s), 555
- - - anterior, 639
- vesical
- - inferior, 249, 257, 269, 282
- - - direita, 186, 267
- - - esquerda, 267
- - superior, 249, 269
- - - direita, 267
- - - esquerda, 267
- - - no ligamento lateral vesical, 257
- vestibular, 597
- vestibulococlear, 597
- zigomático-orbital, 550, 559
Arteriografia pulmonar
- fase venosa, 125
- fase arterial, 125
Articulação(ões)
- acromioclavicular, 59, 292, 293, 298, 299, 394, 395
- atlantoaxial
- - lateral, 17
- - - cápsula, 19, 20
- - mediana, 18, 649, 653
- atlantoccipital, 19, 20

- - cápsula articular, 20
- calcaneocubóidea, 448, 500
- calcaneofibular, 501
- carpometacarpal, 342, 399
- - do polegar, 342, 346, 353
- costocondral, 64
- costotransversária, 56, 61
- costovertebrais, 61
- craniovertebrais, 18
- cricoaritenóidea, 631
- cricotireóidea, 631
- cuneocubóidea, 448
- cuneonavicular, 448
- da cabeça da costela, 61
- da caixa torácica, 60
- da coluna vertebral, 16, 18
- do cotovelo, 292
- do joelho, 404, 405, 429, 498
- - parte femoropatelar, 429
- - direito, 433, 436
- do ombro, 292, 298
- do pé, 448
- do processo articular, 8, 10, 11, 16
- - cápsula, 20
- - zigapofisária, 50
- do quadril, 287, 404, 405, 411, 497
- - direito, 411
- do tornozelo, 500
- e ligamentos do cotovelo, 324
- escapulotorácica, 298
- esternoclavicular, 59, 293, 298, 299, 505
- esternocostal, 61, 299
- femoropatelar, 432
- incudoestapedial, 592, 593, 594
- incudomalear, 592, 593
- intercuneiformes, 448
- interfalângica(s), 291, 342
- - distal, 342, 348, 349, 353, 355, 398, 448, 500
- - - ligamentos colaterais, 344, 349
- - - proximais, 349, 353
- - do hálux, 448
- - do pé, 402
- - do polegar, 342, 353
- - proximal, 342, 348, 355, 398, 448, 500
- - - ligamentos colaterais, 344
- intermetacarpal, 347
- intermetatarsais, 448
- intertarsal, 500
- medial talonavicular, 500
- mediocarpal, 342, 353
- metacarpofalângica, 291, 342, 348, 353, 355, 388, 398, 399, 402, 448, 449, 500
- - ligamentos colaterais, 344, 349
- - do polegar, 342, 353
- - 1ª, 448
- - do hálux, 456
- radiocarpal, 342, 347, 353
- - do punho, 342
- radiulnar, 327
- - distal, 321, 326, 327, 342, 347, 353

- - proximal, 321, 322, 323, 324, 326, 327, 396, 397
- ressonância magnética da
- - do joelho, 499
- - do ombro em três planos, 395
- - do quadril, 497
- sacrococcígea, 12
- sacroilíaca, 13, 51, 228, 230, 235, 405, 496
- talocalcânea, 450, 452, 500, 501
- - subtalar, 444, 448
- - compartimento posterior da, 451
- talocalcaneonavicular, 448, 448, 451, 500
- talocrural, 404, 444, 450, 451, 501
- - do tornozelo, 405, 448
- talofibular, 501
- talonavicular, 501
- tarsometatarsal, 448, 500
- temporomandibular (ATM), 600, 658, 660
- - luxação da, 601
- tibiofibular, 426, 428, 433, 499
- transversa do tarso, 448
- umerorradial, 322, 323, 324, 396, 397
- umeroulnar, 322, 323, 396, 397
- uncovertebral, 17
- - na região cervical, 17
Árvore
- biliar, 177
- bronquial, 120, 121
- - artéria da, 126
- - divisões da, 121
- - movimentos do, 123
Asa
- do ílio, 51, 142, 229, 230
- do nariz, 580
- do sacro, 7, 12, 13, 231
- maior, 515
- - face cerebral, 515
- menor, 515
Aspiração de corpo estranho, 120
Assoalho da pelve com "coroamento" da cabeça fetal, 261
Astério, 506, 508
Aterosclerose da artéria carótida, 547
Atlas (C I), 6, 8, 17, 18, 19, 20, 31, 40, 49, 59, 63, 366, 368, 610, 623, 653, 689
- arcos anterior e posterior, 649
- fratura do, 9
- processo transverso, 26, 46
Átrio
- direito, 92, 96, 97, 100, 102, 104, 105, 110, 124, 130, 131, 132, 135, 137
- esquerdo, 88, 92, 95, 96, 97, 99, 100, 102, 104, 105, 110, 130, 131, 132, 134, 136, 137
Audição, cadeia de ossículos da, 593
Aurícula
- direita, 93, 96, 97, 100, 134, 136
- esquerda, 93, 94, 96, 97, 100, 134
Ausculta das valvas cardíacas, 99
Axila, 380

- fáscia da, 378
Áxis (C II), 6, 8, 17, 18, 19, 20, 31, 31, 63
- corpo do, 21
- fratura do dente do, 9
- dente do, 8, 9, 17
- - face articular posterior, 19
- - C II, 5, 6, 18, 21, 48, 49, 59
- processo espinhoso, 46

B

Baço, 133, 140, 160, 161, 162, 164, 165, 167, 169, 172, 173, 177, 178, 179, 180, 188, 196, 218, 220, 221
- face diafragmática, 178
- face gástrica, 179
- face visceral, 178
Bainha(s)
- carótica, 25, 634, 637
- comum dos tendões dos músculos flexores, 350
- da raiz do nervo, 40
- de dura-máter, 15
- - com o nervo espinal, 15
- do bulbo do olho, 574
- do músculo reto do abdome, 154, 482
- - lâmina anterior, 143, 145, 154
- - lâmina posterior, 146, 154, 155
- do(s) tendão(ões)
- - do músculo flexor longo do hálux, 489
- - do músculo tibial posterior, 489
- - dorsais do carpo, 354
- tendíneas, 461
- - intertubercular, 300, 301, 302, 303
- - do carpo e dos dedos da mão, 350
Base
- da falange proximal, 398, 399
- - do hálux, 449, 456
- da próstata, 264
- do estribo, 592
- do metacarpal, 398
- - II, 399
- do osso, 456
- - metacarpal
- - - II, 333
- - - V, 333
- - metatarsal
- - - I, 449
- - - V, 449, 456, 500
- do sacro, 7, 13, 231
Bexiga urinária, 5, 140, 154, 157, 180, 240-245, 250-253, 256, 257, 258, 262, 264, 269, 272, 273, 282, 284, 285, 286, 287, 497, 682
- ápice da, 249, 250, 251, 265
- colo da, 250, 264, 265
- - óstio interno da uretra, 251
- corpo(s) da, 249, 250, 251, 265
- drenagem da, 271
- fundo da, 250, 251, 265
- trígono, 251, 504

Índice Alfabético

- úvula da, 250
Bíceps femoral, cabeça curta, 478
Bifurcação
- da aorta, 68, 184, 191, 254
- da carótida, 546, 641
- - com glomo carótico, 547
- da traqueia, 120
Bigorna, 588, 590, 591, 592, 593, 594
- corpo da, 592
Biopsia hepática percutânea, 114
Bolha etmoidal, 514 581
Bolsa
- do músculo semimembranáceo, 431, 489
- do músculo gastrocnêmio, 431
- iliopectínea, 407, 483
- infrapatelar profunda, 436, 437
- omental, 157, 160, 161, 164, 179, 218
- - localização da, 160
- - recesso
- - - esplênico, 172, 178, 181
- - - superior da, 160
- - vestíbulo, 172
- subacromial, 302, 303, 395
- subcoracóidea, 300
- subcutânea
- - acromial, 303
- - do olécrano, 323
- - pré-patelar, 429, 437
- subdeltóidea, 302, 303, 379
- subtendínea, 302
- - medial do músculo gastrocnêmio, 431, 489
- suprapatelar, 436, 437
- tendínea calcânea, 451
- trocantérica, 407, 409, 485, 487
Botões gustatórios no palato mole, 533
Braço, 292
- do colículo
- - inferior, 669, 671
- - superior, 671
- fáscia do, 378, 381, 383, 392
Broncografia esquerda, 133
Broncograma posteroanterior, 118
Brônquio(s)
- lobar, 133
- - inferior, 126, 127
- - - direito, 120, 136
- - - esquerdo, 120, 136
- - médio, 117, 126, 127
- - - direito, 120
- - superior, 89, 90, 106, 116, 117, 126, 127
- - - direito, 120
- - - esquerdo, 120
- principal, 132, 133
- - direito, 79, 80, 89, 107, 108, 111, 113, 120, 124, 126, 127, 129, 133, 136
- - esquerdo, 79, 80, 81, 88, 91, 92, 107, 108, 109, 111, 113, 120, 124, 126, 127, 129, 133, 136
- segmentar, 121, 133
- subsegmentar

- - calibroso, 121
- - de pequeno calibre, 121
Bronquíolo
- parede sem cartilagem, 121
- respiratório, 121, 126
- terminal, 121
Bulbo, 40, 512, 528, 665, 670, 671, 673
- do olho, 574, 576, 577, 656, 665
- - eixos do, 569
- - vasos sanguíneos do, 577
- do pênis, 243, 244, 251, 262, 286
- - com o músculo bulboesponjoso, 245
- - corpo esponjoso, 262
- do vestíbulo, 244, 252, 260, 261, 279
- - com o músculo bulboesponjoso, 245, 259
- medula oblonga, 686, 688, 689
- olfatório, 513, 526, 649, 665
- e filamentos do nervo olfatório NC I, 585
- NC I, 584, 585
- neurônios sensitivos de segunda ordem, 526
Bulhas cardíacas, 99

C

Cabeça, 85, 592
- curta, 419, 494
- da costela, 57, 59
- da falange proximal, 398
- da fíbula, 402, 404, 412, 419, 425, 426, 427, 428, 429, 430, 433, 434, 435, 438, 439, 442, 443, 444, 445, 478, 490, 491, 498, 499
- da mandíbula, 523, 588, 599, 600, 601, 621, 660
- da ulna, 320, 321, 326, 327
- do epidídimo, 153
- do fêmur, 245, 282, 284, 285, 287, 406, 407, 408, 409, 467, 496, 497
- do hálux, oblíqua, 465
- do martelo, 592
- do metacarpal, 398, 399
- - V, 399
- do polegar, oblíqua, 357
- do rádio, 291, 292, 321, 322, 323, 325, 396, 397
- - circunferência articular, 320, 321, 322, 327
- do tálus, 451
- - com a face articular navicular, 449
- do úmero, 296, 297, 298, 299, 300, 303, 379, 380, 394, 395
- lateral, tendão de origem, 319
- longa, 319, 382, 419, 490
- medial, 319, 382, 465
- oblíqua, 459, 460, 493
- radial, 332
- superior, 523
- transversa, 357, 459, 460, 465, 493
- ulnar, 383
- umeral, 383
- umeroulnar, 332
Cabo do martelo, 592, 594

Cadeia de ossículos da audição, 593
Caixa torácica, movimentos da, 60
Calcâneo, 404, 427, 439, 440, 442, 444, 445, 446, 447, 448, 449, 450, 451, 452, 453, 454, 455, 456, 462, 465, 500, 501
- com a face articular do cuboide, 449
- tendão do, 403, 439, 440, 444, 451, 457, 461, 488, 489, 501
- tuberosidade do, 402, 444, 445, 446, 447, 450, 453, 458, 461, 463
- - processo lateral da, 446
- - processo medial da, 446, 447
Cálice
- óptico, 665
- renal
- - maior, 182, 187
- - menor, 182, 187
Calvária, 509, 551, 555
Camada
- profunda da fáscia plantar, 493
- subcutânea, 642
- subfascial, 642
- superficial, 635
Câmara
- anterior, 576, 578
- - iridocorneal, 578
- posterior, 576, 578
Campo visual
- inferior, 527
- superior, 527
Canal(is)
- anal, 247, 286
- carótico, 510, 512, 586
- central da medula espinal, 672, 673, 678, 686
- condilar, 510, 512
- da mandíbula, 603
- de Schlemm, 576, 578
- do ânus, 246
- do colo do útero, 255, 285
- do nervo
- - facial, 532
- - hipoglosso, 21, 510, 511, 512, 541
- do pudendo de Alcock, 485
- dos adutores, 467, 468
- - com o músculo adutor magno, 466
- espiral da cóclea, 596
- incisivo, 580, 598
- infraorbital, 565, 567, 646
- inguinal, 150, 155, 253, 269
- - estruturas do, 151
- mandibular, 658
- menor, óptico, 515
- obturatório, 235, 236, 256, 282
- óptico, 511, 512, 515, 527, 567, 598, 652
- - esfenoide, 565
- palatino maior, 598
- palatovaginal, 510
- pilórico, 164, 165
- pterigóideo, 515, 543
- - com o nervo do canal pterigóideo, 533

698

- - oval, 598
- sacral, 7, 12, 13, 51, 230, 231, 235
- - forame sacral posterior, 13
- semicircular(es), 596
- - anterior, 535, 587, 590, 591, 595, 596
- - lateral, 535, 587, 590, 591
- - posterior, 535, 587, 590, 591, 596
- vertebral, 5, 14, 22, 23, 48
- - com a medula espinal, 218

Canalículo(s)
- timpânico, 537
- lacrimais superior e inferior, 575

Câncer
- de mama, 77
- de pulmão, 119

Canino, dente, 602

Capitato, 291, 338, 339, 340, 341, 342, 343, 346, 347, 353, 357, 387, 398, 399

Capítulo do úmero, 296, 297, 322, 323, 324, 325, 396, 397

Cápsula(s), 410
- adiposa perirrenal, 180, 181, 218, 248
- articular, 301, 302, 325, 341, 410, 411, 436, 600, 601
- - da ATM, 517
- - locais de fixação da, 437
- - atlantoccipital, 18, 20
- - do cotovelo, 325
- - lateral, 660
- - ligamento da, 436
- - metacarpofalângica, 345
- atlantoccipital, 19
- da(s) articulação(ões)
- - do carpo, 373
- - do cotovelo, 372, 373
- - do ombro, 298, 303, 377
- - do punho, 372
- - dos processos articulares, 21, 22
- - interfalângica
- - - distal, 345
- - - proximal, 345
- - metacarpofalângicas, 373, 454, 455, 465
- - temporomandibular (ATM), 517, 522, 561
- da próstata, 287
- de Tenon, 574
- externa, 651
- extrema, 651
- fibrosa, 25, 182, 187
- - renal, 180
- interna, 648, 650, 651, 677
- prostática, 264

Carcinoma
- do colo, 171
- e hipertrofia da próstata, 265

Cárdia, 107, 164

Carina uretral da vagina, 258

Cartilagem(ns), 630
- alar maior, 580
- - ramo medial, 580
- alar menor, 580

- aritenóidea, 120, 630, 631, 655
- - processo muscular, 632
- - processo vocal, 632
- corniculada, 630, 631
- costais, 56, 57, 61, 63, 144, 299, 305
- cricóidea, 106, 107, 120, 505, 610, 630, 631, 633, 655, 659
- da laringe, 630
- direitas, 630
- do septo nasal, 580, 646
- e músculos da orelha direita, 589
- epiglótica, 630, 631, 633, 650, 654
- laríngea, 649
- nasal lateral, 580
- tireóidea, 54, 78, 80, 88, 89, 103, 107, 120, 504, 621, 630, 631, 633, 634, 638, 639, 640, 650, 651, 654, 655, 659
- traqueal, 120, 633
- trirradiada do osso do quadril, 229

Carúncula
- lacrimal, 575
- sublingual, 604, 609, 611

Cauda equina, 5, 15, 40, 41, 43, 48, 221, 476, 664
- no "saco" dural cheio de LCS, 15
- no canal vertebral, 41, 222
- raízes espinais anteriores e posteriores, 41

Cavidade
- abdominopélvica, 140, 156
- articular, 61, 429
- da articulação do ombro, 300
- da laringe, 633
- da túnica vaginal, 153
- do pericárdio, 88, 95
- - região posterior da, 94
- do útero, 255
- - eixo longitudinal do, 254
- glenoidal, 293, 295, 299, 300, 301, 303, 315, 379, 394, 395
- nasal, 582, 647, 652
- oral, 580, 590, 646, 650, 657
- - limites da, 610
- - organização da, 610
- pélvica feminina, 233
- peritoneal, 107, 156, 158, 180
- pleural, 55, 72, 123, 180
- - direita, 78, 89
- - esquerda, 78, 89
- - recesso costodiafragmático da, 71, 113, 123, 181
- - vasos linfáticos da, 128
- própria da boca, 610
- pulmonares, 112
- pulpar, 602
- sinovial, 387
- - inferior, 660
- - superior, 660
- timpânica, 588, 590, 591, 592, 596
- - direita, 591
- - níveis da, 591

- - teto da, 535, 591
- torácica, 78
- - vasos linfáticos da, 84

Ceco, 162, 168, 169, 170, 171, 242, 243

Célula(s)
- associativa, 679
- comissural, 679
- cribriforme, etmoidais posteriores, orifícios da, 581
- etmoidal(is), 514, 582, 583, 583, 646, 647, 650, 651, 652, 656, 657
- - e seio esfenoidal, 657
- - média, 583
- intercalada, 679
- mastóideas, 535, 587, 590, 591, 607, 659

Cemento, 602

Centro
- de gravidade, 5, 405
- de ossificação, 409
- tendíneo, 64, 65, 146, 147
- - do diafragma, 73, 106, 116, 131, 146

Cerebelo, 650, 665, 668, 669, 670, 671, 688
- lobo, 659

Cérebro, lobo temporal, 660

Cifose
- sacral, 4
- torácica, 4

Cimba da concha, 589

Cíngulo
- do membro inferior, 228
- - lado direito, 404
- do membro superior, 292

Circulação, 92
- da parte inferior do corpo, 92
- da parte superior do corpo, 92
- porta, 92
- pós-natal, 105
- pré-natal, 104
- pulmonar, 92

Círculo
- arterioso
- - de Zinn e von Haller, 577
- - maior da íris, 577, 578
- - menor da íris, 577, 578
- vascular do nervo óptico, 577

Circunferência articular, 320, 323, 327

Cisterna
- cerebelobulbar posterior magna, 21, 672
- circundante, 672
- da lâmina terminal, 672
- do quilo, 84, 200, 201, 202, 270
- do verme, 672
- inter-hemisférica, 672
- interpeduncular, 672
- lombar, 41
- na base interna do crânio, 672
- pontobulbar, 672
- pontocerebelar, 650
- quiasmática, 672

Cisto de Baker, 431

Índice Alfabético

Claudicação de Duchenne, 477

Claustro, 651, 677

Clavícula, 24, 59, 64, 76, 90, 91, 130, 290-293, 299-301, 303-305, 309, 312-317, 361, 366, 377, 378, 379, 394, 504, 505, 619, 636, 637, 640, 642
- corpo da, 294
- extremidade
- - acromial, 299
- - esternal, 54, 299

Clitóris, 250, 252, 258
- artéria profunda do, 279
- corpo, 261
- glande do, 227, 252, 260, 261, 278
- prepúcio do, 227, 260, 261

Clivo, 511, 584, 649, 657

Cóano, 510, 580, 581, 584, 598, 612, 613, 649
- direito, 610
- nervo intermédio, 617

Cóccix, 4, 5, 6, 12, 13, 48, 142, 227, 230, 231, 232, 233, 234, 235, 236, 237, 246, 282, 284, 285, 405
- vértebras Co I-Co III ou Co IV, 6, 48

Cóclea, 535, 587, 588, 590, 596
- aqueduto da, 590, 596

Colículo, 630, 631
- facial, 671
- inferior, 668, 669, 671
- seminal, 245, 251, 262, 264, 287
- superior, 668, 669, 671

Colite ulcerativa, 171

Colo, 295
- anatômico, 296, 297, 300
- do úmero, 301
- ascendente, 165, 168, 169, 170, 171, 172, 191, 206, 217
- - local de fixação do, 163, 181
- cirúrgico, 296, 297
- com óstio do útero, 259
- da bexiga, 250, 264
- - óstio interno da uretra, 251
- da costela, 57, 59
- - VIII, 61
- da escápula, 301
- da fíbula, 426, 428, 478
- da mandíbula, 599, 600
- descendente, 165, 167, 169, 170, 171, 172, 179, 180, 191, 217, 218, 221, 222
- - local de fixação do, 163
- do estribo, 592
- do fêmur, 404, 405, 406, 407, 408, 409, 411, 496, 497
- do martelo, 592
- do pâncreas, 178
- do rádio, 320, 322, 324, 326
- do tálus, 451
- do útero, 245, 249, 250, 252, 254, 255, 256, 257, 282, 284
- - eixo longitudinal do colo no canal do, 254

- - porção supravaginal, 255, 258
- - porção vaginal, 255, 258
- sigmoide, 159, 170, 171, 191, 240, 241, 242, 243, 246, 259, 285
- transverso, 167, 169, 170, 171, 172, 179, 180, 191, 206, 217, 218, 219, 221, 222
- tumores malignos do, 171

Coluna(s)
- anais, 247
- anterior, 678
- - das rugas vaginais, 258
- nuclear, 678
- renal, 182
- torácica, radiografia da, 49
- vertebral, 4, 41
- - articulações da, 16, 18
- - cifótica do recém-nascido, 4
- - desenvolvimento da, 4
- - do adulto, 4
- - elementos, 6
- - ligamento da, 22
- - posição anatômica normal da, 5
- - radiografia da região lombar da, 50
- - região
- - - torácica da, 10
- - - toracolombar da, 22
- - ressonância magnética da, 48

Comissura
- anterior, 668, 670, 677, 686
- - dos lábios, 260
- cinzenta, 678
- dos lábios, 504
- posterior, 686
- - da vagina, 227
- - dos lábios, 227, 260, 261

Compartimento(s)
- anterior, 452
- - do antebraço, 332
- carpometacarpal, 347
- da cóclea, corte transversal, 596
- dorsais dos tendões dos músculos extensores, 354
- mediocarpal, 347
- muscular, 483
- posterior, 452
- - da coxa, 487
- vascular, 483

Complexo núcleo olivar inferior, 681

Compressão
- crônica do nervo radial, 369
- do nervo cutâneo femoral lateral, 472

Comprometimento respiratório, 121

Comunicação da bainha tendínea, 351

Concha
- da orelha, 589, 590
- nasal, 612
- - inferior, 507, 567, 575, 581, 582, 583, 585, 598, 613, 617, 646, 650, 656

- - média, 514, 526, 567, 581, 582, 583, 585, 598, 613, 617, 646, 650, 656
- - - etmoide, 581
- - superior, 514, 526, 567, 581, 582, 583, 585, 590
- - - etmoide, 581

Côndilo, 406
- da mandíbula, 658
- do úmero, 296
- face articular, 427
- lateral
- - da tíbia, 402, 404, 426, 428, 429, 439, 442, 443, 490, 498, 499
- - do fêmur, 404, 406, 407, 428, 429, 432, 434, 435, 498, 499
- medial
- - da tíbia, 402, 404, 425, 426, 428, 444, 445, 498, 499
- - do fêmur, 404, 407, 428, 429, 432, 434, 435, 436, 498, 499
- occipital, 18, 508, 510
- patelar lateral do fêmur, 436

Cone
- arterial, 136, 137
- - infundíbulo, 97
- de luz, 592
- elástico, 631, 632, 633
- medular, 5, 40, 41, 48

Conexões intertendíneas, 330, 354

Confluência
- dos seios, 552, 553, 554, 556, 657, 661, 672, 674
- venosa posterior, 675

Constrição(ões)
- broncoaórtica, 106
- diafragmática, 106
- esofágicas, 106

Contratura de Dupuytren, 350

Coração, 5, 131, 682
- ápice do, 92, 93, 96, 97, 99, 100, 102, 124, 132
- aspecto radiográfico do, 132
- complexo estimulante do, 102
- condução e inervação do, 102
- face diafragmática, 94
- funções e relações, 92
- relações
- - posteriores do, 95
- - topográficas do, 92
- ressonância magnética do, 135
- superfície do, 93
- TC do, 134
- valvas, 98

Corda(s)
- do tímpano, 532, 533, 535, 563, 587, 591, 592, 593, 594, 596, 607
- oblíqua, 326
- tendíneas, 97, 99

Cordão umbilical, 105

Corioide, 576, 579
- lâmina corioideocapilar, 577

700

Córnea, 574, 576, 578
Corno(s)
- anterior, 44
- - de substância cinzenta, 678
- - motor somático, 679
- coccígeo, 12
- frontal anterior, 673
- inferior, 630, 631
- lateral, 679
- maior, 630, 631
- menor, 630, 631
- occipital, 673
- - do ventrículo lateral, 688
- - posterior, 673
- posterior, 44
- - sensitivo, 679
- sacrais, 12
- superior, 630, 631
- temporal
- - do ventrículo lateral, 688
- - inferior, 673
Coroa, 602
- da glande, 262, 280
- vascular, 44
Corpo(s)
- adiposo, 150, 499
- - anterior e fossa coronóidea, 397
- - da bochecha, 647
- - da órbita, 557, 571, 574, 646, 656
- - infrapatelar, 436, 437
- - pararrenal, 182
- - posterior do cotovelo, 397
- amigdaloide, 651
- anococcígeo, 236, 237, 238
- caloso, 648, 649, 657, 665, 667, 668, 669, 670, 673, 677, 688, 689
- - esplênio, 686, 688
- - joelho, 686, 688
- - parietoccipital, 667
- - tronco, 686, 687, 688
- cavernosos, 281
- - do pênis, 251, 262, 265, 283, 286, 287
- ciliar, 574, 578
- - músculo ciliar, 576, 579
- - pregas ciliares, 579
- com pregas gástricas longitudinais, 164
- da bexiga, 250, 251
- da bigorna, 592
- da clavícula, 294
- da costela, 57
- da espinha, 147
- da língua, 608
- da mandíbula, 507, 508, 599, 647, 657
- da tíbia, 443
- da ulna, 291, 326
- - face anterior, 320, 321
- do áxis, 21
- do esterno, 56, 58, 63, 88, 92, 131, 132, 142, 146, 149, 293, 304, 305
- do fêmur, 406, 409

- do hioide, 505, 599
- do osso metacarpal II, 335
- do pênis, 262
- do períneo, 237, 240, 241, 242, 243, 278, 281
- do rádio, face anterior, 320, 321
- do úmero, 312, 313, 318, 319
- - face anterolateral, 296
- - face anteromedial, 297
- - face posterior, 296
- do útero, 250, 254, 255, 258
- dos metacarpais II a IV, 399
- esponjoso, 281
- - do pênis, 251, 262, 265, 286, 287
- eixo longitudinal do, 254
- gástrico, 173
- - normal, 165
- geniculado
- - lateral, 527, 669, 670, 686, 687
- - medial, 527, 686, 687
- mamilar, 667, 668, 669, 670
- vertebral, 6, 7, 8, 9, 10, 11, 14, 17, 21, 22, 23, 49, 57, 65, 659
- - anterior, 7
- - de C VII, 21
- - de TIII, 370
- - L I, 5, 48, 56
- - L II, 50
- - L V, 51, 146, 415
- - T I, 48, 56
- - T VIII, 146
- - T X, 146
- - T XII, 50, 56, 146, 305
- vítreo, 576, 646, 651, 652
Córtex, 498
- cerebral, 554, 664
- - sensitivo giro pós-central, 680
- pré-motor, 681
- renal, 182, 222
Costela(s), 58, 59, 66, 72, 136, 147, 299, 303, 304, 315, 379, 380, 655
- I, 31, 56, 59, 61, 63, 78, 80, 82, 86, 90, 91, 108, 122, 130, 293, 315, 361, 365, 366
- II, 59, 92, 130, 367, 623
- III a V, 315
- III, 130
- IV, 33, 142
- V, 59, 149
- VI, 142
- VI a XII, 2
- VIII, 33, 61, 71, 113, 114, 142
- IX, 315, 366
- X, 64, 142, 149, 178
- XI, 59
- XII, 3, 29, 33, 56, 59, 64, 142, 180, 471
- cabeça da, 57, 59
- colo da, 57, 59, 61
- corpo da, 57
- direitas, 59
- falsas, 57
- flutuantes, 57

- inferior, 60
- superior, 60
- tipos de, 57
- verdadeiras, 57
Cotovelo
- articulações do, 292
- da babá, 325
- radiografia do, 396
- ressonância magnética do, 397
Couro cabeludo, 509, 556
Coxa, 404, 487
Coxim adiposo, 323
- retroesternal, 88, 90
Crânio, 554, 556
Crista(s)
- da cabeça da costela, 61
- da costela, 59
- do colo da costela, 59
- do tubérculo
- - maior, 296, 313, 314
- - menor, 296, 297, 313, 317
- esfenoidal, 515, 580, 598
- etmoidal, 514, 554, 567, 580, 581, 583
- frontal, 509, 511
- ilíaca, 2, 3, 24, 28, 29, 47, 141, 142, 146, 149, 180, 228, 229, 230, 231, 234, 285, 308, 317, 367, 402, 403, 404, 408, 410, 411, 412, 415, 416, 419, 421, 422, 423, 473
- - anterossuperior, 497
- - da fáscia da nuca, 28
- - linha intermédia, 149
- intertrocantérica, 406, 408, 411, 421, 496
- lacrimal
- - anterior, 565
- - posterior, 565
- mamárias, 74
- nasal, 580, 598
- oblíqua
- - externa, 599
- - interna, 599
- occipital externa, 508, 510, 511
- sacral
- - lateral, 12, 13
- - medial, 12
- - mediana, 7, 12, 13, 230, 231
- supraepicondilar
- - lateral, 296, 322, 324, 324, 335
- - medial, 296, 297, 322
- supramastóidea, 561
- supramedial epicondilar, 322
- supraventricular, 97
- terminal, 97
- transversa, 535
Cruz do coração, 96
Cuboide, 442, 446, 447, 448, 449, 452, 454, 455, 456, 500
- tuberosidade posterior do, 445
Cúlmen, 670
Cuneiforme, 446, 451, 456
- intermédio, 446, 447, 448, 449, 462, 500, 501

701

Índice Alfabético

- - cabeça oblíqua, 456
- - lateral, 446
- lateral, 446, 447, 448, 449, 456, 500, 501
- medial, 442, 445, 446, 447, 448, 449, 452, 455, 456, 457, 462, 465, 493, 500, 501
Cúneo, 667
Cúpula(s)
- da pleura, 55, 113
- direita, 64, 146
- do diafragma, 132
- esquerda, 64, 146
Curvatura
- do meato acústico externo, 588
- do útero, 254

D

Decussação das pirâmides, 671, 681
Dedo
- médio direito, 388
- vascularização e inervação do, 388
Dente(s), 602
- codificação dos, 603
- do áxis, 8, 9, 17, 610, 649, 653
- - ápice do, 21
- - C II, 5, 6, 18, 21, 48, 49, 59, 405 584, 612, 689
- - e arco anterior do atlas, 657
- - face articular posterior, 19
- molar
- - mandibular, inferior, 1º, 646
- - maxilar, superior, 1º, 646
- mandibulares, 602, 656
- maxilares, 602
Dentina, 602
Dermátomos, 39
- da parede do tórax, 71
- do membro superior, 375
Derrame pleural, 72
Deslocamento da linha de gravidade, 477
Desvio
- de septo, 583
- do coração, 123
Diafragma, 5, 64, 66, 71, 73, 78, 79, 80, 83, 84, 86, 88, 89, 92, 93, 106, 107, 108, 109, 110, 111, 113, 114, 116, 122, 123, 128, 131, 147, 154, 160, 165, 167, 172, 179, 180, 181, 183, 202, 220, 221
- centro tendíneo, 67, 82
- cúpula
- - direita, 64
- - esquerda, 64
- da pelve
- - com fáscia, 244
- - fáscia superior, 249
- da sela, 513, 554
- fáscia do, 89
- parte
- - costal, 64, 65, 67, 82, 131, 146, 147, 218
- - esternal, 64, 65, 147
- - lombar, 64, 67, 146, 209

- pilar
- - direito, 64, 65, 146, 147, 166, 221
- - esquerdo, 64, 65, 146, 147, 146, 166, 221
- posição durante a respiração, 60
- recoberto pela pleura parietal, parte diafragmática, 90, 91
- superfície hepática, 160, 163, 167, 173, 179, 181
- vascularização e inervação do, 66
- vasos sanguíneos do, 67
Diâmetro
- anteroposterior AP, 60
- diagonal, 233
- oblíquo esquerdo, 233
- torácico transversal, 60
- transverso do plano da abertura superior da pelve, 233
- verdadeiro, 233
Diencéfalo, 671
Dilatação pupilar, 543
Dilator urethrae, 251
Díploe, 509, 554, 556
Disco
- articular, 347, 523, 600, 601, 660
- - ulnocarpal, 341, 342
- do nervo óptico, 576, 577
- - ponto cego, 577
- herniado, 15
- intervertebral, 4, 5, 6, 14, 15, 17, 20, 21, 22, 23, 48, 49, 56, 61, 235, 655, 657
- - estrutura do 14
- - L III/L IV, 50
- - na coluna vertebral, 14
- - T XI-T XII, 133
Dissecação
- aórtica, 81
- da região inguinal, 151
- dos ligamentos da articulação atlantoccipital, 19
Distância
- de difusão, 121
- interespinosa, 233
- "transespinosa", 233
Distúrbio do fluxo sanguíneo coronariano, 101
Divertículo(s)
- de pulsão "falsos", 107
- de tração "verdadeiros", 107
- de Zenker, 107
- epifrênico, 107
- esofágicos, 107
- hipofaríngeos, 107
- parabronquial, 107
Doença
- das valvas cardíacas, 99
- de Crohn, 169
Dor, 680
- abdominal aguda, 157
- referida dos órgãos internos, 276
Dorso
- anatomia radiológica do, 48, 50

- da língua, 608, 610
- da mão, 290
- da sela, 511, 515, 584, 652, 657
- do pé, 402
- do pênis, 269
- estruturas palpáveis do, 2
- topografia vasculonervosa do, 46
- vascularização e inervação do, 47
Drenagem
- da lágrima, 575
- linfática
- - através do diafragma, 128
- - da bexiga urinária, 271
- - da cavidade pleural, 128
- - da mão, 363
- - da uretra, 271
- - das câmaras
- - - direitas, 110
- - - esquerdas, 110
- - das gônadas, 203
- - do baço, 205
- - do coração, 110
- - do duodeno, 205
- - do estômago, 205
- - do fígado, 204, 205
- - do pâncreas, 295
- - do reto, 271
- - dos ductos bilíferos, 204
- - dos intestinos, 206
- - dos órgãos
- - - genitais
- - - - femininos, 271
- - - - masculinos, 271
- - - internos, 200, 270
- - - pélvicos, 273
- - dos rins, 203
- - por quadrantes, 85
Dreno torácico, 72
Ducto(s)
- alveolar, 121
- arterial
- - permeável, 104
- - obliterado, 105
- bilíferos
- - extra-hepáticos, 176
- - hepáticos, 176
- cístico, 174, 175, 176, 177
- coclear, 535, 596
- - com gânglio espiral, 534
- colédoco, 166, 174, 175, 176, 177, 179, 183, 188, 218
- de união (*ductus reuniens*), 596
- deferente, 152, 153, 154, 243, 253, 263, 264, 267, 282
- - ampola, 157, 251, 264
- - direito, 240, 248, 269
- - esquerdo, 249, 269
- ejaculatório, 251, 253, 264, 265, 287
- endolinfático, 596
- excretor, 253

702

- hepático, 181
- - comum, 176, 177
- - direito, 174, 176, 177
- - esquerdo, 174, 176, 177
- lacrimonasal, 575, 659
- lactífero, 75, 77
- linfático
- - direito, 84, 85, 363
- - torácico direito, 626
- pancreático, 166, 176-178
- - acessório, 166, 176, 178
- parotídeo, 558, 559, 560, 561, 611
- semicircular(es), 534, 535, 596
- - anterior, 596, 597
- - lateral, 596, 597
- - posterior, 596, 597
- submandibular, 609, 611
- terminal, 75, 77
- torácico, 84, 85, 91, 106, 110, 129, 130, 131, 200, 201, 270, 639
- - com a cisterna do quilo, 206
- venoso, 104
- - obliterado, 105
Dúctulos
- eferentes, 153, 263
- prostáticos, 262
Duodeno, 140, 160, 163, 164, 165, 172, 173, 179, 180, 183, 188, 191, 206, 218, 222
- endoscopia da papila maior do, 167
- flexura
- - inferior do, 166
- - superior do, 166
- localização, 166
- papila
- - maior do, 166, 176
- - menor do, 166, 176
- parede, 176
- partes do, 166
- - ascendente, 167, 177-181
- - descendente, 161, 166, 167, 176-180, 219, 221
- - horizontal, 157, 162, 166, 167, 169, 176, 178, 179, 181
- - superior, 162, 164, 166, 167, 169, 176, 178, 179, 181
- túnica muscular, 176
Dura-máter, 40, 509, 551, 554, 555, 556, 557, 597
- camada externa, 38
- parte espinal, 40, 41

E

Eixo óptico visual, 569, 576
Eletrocardiograma, 102
Embolia pulmonar, 125
Eminência
- carpo, 346
- hipotenar, 290, 291, 387
- iliopúbica, 142, 231, 483

- intercondilar, 426, 427, 428
- medial, 671
- piramidal, 593
- radial do carpo, 346
- tenar, 290, 291, 387
Encéfalo, 664, 669, 672
- ressonância magnética do, 688, 689
Endométrio, 254, 255, 285
Enema baritado de intestino grosso com duplo contraste, 223
Enfisema, 119
Epicondilite lateral, 334
Epicôndilo, 322
- lateral, 291, 296, 297, 305, 318, 322, 323, 324, 325, 329, 331, 335, 396, 397, 383, 384, 396, 397, 406
- - do fêmur, 402, 428, 432, 443, 498, 499
- - do úmero, 372
- medial, 291, 296, 297, 304, 305, 318 319, 322, 323, 324, 325, 328, 329, 330, 331, 333, 335, 404
- - do fêmur, 402, 406, 428, 432, 444, 498
Epidídimo, 152, 253, 272
- apêndice do, 153, 263
- cabeça, 153, 263, 269
- cauda, 153, 263
- corpo, 153, 263
Epífise anular, 14
- inferior, 50
- superior, 50
Epigástrio
- fossa epigástrica, 141
- região epigástrica, 54
Epiglote, 608, 610, 612, 613, 617, 630, 631, 632, 633, 635, 648, 649
Episiotomia, 261
- lateral, 261
- mediana, 261
- mediolateral, 261
- - no momento de ápice da contração, 261
Epistaxe, 585
Epitélio
- germinativo de revestimento, 254
- pigmentado da íris, duas camadas, 578
- pigmentado do corpo ciliar, 576
Epoóforo, 255
Eritrócito, 121
Erupção incompleta, 603
Escafa, 589
Escafoide, 338, 339, 340, 341, 342, 343, 346, 347, 353, 357, 387, 390, 398, 399
- fratura do, 339
Escápula, 64, 136, 292, 293, 295, 302, 303, 312, 315, 317, 379, 380, 395
- ângulo superior, 505
- colo da, 301
- face
- - costal, 293, 299, 317
- - posterior, 293, 316, 319

- forame da, 294
- margem
- - lateral, 302
- - medial, 24, 309
- radiografia da, 394
Escavação
- retouterina, 241, 242, 249, 254, 258, 282, 284
- retovesical, 157, 240, 243, 251, 265
- vesicouterina, 241, 242, 254, 258
Esclera, 574, 576, 578, 579
Escroto, 152, 153, 227, 263, 265, 272, 281, 469
- septo, 157
Esfenoide
- asa maior, 506, 507, 511, 567, 583
- asa menor, 507, 511, 567, 581, 583
- fossa hipofisial, 511
- processo pterigoide, 508
Esfíncter(es)
- bilíferos, sistema de, 176
- externo do ânus, 285
Esmalte, 602
Esôfago, 5, 25, 38, 65, 67, 73, 79, 80, 81, 90, 91, 92, 95, 106, 107, 110, 111, 116, 130, 131, 133, 136, 137, 164-167, 169, 172, 177, 181, 183, 186, 194, 202, 614, 615, 633, 634, 635, 655, 659
- estrutura do, 107
- inervação do, 108
- início do, 106
- localização e constrições, 106
- parte
- - abdominal, 107, 108
- - cervical, 79, 86, 88 89, 108
- - torácica, 79, 86, 88, 89, 106, 108, 107, 116
- túnica adventícia, 164
- vascularização, 108
- vasos sanguíneos do, 109
Espaço(s)
- do disco invertebral, 50
- epineural, 672
- episcleral, 574
- extradural, 40, 41
- extraperitoneal da pelve, 259
- intercostal(is)
- - anteriores, 85
- - 8º, 114
- - posteriores, 85
- interescalênico, 365, 623
- interescalenos, 379
- mesorretal, 257
- pré-sacral, 257
- retovaginal, 242, 243
- - extraperitoneal, 257
- retrofaríngeo, 634, 637, 651
- retroperitoneal, 180
- - "pré-sacral", 242, 243
- - extraperitoneal, 257
- retropúbico, 242, 243, 251, 257, 265
- retrorretal, 257

- subacromial, 298, 302
- subaracnóideo, 21, 40, 554, 555, 672
- subdural, 40
- vesicovaginal extraperitoneal, 257
Espinha(s)
- corpo da, 147
- da escápula, 2, 3, 24, 291, 292, 300, 301, 308, 309, 312, 313, 316, 319, 366, 376, 377, 394, 619
- - do dorso, 290
- genianas, 508, 599
- ilíaca, 2, 486
- - anteroinferior, 142, 228, 229, 230, 231, 234, 424
- - anterossuperior, 2, 140, 142, 144, 149, 226, 228, 229, 230, 231, 235, 402, 404, 408, 410, 411, 412, 415, 416, 419, 421, 424, 425, 473, 477, 478, 483, 485, 496
- - posteroinferior, 228, 229, 230, 231, 234, 408, 425
- - posterossuperior, 2, 3, 228, 229, 230, 231, 234, 235, 236, 402, 404, 408, 410, 411, 419, 425, 485
- isquiática, 142, 227, 228, 229, 230, 231, 234, 235, 236, 282, 404, 408, 410, 411, 421, 425, 483
- milo-hióidea, 599
- nasal
- - anterior, 506, 507, 580, 598
- - posterior, 598
Espondilófito, 15
Espondilolistese traumática, 9
Esqueleto torácico, 56
Esterno, 56, 57, 58, 61, 64, 65, 67, 73, 79, 88, 94, 95, 106, 122, 128, 130, 136, 144, 145, 147, 157, 314
- corpo do, 56, 58, 63, 88, 92, 131, 132, 142, 146, 149, 293, 304, 305
Estigma folicular, 254
Estômago, 5, 86, 92, 93, 106, 108, 110, 111, 140, 157, 158, 160, 164, 172, 178-180, 188, 218-220, 682
- anterior, 218
- cárdia, 165
- com artérias gástrica esquerda, 220
- corpo, 165
- curvatura maior, 161, 165
- curvatura menor, 165
- fundo, 165, 173
- localização, 164
- parede posterior, 161
- parte pilórica, 162, 169
Estrato membranáceo da tela subcutânea, 153, 154, 263
Estria(s)
- diagonal, 526
- longitudinais, 526
- malear, 592
- medular, 671
- - do tálamo, 526, 668

- olfatória
- - lateral, 526
- - medial, 526
Estribo, 588, 591, 592, 593
- colo do, 592
Estroma
- da íris, 578
- fibroso, 152
Etmoide, 506, 565, 567, 583
- concha nasal média, 507
- crista etmoidal, 511
- lâmina
- - cribriforme, 511
- - orbital, 565, 567
- - perpendicular, 507, 580, 598
Expansão
- digital dorsal, 355
- dorsal, 399
- eixo sagital, 122
- eixo transversal, 122
- eixo vertical, 122
Expiração, 60, 122
- retração
- - das cavidades torácica e pleural, 122
- - pulmonar, 123
Extensão, 343
Extensores curto e longo
- do hálux, 478
- dos dedos, 478
Extremidade
- acromial, 294
- esternal, 294
- proximal da tíbia, 426
- tubária, 254, 255
- uterina, 254, 255

F

Face(s), 681
- anterolateral, 630
- anteromedial, 296
- articular, 49, 50, 394, 410, 426, 429, 453, 630
- - da cabeça da costela VII, 61
- - da articulação radiocarpal do punho, direita, 341
- - acromial, 294
- - anterior, 8, 9
- - aritenóidea, 630
- - calcânea
- - - anterior, 453
- - - média, 453
- - - posterior, 453
- - - - navicular, 453
- - carpal, 320, 321
- - do acrômio, 302
- - do cuboide, 453
- - do maléolo
- - - lateral, 427, 451
- - - medial, 427, 450, 451

- - esternal, 294
- - inferior, 8, 9, 10, 11, 16, 17, 22, 23, 427, 451
- - lateral, 429
- - medial, 429
- - navicular, 452, 453
- - para a bigorna, 592
- - para o martelo, 592
- - posterior, 8
- - superior, 7, 8, 9, 10, 11, 12, 14, 16, 17, 18, 22, 23, 61, 404, 426, 428
- - - da tíbia, 433, 498
- - talar
- - - anterior, 453
- - - média, 453
- - - posterior, 453
- - tireóidea, 630, 632
- auricular, 12, 13
- - do ílio, 228
- bucal dos dentes, 602
- costal, 117, 295
- - da escápula, 301
- diafragmática, 117
- - base do pulmão, 117
- distal dis dentes, 602
- do coração, 96
- dorsal, 13
- esternocostal, 96
- fratura da, 507
- glútea, 229, 231
- inferior da língua, 609
- interóssea, 321
- intervertebral, 14
- labial dos dentes, 602
- lateral, 320, 326, 426, 427
- - da tíbia, 442
- maleolar
- - lateral, 449, 453
- - medial, 449, 451, 453
- medial, 254, 320, 426, 427
- - do corpo da tíbia, 402
- - patelar do fêmur, 406
- mediastinal, 117
- mesial dos dentes, 602
- orbital, 515
- dos dentes, 602
- patelar do fêmur, 407, 429, 432, 434, 435
- - tróclea femoral, 407
- pélvica, 13
- poplítea, 406, 428
- posterior, 295, 320, 326, 427, 630
- - da fíbula, 445
- - da tíbia, 445
- - da tuberosidade do calcâneo, 500
- - superior, 426
- sinfisial, 228, 232, 235
- superior da tróclea do tálus, 449, 451, 453, 462
- temporal, 515, 586
Faixa lumbrical, 355
Falange(s), 291, 292, 293, 338, 343, 404, 446
- distal, 292, 293, 342, 343, 349, 355, 398, 500

Índice Alfabético

- - do 1º ao 5º dedos, 338
- - do 2º dedo, 338, 359, 501
- - do dedo mínimo, 446, 447, 462
- - do hálux, 446, 447, 448, 454, 455
- - do polegar, 333, 343
- - do quarto dedo, 333
- - dos dedos metatarsais I a V, 443
- - interóssea, 355
- - tuberosidade da, 339, 343, 349
- média, 292, 339, 342, 343, 349, 349, 398, 500
- - do 2º dedo, 338, 501
- - do dedo mínimo, 446, 447, 448, 462
- - dos 2º ao 5º dedos, 333, 338
- proximal, 292, 293, 342, 343, 349, 398, 399, 500
- - cabeça da, 398
- - do 1º ao 5º dedos, 338, 359
- - do 2º dedo, 338, 359, 501
- - do dedo mínimo, 357, 446, 447, 462
- - do hálux, 446, 447, 448, 454, 455, 456, 462
- - do polegar, 343, 357
Faringe, 612, 613
- músculo da, 519, 632
- parte
- - laríngea da, 610, 648, 649, 650, 654, 655
- - nasal da, 610, 648, 649, 657
- - oral da, 605, 610, 648, 649, 657, 658
- teto da, 612
Fáscia
- bucofaríngea
- - contínua com lâmina pré-traqueal, 634
- - pré-traqueal visceral, 637
- cervical profunda, 25
- clavipeitoral, 378
- cremastérica, 152, 155, 263
- - e músculo cremaster, 152
- da axila, 378
- da nuca, 25, 637
- da pelve, 250
- da perna, 488, 490
- de Camper, 154
- de Denonvillier, 286
- de Scarpa, 154
- diafragmática, 89
- do antebraço, 350, 388, 392
- do braço, 378, 381, 383, 392
- do músculo
- - obturador interno, 236
- - psoas maior, 25
- - quadrado do lombo, 25
- do pênis, 251
- dorsal do pé, 461
- endotorácica, 71, 72, 113, 114, 147
- espermática
- - externa, 150, 152, 153, 263, 280
- - interna, 152, 153, 155, 263, 269
- faringobasilar, 615
- glútea, 484, 487
- - músculo glúteo médio, 484
- inferior do diafragma da pelve, 237, 244 247

- lâmina cervical, 88
- lata, 151, 155, 473, 480, 484, 486
- - trato iliotibial, 487
- obturatória, 236, 237, 242
- parietal da pelve, 257
- peitoral, 75
- profunda do pênis, 262, 265, 280
- renal, 25
- - lâmina anterior, 180
- - lâmina retrorrenal, 180
- - lâmina posterior, 25
- sobre a vagina, 256
- sobre o músculo obturador interno, 256
- superficial
- - de revestimento do abdome, 150, 151, 482
- - do pênis, 262, 265
- - do períneo, 237, 242, 259
- - - de Colles, 237, 244, 245
- superior do diafragma da pelve, 242, 243, 244, 246, 247
- torácica, 75
- - superficial, 378
- transversal, 25, 145, 151, 154, 155
- - do abdome, 151
- visceral da pelve, 251, 257
- - sobre a bexiga urinária, 240, 241
- - sobre o reto, 240, 241
Fascículo(s)
- anterior, 102
- atrioventricular (AV), 102
- interfascicular, 679
- lateral, 364, 365, 372, 380, 381, 382
- longitudinal(is), 18, 19, 21
- - da aponeurose palmar, 350
- - da coluna posterior, 679
- - dorsal, 526
- medial, 364, 365, 370, 372, 373, 381, 382
- médio, 102
- posterior, 102, 364, 365, 367, 368, 369, 380, 381
- próprio lateral, 679
- septomarginal, 679
- sulcomarginal, 679
- transversos, 458
- - da aponeurose palmar, 350
Feixe(s)
- de His, 98, 102
- de músculos acessórios, 615
- interatrial, 102
- internodais anterior, médio e posterior, 102
- neurovascular do reto com a artéria retal média, 257
Fêmur, 2, 284, 404, 409, 410, 422, 423, 428, 430, 432, 436, 437, 438, 442, 443, 444, 445, 494, 495, 498
- cabeça do, 245, 282, 284, 285, 287, 406, 407, 408, 409, 467, 496, 497
- colo do, 404, 405, 406, 407, 408, 409, 411, 496, 497
- direito, 467

- face, 436
- fratura do, 407
- necrose da cabeça do, 467
Fenda interglútea, 237
Fibras
- corticobulbares, 540, 541
- corticonucleares, 681
- corticospinais, 681
- cuneocerebelares, 680
- de Purkinje, 102
- diretas para o cerebelo, 534
- elásticas, 121
- - no septo interalveolar, 121
- intercrurais, 150, 151, 483
- musculares circulares do esôfago, 615
- parassimpáticas, 537
- pós-ganglionares, 108, 127, 543
- - distribuição das, 683
- - do gânglio cervical superior via plexo carótico comum, 529
- pré-ganglionares, 108
- - do NC III, 529
- - para o abdome, 127
- pré-retais, 236
- simpáticas pós-ganglionares, 533
- zonulares, 576, 578, 579
Fíbula, 404, 421, 422, 423, 424, 427, 428, 429, 430, 431, 432, 434, 435, 436, 445, 448, 450, 451, 454, 455, 461, 489, 490, 491, 494, 495, 498, 500, 501
- cabeça da, 402, 404, 412, 419, 425, 426, 427, 428, 429, 430, 433, 434, 435, 438, 439, 442, 443, 444, 445, 478, 490, 491, 498, 499
- colo da, 426, 428, 478
- corpo, 426, 427
- fratura da, 427
Fibular, músculo
- curto, 478
- longo, 478
- - tendão do, 458
- terceiro, 478
Fígado, 5, 71, 88, 104, 105, 113, 114, 131, 133, 140, 157, 160, 164, 172, 178, 180, 188, 219, 222, 682
- área nua, 157
- áreas de contato do órgão, 173
- fixação ao diafragma, 173, 180
- lobo
- - caudado, 160, 174, 175, 176, 220
- - direito, 158, 160, 161, 162, 165, 169, 172, 173, 176, 177, 218, 220, 221
- - - face diafragmática, 174
- - - face visceral, 174, 175
- - esquerdo, 158, 160, 162, 165, 169, 172, 173, 176, 218
- - - face diafragmática, 174
- - - face visceral, 174, 175
- - quadrado, 174, 175, 176
- localização, 172
- superfícies do, 174

705

Índice Alfabético

Filamentos
- do nervo olfatório NC I, 513, 584, 585
- olfatórios, 526
Filtro, 504
Fímbria do hipocampo, 686
Fissura
- horizontal, 113
- - do pulmão direito, 117, 118, 119, 130
- inter-hemisférica, 689
- mediana anterior, 671, 678
- oblíqua, 113, 117, 118, 119
- - do pulmão direito, 130
- - do pulmão esquerdo, 130
- orbital
- - inferior, 510
- - superior, 512, 515
- petro-occipital, 511
- petrotimpânica, 510, 512, 586, 596, 600
- primária, 670
- - do cerebelo, 686
- timpanomastóidea, 506, 586
Fixação
- do fígado ao diafragma, 95
- do pericárdio fibroso à fáscia
    diafragmática, 94, 95
Flexão, 343
Flexor(es), músculo(s)
- curto
- - do dedo mínimo, 373, 479
- - do hálux
- - - cabeça lateral, 479
- - - cabeça medial, 479
- - do polegar, 372, 373
- - dos dedos, 479
- longo do polegar, 372
- profundo dos dedos, 372, 373, 445
- radial do carpo, 372
- superficial dos dedos, 372
- ulnar do carpo, 373
Flexura
- anorretal, 246
- cefálica, 665
- cervical, 665
- direita do colo, 161, 162, 165, 167, 169, 170,
    171, 173, 177, 179, 180
- - hepática, 170
- duodenojejunal, 162, 166, 168, 169, 171, 219
- esquerda do colo, 158, 159, 162, 167, 169, 170,
    177, 179, 185, 191, 218, 220
- - esplênica, 170, 171
- sacral, 246
Flóculo, 670, 686
- do cerebelo, 534
Fluxo do LCS, 672
Foice
- do cérebro, 554, 555, 556, 647, 648, 652, 688
- - em torno do seio sagital superior, 659
- - com giro frontal superior, 656
- inguinal, tendão conjuntivo, 143
Folha do verme, 670

Folículo de Graaf, saliência do, 254
Fonte de luz endoscópica, 164
Forame(s), 531, 563, 598, 670
- apical do dente, 658
- cego, 608
- com o nervo espinal, 15
- da escápula, 294
- da mandíbula, 508, 531, 599, 600
- da veia cava, 64, 65, 67, 82, 108, 146, 147
- esfenopalatino, 581, 585
- espinhoso, 510, 511, 512, 515
- estilomastóideo, 510, 512, 532, 533, 586, 607
- etmoidal
- - anterior, 514, 565
- - posterior, 514, 565
- horizontal, 670, 686
- incisivo, 508, 510, 598, 606
- infraorbital, 505, 506, 507, 531, 565, 575,
    606, 658
- interventricular, 667, 672, 673, 686
- - posterior, 673
- intervertebral, 4, 10, 11, 14, 15, 21, 23, 40, 49,
    50, 689
- isquiático
- - maior, 234, 235
- - menor, 234, 235
- jugular, 510, 511, 512, 536, 538, 540, 556
- lacerado, 510, 511, 512
- longitudinal do cérebro, 665, 667, 686, 687
- magno, 510, 511, 512, 540, 541, 649
- mandibular, 658
- mastóideo, 506, 508, 510, 512, 586
- mentual, 505, 506, 507, 599, 606, 658
- - mandíbula, 599
- nutrícios, 23
- obturado, 228, 229, 230, 231, 236, 262, 496
- - ramo do ísquio, 228
- omental, 157, 161, 162, 169
- - epiploico, 179
- orbital, 527, 565
- - inferior, 531, 564, 565, 567, 569, 572, 598
- - superior, 531, 565, 567, 569, 572, 598
- - - para a fossa média do crânio, 583
- oval, 510, 511, 512, 515
- - aberto, 104
- - fechado, 105
- palatino
- - maior, 510, 512, 598, 606
- - menor, 510, 512, 598, 606
- para a artéria e o nervo laríngeos
    superiores, 631
- para o plexo pterigóideo, 598
- parietal, 509
- posterolateral, 670
- pré-piramidal, 670
- profundos, 563
- pterigomaxilar, 564, 565
- redondo, 512, 515, 531, 565
- sacral

- - anterior, 6, 12, 13, 43, 51, 231, 235
- - posterior, 6, 12, 13, 43, 231, 476
- supraorbital, 506, 507, 565
- transversário, 7, 8, 9, 16, 17, 20
- vertebral, 7, 9, 11 14, 16, 17, 18, 57
- zigomático-orbital, 565, 567
Formação reticular, 526
Fórnice, 667, 668, 670, 673, 686, 688
- corno frontal, 673
- da vagina, 258
- - parte anterior, 258
- - parte posterior, 258
- pilar, 686r, 687
- superior da conjuntiva, 574
Fossa
- anterior do crânio, 511, 513, 557, 567, 571,
    580, 581, 583, 646, 649
- axilar, 290
- cerebelar, 511
- cerebral, 511
- coronóidea, 296, 323, 325, 396
- cubital, 382, 383
- digástrica, 508
- do acetábulo, 409, 410, 467, 483
- do canal pterigóideo, 510
- do maléolo lateral, 426, 427
- do olécrano, 296, 297, 322, 323, 324, 396
- do saco lacrimal com a abertura para o canal
    lacrimonasal, 565
- hialóidea, 576
- hipofisial, 580, 581, 584
- - sela turca, 515, 657
- ilíaca, 149, 228, 230, 231
- incisiva, 512, 598, 602
- infraclavicular, 54, 290
- infraespinal, 295, 300, 301
- - com o músculo redondo maior, 376
- infratemporal, 561
- inguinal
- - lateral, 154, 155, 243
- - medial, 154, 155
- intercondilar, 406, 407, 428, 434, 498
- interpeduncular, 652, 671
- isquioanal, 246, 283
- recesso anterior, 243, 245
- jugular, 504, 586
- mandibular, 510, 586, 600, 601, 603
- - da articulação temporomandibular, 600
- média do crânio, 511, 513, 557, 567,
    571, 581, 648
- medial coronóidea, 322
- navicular da uretra, 262
- oval, 97
- paravesical, 242, 243, 245
- poplítea, 416, 479
- posterior do crânio, 511, 513
- pterigóidea, 515, 598, 599
- pterigopalatina, 561, 565, 567
- radial, 296, 322, 325

- romboide, 671, 687
- subescapular, 295
- sublingual, 599
- submandibular, 599
- superior e digástrica inferior, 599
- supraclavicular, 54
- - maior, 504
- - menor, 504, 636
- supraespinal, 59, 154, 155, 242, 295
- tonsilar, 612
- triangular, 589
- trocantérica, 406
Fóvea, 599
- articular, 320, 321, 323, 326, 327
- central, 576, 577, 579
- costal, 4, 61
- - do processo transverso, 7, 10, 16, 61
- - inferior, 7, 10
- - superior, 7, 10
- da cabeça do fêmur, 406, 407, 410, 496
- do dente, 9
- pterigóidea, 599, 600
- submandibular, 508
Fovéolas granulares, 509, 556
Fratura(s)
- cominutiva, 297
- da face, 507
- da fíbula, 427
- do atlas, 9
- do dente do áxis, 9
- do escafoide, 339
- do fêmur, 407
- do rádio, 327
- do úmero
- - extra-articular, 297
- - intra-articular, 297
Frênulo
- da língua, 609
- do clitóris, 260
- do lábio
- - inferior, 610
- - superior, 610
Frontal, 504, 505, 506, 507, 509, 511, 522, 580, 583
- face, 567
- - orbital, 565, 567
- processo zigomático, 561
Fundo
- da bexiga, 250, 251
- - trígono, 251
- do olho, 577
- do útero, 242, 245, 250, 254, 255, 259, 269
- gástrico, 107, 109
Funículo(s), 678
- anterior, 678
- espermático, 144, 145, 150, 151, 152, 267, 281, 283, 286, 473, 482, 486
- - com a fáscia espermática interna, 151
- - com o músculo cremaster, 151
- - com a fáscia cremastérica, 151

- lateral, 678
- posterior, 678

G

Gânglio(s), 535, 607, 682
- aorticorrenal, 213, 215, 216
- celíaco, 210, 213, 214, 215, 216, 542, 682
- cervical
- - médio, 87, 103, 127, 617, 639
- - superior, 87, 103, 210, 543, 561, 616, 617, 641
- cervicotorácico, 127, 639
- - estrelado, 87, 103, 617
- ciliar, 529, 531, 543, 571, 573
- do tronco simpático, 42
- espirais, 535, 596
- - da cóclea, 597
- estrelado, 682
- geniculado, 532, 533, 535, 591, 596
- ímpar, 212, 213, 274
- inferior, 536, 537, 538
- intramural terminal, 685
- lombares, 213, 274
- mesentérico
- - inferior, 210, 213, 215, 217, 274, 682
- - superior, 210, 213, 215, 216, 682
- ótico, 537, 542, 563
- parassimpáticos
- - na cabeça, 682
- - nas paredes dos órgãos, 682
- paravertebral simpático, 685
- pré-vertebral colateral, 685
- pterigopalatino, 531, 533, 542, 543, 545, 565, 585
- - na fossa pterigopalatina, 585
- - ramos para o, 531
- sacrais, 212
- sensitivo, 678
- - do nervo espinal, 17, 38, 40, 41, 43, 50, 71, 679, 680, 684
- simpático(s), 38, 43, 71
- - paravertebrais, 210
- submandibular, 533, 542, 609
- - trigeminal, 533, 607
- superior, 536, 537, 538
- torácicos, 542
- trigeminal, 530, 531, 532, 544, 557, 571, 585, 607, 651
- vestibular, 534, 596, 597
- - parte inferior, 597
- - parte superior, 597
Gastrite, 165
Giro(s)
- angular, 666
- denteado, 651, 686
- do cíngulo, 665, 667, 686
- frontal
- - inferior, 666
- - medial, 667
- - médio, 666

- - superior, 666
- paraterminal, 667
- pós-central, 665, 666
- - córtex somestésico primário, 681
- pré-central, 541, 665, 666
- - córtex motor primário, 681
- semilunar, 526
- supramarginal, 666
- temporal(is)
- - inferior, 666
- - médios, 666
- - superior, 666
Glabela, 506, 507
Glande
- do clitóris, 227, 252, 261, 278
- do pênis, 153, 227, 262, 263, 265, 269, 280
Glândula(s)
- areolares, 74
- bulbouretral, 251, 253, 262, 264, 265, 281
- ceruminosas, 574, 588
- ciliares, 574
- lacrimal, 529, 533, 573, 652, 656, 682
- - parte orbital, 572, 575
- - parte palpebral, 572, 575
- laríngeas, 633
- linguais, 609
- mamária, 75, 85
- nasais, 533
- paratireoides, 634
- - par inferior, 634
- - par superior, 634
- parótida, 533, 537, 558, 559, 611, 637, 638, 640, 642, 643, 689
- - acessória, 611
- - parte profunda, 611
- - parte superficial, 611
- pineal, 665, 668, 669, 670, 671, 673, 686, 687
- salivares, 611, 682
- sebáceas, 574, 588
- seminal, 253, 264, 265, 267, 275, 282, 283, 286
- - direita, 240
- sublingual, 533, 608, 611
- submandibular, 504, 611, 641, 651
- - parte profunda, 611
- - parte superficial, 561, 611
- sudoríparas, 543
- suprarrenal, 140, 179, 180
- - direita, 163, 167, 172, 173, 179-183, 196, 218
- - esquerda, 161, 163, 167, 172, 177, 180, 181, 183, 218
- tireoide, 25, 103, 610, 613, 616, 634, 635, 640, 641, 655, 659
- - lobo direito, 78, 89
- vesical, 287
- vestibular maior de Bartholin, 252, 261, 279, 260
Glaucoma, 578
- agudo, 578
- crônico, 578
Globo pálido, 677

Índice Alfabético

- medial, 650
Glomo carótico, 616, 641
Gordura extradural, 15
Gota de lágrima de Köhler, 496
Granulações aracnóideas, 554, 672
Gravidez ectópica, 255
Guia de mordida, 603

H

Habênula, 668
Hálux, cabeça oblíqua do, 465
Hamato, 338, 340, 341, 342, 346, 347, 353, 387, 398, 399
Hâmulo
- do osso hamato, 291, 333, 339, 341, 346, 357, 359, 387, 399
- pterigóideo, 515, 605, 615
- - da lâmina medial do processo pterigoide, 510
Hélice, 504, 589
Helicotrema, 596
Hematoma
- extradural, 551, 554
- - externamente à dura-máter, 555
- subdural internamente à dura-máter, 555
Hemorragia(s)
- extracerebrais, 555
- subaracnóidea, 555
- subdural, 554
Hérnia
- da parede anterior do abdome, 154
- de disco na região lombar da coluna vertebral, 15
- femoral, 155
- inguinal, 154
- - direta, 155
- - indireta, 155
- posterolateral, 15
Herniação
- mediana, 15
- posterior, 15
- posterolateral, 15
Hiato
- aórtico, 64, 65, 80, 82, 84, 146, 147
- - ligamento arqueado mediano, 186
- basílico, 362, 374
- do canal do nervo petroso
- - maior, 511, 512, 532
- - menor, 512
- do músculo levantador do ânus, 236
- do tríceps, 377
- dos adutores, 413, 414, 417, 423, 466, 467, 468, 487
- esofágico, 64, 65, 67, 82, 89, 107, 146, 147
- maxilar, 565, 581
- no reforço ligamentar do disco, 23
- sacral, 12, 40, 230, 231, 235
- safeno, 155, 269, 482
- semilunar, 582
- urogenital, 236

Hilo
- do pulmão, 117
- renal, 180, 182
- - direito, 180
- - esquerdo, 180
Hioide, 103, 519, 604, 608, 609, 610, 611, 621, 631, 633, 635, 640, 641, 650
- corno
- - maior, 615, 651
- - menor, 651
- corpo, 505, 599, 621, 630
Hipermetropia, 579
Hipertensão renal, 187
Hipocampo, 677, 686, 687
- fímbria do, 686
Hipocôndrio, 54
- direito, 141
- esquerdo, 141
Hipófise, 557, 567, 590, 649, 652, 657, 665, 667, 668, 671, 673, 686, 688
- na fossa hipofisial, 648
- primórdio da, 665
Hipotálamo, 665, 668, 669, 670, 673, 686, 689
Hipotímpano, 591

I

Íleo, 140, 158, 166, 168, 172, 206, 222, 243
- estrutura da parede do, 168
- localização, 168
- parte terminal, 162, 169, 170, 171
Ílio, 51, 229, 235, 246, 249, 256, 259, 287, 317, 409, 497
- corpo, 228, 229
- face glútea, 234, 421
- teto do acetábulo, 497
Impressão
- aórtica, 117
- cardíaca, 117
- cólica, 173
- duodenal, 173
- gástrica, 173
- renal, 173
- suprarrenal, 173
Impulso cardíaco, 102
Incisivos, 602
Incisura, 56, 666
- angular, 164
- antitrágica, 589
- cardíaca do pulmão esquerdo, 117
- clavicular, 56, 58, 61
- costal
- - 1ª, 58
- - 2ª a 7ª, 58
- da escápula, 59, 295, 299, 300, 301, 313
- da mandíbula, 599, 658
- da tróclea do úmero, 397
- do tentório, 554
- fibular, 500, 505, 507, 565
- isquiática

- - maior, 229, 230, 485
- - menor, 229, 230, 485
- jugular, 54, 56, 58
- mastóidea, 508, 586
- - para o ventre posterior do músculo digástrico, 510
- pré-occipital, 666
- radial, 320, 321
- - da ulna, 323, 327
- supraorbital, 505
- timpânica, 592
- tireóidea
- - inferior, 630
- - superior, 505, 630
- troclear, 320, 321, 323, 326, 327
- ulnar, 321, 327
- vertebral
- - inferior, 10, 11
- - superior, 7, 10, 11, 14
Inervação
- autônoma
- - da traqueia e árvore bronquial, 127
- - do coração, 103
- - do esôfago, 108
- cutânea
- - da parede do tórax, 70
- - do dorso, 39
- da cápsula da articulação temporomandibular, 601
- da pleura, 115
- do diafragma, 66
- motora
- - das regiões cervicais anterior e lateral, 629
- - dos músculos
- - - da face, 544
- - - da mastigação, 544
- muscular
- - monossegmentar, 678
- - multissegmentar, 678
- parassimpática, 103
- sensitiva, 74
- - da cabeça e do pescoço, 545
- - da face, 545
- - da região cervical posterior, 628
- simpática, 103, 108
- torácica, 86
- vasomotora, 543
Infarto
- anterior
- - apical, 101
- - supra-apical, 101
- lateral
- - anterior, 101
- - posterior, 101
- posterior, 101
Infecção das tonsilas, 613
Infundíbulo, 255, 513, 668, 669, 670, 673, 686
- etmoidal, 514
- horizontal, 670
- tendão do, 98

708

Inserção
- comum, 425
- tendínea do músculo adutor magno, 414
Inspiração, 60, 122
- expansão
- - das cavidades torácica e pleural, 122
- - pulmonar, 123
Ínsula, 665, 686, 687
Interneurônio (neurônio de associação), 679
Interseção(ões) tendínea(s), 140, 145, 149
Intestino, 682
- delgado, 140, 166
- - radiografia baritada de, 223
- - trânsito do, 223
- grosso, 170, 171
- - localização, 170
Intumescência
- cervical, 40
- lombossacral, 40
Íris, 574, 576, 578, 579
Irrigação arterial do pâncreas, 185
Ísquio, 229, 246, 407, 496, 497
- corpo, 228, 229
Istmo, 255
- da glândula tireoide, 634
- da próstata, 264
- das fauces, 610, 613

J

Janela
- da cóclea, 535, 591, 593, 596, 597
- do vestíbulo, 535, 591, 593, 596, 597
- - com o ligamento estapedial anular, 592, 593
Jejuno, 140, 157, 166-168, 172, 177, 178, 179, 206, 219, 221, 222
- estrutura da parede do, 168
- localização, 168
- revestido pelo peritônio visceral, 158
Joelho
- artéria superior do, 466
- - lateral do, 466, 489
- - medial do, 466, 489
- articulações do, 404, 405, 429, 498
- - direito, 433, 436
- - parte femoropatelar, 429
- em flexão, radiografia do, 498
Jugo esfenoidal, 511, 515
Junção
- anorretal, 247
- cervicotorácica, 3, 4
- craniocervical, 4
- das veias subclávia e jugular interna
- - direitas, 110
- - esquerdas, 110
- gastresofágica, linha Z, 107
- lombossacral, 4
- pontobulbar, 529
- toracolombar, 4, 22
- ureteropiélica, 248

- venosa
- - jugulofacial, 626
- - jugulossubclávia, 626

L

Lábio
- anterior do óstio do útero, 258
- do acetábulo, 407, 409, 410, 467, 497
- externo da crista ilíaca, 149
- glenoidal, 302, 303, 379, 395
- ileocecal, 170
- ileocólico, 170
- interno da crista ilíaca, 149
- lateral, 406
- maior do pudendo, 227, 252, 259, 260
- medial, 406
- menor do pudendo, 227, 252, 259, 260, 278, 285
- posterior do óstio do útero, 258
- superior, 584
Lacrimal, 506, 565, 581
Lacuna
- dos músculos, 483
- dos vasos, 483
- lateral
- - aberta, 554
- - com granulações aracnóideas, 556
Lambda, 508
Lâmina, 7, 50, 581, 637
- afixa, 668
- anterior, 25
- - da bainha do músculo reto do abdome, 144, 149, 150
- basilar, 593
- cribriforme, 512, 514, 555, 573, 580, 583, 584, 585, 590
- - etmoide, 526
- - da esclera, 576
- de cartilagem, 121
- - cricóidea, 631
- direita, 630
- do arco vertebral, 7, 9, 10, 17, 23
- do teto, 668, 669, 686
- - colículo superior, 687
- - do mesencéfalo, 670, 671, 673
- epifisial, 325, 498, 500
- - de cartilagem hialina, 14
- esquerda, 630
- externa, 509, 554, 556
- interna, 509, 554, 556
- lateral, 510, 515, 581, 598
- - do processo pterigoide, 653
- medial, 510, 515, 581, 598
- membranácea, 590
- meníngea, 556
- muscular pré-traqueal, 25
- orbital, 514, 583
- - do etmoide, 646
- parietal do pericárdio seroso, 116

- periosteal, 556
- perpendicular, 514, 567, 583, 598
- posterior da bainha do músculo reto do abdome, 145, 149
- pré-traqueal
- - da fáscia cervical, 642
- - muscular, 634, 637
- - visceral, 634, 637
- pré-vertebral, 25, 634, 637
- - da fáscia cervical, 638, 642, 643
- profunda, 25, 28
- - da fáscia da nuca, 24, 28, 619
- superficial, 25, 634
- - da fáscia cervical, 634, 638 641, 642
- - da parte profunda da fáscia cervical, 637
- visceral pré-traqueal, 25
Laringe, 5, 87, 505, 659
- cartilagem da, 630
- - tireóidea, 127
- cavidade da, 633
- ligamento da, 633
Leito capilar em um alvéolo, 126
Lemnisco medial, 680
Lente, 574, 576, 578, 579, 652
Lesão(ões)
- da articulação acromioclavicular, 299
- da região cervical da coluna vertebral, 9
- do nervo
- - abducente, 569
- - acessório, 540
- - - direito, 540
- - hipoglosso, 541
- - - unilateral do, 609
- - troclear, 569
- - ulnar, paralisia da, 373
- dos meniscos, 433
Ligamento(s)
- acromioclavicular, 298, 299, 300, 301, 303
- alares, 18, 19
- - do dente, 18
- - e do ápice do dente, 19
- amarelo, 14, 19, 20, 21, 22, 23
- anterior
- - da cabeça da fíbula, 432, 434
- - do martelo, 593
- - inguinal, 473
- anterossuperior inguinal, 486
- anular(es), 120, 458
- - do rádio, 323, 324, 325, 326, 327
- arqueado
- - lateral, 64, 65, 146, 147, 209
- - medial, 64, 65, 146, 147, 209
- - mediano, 64, 65, 146, 147, 209
- arterial, 89, 91, 93, 94, 96 103, 105, 106
- bifurcado, 452, 454, 455
- calcaneocubóideo(s)
- - dorsal, 452
- - plantar, 457
- - interósseos dorsais, 455
- calcaneofibular, 454, 455

709

Índice Alfabético

- calcaneonavicular plantar, 451, 452, 455, 457, 460, 465, 501
- carpal, 346
-- palmar, 291, 386, 387, 389
-- transverso, 386, 387, 388
- carpometacarpais
-- dorsais, 344
-- palmares, 345
- colateral(is), 342, 347, 348, 349, 355 399
-- acessório, 348
-- C3, 348
-- falangoglenoidal, 348
-- fibular, 429, 430, 431, 432, 433, 434, 435, 436, 499
-- medial, 397, 454, 499
--- deltóideo, 454, 455
-- radial, 323, 324, 325, 326
--- do carpo, 342, 344, 345
-- tibial, 429, 430, 431, 432, 433, 434, 435, 499
-- ulnar, 323, 324, 325, 326, 347
--- do carpo, 341, 342, 344, 347
--- parte anterior, 324
--- parte posterior, 324
--- parte transversa, 324
- conoide, 299
- coracoacromial, 298, 299, 300, 301, 302, 303
- coracoclavicular, 299, 300, 301, 303, 376
- coracoide, 302
- coracoumeral, 301
- coronário, 173, 174, 175
- costoclavicular, 294
- costotransversário, 61
-- lateral, 61
-- superior, 61
- costoxifóideo, 61
- cricoaritenóideo, 631
- cricotireóideo, 631
-- mediano, 120, 631, 632, 633, 634, 635
- cricotraqueal, 631
- cruciformes, 458, 463
-- do atlas, 19
- cruzado(s), 429
-- anterior, 433, 434, 435, 436, 437, 499
-- posterior, 433, 434, 435, 499
- da articulação
-- atlantoaxial mediana, 18
-- do cotovelo, 324
-- do quadril, 410, 411
-- sacroilíaca, 235
-- talocrural, 454
-- temporomandibular, 600
- da cabeça do fêmur, 282, 287, 407, 409, 410, 467
-- semilunar, 410
- da cápsula articular, 436
- da coluna vertebral, 22
- da laringe, 633
- da patela, 412, 413, 415, 419, 424, 430, 432, 433, 434, 436, 437, 438, 439, 491, 499
-- tendão do músculo quadríceps femoral, 429

- da pelve, 142, 234
- da região cervical, 21
- da sindesmose tibiofibular, 454
- da veia cava, 174, 176
- deltóideo, parte tibiotalar posterior, 501
- denticulado, 40
- do ápice do dente, 18, 19, 21
- dorsal(is)
-- do tarso, 454, 455
-- radiopiramidal, 347
- esfenomandibular, 600
- esplenorrenal, 178
- estapedial anular, 593
- esternoclavicular
-- anterior, 298, 299
-- posterior, 298
- esternocostais radiados, 61, 63
- estilomandibular, 600
- falangoglenoidal, 348
- falciforme do fígado, 154, 158, 165, 172, 173, 174, 218
- frenocólico, 161
- frenoesplênico, 167
- fundiforme do pênis, 144
- gastrocólico, 160, 161
- gastroesplênico, 161, 162, 163, 169, 178, 179
- glenoumeral(is), 301
-- inferior, 301
--- banda anterior, 301
--- banda posterior, 301
--- recesso axilar, 301
-- medial, 301
-- superior, 301
- hepatoduodenal, 163, 165, 169, 173, 179, 181
-- com tríade porta, 167
-- omento menor, 160, 162
- hepatoesofágico, 165
- hepatogástrico, 164, 165, 169, 173, 178
-- omento menor, 157, 162
- iliofemoral, 410, 411, 413
- iliolombar, 142, 234, 411
- inguinal, 140, 141, 142, 144 145, 149, 150, 151, 155, 202, 226, 234, 269, 410, 411, 412, 421, 467, 468, 469, 471, 473, 475, 480, 482, 483, 486
-- rebatido, 150, 151
- intercarpais
-- dorsais, 344
-- palmares, 345
- interclavicular, 299
- interespinal, 14, 20, 21, 22, 48
- interfoveolar, 155
- interósseo(s), 347
-- talocalcâneo, 501
- intertransversário, 18, 20, 22, 23
- intra-articular da cabeça da costela, 61
- isquiofemoral, 410, 411
- lacunar, 150, 151, 155, 482, 483
- largo do útero, 242, 249
- lateral(is), 454, 600

-- da ATM, 517, 522
-- da bexiga, 256
-- do martelo, 592
-- puboprostático, 287
- longitudinal
-- anterior, 20, 21, 22, 23, 63, 142, 234, 411, 412
-- posterior, 19, 20, 21, 22, 23
- medial(is), 454
-- pubovesical, 256
- meniscofemoral posterior, 433, 434
- metacarpal(is)
-- deltóideo, 454
-- dorsais, 344
-- palmares, 345
-- transverso
--- profundo, 345, 348, 349, 350, 351, 355, 456
--- superficial, 350l, 458
- nucal, 18, 19, 21, 48, 316, 504, 637, 649, 657
- palmar, 345, 349, 352, 355
- palpebral
-- lateral, 572
-- medial, 572, 575
- pectíneo, 142, 151
- plantar(es), 456, 460
-- longo, 452, 455, 457, 459, 460, 465
- poplíteo
-- arqueado, 431
-- oblíquo, 431, 489
- posterior
-- da bigorna, 593
-- da cabeça da fíbula, 432, 434
- pterigoespinal, 600
- púbico inferior, 236, 281
- pubocervical, 256
- pubofemoral, 410, 411
- puboprostáticos, 249
- pubovesical, 256
- pulmonar, 117
- radiado da cabeça da costela, 61
- radiocarpal
-- dorsal, 344
-- palmar, 345, 399
- radiopiramidal, 347
- radiulnar, 347
-- dorsal, 326, 327, 344, 347
-- palmar, 326, 327, 345, 347
- redondo
-- direito do útero, 267
-- do fígado, 105, 158, 159, 162, 172, 165, 168, 169, 174-176
--- veias paraumbilicais, 154
-- do útero, 150, 155, 241, 242, 245, 249, 250, 252, 256, 259, 269
- reflexo, 482, 483
- retouterino, 282
-- na prega retouterina, 255
- retrouterino, 256
- sacrococcígeo anterior, 235
- sacroespinal, 142, 146, 234, 235, 236, 282, 410, 411, 421, 485

- sacroilíaco(s)
- - anterior, 51, 142, 234, 235, 236, 411
- - interósseo, 51, 142, 235
- - posteriores, 51, 234, 235, 410, 411
- sacrotuberal, 142, 234, 235, 236, 410, 411, 416, 417, 421, 425, 477, 479, 484, 485, 487
- sindesmóticos, 455
- superiores da bigorna e do martelo, 593
- supraespinal, 20, 21, 21, 22, 48
- suspensor(es)
- - da mama de Cooper, 75
- - do duodeno, 166
- - do ovário, 242, 245, 250, 252, 259
- - do pênis, 251, 269, 280
- talocalcâneo, 455
- - interósseo, 448, 451, 452
- talofibular
- - anterior, 454, 455
- - posterior, 454, 455, 501
- talonavicular, 454, 455
- tibiofibular
- - anterior, 454, 455
- - posterior, 454, 455
- tireo-hióideo, 610
- - lateral, 631
- - mediano, 631, 633, 635, 638, 639, 640
- tireoepiglótico, 631
- transverso
- - do acetábulo, 410
- - do atlas, 18, 19, 21, 649, 653
- - do colo, 242, 245, 256, 257, 259
- - do joelho, 433, 434
- - do períneo, 281
- - do úmero, 300, 302
- - inferior da escápula, 377
- - superior da escápula, 299, 300, 301, 302, 303, 366, 376, 377
- trapezoide, 299
- triangular
- - direito, 173-175
- - esquerdo, 173-175
- ulnocarpal palmar, 345
- ulnopiramidal, 347
- ulnossemilunar, 347
- umbilical(is)
- - mediais, 105
- - mediano, 248, 249, 250, 251, 252
- útero-ovárico, 241, 242, 249, 254, 255, 256
- uterossacral, 256
- venoso, 105, 175
- vertebrais, 20, 22
- vestibular, 631, 633
- vocal, 631, 633
Limbo
- da córnea, 576
- da fossa oval, 97
- do acetábulo, 228, 230, 231, 408, 409
- - anterior, 496
- - posterior, 496
- - superior, 496

Limiar do nariz, 585
Linfonodo(s), 627
- aórtico lateral, 218, 201, 271
- - esquerdo, 202, 203
- apendiculares, 201
- axilar(es), 76, 363
- - apicais, 76
- - central, 76
- - peitorais, 76
- - subescapulares, 76
- - umerais, 76
- braquial, 76
- braquiocefálicos, 85, 88, 90, 110
- broncopulmonar, 85, 110, 111, 128, 129
- cavais laterais, 271
- - direitos, 202, 203
- celíacos, 110, 201, 202, 204, 205, 206, 219
- cervical(is), 76
- - profundo(s), 129, 609
- - superficiais, 627, 642
- - - anteriores, 627
- - - laterais, 627
- cístico, 201, 205
- - direitos, 201, 207
- - esquerdos, 201, 207
- - médios, 201, 207
- cubital, 76, 363
- da cavidade
- - pleural, 129
- - torácica, 110
- da pelve, 270
- do abdome, 270
- do estômago e do fígado, 204
- do forame, 201
- do intestino grosso, 207
- do jejuno e do íleo, 206
- do mediastino, 110, 111
- do promontório, 203, 272, 273
- do tórax, 85
- dos órgãos
- - genitais masculinos, 272
- - supramesocólicos, 204
- esplênicos, 201, 204, 205
- frênico inferior, 111, 128, 202, 203
- frênico superior, 85, 88, 91, 95, 110
- gástrico(s)
- - direito, 201
- - esquerdos, 201, 204, 205
- gastromentais
- - direitos, 201, 204
- - esquerdos, 201, 204
- hepáticos, 201, 204, 205
- ileocólicos, 201, 206, 207
- ilíacos
- - comuns, 202, 203, 271, 272, 273, 469
- - - direitos, 200, 270
- - - esquerdos, 200, 270
- - externos, 202, 271, 272, 273, 271, 273, 469, 482
- - internos, 202

- inguinais, 469
- - profundos, 155, 202, 271, 272, 273, 482
- - - proximal de Rosenmüller, 482, 483
- - superficiais, 202, 271, 272, 273, 469, 482
- - - inferiores, 482
- - - superomediais, 482
- - superolaterais, 482
- intercostal, 85, 128
- interpeitoral, 76
- intrapulmonar, 85, 128, 129
- jugulares, 609
- justaesofágicos, 85, 111
- justaintestinais, 201, 206
- lacunar intermédio, 202, 273
- lombar(es), 200, 469
- - direito caval, 272
- - esquerdo(s), 201
- - - aórtico, 272
- - intermédios, 202, 203, 218, 272, 273
- - pré-aórticos, 218
- mastóideos, 627
- mesentéricos
- - inferiores, 201, 202, 206, 207, 272, 273
- - superiores, 201, 202, 205-207
- mesocólicos, 201, 207
- na parede do tórax, 85
- obturatórios, 273
- occipitais, 627, 644
- pancreático(s), 204
- - inferiores, 201, 205
- - superiores, 201, 205
- pancreaticoduodenal, 201, 205
- paracólicos, 207
- paraesternais, 76, 85, 128
- paramamários, 85
- paratraqueais, 85, 110, 111, 128, 129
- paravertebrais, 85
- parietais do abdome e da pelve, 202
- parotídeos
- - profundos, 627
- - superficiais, 627
- pericárdicos laterais, 85, 91
- pilóricos, 201
- poplíteos
- - profundos, 469, 489
- - superficiais, 469
- pré-aórticos, 201, 203
- pré-cecais, 201, 207
- pré-pericárdicos, 85
- pré-vertebrais, 110
- retais superiores, 201, 207
- retroaórtico, 202
- retroauriculares, 627
- retrocaval, 202, 203
- retrocecais, 201
- retropilóricos, 205
- sacrais, 202, 271, 272, 273
- sigmóideos, 201, 207
- submandibulares, 609, 627
- submentuais, 609, 627

Índice Alfabético

711

- subpilóricos, 204, 205
- supraclavicular, 76
- suprapilóricos, 204, 205
- supratroclear, 76
- traqueobronquial(is), 85, 88, 110, 111, 128
- - inferior(es), 110, 111, 128, 129
- - superior, 128, 129
Língua, 5, 541, 608, 646, 647, 650, 651, 656, 657, 658
- ápice da, 608, 609
- artéria profunda da, 609
- corpo da, 608
- músculo da, 519
Língula, 600, 670
- da mandíbula, 599
- do cerebelo, 686
- do pulmão esquerdo, 117
- do segmento
- - inferior do lobo superior, 133
- - superior do lobo superior, 133
Linha(s)
- alba, 140, 144, 145, 148, 149, 150, 154, 482
- anocutânea, 247
- arqueada, 142, 145, 149, 154, 158, 169, 228, 231, 235, 236, 482
- articular de Lisfranc, 448
- áspera, 406, 408, 425
- axilar
- - anterior, 55
- - média, 55, 112
- - posterior, 55
- de dobra da coxa limite lateral, 227
- de gravidade, 5
- epifisial, 409
- escapular, 112
- esternal, 55, 112
- glútea
- - anterior, 229
- - inferior, 229
- - posterior, 229, 421
- intercondilar, 406
- intertrocantérica, 406, 408, 411, 421, 424
- mediana
- - anterior, 55
- - posterior, 3
- medioclavicular, 54, 55, 112, 141
- milo-hióidea, 508, 621
- nucal
- - inferior, 27, 30, 35, 508, 510, 623
- - superior, 18, 26, 27, 29, 33, 35, 309, 316, 508, 510, 623
- oblíqua, 506, 507, 599, 630
- para o músculo sóleo, 426, 428, 445
- paraesternal, 55
- paravertebral, 112
- - escapular, 3
- pectinada, 247
- pectínea, 228, 406, 408
- - do púbis, 231, 235
- semilunar, 140, 145

- supracondilar
- - lateral, 406
- - medial, 406
- temporal
- - inferior, 561
- - superior, 561
- terminal, 233, 474
- verticais de orientação do tórax, 55
Lobectomia, 119
Lobo, 670
- anterior do cerebelo, 670, 686, 687
- caudado
- - ducto direito do, 176
- - ducto esquerdo do, 176
- - da glândula mamária, 75
- frontal
- - do cérebro, 647
- - do etmoide, 646
- hepático
- - direito, 221
- - esquerdo, 221
- insular, 666, 667, 677
- límbico, 667
- médio do pulmão direito, 124
- occipital, 665, 667
- parietal, 648, 665, 667, 688
- piramidal, 640
- - superior, 634
- posterior do encéfalo, 687
- pulmonares, 118
- temporal, 557, 648, 660, 665, 665, 667, 688, 689
Lóbulo(s), 153, 667
- central, 670
- da glândula mamária, 75, 77
- da orelha, 589
- do testículo, 263
- parietal
- - inferior, 666
- - superior, 666
- quadrangular, 670
- semilunar
- - inferior, 670
- - superior, 670
- simples, 670
Lordose
- cervical, 4
- lombar, 4
Lúnula da válvula semilunar, 99
Luxação da articulação temporomandibular, 601
Luz alveolar, 121

M

Macrófago alveolar, 121
Mácula lútea, 576, 577
Maléolo, 426, 444, 445, 454, 500
- lateral, 402, 404, 426, 427, 440, 442, 443, 445, 448, 450, 451, 454, 455, 461, 468, 478, 479, 488, 490, 500

- - fíbula, 439
- - medial, 445
- medial, 402, 404, 427, 438, 440, 443, 444, 448, 450, 451, 452, 454, 455, 456, 457, 461, 488, 491, 500
- - com a bolsa subcutânea, 489
Malformações dos septos cardíacos, 105
Mama feminina, 74
- aréola da, 74
- câncer de, 77
- estrutura da, 75
- vasos linfáticos da, 76
Mamografia
- de carcinoma ductal invasivo, 77
- normal, 77
Mandíbula, 30, 608, 609, 637, 638, 640, 649, 650, 656, 657, 658, 660
- cabeça da, 523, 588, 599, 600, 601, 621, 660
- canal da, 603
- colo da, 599, 600
- corpo da, 506, 507, 508, 599, 647, 657
- espinhas genianas, 599
- forame da, 508, 531, 599, 600
- margem inferior, 504
Manúbrio, 56, 293
- do esterno, 58, 59, 63, 88, 92, 130, 146, 299, 304, 305, 505
Mão, 292, 338, 339, 387
- palma da, 290
- posição funcional da, 345
- radiografia da, 398
- rede venosa dorsal da, 362, 374
- ressonância magnética da, 399
Marcha normal, 477
Margem(ns)
- anterior
- - do ânus, 227
- - do pulmão no recesso costomediastinal, 136
- cortical, 677
- costais, 56
- do ligamento hepatoduodenal, 214
- do pericárdio seroso, 95
- do rádio da ulna, 321
- gengival, 602
- inferior
- - da mandíbula, 49
- - do ílio, 409
- - do pulmão, 55
- - - expiração máxima, 122
- infraorbital, 504, 507
- interóssea, 320, 321, 326
- - da ulna, 326
- - do rádio, 326
- lateral da escápula, 300, 301, 313, 394
- livre, 254
- medial da escápula, 2, 394
- mesovárica, 254
- superior
- - da sínfise púbica, 141
- - do manúbrio, 141

- supraorbital, 504, 507
Martelo, 588, 590, 591, 592, 593
- cabeça do, 592
- colo do, 592
Massa(s) lateral(is), 9
- do atlas, 18, 19
Maxila, 21, 505, 584, 650, 653, 656
- com canal infraorbital, 659
- face orbital, 565, 567
- processo
- - alveolar, 507, 656
- - frontal, 507, 565, 581
- - palatino, 508, 580, 581
- - zigomático, 506, 507
- zigomático, 510
Meato
- acústico, 588
- - externo, 5, 405, 506, 522, 586, 587, 588, 589, 590, 600, 660
- - interno, 511, 512, 532, 586, 587, 596
- nasal
- - inferior, 581, 582, 583, 585, 646
- - médio, 581, 582, 583, 585
- - superior, 581, 582, 583, 585
Mecânica respiratória, 122
Mediastino, 79, 88, 116
- anterior, 79, 85, 88, 131, 132
- conteúdo do, 89
- divisões do, 88
- do testículo, 153, 286
- estruturas, 90
- inferior, 78
- médio, 79, 88
- posterior, 79, 88, 132
- superior, 78, 79, 85, 88
- vasos linfáticos do, 110
Mediopé, 446
Medula
- espinal, 5, 17, 21, 25, 40, 41, 43, 67, 73, 87, 130, 133, 179, 219, 637, 653, 664, 672, 689
- - meninges, 40
- - nível L2, 684, 685
- - nível L3, 684
- - no canal vertebral, 218, 220
- - parte torácica, 48
- - veia ázigo, ducto, 113
- oblonga (bulbo), 659
- renal, 182
Membrana(s)
- anterior do antebraço, 321
- atlantoccipital
- - anterior, 20, 21
- - posterior, 18, 19, 20, 21r, 27
- basais, fusão das, 121
- do períneo, 237, 242, 243, 244, 259, 261, 262, 278, 279
- estapedial, 593
- fibrosa, 407, 411, 429, 467
- intercostal externa, 63

- interóssea, 333, 347, 392, 393, 434, 445, 454, 495
- - da perna, 421, 425, 426, 427, 430, 439, 441, 442, 466, 467, 490, 494
- - do antebraço, 321, 326, 331, 333, 335, 342, 361, 385
- obturadora, 142, 234, 235, 283, 410
- quadrangular, 633
- sinovial, 300, 411, 429, 433, 467
- tectória, 19, 18, 20, 21
- timpânica, 532, 587, 588, 590, 591, 592, 593, 594
- - direita, 592
- - recesso superior da, 592
- tireo-hióidea, 631, 635
Membro
- inferior, 681
- - na fase de apoio, 477
- - na fase de oscilação, 477
- superior, 296, 681
- - direito, 363, 372
- - vasos linfáticos do, 363
Menisco
- lateral, 432, 433, 434, 435, 436
- - corno anterior, 499
- - corno posterior, 499
- - parte intermédia, 499
- medial, 432, 433, 434, 435, 436, 499
- ulnocarpal, 347
Meralgia parestésica, 472
Mesencéfalo, 527, 529, 665, 667, 668, 671, 687, 688
- aqueduto do, 528, 668, 669, 671, 672, 673
- - cerebral, 686, 687
- - pineal do, 677
- teto do, 528
Mesentério, 156, 157 159, 160, 162, 171
- com artéria cecal anterior, 170
- margem seccionada, 169
- seccionado
- do intestino delgado, 169
- raiz, 159, 167, 179, 181
Mesoapêndice, 163
- com artéria apendicular, 170
Mesocolo
- sigmoide, 159, 162, 163, 169-171, 240, 241, 243, 246
- transverso, 157, 159, 160, 161, 168, 170, 171, 219
- - com artéria e veia cólicas médias, 158
- - raiz, 162, 169, 179, 181, 189
Mesométrio, 254, 255, 269, 273
Mesossalpinge, 249, 254, 255
Mesovário, 254, 255
Metacarpal, 398
- cabeça do, 398, 399
- I a V, 338
- tendão do, 355
Metástase
- de câncer, 193
- tumoral, 626

Metatarsal, 445, 446
- I, 442, 444, 446, 447, 448
- II, 501
- III, 501
- IV, 501
- V, 446, 447, 501
Midríase, 579
Miocárdio, 103
Miométrio, 254, 255, 285
Miopia, 579
Miose, 579
Modíolo, 596, 597
Molares, dentes, 602
Monte do púbis, 227, 260
Movimento, eixo de, 593
Mucoperiósteo do palato duro, 653
Músculo(s), 26
- abaixador
- - do ângulo da boca, 516, 517, 518, 619
- - do lábio inferior, 516, 517, 518
- - do septo nasal, 518
- abdominal transverso, 222
- abdutor
- - curto do polegar, 350, 351, 352, 357, 386, 388, 389
- - do dedo mínimo, 342, 350, 351, 352, 353, 354, 357, 386, 388, 389, 399, 448, 458, 459, 460, 461, 463, 479, 492, 493, 501
- - - e fibular curto, 460
- - do hálux, 448, 450, 457, 458, 459, 460, 463, 466, 479, 489, 492, 493, 501
- - do polegar, 399
- - - longo do, 328, 329, 330, 331, 353, 354, 369, 384, 385, 392, 393
- acústico posterior externo, 589
- adutor(es), 245, 283, 357, 465
- - curto, 287, 413, 414, 418, 422, 467, 474, 486, 494, 495
- - do hálux, 456, 457, 459, 460, 479, 493, 501
- - - cabeça oblíqua, 456, 460
- - - cabeça transversa, 456, 459, 460
- - do polegar, 350, 352, 353, 388, 389, 399
- - - cabeça oblíqua, 351, 352, 389
- - - cabeça transversa, 351, 352, 389
- - longo, 412, 413, 414, 415, 418, 422, 467, 474, 486, 494, 495, 497
- - magno, 278, 281, 287, 412, 413, 414, 415, 416, 417, 418, 423, 466, 467, 468, 474, 484, 485, 486, 487, 494, 495, 497
- - - parte medial, 479
- - - parte tendínea, 423
- - mínimo, 287, 413, 414
- ancôneo, 308, 310, 311, 319, 323, 330, 331, 385
- anteriores da parede do abdome, 148, 149
- anterolaterais da parede do abdome, 148, 149
- antitrágico, 589
- aritenóideo(s), 617
- - oblíquo, 615, 632
- - posterior oblíquo, 632

713

Índice Alfabético

- - transverso, 615, 632
- articular do joelho, 413, 414
- auricular, 589
- - anterior, 517, 589
- - posterior, 517, 589
- - superior, 517
- - - parte posterior do músculo temporoparietal, 589
- bíceps
- - braquial, 76, 290, 304, 305, 306, 307, 318, 328, 329, 371, 378, 380, 381, 382, 383, 384, 385, 397
- - - cabeça curta, 302, 303, 305, 306, 307, 318, 371, 380, 392, 393, 395
- - - cabeça longa, 301, 300, 302, 303, 305, 306, 307, 318, 371, 380, 392, 393, 395
- - - e fáscia, 383
- - - tendão da cabeça longa, 381, 382
- - - tendão de inserção, 306
- - - tuberosidade do rádio, 307
- - femoral, 403, 413, 414, 417, 418, 419, 440, 441, 441, 488, 489, 494, 497, 499
- - - cabeça curta, 417, 418, 425, 439, 478, 479, 487, 489, 490, 495
- - - cabeça longa, 416, 417, 418, 425, 439, 478, 479, 485, 487, 489, 495
- - - tendão comum, 439
- braquial, 304-307, 311, 318 323, 328, 329, 369, 371, 382, 383, 384, 385, 392, 393, 397
- braquiorradial, 290, 307, 310, 311, 323, 328, 329, 330, 331, 335, 369, 383, 384, 385, 392, 397
- - tendão, 335, 393
- bucinador, 516, 518, 521, 544, 559, 563, 611, 614, 646, 647, 653, 656
- bulboesponjoso, 157, 237, 238, 244, 251, 260, 261, 262, 265, 278, 279, 281
- ciliar, 578, 579
- compressor da uretra, 250
- constritor(es) da faringe, 614
- - inferior, 89, 107, 614, 615, 616, 635, 651
- - - parte cricofaríngea, 107
- - - parte tireofaríngea, 107
- - médio, 614, 615, 616
- - superior, 614, 615, 616
- coracobraquial, 303, 304, 305, 306, 307, 314, 371, 379, 380, 381
- corrugador
- - da pele do ânus, 247
- - do supercílio, 516, 518
- cremaster, 144, 145, 152, 263
- - e fáscia cremastérica, 150, 153
- - e funículo espermático, 155
- cricoaritenóideo, 632
- - lateral, 632, 635
- - posterior, 615, 617, 632, 635
- cricotireóideo, 539, 614, 632, 634, 635, 638, 639, 640
- curtos do pé, 451
- da eminência

- - hipotenar, 384, 387
- - tenar, 384
- - - ramos para os, 372
- da face, 516, 518
- da faringe, 519, 632
- da língua, 519
- da mastigação, 518, 519
- da nuca e próprios do dorso, 518, 519
- da parede
- - do abdome, 144
- - do tórax, 62, 63
- - lateral do abdome, 25
- - posterior do abdome, 146
- da região cervical
- - da coluna vertebral, 26
- - posterior, 27
- da úvula, 605, 615, 617
- deltoide, 2, 24, 47, 54, 72, 290, 303, 304, 305, 306, 307, 308, 310, 311, 312, 368, 376, 377, 378, 379, 380, 381, 382, 394, 395
- - parte acromial, 310, 311, 312, 395
- - parte clavicular, 310, 311, 312, 395
- - parte espinal, 310, 311 312, 395
- detrusor da bexiga, 250, 251
- digástrico, 615, 621, 641
- - ventre anterior, 518, 532, 604, 607, 608, 614, 621, 636, 640, 646, 647, 650, 651
- - ventre posterior, 519, 560, 613, 615, 621, 636
- - tendão intermédio, 604
- dilatador da pupila, 578
- do "manguito rotador", 313
- do assoalho da pelve, 236
- do dorso, 24
- - do pé, 462
- do espaço
- - profundo do períneo
- - - na mulher, 239
- - - no homem, 239
- - superficial do períneo
- - - na mulher, 239
- - - no homem, 239
- do flexor ulnar carpo, 384
- do períneo, 238
- eretor da espinha, 50, 222
- - aponeurose toracolombar, lâmina posterior, 309
- escaleno(s), 25, 62, 86, 379, 622, 659
- - anterior, 63, 66, 78, 80, 82, 89, 103, 106, 109, 361, 365, 368, 369, 371, 372, 623, 629, 639, 640, 641, 643
- - - com nervo espinal, 655
- - - com nervo frênico esquerdo, 66
- - médio, 63, 80, 82, 361, 365, 368, 378, 623, 629, 640, 641, 643, 655, 689
- - posterior, 63, 361, 378, 623, 643, 655
- esfincter
- - da ampola, 176
- - da pupila, 578
- - do ducto
- - - colédoco, 176

- - - pancreático, 176
- - do piloro, 164, 166
- - externo
- - - da uretra, 238, 251, 287
- - - do ânus, 237, 238, 240, 241, 246, 250, 277, 278, 281
- - interno
- - - canal do ânus, 246
- - - da uretra, 250, 251
- - - do ânus, 247, 277
- - uretrovaginal, 250
- espinal(is), 32
- - do pescoço, 29, 33, 650, 659
- - do tórax, 28, 29, 33
- - - parte lombar do, 29
- esplênio, 28, 32, 618
- - da cabeça, 26, 27, 29, 33, 308, 309, 518, 519, 643, 644, 645, 650, 651, 653, 654, 659
- - do pescoço, 26, 28, 33, 309, 654, 655
- - - parte torácica do, 29
- estapédio, 532, 591, 593
- esterno-hióideo, 519, 614, 621, 629, 637, 638, 640, 641, 655, 659
- esternocleidomastóideo, 24, 25, 26, 27, 46, 54, 304, 305, 308, 309, 378, 504, 518, 519, 559, 540, 560, 562, 611, 616, 617, 618, 619, 634, 636, 637, 638, 640, 641, 642, 643, 644, 645, 654, 655, 689
- - com veia jugular externa, 659
- - margem posterior, 642
- - paralisia do, 540
- - parte esternal, 638
- esternotireóideo, 621, 629, 638, 641, 655, 659
- estilo-hióideo, 519, 532, 604, 611, 613, 614, 615, 621, 536, 614, 615, 616
- estilofaríngeo, 519
- - ramos para o, 536
- estiloglosso, 519, 541, 608, 614
- extensor(es)
- - curto
- - - do hálux, 438, 439, 461, 462, 491
- - - do polegar, 330, 331, 351, 352, 353, 354, 369, 385
- - - dos dedos, 438, 439, 461, 462, 491
- - - interósseos posteriores do polegar, 392
- - do dedo mínimo, 330, 331, 353, 354, 392
- - do hálux, 450
- - do indicador, 330, 331, 353, 354, 385, 393
- - dos dedos, 290, 308, 310, 330, 331, 353, 354, 369, 385, 392, 393, 397, 450
- - - III, 355
- - - rede venosa dorsal da mão, 290
- - longo
- - - do carpo radial, 323
- - - do hálux, 403, 438, 439, 443, 461, 478, 491, 494, 495
- - - do polegar, 330, 331, 353, 354, 369, 385, 392, 393
- - - dos dedos, 438, 439, 443, 461, 478, 490, 491, 494, 495

- - - interósseo intermédio dos dedos, 493
- - radial
- - - curto do carpo, 307, 308, 310, 311, 328, 329, 330, 331, 335, 353, 354, 384, 385, 392 393
- - - longo do carpo, 290, 307, 308, 310, 311, 328, 329, 330, 331, 335, 353, 354, 383, 384, 385, 390, 392, 397
- - ulnar do carpo, 290, 308, 310, 330, 331, 353, 354, 385, 392, 393
- extrínsecos do bulbo do olho, 568
- fibular, 438
- - curto, 438, 439 440, 441, 442, 450, 461, 478, 488, 491, 494, 495
- - longo, 403, 419, 438, 439, 439, 440, 441, 442, 450, 460, 461, 478, 488, 490, 491, 494, 495
- - terceiro, 438, 439, 442, 443, 461
- - - variável, 439, 461
- flexor(es), 323, 465
- - curto(s)
- - - do dedo mínimo, 350, 351, 352, 357, 386, 388, 389, 458, 459, 460, 465, 493
- - - do hálux, 457, 458, 459, 460, 493
- - - - cabeças medial e lateral, 459
- - - do polegar, 350, 357, 389
- - - - cabeça profunda, 352, 399
- - - - cabeça superficial, 351, 352, 386, 388, 389
- - - - oponente do polegar e flexor curto do dedo mínimo, 357
- - - dos dedos, 450, 457, 458, 459, 460, 463, 465, 492, 493, 501
- - - - e aponeurose plantar, 479
- - do dedo mínimo, 352, 399
- - longo
- - - do hálux, 440, 441, 445, 450, 453, 457, 460, 461, 488, 494, 495
- - - do polegar, 328, 329, 333, 350, 351, 372, 384, 385, 386, 389, 392, 393
- - - dos dedos, 418, 440, 441, 445, 450, 457, 460, 461, 488, 489, 494, 495
- - profundo dos dedos, 307, 310, 329, 330, 331, 333, 350, 372, 373, 392, 393, 397, 479
- - radial do carpo, 290, 328, 329, 333, 372, 383, 384, 392, 393, 397
- - - passagem do tendão do, 346
- - superficial dos dedos, 328, 329, 333, 350, 372, 384, 386, 389, 392, 393, 397
- - - cabeça radial, 329, 385
- - - cabeça umeroulnar, 329, 385
- - ulnar, 386
- - - do carpo, 290, 308, 310, 328, 329, 330, 331, 333, 373, 383, 384, 386, 389, 392, 393
- gastrocnêmio, 403, 415, 479 487, 488, 489, 490, 491, 494, 495
- - cabeça lateral, 416, 417, 439, 440, 441, 444, 488, 489, 494, 499
- - cabeça medial, 416, 417, 438, 440, 441, 444, 488, 489, 494, 499
- gêmeo

- - inferior, 416, 417, 418, 421, 477, 484, 485, 497
- - superior, 416, 417, 418, 421, 477, 484, 485
- gênio-hióideo, 518, 519, 604, 607, 608, 610, 611, 621, 629, 646, 647, 649
- - assoalho da boca, 621
- genioglosso(s), 518, 541, 604, 608, 610, 611, 646, 647, 651, 656
- - paralisia do, 541, 609
- - normais, 541
- glúteo(s), 413, 417, 487
- - máximo, 2, 24, 28, 29, 50, 51, 146, 237, 278, 281, 245, 282, 283, 284, 403, 415, 417, 418, 419, 421, 477, 484, 487, 497
- - médio, 2, 51, 285, 403, 413, 416, 417, 418, 419, 421, 484, 487, 497
- - - interno, 417
- - menores debilitados, 477
- - mínimo, 413, 414, 416, 417, 418, 421, 477, 485, 487, 497
- grácil, 278, 281, 287, 412, 413, 414, 415, 416, 417, 422, 438, 440, 474, 484, 485, 486, 487, 488, 489, 494, 495, 497
- hioglosso, 541, 604, 608, 611, 614, 647
- hipotenares, 357
- ilíaco, 51, 146, 149, 154, 209, 245, 248, 259, 269, 285, 412, 413, 414, 415, 421, 473, 475, 483
- iliococcígeo, 236, 238
- iliocostal, 28, 32, 221, 618
- - do lombo, 29
- - - parte lombar do, 33
- - - parte torácica do, 33
- - do pescoço, 29, 33
- iliopsoas, 146, 149, 150, 155, 282, 284, 287, 412, 413, 414, 418, 421, 475, 483, 486, 497
- inervados, 371, 372, 373, 478
- infra-hióideos, 25, 604, 620, 621, 629
- infraespinal, 24, 136, 302, 309, 310, 311, 313, 366, 377, 379, 395
- intercostais, 62, 65, 66, 75, 86, 90, 91, 147, 395
- - externos, 28, 29, 63, 71, 72, 73, 113, 144
- - internos, 63, 71, 72, 73, 113, 144, 146
- - íntimos, 63, 71, 72, 73, 113
- interespinais
- - do lombo, 29, 35
- - do pescoço, 27, 29, 35
- interósseos, 373, 399, 448, 461, 501
- - 2º, 355
- - - dorsal, 359, 460
- - - palmar, 352, 359
- - - plantar, 460
- - 4º, 359
- - - dorsal, 342, 458, 459, 460
- - dorsais, 353, 359, 373, 391, 399, 438, 457, 459, 491
- - - 1º, 342, 351, 352, 354, 359, 389, 390, 460, 465, 479
- - - 3º, 352, 359, 460, 479
- - - - fibras fixadas ao osso, 355

- - - - fibras fixadas ao tendão do, extensor, 355
- - palmar, 359, 373, 399
- - - 1º, 352, 359, 460
- - - 3º, 352, 359, 458, 459, 460, 465
- - plantares, 457, 459, 493
- - - 1º ao 3º, 460, 479
- intertransversários
- - do pescoço, 27
- - - posterior do, 35, 645
- - laterais do lombo, 29, 35
- - mediais do lombo, 29, 35
- intrínsecos
- - da laringe, 632
- - da planta do pé, 458
- - - primeira camada, 463
- isquiocavernoso, 237, 238, 244, 245, 259, 261, 262, 278, 279, 281, 287
- isquiococcígeo, 236, 238
- latíssimo do dorso, 2, 24, 25, 47, 65, 73, 76, 147, 221, 303, 304, 305, 306, 307, 308, 309, 317, 367, 376, 378, 381, 382, 395
- - origem aponeurótica do, 24
- - parte escapular, 310, 311, 317
- - parte ilíaca, 317
- - parte vertebral, 317
- levantador(es)
- - curtos das costelas, 29, 35
- - da escápula, 25, 309, 310, 311, 316, 366, 619, 643, 654, 655, 659
- - da faringe, 615
- - das costelas, 29
- - da pálpebra superior, 529, 568, 569, 572, 573, 574, 575, 646, 656
- - do ângulo da boca, 516, 518, 521, 653
- - do ânus, 236, 237, 240, 241, 242, 243, 244, 245, 246, 247, 250, 256, 259, 261, 277, 278, 279, 281, 283, 284, 285, 287, 497
- - do lábio
- - - menor, 521
- - - superior, 516, 517, 659
- - - - e da asa do nariz, 516, 517, 518, 520
- - do véu palatino, 519, 590, 605, 614, 615, 651, 653
- - - e tensor do véu palatino, 659
- - longos das costelas, 29, 35
- liso, 126, 238
- - organização reticulada, 121
- longitudinal
- - inferior, 608
- - superior, 608
- longo
- - da cabeça, 31, 519, 623, 650, 659
- - do pescoço, 25, 31, 623, 654, 655
- longuíssimo, 32, 618
- - da cabeça, 26, 27, 29, 33, 46, 518, 519, 645, 654
- - do lombo, 221
- - - do tórax, 221
- - do pescoço, 33, 654
- - do tórax, 28, 29, 33

- lumbricais, 351, 352, 358, 389, 399, 457, 458, 459, 479, 493
- - 1º, 359, 372, 460, 465
- - 2º, 355, 359, 460, 372, 465, 479
- - 3º, 359, 460, 465, 479
- - 4º, 359, 460, 465, 479
- maior da hélice, 589
- masseter, 516, 517, 518, 519, 522, 558, 559, 560, 561, 562, 563, 611, 613, 615, 642, 647, 648, 653, 659, 660
- - parte profunda, 522
- - parte superficial, 522
- menor da hélice, 589
- mentual, 517, 518, 521
- - epicrânica, 516
- metacarpais, 358
- milo-hióideo, 518, 519, 604, 607, 608, 611, 614, 621, 640, 646, 647, 649, 650, 651
- multífido, 29, 29, 34, 35, 659
- - do lombo, 50
- nasal, 516, 517
- - transversa, 518
- oblíquo
- - externo, 220, 221, 222
- - - do abdome, 2, 24, 28, 47, 51, 65, 67, 72, 73, 140, 143, 144, 145, 147, 148, 149, 150, 154, 165, 168, 172, 183, 304, 308, 309, 473, 482
- - inferior, 568, 569, 574, 646
- - - da cabeça, 26, 27, 29, 30, 46, 623, 645, 650, 651
- - - do bulbo do olho, 529
- - - origem, 568
- - interno, 151, 222
- - - do abdome, 24, 28, 29, 47, 51, 65, 67, 72, 143, 144, 145, 147, 148, 149, 150, 151, 154, 165, 168, 172, 183, 308, 309, 473, 482
- - superior, 568, 569, 572, 573, 647
- - - da orelha, 589
- - - com a tróclea, 569
- - - com veia oftálmica superior, 656
- - - da cabeça, 26, 27, 29, 30, 46, 518, 519, 623, 645
- - - do bulbo do olho, 529
- obturador, 416, 417, 418
- - externo, 245, 283, 284, 287, 413, 414, 418, 423, 474, 497
- - - gêmeos superior e inferior, 418
- - interno, 146, 236, 237, 238, 242, 243, 244, 245, 246, 282, 283, 284, 285, 287, 415, 417, 418, 421, 484, 485, 487, 497
- - - com a fáscia obturatória, 259
- - - gêmeos superior e inferior, 418
- occipitofrontal
- - ventre frontal, 516, 517
- - ventre occipital, 517 518
- omo-hióideo, 376, 519, 629, 637, 641, 654, 655

- - ventre inferior, 76, 378, 379, 504, 621, 641, 643
- - ventre superior, 621, 636, 638
- oponente
- - do dedo mínimo, 351, 352, 353, 357, 389, 399, 459, 460, 465, 493
- - do polegar, 342, 351, 352, 352, 357, 386, 389, 399
- - - tendões do, 350
- orbicular, 518
- - da boca, 516, 517, 518, 521, 651, 659
- - do olho, 516, 517, 520, 646
- - - parte orbital, 574
- - - parte palpebral, 574
- palatofaríngeo, 615, 615, 617, 650, 651
- palatoglosso, 608
- palmar, 333, 384
- - curto, 386, 387, 388
- - - aponeurose palmar, 350
- - longo, 290, 328, 372, 383, 384, 392
- papilar
- - anterior, 97, 99, 102
- - posterior, 97, 99
- - septal, 97, 99
- pectíneo, 97, 150, 151, 282, 284, 287, 412, 413, 414, 418, 422, 474, 475, 482, 486, 497
- peitoral
- - maior, 54, 72, 75, 76, 136, 290, 305, 306, 307, 370, 378, 379, 380, 381, 382, 395
- - - parte abdominal, 144, 314
- - - parte clavicular, 305, 314, 378
- - - parte esternocostal, 144, 305, 314, 378
- - menor, 75, 76, 306, 307, 315, 363, 370, 378, 379, 380, 381, 382, 395
- piramidal, 143, 145, 149
- piriforme, 146, 236, 238, 256, 412, 413, 414, 415, 416, 417, 421, 466, 468, 484, 485, 487
- - com o nervo, 477
- plantar, 416, 417, 418, 440, 441, 444, 487, 488, 489, 495
- platisma, 619, 634, 638, 654
- poplíteo, 417, 418, 425, 431, 440, 441, 445, 488, 489
- posteriores da parede do abdome, 148
- pré-vertebrais, 31, 519, 622, 623
- prócero, 516, 651
- profundos
- - da mão, 352
- - da região glútea, 421
- - do pescoço, 622, 623
- pronador
- - quadrado, 328, 329, 333, 350, 372, 384, 385, 386, 389
- - redondo, 306, 307, 328, 329, 331, 333, 383, 384, 385, 392, 397
- - - cabeça ulnar, 329, 372, 384, 397
- - - cabeça umeral, 329, 372, 384
- próprios do dorso, 25, 28, 35, 65, 67, 73, 147
- - camadas superficial e média, 33
- - médios, 32

- - superficiais, 32
- psoas, 497
- - maior, 25, 51, 64, 65, 67, 146, 147 149, 154, 209, 219, 221, 222, 248, 257, 269, 412, 413, 414, 415, 473, 475, 483
- - menor, 64, 143, 146, 147, 209, 415
- pterigóideo
- - lateral, 517, 518, 519, 522, 523, 544, 563, 648, 651, 653, 659
- - - cabeça inferior, 523, 562, 601, 660
- - - cabeça superior, 523, 562, 601, 660
- - medial, 517, 518, 519, 523, 544, 613, 615, 647, 648, 651, 653, 660
- - - esquerdo, 523
- - - parte profunda, 523, 562, 563
- - - parte superficial, 523, 562, 563
- pubococcígeo, 236, 246
- puborretal, 236, 246
- quadrado, 221
- - do lombo, 25, 29, 64, 65, 67, 143, 146, 147, 149, 209, 222, 473
- - femoral, 245, 414, 416, 417, 418, 421, 484, 485, 487
- - - com o nervo, 477
- - plantar, 457, 459, 460, 465, 479, 492, 493, 501
- quadríceps femoral, 140, 226, 413, 414, 424, 437, 475, 486, 494
- radiais, 369
- redondo, 306, 311
- - maior, 2, 24, 303, 304, 305, 306, 307, 308, 309, 310, 311, 317, 367, 377, 381, 382, 395
- - menor, 2, 302, 309, 310, 311, 313, 377, 395, 366, 379
- reto
- - anterior da cabeça, 31, 519, 623
- - do abdome, 65, 67, 72, 140, 144, 145, 147, 149, 150, 151, 154, 157, 158, 159, 162, 168, 171, 220, 222, 240, 242, 243, 250, 282, 286, 304, 473, 482
- - - parte lateral, 143
- - - parte medial, 143
- - femoral, 284, 403, 412, 413, 414, 415, 417, 418, 419, 424, 430, 438, 439, 475, 486, 494, 495
- - inferior, 568, 569, 574, 646, 647, 651, 656
- - - do bulbo do olho, 529
- - lateral, 568, 569, 572, 573, 576, 647, 651, 652, 656
- - - da cabeça, 31, 519, 623
- - - do bulbo do olho, 529
- - medial, 568, 569, 572, 573, 576, 646, 647, 652
- - - com artéria oftálmica, 656
- - - do bulbo do olho, 529
- - posterior
- - - maior da cabeça, 26, 27, 29, 30, 46, 518, 519, 623, 645, 650, 651

Índice Alfabético

- - - menor da cabeça, 26, 27, 29, 30, 46, 518, 519, 623, 645, 650, 657
- - superior, 568, 569, 572, 573, 574, 647, 651
- - - do bulbo do olho, 529
- risório, 516, 517
- romboide
- - maior, 28, 24, 47, 309, 310, 311, 316
- - menor, 28, 24, 309, 310, 311, 316, 366, 619
- rotatores, 34
- - curtos do tórax, 29, 35
- - longos do tórax, 29, 35
- - multífido, 35
- - semiespinal, 35
- salpingofaríngeo, 590, 615, 617
- sartório, 140, 155, 226, 284, 403, 412, 413, 414, 415, 419, 424, 438, 475, 486, 494, 495, 497
- segmentares profundos, 34, 35
- semiespinal, 34, 618
- - da cabeça, 26, 26, 27, 28, 29, 35, 46, 308, 309, 518, 519, 644, 645, 650, 651, 653, 657
- - do pescoço, 26, 35, 46, 654, 655, 659
- - do tórax, 35
- semimembranáceo, 403, 413, 414, 415, 416, 417, 418, 425, 440, 479, 484, 485, 487, 488, 489, 494, 495
- semitendíneo, 403, 412, 413, 414, 415, 416, 417, 418, 425, 440, 479, 484, 485, 487, 488, 489, 494, 495
- serrátil
- - anterior, 24, 54, 73, 144, 298, 304, 305, 306, 307, 309, 315, 366, 379, 380, 381, 382, 395
- - posterior, 32
- - - inferior, 24, 25, 28, 33, 47, 309
- - - superior, 28, 33, 298
- sóleo, 417, 418, 428, 438, 439, 440, 441, 444, 479, 488, 489, 490, 491, 494, 495
- subclávio, 306, 307, 315, 366, 378, 379, 380, 395
- subcostais, 63
- subescapular, 136, 298, 300, 301, 302, 303, 305, 306, 307, 313, 367, 379, 380, 381, 382, 395
- - maior, 306
- suboccipitais, 30, 622, 623
- superficial(is)
- - do pescoço, 619
- - do períneo, 238
- - extrínsecos do dorso, 24
- supinador, 307, 310, 323, 328, 329, 330, 331, 369, 383, 385, 397
- - cabeça umeral, 331
- supra-hióideos, 518, 604, 620, 621
- supraespinal, 24, 301, 302, 303, 306, 307, 309, 310, 311, 313, 366, 376, 377, 395, 619
- tarsal
- - inferior, 574
- - superior, 572, 574
- temporal, 517, 518, 519, 522, 523, 562, 563, 647, 648, 652, 659, 660

- temporoparietal, 517, 589
- tenares, 357
- tensor
- - da fáscia lata, 403, 412, 413, 416, 417, 418, 419, 421, 477, 485, 486, 497
- - do tímpano, 588, 591, 593, 594
- - - semicanal para o, 535
- - do véu palatino, 519, 590, 605, 614, 615, 653
- tibial
- - anterior, 403, 415, 419, 438, 439, 441, 443, 450, 460, 461, 478, 490, 491, 493, 494, 495
- - posterior, 417, 418, 441, 445, 450, 460, 461, 488, 494, 495
- tíreo-hióideo, 519, 541, 614, 621, 629, 635, 638, 640, 641, 654, 655
- tireoaritenóideo, 632, 633, 635
- - parte tireoepiglótica, 632
- trágico, 589
- transverso
- - da língua, 608
- - da orelha auricular, 589
- - do abdome, 29, 51, 64, 65, 143, 145, 146, 147, 148, 149, 150, 151, 154, 155, 159, 162, 163, 165, 168, 172, 183, 209, 473, 482
- - do períneo superficial, 238
- - do tórax, 62, 63, 146
- - espinais, 34, 35
- - profundo do períneo, 157, 236, 242, 243, 245, 250, 253, 258, 262, 264, 265, 280, 287
- - superficial do períneo, 237, 238, 261, 278, 279, 281
- trapézio, 2, 25, 26, 27, 28, 47, 303, 304, 305, 306, 307, 308, 309, 310, 311, 316, 379, 395, 316, 504, 518, 519, 540, 618, 619, 636, 637, 639, 640, 642, 643, 644, 651, 653, 654, 655, 659
- - infraclavicular, 378
- - margem anterior, 642
- - paralisia do, 540
- - parte
- - - ascendente, 24, 308, 316, 376
- - - descendente, 24, 308, 316, 376
- - - transversa, 24, 308, 316, 376
- tríceps, 489
- - braquial, 2, 24, 290, 308, 311, 323, 328, 330, 331, 369, 377, 381, 382, 383, 384, 397
- - - cabeça lateral, 308, 310, 311, 319, 377, 385, 392, 393
- - - cabeça longa, 301, 308, 310, 311, 392, 393
- - - cabeça medial, 310, 311, 319, 392, 393
- - - tendão, 330
- - sural, 439, 441, 444, 461
- vasto
- - intermédio, 412, 413, 414, 417, 418, 424, 475, 486, 494, 495
- - - tendão de inserção, 430
- - lateral, 403, 412, 413, 414, 417, 418, 419, 424, 430, 438, 439, 475, 486, 494, 495, 497, 499

- - medial, 403, 412, 413, 414, 415, 418, 424, 430, 438, 475, 486, 494, 495, 497
- vertebral, 147
- vertical da língua, 608
- vocal, 632, 633
- zigomático
- - maior, 516, 517, 518, 521, 558
- - menor, 516, 517, 518

N

Narina, 580
Nasal, osso, 566
Násio, 507, 580
Navicular, 444, 446, 447, 448, 449, 450, 451, 452, 454, 455, 456, 457, 462
Necrose da cabeça do fêmur, 467
Nervo(s)
- abducente, 512, 513, 528, 529, 557, 569, 571, 573, 617, 648, 671
- acessório, 47, 512, 513, 518, 519, 524, 525, 540, 617, 626, 639, 640, 641, 642, 643, 644, 653, 671
- - e ramos do plexo cervical, 376
- - posterior, 512
- - ramo externo, 641, 643, 654
- alveolar(es)
- - inferior, 544, 563, 607, 611, 648, 653
- - - no canal da mandíbula, 531, 606, 646, 647, 660
- - superiores e ramos, 562, 565, 606
- ampular
- - anterior, 535, 596, 597
- - lateral, 535, 596, 597
- - posterior, 535, 596, 597
- anais retais inferiores, 278, 279, 280, 281
- anococcígeos, 278, 281, 471
- auricular
- - magno, 39, 46, 378, 545, 628, 629, 638, 642, 643, 644, 645
- - - do plexo cervical [C2–C3], 559
- - maior plexo cervical [C2–C3], 560
- - posterior, 532, 544, 560
- auriculotemporal, 531, 537, 544, 545, 558, 559, 560, 562, 563, 589, 601, 606, 659
- axilar, 39, 364, 365, 367, 368, 375, 377, 381, 395
- bucal, 531, 545, 562, 563, 606
- canal do,
- - facial, 532
- - hipoglosso, 21, 510, 511, 512, 541
- cardíacos cervicais, 87, 103
- - superior, médio e inferior, 103
- caroticotimpânico, 537
- cavernosos do pênis, 275
- cervical transverso, 378, 545, 628, 629, 629, 638, 642, 642, 643
- ciliares
- - curtos, 529, 531, 571, 573
- - longos, 53, 543, 571, 573

717

- clúnios, 480, 481
- - inferiores, 278, 281, 470, 476, 480, 484, 487
- - - do nervo cutâneo femoral posterior, 476
- - médios, 39, 47, 278, 281, 476, 480, 484, 487
- - superiores, 39, 47, 70, 278, 281, 476, 480, 484, 487
- coccígeo, 471, 478, 479
- coclear, 535, 588, 590, 591, 596, 597
- cranianos, 664
- - no meato acústico interno, 535
- cutâneos
- - do membro superior, 374
- - dorsal, 493
- - - intermédio, 478, 480, 490, 491
- - - lateral, 479, 480, 488, 490, 491, 493
- - - medial, 478, 480, 490, 491, 493
- - femoral
- - - lateral, 208, 209, 470, 471, 472, 473, 480, 481, 482, 483, 486
- - - posterior, 278, 281, 470, 471, 476, 480, 481, 484, 485, 487
- - - - ramos perineais, 278, 484
- - lateral
- - - do antebraço, 371, 374, 383
- - - do hálux, 478
- - - inferior do braço, 369, 374, 376
- - - superior do braço, 368, 374, 376
- - medial
- - - do 2º dedo, 478
- - - do antebraço, 364, 365, 370, 374, 375, 382, 383
- - - do braço, 70, 364, 365, 370, 374, 375, 382
- - posterior
- - - do antebraço, 369, 369 369, 374, 390
- - - do braço, 369, 374, 376, 381, 382
- - sural, 480
- - - lateral, 478, 487, 488, 490
- - - - com o ramo comunicante, 470
- - - - do nervo fibular comum, 480
- - - medial, 479, 487, 488, 490, 495
- - territórios dos, 628
- da cavidade torácica, 86
- da parede
- - do abdome, 208
- - do tórax, 70
- - lateral da cavidade nasal direita, 585
- da região cervical posterior, 39
- digital(is)
- - dorsal, 369, 373, 375, 388, 390, 399
- - - área exclusiva do nervo ulnar, 390
- - - do pé, 491
- - palmares, 373, 388, 389
- - - área exclusiva do nervo mediano, 388
- - - comuns, 372, 373, 375
- - - do polegar, 388
- - - próprios, 372, 373, 375, 388, 389, 390
- - - - ramos dorsais, 388, 390
- - plantares
- - - comuns, 479, 492
- - - próprios, 479, 492, 492, 493

- do canal pterigóideo, 585
- do dorso, 38
- do lado esquerdo do septo nasal, 584, 585
- do plexo
- - braquial, 364
- - lombar, 209
- do polegar, digitais palmares, 399
- dorsal(is)
- - da escápula, 364, 365, 366
- - do clitóris, 278, 279
- - - ramo do nervo pudendo, 278
- - do pênis, 262, 275, 280, 281
- - palatinos
- - - maiores, 606
- - - menores, 606
- escrotais posteriores, 275, 280, 281
- espinal, 17, 38, 40, 42, 367, 650, 651, 655, 664, 672, 678
- - C1, 17, 40, 541
- - - raiz anterior, 607, 671
- - C4, 654, 655
- - C5, 366, 368, 654
- - - ramo posterior, 39
- - C6, 655
- - C7, 17, 370, 655
- - C8, 365
- - cervicais, ramos meníngeos, 555
- - L1, 40
- - L2, 685
- - L3, 685
- - no sulco, 17
- - posterior, 684
- - ramos
- - - posteriores, 39, 47, 70, 545, 628
- - - laterais, 376
- - - mediais, 376
- - S1, 40
- - sacral, ramo anterior, 1º, 213, 215
- - T1, 40, 365
- esplâncnico(s), 42, 91, 685
- - maior, 67, 86, 87, 90, 91, 108, 127, 682
- - - direito, 211, 213, 215, 216
- - - esquerdo, 211, 213, 214, 216
- - menor direito, 87, 213, 215
- - menor esquerdo, 213, 214, 216
- - lombares, 210-212, 275, 277
- - pélvicos, 210, 213, 215, 274, 275, 277, 682
- - sacrais, 210, 212, 277
- - torácicos, 210, 211
- etmoidal(is)
- - anterior, 531, 555, 573, 585
- - posteriores, 573
- - - ramos meníngeos, 555
- facial, 512, 513, 518, 524, 532, 533, 535, 544, 561, 562, 563, 587, 589, 590, 591, 593, 594, 595, 596, 597, 607, 611, 617, 670, 671
- - na glândula parótida, 611, 653
- - no canal do nervo facial, 535, 591
- - no interior do temporal, 532
- - ramificação do, 559
- - ramo cervical, 638, 642

- - ramo marginal da mandíbula, 558, 641
- - ramos bucais, 558
- - ramos temporais, 558
- - ramos zigomáticos, 558
- - via corda do tímpano, 608
- faríngeo, 565
- femoral, 150, 155, 208, 209, 282, 284, 470, 471, 475, 481, 481, 483, 486, 497
- - ramos cutâneos anteriores, 208, 209, 472
- fibular
- - comum, 429 470, 471, 478, 481, 487, 488, 489, 490
- - profundo, 470, 478, 480, 490, 491, 493, 494, 495
- - - nervos digitais dorsais do pé, 490, 491
- - superficial, 470, 478, 480, 490, 491, 494, 495
- frênico, 67, 73, 78, 89, 90, 91, 130, 131, 364, 365, 368, 379, 628, 629, 639, 640, 641, 643
- - com o músculo escaleno anterior, 655
- - direito, 66, 67, 78, 86, 90, 93, 103, 113
- - entre o pericárdio fibroso e a parte mediastinal da pleura parietal, 130
- - esquerdo, 66, 67, 78, 86, 91, 93, 94, 95, 103
- - ramos frenicoabdominais, 67
- - sobre o diafragma, 103
- frontal, 512, 529, 557, 571, 572, 573
- genitofemoral, 183, 208, 209, 470, 471, 472, 473, 481
- - ramo femoral, 208, 209, 482
- - ramo genital, 150, 151, 152, 209, 278, 281, 482
- glossofaríngeo, 512, 513, 519, 524, 536, 537, 589, 607, 608, 609, 617, 653, 671
- - trajeto do, 536
- glúteo(s)
- - inferior, 471, 477, 484, 485, 487
- - máximo superior, 487
- - superior, 471, 477, 484, 485
- hipogástrico, 213, 274, 277
- - direito, 215, 217, 274, 275
- - esquerdo, 213, 215, 274, 275
- hipoglosso, 513, 519, 524, 541, 561, 607, 609, 617, 628, 629, 638, 641, 651, 653, 671
- - plexo venoso do canal do, 512
- ilio-hipogástrico, 39, 180, 181, 183, 208, 209, 470, 471, 473, 481
- - cutâneo, 472
- - ramo cutâneo anterior, 151, 208, 209
- - ramo cutâneo lateral, 70, 208, 209, 480, 484, 487
- ilioinguinal, 150, 151, 152, 180, 181, 183, 208, 209, 278, 280, 281, 470, 471, 472, 473, 480, 481, 482
- infraorbital, 531, 545, 560, 572, 574, 606, 646, 647, 656
- - no forame infraorbital, 558
- - ramo do NC V_2, 559
- infratroclear, 531, 559, 572, 573
- intercostais, 47, 66, 67, 70, 71, 72, 86, 90, 91, 108, 208, 375

718

- - 3º e 4º, 70
- - posteriores, 86
- - ramo colateral, 73
- - ramo cutâneo
- - - anterior, 39, 70, 73, 208
- - - lateral, 73, 208
- - ramos anteriores, 39, 73
- - ramos mamários
- - - laterais, 74
- - - mediais, 74
- intercostobraquial(is), 70, 365, 370, 374, 375
- intercostais, 370
- intermédio, 532, 597, 671
- - do NC VII, 535
- interósseo
- - anterior, 389, 392, 393
- - - do antebraço, 364, 372
- - posterior, 369, 385
- isquiático, 208, 282, 283, 284, 470, 471, 477, 478, 479, 481, 485, 489, 494, 495, 497
- - com a artéria, 484, 487
- labiais
- - anteriores, 278, 279
- - posteriores, 278, 279
- - - ramos do nervo pudendo, 278
- lacrimal, 512, 529, 531, 571, 572, 573
- laríngeo
- - inferior, 635, 639
- - - direito, 539
- - - esquerdo, 539
- - - ramo terminal do nervo laríngeo recorrente, 617
- - recorrente, 78, 87, 108, 127, 635, 639
- - - direito, 86, 90, 103, 108, 617, 635
- - - esquerdo, 86, 89, 91, 94, 103, 108, 539, 617, 635, 640
- - superior, 87, 103, 127, 538, 616, 617, 635
- - - ramo externo, 635, 639
- - - ramo interno, 539, 635, 638, 639, 641
- levantador do ânus, 277
- lingual, 531, 532, 533, 544, 545, 562, 563, 606, 607, 608, 609, 611, 647, 648, 650, 653, 656, 659
- lombares, ramos anteriores, 275
- mandibular, 512, 530, 531, 537, 544, 545, 563, 571, 601, 607, 629, 648
- - na fossa infratemporal, 563
- - V_2, 533
- - V_3, 533
- - via forame oval, 606
- massetérico, 531, 545, 563, 601, 606
- maxilar, 512, 530, 531, 544, 545, 557, 571, 585, 629, 648
- - na fossa pterigopalatina, 651
- - via forame redondo, 606
- mediano, 72, 291, 364, 365, 372, 375, 379, 380, 381, 382, 383, 384, 385, 386, 387, 389, 392, 393, 397, 398
- - C6–T1, 372

- - distribuição sensitiva, 372
- - medial, 365
- - ramo palmar, 372, 374, 388
- - ramo para a eminência tenar, 386
- - ramos dorsais dos, 390
- mentual, 545, 560, 606
- - no forame mentual, 531, 558
- - ramo do NC V_3, 559
- milo-hióideo, 531, 563, 606, 607, 611
- musculocutâneo, 364, 365, 371, 371, 375, 379, 380, 382, 383, 385, 392, 393
- - distribuição sensitiva, 371
- nasociliar, 512, 531, 543, 571, 572, 573
- nasopalatino, 512, 584, 585, 606
- no tórax, 86
- obturatório, 154, 208, 209, 269, 275, 282, 470, 471, 474, 480, 481, 486, 497
- - ramo cutâneo, 486
- occipital
- - maior, 39, 46, 545, 628, 629, 644, 645, 651
- - - C2, 39, 559
- - - ramo posterior de C2, 560
- - menor, 39, 46, 545, 589, 628, 629, 642, 643, 644
- - - do plexo cervical [C2], 559, 560
- - terceiro, 39, 46, 628, 644, 645
- oculomotor, 512, 513, 524, 528, 529, 557, 569, 571, 573, 617, 648, 650, 652, 671
- - ramo inferior, 571, 572
- - ramo superior, 571, 572
- oftálmico, 527, 530, 531, 544, 545, 557, 571, 628, 629, 648
- olfatório, 512, 524, 526, 667
- - trajeto do, 526
- óptico, 512, 513, 524, 527, 529, 554, 557, 570, 571, 573, 576, 577, 647, 648, 650, 651, 652, 657, 665, 667, 669, 670
- - atravessando o canal óptico, 527
- - com a bainha de dura-máter, 574
- - na órbita esquerda, 527
- - na via visual geniculada, 527
- - no canal óptico, 568, 572
- - trajeto do, 527
- palatino
- - maior, 512, 585, 606
- - menor, 512, 585, 606
- para o músculo
- - estapédio, 532
- - estilo-hióideo, 560
- - tensor
- - - do tímpano, 563
- - - do véu palatino, 563
- peitoral
- - lateral, 364, 365, 370, 378, 379, 380
- - medial, 364, 365, 370, 378, 379, 380
- perineais, 246, 278, 279, 280, 281
- - ramos do nervo pudendo, 278
- petroso, 533
- - maior, 512, 532, 533, 535, 585, 591, 595, 596
- - menor, 512, 535, 537, 563, 591, 595, 596

- - - do plexo timpânico, 591
- - profundo, 512, 533, 543, 585
- plantar
- - lateral, 470, 479, 489, 492, 493
- - - ramo profundo, 492, 493
- - - ramo superficial, 479, 492, 493
- - medial, 479, 492, 493, 501
- - - ramo superficial, 492
- pterigóideo
- - lateral, 544, 563
- - medial, 531, 544, 563, 606
- pudendo, 244, 246, 275, 277, 278, 279, 280, 281, 283, 470, 471, 485, 487
- radial, 364, 365, 367, 369, 375, 381, 383, 388, 392, 393, 397
- - ramo(s)
- - - musculares, 377, 381
- - - profundo, 369
- - - superficial, 369, 374, 384, 387, 390, 392
- - no sulco do nervo radial, 369
- - profundo, 385
- retais inferiores, 275, 277
- sacral, ramo anterior, 1º, 274, 275
- sacular, 535, 597
- saculoampular, 535
- safeno, 470, 471, 475, 486, 488, 490, 495
- - cutâneos mediais da perna, 475
- - do nervo femoral, 480
- - ramo
- - - cutâneo, 493
- - - infrapatelar, 480
- - septo intermuscular vastoadutor, 486
- somáticos do abdome e da pelve, 208
- subclávio, 364, 365, 366
- subcostal, 70, 180, 183, 208, 209, 471
- subescapular, 364, 365, 367, 395
- - inferior, 364, 367, 380, 381
- - superior, 364, 367, 381
- suboccipital, 46, 645
- - C1, 39
- - no trígono suboccipital, 628
- supraclaviculares, 39, 70, 74, 208, 368, 374, 374, 375, 376, 378, 545, 628, 629, 638, 642
- - intermédios, 642
- - laterais, 642, 643
- - mediais, 642
- supraescapular, 364, 365, 366, 377, 395, 639
- - na incisura da escápula, 366, 376, 381
- supraorbital, 529, 531, 545, 557, 571, 572, 573
- - ramos medial e lateral, 558, 559
- supratroclear, 531, 545, 557, 558, 560, 571, 572, 573
- sural, 470, 479, 487, 488, 490
- - do nervo tibial, 480
- temporais, 563
- - oval profundos, 531
- - para o músculo temporal, 544
- - profundos, 562, 563, 601
- tibial, 429, 470, 471, 478, 479 481, 487, 488, 489, 490, 494, 495, 499

Índice Alfabético

- - no sulco maleolar, 479
- - ramo calcâneo medial, 488
- timpânico, 535, 536, 537, 595
- - através do canalículo timpânico, 591
- - penetrando no canalículo timpânico, 591
- torácico
- - longo, 364, 365, 366, 379, 380, 381
- - subclávio, 366
- toracodorsal, 364, 365, 367, 381, 380
- trigêmeo, 513, 524, 525, 530, 533, 537, 544, 557, 563, 571, 589, 606, 617, 670, 671, 675
- - C3, ramos anteriores, 545
- - divisões do, 545
- - nervo mandibular, 518, 519
- raiz motora, 671
- - raiz sensitiva, 671
- troclear, 512, 513 524, 528, 529, 557, 569, 571, 572, 573, 648, 671
- ulnar, 72, 364, 365, 373, 375, 379, 380, 381, 382, 383, 384, 385, 386, 387, 388, 389, 392, 393, 397, 398
- - C7–T1 digitais, 373
- - distribuição sensitiva, 373
- - inferior, 382
- - no túnel ulnar, 384
- - ramo
- - - dorsal, 373, 374, 390
- - - palmar, 373, 374, 388
- - - profundo, 387, 389, 398
- - - superficial, 387, 389
- utricular, 535, 597
- utriculoampular, 535
- vago, 25, 87, 89, 103, 108, 127, 210, 512, 513, 519, 524, 536, 539, 540, 541, 589, 608, 617, 634, 639, 640, 641, 653, 654, 655, 671
- - direito, 78, 86, 90, 103, 106, 108, 635
- - esquerdo, 78, 86, 89, 91, 93, 94, 95, 103, 106, 108, 130, 635
- - na bainha carótica, 655
- - parassimpático pré-ganglionar, 685
- vestibular, 534, 535, 588, 590, 591, 596, 597
- - coclear inferior, 534
- vestibulococlear, 512, 524, 534, 535, 587, 588, 617, 670, 671
- - coclear, 597
- - no temporal, 535
- - vestibular, 597
- zigomático, 531, 606
- - com o ramo comunicante, 531
Neuro-hipófise, 669
- lobo posterior, 668
- posterior do cerebelo, 670
Neurônio
- aferente
- - secundário sensitivo, 679
- - terciário sensitivo, 679
- de projeção, 679
- motor alfa, 679, 680
- - com interneurônios, 681
- motor superior, 683

- - no córtex cerebral motor, 679
- no córtex cerebral sensitivo, 679
- pós-ganglionar, 108, 683
- pré-ganglionar
- - neurônio motor inferior, 683
- - nos gânglios paravertebrais, 683
Neurotélio, 554
Nó
- atrioventricular (AV), 102, 103
- sinoatrial (SA), 102, 103
Nuca, fáscia da, 25, 637
Nódulo(s), 670
- da válvula semilunar, 99
- linfáticos agregados, 168
Núcleo(s)
- aferentes sensitivos, 525
- ambíguo, 525, 536, 538, 540, 668, 688
- caudado
- - cabeça, 648, 650, 686, 687
- - corpo, 687, 689
- coclear
- - anterior, 534
- - posterior, 534
- cuneiforme, 680
- - acessório, 680
- da base, 664
- do nervo
- - abducente, 525, 528, 532
- - facial, 525, 532, 532
- - hipoglosso, 525, 541
- - oculomotor, 525, 528
- - trigêmeo, 525
- - troclear, 525, 528
- do tálamo, 686
- do trato solitário, 525, 532, 533, 538
- dorsal motor, 542
- espinal, 530
- - do nervo
- - - acessório, 540
- - - trigêmeo, 525, 536, 538
- grácil, 680
- habenulares, 526
- inferior ambíguo, 536
- intermédio anterior, 681
- intermediolateral do corno lateral de substância cinzenta, 678
- interpeduncular, 526
- mesencefálico, 525, 530
- motor(es), 525, 530
- - eferentes, 679
- olivar inferior, 538, 541
- posterior
- - do nervo vago, 103, 108, 127, 210, 525, 538
- - do tálamo, 650
- principal, 530
- - da ponte, 530
- - parcial, 525
- pulposo, 14, 15, 17, 22
- rubro, 528, 669, 681, 687
- salivatório, 525

- - inferior, 525, 536, 542
- - superior, 525, 532, 533, 542
- sensitivos aferentes, 679
- superior salivatório inferior, 536
- tegmental, 526, 681
- vestibular
- - lateral, 534
- - medial, 534
- - superior, 534
- visceral do nervo oculomotor, 525, 528, 542

O

Oblíquo, 617
Obstrução do ducto colédoco, 177
Olécrano, 24, 291, 292, 308, 310, 319, 320, 321, 322, 323, 324, 326, 327, 330, 335, 385, 396, 397
Olho
- bulbo do, 574, 576, 577, 656, 665
- - eixos do, 569
- - vasos sanguíneos do, 577
- cervical, 682
Oliva, 671
- floculonodular, 670
Ombro, 302, 379
- articulações do, 292, 298
- cavidade da articulação do, 300
- radiografia do, 394
- ultrassonografia da região anterior, 394
Omento
- maior, 156, 157, 158, 160, 161, 162, 165, 169, 170, 171, 172, 179
- - rebatido para cima, 158, 159, 168, 188, 191, 196, 218
- - margem direita, 180
- menor, 156, 160, 164, 165, 169, 172, 173, 178, 179, 188
Opérculo
- frontal, 666
- parietal, 666
- temporal, 666
Oponente
- do dedo mínimo, 373, 479
- do polegar, 372
Oposição, 343
Ora serrata, 576, 579
Órbita, 507, 577, 582, 583, 603, 658
- eixo da, 576
- teto da, 656
Orelha
- direita, 589
- externa, 588
- média, 588
Órgão intraperitoneal, 156
Órgãos genitais, 682
- femininos, 254
- masculinos, 253
Ossículos da audição, 592, 593
Osso(s), 355

720

Índice Alfabético

- acrômio, 2, 24, 59, 291, 293, 295, 298, 299, 300, 301, 302, 303, 309, 312, 313, 314, 315, 316, 317, 319, 366, 377, 394, 395, 619
- alveolar, 602
- capitato, 291, 338, 339, 340, 341, 342, 343, 346, 347, 353, 357, 387, 398, 399
- carpais, 292, 338, 340
- - fileira distal dos, 341
- - fileira proximal dos, 341
- cóccix, 4, 5, 6, 12, 13, 48, 142, 227, 230, 231, 232, 233, 234, 235, 236, 237, 246
- cuboide, 442, 446, 447, 448, 449, 452, 454, 455, 456, 500
- - navicular, 500
- - tuberosidade do, 447, 463
- - - posterior do, 445
- da cabeça, 511
- da cavidade nasal, 580
- da coluna vertebral, 6
- do membro superior, 292
- do punho e da mão, 338
- do quadril, 228, 229, 404, 405
- escafoide, 338, 339, 340, 341, 342, 343, 346, 347, 353, 357, 387, 390, 398, 399
- fêmur, 2, 284, 404, 409, 410, 422, 423, 428, 430, 432, 436, 437, 438, 442, 443, 444, 445, 494, 495, 498
- - face, 436
- - direito, 467
- fíbula, 404, 421, 422, 423, 424, 427, 428, 429, 430, 431, 432, 434, 435, 436, 445, 448, 450, 451, 454, 455, 461, 489, 490, 491, 494, 495, 498, 500, 501
- - corpo, 426, 427
- frontal, 688
- hioide, 636, 649
- metacarpal(is), 291, 292, 293, 338, 339, 343, 347, 349, 388
- - I, 338, 340, 341, 342, 343, 359, 390
- - II, 340, 341, 335, 359
- - III, 335, 340, 341, 348, 349, 355, 359
- - V, 340, 341, 342, 357, 359
- metatarsais, 404, 446, 500
- - I, 449, 450, 452, 454, 455, 456, 489
- - II, 449, 451, 493
- - III, 449, 493
- - V, 449, 452, 455, 462
- nasal, 505, 506, 507, 565, 580, 657 658, 659
- navicular, 500, 501
- - do tálus, 500
- - tuberosidade do, 402, 449
- occipital, 504, 505, 508, 509, 653, 659, 688
- - parte basilar, 20, 21, 31, 612
- parietal, 26, 504, 505, 506, 507, 508, 509, 510, 522, 583
- piramidal, 291, 338, 339, 340, 341, 342, 346, 347, 353, 387, 398
- pisiforme, 291, 333, 339, 340, 341, 342, 346, 347, 357, 359, 386, 387, 398, 399

- que contêm os seios paranasais, 583
- rádio, 292, 293, 321, 322, 323, 324, 325, 326, 333, 335, 338, 339, 340, 343, 346, 347, 353, 354, 359, 371, 392, 393, 396, 399
- - circunferência articular, 324
- - face articular carpal, 327, 341
- - fóvea articular, 324
- - subluxação da cabeça do, 325
- - tuberosidade do, 318, 320, 321, 322, 325, 326, 333, 396, 397
- - - tendão de inserção do músculo bíceps braquial, 318
- semilunar, 338, 339, 340, 341, 343, 346, 347, 353, 398
- sesamoide, 339, 447, 449, 450, 463, 500
- - lateral, 465
- - medial, 465
- tarsais, 404, 446
- temporal, 660
- tibial, 403, 404, 415, 421, 422, 423, 427, 428, 429, 430, 431, 432, 435, 436, 437, 438, 448, 450, 451, 452, 454, 455, 461, 489, 490, 491, 494, 495, 498, 500, 501
- - anterior, 478
- - corpo, 426, 427
- - da perna, 434
- - tuberosidade da, 402, 404, 419, 423, 424, 426, 427, 428, 429, 430, 432, 435, 438, 443, 498
- trapézio, 333, 338, 339, 340, 341, 342, 343, 346, 353, 357, 387, 390, 398, 399
- úmero, 2, 292, 293, 299, 300, 301, 302, 303, 314, 317, 322, 323, 324, 325, 335, 392, 396, 397
- - diáfise, 393
- zigomático, 504, 506, 565, 583, 656
- - face
- - - orbital, 567
- - - temporal, 510
- - processo
- - - frontal, 506, 507, 561
- - - temporal, 506
Osteoporose, 11
Óstio(s)
- atrioventricular direito com a valva atrioventricular, 97
- cárdico, 160, 162
- - do estômago, 163
- da artéria
- - coronária direita, 99
- - coronária esquerda, 99
- - pulmonar direita, 99
- da(s) glândula(s)
- - vestibular maior, 260
- - uretrais, 250, 262
- da vagina, 227, 258, 260, 278
- das veias emissárias, 554
- do seio maxilar, 583
- do ureter, 245, 250, 251, 252
- - direito, 282

- do útero, 255, 258
- dos ductos ejaculatórios, 264
- externo da uretra, 227, 258, 260, 262, 278
- faríngeo da tuba auditiva, 584, 610, 612, 615
- faríngeo, 590
- histológico interno, 255
- ileal, 170
- interno da uretra, 245, 250
- pilórico, 164, 166
Ovário, 245, 249, 252, 254, 269, 273
- direito, 252, 254, 255
- e ligamento útero-ovárico direitos, 250
- e tuba uterina direitos, 267
- esquerdo, 242, 255, 259

P

Paladar, 608
Palatino, 508, 510, 598
- lâmina
- - horizontal, 580, 581
- - perpendicular, 581
- - piramidal, 567
Palato
- duro, 584, 590, 605, 610, 657
- - maxila, 649
- mole, 584, 610, 612, 613, 647, 649, 653
Palmar curto, músculo, 373
Pálpebra
- inferior, 574, 575
- superior, 574, 575
Pâncreas, 140, 160, 161, 162, 164, 166, 167, 172, 178, 180, 181, 188, 218, 220, 221, 682
- cabeça, 163, 178, 179, 219
- cauda, 163, 178, 179, 183
- colo, 157, 163, 178, 183
- corpo, 169, 173, 177-179
- irrigação arterial do, 185
- processo uncinado, 157, 178, 179
Panículo adiposo da tela subcutânea, 154
Papila
- ileal, 170
- - frênulo do óstio ileal, 170
- mamária, 74, 75, 77
- renal, 182
Paracolpio, 256
Paralisia(s)
- do músculo
- - esternocleidomastóideo, 540
- - genioglosso, 609
- - trapézio, 540
- oculomotoras, 569
- resultante de lesão do nervo ulnar, 373
Parede
- anterior do tórax, 85
- carótica da cavidade timpânica, 535
- - anterior, 591
- do abdome, estruturas palpáveis na, 140
- do intestino delgado, 685
- inferior da órbita, 567, 574

Índice Alfabético

- labiríntica da cavidade timpânica, 535
- lateral do seio cavernoso, dura-máter, 513
- mastóidea da cavidade timpânica, 535
- membranácea, 120
- - da traqueia, 633
- posterior do tórax, 85
- superior
- - da órbita, 574
- - do teto da órbita, 574
- tegmental, 591
Parietal, osso, 26, 504, 505, 506, 507, 508, 509, 510, 522, 583
Parte
- abdominal da aorta, 5, 25, 36, 67, 68, 80, 84, 92, 104, 105, 109, 110, 140, 157, 163, 167, 172, 173, 177, 178, 181, 183, 185, 186, 188, 191, 194, 195, 202, 206, 209, 218, 219, 248, 267, 268, 269, 271, 272, 466
- acromial, 305
- alar, 518
- alveolar, 599
- anterior
- - da próstata, 287
- - do fórnice da vagina, 250, 254, 250, 254
- anular da bainha fibrosa, 349, 355
- - A1-A5, 349, 348, 350
- ascendente da aorta, 5, 79, 80, 81, 84, 88, 92, 93, 94, 95, 96, 97, 99, 103, 124, 126, 131, 132, 134, 135, 136
- - com o seio da aorta, 100
- basilar do osso occipital, 31, 612
- bucofaríngea, 614
- cartilagínea, 590
- cavernosa, 546
- ceratofaríngea, 614
- cerebral, 546
- cervical, 546
- - da medula espinal, 665
- clavicular, 304, 305, 314, 619
- - esternal, 504
- condrofaríngea, 614
- condutora das vias respiratórias, 121
- costal, 147
- cricofaríngea, 614
- cruciforme da bainha fibrosa, 348, 350
- - C1, 349
- - C3, 349
- da artéria carótida interna, 546
- descendente da aorta, 79, 81, 116, 130, 131, 133, 135, 136, 137
- do colo, reto, 682
- escamosa, 587
- esternal, 147, 619
- esternocostal, 304, 314
- glossofaríngea, 614
- inferior do abdome, 141
- infraclavicular, 364
- laríngea da faringe, 610, 648, 649, 650, 654, 655
- lateral do sacro, 7, 13

- lombar, 147
- média do abdome, 141
- milofaríngea, 614
- muscular do septo interventricular, 131
- nasal da faringe, 610, 648, 649, 657
- opercular, 666
- oral da faringe, 605, 610, 648, 649, 657, 658
- orbital do olho, 518
- óssea, 588
- palpebral, 518
- parassimpática do sistema nervoso, 682
- petrosa, 546, 587
- posterior do pericárdio, 94
- profunda da palma, 386
- prostática da uretra, 283
- pterigofaríngea, 614
- superior, 596
- tibiocalcânea, 454, 455
- tibionavicular, 454, 455
- tibiotalar
- - anterior, 454, 455
- - posterior, 454, 455
- timpânica, 587
- tireofaríngea, 614
- torácica da aorta, 36, 44, 67, 68, 73, 80, 84, 86, 89, 91, 92, 106, 108, 109, 113, 116, 126, 129, 360
- vestibular inferior, 535
Parto, 230
Patela, 402, 404, 407, 412, 415, 419, 422, 423, 424, 428, 429, 432, 434, 436, 437, 438, 439, 442, 490, 491, 498
- face articular, 436
- ligamento da, 412, 413, 415, 419, 424, 430, 432, 433, 434, 436, 437, 438, 439, 491, 499
- - tendão do músculo quadríceps femoral, 429
Pé, 404
- anserino, 412, 413, 416, 424, 425, 438
- - tendões de inserção comum, 412, 415
- - tendões dos músculos sartório, grácil e semitendíneo, 491
- articulações do, 448
- cavo, 456
- em flexão plantar, 444
- normal, 456
- plano, 456
- - transverso, 456
- planta do, 403
- rede venosa dorsal do, 468
Pecíolo epiglótico, 630
Pécten anal, 247
Pedículo(s), 7, 49, 50
- contralaterais, 49
- do arco vertebral, 7, 9, 10, 23
- superfície de corte, 15
Pedúnculo
- cerebelar, 670, 671
- - inferior, 670, 671
- - médio, 670, 671, 686, 687
- - superior, 670, 671, 686

- cerebral, 528, 668, 669, 670, 671, 673
- - do mesencéfalo, 528
- - pilar do cérebro, 686, 687
- do cerebelo, 670
- lateral cerebelar, 671
Pele, 153, 244, 263, 303, 383
- do pênis, 262
- perianal, 247
Pelve, 244
- estruturas palpáveis da, 140, 226
- fáscia da, 250
- feminina, 230, 241, 267
- - ressonância magnética de, 285
- ligamento da, 142, 234
- maior "falsa", 232
- masculina, 231, 240, 267
- menor "verdadeira", 232
- músculo do assoalho da, 236
- plano da abertura
- - inferior da 232, 233
- - superior da, 232, 233
- queda da, 477
- renal, 182, 187, 222
- vasos sanguíneos da, 267
Pênis, 227, 253, 262, 272
- artéria profunda do, 262, 280
- bulbo do, 243, 244, 251, 262, 286
- - com o músculo bulboesponjoso, 245
- - corpo esponjoso, 262
- corpo do, 262
- fáscia do, 251
- glande do, 153, 227, 262, 263, 265, 269, 280
- prepúcio do, 251, 265
Pericárdio, 67, 73, 92, 94, 95
- cavidade do, 88, 95
- fibroso, 78, 89, 90, 93, 94, 110, 111, 113, 114, 115, 116, 131, 172
- - aberto, 103
- - átrio direito, 89
- - átrio esquerdo, 89
- - ventrículo esquerdo, 89
- margem de reflexão, 96
- parte posterior do, 94
- região posterior da, 94
- seio oblíquo do, 94
- seroso, 113
- - lâmina parietal, 93, 94, 131
- - lâmina visceral, 93
Perimétrio, 254, 258
Períneo, 227
- "obstétrico", 261
- cirúrgico, 227
- - ginecológico, 227
- corpo do, 237, 240, 241, 242, 243, 278, 281
- feminino, 227
- masculino, 227
Periórbita, 571, 574
- da órbita, 557, 571
Peritônio, 244
- do saco herniário, 155

722

- parietal, 25, 107, 113, 154, 155, 156, 158, 159, 163, 165, 167, 173, 179-181, 218, 240, 242, 242, 243, 246, 247, 249, 259
- - margem de corte, 179
- parte diafragmática, 71
- urogenital, 250, 251
- visceral, 107, 113, 156, 179, 218, 258, 265
- - da bexiga urinária, 240, 241, 249
- - do útero, 249, 254, 258
- - visceral do reto, 240, 241
Perna, 404
- fáscia da, 488, 490
Pescoço,
- bloqueio do fluxo sanguíneo e veias do, 625
- musculatura superficial do, 619
- partes da cabeça, 552
Pia-máter, 554
- na superfície cerebral, 556
- parte encefálica na superfície do cérebro, 554
- parte espinal, 40
Pielograma intravenoso, 223
Pilar
- direito do diafragma, 64, 65, 146, 147
- esquerdo do diafragma, 64, 65, 146, 147
- lateral, 150, 151, 483
- medial, 150, 151, 483
- ósseo comum, 597
Pirâmide, 670, 671, 681
- renal, 182, 187, 222
- ventrículo corióideo, 670
Placas de Peyer, 168
Placenta, 104
Plano
- interespinal, 141
- intertubercular, 141
- orbitomeático, 587
- subcostal, 54, 141
- supracristal, 141
- transpilórico, 141, 164
- transumbilical, 140, 226
Platisma, 516, 517, 518, 646
Pleura, 114
- parietal, 55, 72, 107, 112, 113
- - cúpula da, 89, 116
- - - na região cervical, 106
- - parte costal, 65, 67, 71, 73, 90, 91, 113, 114, 115, 116, 131
- - parte diafragmática, 66, 67, 71, 73, 89, 106, 113, 114, 116, 131, 172
- - parte mediastinal, 66, 67, 78, 89, 91, 93 94, 95, 106, 113, 114, 115, 116, 131, 172
- recesso costodiafragmático da, 117
- visceral, 71, 72, 113, 114
Plexo, 670, 678
- aórtico torácico, 87, 103
- basilar, 556
- braquial, 25, 78, 86, 89, 90, 91, 103, 106, 108, 370, 378, 379, 395, 639, 640, 641, 643
- cardíaco, 87, 103
- carótico

- - comum, 87
- - externo, 87
- - interno, 87, 535, 537, 585, 591
- cervical, 589
- - ramificação do, 628
- coccígeo, 471
- corioideo, 667, 668, 670, 672, 688
- - no quarto ventrículo, 672, 687
- - no terceiro ventrículo, 672
- - no ventrículo lateral, 672, 686, 687
- da artéria facial, 543
- deferencial, 275, 277
- esofágico, 86, 87, 95, 106, 108, 109
- esplênico, 211, 214, 216
- faríngeo, 87, 536
- gástrico, 103
- - com a artéria gástrica esquerda, 214
- - anterior, 108, 211, 214
- - posterior, 108, 211
- geniculado timpânico, 607
- hepático, 211, 216
- - com a artéria hepática comum, 214
- hipogástrico, 211
- - inferior, 210, 215, 217, 274, 275, 277, 282, 682
- - superior, 213, 215, 217, 274, 275, 277
- íliaco, 212, 215, 274, 275
- intermesentérico, 213, 215, 217, 274, 275, 277
- intraparotídeo, 532, 544, 611
- - do nervo facial, 560
- linfático axilar, 76
- lombar, 208, 471
- lombossacral, 470
- mesentérico
- - inferior, 211, 215, 217, 274, 275
- - - com a artéria mesentérica superior, 214
- - superior, 211, 216
- ovárico, 216, 213, 274, 275, 277
- pampiniforme, 152, 153, 263, 269
- pancreático, 211
- com as artérias pancreaticoduodenais, 214
- prostático, 215, 274, 275, 277
- pterigóideo, 552, 553, 625
- pulmonar, 87, 103, 127
- renal, 213, 215, 216
- retal
- - inferior, 211, 275
- - médio, 211, 215, 274, 275
- - - direito, 275
- - superior, 211
- sacral, 186, 208, 213, 248, 269, 274, 275, 277, 278, 280, 471, 486
- subclávio, 87
- suprarrenal, 213, 215
- testicular, 152, 153, 215, 216, 213, 274, 277
- timpânico, 535, 537, 591
- tireóideo ímpar, 635
- uretérico, 213, 215, 274, 275
- uterovaginal, 277
- - direito, 275

- vascular da pia-máter, 577
- venoso, 245, 287
- - ao redor do forame magno, 553
- - areolar, 69
- - do bulbo do vestíbulo, 279
- - do forame oval, 556
- - faríngeo, 616
- - prostático, 280, 287
- - prostaticovesical, 282
- - retal, 194, 247
- - subcutâneo, 247
- - uterino, 194, 267
- - uterovaginal, 282
- - vaginal, 267
- - vertebral, 218, 672
- - - externo, 37, 553
- - - - anterior, 37, 45
- - - interno
- - - - anterior, 37, 40, 41, 45
- - - - posterior, 37, 41, 45
- - vesical, 194, 280
- vertebral, 87
- vesical, 215, 274, 275, 277
Pneumectomia, 119
Pneumócito
- tipo I, 121
- tipo II, 121
Pneumotórax, 123
- hipertensivo, 123
Polegar
- cabeça oblíqua do, 357
- osso metacarpal, 293
Polo
- frontal, 666, 667
- occipital, 527, 666, 667
- temporal, 666
Ponte, 528, 529, 530, 532, 652, 665, 670, 671, 673, 686, 688
Ponto(s)
- de Erb, 642
- de inflexão, 5
- de inflexão da curvatura da coluna vertebral, 405
- lacrimais superior e inferior, 575
Posição
- expiratória, 122
- inspiratória, 122
Pré-cúneo, 667
Pré-molares, dentes, 602
Prega(s)
- alares, 436
- ariepiglótica, 613, 632, 633
- circulares, 166, 168, 223
- da articulação
- - IF, 291
- - IFD, 291
- - IFP, 291
- - MCF, 291
- distal do punho, 291
- gástricas, 107, 164, 165

723

Índice Alfabético

- interuretérica, 250, 251
- malear
- - anterior, 592
- - posterior, 592
- média, 291
- proximal do punho, 291
- retouterina, 242, 246, 249
- salpingofaríngea, 585, 610, 612
- semilunares do colo, 170
- sublingual, 604, 609, 611
- tenar ,"linha da vida", 291
- transversa
- - distal, 291
- - reto, 246
- - inferior do reto, 247
- - média do reto, 247
- - proximal, 291
- umbilical
- - lateral, 154, 168, 242, 243
- - - com artéria e veia epigástricas inferiores, 158, 159, 162
- - medial, 154, 155, 168
- - - com artéria umbilical oclusa, 158, 159, 162, 242, 243
- - mediana, 154, 169
- - - com o úraco ocluso, 158, 159, 162, 242, 243
- vesical transversa, 242, 243
- vestibular, 610, 633
- vocal, 633
Prepúcio
- do clitóris, 227, 260, 261
- do pênis, 251, 265
Pressão, 680
Primeiros lumbricais, músculos, 479
Processo(s)
- acessório, 7, 11
- anterior do martelo, 592, 593
- articular(es), 4
- - articulações do, 8, 10, 11, 16
- - - cápsula, 20
- - - zigapofisária, 50
- - inferior, 7, 8, 9, 10, 11, 14, 16, 20, 23, 49, 50
- - superior, 7, 8, 9, 10, 11, 12, 13, 14, 16, 20, 22, 23, 49, 50, 231
- caudado, 174, 175
- clinoide
- - anterior, 511, 515, 598, 657
- - posterior, 511, 515
- condilar, 603
- - da mandíbula, 659
- coracoide, 54, 59, 291, 293, 295, 298, 299, 300, 302, 303, 305, 312, 313, 314, 315, 317, 381, 382, 394
- coronoide, 320, 321, 322, 324, 325, 326, 327, 333, 396, 397, 522, 561, 599, 600, 621, 647
- - da mandíbula, 658
- - da ulna, 397
- - lateral, 523
- costiforme, 6, 11, 14, 16, 22, 23, 25, 29, 35
- - das vértebras lombares, 142

- esfenoidal, osso temporal, 648
- espinhoso, 4, 5, 6, 7, 8, 9, 10, 11, 14, 16, 17, 18, 19, 20, 21, 22, 23, 26, 30, 35, 48, 49, 61, 505
- - de C VII, 3, 5, 27, 33, 35, 316, 504
- - de L I, 25 56
- - de L IV, 3, 234, 419
- - de L V, 235
- - de S II, 3
- - de T I, 56, 316
- - de T III, 3, 316
- - de T VII, 3, 317, 367
- - de T XII, 3, 56
- - do áxis, 18, 27, 30, 623, 645
- - e pontos de referência do dorso, 3
- estiloide, 19, 339, 506, 510, 517, 522, 523, 586, 587, 588, 604, 608, 609, 615
- - da ulna, 291, 320, 321, 326, 327 338, 340, 341, 343, 347, 353, 398
- - do rádio, 291, 320, 321, 326, 327, 335, 338, 339, 340, 341, 343, 353, 390, 398
- - do temporal, 18, 600
- frontal da maxila, 580
- lateral, 453, 592
- - da tuberosidade do calcâneo, 465
- lenticular, 592
- mamilar, 11, 50
- mastoide, 26, 27, 30, 31, 33, 504, 505, 506, 510, 522, 586, 587, 604, 607, 623
- - do temporal, 600
- - temporal, 18
- medial, 453
- - da tuberosidade do calcâneo, 465
- muscular, 630, 631
- palatino, 510, 649
- - da maxila, 567, 583, 598, 646
- - sulco palatino, 650
- piramidal, 598
- posterior, 446, 447, 580
- - do tálus, 447, 453
- pterigoide, 510, 515, 581, 598, 606
- - lâmina lateral, 523, 564, 598, 600
- - lâmina medial, 598, 600, 615
- transverso, 6, 7, 8, 9, 10, 14, 16, 17, 18, 20, 35, 49, 56, 57, 61
- - com o sulco do nervo espinal, 9
- - com sulco para o nervo espinal, 7
- - do atlas, 27, 30, 31, 366, 505, 623, 645
- - de C I–C IV, 316
- uncinado, 514, 581, 583
- vocal, 630, 631
- xifoide, 54, 56, 58, 61, 63, 64, 88, 142, 144, 149, 305
- zigomático, 564, 586, 660
- - do temporal, 600
Proeminência(s)
- do canal
- - do nervo facial, 591
- - semicircular lateral, 591
- laríngea, 505, 630, 631
- malear, 592

- ósseas, 2
Promontório, 7, 12, 13, 48, 50, 591, 595
- da base do sacro, 234, 235
- da cavidade timpânica, 537
- sacral, 4, 5, 411, 412, 415, 421, 422
Pronação dolorosa, 325
Pronador, músculo
- quadrado, 372
- redondo, 372
Propriocepção
- consciente, 680
- inconsciente, 680
Próstata, 154, 157, 240, 243, 244, 245, 251, 253, 262, 264, 265, 267, 283, 286
- ápice da, 264
- lobo
- - direito, 264
- - esquerdo, 264
- - médio com colículo seminal, 287
Protuberância
- mentual, 504, 505, 506 507, 599, 656, 658
- occipital
- - externa, 18, 19, 20, 21, 26, 27, 30, 316, 504, 505, 508, 510, 553
- - interna, 20, 511
Ptério, 506
Púbis, 229, 231, 246, 249, 256, 282, 286, 287, 496
- corpo, 228, 229, 284
- ramo
- - inferior do, 228, 229, 230, 233, 240, 241, 243, 244, 245, 283, 496
- - superior do, 142, 151, 228, 229, 230, 233, 240, 241, 249, 262, 422, 423, 496, 497
Pulmão(ões), 55, 116, 682
- ápice do, 116, 117
- anatomia macroscópica dos, 117
- arquitetura segmentar dos, 118
- câncer de, 119
- colapsado, 123
- com pleura visceral, 114
- direito, 55, 71, 78, 79, 93, 113, 114 116, 117, 118, 124, 128, 129, 133, 180, 220
- - expiração máxima, 123
- - fissura
- - - horizontal, 116
- - - oblíqua, 116
- - inspiração máxima, 123
- - lobo
- - - inferior, 113, 116, 130
- - - médio, 113, 116, 130
- - - superior, 113, 116, 130
- - segmentos broncopulmonares, 119
- esquerdo, 55, 78, 79, 93, 116, 117, 118, 124, 128, 129, 131, 133, 136, 220
- - fissura oblíqua, 116
- - lobo
- - - inferior, 113, 116, 130
- - - superior, 113r, 116, 130
- - segmentos broncopulmonares, 119
- expiração máxima, 123

Índice Alfabético

- hilo do, 117
- inspiração máxima, 123
- movimentos do, 123
- vascularização, 126
Pulvinar, 668, 669
- do tálamo, 670, 687
Punção
- lombar, 41
- venosa, 362
Punho, 339
- ressonância magnética do, 398
Pupila, 578
Putame, 648, 651, 677, 688, 689

Q

Quadrado plantar, músculo, 479
Quadril, articulações do, 287, 404, 405, 411, 497
- direito, 411
Quarta vértebra cervical, 17
Quarto ventrículo, 530, 657, 659, 670, 671, 673, 686, 688
Quiasma, 527
- crural, 441, 445
- óptico, 527, 567, 571, 665, 669, 670, 673, 677, 686, 687
- - nervo óptico, NC II, 557
- plantar, 441, 445

R

Radiação óptica, 527
- alça de Meyer, 527
Radículas
- anteriores, 40, 42, 678
- posteriores, 42, 678
Rádio, 292, 293, 321, 322, 323, 324, 325, 326, 333, 335, 338, 339, 340, 343, 346, 347, 353, 354, 359, 371, 392, 393, 396, 399
- cabeça do, 291, 292, 321, 322, 323, 325, 396, 397
- - circunferência articular, 320, 321, 322, 327
- circunferência articular, 324
- colo do, 320, 322, 324, 326
- corpo do, face anterior, 320, 321
- face articular carpal, 327, 341
- fóvea articular, 324
- fratura do, 327
- subluxação da cabeça do, 325
- tuberosidade do, 318, 320, 321, 322, 325, 326, 333, 396, 397
- - tendão de inserção do músculos bíceps braquial, 318
Radiografia
- baritada de intestino delgado com duplo contraste, 223
- da coluna torácica, 49
- da escápula, 394
- da mão, 398
- da região lombar da coluna vertebral, 50
- do cotovelo, 396

- do joelho em flexão, 498
- do ombro direito, 394
- do tornozelo, 500
Rafe
- da faringe, 107, 615
- do músculo iliococcígeo, 236
- do períneo, 227, 260
- milo-hióidea, 604, 621
- pterigomandibular, 614
Raios
- luminosos, 579
- - incidentes, 579
- mediais, 456
- medulares, 182
Raiz(ízes), 602, 671
- anterior, 38, 40, 42, 43, 678
- - do nervo espinal, 681
- - ventral, 40
- craniana, 540
- da língua, 608, 613
- do mesentério, 163
- do nervo espinal
- - C4, 689
- - C5, 689
- - C6, 689
- - C7, 659
- - C8, 689
- - no canal vertebral sacral, 51
- do pênis, 262
- do pescoço, 639
- do quinto nervo lombar, 51
- espinal, 540
- inferior da alça cervical, 607, 629
- lateral, 364, 365, 372, 364, 372
- motora, 557, 571, 671
- nervosas comprimidas, 15
- parassimpática, 529, 571
- posterior, 38, 40, 43, 678
- - com o gânglio sensitivo do nervo espinal, 42
- - do nervo espinal, 681
- - dorsal, 40
- - sensitiva, 476
- sensitiva, 557, 571
- - nasociliar, 571
- simpática, 529, 571
- superior da alça cervical, 607, 629
Ramificação
- do nervo facial, 559
- do plexo cervical, 628
Ramo(s)
- acromiais, 361
- - deltóideo, 360
- alveolar
- superior(es)
- - - anteriores, 531, 606
- - - médio, 531, 606
- - - posteriores, 531, 606
- anastomótico com artéria lacrimal, 551
- anterior(es)
- - do nervo cervical e plexo cervical, 519

- - do nervo espinal C1, 607
- - ventral, 38
- da artéria e veia marginais
- - direitas, 100
- - esquerdas, 100
- arteriais vaginais e plexo venoso, 259
- articulares, 372, 373
- ascendente, 666
- atrial, 100
- auriculares anteriores, 589
- autônomos para a traqueia, 127
- basilar do tentório, 546
- branco comunicante, 685
- bronquiais, 126
- - no plexo pulmonar, 127
- bucais, 532, 544
- - do plexo intraparotídeo, 560
- calcâneos, 466, 480
- - laterais, 490
- - mediais laterais, 479, 489
- capsulares, 187
- cardíacos, 87
- - cervicais, 539
- - - superior e inferior, 103
- - para o plexo cardíaco, 103
- - torácicos, 103
- carpal
- - dorsal, 361, 391
- - palmares para a rede carpal palmar, 361
- cervical, 532, 544
- - do plexo intraparotídeo, 560
- cinzento comunicante, 685
- circunflexo, 100, 101
- - da artéria coronária esquerda, 134
- colateral, 68
- comunicante, 91, 466, 488
- - branco, 38, 42, 71, 43, 90
- - cinzento, 38, 42, 43, 71, 90, 213, 274, 275
- - coclear, 597
- - com o gânglio ciliar, 531
- - com o nervo
- - - auriculotemporal, 563
- - - cervical transverso com o NC VII, 642
- - - lacrimal, 533
- - - ulnar, 372, 389
- - mediano, 389
- - ulnar, 389
- cricotireóideo, 624, 635
- curto, 592
- - dos fascículos do plexo, 364
- cutâneo(s), 474
- - anteriores, 36, 71, 475
- - femorais anteriores, 471
- - lateral, 36, 43, 44, 68, 70, 472, 473
- - - do nervo ilio-hipogástrico, 476
- - medial, 36, 44
- - plantares medial e lateral, 480
- - peitorais
- - - anteriores, 375
- - - - do 2º nervo intercostal, 370

725

Índice Alfabético

- - - laterais, 375
- - - - do 4º nervo intercostal, 370
- - posterior, nervo cervical, 644
- da antélice, 589
- da(s) artéria(s)
- - circunflexa femoral medial, 485
- - coronárias, 100
- - intercostais posteriores, 68
- - oftálmica, 548
- - profunda do pênis, 262
- - pulmonar
- - - direita, 117
- - - esquerda, 117
- da mandíbula, 507, 508, 562, 599, 621, 647, 648, 653, 660
- da parte torácica da aorta, 81
- de nervos, 546
- dentais inferiores, 531, 606
- digástrico com o ventre posterior, 607
- digitopalmares, 388
- direito, 102
- diretos do nervo isquiático, 479
- do cíngulo, 677
- do clitóris, 244, 245, 252, 261, 279
- - com o músculo isquiocavernoso, 259
- do cone arterial, 100
- do estapédio, 594, 595
- do fascículo
- - posterior, 367
- - medial, 381
- - lateral, 381
- do ísquio, 227, 229, 230, 233, 285
- do nervo
- - espinal, 43
- - facial, 532
- - glossofaríngeo, 536
- - vago no pescoço, 539
- do nó sinoatrial, 100
- do pênis, 243, 244, 262
- - com o músculo isquiocavernoso, 245
- do plexo
- - celíaco, 211
- - gástrico, 214
- - mesentérico superior, 211
- do seio, 546
- dorsal, 373, 375
- - da artéria intercostal posterior, 36
- - do corpo caloso, 677
- - lateral calcâneo, 479
- - posterior, 44
- dos nervos espinais, 71, 628
- duodenais, 185, 189
- escrotais
- - anteriores, 472
- - posteriores, 280
- esofágico, 80, 108, 109
- - da parte torácica da aorta, 109
- espinal, 36, 44
- esquerdo, 102
- esternais, 36

- esternocleidomastóideo, 641
- estilo-hióideo com o músculo, 607
- externo do nervo laríngeo superior, 539, 638, 639
- faríngeo, 536, 538
- femoral, 473
- - do nervo genitofemoral, 483
- fibular comunicante, 478, 479, 490
- frênico, 66
- frontal(is), 550 551, 589
- - anteromediais da artéria cerebral anterior, 661
- ganglionar(es), 565
- - trigeminal, 546
- gástricos anteriores, 86, 108
- genio-hióideo (C1), 607
- genital, 473
- glandulares, 533, 548
- inferior do púbis, 228, 229, 230, 233, 240, 241, 243, 244, 245, 283, 496
- infra-hióideo, 624
- infrapatelar, 475
- infratroclear, 560
- intercostal anterior, 36, 68
- interganglionar, 213, 274
- interno do nervo laríngeo superior, 539, 635, 638, 639
- interventricular
- - anterior, 100
- - - da artéria coronária esquerda, 93, 134
- - posterior, 100, 101
- - - da artéria coronária direita, 134
- isquiopúbico, 259, 262
- labiais
- - posteriores, 279
- - superiores, 606
- laringofaríngeo, 127
- lateral, 38, 43, 100, 580
- longo(s), 592
- - terminais, 367
- maleolares
- - laterais, 466
- - mediais, 466, 489
- mamários
- - laterais, 74
- - mediais, 68, 74
- marginal
- - da mandíbula, 532, 544
- - direito da artérias coronária direita, 134
- - do mandíbula, do plexo intraparotídeo, 560
- - do tentório, 546
- - esquerdo, 134
- - - da artéria coronária esquerda, 134
- - medial, 38, 43, 580
- - medular, 44
- - meníngeo, 38, 42, 43, 71, 531, 544, 555, 563
- - cavernoso, 546
- - recorrente, 531
- mentual, 548, 551
- milo-hióideo, 551
- motores, 369, 371, 372, 373

- musculares, 369, 383, 385, 466, 471, 474, 475, 477, 479, 491
- - da eminência tenar, 372
- - diretos, 372, 373
- - do nervo interósseo anterior do antebraço, 372
- - do ramo
- - - profundo do nervo ulnar, 373
- - - superficial do nervo ulnar, 373
- - dos nervos digitais palmares comuns, 372
- nasal(is)
- - externo, 559, 560, 585
- - internos, 585
- - laterais, 585
- - mediais, 584, 585
- - posteriores
- - - superolaterais, 585
- - - superomediais, 584, 585
- - posteroinferiores, 585
- obturatório, artérias epigástrica inferior, 154
- palmar(es), 373, 375
- - do nervo mediano, 384
- - - eminência tenar, 372
- - superficiais, 387
- pancreáticos da artéria esplênica, 189
- para o gânglio pterigopalatino, 531
- para o músculo estilofaríngeo, 536
- para o seio carótico, 536
- para os músculos da eminência tenar, 372
- paracentrais, 677
- parietal, 550, 551, 589
- parieto-occipitais, 677
- parotídeos, 544, 563
- perfurantes, 361, 374, 466, 488, 589
- pericárdicos, 66
- perineais, 476
- petroso da artéria meníngea média, 595
- - parte ascendente, 595
- - parte descendente, 595
- pilóricos, 211
- posterior
- - do ventrículo esquerdo, 101
- - dorsal, 38
- - dos nervos
- - - cervicais, 518, 519
- - - espinais, 628, 629
- posterolateral
- - direito da artéria coronária direita, 134
- - esquerdo, 134
- profundo, 364, 373, 383, 386, 387, 466
- - artéria dorsal da escápula, 361
- pterigóideo, 551
- sensitivos, 372, 373, 478
- - do nervo trigêmeo, 545
- - terminais do nervo axilar, 368
- septais
- - anteriores, 584
- - posteriores, 551, 584, 606
- subendocárdicos, 102
- superficial, 364, 373, 383, 385, 386, 387, 466

Índice Alfabético

- - artéria cervical superficial, 361
- superior do púbis, 142, 151, 228, 229, 230, 233, 240, 241, 249, 262, 422, 423, 496, 497
- temporais, 532, 544
- - anterior, 677
- - do plexo intraparotídeo, 560
- - médio, 677
- - posterior, 677
- temporo-occipitais, 677
- terminal sensitivo do nervo interósseo anterior do antebraço, 389
- tireo-hióideo, 638, 641
- tonsilar, 548
- traqueais, 635
- tubário, 537
- ureteéricos, 187, 195
- zigomático, 506, 532, 544
- - do plexo intraparotídeo, 560
Rampa
- do tímpano, 596
- do vestíbulo, 596
Recesso(s)
- axilar, 300, 301, 302, 303
- costodiafragmático, 114, 115, 116, 123, 131
- - da cavidade pleural, 55, 71, 113, 115, 123
- - da cavidade pulmonar, 112
- - da pleura, 117
- costomediastinal, 113 115, 130, 131
- - das cavidades pleurais, 55, 115
- - da pleura, 117
- do infundíbulo, 668, 673
- duodenal
- - inferior, 159, 167
- - superior, 159, 167
- epitimpânico, 591
- esfenoetmoidal, 581, 582, 585
- esplênico da bolsa omental, 160
- faríngeo, 659
- hepatorrenal, 180
- ileocecal inferior, 159
- inferior da bolsa omental, 160
- lateral, 673
- pineal, 673
- piriforme, 613, 633, 654
- pleurais, 131
- poplíteo, 431, 436
- retrocecal, 159
- saciforme, 323, 324
- - da articulação do cotovelo, 325
- sigmóideo, 159
- superior
- - da bolsa omental, 160
- - da membrana timpânica, 592
- supraóptico, 673, 668
- suprapineal, 673
Rede
- arterial do cotovelo, 385
- carpal dorsal, 391
- do calcâneo, 488
- do epicôndilo lateral, 385

- do testículo, 263
- patelar, 486
- peribronquial, 128
- subpleural, 128
- venosa dorsal
- - da mão, 362, 374
- - do pé, 468
Reflexão da membrana sinovial, 411
Região(ões)
- anal, 3
- antebraquial
- - anterior, 290
- - posterior, 290
- axilar, 54, 290
- braquial
- - anterior, 290
- - posterior, 290
- calcânea, 403
- carpal
- - anterior, 290, 386
- - posterior, 290
- cervical, 4, 16, 636
- - da coluna vertebral, 8
- - - radiografia da, 49
- - inervação, 46
- - lateral, 504, 642
- - posterior, 46, 504
- - vascularização, 46
- craniovertebral, 18
- crural
- - anterior, 402
- - posterior, 402, 403
- cubital
- - anterior, 290
- - posterior, 290
- da articulação medial talocrural do tornozelo, 426
- da bochecha, 504
- da cabeça e do pescoço, 504
- da coluna vertebral, 4
- de drenagem linfática, 626, 627
- - bucal, 626
- - facial, 626
- - nucal, 626
- - occipital, 626
- - parotídea-auricular, 626
- deltóidea, 3, 54, 290
- do dorso e das nádegas, 3
- escapular, 3
- - infraclavicular, 290
- esternocleidomastóidea, 504, 627
- femoral
- - anterior, 402
- - posterior, 403
- frontal, 504
- genicular anterior, 402
- glútea, 3, 403
- infraescapular, 3
- inframamária, 54
- infraorbital, 504

- infratemporal, 504
- inguinal, 150
- - direita, 141
- interescapular, 3
- lateral do lig. inguinal, 150
- lombar, 4, 16
- - da coluna vertebral, 11
- média do tórax, 130
- mentual, 504
- nasal, 504
- oral, 504
- orbital, 504
- parietal, 504
- parotídea-auricular, 627
- parotideomassetérica, 504
- peitoral, 54
- - lateral, 3, 54
- periumbilical, 140
- poplítea, 403
- posterior da cavidade do pericárdio, 94
- pré-esternal, 54
- púbica, hipogástrio, 141
- retrodiscal, 660
- retromaleolar lateral, 403
- retromandibular, 504
- sacral, 3
- submentual cervical, 504
- supraescapular, 3
- temporal, 504
- torácica, 4, 16, 54
- - da coluna vertebral, 10
- toracolombar da coluna vertebral, 22
- umbilical, 141
- vertebral, 3
- zigomática, 504
Remanescentes embrionários, 255
Respiração normal, 123
Ressecção(ões)
- em cunha, 119
- pulmonares, 119
Ressonância magnética
- da articulação
- - do joelho, 499
- - do ombro em três planos, 395
- - do quadril, 497
- da coluna vertebral, 48
- da mão, 399
- de pelve feminina, 285
- do antebraço direito, 393
- do braço direito, 393
- do coração, 135
- do cotovelo, 397
- do encéfalo, 688, 689
- do punho direito, 398
- do sacro, 51
- do tórax, 133
- dos seios paranasais, 583
- paramediana da região lombar da coluna vertebral, 50
Retículo trabecular, 578

727

Retina, 574, 576, 579
- parte óptica, 579
- do bulbo do olho esquerdo, 577
Retináculo
- dos músculos, 489
- - extensores, 354, 385, 390, 391
- - flexores, 291, 346, 350, 351, 352, 372, 373, 384, 386, 387, 388, 389, 398, 461, 488
- - inferior dos músculos
- - - extensores, 461, 489, 491
- - - fibulares, 461
- lateral
- - da patela, 424
- - longitudinal da patela, 430
- - transverso da patela, 430
- medial
- - da patela, 424
- - longitudinal da patela, 430
- - transverso da patela, 430
- superior dos músculos
- - extensores, 461, 489, 491
- - fibulares, 461
Reto, 5, 157, 162, 163, 168-171, 194, 240, 241, 242, 243, 245, 246, 249, 250, 251, 256, 257, 258, 259, 265, 269, 272, 273, 282, 283, 284, 285, 497
- com reflexão peritoneal, 170
- tumores malignos, 171
Retração
- eixo sagital, 122
- eixo transversal, 122
- eixo vertical, 122
Retropé, 446
Revestimento
- do funículo espermático, 269
- peritoneal, 254
- - do reto, 247
Rim, 25, 140, 180, 682
- com artéria renal direita, 218
- direito, 161, 163, 165, 167, 172, 173, 179, 181, 183, 196, 219, 221, 248, 252, 253
- esquerdo, 163, 167, 172, 177-181, 183, 218, 220, 221, 222, 248
- - e cápsula adiposa, 179
- - estrutura, 182
- - lâmina anterior, 25
- - polo superior, 161
Rima
- da glote, 633
- - aberta, 632
- - fechada, 632
- do vestíbulo, 633
Rugas vaginais, 258
Ruptura
- da artéria meníngea média, 551
- dos ligamentos cruzados, 435

S

Saco
- alveolar, 121
- dural, 15, 41, 48, 51
- endolinfático, 590, 596, 597
- lacrimal, 572, 575
Sacro, 2, 4, 6, 7, 12, 13, 15, 35, 48, 50, 51, 142, 227, 228, 230, 231, 235, 236, 246, 256, 286, 317, 367, 402, 405, 410, 415
- ápice do, 12
- massa lateral, 51
- parte lateral do, 7, 13
- ressonância magnética do, 51
- região sacral, 4
- vértebras S I–S V
- - fundidas, 6
- - sacrais, 48
Saculações do colo, 170
Sáculo, 535, 596
- com o nervo sacular, 596
- da laringe, 633
Segmentação do pulmão, 118
Segmentectomia, 119
Segmento(s)
- anterior do lobo superior, 133
- apicoposterior do lobo superior, 133
- basilar
- - anteromedial do lobo inferior, 133
- - lateral do lobo inferior, 133
- - posterior do lobo inferior, 133
- broncopulmonares, 118
- da medula espinal, 42, 678
- - T1, 103, 127
- - T2, 108
- - T6, 108
- superior do lobo inferior, 133
- torácico, estrutura de um, 57
Segundos neurônios, 680
Seio(s)
- anais, 247
- carótico, 536
- - ramos para o, 536
- cavernoso, 552, 556, 557, 570, 571, 625, 648, 652, 661
- coronário, 94, 96, 98, 100
- da aorta, 99
- da dura-máter, 509
- do tarso, 453, 500
- esfenoidal, 21, 555, 557, 567, 580, 581, 582, 584, 585, 590, 648, 649, 650, 651, 657, 658, 688
- - septo mediano, 658
- esfenoparietal, 556
- etmoidal, 567
- frontal, 509, 511, 567, 580, 581, 582, 583, 584, 649, 650, 651, 656, 657, 658
- intercavernoso
- - anterior, 556
- - posterior, 556
- lactífero, 75, 77
- marginal, 556
- maxilar, 565, 567, 569, 574, 582, 582, 583, 598, 603, 646, 647, 651, 656, 657, 658, 659

- oblíquo do pericárdio, 94
- occipital, 556, 661, 674
- paranasal(is), 557, 582
- - ressonância magnética dos, 583
- petroescamoso, 556
- petroso
- - inferior, 512, 553, 556, 661, 674
- - superior, 553, 556, 661, 674
- renal, 182, 222
- reto, 556, 657, 672, 674, 688
- sagital
- - inferior, 513, 555, 556, 652, 661, 674
- - superior, 37, 513, 552, 553, 554, 555, 556, 625, 647, 648, 652, 656, 657, 661, 672, 674, 688
- sigmóideo, 37, 512, 535, 552, 553, 556, 590, 591, 613, 616, 661, 674
- - da dura-máter, 659
- transverso, 37, 552, 553, 556, 625, 649, 651, 661, 674
- - do pericárdio, 94, 95
- venoso da esclera, 576, 577, 578
Sela turca, 21
Semilunar, osso, 338, 339, 340, 341, 343, 346, 347, 353, 398
Sensibilidade somática, 608
Sentido de posição, 680
Septo(s), 612, 667, 673
- cardíacos, malformações dos, 105
- da língua, 608
- do escroto, 153, 251, 265
- do pênis, 262
- do seio esfenoidal, 598, 648
- fibroso entre lóbulos pulmonares, 126
- interalveolar, 121, 602
- interatrial, 97
- intermuscular
- - anterior da perna, 490, 494
- - lateral
- - - da coxa, 494
- - - do braço, 377, 392
- - medial
- - - da coxa, 494
- - - do braço, 382, 392
- - posterior da perna, 490, 494
- - transverso, 490
- - - da perna, 494
- - vastoadutor, 475
- interventricular, 97, 99, 101, 102, 130, 135, 137
- nasal, 526, 582, 584, 603, 613, 647, 649, 652, 656, 658, 659
- - cartilagem do, 580, 646
- orbital, 572, 574, 575
- pelúcido, 657, 667, 668, 677, 686, 688, 689
- plantar
- - lateral, 458, 493
- - medial, 458, 493
- retovaginal, 258
- retovesical, 240, 251, 265, 282, 283, 286
- vesicovaginal, 258
Séptulo do testículo, 153, 263

Sindesmose tibiofibular, 426, 427, 450, 455
Síndrome
- do compartimento, 491
- do seio cavernoso, 570
Sínfise púbica, 140, 142, 146, 149, 226, 227, 228, 230, 231, 233, 234, 235, 236, 248, 249, 250, 251, 256, 259, 262, 265, 283, 284, 285, 286, 402, 405, 411, 412, 415, 483
Sinusite, 583
Sistema(s)
- anterolateral, 680
- ázigo, 83
- de cruzamento de fibras do anel fibroso, 14
- de drenagem venosa, 45
- de irrigação arterial, 44
- nervoso, 672, 684
- - aferente
- - - somático sensitivo, 684, 685
- - - visceral sensitivo, 685
- - divisão autônoma do, 682
- - eferente somático motor, 684, 685
- - gânglio sensitivo espinal, 685
- - parassimpático, 87
- - - pós-ganglionar, 685
- - - pré-ganglionar, 685
- - simpático, 87
- - - pós-ganglionar, 685
- - - pré-ganglionar, 685
- venoso
- - cerebral, 675
- - da dura-máter, 661
Sístole ventricular, 98
Subluxação da cabeça do rádio, 325
Substância
- branca, 42, 664
- - organização da, 679
- cinzenta, 664
- - central, 528, 687
- - corno anterior, 42
- - corno posterior, 42
- negra, 528, 669, 681, 687
- perfurada anterior, 526
Sulco, 666, 667
- anterolateral, 671, 678
- arterial, 586
- calcarino, 666, 667, 686
- capitulotroclear, 297, 322, 323, 325
- central, 665, 666, 667
- coronário, 96, 97
- da artéria
- - meníngea média, 509
- - vertebral, 8, 9, 18, 59, 623
- da costela, 71, 72, 73, 113
- deltopeitoral, 54, 362
- do calcâneo, 453
- do cíngulo paracentral central, 667
- do corpo caloso, 667
- do músculo subclávio, 294
- do nervo

- - espinal, 8, 9, 16, 17, 20
- - petroso menor no temporal, 511
- - radial, 296, 311, 319
- - ulnar, 296, 297, 322, 324, 373
- do seio
- - sagital superior, 509
- - sigmoide, 511, 586
- - transverso, 511
- do tálus, 453
- do tendão do músculo fibular longo, 447
- frontal
- - inferior, 666
- - superior, 666
- hipotalâmico, 668
- infraorbital, 565
- infraglúteo, 484
- intertubercular, 296, 297, 299, 300, 301, 302, 307, 313, 314, 317, 318, 371, 394
- interventricular
- - anterior, 96
- - posterior, 96
- intraparietal, 666
- lateral, 665, 666, 667
- maleolar para o tendão do músculo tibial medial posterior, 426
- marginal, 667
- mediano da língua, 608
- milo-hióideo, 508, 599, 600
- occipital transverso, 666
- paracentral, 667
- paracólico esquerdo, 163
- parieto-occipital, 666, 667, 686
- plantar
- - lateral, 492
- - medial, 492
- posterolateral superior, 671
- pré-quiasmático, 511, 515
- telodiencefálico, 665
- temporal
- - inferior, 666
- - superior, 666
- terminal da língua, 608
- ventral do diencéfalo, 668
Surfactante, 121
Sustentáculo do tálus, 447, 449, 450, 451, 452, 453, 455, 456, 457, 465
Sutura
- coronal, 506, 509, 657
- escamosa, 506
- esfenoescamosa, 506
- esfenofrontal, 506
- esfenoparietal, 506
- incisiva, 602
- intermaxilar, 507
- lambdóidea, 505, 506, 508, 509
- palatina
- - mediana, 510, 598, 602, 606
- - transversa, 510, 598, 602
- sagital, 505, 508, 509

T

Tabaqueira anatômica, 390
Tálamo, 527, 665, 668, 669, 670, 677, 680, 688, 689
- lateral caudado, 677
Tálus, 427, 444, 445, 446, 447, 448, 449, 450, 451, 452, 453, 454, 455, 456, 457, 462, 500, 501
- cabeça do, 451
- - com a face articular navicular, 449
- colo do, 451
- face superior da tróclea do tálus, 450
- lateral, 444
- sustentáculo do, 447, 449, 450, 451, 452, 453, 455, 456, 457, 465
Tamponamento cardíaco, 95
Tarso
- inferior da pálpebra, 572, 574
- superior da pálpebra com as glândulas tarsais, 572, 574
Tato, 680
Tecido
- adiposo, 41
- conjuntivo
- - interlobular, 75
- - subpleural, 126
- paravaginal, 245
Tectal, 670
Tegme timpânico, 535, 594
Tegmento, 668
Tela
- subcutânea, 303, 383
- - estrato membranáceo, 265
- - do pênis, 280
- - do períneo, 245
- submucosa, 107, 166, 250
Temperatura, 680
Temporal, osso, 507, 583
- estruturas do, 587
- partes do, 587
- - escamosa, 508, 587
- - petrosa, 508, 511, 587, 588, 596
- - timpânica, 588, 592
- processo
- - estiloide, 508
- - mastoide, 508
- - zigomático, 506
Tendão(ões)
- de Aquiles, 403, 439, 440, 444, 451, 457, 461, 488, 489, 501
- de inserção, 319
- - comum pé anserino, 413
- - do músculo grácil, 422
- - do músculo quadríceps femoral, 424
- do calcâneo, 403, 439, 440, 444, 451, 457, 461, 488, 489, 501
- do fibular longo, 458
- do infundíbulo, 98
- do metacarpal, 355

729

Índice Alfabético

- do músculo
- - abdutor longo do polegar, 351, 352, 354, 354, 387, 390, 398
- - bíceps braquial, 323, 328, 379, 383, 385, 384, 397
- - - cabeça longa, 394, 395
- - braquiorradial, 330, 354
- - estapédio, 592
- - extensor
- - - curto
- - - - do hálux, 462, 493
- - - - do polegar, 354, 387, 391
- - - - dos dedos, 461, 462, 491
- - - do indicador, 354, 387, 390
- - - dos dedos, 349, 355, 391, 399, 403
- - - - expansão digital dorsal, 330, 349
- - - - mínimo, 354, 387, 391
- - - - 3º músculo interósseo, 355
- - - longo
- - - - do hálux, 443, 461, 489, 491, 493
- - - - terceiro, 438
- - - - do polegar, 330, 354, 385, 387, 390, 391
- - - - dos dedos, 438, 439, 443, 461, 493, 491
- - - radial
- - - - curto do carpo, 330, 354, 385, 387, 389, 390, 391
- - - - longo do carpo, 354, 387, 389, 391
- - - ulnar do carpo, 327, 354, 387, 391
- - fibular, 442
- - - curto, 439, 440, 442, 459, 460, 461
- - - longo, 439, 440, 442, 456, 457, 458, 459, 460, 461, 465, 493, 501
- - - terceiro, 443
- - flexor, 399
- - - curto dos dedos, 458, 459, 492, 493
- - - longo do hálux, 440, 441, 445, 458, 459, 461, 479, 492, 493
- - - longo do polegar, 328, 329, 350, 351, 352, 387, 399
- - - - profundo dos dedos, 399
- - - longo dos dedos, 440, 441, 445, 458, 459, 461, 464, 465, 479, 492, 493
- - - profundo dos dedos, 328, 329, 348, 349, 351, 352, 355, 359, 385, 387, 388, 399
- - - radial do carpo, 350, 351, 352, 384, 386, 387, 389, 398
- - - superficial dos dedos, 328, 348, 349, 351, 352, 355, 384, 385, 387, 388, 398, 399
- - - - cabeça radial, 333
- - - - cabeça umeroulnar, 333
- - - superficial profundo, 355
- - - ulnar do carpo, 345, 350, 351, 352, 387, 389
- - iliopsoas, 467
- - oblíquo superior, 568
- - palmar longo, 328, 350, 384, 386, 387, 388, 389
- - plantar, 440, 444, 489, 494
- - quadríceps femoral, 412, 432, 436, 437, 499
- - semimembranáceo, 425, 489
- - subescapular, 394

- - supraespinal, 395
- - temporal, 561
- - tensor do tímpano, 593
- - tibial
- - - anterior, 460, 461, 491
- - - - com a bainha, 489
- - - do calcâneo, 445
- - - posterior, 440, 441, 445, 456, 458, 459, 460, 461, 465
- intermédio do músculos omo-hióideo, 621
Tênia
- cinérea, 671
- corioidea, 668
- do colo, 158, 158, 162, 168-170, 240, 241, 246
- - livre, 170
- - mesocólica, 170
- - omental, 170
- - vértebra L V, 241
Tentório do cerebelo, 513, 554, 555, 556, 650, 652
Terceiro(s)
- molar impactado, 603
- neurônios, 680
- ventrículo, 667, 668, 673, 686, 688, 689
- - lateral, 677
- - recesso supraóptico, 687
Testículo, 152, 153, 253, 263, 269, 272, 286
- com a túnica vaginal, lâmina visceral, 153
- séptulo do, 153, 263
Teto
- da cavidade timpânica, 535, 591
- da faringe, 612
- da órbita, 656
- do acetábulo, 410, 424, 467, 496, 497
- do mesencéfalo, 528
Thumb saddle joint, 347
Tíbia, 403, 404, 415, 421, 422, 423, 427, 428, 429, 430, 431, 432, 435, 436, 437, 438, 448, 450, 451, 452, 454, 455, 461, 489, 490, 491, 494, 495, 498, 500, 501
- anterior, 478
- corpo, 426, 427, 443
- da perna, 434
- tuberosidade da, 402, 404, 419, 423, 424, 426, 427, 428, 429, 430, 432, 435, 438, 443, 498
Timo, 78, 88, 89, 90
Tomografia panorâmica dental, 603
Tonsila, 612, 670
- do cerebelo, 687
- faríngea, 584, 585, 590, 610, 612, 613, 615
- - aumentada, 613
- lingual, 608, 610, 612, 633
- palatina, 608, 612, 648, 651
- - aumentada, 613
- tubária extensão da tonsila faríngea, 612
Tórax
- abertura
- - inferior do, 56, 78
- - superior do, 56, 78, 130
- anatomia

- - radiológica do, 132, 134, 136
- - seccional do, 130
- artéria da parede, 68
- cortes transversais do, 79
- estruturas palpáveis do, 54
- inervação cutânea do, 70
- linfonodo do, 85
- linha verticais de orientação do, 55
- nível da abertura superior do, 79, 88
- parede anterior do, 85
- região média do, 130
- ressonância magnética do, 133
- topografia vasculonervosa da parede do, 72
- tronco(s) linfáticos no, 84
- vasos linfáticos na parede do, 128
- veias da parede do, 69
- vias linfáticas no, 85
Tornozelo
- articulações do, 500
- - medial talocrural do, 426
- encaixe do, 450, 451
- radiografia do, 500
Toro tubário, 584, 612
- com tecido linfático, 610
Trabécula(s), 97
- septomarginal, 99, 102
- - banda moderada, 97
- aracnóideas, 554
- cárneas, 97, 99
- - do septo interventricular, 97
- da substância esponjosa, 515
Trago, 504, 589
Trapézio, 333, 338, 339, 340, 341, 342, 343, 346, 353, 357, 387, 390, 398, 399
Trapezoide, 338, 339, 340, 341, 342, 343, 346, 347, 353, 359, 398, 399
Traqueia, 5, 25, 78, 79, 80, 81, 86, 89, 89, 90, 92, 95, 103, 107, 108, 109, 110, 111, 120, 123, 124, 126, 127, 128, 129, 130, 132, 630, 634
- parte cervical, 106
- parte torácica, 106
Trato(s)
- ascendentes aferentes, sensitivos, 678
- corticospinal
- - com fibras extrapiramidais, 681
- descendentes
- - da medula espinal, 681
- - do tronco encefálico, 681
- - eferentes, motores, 678
- espinocerebelar anterior, 670
- espinotalâmicos, 680
- iliopúbico, 155
- iliotibial, 403, 412, 413, 413, 414, 416, 416, 419, 421, 438, 439, 440, 477, 486, 487, 490, 494, 495, 497
- lateral óptico, 527
- olfatório, 513, 526, 647
- óptico, 527, 669, 687
- piramidal, 681
- tegmental central, 670

Tríade portal, 179
Triângulo
- de Bochdalek, 65, 147
- de Grynfeltt, 47
- de Hesselbach, 151, 154, 155
- de Killian, 107
- de Petit, 47
- de Philippe-Gombault, 679
Trígono, 504
- anal, 227
- anterior carótico, 504
- carótico, 636, 641
- cervical anterior, 638
- clavipeitoral, 54, 290
- colateral, 673
- da bexiga, 250, 251
- do nervo
- - hipoglosso, 671
- - - na fossa romboide, 541
- - vago, 671
- esternocostal, 65, 147
- femoral, 402, 486
- fibroso
- - direito, 98
- - esquerdo, 98
- inguinal, 151
- - localização do, 155
- lombar, 3
- - inferior, 47
- - músculos oblíquo interno do abdome, 24
- - superior, 47
- lombocostal, 64, 65, 147
- muscular, 636
- - omotraqueal, 504
- occipital submandibular, 504
- posterior, 636
- submandibular, 636
- submentual, 636
- urogenital, 227, 244
Trocanter, 407, 421
- interno, 416
- maior, 2, 402, 404, 405, 406, 407, 408, 409,
  410, 411, 421, 422, 423, 424
- - do fêmur, 496, 497
- menor, 149, 404, 406, 408, 410, 411, 421, 422,
  423, 424, 467
- - do fêmur, 496
Tróclea, 322, 324, 500, 529, 568
- do tálus, 500
- do úmero, 296, 297, 323, 325, 396, 397
- medial, 322
Tronco(s)
- braquiocefálico, 36, 78, 80, 81, 86, 90, 92, 93
  96, 103, 106, 108, 109, 116, 126, 130, 135,
  360, 365, 539, 617, 640
- broncomediastinal, 84
- - direito, 85, 128, 129
- - esquerdo, 85, 128, 129
- celíaco, 66, 67, 80, 84, 109, 110, 157, 161, 166,
  177, 179, 181, 183, 184-186, 188, 194-197,
  220, 248
- - baço, 189

- - distribuição do, 185
- - duodeno, 189
- - estômago, 188
- - fígado, 188
- - pâncreas, 189
- - vesícula biliar, 188
- cervicofacial, 560
- comum dos brônquios lobares médio
  e inferior, 90
- coronário
- - direito, 110
- - esquerdo, 110
- costocervical, 36, 361
- encefálico, 87, 670, 671, 685
- - níveis do, 671
- inferior, 365
- intestinal, 200, 201, 202, 270
- jugular, 84
- - direito, 85, 129
- - esquerdo, 85, 110, 129
- linfáticos no tórax, 84
- lombar
- - direito, 84, 200, 202, 270, 273
- - esquerdo, 84, 200, 201, 202, 270
- lombossacral, 275, 471
- médio, 365
- pulmonar, 81, 89, 92, 93, 94, 96, 97, 99, 102,
  103, 104, 105, 106, 116, 124, 125, 131, 132,
  134, 135, 136
- simpático, 42, 43, 67, 86, 87, 91, 103, 108,
  130, 137, 209, 210, 277, 616, 617, 639,
  641, 682, 685
- - direito, 108, 113, 131
- - esquerdo, 108, 131
- - gânglio(s)
- - - cervical
- - - - inferior, 103
- - - - médio, 86, 103, 108
- - - lombares, 215, 274, 275
- - - sacrais, 213, 215, 274
- - - torácico, 86, 90, 103
- subclávio, 84
- - direito, 85, 129
- - esquerdo, 85, 129
- superior, 365
- temporofacial, 560
- tireocervical, 36, 68, 80, 109, 360, 361, 379,
  547, 624, 635, 639, 640, 655
- - direito, 135
- - esquerdo, 135
- vagal, 87, 108
- - anterior, 95, 108, 213-216
- - - plexo esofágico, 108
- - - ramo hepático, 214, 216
- - - ramo pilórico, 214, 216
- - posterior, 95, 108, 213, 215, 216
- - - ramo celíaco, 213, 214, 216
- - - ramo hepático, 214
Tuba
- auditiva, 535, 537, 587, 588, 590, 591, 594,
  595, 650, 651
- - parte cartilagínea, 615
- - parte óssea, 590
- uterina, 241, 242, 245, 249, 252, 254, 256,
  269, 273

- - direita, 250, 252
- - esquerda, 255, 259
Túber
- cinéreo, 668, 669
- isquiático, 2, 227, 228, 229, 230, 231, 233, 234,
  235, 236, 237, 278, 279, 281, 283, 402, 404,
  405, 408, 411, 416, 421, 425, 483, 484, 496
- parietal, 508
Tubérculo(s), 296
- anterior, 8, 9, 16, 17, 18, 20, 31
- articular, 506, 510, 586, 600, 601, 603
- - do temporal, 660
- conoide, 294
- corniculado, 613, 617, 632, 633
- cuneiforme, 613, 617, 632, 633, 671
- da costela, 56, 57, 59, 61
- - face articular, 61
- da sela, 515
- do adutor, 406, 414, 423
- do escafoide, 291, 339, 341, 346
- do músculo escaleno anterior, 59, 623
- do trapézio, 291, 333, 339, 340, 341, 346
- do úmero, 54, 291
- dorsal, 320, 321, 326, 327, 340, 341, 347, 354
- - do rádio, 330, 331, 354
- faríngeo, 510
- grácil, 671
- ilíaco, 231, 234
- infraglenoidal, 295, 300, 319
- intercondilar medial, 498, 499
- intertubercular menor, 297
- lateral, 447, 451, 453
- maior, 2, 291, 296, 297, 299, 300, 301, 302,
  305, 313, 318, 319, 366, 394, 395
- mamilar, 665
- medial, 447, 453
- - do processo posterior do tálus, 457
- menor, 296, 297, 299, 300, 302, 313, 314, 318,
  394, 395
- mentual, 507, 599
- pós-glenoidal, 506
- posterior, 7, 8, 9, 16, 17, 18, 20, 21, 30, 623
- púbico, 140, 142, 149, 150, 226, 228, 229, 230,
  231, 234, 402, 404, 408, 410
- - do abdome, 483
- - forame obturado, 236
- supraglenoidal, 295, 300
- tireóideo
- - inferior, 630
- - superior, 630
- vertebral anterior, 7
Tuberculose, 119
Tuberosidade
- da falange distal, 339, 343, 349
- da tíbia, 402, 404, 419, 423, 424, 426, 427,
  428, 429, 430, 432, 435, 438, 443, 498
- da ulna, 318, 320, 321, 322, 325, 326, 333
- - tendão de inserção do músculo braquial, 318
- do calcâneo, 402, 444, 445, 446, 447, 450, 453,
  458, 461, 463

731

Índice Alfabetico

- - processo lateral da, 446
- - processo medial da, 446, 447
- do cuboide, 447, 463
- do músculo serrátil anterior, 59
- do navicular, 402, 449
- do quinto metatarsal, 402, 404, 442, 445, 446, 447, 449, 450, 456, 458, 459, 461, 462, 463, 465
- do rádio, 318, 320, 321, 322, 325, 326, 333, 396, 397
- glútea, 406, 408, 421, 425
- ilíaca, 142, 228, 231, 235
- medial, 445
- para o músculo deltoide, 296, 312
- posterior do cuboide, 445
- sacral, 12, 13, 235
Túnel
- do carpo, 340, 346, 387
- - entrada do, 346
- do tarso, 489
- para o tendão do músculo fibular longo, 452
- radial, 369, 383
- ulnar, 346, 386, 387, 388
- - hiato distal, 387
- - hiato proximal, 387
- - com artéria e nervo ulnares, 291
Túnica
- adventícia com a fáscia visceral da pelve, 250
- albugínea, 153, 262, 263, 280, 286
- conjuntiva, 576, 578
- dartos, 152, 153, 263
- longitudinal muscular, 170
- mucosa, 107, 120, 250
- - com pregas longitudinais, 250
- - da boca, 604, 611
- - da faringe, 613
- - da língua, 608
- - da cavidade nasal direita, 585
- - do septo nasal, 584
- - olfatória, 526
- muscular, 107, 247, 250
- - camada circular, 107
- - camada longitudinal, 107
- - do esôfago, 164
- vaginal, 152
- - cavidade da, 153
- - lâmina parietal, 153, 263
- - lâmina visceral, 263

U

Úlcera gástrica, 165
Ulna, 292, 293, 321, 322, 323, 324, 325, 335, 339, 340, 343, 346, 353, 354, 371, 392, 393, 396, 399
- cabeça da, 320, 321, 326, 327
- corpo da, 291, 326
- - face anterior, 320, 321
- dorsal, 359
- incisura

- - radial, 324
- - troclear, 324
- tuberosidade da, 318, 320, 321, 322, 325, 326, 333
Umbigo, 104, 105, 144, 145, 154, 592
Úmero, 2, 292, 293, 299, 300, 301, 302, 303, 314, 317, 322, 323, 324, 325, 335, 392, 396, 397
- capítulo do, 296, 297, 322, 323, 324, 325, 396, 397
- cabeça do, 296, 297, 298, 299, 300, 303, 379, 380, 394, 395
- corpo do, 312, 313, 318, 319
- - face anterolateral, 296
- - face anteromedial, 297
- - face posterior, 296
- diáfise, 393
- fratura do
- - extra-articular
- - intra-articular, 297
Unco, 650
- com corpo amigdaloide abaixo, 526
- do corpo, 8, 9, 17
Unha, 349
Unidade ductolobular terminal (UDLT), 75, 77
Ureter(es), 140, 182, 183, 194, 219, 246, 248, 249, 253, 257, 264, 287
- direito, 163, 180-183, 195, 240, 241, 245, 250, 252, 255, 267, 269, 282
- - parte intramural, 250
- esquerdo, 163, 180-181, 186, 187, 197, 249, 250, 251, 267, 269
- na pelve
- - feminina, 249
- - masculina, 249
- parte
- - abdominal, 248
- - pélvica, 248
Uretra, 250, 252, 253, 256, 258, 264, 284, 285, 286, 287
- feminina, 250, 259
- fossa navicular, 265
- masculina, 251
- parte
- - esponjosa, 244, 251, 262, 264, 265
- - intramural, 262
- - membranácea, 245, 262, 264
- - prostática, 251, 262, 264
Urografia excretora, 223
Útero, 241, 242, 244, 249, 252, 256, 273, 285
- canal do colo do, 255, 285
- cavidade do, 255
- - eixo longitudinal do, 254
- colo do, 245, 249, 250, 252, 254, 255, 256, 257, 282, 284
- - eixo longitudinal no canal do, 254
- - porção
- - - supravaginal, 255, 258
- - - vaginal, 255, 258
- corpo do, 250, 254, 255, 258

- face posterior, 254
Utrículo, 535, 596
- com o nervo utricular, 596
- prostático, 251
Úvula, 648, 649, 657, 670, 686
- da bexiga, 250
- músculo da, 605, 615, 617
- palatina, 585, 590, 605, 610, 612, 613

V

Vagina, 194, 227, 241, 242, 244, 245, 250, 252, 255, 259, 284, 285
- eixo longitudinal da, 254
- fáscia sobre a, 256
- parede
- - anterior, 255, 258
- - posterior, 258, 259
- parte lateral do fórnice da, 255
Valécula, 649, 670
- epiglótica, 650
Valva(s)
- arteriais semilunares, 99
- atrioventricular(es), 99
- - direita, 98, 99, 131, 135, 137
- - - válvula anterior, 97
- - - tricúspide, 98
- - esquerda, 98, 99, 131
- - - bicúspide, mitral, 98
- - - válvula, 97
- cardíacas, 98
- - ausculta das, 99
- da aorta, 88, 95, 98, 99, 131, 135, 137
- de Kerckring, 166
- do tronco pulmonar, 97, 98, 99, 100
Válvula(s)
- anais, 247
- anterior, 99
- comissural, 99
- da veia cava inferior, 97
- do forame oval, 97
- do seio coronário, 97
- posterior, 99
- - lúnula da, 99
- semilunar
- - anterior, 98, 99
- - direita, 98, 99
- - esquerda, 98, 99
- - lúnula da, 99
- - posterior, 98, 99
- septal, 99
- tendíneas, 99
Vasos
- cranianos, 682
- do colo do fêmur, 467
- linfáticos
- - da cavidade pleural, 128
- - da cavidade torácica, 84
- - da mama feminina, 76
- - do mediastino, 110

- - do membro superior, 363
- - grupo radial de, 363
- - grupo ulnar de, 363
- - intercostais, 84, 110
- - na parede do tórax, 128
- retos, 190
- sanguíneos, 543
- - da pelve, 267
- - do bulbo do olho, 577
- - do diafragma, 67
- - do esôfago, 109
Veia(s)
- alveolares, 562
- - inferiores no canal da mandíbula, 646, 647
- anastomótica, 674
- - inferior, 674
- angular, 552, 553, 558, 559, 570, 572, 625
- anterior(es)
- - do septo pelúcido, 674
- - do ventrículo direito, 100
- anterolateral da ponte, 675
- anteromediana da ponte, 675
- apendicular, 193
- arqueadas, 182
- auricular posterior, 552, 559, 625
- axilar(es), 69, 72, 74, 362, 379, 380, 381, 382, 395
- - - fascículos do plexo braquial, 379
- ázigo, 37, 45, 66, 67, 69, 73, 79, 82, 83, 84, 88, 89, 90, 106, 109, 111, 127, 130, 131, 136, 192, 193, 220
- basilar, 674, 675
- basílica, 76, 290, 362, 374, 383, 393
- - do antebraço, 362, 383
- basivertebral, 45
- braquiais, 76, 362, 380, 381, 383, 392, 393
- - profundas, 393
- braquiocefálica
- - direita, 37, 69, 78, 82, 83, 84, 90, 92, 93, 106, 109, 110, 124, 127, 130
- - esquerda, 37, 45, 66, 66, 78, 82, 83, 84, 88, 89, 90, 93, 95, 106, 109, 110, 124, 127, 130, 552, 625, 635
- bronquiais, 127
- cardíaca
- - magna, 100
- - média, 100
- - parva, 100
- cava
- - forame da, 64, 65, 67, 82, 108, 146, 147
- - inferior, 25, 37, 45, 50, 65, 66, 67, 69, 73, 79, 82, 83, 89, 92, 94, 95, 96, 97, 100, 104, 105, 111, 124, 131, 160, 163, 164, 166, 167, 172-174, 176-179, 181, 183, 186, 188-198, 202, 204, 209, 218-222, 248, 268, 269, 271, 469
- - - sulco da, 175
- - - tributárias da, 192
- - superior, 37, 45, 66, 69, 78, 79, 82, 83, 84, 89, 90, 92, 92, 93, 94, 95, 96, 97, 100, 102,

103, 104, 105, 109, 110, 111, 116, 124, 127, 131, 132, 135, 136, 193, 625
- cecais, 198, 199
- cefálica, 69, 72, 290, 362, 374, 379, 380, 383, 393
- - acessória, 362, 374
- - do antebraço, 393
- - no sulco deltopeitoral, 290, 378
- centrais da retina, 577
- - locais de entrada e saída, 577
- cerebelar(es), 688
- - superiores, 674, 675
- - medial e lateral, 674
- cerebrais, 554
- - anterior, 674, 675
- - inferiores, 556
- - interna, 661, 674, 675, 687, 688
- - magna, 556, 661, 674, 675, 688
- - profunda média, 675
- - superficial média, 674, 675
- - superiores, 554, 556, 674
- cervical(is)
- - ascendentes, 643
- - profunda, 625
- - - direita, 45
- - transversa, 642
- circunflexa(s)
- - femorais
- - - laterais, 468
- - - mediais, 468
- - ilíacas
- - - profundas, 154, 194, 269
- - - superficiais, 69, 468, 480, 482
- - posteriores do úmero, 395
- - no hiato safeno, 480
- cística, 193
- cólicas, 193
- - direitas, 193, 198, 199
- - esquerdas, 163, 167, 179, 181, 193, 199
- - médias, 161, 168, 193, 196, 197, 198, 199
- comunicantes, 661
- - anterior, 675
- corióidea inferior, 675
- cremastéricas, 152, 263
- cutânea femoral anterior, 468, 482
- da árvore bronquial, 127
- da cavidade torácica, 82
- da janela da cóclea, 597
- da medula espinal, 45
- da parede do tórax, 69
- de Boyd, 469
- de Cockett, 469
- de Dodd, 469
- de Galeno, 661
- digitais
- - dorsais, 362, 374
- - palmares, 362
- - plantares, 468
- diploicas, 509, 554
- do aqueduto

- - da cóclea, 597
- - do vestíbulo, 597
- - do arco posterior, 468, 469
- - do bulbo
- - - do pênis, 280
- - - do vestíbulo, 279
- - do coração, 100
- - do couro cabeludo, 556
- - do dorso, 37
- - do ducto deferente, 152, 154, 263
- - do encéfalo, 674
- - do labirinto, 597
- - do lig. redondo do útero, 150
- - do tronco encefálico, 675
- - dorsal
- - - do nariz, 570, 572
- - - profunda do clitóris, 259, 267, 279
- - - profunda do pênis, 262, 267, 269, 280, 281
- - - superficial do pênis, 262, 265, 280
- - emissária, 37, 509, 512, 554, 555, 556, 674
- - - condilar, 512, 553, 651
- - - - posterior, 653
- - - mastóidea, 553
- - - occipital, 553
- - - parietal, 553
- - epigástrica(s)
- - - inferiores, 154, 155, 168, 193 248, 269
- - - - direitas, 194
- - - - lig. interfoveolar, 151
- - - superficial, 69, 468, 480, 482
- - - superiores, 72, 193
- - episclerais, 578
- - escrotais posteriores, 267, 280
- - esofágicas, 109, 196
- - espinal, 45, 512
- - - anterior, 40, 45
- - - posterior, 45
- - esplênica, 157, 163, 179, 183, 189, 193, 196, 197, 198, 199, 218, 221
- - extradurais medial e lateral, 45
- - facial, 552, 553, 558, 559, 562, 563, 570, 572, 611, 625, 627, 635, 641
- - - profunda, 553
- - femorais, 69, 150, 151, 152, 155, 186, 194, 269, 280, 282, 284, 468, 469, 480, 482, 483, 486, 494, 495, 497
- - - no canal dos adutores, 486
- - - no hiato safeno, 468, 482
- - - profunda, 468, 494
- - femoropoplítea, 468
- - fibulares, 468, 490, 494, 495
- - frênica inferior, 183
- - - direita, 192, 195
- - - esquerda, 192, 194, 195, 248
- - gástrica(s)
- - - curtas, 193, 196, 197
- - - direita, 193, 196, 197, 198, 199
- - - esquerda, 109, 193, 196-199
- - gastromental
- - - direita, 193, 196-199
- - - esquerda, 193, 196, 197

- geniculares, 468
- glútea(s)
- - inferior, 484, 485
- - - direita, 194, 268
- - - superior, 487
- - superior, 484
- - - direita, 267, 268
- - - esquerda, 194
- hemiázigo, 37, 45, 66, 67, 69, 82, 83, 84, 91, 109, 113, 127, 130, 131, 192
- - acessória, 37, 45, 69, 82, 83, 84, 91, 109, 127
- hepáticas, 83, 92, 104, 105, 163, 167, 177, 179, 181, 193, 194, 196, 197
- - direita, 175
- - esquerda, 175, 176
- - intermédia, 175
- ileais, 198, 199
- ileocólica, 193, 198, 199
- ilíaca
- - comum, 45, 51, 69, 193, 469
- - - direita, 163, 194, 240, 241
- - - esquerda, 83, 157, 194, 199, 250, 267, 269
- - externa, 37, 45, 69, 154, 155, 242, 245, 246, 249, 269, 468, 469, 482, 486
- - - direita, 194, 250, 259, 267
- - - esquerdas, 248, 268, 269
- - interna, 37, 45, 257, 267, 269, 280, 285, 469
- - - direita, 194, 248, 267, 268
- - - esquerda, 248, 269
- - - tronco anterior, 248
- infraorbital, 570, 656
- intercapitulares, 362, 374
- intercostal(is), 45, 72, 75, 113, 114
- - anteriores, 37, 69
- - posteriores, 37, 66, 69, 73, 82, 83, 90, 91, 109
- - ramo posterior, 73
- - superior esquerda, 91
- - suprema direita, 82
- interlobares, 182
- intermédia
- - cefálica, 362
- - do antebraço, 362, 374, 383
- - do cotovelo, 290, 362, 374, 383
- - - profunda, 362, 383
- interósseas anteriores, 362, 392, 393
- interpedunculares, 675
- interventricular posterior, 100
- intervertebral, 37, 45
- jejunais, 198, 199
- jugular(es), 552
- - anterior, 552, 625, 638, 659
- - externa, 72, 109, 378, 379, 552, 559, 560, 617, 625, 627, 638, 639, 641, 642, 643, 654, 655
- - - esquerda, 66, 82
- - interna, 25, 37, 69, 76, 78, 84, 379, 512, 535, 552, 553, 587, 590, 591, 609, 616, 617, 625, 626, 627, 634, 635, 638, 639, 640, 641, 653, 654, 655, 659, 661, 674, 689
- - - direita, 37, 45, 69, 83, 124, 129

- - - esquerda, 66, 82, 85, 89, 92, 106, 109, 111, 124
- na bainha carótica, 655
- labial(is)
- - inferior, 552
- - posteriores, 279
- labirínticas, 512
- lacrimal, 570
- laríngea(s)
- - inferior, 617, 635
- - superior, 635
- lingual(is), 609, 625
- - para a veia jugular interna, 609
- - profundas, 647, 650, 656
- lombar, 37, 82, 83
- - 1ª, 69
- - ascendente, 37, 45, 193
- - - direita, 82, 83
- - - esquerda, 67, 82, 83, 194, 197
- - 3ª, 194
- marginal esquerda, 100
- maxilar, 552, 553, 625
- medular, 45
- meníngea média, 556
- mesentérica, 177, 179
- - inferior, 193, 197- 199
- - superior, 163, 166, 167, 177, 178, 179, 181, 183, 189, 193, 196, 197, 198, 199, 218, 219, 221, 222
- metacarpais palmares, 362
- metatarsais plantares, 468
- no canal vertebral lombar e no canal sacral, 45
- oblíqua do átrio esquerdo, 100
- obturatória, 154, 269s, 282, 497
- - direita, 194, 267, 268
- occipital, 552, 553, 625, 644, 674
- oftálmica, 570, 572
- - inferior, 552, 570, 573, 625
- - superior, 512, 529, 552, 553, 556, 570, 572, 573, 625
- ováricas
- - direitas, 181, 183, 194, 195, 267
- - esquerdas, 181, 183, 192, 194, 195, 197, 249, 257, 269
- - no ligamento suspensor do ovário, 254, 255
- palatina externa, 553
- pancreáticas, 193
- pancreaticoduodenal, 196, 197, 198
- - inferior, 193
- - superior posterior, 193
- paraumbilicais, 193
- peduncular, 675
- perfurante, 362, 383
- pericardicofrênicas, 78, 89, 90
- - nervo frênico, 115
- - - esquerdo, 94
- perineais, 267, 279
- periumbilicais, 69, 193
- petrosa, 674, 675
- plantar

- - lateral, 468, 492, 493
- - medial, 468, 501
- pontomesencefálica, 675
- poplíteas, 429, 468, 469, 487, 488, 489, 499
- porta do fígado, 92, 104, 105, 174, 175, 176, 179, 181, 183, 189, 190, 193, 196, 197, 198, 204, 218, 220, 221, 268
- - estômago e duodeno, 196
- - pâncreas e baço, 197
- - veia cava inferior, 199
- posteromediana do bulbo, 674, 675
- profundas
- - da língua, 609
- - do pênis, 280
- pudenda
- - externa, 69, 269, 280, 468, 480, 482
- - interna, 244, 246, 279, 280, 281, 283, 485
- - - direita, 194
- - - esquerda, 267
- pulmonar, 92, 125, 131
- - direita, 83, 89, 90, 94, 96, 97, 100, 106, 116, 117, 124, 133, 137
- - - inferior, 124, 125
- - - superior, 124
- - esquerda, 83, 89, 91, 92, 94, 95, 96, 97, 100, 104, 105, 124, 133, 134, 136, 137
- - - inferior, 124
- - - superior, 100, 124
- - na parede do tórax, 124
- radiais, 362, 393, 397, 398
- radicular
- - anterior, 45
- - posterior, 45
- renal(is), 182, 195, 222
- - direitas, 181, 182, 183, 192, 194, 195
- - esquerdas, 83, 157, 181, 183, 190, 194, 195, 197, 221, 248
- - tributárias das, 192
- retal(is)
- - inferiores, 279, 280, 281
- - - esquerdas, 267
- - média
- - - direita, 194, 267, 268
- - - inferior, 193
- - - esquerdas, 267
- - superior, 193, 193, 199, 267, 268
- retromandibular, 552, 553, 625
- - divisão anterior, 553
- - divisão posterior, 553, 559, 562
- sacral(is)
- - lateral
- - - direita, 267
- - - esquerda, 194
- - medianas, 194, 248, 268, 269
- safena, 468
- - acessória, 468, 480
- - magna, 69, 155, 468, 469, 480, 482, 488, 490, 495
- - parva, 468, 469, 480, 488, 489, 490, 495
- - - magna, 468

Índice Alfabético

- segmentares, 182
- sigmóideas, 193, 199, 268
- subclávia(s), 69, 74, 193, 362, 378, 379, 552, 625, 635, 639
- - direita, 37, 45, 69, 82, 83, 84, 90, 124, 129, 643
- - esquerda, 66, 78, 82, 84, 85, 89, 91, 92, 106, 109, 111, 124
- subcostal, 37, 45, 69
- subescapular, 362, 395
- submentual, 552, 609
- superficiais do membro superior, 374
- supraescapular, 395, 552
- supraorbital, 552
- suprarrenal, 183
- - direita, 181, 182, 192, 194, 195
- - esquerda, 181, 183 194, 195, 197
- supratroclear, 552, 570
- talamoestriada, 668, 674
- temporais, 553
- - profundas, 552
- - superficiais, 552, 553, 558, 559, 562, 563, 611, 625
- testiculares, 152, 153, 154, 263, 269
- - direitas, 83, 181, 183, 192, 195, 248
- - esquerdas, 181, 183, 192, 195, 197, 248
- tibiais
- - anteriores, 468, 490, 491, 494, 495
- - posteriores, 450, 468, 469, 490, 494, 495
- tireóidea
- - inferior, 66, 82, 83, 89, 109, 127, 635, 639, 640
- - média, 635, 640
- - superior, 552, 625, 635, 640, 654, 655
- torácica, 218
- - interna, 37, 67, 69, 72, 73, 74, 78, 89, 114, 115, 130, 131, 193
- - - direita, 82
- - lateral, 72, 74, 76
- toracoepigástrica, 69, 72
- transversas
- - da ponte, 675
- - do bulbo, 675
- ulnares, 362 393
- umbilical, 104
- - obliterada, 105
- uterinas, 269
- - direitas, 194, 267
- - esquerdas, 267
- ventricular esquerda posterior, 100
- vertebral(is), 40, 625, 655, 659
- - direita, 45

- vesicais, 267
- - inferiores direitas, 194, 267
- - superior e inferior esquerdas, 267
- - superiores direitas, 267
- vorticosa, 577
Ventrículo, 527, 672
- da laringe, 610, 633
- direito, 92, 93, 96, 97, 100, 101, 102, 104, 105, 110, 124, 130, 131, 132, 135, 137
- esquerdo, 92, 93, 96, 97, 100, 101, 102, 104, 105, 110, 124, 130, 131, 132, 135, 136, 137
- - via de saída do, 135
- hioepiglótico, 633
- lateral, 648, 650, 668, 673, 689
- - corno
- - - occipital, 652, 673
- - - posterior, 687
- - - temporal, 673
- - direito, 673
- - esquerdo, 673
- - parte central, 687
Verme do cerebelo, 652, 670, 687
Vértebra, 505, 649, 654, 655
- C VI, 25
- C VII, 31
- cervical, 4, 6, 7, 8, 48
- da coluna vertebral, 4
- da região cervical, 8
- elementos estruturais de uma, 7
- L I, 4, 6, 41, 179, 218, 471
- L II, 4, 6, 25
- L IV, 4, 6, 192, 285, 411, 474, 475, 497
- L V, 4, 6, 40, 157, 240, 250, 275, 410, 411, 471
- lombar, 7, 10, 11, 48, 67
- proeminente, 2, 6, 20, 21, 40, 48, 365, 366, 504
- SI, 471
- T III, 4, 6, 31, 130
- T XII, 40, 122, 218, 471
- típicas, 7
- torácica, 7, 10, 48, 79, 133, 221
Vesícula biliar, 140, 158, 160, 161, 162, 165, 169, 172-177, 188, 218, 219, 221
- fundo, 174
Vestíbulo
- aqueduto do, 597
- bulbo do, 244, 252, 260, 261, 279
- - com o músculo bulboesponjoso, 245, 259
- da boca, 610, 646
- - lábio inferior, 650
- - lábio superior, 650
- da bolsa omental, 160, 161
- da laringe, 654

- da vagina, 244, 245, 252, 260
- - com lábio menor do pudendo, 258
- - com o óstio da vagina, 259
- do labirinto ósseo, 587, 588, 590
- do nariz, 585
Véu medular
- inferior, 671, 686
- superior, 670, 671
Via(s)
- anteromedial, 469
- digestória, 610
- motoras, tratos descendentes, 681
- parassimpática, 683
- respiratória, 610
- sensitivas, tratos ascendentes, 680
- simpáticas, 683
Vibração, 680
Visão
- longe, 579
- normal, 579
- perto, 579
Volume
- pulmonar, alterações respiratórias do, 122
- torácico, alterações respiratórias do, 122
Vômer, 507, 508, 510, 567, 580, 583, 598, 606, 646

Z

Zigomático, 504, 506, 565, 583
- face
- - orbital, 567
- - temporal, 510
- músculo
- - maior, 516, 517, 518, 521, 558
- - menor, 516, 517, 518
- nervo, 531, 606
- - com o ramo comunicante, 531
- osso, 504, 506, 565, 583, 656
- - face
- - - orbital, 567
- - - temporal, 510
- - processo
- - - frontal, 506, 507, 561
- - - temporal, 506
- processo
- - frontal, 506, 507, 561
- - temporal, 506
Zona
- central da próstata, 287
- externa do anel fibroso, 14
- orbicular, 467
- periférica da próstata, 287

GRÁFICA NUTECH